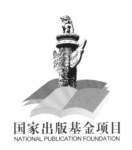

国家出版基金项目
NATIONAL PUBLICATION FOUNDATION

"十二五"国家重点图书

中华临床医学影像学

PET 与分子影像分册

CHINESE CLINICAL MEDICAL IMAGING
PET AND MOLECULAR

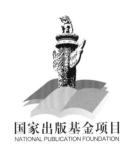

国家出版基金项目
NATIONAL PUBLICATION FOUNDATION

"十二五"国家重点图书

中华临床医学影像学
PET 与分子影像分册

CHINESE CLINICAL MEDICAL IMAGING

PET AND MOLECULAR

丛书主编　郭启勇

分册主编　黄　钢

北京大学医学出版社

ZHONGHUA LINCHUANG YIXUE YINGXIANGXUE PET YU FENZI
YINGXIANG FENCE

图书在版编目（CIP）数据

中华临床医学影像学. PET与分子影像分册 / 黄钢主编.
–北京：北京大学医学出版社，2015.8
国家出版基金项目 "十二五"国家重点图书

ISBN 978-7-5659-0642-8

Ⅰ.①中… Ⅱ.①黄… Ⅲ.①影像论断②计算机Ｘ线扫描
体层摄影—诊断学 Ⅳ.①R445②R814.42

中国版本图书馆CIP数据核字（2013）第211179号

中华临床医学影像学　PET与分子影像分册

主　　编：黄　钢
出版发行：北京大学医学出版社
地　　址：（100191）北京市海淀区学院路38号　北京大学医学部院内
电　　话：发行部 010-82802230；图书邮购 010-82802495
网　　址：http：//www.pumpress.com.cn
E-mail： booksale@bjmu.edu.cn
印　　刷：北京圣彩虹制版印刷技术有限公司
经　　销：新华书店
责任编辑：许　立　　责任校对：金彤文　　责任印制：李　啸
开　　本：889mm×1194mm　1/16　印张：27.75　字数：860千字
版　　次：2015年8月第1版　2015年8月第1次印刷
书　　号：ISBN 978-7-5659-0642-8
定　　价：255.00元

PET与分子影像分册编委会

分 册 主 编 简 介

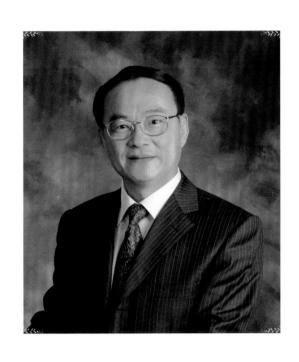

黄钢，医学博士，教授，博士生导师。上海交通大学医学院副院长，亚洲核医学学院院长，中华医学会核医学分会第九界主任委员，上海交通大学临床核医学研究所所长，上海交通大学中国医院发展研究院执行院长，上海市医学教育学会主任委员，《中华核医学杂志》《中华生物医学工程杂志》《上海医学教育》《高校医学教育》等杂志副主编，*Plos One, Am J Nucl Med & Mol images, The World Journal of Meta-Analysis, NUCL. SCI. & TECH.*

等 20 余本专业杂志学术编委。首批入选上海市"百人计划"；1998 年入选上海市优秀学科带头人计划，2001 年获第三届上海市卫生系统青年管理十杰和第八届上海市银蛇奖，2002 年被评为卫生部有突出贡献的中青年专家称号，2005 年获上海市医学领军人才，2006 年获上海市领军人才，2008 年获得上海市重点学科带头人（上海市影像医学核医学重点学科），2011 年荣获"宝钢优秀教师奖"。至今在国内外杂志上发表论文 200 余篇，其中 SCI 或 EI 收录论文 60 余篇，申请并获得专利 10 余项；主编医学院校规划教材及专著 10 余本；先后指导及培养博士后、博士及硕士研究生 50 余名；以第一申请者多次获国家自然科学基金及重点项目、国家重大新药创制及"973"项目等 30 余项课题资助，先后以第一完成人获国家教育部、卫生部、上海市科技进步奖及中华医学科技奖等十余项奖励，2012 年获得华夏医学科技一等奖。

序 1

近年来，医学影像学发展迅速，作为现代临床医学体系的重要组成部分，在传统成像技术基础上新技术、新方法的应用不断涌现，使现代医学影像学内涵不断刷新、扩展。迄今，国内医学影像学著作出版颇多，多属有关专著，尚缺少系统性丛书。欣闻"中华临床医学影像学"丛书问世，倍感欣慰。

"中华临床医学影像学"丛书由新闻出版总署立项，国家出版基金资助，并获批国家"十二五"重点图书。保证了本丛书具有高起点和权威性。丛书总主编、各分册主编、副主编及编著者均为我国当前在医学影像学领域第一线工作的有影响力的专家、学者，通过他们的努力，保证了丛书的专业性和时代性。

这套丛书共十二分册，涵盖传统影像学各系统、各专业领域的内容，同时将全身综合性疾病、分子影像学、医学影像信息学及质量控制等重要内容进行专门编著，对于医学影像学知识体系的阐述更较全面，内容更为充实、完整。另外，丛书的编辑特点可以概括为结合临床、病种齐全、纲领清晰、文图并重、检索方便，做到继承传统和开拓创新的适当结合，具有明显的时代性。

祝愿并相信"中华临床医学影像学"丛书的出版，对我国医学影像学进而临床医学和医学科学的发展将起到积极推进作用，谨此对总主编郭启勇教授、各分册主编、副主编及参与编写的各位专家和同道们的辛勤努力表示衷心敬意和感谢！

中国工程院院士

中国医学科学院阜外心血管病医院放射科　教授　主任医师

序 2

医学影像学诞生已百余年，各种影像学新技术、新方法、新应用日新月异、层出不穷。近年来，影像学已从主要依靠形态学诊断发展为集形态、功能、代谢等信息为一体的综合诊断体系，介入诊疗技术、计算机信息技术、分子影像技术等使影像学的范畴不断发展延伸，医学影像学新知识的更新速度已经到了让人应接不暇的程度，医学影像工作者和相关临床医生对系统、全面、实用的医学影像学工具书的需求已经达到渴望的地步，"中华临床医学影像学"丛书的出版恰逢其时！

"中华临床医学影像学"是由国家出版基金资助，由中华放射学会主任委员、国内影像学知名专家、中华医学会放射学分会专业学组组长组成的专家团队主持撰写的专业影像学丛书。丛书共包括十二分册，内容涵盖神经、头颈、心血管、胸部、乳腺、消化、泌尿生殖、骨关节与软组织、儿科等诸多系统及专业领域，同时涉及全身综合疾病影像学、PET与分子影像学、医学影像信息学与质量控制等诸多新角度、新内容。在继承传统经典影像学内容的基础上，丛书更体现了影像学的进展和现状，从而保证本丛书的实用性和时代性。

本丛书的特点是传统现代并重，临床影像兼顾，纲领脉络清晰，文字简明扼要，内容充分翔实，典型图像丰富。各分册收录的疾病种类齐全，分类清晰。各疾病相关临床内容全面，包括发病率、病因、临床诊断要点、疾病的演变治疗和随诊等，为读者呈现出立体化的临床诊断思路。影像学表现按检查方法分别阐述，诊断与鉴别诊断要点突出。每节配有大量示范病例图像，以加深理解，方便参考。书后配专业索引，便于根据各种关键词检索到需要的内容。这些特点体现了丛书的系统性、实用性、易读性、方便性。

"中华临床医学影像学"是一套兼顾影像学和临床医学的系统性丛书，以各专业影像学科医生及临床各科室医生为主要读者对象而量身定制的，它同时着眼于目前广大读者在临床工作和拓展学习的实际需求，相信大家会发现这是一部内容丰富、精炼易读、高效实用的影像学丛书，相信它会成为大家爱不释手的重要参考书。

丛书主编

中国医科大学　副校长

中国医科大学附属盛京医院　院长

前　言

人类已迈进 21 世纪。追溯历史，重温过去，我们不得不为科学发展之迅速而感慨。在逝去的百年里，人类医学研究取得了非凡的成就，尤其是近 50 年，分子生物学的快速进展，为人类展示了更为精准的微观世界的变化，如人类基因的测定，蛋白组学、代谢组学等研究成果的成功转化对人类产生了重大影响。而作为 21 世纪的重要医学领域的分子影像（molecular imaging），是当今医学影像学发展的方向，以分子生物学为基础，借助现代医学影像技术真正实现在活体上、用无创伤可视化技术，从细胞及分子水平动态定量观测功能蛋白（受体、酶）和功能基因表达及产生作用的实时成像；其优势是动态客观地定量描述启动疾病发生的分子作用、促进疾病发展的基因表达、反映疾病预后的蛋白变化、评估治疗效果的动态反映、设计研发新药的靶点定位与机制研究等。以 ^{18}F-FDG PET/CT 为代表的分子影像学方法现已广泛应用于临床，在肿瘤、心血管疾病及神经精神等方面的异常评价发挥着独特作用，成为连接分子生物学等基础学科与临床医学的桥梁，对现代和未来医学模式产生了革命性影响。

为了体现新时代分子影像领域的发展，同时兼顾我国分子影像领域的特色优势，特邀目前国内分子影像的基础与临床领域中具有丰富经验的知名专家教授编写本书。为突显本书的实用性和先进性，本书共分为上下两篇，上篇侧重于分子影像尤其是正电子发射计算机断层显像 (Positron Emission Tomography, PET) 在临床中的应用，同时注重各种影像学手段的比较；下篇主要侧重于分子影像相关领域的研究进展，包括：光学、磁共振、超声、核医学等分子成像手段的最新分子探针的研究进展及应用。本书具有以下鲜明的特点值得推荐：第一，内容丰富，基础夯实，病例典型突出，同时又注重了各种分子影像学手段的比较。第二，内容新颖，时效性强。大部分篇幅涉及肿瘤分子成像领域中最前沿，也是研究课题最集中的领域，如肿瘤血管成像、乏氧成像、凋亡成像、增殖成像、受体成像等内容，极具有参考价值。第三，全书的编写贯穿一条新思路，从临床应用现状到研究进展，层次分明，可读性强。

随着分子影像学在临床与基础领域的广泛应用，本书对研究生、临床医师、医学生及技术人员的工作与研究均是本有用的参考书，非常值得广大医师和医学影像学专业学生研读。

尽管我们非常渴望本书能够满足临床及科研不同层次需求，是一本系统、完整、科学、先进的好书，但由于作者水平有限，本书难免存在一些不足和疏漏，恳请各位医学同仁、临床医师、同学和广大读者予以斧正。

黄钢

目 录

绪 论
应 用 篇

绪　　论

医学影像学经历百余年的不断创新，设备从传统X线平片影像到计算机断层成像（computed tomography，CT）、三维超声、核医学的单光子发射计算机断层成像（single photon emission computed tomography，SPECT）和正电子发射断层成像（positron emission tomography，PET）、磁共振成像（magnetic resonance imaging，MRI）等，实现了由组织器官的解剖成像向分子与代谢及基因成像的发展。为疾病早期诊断、在体研究、病程分期、分子评价及实时定量提供了有效而准确的手段，使一些隐匿性疾病的早期发现、无创性定量评估、临床疗效的及时评价等成为可能，并成为现代医学快速发展不可替代的关键动力。分子影像作为当今医学影像学发展的重要方向，集分子生物学的研究成果与现代计算机影像技术为一体，能够在可视影像的条件下，从分子和细胞水平上研究和观察疾病的发生、发展和转归的实时动态过程，真正实现了宏观与微观、体内和体外的有机结合。分子影像技术至少有两个关键部分：分子探针和高分辨与灵敏的探测技术，前者是实现分子影像的首要条件，分子探针与体内特异性靶点结合，使之显现并被探测，其目的就是对期望的人体内部特定靶点进行特异性标记成像。分子探针决定着分子影像的特异性，基本要求包括：①与靶分子有高度的特异性与高亲合力；②能够穿过人体内相关的生理屏障，高效、高浓度地到达靶细胞，并实现信号放大；③具有生物相容性及稳定性，并能参与人体相应的生理代谢、免疫或受体结合、基因表达等相互作用及反应性过程。探针的构建是分子影像学研究的关键环节，涉及多个学科领域，是该领域最热点、最前沿的问题，也是最变化莫测、最能展现突破的研究课题，更是转化医学最为基础的应用工具。在本书的多个章节将展示相关研究的最新成果及作者自身的宝贵经验。

分子影像第二个关键部分是高分辨与灵敏的探测技术，目前常用的分子影像探测技术，有核医学的SPECT/CT和PET/CT、CT、磁共振成像（MRI）技术和光学成像技术及超声成像技术等，其中核医学的PET和SPECT灵敏度高，技术相对成熟，是

目前成功用于临床的分子显像技术，为此，本书的应用篇以核医学PET的临床应用作为主要介绍内容。核医学分子成像是将放射性核素标记在参与人体活动所需的代谢底物（如葡萄糖、嘌呤或嘧啶、脂肪酸、氨基酸等）、特异性抗体或受体的配体或寡核苷酸等物质上，制成特异性探针，当此类探针引入人体后，可实时定量观察一定时间内放射性核素标记的相应物质在体内的分布、代谢、排泄等动态变化。目前的临床应用主要包括代谢显像和受体显像，基因表达分子显像（反义PET显像和报告基因显像）已进入临床前研究。

MR分子成像技术是将特异性分子探针与靶分子或细胞结合，通过敏感、快速、高分辨率的成像序列，特异性标识出靶结构，以达到对病灶的定性和定量诊断。目前，MR分子成像主要为临床前研究，少数试用于临床，可用于凋亡显像、肿瘤血管生成、神经递质递送和干细胞移植检测等诸多方面，临床应用前景广阔。MRS能提供组织及病变内生化代谢信息的无创性检测方法，可测量细胞内外一系列重要生物物质的浓度，未来将用于区分良恶性肿瘤，鉴别肿瘤类型，了解恶性肿瘤的分级和预后，观测肿瘤的治疗反应等。MRI、MRS和放射性核素成像的结合应用，能更特异性地精确显示病理生理过程。MR显微成像技术利用小型高场及超高场磁共振设备成像，可显示活体代谢过程，现已有PET/MRI融合机型，未来将可能成为最具挑战性的分子影像设备。

光学分子成像具有无创伤、无辐射、高敏感、可实时成像等优点，对浅表软组织分辨率高，可凭借软组织对光波的不同吸收与散射识别不同成分，获得功能影像信息。主要包括弥散光学断层成像、表面加权成像、共聚焦成像、近红外线光学断层成像和表面聚焦成像及双光子成像等。但因组织穿透能力较低，目前主要用于小动物的分子影像研究，评价抗原和抗体结合、转基因以及基因表达等。

超声分子成像及超声造影剂研究近年来发展迅速，靶向性微泡造影剂及纳米级微粒造影剂已成为该领域的热点。已试用于心血管、肿瘤等的靶向诊

断，血栓、动脉粥样硬化斑块等的治疗和药物基因的输送等。

基于分子影像的快速进展，本书分应用篇和进展篇两个部分，系统论述不同分子影像技术的应用与研究进展现状与趋势，并兼顾临床的实际价值与基础研究的潜在前景，为读者提供一部客观反映分子影像发展状态的参考书。其中第 1 章至第 9 章为应用篇部分，主要内容为 PET 与 MRI 影像技术的临床应用。之后的 6 个章节为进展篇部分，该部分重在介绍分子影像发展近况，其中不仅阐述了 PET、MRI 等影像技术的发展趋势，还对光学成像技术以及微泡超声等近年来发展迅速的分子影像技术进行了深入的探讨。全书从临床实际工作入手，提出临床问题，引发基础研究，有效地把握了转化医学的精髓，具有很强的实用价值和研究借鉴意义。各章节的内容概括如下：

第 1 章主要介绍了氟代脱氧葡萄糖（^{18}F-FDG）PET/CT 在临床中对于恶性肿瘤的诊断和鉴别诊断，根据部位的不同，又分为针对头颈部、胸部、腹部、盆腔肿瘤以及恶性淋巴瘤的具体诊断和鉴别，辅以相当数量的临床病例分析，展现了 ^{18}F-FDG PET/CT 在临床恶性肿瘤诊断中的特点和优势。

^{18}F-FDG PET/CT 在肿瘤临床分期上也有着重要作用，第 2 章便对 ^{18}F-FDG PET/CT 在鼻咽癌、甲状腺癌、肺癌以及肝癌等十种癌症的临床分期、治疗后再分期、转移、复发等方面的应用进行了分类阐述。

由于肿瘤的复杂性，在诊断之后的治疗方法不尽相同，也因人而异。如何使得治疗收益最大化，需要有效的方法进行评估。PET 成像技术已经公认为早期疗效评估的有效手段。因此本书第 3 章和第 4 章分别探讨了 ^{18}F-FDG PET/CT 在化疗和放疗疗效评价方面的作用。

除了 ^{18}F-FDG 这一最为常用的 PET 示踪剂之外，还有 ^{8}F-FLT、^{11}C- 醋酸盐以及 ^{11}C- 蛋氨酸和 ^{11}C- 胆碱等示踪剂可以用作 PET 肿瘤显像，第 5 章、第 6 章和第 7 章分别对这些示踪剂在肿瘤显像中的应用进行了探讨，通过临床病例分析阐释了这些示踪剂

的特异性。

磁共振成像技术也有着广泛的临床应用。第 8 章先后介绍了包括 DWI、DTI、PWI 以及 BLOD 和 SPIO 在内的若干种 MRI 成像序列，涉及了脑功能、脑肿瘤、精神类疾病以及其他部位疾病的诊断等方面的应用和研究。

第 9 章针对 PET 成像技术的定量特性以 ^{18}F-FDG 显像为例介绍了对 PET 影像的半定量、绝对定量方法。

以上九个章节构成的应用篇着重于对临床应用的总结分析，而分子影像学是一个新兴的而充满活力的多学科交叉融合的科学领域，近些年来的发展势头更是如火如荼，之后的进展篇分六个章节着重介绍分子影像前沿的研究进展。

分子探针是分子成像的关键技术，第 10 章便聚焦于分子探针技术，该章节涵盖了多种分子探针原理和标记方法，涉及 PET、MRI、光学以及超声等多种分子成像技术。

工欲善其事，必先利其器。分子影像设备的发展是分子影像学发展的基础，第 11 章以仪器设备为主要内容，介绍了包括 PET、MRI、荧光成像以及超声等分子成像技术最新的影像设备发展动态和趋势。

在分子成像技术领域中，不同成像技术有着各自的特色和优势领域。进展篇中的第 12 章、第 13 章和第 14 章分别对磁共振成像技术、超声技术以及光学成像技术在分子影像领域的研究进展进行了介绍和阐述。

新药研究作为转化医学成功应用的典范，也是分子影像最具潜力的应用领域，由于分子影像引入新药研究，将使传统药物研发的时间大大缩短，费用明显降低，且有效性大幅提升。本书第 15 章就以此为主要内容，分别介绍了不同影像技术在新药研究各阶段的应用研究。

综上所述，本书从临床出发，以大量的临床应用资料和经验积累以及丰富的基础研究成果为素材，展示了放射性核素成像、磁共振成像、超声成像以及光学成像等分子影像的最新动态与发展趋势。同

时，巨大的挑战也随之而来。如前所述，分子影像学是影像医学、分子与细胞生物学、生理及病理生理学及免疫学，与计算机科学、材料科学及电子学等多学科交叉融合形成的新生学科，复合型人才成为学科发展的急需；多种分子影像技术及设备的融合，如 PET/CT、PET/MRI 等，更需培养学科交叉的人才，人才队伍与技术力量尽快实现知识、技能与临床应用的融合已迫在眉睫。因此，本书的出版将为学科交叉与复合人才的培养提供教材，并期望由此引发更多高水平的影像学科点及高水平的研究队伍出现，培养更多高水平的分子影像研究与临床应用人才。

在人才培养中，我们深深地感觉到，必须有良好的顶层设计和明确的合作理念。首先，树立大影像观念是现代医学影像及分子影像所必需的可持续发展观，合作、分享、参与、交流，注重各亚专业间、相关学科间的相互配合及协调发展，形成纵横交错，分合兼备的知识提升网络体系，相互启发，共谋学科发展。其次，应站在现代影像医学与分子生物学飞速发展的高度，深刻理解临床医学、分子与细胞生物学、工程技术的多元结合，合理打造适合现代影像医学发展所需的医工技、基础与临床一体化人才构成模式，构建与之相适应的高度协作的专业团队。第三，积极创造条件创建分子影像医学基础及实验研究基地，把临床应用及基础研究紧密结合，从创新的高度致力于复合型人才培养及多学科医工、医理结合的交叉集成平台。

相信在多学科专家的紧密合作下，分子影像将成为推动 21 世纪分子医学发展和转化医学实现的强大动力。

应 用 篇

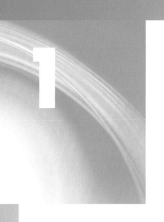

¹⁸F-FDG PET/CT 在恶性肿瘤诊断及鉴别诊断中的作用

正电子发射型电子计算机断层（positron emission computed tomography，PET）是利用 ¹¹C、¹³N、¹⁵O、¹⁸F 等正电子核素标记或合成相应的显像剂，引入机体后定位于靶器官，这些核素在衰变过程中发射正电子，这种正电子在组织中运行很短距离后，即与周围物质中的电子相互作用，发生湮没辐射，发射出方向相反、能量相等（511keV）的两个光子。PET 显像是采用一系列成对的互成 180° 排列并与符合线路相连的探测器来探测湮没辐射光子，从而获得机体内正电子核素的断层分布图，显示病变的位置、形态、大小、代谢和功能等，对疾病进行诊断。

PET 对恶性肿瘤的诊断是基于核素示踪原理，利用恶性肿瘤细胞的一些特有的生物学或生理学及生物化学代谢特点进行诊断。例如，恶性肿瘤增殖快、代谢旺盛，具有高度的糖酵解能力，以及蛋白质、DNA 合成明显增加等；有些恶性肿瘤，如乳腺癌、前列腺癌、神经内分泌肿瘤等肿瘤细胞存在某些受体（如雌激素、雄激素、生长抑素受体等）或抗体高表达。利用恶性肿瘤这些病理生理改变，采用正电子核素标记脱氧葡萄糖、氨基酸、核苷酸、受体的配体及抗体等为显像剂，经 PET 显像以解剖图像方式，从分子水平显示机体及病灶组织细胞的代谢、功能、血流、细胞增殖和受体分布状况等，为临床提供更多的生理和病理方面的诊断信息。PET 诊断恶性肿瘤多属于肿瘤阳性显像，突出病灶，肿瘤显示清楚。

PET/CT 是将 PET 和 CT 两个已经相当成熟的影像技术相融合，实现了 PET 和 CT 图像的同机融合。使 PET 的功能代谢影像与螺旋 CT 解剖形态影像两种显像技术的优点融于一体，形成优势互补，一次成像既可获得 PET 图像，又可获得相应部位的 CT 图像及 PET/CT 的融合图像，既可准确地对病灶进行定性，又能准确定位，PET 和 CT 影像可以相互印证，相互补充，使 PET/CT 的诊断效能及临床实用价值更高。X 线 CT 扫描数据可用于 PET 图像的衰减校正，大大缩短了 PET 检查时间。PET/CT 显像主要应用于恶性肿瘤的诊断及鉴别诊断、临床分期与再分期、疗效评价、监测复发与转移及指导放疗靶区勾画等方面，对肿瘤标志物增高或发现转移灶，而 B 超、CT、MRI 及纤维内镜等临床常规检查未发现原发灶的患者更具有优势。

第 1 节　头颈部肿瘤

头颈部肿瘤是指自颅底到锁骨上、颈椎以前这一解剖范围的肿瘤，以恶性肿瘤为主。包括头面部软组织、耳鼻咽喉、口腔、涎腺、颈部软组织、甲状腺等部位的肿瘤，而不包括颅内、颈椎及眼内肿瘤。头颈部肿瘤大多起源于黏膜结构的鳞状细胞，主要有鼻咽癌、喉癌、上颌窦癌、口腔癌、涎腺癌、甲状腺癌等。据 1982—1984 年统计资料，头颈部恶性肿瘤男性年发病率为 14.39/10 万人，女性为 10.65/10 万人，以鼻咽癌为首位；男性其次为喉癌，女性其次为甲状腺癌。上海肿瘤医院及广州肿瘤医院统计结果显示，头颈部肿瘤占全部肿瘤的 32%、40%，其中鼻咽癌分别占头颈部肿瘤的 48%、78%。在美国头颈部肿瘤以喉癌占首位，头颈部肿瘤的年发病率为 25.9/10 万人。最常见的病理类型为鳞癌

（>90%），其次为各类腺癌，肉瘤少见。头颈部肿瘤的治愈率为40%～70%，以甲状腺癌、腮腺癌、喉癌疗效较好，下咽食管癌最差。

　　¹⁸F-FDG PET/CT显像在头颈部肿瘤诊断和临床分期方面的灵敏度和特异性高，在美国头颈部肿瘤¹⁸F-FDG PET显像较早列入医保支付范畴。国内的临床应用研究也显示，¹⁸F-FDG PET/CT在头颈部肿瘤的显像和诊断方面具有重要的临床实用价值。

一、鼻咽癌

（一）概述

　　鼻咽癌（nasopharyngeal carcinoma）是鼻咽部上皮组织发生的恶性肿瘤。本病可发生于世界各地，但以我国南方各省（广东、广西、江西、湖南、福建、台湾、海南等地）发病率最高，具有明显的地域聚集性、种族易感性和家族倾向性。如广东省四会市男性年发病率为34.01/10万人，女性发病率为11.15/10万人，居世界首位，男性发病率为女性的2～3倍，30～59岁为高发年龄组。鼻咽癌的病因与遗传因素、EB病毒（Epstein-Barr Virus）感染及环境因素等有关。鼻咽癌95%以上是鳞癌，少数是腺癌、囊腺癌、黏液表皮样癌或恶性混合瘤。鳞癌中85%以上是低分化癌，不足10%是高分化癌，5%左右是未分化癌。最常发生于鼻咽顶部，其次是外侧壁和咽隐窝，发生于前壁较少。也可见到原发肿瘤病灶在两个部位（如顶部和侧壁）同时出现。鼻咽癌可呈结节型、菜花型、浸润型和溃疡型四种形态，其中以结节型最常见，其次为菜花型。早期局部黏膜粗糙，轻度隆起。浸润型鼻咽癌黏膜可完好，癌组织在黏膜下浸润生长，以至于在原发癌未被发现前，已发生颈部淋巴结转移。鼻咽癌可直接蔓延向上侵犯并破坏颅底骨，以卵圆孔处被破坏最为多见。晚期可破坏蝶鞍，通过破裂孔侵犯Ⅱ～Ⅵ对脑神经，出现相应症状。肿瘤向下可侵犯口咽、腭扁桃体和舌根，向前可侵入鼻腔和眼眶，向后可侵犯颈椎，向外侧可侵犯耳咽管至中耳。鼻咽癌可经淋巴道转移，鼻咽黏膜固有层有丰富的淋巴管，因此早期即可发生淋巴道转移，约半数以上鼻咽癌患者以颈部淋巴结肿大就诊，其转移顺序为先转移到咽后壁淋巴结，再到颈深上及其他颈部淋巴结，极少转移到颈浅淋巴结。颈部淋巴结转移常为同侧，其次为双

侧，极少仅为对侧。血行转移常转移到骨、肝、肺，其次为肾、肾上腺及胰腺等。

（二）临床表现

　　鼻咽癌生长在鼻腔后方的鼻咽部，其位置较隐蔽，早期常无明显症状，容易被忽视。大部分患者是因发现颈部肿块或其他转移症状后才被确诊，从而失去治疗的最佳时机。因此，要做到早期诊断，及时治疗，需警惕鼻咽癌的早期信号。鼻咽癌早期可出现涕中带血。随着肿瘤不断增大可引起一侧或两侧鼻塞，如果肿瘤阻塞或压迫咽鼓管口可出现耳鸣、耳闷塞、听力下降等耳部症状。肿瘤破坏颅底骨质，累及三叉神经，进入颅内侵犯颅神经可引起头痛及颅神经症状。临床上约有40%鼻咽癌患者以颈部包块为首发症状，60%～80%患者初诊时即可触及颈部包块。转移灶一般位于上颈自乳突下至锁骨上区，常以胸锁乳突肌为中心分布。晚期患者可有腋下、纵隔或腹膜后，甚至腹股沟等淋巴结转移。鼻咽癌多在放疗后1～2年出现血行远处转移，其中骨转移最多见，其次是肺、肝转移，脑转移较少。40%～60%死于远处转移。颈部淋巴结转移针吸或切取活检会导致血行转移高发，应尽量减少。

　　鼻咽癌的诊断：鼻咽镜检查可见相应部位小结节状或肉芽肿样隆起，表面粗糙不平，易出血，有时表现为黏膜下隆起，表面光滑；EB病毒血清学检查可作为鼻咽癌诊断的辅助指标；电子纤维鼻咽镜或纤维鼻咽镜或鼻内镜检查有利于发现早期微小病灶；CT、MRI表现为鼻咽部软组织肿块并向深部浸润，颈部淋巴结肿大，颅底骨质破坏或颅内侵犯。

　　鼻咽癌的治疗以放射治疗为首选。一般低分化癌淋巴结转移（下行型）多见，对放疗敏感；高分化腺癌颅底浸润多见而广泛，多数对放疗抵抗；未分化癌淋巴结转移及远处转移均多见，对放疗敏感。放疗是目前最有效的治疗方法。5年生存率为32%～53%，早期病变可达60%～80%。

（三）PET/CT影像表现

　　CT和MRI诊断鼻咽癌的依据主要是鼻咽部软组织增厚或软组织肿块、鼻咽腔形态改变左右不对称、咽隐窝变浅或消失等。但是部分鼻咽慢性炎症也可出现鼻咽部软组织增厚，甚至表现为鼻咽部软组织肿块，因此单纯依据形态改变缺乏特异性，另外部分较小的鼻咽癌可隐藏在黏膜下或鼻咽部正

常软组织内而易出现假阴性。因此单独依靠 CT 和 MRI 进行鼻咽癌的定性诊断仍存在一定程度的不足。PET/CT 显像是近年来发展起来的一种先进的影像技术，一次检查可同时获得 PET 和 CT 图像，并能将 PET 所见的高代谢病灶与 CT 图像进行同机图像融合，拥有两种先进的影像技术，优势互补，相互印证，在鼻咽癌诊断、鉴别诊断方面具有明显优势。

大量临床研究结果证实，鼻咽癌原发灶 ^{18}F-FDG PET/CT 显像 PET 表现为高代谢病灶，CT 于相应部位可见软组织肿块或组织增厚。鼻咽癌原发病灶 PET 的影像可表现为结节状、团块状或厚片块状高代谢病灶；CT 可表现为鼻咽部软组织增厚或软组织肿块，鼻咽腔形态改变；病灶位于侧壁者，常可同时见同侧咽隐窝和（或）咽鼓管内口狭窄、甚至消失。

笔者对大量鼻咽癌初诊患者和鼻咽部炎症患者的 PET/CT 影像进行分析，以鼻咽部软组织肿块或组织增厚处 PET 显像呈结节状、块状代谢增高，同时软组织肿块与高代谢病灶位置相匹配，作为鼻咽癌 PET/CT 诊断标准，灵敏度为 96.0%，特异性为 85.7%。鼻咽癌 ^{18}F-FDG 浓聚程度高，SUVave 为 3.97±1.28，明显高于炎症组 SUVave 为 2.43±0.51（t=5.53，P<0.01），PET/CT 融合图像将高代谢病灶在鼻咽部 CT 上进行融合对位显示，能较 CT 清楚地显示病灶及病灶的侵犯位置及范围，对精确立体放疗有重要的指导价值。病灶的 SUVave 与病灶大小有一定关系。病灶 <1.5cm、<3.0cm、>3.0cm 三组的 SUV 分别为 3.04±1.12、4.35±1.13、4.91±0.70，后两组无统计学差异，而后两组与第 1 组均有统计学差异，提示肿瘤 <1.5cm 的 SUVave 较低可能与容积效应有关。

鼻咽癌治疗后明确有无肿瘤残余、复发，对确定进一步治疗方案十分重要。由于治疗后肉芽组织增生、瘢痕形成，可导致鼻咽部软组织明显增厚，使 CT 在鉴别肿瘤残余、复发和瘢痕方面存在较大的困难。以鼻咽部组织增厚作为 CT 诊断鼻咽癌复发、残余的标准，假阳性高、特异性差。PET/CT 综合 PET 和 CT 所见，除了获得鼻咽部形态改变的解剖信息外，还可获得病灶的代谢信息，其诊断鼻咽癌残余、复发的特异性和准确性均明显高于 CT，因为复发的肿瘤组织的代谢率明显高于治疗后形成的纤维瘢痕。PET/CT 在诊断鼻咽癌残余和复发方面的临床实用价值明显高于 CT，适合用于 CT、MRI 难以定性者。

（四）鉴别诊断

正常情况下鼻咽部、腮腺、颌下腺可有不同程度的生理性浓聚，鼻咽部炎症及颈部肌肉紧张也可以出现放射性浓聚影，应仔细分析 PET、CT 图像，注意与肿瘤及其转移灶相鉴别。在冬春季节，由于气温较低，一些患者 ^{18}F-FDG PET/CT 显像头颈部脂肪间隙会出现浓聚影，这是由于外界温度较低时，机体动员棕色脂肪氧化产热所致，因此，在寒冷季节患者注射 ^{18}F-FDG 前后应当注意保暖，减少干扰。在鉴别诊断方面需要与以下疾病进行鉴别。

1. 鼻咽部炎症　鼻咽部炎症 PET 也可表现为浓聚影，但多数形态与鼻咽癌不同。一般可表现为双侧咽隐窝对称性细片状浓聚影，呈"八"字形分布，或表现为单侧咽隐窝区细片状浓聚影，或表现为鼻咽顶及相邻双侧壁呈厚弧形浓聚，或表现为鼻咽顶壁呈厚片块状浓聚。对于厚片块状浓聚与鼻咽癌鉴别较困难，必要时可进行局部组织病理学检查；其他类型浓聚影的形态与鼻咽癌的 PET 图像不同，鉴别相对容易。通常鼻咽部炎症，CT 多数无明显软组织增厚。因此鼻咽癌的 PET/CT 诊断除应注意分析病灶的浓聚程度外，还应仔细进行形态分析，并综合 PET 和 CT 影像所见十分重要。

鼻咽部炎症一般分布较弥漫，通常双侧受累，CT 多数无明显软组织增厚，MRI T2WI 呈高信号；PET 多表现为较弥漫、对称性 ^{18}F-FDG 轻中度摄取影像，SUV 较鼻咽癌低。但是如果炎症较局限或鼻咽癌较弥漫时 PET/CT 鉴别困难，需要进行活组织病理学检查确诊。

2. 腺样体肥大　腺样体为顶后壁交界区淋巴组织，自幼年起逐渐增大，但是在 10 岁以后开始萎缩。如果儿童鼻咽顶后壁交界区腺样体 ^{18}F-FDG PET 显像表现为局限性放射性浓聚影，多为生理性改变，无临床意义。腺样体因炎症刺激可发生病理性增生，称为腺样体肥大（adenoid hypertrophy），常见于青少年。CT 见增生的腺样体边界光滑，与周围组织界限清楚；^{18}F-FDG PET 显像表现为局限性放射性浓聚影，如果鉴别困难可进行活组织病理学检查明确诊断。

3. 鼻咽部淋巴瘤　淋巴瘤好发于青年人，如果原发肿瘤较大，常有较重鼻塞及耳部症状，该病不仅局限在颈部，全身多处淋巴结均可受累，颅神经的损伤不如鼻咽癌多见，最后需要病理确诊。

（五）病例分析与诊断要点

【病史摘要】患者，男，47 岁。反复涕中带血 1 年，加重伴左耳闷塞感 1 个月。曾服中药治疗，症状无缓解。查体咽部黏膜无充血，左侧鼻咽部可见新生物，表面光滑，色淡红；EB 病毒阳性；耳鼻咽喉镜提示鼻咽部左侧壁新生物；CT 检查见鼻咽左后壁增厚，提示鼻咽癌可能，建议活检定性。

【PET/CT 所见】^{18}F-FDG PET/CT 显像于鼻咽左侧壁见 1 个结节状放射性浓聚影，大小为 1.5cm×1.2cm×2.0cm，SUVmax 为 15.3，SUVave 为 8.1；CT 于鼻咽左侧壁见软组织增厚，咽鼓管开口及咽隐窝狭窄（图 1-1-1）。

【PET/CT 拟诊】鼻咽癌

【病理诊断】鼻咽部活组织病理学诊断为非角化未分化型癌。

【诊断要点】^{18}F-FDG PET/CT 显像见鼻咽部结节状、团块状或厚片块状高代谢病灶；CT 于相应部位见软组织增厚或软组织肿块，鼻咽腔形态改变，病灶位于侧壁者，常可同时见同侧咽隐窝和（或）咽鼓管开口狭窄、甚至消失；^{18}F-FDG PET/CT 融合图像可清楚显示病灶的侵犯范围。若见颅底骨质破坏或典型的咽后淋巴结转移灶则对诊断具有重要价值；典型的临床表现、血清 EB 病毒抗体阳性也有助于鼻咽癌的诊断。

【鉴别诊断】鼻咽癌需与鼻咽部炎症、腺样体肥大、鼻咽部淋巴瘤相鉴别。

（1）鼻咽部炎症：鼻咽部炎症可表现为鼻咽一侧或双侧对称性浓聚，形态一般为条形，同机 CT 未见鼻咽部形态异常、咽隐窝变窄或消失（图 1-1-2），如果鉴别较困难，可抗感染治疗后复查鼻咽部 ^{18}F-FDG PET/CT，如果浓聚影消失或浓聚程度明显下降则为炎症。

（2）腺样体肥大：CT 见增生的腺样体边界光滑，与周围组织界限清楚；^{18}F-FDG PET 显像表现为局限性放射性浓聚影（图 1-1-3）。本病单纯在影像上与鼻咽癌鉴别较困难，需结合年龄、临床症状综合判断，必要时需进行活组织病理学检查明确诊断。

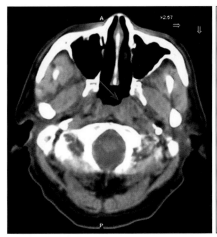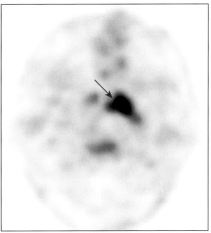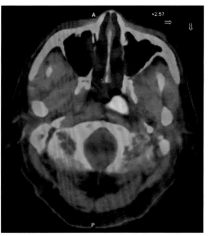

图 1-1-1　鼻咽癌 ^{18}F-FDG PET/CT 显像图

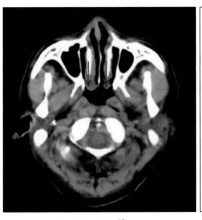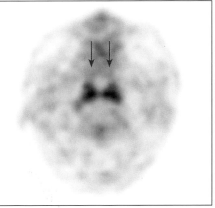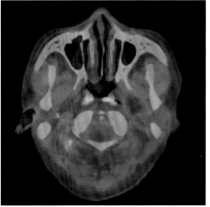

图 1-1-2　鼻咽部炎症 ^{18}F-FDG PET/CT 显像图

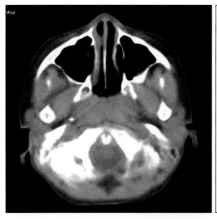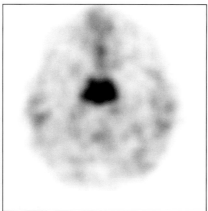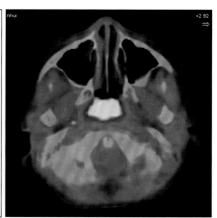

图 1-1-3　腺样体肥大 ^{18}F-FDG PET/CT 显像图

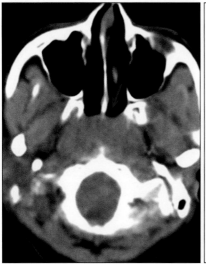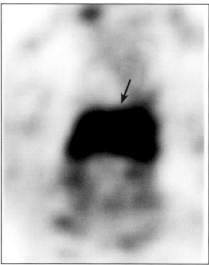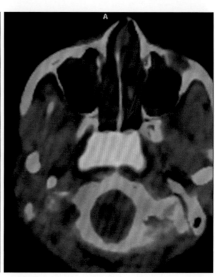

图 1-1-4　鼻咽部淋巴瘤 ^{18}F-FDG PET/CT 显像图

（3）鼻咽部淋巴瘤：鼻咽部淋巴瘤是起源于黏膜下层的淋巴组织，常可累及整个咽淋巴环，大多数表现为双侧对称性、均匀性发生；^{18}F-FDG PET/CT 显像可呈弥漫性、对称性、均匀性浓聚，形态呈膨胀性、浸润性改变（图 1-1-4）。本病常伴有全身多处淋巴结受累，而颅底骨质破坏罕见。当鼻咽部淋巴瘤表现为一侧软组织肿块时，与鼻咽癌鉴别困难，需要活组织病理学检查明确诊断。

二、喉癌

（一）概述

喉癌（laryngeal carcinoma）是喉部最常见的恶性肿瘤，在美国多发，在我国东北地区发病率最高，患者多在 50 ~ 70 岁发病，男多于女。发病原因与吸烟、酗酒、环境污染、长期吸入有害物质、乳头

状瘤或喉黏膜白斑及病毒感染有关。病理研究证明，喉癌中鳞状细胞癌占 93% ~ 99%，而且多数分化较好（Ⅰ ~ Ⅱ级），腺癌、未分化癌等极少见。喉癌中声门区癌约占 60%，声门上型癌约占 30%，声门下型癌约占 6%。喉癌易循黏膜表面或黏膜下浸润直接扩散；也可以经淋巴道及血行转移。一般淋巴结转移率声门上型癌为 20% ~ 50%，声门区癌为 4% ~ 10%，声门下型癌为 10% 左右；远处转移约 30%，以肺、纵隔淋巴结、肝、骨多见。

喉镜检查喉癌形态可表现为菜花型、溃疡型、结节型及包块型。CT 检查表现为喉部不规则软组织肿块，声带受累，周围软组织浸润，喉软骨骨质破坏，颈部淋巴结转移。MRI 检查 T1WI 肿瘤表现与肌肉相似的等信号或略低信号，坏死区信号更低；T2WI 肿瘤为稍高信号，坏死区信号更高。增强后肿瘤呈不同程度强化。MRI 多平面成像可清晰显示各型肿瘤的范围及侵犯情况，有利于发现颈部增

大的淋巴结。MRI 显示早期喉癌及其侵犯的范围较 CT 清楚，但显示软骨破坏不如 CT。喉癌的治疗包括手术、放疗、化疗及免疫治疗等，通常根据肿瘤的范围和扩散情况选择合适的治疗方案。

（二）临床表现

喉部解剖结构及功能具有其特殊性，喉癌患者的症状出现得早而且典型，因此，该病患者初诊时有相当一部分为早期病人。喉癌的临床表现与肿瘤发生的部位有关，根据肿瘤发生的部位，可有以下特有的症状和体征。

1. 声门上型　是指原发于声带以上部位的癌肿，包括会厌喉面、杓会厌皱襞、披裂、假声带（室带）和喉室等。早期症状感觉喉部异物感，咽部不适。稍晚可出现咽痛，吞咽时加重，可放射到头部及同侧耳内，严重时影响进食。如果癌肿表面溃烂，常有咳嗽，伴脓血臭痰，甚至咯血。由于声门上区空间较大，早期无呼吸困难，而且肿瘤离声带较远多无声嘶，表现为发音不清晰。晚期肿瘤侵及声带时，则有声嘶、呼吸困难等。此型癌肿分化较差，发展较快。由于该区淋巴管丰富，常易向颈深上组位于颈总动脉分叉处淋巴结转移。

2. 声门型　声门区包括声带，前、后联合及前联合下 0.5 ~ 1.0cm 范围内区域。肿瘤生长于声带上，以前、中 1/3 处较多。该型患者早期就有声嘶，并逐渐加重。声嘶程度与肿瘤的部位有关，位于声带边缘者即使肿瘤很小，声嘶已很明显；位于声带表面尚未侵及声带边缘者，如果不影响声带闭合，即使肿瘤较大，声嘶却不严重。肿瘤增大时，阻塞声门，可出现喉鸣和呼吸困难，晚期有血痰和喉阻塞症。声门型喉癌一般分化较好，属 I、II 级。发展较慢，由于声带淋巴管较少，不易向颈淋巴结转移。

3. 声门下型　声门下区是指声门区以下至环状软骨下缘水平。肿瘤发生于声带以下，环状软骨下缘以上部位。因该区较为隐匿，早期无明显症状，也不易在常规喉镜检查中发现。如果肿瘤侵及环杓关节或声带，则出现声嘶、咳嗽，甚至咯血。晚期，由于声门下区被癌肿堵塞，常有呼吸困难。亦可穿破环甲膜，侵入甲状腺、颈前软组织，或沿食管前壁浸润。

4. 声门旁型　声门旁型癌亦称贯声门癌，是指原发于喉室的癌肿。该区甚为隐蔽。早期可无症状，甚至易向外侧声门旁间隙扩散。其临床特点是：声

嘶为首先症状，常先有声带固定，而未窥及肿瘤。其后随癌肿向声门旁间隙扩展，浸润和破坏喉软骨时，可有咽喉痛。若侵及一侧甲状软骨翼板和环甲膜时，于该侧可摸到喉软骨支架隆起感，并有刺激性干咳。一般常发展至两个区时，才得到确诊。

（三）PET/CT 表现

喉癌 CT 扫描可见肿瘤部位软组织不规则增厚及肿块，以及相应的喉腔变形，由于肿瘤与正常肌肉组织均为中等密度，CT 难以区分肿瘤与正常肌肉组织。肿块表现为边界不清，形态不规则的等密度或高密度灶，¹⁸F-FDG PET 显像表现为高代谢病灶；如果病灶内出现坏死、液化，CT 表现为低密度影，¹⁸F-FDG PET 表现为放射性分布降低。病灶周围可有水肿及软组织浸润，CT 增强扫描有不同程度的强化。

1. 声门上型癌　表现为会厌游离缘或杓会厌皱襞软组织增厚或结节样肿块。会厌前间隙和喉旁间隙受侵，表现为低密度脂肪消失，代之以等密度或稍高密度的软组织影。室带及喉室肿瘤表现为低密度区被高密度肿瘤组织取代。¹⁸F-FDG PET 显像肿瘤表现为放射性浓聚影。

2. 声门型癌　声带与肿瘤组织密度基本一致，因此，CT 扫描难以区分肿瘤与声带组织。部分声带癌仅表现为两侧声带不对称，患侧声带略呈局限性隆起或增厚。¹⁸F-FDG PET 显像表现为放射性浓聚影，但是如果肿瘤太小，PET 则难以分辨。

3. 声门下型癌　声门下型癌较少见，多为声门型蔓延而来。除了有声门型 PET/CT 表现之外，可在声带下见等密度或高密度影，可伴有局部环状软骨破坏。¹⁸F-FDG PET 显像于相应部位见放射性浓聚影。

4. 声门旁型癌　声门旁型癌亦称为贯声门癌，为喉癌晚期表现，CT 可见肿瘤累及声门区及声门上区。声带和室带多同时受侵，并伴有周围软组织广泛浸润及淋巴结肿大。¹⁸F-FDG PET 显像于相应部位见放射性浓聚影。

（四）鉴别诊断

喉镜检查可以在直视下观察喉癌的肿瘤形态，并可以同时活检获得病理结果确诊。PET/CT 显像主要用于了解肿瘤的累及范围，进行临床分期，为临床选择治疗方案提供依据。Branstetter BF 等的研

究结果表明，^{18}F-FDG PET/CT 对喉癌诊断的灵敏度、特异性和准确性高达 98%、92% 和 94%。特别是 PET/CT 的应用克服了 PET 解剖定位不准确的缺点，提高了病灶定位和诊断准确性，使其临床价值进一步提高。PET/CT 能更准确地显示肿瘤病灶及其对周围组织的侵犯，还可真实地显示病灶内肿瘤分布的非均质性改变，因此，PET/CT 在放疗中的应用受到重视。值得注意的是喉部炎症及注射 ^{18}F-FDG 后说话过多可出现喉部放射性浓聚影，单侧声带麻痹时，健侧声带代偿过度振动发声也可出现健侧声带放射性浓聚，应当注意加以鉴别。

（五）病例分析与诊断要点

病例 1

【病史摘要】患者，男，71 岁。喉部异物感、咽下疼痛数月，加重伴声嘶 1 个月。无发热、咳嗽、呼吸困难等症状。喉镜检查见左侧声门上区包块型新生肿物。

【PET/CT 所见】^{18}F-FDG PET 显像于声门上区见 1 个块状浓聚影，大小为 3.3cm×2.8cm×3.4cm，

SUVmax 为 16.5，SUVave 为 10.4；CT 于相应部位见软组织肿块；^{18}F-FDG PET/CT 融合图像示该病灶累及相邻会厌、左侧声带及联合部。左侧下颈部见 1 个结节状异常浓聚影，大小为 0.9cm×1.0cm×0.9cm，SUVmax 为 5.4，SUVave 为 3.5；CT 于相应部位见淋巴结稍增大（图 1-1-5）。

【PET/CT 拟诊】声门上区喉癌伴左颈部淋巴结转移。

【病理诊断】手术病理学诊断为喉中分化鳞状细胞癌伴左颈部淋巴结转移。

病例 2

【病史摘要】患者，男，59 岁。声嘶 3 个月。患者自诉缘于 3 个月前无明显诱因出现声音嘶哑，开始时呈间歇性，休息后稍好转。无咽喉疼痛，无鼻塞、流脓涕、嗅觉减退，无头痛、面部麻木，无耳鸣、耳闷塞感。电子鼻咽喉镜检查发现左侧声带全程新生物，表面粗糙，左侧声带活动较右侧声带差，声门闭合不全。

【PET/CT 所见】^{18}F-FDG PET/CT 显像于左侧声带见 1 个小结节状浓聚影，大小为 2.1cm×1.0cm×1.0cm，

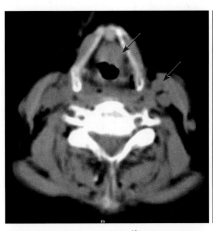
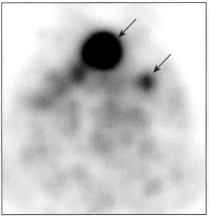
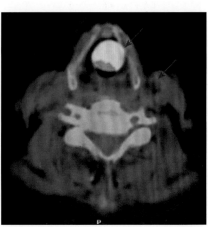

图 1-1-5　声门上区喉癌 ^{18}F-FDG PET/CT 显像图

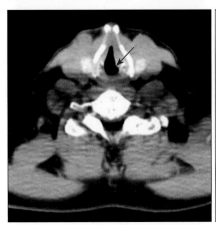
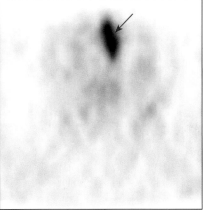
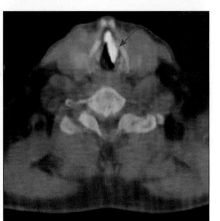

图 1-1-6　声带癌 ^{18}F-FDG PET/CT 显像图

SUVmax 为 5.8，SUVave 为 4.0；CT 于相应部位见左侧声带局限性增厚（图 1-1-6）。

【PET/CT 拟诊】左侧声带喉癌。

【病理诊断】手术病理学检查诊断为左侧声带中分化鳞状细胞癌。

【诊断要点】喉癌多为鳞状细胞癌，^{18}F-FDG PET/CT 典型表现喉部结节状、团块状 ^{18}F-FDG 高摄取病灶；CT 显示软组织增厚或软组织肿块，喉腔形态改变；^{18}F-FDG PET/CT 融合图像可清楚显示病灶的侵犯范围。若见喉软骨骨质破坏则对喉癌的诊断具有重要价值。喉镜检查可以在直视下观察喉癌的肿瘤形态，并可同时进行活检获得病理学检查结果确诊。PET/CT 显像主要用于了解肿瘤的累及范围，进行临床分期，为临床选择治疗方案提供依据。

【鉴别诊断】声带癌需与喉部炎症、声带息肉、生理性摄取相鉴别。

（1）喉部炎症：喉部炎症 ^{18}F-FDG PET/CT 显像可表现为喉部双侧对称性浓聚，形态一般为环形，CT 于相应部位无明显异常表现（图 1-1-7）。如果鉴别较困难，可建议进行喉镜检查。

（2）声带息肉：常发生于声带外伤或慢性炎症后，位于声带的边缘部，多为突出于黏膜表面的小结节影，边界清楚，较少浸润。较小的声带息肉 CT 难以发现，^{18}F-FDG 摄取不高，需要进行内镜检查明确诊断。

（3）生理性摄取：声带的生理性 ^{18}F-FDG 摄取常见于两种情况，一为注射 ^{18}F-FDG 后说话过多，可出现喉部放射性浓聚影，CT 于相应部位无明显异常表现，患者一般无喉部不适感，这种情况较易鉴别；二为单侧声带麻痹时，健侧声带代偿过度振动发声，可出现健侧声带放射性浓聚影（图 1-1-8），仔细询问病史有助于与喉癌相鉴别。

三、头颈部其他恶性肿瘤

（一）鼻腔及筛窦肿瘤

鼻腔及筛窦肿瘤在头颈部肿瘤中排前 5 位，约

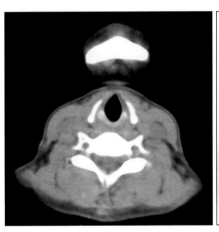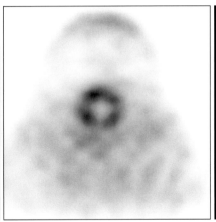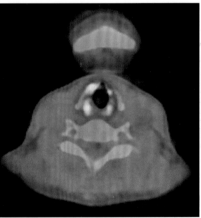

图 1-1-7 喉部炎症 ^{18}F-FDG PET/CT 显像图

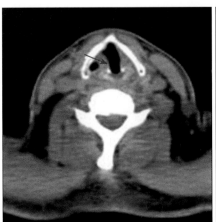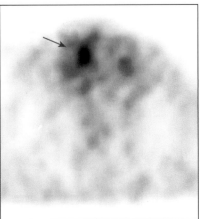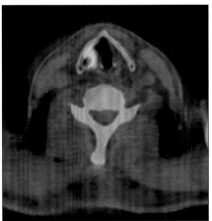

图 1-1-8 右侧声带代偿性浓聚 ^{18}F-FDG PET/CT 显像图

占9.4%。鼻腔恶性肿瘤的病理类型中鳞癌占55.3%，其他类型还有坏死性肉芽肿、淋巴肉瘤、腺样囊腺癌、黑色素瘤、混合瘤、恶性组织细胞瘤、乳头状瘤癌变、息肉癌变、浆细胞瘤、横纹肌肉瘤、纤维肉瘤、血管肉瘤、癌肉瘤及乳头状癌等。鳞癌的好发部位为中下鼻甲，少数发生在鼻中隔；腺癌好发于鼻腔上部，常侵及鼻咽和颅底；恶性混合瘤多发生在鼻腔上部，生长缓慢；恶性黑色素瘤多发生在鼻中隔或中、下鼻甲，转移较晚，就诊时发现有颌下淋巴结转移的约占10%。筛窦恶性肿瘤多数为鳞癌，少数为腺样囊腺癌、嗅母细胞瘤、软骨肉瘤。筛窦恶性肿瘤易破坏骨壁并侵犯相邻组织；鳞状细胞癌可见颌下淋巴结转移；腺样囊腺癌多为血行转移。

鼻腔和筛窦恶性肿瘤 ^{18}F-FDG PET/CT 显像表现为高代谢病灶（图1-1-9，图1-1-10），检出的灵敏度较高，可以用于肿瘤的诊断、寻找转移灶、评价疗效及监测复发。但个别嗅神经母细胞瘤可为阴性。

（二）上颌窦癌

在颌面部四组鼻旁窦中，上颌窦癌发病率居首位。病理类型90%以上为鳞状细胞癌，肉瘤、腺癌等较少见，且多发生于儿童和青少年；区域淋巴结转移和身体远处转移较少。淋巴结转移多出现于颌下和颈上深淋巴链；远处脏器转移发生率约为10%，上颌窦癌原发灶及转移灶 ^{18}F-FDG PET/CT 显像均表现为高代谢病灶（图1-1-11），检出的灵敏度较高，可以用于肿瘤的诊断、寻找转移灶、评价疗效及监测复发。

（三）口腔恶性肿瘤

口腔包括唇、颊黏膜、舌前2/3、硬腭、齿龈及口底。在头颈部恶性肿瘤中占第2位。病理90%~95%为鳞癌，肿瘤表现为乳头状型、外突型、溃疡型、浸润型，以溃疡型多见。少数腺癌，肉瘤罕见。

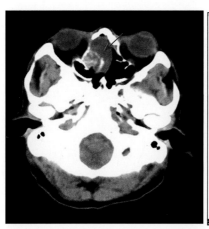
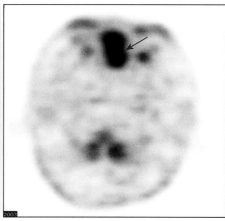
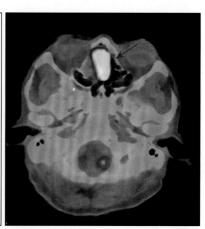

图1-1-9 鼻腔嗅母细胞瘤 ^{18}F-FDG PET/CT 显像图

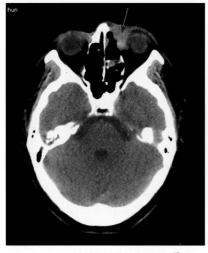
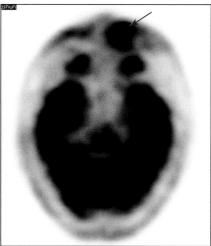
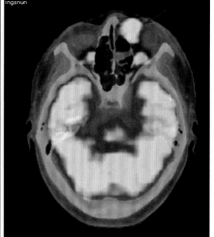

图1-1-10 左侧筛窦鳞状细胞癌 ^{18}F-FDG PET/CT 显像图

齿龈、颊黏膜、硬腭可有恶性黑色素瘤发生。口腔癌常出现淋巴结转移，其中舌癌最易发生淋巴结转移，以颌下及颈内静脉淋巴结上组转移多见，淋巴结转移率为60%～80%。远处转移较少见。口腔癌多为鳞癌，^{18}F-FDG PET/CT显像表现为高代谢病灶（图1-1-12），检出的灵敏度较高。可以用于肿瘤的诊断、寻找转移灶、评价疗效及监测复发。

（四）口咽癌

口咽介于软腭及舌骨两个平面之间。常见的肿瘤有扁桃腺癌、软腭及悬雍垂癌、舌根癌及会厌癌，以上部位也可发生恶性淋巴瘤。扁桃腺癌较多见，常表现为菜花状外生性肿物，以鳞状上皮癌最多见，其他为低分化癌和未分化癌。易出现周围组织侵犯，有54%～85%出现淋巴结转移。软腭及悬雍垂癌发生率低，病理以鳞癌最多见，其他类型为低分化、

未分化癌和腺癌；较少发生淋巴结转移。舌根癌及会厌癌发生率相对较低，病理类型以鳞癌最多见，其他类型有低分化癌、未分化癌、小涎腺来源的癌等，淋巴结转移常见（67.7%），咽后壁也可发生癌变。口咽癌^{18}F-FDG PET/CT显像表现为高代谢病灶（图1-1-13），检出的灵敏度较高，可以用于肿瘤的诊断、寻找转移灶、评价疗效及监测复发。正常扁桃腺有时可见放射性浓聚影，特别是扁桃腺急性炎症时，扁桃腺增大，放射性浓聚程度高，应当注意加以鉴别。

（五）涎腺恶性肿瘤

涎腺恶性肿瘤中以腮腺恶性肿瘤最多，小涎腺次之，颌下腺较少受累，舌下腺最少见。病理类型为黏液表皮样癌、恶性混合瘤、腺癌、腺样囊腺癌、腺泡细胞癌、鳞癌和未分化癌。^{18}F-FDG PET/CT显

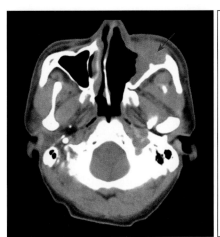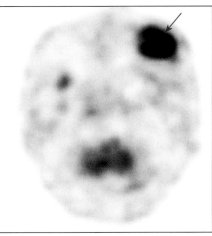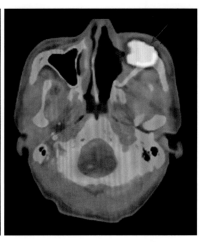

图1-1-11　左侧上颌窦鳞状细胞癌^{18}F-FDG PET/CT显像图

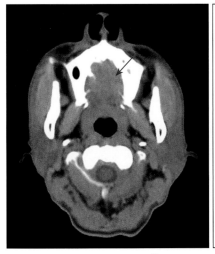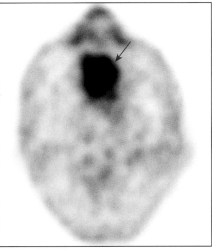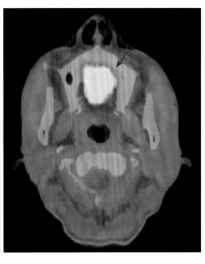

图1-1-12　上腭鳞状细胞癌^{18}F-FDG PET/CT显像图

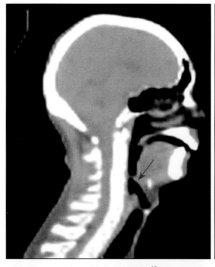
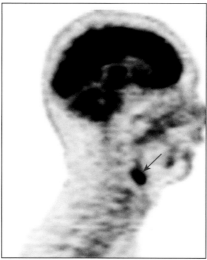
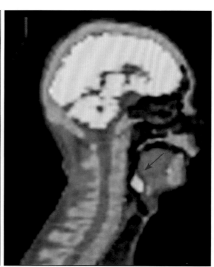

图 1-1-13　会厌鳞状细胞癌 ^{18}F-FDG PET/CT 显像图

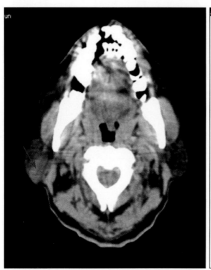
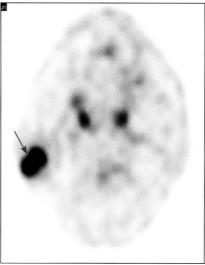
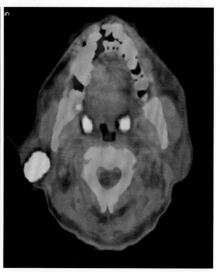

图 1-1-14　右侧腮腺 Warthin 瘤 ^{18}F-FDG PET/CT 显像图

像一般表现为高代谢病灶，但部分腮腺良性病变，如腮腺混合瘤、Warthin 瘤等可以出现明显 ^{18}F-FDG 摄取（图 1-1-14），出现假阳性，使 ^{18}F-FDG PET/CT 诊断腮腺恶性肿瘤的特异性受到明显的影响。因此，对于涎腺肿瘤的良、恶性鉴别价值有限。但对于病理诊断明确的涎腺恶性肿瘤可用于临床分期。

四、临床评价

　　头颈部解剖结构复杂、血管丰富、各类器官密集，因此准确地对病灶进行解剖定位、精确地显示肿瘤的侵犯范围对诊断及指导治疗十分重要。PET 显像能很好地显示头颈部肿瘤，但无法提供准确解剖定位，因此在诊断和指导临床治疗方面仍存在明显的不足。非同机 PET 和 CT、MRI 图像融合曾被

尝试应用于临床，但对位的准确性难以完美地满足临床需求。PET/CT 显像于同一检查床，在患者体位不动的情况下一次完成 PET 和 CT 的全身显像，获得 PET 及 CT 图像，并能将 PET 图像与 CT 图像进行融合，对 PET 显示的高代谢病灶进行准确定位，弥补了 PET 显像的不足，因此日益受到临床的重视。

（一）PET/CT 在头颈部肿瘤诊断中的优势

　　1. 定位准确　准确显示头颈部肿瘤的位置、病灶的边界及其对周围组织的侵犯，对局部组织活检、手术治疗及精确放射治疗均有重要的临床价值。Syed R 等将 24 例头颈部肿瘤患者的 PET 图像由 3 位医生进行阅片、定位，3 周后再将这些患者的 PET/CT 图像由这 3 位医生阅片、对位，比较两次

定位的差异，结果发现对6个原发病灶的定位，仅依据PET图像，有3例病灶难以准确定位，而依据PET/CT均能准确定位；在转移灶的定位上，51%的病灶PET/CT解剖定位可信度和准确性明显较PET高。在原发灶和转移灶的解剖定位，根据PET图像不同读片者的一致性较差（Kappa系数分别为0.45、0.54），而根据PET/CT，不同读片者的一致性很好（Kappa系数分别为0.90、0.93），PET/CT提高了阅片医师对病灶定位的准确性和信心。上海华山医院的研究也发现，30例头颈部病变在PET图像上有7例（23.3%）可准确定位，另外14例病变可大致定位诊断，但把握度较低，而在PET/CT融合图像上，30例病变中有28例（93.3%）可以准确定位，医生的信心、把握度明显提高。广州南方医院PET中心对51例鼻咽癌初诊患者进行研究结果也显示，PET/CT在鼻咽癌病灶的定位、病灶边界的确定及显示病灶对周围组织的侵犯方面优于PET和CT，特别是当病灶较小或鼻咽癌同时伴有慢性炎症时，PET/CT定位准确性更加明显。

2. PET与CT结果相互印证、优势互补　PET/CT显像可同时获得PET和CT的图像，两者影像信息相互印证、优势互补，可提高对恶性肿瘤病灶定性诊断的准确性，增强阅片医生的诊断信心。Yeung HW等的研究表明，在100例头颈部肿瘤患者166个病灶中，仅根据PET图像，有51个病灶诊断时信心不足，诊断结论模棱两可（equivocal），而根据PET/CT图像，诊断结论模棱两可的病灶数量降低至24个。根据PET/CT，诊断恶性肿瘤的阳性预告值为89%，而仅凭PET则阳性预告值为75%。Branstetter BF等的研究也表明，PET/CT优于单纯PET和增强CT，其诊断灵敏度、特异性和准确性分别高达98%、92%和94%。综合分析PET/CT显像中PET和CT所提供的诊断信息，并进行细致的形态分析对头颈部肿瘤的鉴别诊断有较大帮助。

3. CT架起了临床医师与PET之间的"桥梁"　PET/CT有助于临床医师"读懂"PET。由于PET缺乏精细的解剖结构定位，临床医师在理解时感到困难，因此无法单纯根据PET图像来进行诊断和决定进一步医疗干预，而PET/CT可从PET和CT的角度同时显示病灶，并进行图像融合，CT架起了临床医师与PET之间的"桥梁"，临床医师借助CT图像可更好地理解PET的内涵和准确性，从而提高临床医师对PET/CT诊断的信任度和认可程度。

4. PET/CT有助于分辨生理性浓聚和炎症　PET/CT显像有时会出现头颈部肌肉或脂肪组织生理性浓聚干扰诊断，特别是在情绪紧张的患者和寒冷天气发生率较高，单纯依靠PET多数生理性浓聚影经细致的形态分析可与肿瘤病灶相鉴别，但是部分病灶鉴别较困难。PET/CT对明确是否为生理性浓聚很有帮助。脂肪生理性浓聚，PET/CT显像可见浓聚影位于脂肪间隙内，CT在相应部位无软组织影。肌肉生理性浓聚，PET/CT显示浓聚影位于肌肉处，形态及走行与肌肉一致，相应部位肌肉形态及密度正常，而有助于与恶性肿瘤鉴别。对部分急性炎症，PET/CT显像有助于将其与恶性肿瘤鉴别，如牙槽炎，浓聚影相应部位CT常可见有牙齿缺如、牙槽密度改变等；如上颌窦急性炎症，常可见上颌窦内软组织或液体充盈，PET所见浓聚影明显小于CT所见病灶等征象。在鉴别眼肌生理性浓聚和肿瘤眶内侵犯方面，CT可提供重要的鉴别信息。注射显像剂时说话过多，声带及其周围常可出现生理性浓聚，CT于相应部位常无形态异常，PET/CT能较PET更容易地将其明确为生理性浓聚而非急性炎症或肿瘤。

（二）^{18}F-FDG PET/CT的不足

在头颈部肿瘤中，用^{18}F-FDG PET/CT进行腮腺病灶良恶性鉴别存在较大的困难。^{18}F-FDG PET/CT在腮腺病灶良恶性鉴别诊断中的应用价值有限，部分腮腺混合瘤及Warthin瘤可以出现明显^{18}F-FDG摄取，从而使^{18}F-FDG PET/CT诊断腮腺恶性肿瘤的特异性受到明显的影响。

在进行全身显像时，很难完全避免体位轻微移动导致的对位偏差，于全身显像结束后加扫头颈部肿瘤所在区一个床位，有助于减少体位移动所致的病灶对位图像融合偏差。

^{18}F-FDG PET/CT显像脑组织^{18}F-FDG高摄取，在显示肿瘤对颅底骨及脑组织侵犯时对比度小，难以显示病灶侵犯的边界。^{11}C-胆碱PET/CT显像可弥补^{18}F-FDG的不足，由于正常脑组织不摄取^{11}C-胆碱，PET/CT显像正常脑组织本底低，肿瘤颅底骨及脑组织侵犯病灶表现为^{11}C-胆碱高摄取，T/NT比值高，有助于病灶的显示及病灶边缘的确定。

第2节　胸部肿瘤

一、肺癌

（一）概述

肺癌（carcinoma of the lung）是常见的恶性肿瘤之一。近几十年来，全世界许多国家和地区肺癌的发病率和死亡率呈上升的趋势，特别是人口密度较高的工业发达国家更为明显。根据 WHO 的统计结果，在发达国家 16 种常见肿瘤中肺癌居首位。在我国肺癌的发病率和死亡率也有明显的上升趋势。患病年龄多在 40 岁以上，发病高峰年龄在 40～70 岁。男性发病率明显高于女性，以往报道男女发病率之比为 4:1，近年来女性肺癌患者增多，男女发病率之比为 2:1，可能与女性吸烟者增多有关。

肺癌的病因复杂，目前认为与吸烟、大气及空气污染、职业因素等有关。吸烟是公认的肺癌发生最危险因素。国内大量资料证明，吸烟者比不吸烟者的肺癌发生率高 25 倍，80%～90% 的男性肺癌患者与吸烟有关。每天吸烟量越大，开始吸烟的年龄越小，患肺癌的危险越大。吸烟的烟雾中含有大量的致癌物质，如尼古丁、苯并芘、煤焦油、镍、砷等与癌的发生有关。近 20 年来，美国、欧洲、亚洲有关肺癌组织学类型统计显示，肺鳞癌和小细胞肺癌的发生率有所下降，肺腺癌发生率在男女两性均升高 2.5 倍。1997 年，Levi 强调，在香烟转为低焦油型和过滤嘴型以后，烟草内的致癌因素可引起不同组织学类型肺癌的发病率改变。流行病学调查发现，在大城市和工业区肺癌的发病率和死亡率较高，这与大气和空气污染有密切关系。污染的空气中含有苯并芘、二乙基亚硝胺和砷等致癌物。在装饰材料和地板中含有氡及其子体，这些物质吸入肺内，也是肺癌发生的危险因素。由于职业原因长期接触某些致癌物质，如放射性矿石开采，长期接触或吸入一些有害粉尘、铀、镭、镍等化学致癌物质和放射性物质者肺癌的发病率高。此外，EB 病毒、人乳头状病毒（HPV）与肺癌发生的关系也受到重视。近年来的研究结果证明，肺癌的发生、发展和恶性生物学行为均与致癌因素导致机体细胞遗传基因改变有关。

肺癌绝大多数起源于支气管黏膜上皮，少数起源于支气管的腺体上皮或肺泡上皮细胞。因此，肺癌实质是支气管源性癌，也称为支气管癌。主要包括鳞状细胞癌、腺癌、小细胞及大细胞癌。肺癌根据肿瘤发生的部位分为中央型、周围型及弥漫型。中央型肺癌是指起源于肺段或段以上支气管的肺癌，主要为鳞状细胞癌、小细胞癌、大细胞癌及类癌，部分腺癌也可为中央型。周围型肺癌是指肿瘤发生于肺段支气管以下的肺癌。病理学主要为细支气管肺泡癌和腺癌，也有鳞状细胞癌、小细胞癌、大细胞癌及类癌。周围型肺癌基本表现为肺内结节或肿块，肿瘤内可形成瘢痕或坏死，肿瘤内坏死物质经支气管排除后形成空洞者称为空洞型肺癌。肺上沟瘤是指发生在肺尖部的周围型肺癌，并与脏层胸膜接触，亦称为肺尖癌。弥漫型肺癌是指肿瘤在肺内弥漫性分布。此型一般为细支气管肺泡癌。肿瘤可为多发结节型，表现为肺的一叶、多叶或两肺多发粟粒大小的结节病灶；也可表现为肺炎型，出现一叶或多叶肺实变，大体病理形态类似大叶性肺炎。

对于肺癌的诊断主要包括肺部孤立性结节或肿块的良恶性鉴别。肺孤立性结节（solitary pulmonary nodule，SPN）是指单个、球形、直径≤3cm 的肺内占位性病变，且周围肺组织正常，不伴肺不张和肺门异常。一般直径＞3cm 的称为肿块（Mass）。早期明确肺部孤立性结节的良、恶性诊断，一方面可以使肺癌患者抓住时机，及时进行手术及其他有效治疗，以延长患者的生存时间和提高生存质量；另一方面可以减少不必要的开胸手术，降低患者的治疗痛苦，减少不必要的医疗费用。这无疑对临床具有重要的实用意义。

（二）临床表现

肺癌的临床表现取决于组织学类型、生长方式、发生部位及发展情况。早期肺癌可无明显症状，多在体检时发现。肺癌常见的症状有咳嗽、咯血、发热、胸痛、胸闷等，很容易忽略。

1. 呼吸道症状

（1）咳嗽，约占首发症状的 55%，多为阵发性刺激性干咳或有少量白色泡沫痰，合并感染时痰量增多呈脓性。支气管狭窄时咳嗽加剧并伴高调喘鸣音。

（2）胸痛，占首发症状的 24%～27%。肿瘤位于胸膜附近可产生胸部钝痛，肺癌早期胸痛较轻，主要表现为闷痛、隐痛、部位不定，与呼吸的关系也不确定。肿瘤累及胸膜表现为尖锐胸痛，即使产生胸腔积液也不减轻。肋骨及脊柱受侵也可引起胸痛。

（3）咯血，占首发症状的19%～36%。多为痰中带血或少量咯血，这是由于肿瘤破坏毛细血管出现少量出血与痰混合在一起，呈间歇或断续出现。晚期大块肿瘤组织坏死或侵犯大血管时可出现大咯血，甚至危及生命。

（4）胸闷、气急，占首发症状的7%～13%。肿瘤在大支气管口生长阻塞气道、肺弥漫性病变、大量胸腔积液或肿大淋巴结压迫膈神经均可出现胸闷、气急。

（5）支气管狭窄或不全阻塞时可出现局限性哮鸣音及肺气肿。

2. 全身症状　肿瘤坏死或合并阻塞性肺炎时可出现发热，占首发症状的21%～30%；还有乏力、食欲差、消瘦及恶病质等。

3. 肿瘤压迫或侵犯邻近组织引起的征象　肺癌可直接蔓延或经肿大的转移淋巴结压迫或侵犯邻近组织出现相应的临床症状及体征。

4. 肺外表现　肺癌的肺外表现常见有四肢关节疼痛或肥大、杵状指、多发性神经炎、重症肌无力、库欣综合征（Cushing syndrome）、男性乳房增生肥大、高钙血症、精神异常等。肺癌的肺外表现也称为肿瘤副征（paraneoplastic syndrome）。

5. 远处转移引起的症状　肺癌远处转移常见部位依次是骨、肝、脑、肾、肾上腺、皮下组织等，肺内转移也较常见。临床随转移部位不同而有相应的症状、体征。另外，胸膜转移可出现胸痛及癌性胸腔积液。心包受侵时出现心包积液、气急、心律失常、心功能不全等。

（三）PET/CT影像表现

1. 中央型肺癌　中央型肺癌的CT表现包括直接征象和间接征象两方面。直接征象主要为肺门区肿块、支气管壁增厚、支气管狭窄及截断支气管。18F-FDG PET显像病灶表现为放射性浓聚影，即高代谢病灶。间接征象主要为支气管阻塞征，表现为继发的阻塞性肺炎与肺不张，单纯的肺不张18F-FDG PET显像无异常放射性浓聚影，当合并炎症时18F-FDG PET显像表现为片状放射性浓聚影。

2. 周围型肺癌　周围型肺癌的病理基础是癌组织发生在细支气管，向周围浸润性生长形成结节或肿块，最常见的是单源性的，表现为孤立的单个病灶；肺癌浸润性地向肺实质及间质生长，形态不规则；由于癌组织侵及小叶间隔及淋巴管，多表现为边缘不光滑、多毛刺、多棘状改变；肺癌有丰富的供血滋养血管，常见"肺血管集束征"；肺癌多有肺门及纵隔淋巴结转移，常表现除肺野病灶之外，尚可发现肺门、纵隔相应引流的淋巴结肿大。

周围型肺癌CT表现为孤立性结节或肿块，周围肺组织多较清晰，除了肺结核基础上发展为瘢痕癌外，一般无卫星灶。早期周围型肺癌需要薄层CT检查，结节的密度有实性结节、磨玻璃密度结节、实性和磨玻璃混合密度结节。一般大于1.0cm的实性结节或高度摄取18F-FDG的小于1.0cm的结节，18F-FDG PET显像可表现为放射性浓聚影，而磨玻璃密度结节，18F-FDG PET显像多无明显的放射性浓聚，对于大于1.0cm的实性和磨玻璃混合密度结节，根据两者的比例18F-FDG PET显像可表现为放射性浓聚或不浓聚。病灶边缘不光滑，主要表现为棘状突起和短毛刺，毛刺往往较密集，周边均有分布，两者是由于肿瘤侵及肺泡表面或小叶间隔及淋巴管形成的；有别于炎症性肿块的边缘毛刺，炎症性毛刺表现较长和稀疏，一般只有二三条，它是由于炎症慢性过程中纤维化所致。病灶形态欠规则，结节病灶可表现为数个结节堆聚，这是癌组织以一个中心向周围多个腺泡浸润生长所致，由于其生长不均衡，中间有残余肺泡组织形成小泡征。肿块生长的同时遇有血管或支气管的阻碍形成切迹即分叶，在分叶之间可见血管影。肿瘤周围可见胸膜牵拉征。对于肺内肿块，CT表现肿块轮廓呈深分叶或多个浅分叶伴短毛刺，肿块胸膜侧呈切迹征或胸膜凹陷征、模糊绒毛征、血管集束征；胸膜外脂肪线消失呈软组织肿胀、偏心空洞或空洞内壁结节、空泡征。瘤体平扫与增强CT值差值＞20HU，有助于肺癌诊断；瘤体呈斑点、棉絮样钙化应高度怀疑肺癌。晚期出现转移时可见肺门及纵隔淋巴结肿大。18F-FDG PET显像病灶表现为放射性浓聚影，即高代谢病灶。

3. 弥漫型肺癌　弥漫型肺癌是指肿瘤在肺内弥漫性分布，此型一般为细支气管肺泡癌。弥漫型肺癌的CT表现为肺叶实变、肺段上可见支气管充气征，因肺泡实变而支气管内仍有气体所致。由于肿瘤的侵犯及肺间质的异常，含气的支气管不规则狭窄、扭曲及具有僵硬感，细小分支消失截断。由于肿瘤细胞沿细支气管及肺泡伏壁生长蔓延，细支气管及肺泡内残存的气体在CT上显示出含气影，所以在病变内可见大小不一的气体密度腔隙。CT增强检查时在肺叶及肺段实变病变中出现血管强化的影像，称为"血管造影征"。^{18}F-FDG PET显像在病灶相应部位可见不同程度的放射性浓聚影。

（四）鉴别诊断

^{18}F-FDG PET/CT显像是鉴别肺部孤立性结节或肿块良、恶性的有效方法。肺癌病灶表现为结节状的局限性放射性浓聚影，即高代谢病灶；CT于相应部位见结节影，并有相应的表现，如肿瘤分叶、边缘毛刺、血管集束征及胸膜牵拉征等。绝大多数良性病灶不摄取^{18}F-FDG或轻度摄取^{18}F-FDG，通常无明显放射性浓聚。但也有小部分良性病变，如活动性肺结核、急性炎症等可出现^{18}F-FDG高摄取，表现为^{18}F-FDG浓聚影。需要与肺癌相鉴别。肺部孤立性结节或肿块的良恶性鉴别包括定性分析和定量分析两种方法。

1. 定性分析 肉眼阅片于肺野内见到的结节状或块状异常浓聚影，将病灶的浓聚程度与纵隔血池影进行比较，如果病灶的浓聚程度高于纵隔考虑为恶性肿瘤；病灶的浓聚程度较纵隔低，则考虑为良性病变。PET/CT检查获得的CT图像对于鉴别诊断也具有重要价值。

2. 定量分析 SUV是衡量病灶摄取^{18}F-FDG多少的最常用的半定量指标，多数学者将平均SUVave 2.5作为良恶性鉴别界限，SUVave>2.5考虑为恶性肿瘤，SUVave介于2.0～2.5，为临界范围，SUVave<2.0可以考虑为良性病变。Gupta等研究结果表明，肺癌组织的SUVave为5.63±2.38，肺部良性病变的SUVave为0.56±0.27，两者相比差异显著（$P<0.001$）。由于SUVave的影响因素较多，应当慎重使用。此外，也有使用肿瘤/非肿瘤（T/NT）计数比值及病灶/本底（L/B）计数比值法。

（五）临床评价

^{18}F-FDG PET显像能提供病灶的代谢方面的信息，对肺部孤立性结节良、恶性鉴别具有重要价值。对肺部单个结节的诊断，Paul Cronin等对多种影像手段的准确性进行了系统性回顾。研究对比了动态增强CT、MRI、^{18}F-FDG PET和^{99m}Tc地普奥肽SPECT，汇总了1990-2005年的44篇临床研究，

总共包含2867个病人，2896个肺部结节；其中PET汇总了22篇研究，包括1020个病人，1009个肺部结节。经Meta分析汇总后，显示PET的灵敏度为95%（95% CI，93%～98%），特异性为82%（95% CI，77%～88%），诊断比值比（DOR）为91.3。各种检查手段之间无显著性差异。

1. 假阳性问题 部分增殖快、代谢高的良性病变，如活动性肺结核、隐球菌性肉芽肿、肺脓肿、结节病等也可出现^{18}F-FDG高摄取，SUVave>2.5，导致假阳性结果。尤其在我国肺结核患者相对较多，应注意排除活动性肺结核的干扰。这也是^{18}F-FDG的局限性所在，研制新的显像剂有助于克服这一问题。

2. 假阴性问题 临床工作中恶性肿瘤对^{18}F-FDG低摄取并不多见，但有时也会出现假阴性结果。受仪器空间分辨率以及肺呼吸运动的影响，对于微小病灶PET难以检出，而且小于PET空间分辨率的小病灶的放射性浓聚程度常被低估。对于一些生长及代谢缓慢的恶性肿瘤，如类癌、结节型细支气管肺泡癌、部分高分化腺癌可出现假阴性结果。另外，糖尿病患者血糖水平过高也有导致假阴性的可能。

3. 分辨率问题 ^{18}F-FDG PET显像的分辨率不如CT或MRI，而且也缺乏清晰的比邻解剖结构参照，因此，对于肿瘤的准确定位有一定的局限性。PET/CT实现了PET功能代谢影像与CT解剖形态影像的同机图像融合，两者优势互补、相互印证，大大提高了PET/CT对肺癌的诊断价值。特别是随着PET/CT技术的改进，PET的空间分辨率得到明显提高。

4. 综合分析 肺部孤立性结节或肿块的良、恶性鉴别对临床十分重要，它直接关系到患者的治疗及预后。在进行鉴别诊断时，SUV是一个重要的半定量分析指标，但由于少部分肺部良性病变的SUV与肺癌有部分交叉，因此，必须结合病灶的位置、大小、形态及病灶内的放射性分布进行定性分析，同时要了解患者的病史、临床症状、体征及其他客观检查结果进行全面综合分析，特别应当重视同机CT提供的影像学信息。荟萃分析资料显示，PET检查诊断恶性肺结节的灵敏度和特异性分别为93.9%和85.8%；标准化摄取值（SUVave）≥2.5可以很好地鉴别出SPNs的良恶性，但应注意，SUVave在部分良性病变中也可能增高，所以在鉴别诊断时，当SUVave在临界值或病灶只有1.0cm左右时应慎

重分析。

　　另外，¹⁸F-FDG PET/CT 显像从分子水平显示肿瘤组织的葡萄糖代谢情况，属于肿瘤阳性显像，为肿瘤的良、恶性鉴别提供科学依据；同时由于肿瘤阳性显像可以明显突出肿瘤病灶，对于纵隔、肺门等解剖结构复杂部位淋巴结转移灶的检出具有明显的优势，特别是对 CT、MRI 难以检出的小淋巴结转移灶更有重要的临床价值，而且一次静脉注射 ¹⁸F-FDG，可以很方便地进行全身显像，这对于了解肺癌病变的全身累及范围、准确进行临床分期具有重要的临床意义，为临床确定治疗方案的决策提供科学依据。

（六）病例分析与诊断要点

病例 1

　　【病史摘要】患者，女，48 岁。体检发现右上肺结节影 1 个月余。患者无咳嗽、咳痰、痰中带血，无发热、胸痛、气促等不适。

　　【PET/CT 所见】¹⁸F-FDG PET/CT 显像于右肺尖见 1 个结节状浓聚影，大小为 1.8cm × 1.8cm × 1.7cm，SUVmax 为 9.2，SUVave 为 4.0；CT 于相应部位见软组织结节影，呈分叶状，边缘见胸膜牵拉征（图 1-2-1）；双肺门及纵隔内其他部位未见异常浓聚影及淋巴结肿大等。

　　【PET/CT 拟诊】右肺周围型肺癌。

　　【病理诊断】手术病理学检查诊断为中分化腺鳞癌。

　　【诊断要点】

　　肺孤立性结节的良恶性鉴别一直是影像学诊断的一个难点，PET/CT 对于肺孤立性结节的诊断具有较高的临床价值。目前，最常用的显像剂是 ¹⁸F-FDG，PET/CT 对病灶的定性诊断主要依据病灶对 ¹⁸F-FDG 的摄取程度，一般大于 1.0cm 的实性结节或高度摄取 ¹⁸F-FDG 的小于 1.0cm 的结节 ¹⁸F-FDG PET 显像可表现为放射性浓聚影，而磨玻璃密度结节 ¹⁸F-FDG PET 显像多无明显的放射性浓聚，对于

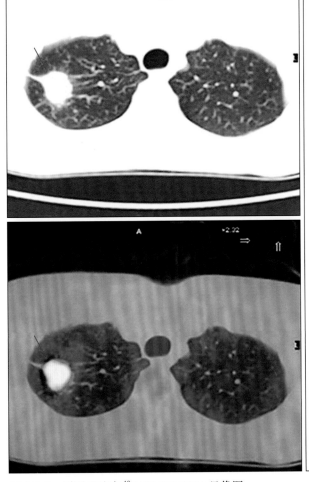
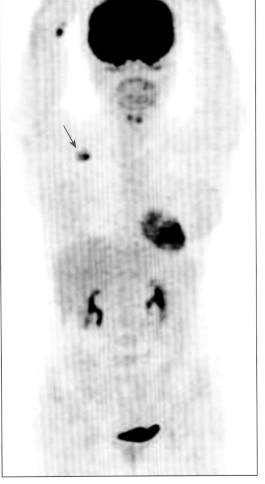

图 1-2-1　周围型肺癌 ¹⁸F-FDG PET/CT 显像图

大于 1.0cm 的实性和磨玻璃混合密度结节，根据两者的比例 ^{18}F-FDG PET 显像可表现为不同程度的放射性浓聚或无浓聚。同机 CT，特别是薄层 CT 可提高诊断准确性，肺癌 CT 上可有空泡征、分叶征、毛刺征、血管集束征及胸膜牵拉征。

病例 2

【病史摘要】患者，男，63 岁。间断性胸闷、气短半月余，左侧胸部疼痛 4 天。胸部 CT 检查见左肺上叶占位性病变，伴阻塞性肺炎、肺不张。肿瘤标志物：CA199 199.60U/ml，TPS292.40U/L，CEA96.20 ng/ml。

【PET/CT 所见】^{18}F-FDG PET/CT 显像于左上肺前段近肺门处见 1 个块状浓聚影，大小为 2.1cm×2.7cm×3.1cm，SUVmax 为 15.0，SUVave 为 8.5，CT 于相应部位见软组织结节影；病灶远端肺不张，PET 于相应部位未见异常浓聚影；该病灶与左肺动脉分界模糊（图 1-2-2）。

【PET/CT 拟诊】左肺中央型肺癌。

【病理诊断】经支气管镜活组织病理学检查诊断为左肺上叶中 - 低分化腺癌，局部呈鳞状细胞癌分化。

【诊断要点】中央型肺癌 ^{18}F-FDG PET/CT 表现

包括直接征象和间接征象两个方面。直接征象主要为肺门区肿块、支气管壁增厚、支气管狭窄及截断支气管；^{18}F-FDG PET 显像病灶表现为放射性浓聚影，即高代谢病灶。间接征象主要为支气管阻塞征，表现为继发的阻塞性肺炎与肺不张，单纯的肺不张 ^{18}F-FDG PET 显像无异常放射性浓聚影，当合并炎症时 ^{18}F-FDG PET 显像表现为片状放射性浓聚影。

病例 3

【病史摘要】患者，男，53 岁。反复咳嗽、咳痰半年余，加重伴气促、消瘦 3 个月，痰为白色黏液状，无黄色脓性痰、痰中带血、咯血。予抗感染、对症治疗，症状无明显缓解；并予四联抗结核药物抗结核治疗，服药后咳嗽、咳痰未减轻，出现气促、活动后呼吸困难，消瘦、乏力。CT 检查发现双肺弥漫性病变，伴部分实变，左侧胸腔少量积液。

【PET/CT 所见】^{18}F-FDG PET/CT 显像可见双肺内呈弥漫性分布的阴影，部分肺组织内可见实变影；PET 显像于双肺内可见与 CT 所见阴影分布一致的轻度浓聚影，其中右中肺实变部分 ^{18}F-FDG 浓聚程度较高，并于部分实变组织内见结节状高代谢病灶，SUVmax 为 6.7，SUVave 为 5.1（图 1-2-3）。

【PET/CT 拟诊】弥漫型肺泡癌。

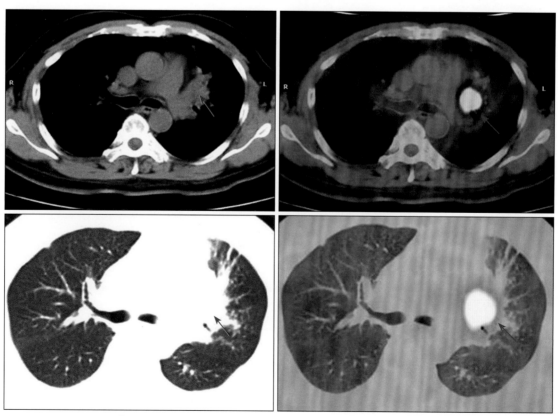

图 1-2-2　中央型肺癌 ^{18}F-FDG PET/CT 显像图

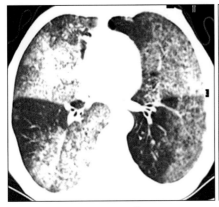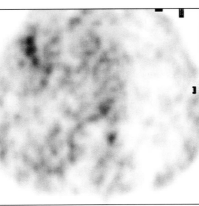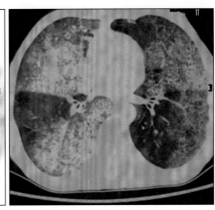

图 1-2-3　弥漫型肺泡癌 ^{18}F-FDG PET/CT 显像图

【病理诊断】痰中查到肺泡细胞癌细胞。

【诊断要点】弥漫型肺泡癌的 CT 表现为肺叶实变、肺段上可见支气管充气征，因肺泡实变而支气管内仍有气体所致。由于肿瘤的侵犯及肺间质的异常，含气的支气管不规则狭窄、扭曲及具有僵硬感，细小分支消失截断。由于肿瘤细胞沿细支气管及肺泡伏壁生长蔓延，细支气管及肺泡内残存的气体在 CT 上显示含气影，所以在病变内可见大小不一的气体密度腔隙。CT 增强扫描可在肺叶及肺段实变病变中出现血管强化的影像，称为"血管造影征"。^{18}F-FDG PET 显像在病灶相应部位可见不同程度的放射性浓聚影，实变明显部位 ^{18}F-FDG 摄取程度高。

（七）鉴别诊断

肺孤立性病变需与结核球、炎性假瘤及错构瘤相鉴别，弥漫型肺泡癌需要与粟粒性肺结核相鉴别。

1. 肺结核球　好发于肺尖后段及背段，边缘光滑清楚，密度较高，可有点状或斑片状钙化及卫星灶；CT 薄层扫描有助于发现小的钙化灶，CT 增强扫描一般不强化或仅有周边轻度强化。^{18}F-FDG PET 显像根据结核的活动程度可表现为不同程度的放射性浓聚影。

2. 炎性假瘤　病变多位于肺周边，呈圆形、椭圆形，密度较均匀，呈软组织密度，边缘较模糊，CT 增强扫描可有显著强化，强化方式呈迅速上升型。^{18}F-FDG PET 显像可表现为不同程度的放射性浓聚影。

3. 错构瘤　边缘光滑清楚，邻近胸膜或叶间胸膜，有时可有浅分叶或无分叶，病灶内出现爆米花样钙化及脂肪密度为其特征性表现，CT 增强扫描无明显的强化。PET 显像一般无明显 ^{18}F-FDG 高摄取。

4. 粟粒性肺结核　CT 表现是"三个一致"，即大小一致，密度一致，上中下肺叶分布一致；^{18}F-FDG PET 显像可见肺内均匀一致的放射性浓聚影。弥漫性肺泡癌表现为弥漫性粟粒状病灶，密度中等，分布均匀，疏松，易趋于融合，结节虽然较小，但仔细观察对比结节多为大小不等，结节之间有网状阴影，病灶分布以双肺中下肺野及内带较多，双肺上叶特别是肺尖较少。^{18}F-FDG PET 显像可表现为不均匀的弥漫性放射性浓聚影，其内有时可见小片块状放射性浓聚影。综合分析患者的临床资料有助于两者的鉴别诊断。

二、食管癌

（一）概述

食管癌（carcinoma of esophagus）是指发生于下咽部到食管与胃的结合部之间的起源于鳞状上皮和柱状上皮的恶性肿瘤，其中鳞状细胞癌约占 90%，腺癌约占 10%。食管癌是临床常见的恶性肿瘤之一，全世界每年约有 30 万人死于食管癌。食管癌的发病率各国差异很大，我国属于世界食管癌高发地区之一，每年因食管癌死亡的患者约 15 万人。流行病学研究证实，我国食管癌发病率男性约为 31.66/10 万人，女性约为 15.93/10 万人，居各部位癌症死亡的第二位，仅次于胃癌。发病年龄多在 40 岁以上。国外食管癌的发病率以亚洲、非洲、拉丁美洲某些地区的黑人、华裔、印度人、日本人以及巴西、智利等地的居民较高，而欧洲、北美及大洋洲地区居民发病率很低。在我国发病率以河南省为最高，江苏、山西、河北、福建、陕西、安徽、湖北、山东及广东等省均为高发区。食管癌最典型的临床表现为进行性吞咽困难。

食管癌的人群分布与年龄、性别、职业、种族、地理、生活环境、饮食生活习惯、遗传易感性等有一定关系。食管癌的发病原因尚不完全清楚，可能与下列因素有关：①饮食习惯：长期吸烟和饮烈性酒，长期吃热烫食物，食物过硬而咀嚼不细等与食管癌的发生有一定关系。②化学因素：亚硝胺类化合物是一组很强的致癌物质，实践证明，食用酸菜量与食管癌发病率成正比。③生物因素：在某些高发地区的粮食中、食管癌患者的上消化道及食管癌切除的标本中，均能分离出多种真菌，其中一些真菌具有致癌作用；一些真菌能促进亚硝胺及其前体的合成，可以诱发致癌。④遗传因素：人群的易感性与遗传和环境条件有关，食管癌具有比较显著的家庭聚集现象，高发地区连续三代或三代以上出现食管癌患者的家庭屡见不鲜。⑤癌前病变及其他疾病因素：如慢性食管炎症、食管上皮增生、食管黏膜损伤、食管憩室、食管溃疡、食管白斑、食管瘢痕狭窄、裂孔疝、贲门失弛缓症等均被认为是食管癌的癌前病变或癌前疾病。⑥营养和微量元素：膳食中缺乏维生素、蛋白质及必需脂肪酸，可以使食管黏膜增生、间变，进一步可引起癌变。微量元素铁、钼、锌等的缺少也和食管癌的发生有关。

临床上多将食管的解剖分段分为颈段和胸段，其中颈段是指从食管入口到胸骨柄上缘的胸廓入口处；胸段又分为上、中、下三段。胸上段是从胸廓上口至气管分叉平面；胸中段是从气管分叉平面至贲门口全长的上一半；胸下段是从气管分叉平面至贲门口全长的下一半。通常将食管腹段包括在胸下段内。胸中段与胸下段食管的交界处接近肺下静脉平面处。食管癌在食管上、中、下三段均可发生，以中段最常见（57.2%），下段次之（29.6%），上段较少见（13.1%）。食管癌的病理形态可分为三型：①浸润型：管壁呈环状增厚，管腔狭窄；②增生型：肿瘤向腔内生长，形成肿块；③溃疡型：肿块形成一个局限性大溃疡，深达肌层。以上各型可混合出现。也有人将食管癌分为髓质型、蕈伞型、溃疡型、缩窄型四型。

（二）临床表现

1. 食管癌的早期　早期症状多不明显，主要表现为胸骨后不适、烧灼感、针刺样或牵拉样疼痛；在吞咽粗硬食物时有不同程度的不适感，包括食物滞留的感觉或轻度哽噎感。

2. 食管癌的中晚期

（1）进行性咽下困难：是绝大多数患者就诊时的主要症状，也是本病的较晚期表现。先是不能咽下固体食物，继而半流质，最后水和唾液亦不能咽下。

（2）食物反流：由于食管梗阻的近段扩张与潴留，可发生食物反流，反流物含黏液，混杂宿食，可呈血性或可见坏死脱落组织块。

（3）咽下疼痛：是由癌糜烂、溃疡、外侵或近段伴有食管炎所致，进食时，特别是进食热或酸性食物后更明显，疼痛可涉及颈、肩胛、前胸和后背等处。

（4）其他表现：长期摄食不足导致明显的慢性脱水、营养不良、消瘦与恶病质。有左锁骨上淋巴结肿大，或因肿瘤侵犯、转移引起的相应表现，如压迫喉返神经所致的声嘶、骨转移引起的疼痛、肝转移引起的改变等。当肿瘤侵及相邻器官并发生穿孔时，可发生食管支气管瘘、纵隔脓肿、肺炎、肺脓肿及主动脉穿破大出血，导致死亡。

（三）PET/CT影像学表现

临床用于食管癌诊断的方法主要有食管X线钡餐、CT、食管镜及食管腔内超声（EUS）等方法。食管镜检查是最可靠的诊断方法，可直接观察病灶的形态，并可在直视下做活组织病理学检查，以确定诊断。内镜下食管黏膜染色法有助于提高早期食管癌的检出率。食管腔内超声可应用于早期诊断，能准确判断食管癌的壁内浸润深度及对周围器官的浸润情况，但对于淋巴结及远处转移的诊断具有明显的局限性。

食管X线钡餐检查可观察食管的蠕动状况、管壁的舒张度、食管黏膜改变、食管充盈缺损及梗阻程度。早期食管癌X线钡餐检查的主要表现为：①黏膜皱襞增粗，迂曲及中断。②食管边缘毛刺状。③小充盈缺损与小龛影。④局限性管壁僵硬或有钡剂滞留。中晚期患者可见病变处管腔不规则狭窄、充盈缺损、管壁蠕动消失、黏膜紊乱、软组织影及腔内型的巨大充盈缺损。

CT检查可清晰显示食管与邻近纵隔器官的关系，食管癌CT可显示食管壁增厚，但难以发现早期食管癌病灶。PET/CT将解剖形态和功能影像融为一体，在显示解剖结构的同时提供病灶的功能代谢状况，对于食管癌诊断及分期具有明显的优势。食管癌原发灶对 ^{18}F-FDG 高摄取，PET 显像原发灶表现为高代谢病灶，CT 表现为相应部位食管壁增厚，有利于食管癌的诊断。

（四）鉴别诊断

1. 食管贲门失弛缓症　由于食管神经、肌间神经丛等病变引起食管下段括约肌松弛障碍所致的疾病。临床表现为间歇性咽下困难、食物反流和下端胸骨后不适或疼痛，病程较长，多无进行性消瘦。^{18}F-FDG PET/CT 显像无典型的局限性 ^{18}F-FDG 高摄取病灶，CT 于相应部位也无食管壁增厚。X 线吞钡检查见贲门梗阻呈漏斗或鸟嘴状，边缘光滑，食管下段明显扩张，吸入亚硝酸异戊酯或口服、舌下含化硝酸异山梨酯5~10mg 可使贲门弛缓，钡剂随即通过。

2. 胃食管反流　是由胃十二指肠内容物反流入食管所致。临床可表现为胸骨后灼热感、吞咽疼痛或吞咽困难。^{18}F-FDG PET/CT 显像可见相应节段食管呈长条状放射性浓聚影，但 CT 于相应部位无食管壁增厚。食管镜检查可有黏膜炎症、糜烂或溃疡，经活组织病理学检查可明确诊断。

3. 食管良性狭窄　可由腐蚀性或长期胃食管反流所致的反流性食管炎引起，也可因长期留置胃管、食管手术或食管胃手术等引起。^{18}F-FDG PET/CT 显像食管可出现不同程度的 ^{18}F-FDG 摄取，但无典型的局限性 ^{18}F-FDG 高摄取病灶，CT 于相应部位也无食管壁增厚。食管镜检查可明确诊断。

4. 食管良性肿瘤　主要为平滑肌瘤，吞咽困难较轻，进展慢，病程长。^{18}F-FDG PET/CT 显像CT 可见软组织密度影，PET 于相应部位通常无明显 ^{18}F-FDG 高摄取。经食管镜活组织病理学检查可确诊。

5. 食管周围器官病变　是指纵隔肿瘤、食管周围淋巴结肿大、左心房明显增大、主动脉瘤等，均可造成食管不同程度的狭窄，从而产生吞咽困难。^{18}F-FDG PET/CT 显像可于食管外相应部位显示压迫食管病灶，病灶 ^{18}F-FDG 摄取情况与病变本身有关。

（五）病例分析与诊断要点

病例 1

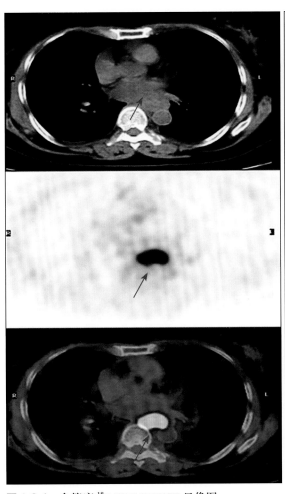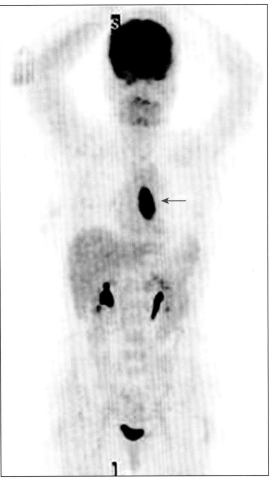

图 1-2-4　食管癌 ^{18}F-FDG PET/CT 显像图

【病史摘要】患者，女，56岁。进食梗阻感3个月，加重1周。食管吞钡X线检查发现钡流至胸段（第6～9胸椎处）见一长约7.0cm狭窄段，钡流呈窄条状缓慢通过，狭窄段以上食管稍扩张；黏膜皱襞见增粗、紊乱、中断现象；见多个大小不等充盈缺损影及斑点、斑片状之斑钡影；管壁僵硬，舒缩功能消失。

【PET/CT所见】^{18}F-FDG PET/CT显像于中下段食管内见1个条块状浓聚影，大小为2.7cm×1.8cm×6.2cm，SUVmax为16.9，SUVave为8.5；CT于相应部位见软组织肿块影，肿瘤呈全层浸润，病灶与相邻心包及胸主动脉界限模糊（图1-2-4）。

【PET/CT拟诊】食管癌，呈全层浸润，病灶侵犯相邻心包及胸主动脉界限模糊。

【病理诊断】手术病理学检查诊断为食管中段鳞状细胞癌。

病例2

【病史摘要】患者，男，59岁。吞咽后哽噎感进行性加重1个月余。电子喉镜检查未见异常。胃镜检查见食管中上段菜花状肿物，表面溃烂凸凹不平，胃镜不能通过。无咯血、呕血、黑便史。

【PET/CT所见】^{18}F-FDG PET/CT显像于食管中下段内见3个结节状浓聚影，大小分别为2.7cm×2.4cm×4.4cm、2.8cm×1.2cm×2.4cm、2.3cm×1.4cm×4.6cm，SUVmax分别为14.3、7.6、7.3，SUVave分别为5.3、3.5、3.2，最上方的病灶上缘平主动脉弓，最下方病灶接近贲门；CT于相应3个部位见食管管腔狭窄，管壁明显增厚呈肿块状。于右侧锁骨上窝见1个结节状异常浓聚影，大小为2.3cm×1.3cm×1.5cm，SUVmax为6.4，SUVave为2.9；CT于相应部位见淋巴结增大影（图1-2-5）。

【PET/CT拟诊】多起源食管癌；并右侧锁骨上

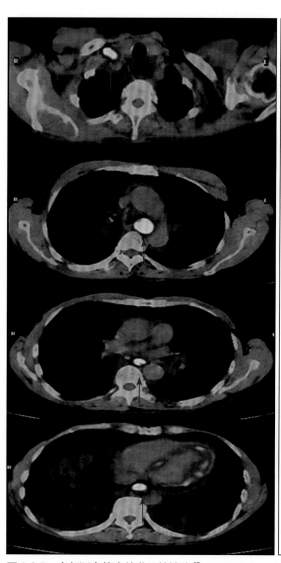
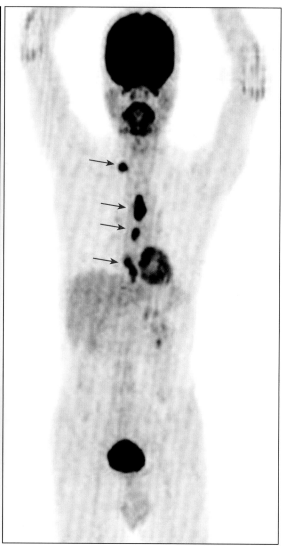

图1-2-5 多起源食管癌并淋巴结转移 ^{18}F-FDG PET/CT 显像图

窝淋巴结转移灶。

【病理诊断】食管高 - 中分化鳞状细胞癌。

【诊断要点】食管癌 90% 为鳞状细胞癌，10% 为腺癌，食管癌病灶对 ¹⁸F-FDG 呈高摄取，PET/CT 显像表现为放射性浓聚影。CT 于相应部位可见食管壁增厚、周围脂肪间隙消失、邻近脏器受侵犯（包括支气管、主动脉及心包），并可检出远处淋巴结、脏器转移病灶。¹⁸F-FDG PET/CT 融合图像可清楚显示食管癌对纵隔内侵犯范围和转移情况。

【鉴别诊断】食管癌需与胃食管反流、食管良性肿瘤相鉴别。

（1）胃食管反流：是由胃十二指肠内容物反流入食管所致。临床可表现为胸骨后灼热感、吞咽疼痛或吞咽困难。¹⁸F-FDG PET/CT 显像可见相应节段食管呈长条状放射性浓聚影，但 CT 于相应部位无食管壁增厚（图 1-2-6）。食管镜检查可有黏膜炎症，糜烂或溃疡，经活组织病理学检查可明确诊断。

（2）食管良性肿瘤：主要为平滑肌瘤，吞咽困难较轻，进展慢，病程长。¹⁸F-FDG PET/CT 显像 CT 可见食管壁软组织密度影，PET 于相应部位通常无明显 ¹⁸F-FDG 高摄取。经食管镜活组织病理学检查可确诊。

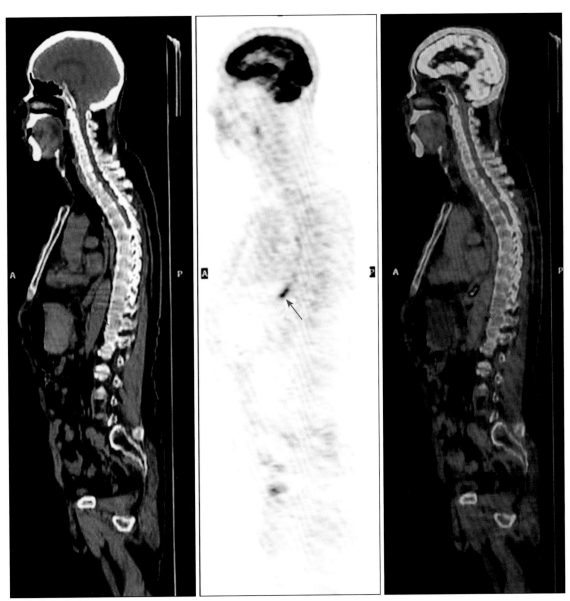

图 1-2-6　反流性食管炎 ¹⁸F-FDG PET/CT 显像图

第 3 节　腹部肿瘤

一、胰腺癌

（一）概述

胰腺癌（pancreatic cancer）是发生在胰腺外分泌部分腺体的癌，是胰腺恶性肿瘤中最常见的一种，占全身各种癌肿的 1%～4%，占消化系统恶性肿瘤的 8%～10%，发病年龄多在 40～70 岁，男性多于女性。胰腺癌可发生于胰腺的头、体、尾或累及整个胰腺，但以胰头部最多，分别为 60%、15% 和 5%，弥漫性累及整个胰腺者占 20%。胰腺癌多属于腺癌，大多起源于腺管上皮细胞，为白色多纤维易产生粘连的硬癌；少数发生于胰腺腺泡细胞的髓样癌，质地较软，易出血坏死；其他如腺样鳞状细胞癌、胰腺囊腺癌、胰岛细胞癌等很少见。胰腺癌恶性程度较高，生长迅速，浸润性强，早期可发生转移，预后更差。胰腺癌的发病原因与发病机制迄今尚未阐明。流行病学调查资料提示，其发病可能与长期大量吸烟、饮酒、饮咖啡、饮食、环境、内分泌以及遗传因素有关。①研究证实，吸烟者的危险性与其吸烟程度成正比。对戒烟 10 年到 15 年的人，其危险性与终生不吸烟者相近。吸雪茄、卷烟、烟斗和咀嚼烟草者在危险性方面无差异。②有人认为，胰腺癌的发生与大量饮葡萄酒或啤酒有关，但无定论。③有研究认为，高脂肪饮食与胰腺癌的发展有关。其他如肉类和高热卡饮食，特别是高碳水化合物、奶制品和海洋食物也是有关因素。而饮食结构中高纤维、水果和新鲜蔬菜的人群患胰腺癌较少。虽然饮用咖啡因酒精类饮料被认为是正在增长的危险因素，但是也有很多研究不支持这种观点。④与胰腺癌有关的职业是与化学物质和金属接触的工作，有研究者认为，在与 β- 萘胺和苯有关的工厂中工作的男性有患胰腺癌的高危险性。⑤有一些前瞻性研究显示，糖尿病人患胰腺癌的危险性比其他人高 4 倍。近年来人们发现在胰腺癌确认前数月往往有糖尿病发作，这一发现可能提醒医生们对无糖尿病家庭史的中年病人要考虑早期胰腺癌的可能性。⑥胰腺癌的遗传因素尚未被明确证实，但也有家庭发病的报告。近期的研究认为，近亲中有恶性胰腺肿瘤者的患病危险性较高。

（二）临床表现

1. 上腹部不适及隐痛是胰腺癌最常见的首发症状。肿瘤可导致胰管或胆管梗阻，尽管尚未引起黄疸，但胆汁排泄不畅，胆道内压力升高，胆管及胆囊均有不同程度的扩张，病人可觉腹部不适及隐痛。以往强调胰头癌的典型症状是无痛性黄疸，在临床实践中，无痛性黄疸作为首发症状仅出现在 10%～30% 的患者中。腹痛在胰头癌患者是很常见的症状。胰体尾部癌，腹痛发生率更高，如果累及腹腔神经丛可表现显著的上腹痛和腰背痛。

2. 体重减轻　食欲减退和消瘦是胰腺癌常见的临床表现，肿瘤常使胰液及胆汁排泄受阻，因此影响病人食欲，且有消化吸收不良，致体重明显减轻。

3. 梗阻性黄疸是胰头癌的突出表现。肿瘤部位若靠近壶腹周围，黄疸可较早出现。黄疸常呈持续性并进行性加重。大便色泽变淡，甚至呈陶土色。皮肤黄染呈棕色或古铜色，伴有皮肤瘙痒。

4. 胰头癌除致梗阻性黄疸外，也常致胆囊肿大，可在右上腹清楚扪及肿大的胆囊。

5. 晚期胰腺癌者可出现上腹固定的肿块，腹水征阳性。进一步可有恶病质及肝、肺或骨骼转移等表现。

（三）PET/CT 影像学表现

胰腺癌的影像学检查主要有 B 型超声、经十二指肠镜逆行胰胆管造影（ERCP）、经皮肝穿刺胆管造影（PTC）、选择性动脉造影、超声内镜、MRI、CT 及 PET/CT 等。B 型超声胰腺局限性增大，边缘回声不整齐，典型的胰腺癌病灶边缘呈火焰状，回声光点减弱、增加或不均匀，声影衰减明显，胰管不规则狭窄、扩张或中断，胆囊肿大，肿瘤侵及周围大血管时表现血管边缘粗糙及被肿瘤压迫等现象。ERCP 可直接观察十二指肠壁及壶腹有无肿瘤侵犯，插管造影胰腺癌主要表现为胰管受压，胰管阻塞，突然变细或中断，断端变钝或呈鼠尾状、杯口状，狭窄处胰管管壁僵硬等；还能显示主胰管充盈缺损、移位、瘤腔形成等；直接收集胰液进行细胞学检查及壶腹部活组织病理学检查，可提高诊断率。如果胆总管下段梗阻不能插管或 ERCP 插管失败，可以进行 PTC 检查显示胆管系统，胰头癌累及胆总管，导致胆总管梗阻、扩张，梗阻处可见偏心性压迫性狭窄；还可以见到胆总管的围管性浸润，出现对称性胆总管狭窄或不规则胰管，PTC也常用于胰腺癌术前插管引流减轻黄疸。选择性动脉造影是经腹腔动脉做肠系膜上动脉、肝动脉、脾动脉选择性动脉造影，可观察胰腺肿块和血管推压移位征象，有助于判断病变范围和手术切除的可能性，检出的阳性率约70%。超声内镜包括超声胃镜和超声腹腔镜，其中超声胃镜是在胃内进行检查，可见胃后壁外有局限性低回声区，边缘不规整，内部回声不均匀；超声腹腔镜的探头可置于肝左叶与胃小弯处或直接通过小网膜置于胰腺表面探测，并可进行活组织病理学检查。胰腺癌在MRI检查可见胰腺局限性增大，相应部位轮廓不规则，T1WI上肿瘤信号稍低于正常胰腺和肝，其中坏死信号更低；T2WI上信号稍高且不均匀，坏死区信号更高。另外，胰管扩张及肝内外胆管扩张等间接征象也是诊断胰腺癌的重要依据。

胰腺癌CT检查表现为胰腺局部增大、肿块形成。CT平扫肿块与正常胰腺组织等密度，如果病灶较大内部有液化坏死时可出现不规则的低密度区。胰腺癌是少血管肿瘤，CT增强扫描时，病灶密度增加不明显，而正常胰腺组织强化明显使肿瘤显示清楚。CT扫描可见胆管梗阻扩张或胰管扩张。CT是诊断胰腺癌最常用的影像学方法，可显示肿瘤与周围组织脏器的毗邻关系，判断有无大血管和邻近器官受累。^{18}F-FDG PET/CT显像是利用^{18}F-FDG为显像剂进行的显像检查。胰腺癌与其他恶性肿瘤细胞一样都具有糖酵解增加的共同特点，需要葡萄糖的过度利用，导致^{18}F-FDG在细胞内积聚明显增多，病灶部位显示放射性浓聚影像。经PET/CT显像，可以显示肿瘤的位置、大小、形态，并根据病灶对^{18}F-FDG的浓聚程度鉴别良恶性。国内外大量的临床研究结果证明，^{18}F-FDG PET/CT显像对胰腺癌诊断的灵敏度介于71%～100%，平均（中位数）92%；特异性介于64%～100%，平均（中位数）82%；准确性介于85%～93%。^{18}F-FDG PET/CT显像对临床分期、判断预后、观察疗效及监测复发具有重要临床价值。

（四）鉴别诊断

^{18}F-FDG PET/CT显像诊断胰腺癌需要与急性胰腺炎、慢性胰腺炎及活动性胰腺结核相鉴别。急性胰腺炎表现为胰腺^{18}F-FDG高摄取，CT表现胰腺增大，密度降低，上述表现大多为弥漫性改变，但也可以局限于胰腺的某一部分。CT于胰腺周围常见炎性渗出，导致胰腺轮廓不清，邻近的肾前筋膜增厚，这些征象结合临床鉴别并不困难。慢性胰腺炎^{18}F-FDG PET/CT显像可表现为不同程度的^{18}F-FDG轻中度摄取或无明显摄取；但是，在CT表现上胰腺癌常难以与慢性胰腺炎相鉴别，因为胰腺癌也可以并发于慢性胰腺炎，CT胰腺癌和胰腺炎均可表现为胰头增大、胰体萎缩，分析^{18}F-FDG摄取程度及其分布有助于两者的鉴别。另外，胰腺癌常出现邻近血管受侵犯或被包埋，并较早出现肝及腹膜后转移。值得注意的是糖尿病、血糖增高的胰腺癌患者^{18}F-FDG PET显像有时也会出现假阴性结果。对于合并糖尿病的胰腺癌患者进行^{18}F-FDG PET显像时，应当十分谨慎；活动性胰腺结核病灶^{18}F-FDG PET/CT显像可出现假阳性结果，应当结合临床进行鉴别。

（五）临床评价

L. A. Orlando等系统性回顾了PET诊断胰腺恶变的准确性，汇总了1966-2003年的17篇临床研究，总共包含707个CT结果，883个PET结果，均以活检病理或长期临床预后作为恶变的金标准。经Meta分析后显示，CT的汇总灵敏度和特异性分别为81%（95% CI，72%～88%），66%（95% CI，53%～77%）。在CT阳性的病人中，PET的汇总灵敏度和特异性分别为92%（95% CI，87%～95%）和68%（95% CI，51%～81%）；在CT阴性的病人中，PET的汇总灵敏度和特异性分别为73%（95% CI，50%～88%）和86%（95% CI，75%～93%）；而在CT不能确定良恶性的病人中，PET的汇总灵敏度和特异性分别为100%和68%。$AUC_{PET} = 0.94$，$AUC_{CT} = 0.82$。此研究认为，虽然PET显示出附加的诊断价值，但其准确性仍不同程度地依赖于之前的CT结果。因此其临床应用还需进一步的前瞻性研究和成本效应分析。

直至2006年，一研究（Heinrich 2005）直接比较了^{18}F-FDG PET/CT和传统影像检查（增强CT、ERCP、MRI、EUS、诊断性腹腔镜）对胰腺癌的诊断效用（表1-3-1）。这项前瞻性研究包括了59个怀疑胰腺癌的病人，检查阳性的病人行手术，并以病理结果为参照；检查阴性病人行长期（中位值为15

表 1-3-1　PET/CT 和 CT 检测胰腺癌的效用比较（括号内为 95% CI）

检查方法			统计学差异
	PET/CT	CT	
灵敏度	89%（76%～96%）	93%	P=0.69
特异性	69%（39%～91%）	21%	P=0.07
准确性	85%（73%～93%）	ND	ND

个月）的临床随访，并以 EUS-FNA、重复 CT 或 MRI 为参照，比较了几种检查的诊断准确性。CT 和 PET/CT 时间间隔在 0～10 天。

如表 1-3-1 所示，PET/CT 和 CT 的灵敏度无显著性差异；PET/CT 的特异性高于 CT，但差异也无显著性；PET/CT 准确性为 85%。此研究认为，对于检测胰腺癌，PET/CT 和 CT 的灵敏度无显著性差异，而 PET/CT 的特异性高于 CT。

（六）病例分析与诊断要点

【病史摘要】患者，女，59 岁。上腹痛 3 年，偶向腰背部放射。伴腹胀、反酸、嗳气、恶心、呕吐，与进食无关，无腹泻，无呕血、黑便，无巩膜、皮肤黄染，无吞咽困难，无发热畏寒，未予规律治疗。超声胃镜检查示胰腺占位性病变，胰腺囊腺瘤与胰腺癌相鉴别。肿瘤标志物：CEA 5.04ng/L，CA199 2838.74U/ml。

【PET/CT 所见】PET/CT 显像见胰腺体尾部 ^{18}F-FDG 高摄取，表现为高代谢病灶，CT 于相应部位见胰腺体尾部体积增大，内见边界欠清稍低密度影，周围炎性渗出边界欠清。病灶大小为

3.8cm×3.3cm×3.2cm，SUVmax 为 9.9，SUVave 为 6.3（图 1-3-1）。

【PET/CT 拟诊】胰腺体尾部癌。

【病理诊断】手术病理学诊断为胰腺体尾部高分化导管腺癌。

【诊断要点】胰腺癌起源于腺管或腺泡细胞，为灰白色的硬性肿块，60% 左右位于胰头。80% 表现为局灶性肿块，20% 表现为弥漫性生长或多灶分布，大多数癌肿周围有炎症渗出致使肿瘤边界多不清晰。平扫 CT 难以发现小癌灶，只有当病灶的大小足以改变胰腺的轮廓时才发现。胰腺癌 CT 检查表现为胰腺局部增大、肿块形成。CT 平扫肿块与正常胰腺组织等密度，如果病灶较大内部有液化坏死及囊变时可出现不规则的低密度区。PET/CT 显像示肿瘤病灶对 ^{18}F-FDG 高摄取，表现为高代谢病灶。PET/CT 融合图像可以显示肿瘤的位置、大小、形态及对周围组织的侵犯及转移等。

二、胃癌

（一）概述

胃癌（carcinoma of stomach）是胃黏膜上皮和腺上皮发生的恶性肿瘤，是消化道最常见的恶性肿瘤之一。胃癌的病理类型主要是腺癌，其他类型的胃癌有鳞状细胞癌、腺鳞癌、类癌、小细胞癌等，在胃的恶性肿瘤中腺癌占 95%，其他类型较少见。中国的胃癌发病率以西北最高、东北及内蒙古次之、华东及沿海又次之、中南及西南最低，全国平均年死亡率约为 16/10 万人，高发区可达到 60 万～100/10 万人，低发区在 5/10 万人以下。胃癌可发生于任何年龄，但以 40～60 岁多见，男性多于女性，

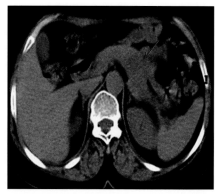
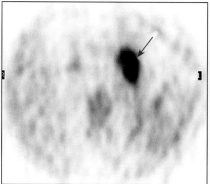
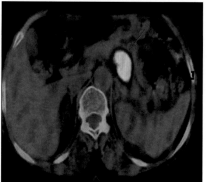

图 1-3-1　胰腺癌 ^{18}F-FDG PET/CT 显像图

男女之比为（2~3）:1。胃癌的发病原因可能与生活习惯、饮食种类、环境因素、遗传素质、精神因素等有关，也与慢性胃炎、胃息肉、胃黏膜不典型增生（异型增生）和肠上皮化生、手术后残胃，以及长期幽门螺杆菌（HP）感染等有一定的关系。胃癌可发生于胃的任何部位，但多见于胃窦部，尤其是胃小弯侧。根据癌组织浸润深度分为早期胃癌和进展期胃癌（中、晚期胃癌）。胃癌早期症状常不明显，如捉摸不定的上腹部不适、隐痛、嗳气、反酸、食欲减退、轻度贫血等部分类似胃十二指肠溃疡或慢性胃炎症状。有些病人服用止痛药、抗溃疡药或饮食调节后疼痛减轻或缓解，因而往往被忽视而未做进一步检查。随着病情的进展，胃部症状渐转明显，出现上腹部疼痛、食欲不振、消瘦、体重减轻和贫血等。后期常有癌肿转移，出现腹部肿块、左锁骨上淋巴结肿大、黑便、腹水及严重营养不良等。

（二）临床表现

1. 胃癌的症状

（1）早期胃癌大多无明显症状，有些患者可出现轻度非特异性消化不良症状。随着病情的加重，可逐渐出现类似于胃炎或胃溃疡的症状，如上腹部饱胀不适、隐痛、反酸、嗳气、恶心，偶有呕吐、食欲减退及黑便等。

（2）进展期胃癌（中晚期胃癌）最早出现的症状是上腹疼痛，而且与进食无明显关系，也有类似消化性溃疡疼痛，进食后可以缓解。上腹部饱胀感、沉重感、厌食、恶心、呕吐、腹泻、消瘦、贫血、水肿、发热等。贲门癌主要表现为剑突下不适，疼痛或胸骨后疼痛，伴进食梗阻感或吞咽困难；胃底及贲门下区癌常无明显症状，直至肿瘤巨大而发生坏死溃破引起上消化道出血时才引起注意，或因肿瘤浸润延伸到贲门口引起吞咽困难后始予重视；胃体部癌以膨胀型较多见，疼痛不适出现较晚；胃窦小弯侧以溃疡型癌最多见，故上腹部疼痛的症状出现较早，当肿瘤延及幽门口时，则可引起恶心、呕吐等幽门梗阻症状。癌肿扩散转移可引起腹水、肝大、黄疸及肺、脑、心、前列腺、卵巢、骨髓等的转移而出现相应症状。

2. 胃癌的体征　胃癌患者多无明显体征，部分病人有上腹部轻度压痛，少部分患者上腹部有肌紧张和反跳痛。进展期胃癌可扪及肿块，胃窦部癌最常见，肿块常为实性、结节状、质硬，当肿瘤向邻

近脏器或组织浸润时，肿块常固定，活动度差。当胃癌发生肝转移时，可在肿大的肝触及结节状肿物。如果肿瘤侵犯浆膜外，在腹腔、膀胱（子宫）直肠窝、卵巢、脐部可扪及转移结节或肿块，有时可出现腹膜炎体征。肿瘤通过胸导管转移可出现锁骨上淋巴结肿大。晚期胃癌有盆腔种植时，直肠指检于内可扪及结节。有腹膜转移时可出现腹水。小肠或系膜转移使肠腔缩窄可导致部分或完全性肠梗阻。癌肿穿孔导致弥漫性腹膜炎时出现腹肌板样僵硬、腹部压痛等腹膜刺激症状，亦可浸润邻近腔道脏器而形成内瘘。

3. 胃癌的病理　根据北京和上海等地对1686例胃癌患者的研究结果，胃癌的好发部位依次为胃窦（58%）、贲门（20%）、胃体（15%）、全胃或大部分胃（7%）。

（1）早期胃癌：根据目前国内外均采用的日本内镜学会提出的早期胃癌的定义与分型，早期胃癌是指肿瘤病灶限于黏膜层或黏膜下层，而不论其大小或有无转移。可分Ⅰ型：隆起型（息肉型）、Ⅱ型：浅表型（胃炎型）和Ⅲ型：凹陷型（溃疡型）三型。Ⅱ型中又分Ⅱa（隆起表浅型），Ⅱb（平坦表浅型）及Ⅱc（凹陷表浅型）三个亚型。以上各型可有不同的组合，如Ⅱc+Ⅱa，Ⅱc+Ⅲ等。早期胃癌中直径在5~10mm者称小胃癌，直径<5mm称为微小胃癌。

（2）进展期胃癌：浸润深度超过黏膜下层，已经侵入肌层者为中期，已侵及浆膜层或浆膜外组织者为晚期，常有远处或近处的癌细胞浸润。Borrmann最先将胃癌分为Ⅰ~Ⅳ型，这与现在病理学、影像学及内镜专家确定的进展期胃癌类型相一致。

Ⅰ型：也称为蕈伞型或息肉样型，约占晚期胃癌的1/4，癌肿局限，主要向腔内生长，呈结节状、息肉状，表面粗糙如菜花，中央有糜烂、溃疡。

Ⅱ型：也称为溃疡型，约占晚期胃癌的1/4。肿瘤向胃壁内生长，中心形成大溃疡，溃疡底不平，边缘隆起呈堤状或火山口状，癌肿向深层浸润，常伴出血、穿孔。此型肿瘤对邻近胃壁浸润较少，与邻近正常胃壁组织界限清楚。

Ⅲ型：也称为浸润型溃疡，此型与Ⅱ型类似，也有较大溃疡，形状不整，环堤较低，或宽窄不一、欠完整。肿瘤浸润性生长，与邻近胃壁界限不清。

Ⅳ型：也称为浸润型，肿瘤主要在胃壁内弥漫浸润性生长，导致胃壁弥漫性增厚。肿瘤不形成腔

内突起的肿块，也不形成大溃疡。此型病变可累及胃的一部分或整个胃，如果病变仅限于胃窦及幽门可导致幽门管狭窄，如果病变累及胃的大部分或全部，可出现胃的大部分或整个胃壁弥漫性增厚，胃腔狭窄僵硬，也称为"革囊胃"。

（3）组织分型：胃癌主要为腺癌（包括乳头状腺癌、管状腺癌、黏液腺癌），腺癌占胃恶性肿瘤的95%，根据分化程度分为高分化、中分化与低分化；其余还有未分化癌、印戒细胞癌、腺鳞癌、鳞状细胞癌及类癌等。胃癌的组织发生分为肠型和胃型，肠型是指癌起源于肠腺化生的上皮，癌组织分化较好，具体形态多为蕈伞型；胃型：癌起源于胃固有黏膜，包括未分化癌与黏液癌，癌组织分化较差，形态多为溃疡型和弥漫浸润型。

（三）PET/CT 影像学表现

早期胃癌主要依靠胃镜并经胃镜进行活组织病理学检查确诊。^{18}F-FDG PET/CT 显像由于仪器本身分辨率的限制，难以检出 < 1.0cm 的小病灶，即使发现早期病灶也必须结合胃镜检查结果。

进展期胃癌的诊断方法主要有 X 线钡餐、纤维胃镜及超声检查（包括腹部 B 超和超声胃镜）。一般胃癌患者均可通过胃镜进行活组织病理学检查确诊。^{18}F-FDG PET/CT 对于进展期胃癌的主要临床价值在于肿瘤分期、确定治疗方案、评价疗效、监测复发与转移。为了提高 PET/CT 对胃癌的诊断效果，在进行 PET/CT 检查时可口服对比剂充盈胃，可采用低密度对比剂，如水或脂类；也可采用高密度对比剂，如低浓度泛影葡胺等，应当尽量使胃充盈。

正常情况下胃壁的厚度因扩张程度而异，足量对比剂填充、胃充分扩张时，正常胃壁厚度不超过 5mm，并且整个胃壁均匀一致。胃癌 CT 显像表现为大小不等的软组织肿块影固定于胃壁，主要表现为病变部位胃壁增厚、僵硬，可见结节或凸凹不平；^{18}F-FDG PET 显像相应部位呈放射性浓聚影，显示为高代谢影像。同时 PET/CT 可显示肿瘤向胃腔外累及和浸润程度、有无突破浆膜、与邻近脏器的关系、有无直接侵犯肝或胰腺、判断胃周围淋巴结转移情况等，有利于胃癌的临床分期。依据 PET/CT 表现可将胃癌分为四期。Ⅰ期：肿瘤限于胃腔，胃壁无增厚，无邻近或远处转移；Ⅱ期：胃壁厚度 > 1.0cm，但肿瘤未超出胃壁；Ⅲ期：胃壁增厚，并直接侵及邻近器官，但无远处转移；Ⅳ期：出现

远处转移。^{18}F-FDG PET/CT 显像胃癌原发灶及转移灶均表现为高代谢病灶，有利于对胃癌及其转移灶的检出。但是，部分胃印戒细胞癌及黏液腺癌由于细胞内含有黏液成分，对 ^{18}F-FDG 摄取能力降低，PET 显像可出现假阴性结果。研究发现，肿瘤细胞内黏液成分的含量与 ^{18}F-FDG 摄取能力负相关，在分析 ^{18}F-FDG PET/CT 胃癌显像结果时应当特别注意 CT 表现，结合临床其他资料进行综合分析。

值得注意的是在正常情况下，部分患者胃壁可出现 ^{18}F-FDG 较明显的生理性浓聚，对于可疑胃癌并出现胃壁局限性浓聚者，应当于进食后进行延迟显像。进食后延迟显像胃腔呈囊状放射性缺损影，如果进食后胃壁相应部位仍有局限性浓聚影，CT 见相应部位胃壁增厚，是胃癌较典型的表现，应当进行胃镜检查以明确诊断。

（四）鉴别诊断

早期胃癌主要依靠胃镜并经胃镜进行活组织病理学检查确诊。^{18}F-FDG PET/CT 显像并无明显优势。

进展期胃癌的诊断方法主要有 X 线钡餐、纤维胃镜及超声检查（包括腹部 B 超和超声胃镜）。一般胃癌患者均可通过胃镜进行活组织病理学检查确诊。^{18}F-FDG PET/CT 对于进展期胃癌的诊断要与平滑肌瘤、腺瘤性息肉、胃溃疡及肥厚性胃窦炎进行鉴别。

（五）病例分析与诊断要点

【病史摘要】患者，女，25 岁。反复上腹部疼痛 3 个月余，无夜间痛，无恶心、呕吐，无明显反酸、嗳气，无呕血、呕咖啡样物及黑便，无黏液脓血便，无畏寒、发热。查体上腹部可扪及横行条索状包块，边界不清，可活动，无压痛。肿瘤标志物：CEA 6.38ng/ml，CA19-9 167.9U/ml。胃镜提示胃体巨大溃疡。

【PET/CT 所见】患者口服含泛影葡胺的对比剂后，PET/CT 显像于胃体部近胃角处见 1 个不规则形 ^{18}F-FDG 高摄取影，大小为 4.9cm × 3.0cm × 3.4cm，SUVmax 为 9.7，SUVave 为 6.0；CT 于相应部位见胃壁局限性增厚并凸向腔内，并可见腔内龛影（图 1-3-2）。

【PET/CT 拟诊】溃疡型胃癌。

【病理诊断】胃低分化腺癌。

【诊断要点】^{18}F-FDG PET/CT 显像可见胃癌表

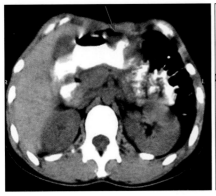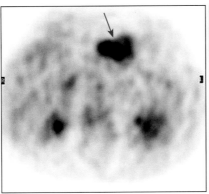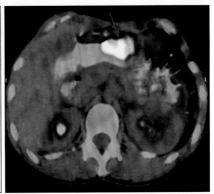

图 1-3-2　胃癌 ¹⁸F-FDG PET/CT 显像图

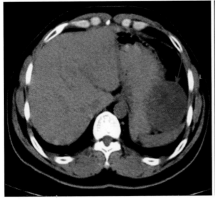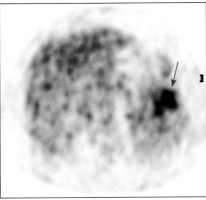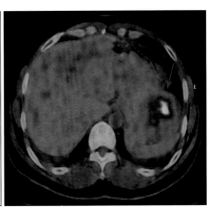

图 1-3-3　胃间质瘤 ¹⁸F-FDG PET/CT 显像图

现为大小不等的软组织肿块影固定于胃壁，病变部位胃壁增厚、僵硬，可见结节或凸凹不平；¹⁸F-FDG PET 显像见相应部位呈放射性浓聚影，显示为高代谢影像。同时 PET/CT 可显示肿瘤向胃腔外累及和浸润程度，有无突破浆膜、与邻近脏器的关系、有无直接侵犯肝或胰腺、判断胃周围淋巴结转移情况等，有利于胃癌的临床分期。¹⁸F-FDG PET/CT 显像胃癌原发灶及转移灶均表现为高代谢病灶，有利于对胃癌及其转移灶的检出。但是，部分胃印戒细胞癌及黏液腺癌由于细胞内含有黏液成分，对 ¹⁸F-FDG 摄取能力降低，PET 显像可出现假阴性结果。

　　值得注意的是在正常情况下，部分患者胃壁可出现 ¹⁸F-FDG 较明显的生理性浓聚，对于可疑胃癌并出现胃壁局限性放射性浓聚者，应当让患者口服对比剂或进食后进行延迟显像。口服对比剂或进食后延迟显像胃腔呈囊状放射性缺损影，如果进食后胃壁相应部位仍有局限性浓聚影，CT 见相应部位胃壁增厚，是胃癌较典型的表现。

　　【鉴别诊断】胃癌需与胃溃疡、胃间质瘤、胃淋巴瘤相鉴别。

　　（1）胃溃疡：胃溃疡从黏膜开始并侵及黏膜下层，常深达肌层。直径多为 0.5 ~ 2.0cm，深度 0.5 ~ 1.0cm。溃疡口呈炎性水肿。胃溃疡多发生在胃小弯，由于溃疡病灶多数较小，CT 通常较难发现，¹⁸F-FDG PET 显像有时可见轻度放射性浓聚。临床通过胃镜检查对胃溃疡的诊断并不困难。

　　（2）胃间质瘤：胃间质瘤属于消化道非上皮性肿瘤，独立起源于胃原始间叶组织，具有多向分化潜能。是具有潜在恶性倾向的侵袭性肿瘤，如果肿瘤大于 5cm 或肿瘤内出血、坏死等可作为恶性肿瘤判断的依据。胃间质瘤多表现为圆形或类圆形软组织肿块，可向腔内或腔外生长，多数以腔外为主，恶性肿瘤者易出现坏死，肿块密度不均匀，可出现大小不等的坏死区及囊变区，少数伴有坏死，钙化少见。恶性胃间质瘤 ¹⁸F-FDG PET 显像可见高代谢病灶（图 1-3-3）。临床确诊需要通过胃镜活组织病理学检查。

　　（3）胃淋巴瘤：胃肠道淋巴瘤仅占胃肠道肿瘤的 0.9%，胃占胃肠道淋巴瘤的 51%，好发于两个年龄阶段，10 岁以下和 50 岁以上。胃淋巴瘤多表现胃壁的弥漫性增厚，增厚的范围常超过胃周径的一半以上，胃淋巴瘤起源于黏膜下层，胃黏膜常不破坏。这与胃癌不同，胃癌起源于黏膜组织，黏膜首先受到破坏，而且病灶多表现为胃黏膜的局限性增厚。PET/CT 显像胃淋巴瘤表现为 ^{18}F-FDG 高摄取（图 1-3-4）；仅有少数惰性淋巴瘤恶性程度较低，^{18}F-FDG 摄取程度较低或无摄取。临床确诊需要通过胃镜活组织病理学检查。

三、结肠直肠癌

（一）概述

结肠直肠癌（colorectal carcinoma）是指发生于回盲部至肛门之间的恶性肿瘤，是常见的消化道恶性肿瘤。发病率仅次于胃癌和食管癌。在我国常见的恶性肿瘤中居第 4～6 位，约占全部恶性肿瘤死亡的 5.29%。近二十年来结直肠癌的发病率在逐渐增加。在西方发达国家，结直肠癌是仅次于肺癌的第二位恶性肿瘤。不同国家的发病率相差可达 60 倍。发病年龄在 40～50 岁最多，男性多于女性。

结肠直肠癌的发病原因可能与饮食因素、遗传因素、息肉及慢性炎症刺激有关。高脂、高蛋白，低纤维饮食与结肠直肠癌的发生有密切关系，高脂饮食不但可刺激胆汁分泌增加，而且可促进肠道内某些厌氧细菌的生长，胆醇和胆盐一经厌氧菌分解形成不饱和胆固醇，如脱氧胆酸和石胆酸在肠道内部都有增加，后两者都是致癌物质或辅癌物质，因此可导致直肠癌的发生。遗传因素主要表现在结肠直肠癌患者家族中，约有 1/4 有肿瘤的家族史，其中半数为消化道肿瘤。结肠直肠癌的发生与息肉有密切关系，特别是家族性多发性腺瘤息肉患者发生癌变的可能性极大。慢性炎症刺激可导致直肠癌的发生，如血吸虫病、阿米巴痢疾、慢性非特异性溃疡性结肠炎、慢性菌痢等，可通过肉芽肿、炎性和假性息肉阶段而发生癌变。溃疡性结肠炎病程超过 10 年的患者，容易癌变，且癌变的恶性程度高，易于转移，预后较差。有关资料统计，肠癌的病人中，患结肠炎的发病率比未患结肠炎的高 8～10 倍。此外，肿瘤的发生，还与精神、年龄、内分泌、环境、气候、免疫功能及病毒感染等有密切关系。

结肠直肠癌主要为腺癌，包括管状腺癌、黏液腺癌、乳头状腺癌等，其余为未分化癌、腺鳞癌、鳞状细胞癌等。好发部位直肠最多，其次为乙状结肠，两者可占 2/3 以上。其余依次为盲肠、升结肠、降结肠及横结肠。大体病理分为增生型、浸润型及溃疡型。增生型是指肿瘤向肠腔内生长，呈菜花状，表面可有浅溃疡，肿瘤基底宽，肠壁增厚。浸润型表现为肿瘤主要沿肠壁浸润，导致肠壁增厚，肿瘤围绕肠壁呈环形生长，引起肠腔环形狭窄。溃疡型是指肿瘤由黏膜向肠腔生长，浸润肠壁全层，中央部分坏死形成巨大溃疡，形态不一，溃疡深而且不规则。临床常见的是其中两种类型的混合，可以其中一种类型为主。

（二）临床表现

结肠直肠癌起病隐匿，早期无明显症状，仅常见粪便隐血阳性。随着肿瘤的进行性增大可出现以下临床表现。

1. 排便习惯及粪便性状改变　肿瘤导致结肠下段或直肠糜烂坏死可出现便血、或痢疾样脓血便、里急后重等。如果肿瘤导致结肠远段狭窄，有时表现为顽固性便秘，大便变细。肿瘤发生于结肠上段，出现表面糜烂、炎症反应等导致肠道功能紊乱，可出现腹泻或糊状便，也可出现腹泻与便秘交替，粪便可无明显黏液脓血。

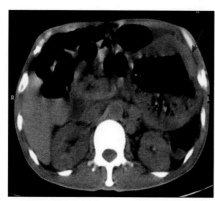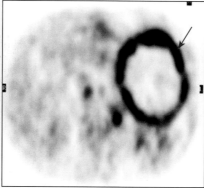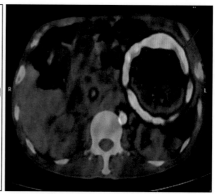

图 1-3-4　胃淋巴瘤 ^{18}F-FDG PET/CT 显像图

2. 腹痛　肿瘤表面发生糜烂、坏死与继发感染时，相应肠段蠕动增加、痉挛，而引起腹痛。多见于右侧结肠，表现为右侧腹部钝痛。肿瘤使胃结肠反射增加可出现餐后腹痛。左侧结肠癌并发肠梗阻可出现腹部绞痛，伴腹胀、肠鸣音亢进及肠形。晚期患者发生腹膜后转移，如果浸润腰骶神经丛，常有腰骶部持续性疼痛。

3. 腹部肿块　是结肠癌的中晚期表现，肿瘤体积较大，已经有肠壁外局部转移。右侧结肠癌较多见，常于右侧腹部扪及肿块。腹部肿块的位置取决于肿瘤生长的部位，盲肠、升结肠、结肠肝曲癌，肿块分别位于右下、右中、右上腹部；横结肠癌肿块位于脐周。一般肿瘤质地坚硬，大小不等，表面不平，合并感染可有压痛。肿瘤的活动度与周围侵犯程度有关，早期可推动，晚期则固定。

4. 直肠肿块　直肠癌占结直肠癌的半数以上，因此，直肠指诊是直肠癌诊断的有效方法。多数直肠癌患者直肠指诊可以触及质地坚硬的肿块，肿块表面可呈结节状，可伴有肠腔狭窄。直肠指诊后可见指套上有血性黏液。

5. 全身情况　结肠直肠癌患者由于肿瘤表面糜烂、出血，可出现进行性贫血，肿瘤坏死或继发感染可出现低热。这些症状多见于右侧结肠癌。晚期患者进行性消瘦、恶病质、黄疸及腹水等。晚期可发生肠梗阻、肠出血或穿孔、化脓性腹膜炎、结肠周围脓肿、直肠膀胱瘘等并发症。

（三）PET/CT 影像学表现

钡剂灌肠、气钡双重造影是诊断结肠直肠癌的常用方法。CT 检查对于评估结肠直肠癌的累及程度、累及范围及肿瘤分期具有较高的临床价值。^{18}F-FDG PET/CT 为结肠直肠癌的诊断提供了新的方法。结直肠癌在 CT 上可表现为局限性腔内软组织肿块影，肠壁局限性或全周性增厚；^{18}F-FDG PET 显像于相应部位可见放射性浓聚影。一般 CT 显示肿瘤密度较均匀，如果肿瘤较大可因缺血坏死而出现局灶性低密度影；病灶内的坏死区 ^{18}F-FDG PET 显像可见放射性缺损影，如果坏死区太小，则 ^{18}F-FDG PET 难以分辨。肿瘤常呈分叶状及不对称。如扫描平面与肠管长轴平行可见管状肠管有局限性壁增厚，与邻近正常肠管分界清楚。如管壁呈环形增厚，在横断面上呈"炸面包圈"样改变。黏液腺癌 CT 显示密度较低，肿瘤钙化相对多见；肿瘤对 ^{18}F-FDG

的浓聚程度与肿瘤细胞内的黏液含量有关，黏液成分越多，摄取 ^{18}F-FDG 的量越少，甚至 ^{18}F-FDG PET 显像无明显放射性浓聚。因此，部分结肠直肠黏液腺癌 ^{18}F-FDG PET 显像可出现假阴性。

（四）诊断价值及注意事项

结肠直肠癌原发灶的诊断，临床首选纤维结肠镜检查，可在直视下观察病变情况，并且能同时活检获得病理学检查结果。^{18}F-FDG PET/CT 显像对结肠直肠癌原发灶的检出灵敏度高，但 ^{18}F-FDG PET/CT 全身显像的主要临床应用价值在于能同时评价肿瘤与周围组织的关系，局部有无淋巴结转移，其他脏器有无浸润破坏或转移，全面了解病变的累及范围，进行准确的临床分期，为临床选用合理的治疗方案提供科学依据。对于手术治疗前及手术治疗后的患者，明确转移灶的有无及数量、全面了解病变的全身累及范围，准确进行临床分期对选择治疗方案具有重要意义；特别是对于血清 CEA 增高，而临床纤维肠镜、B 超、CT、MRI 等检查又找不到病灶者，^{18}F-FDG PET/CT 更具优势；由于恶性肿瘤的转移灶与原发灶具有相似的代谢特点，均表现为高代谢病灶，而且注射一次 ^{18}F-FDG，就可以进行全身显像检查，因此，PET/CT 全身显像不仅能早期检出肿瘤原发灶，而且能全面了解病变全身的累及范围，为临床准确分期、选择恰当的治疗方案提供客观依据。

值得注意的是病灶太小、部分黏液腺癌、囊腺癌及印戒细胞癌等可出现假阴性结果；增生活跃的结肠腺瘤、肉芽肿及某些感染性病灶可出现假阳性。部分患者结肠直肠可出现不同程度的沿肠管走行的生理性放射性浓聚影，对于出现局限性的生理性浓聚的患者局部延迟显像有助于鉴别。通常对于怀疑结肠直肠癌的患者，在注射 ^{18}F-FDG 前口服泛影葡胺对比剂有助于 CT 对肠道的观察。必要时可进行肠镜检查及活组织病理学检查以明确诊断。

（五）病例分析与诊断要点

【病史摘要】患者，女，67 岁。下腹隐痛 2 个月。于 2 个月前无明显诱因出现下腹间歇性隐痛不适，伴解糊状稀便，2 次 / 天以上，无黏液脓血，无黑便。无发热，无腹胀、腹泻便秘交替，无里急后重感，白带无异常，门诊输液治疗，效果不明显。肠镜检查于升横结肠距肛门约 60cm，见一环形菜花样肿物，肠腔狭窄，肠镜不能通过，肿物表面溃烂，质硬脆，易出血。肿瘤标志物：CEA356.23ng/ml，CA19-9 2229.32U/ml。

【PET/CT所见】^{18}F-FDG PET/CT显像于升结肠近回盲部见1个大块状浓聚影，大小为5.9cm×5.2cm×5.3cm，SUVmax为16.7，SUVave为9.8；CT于相应部位见肠壁明显不均匀增厚，肠腔明显缩窄（图1-3-5）。

【PET/CT拟诊】升结肠癌。

【病理诊断】手术病理学检查诊断为升结肠高分化乳头状腺癌。

【诊断要点】结直肠癌在CT上可表现为局限性腔内软组织肿块影，肠壁局限性或环形增厚；^{18}F-FDG PET显像于相应部位可见放射性浓聚影。一般CT显示肿瘤密度较均匀，如果肿瘤较大可因缺血坏死而出现局灶性低密度影；病灶内的坏死区^{18}F-FDG PET显像可见放射性缺损影，如果坏死区太小，则^{18}F-FDG PET难以分辨。肿瘤常呈分叶状及不对称。如扫描平面与肠管长轴平行可见管状肠管有局限性壁增厚，与邻近正常肠管分界清楚。如管壁呈环形增厚，在横断面上呈"炸面包圈"样改变。黏液腺癌CT显示密度较低，肿瘤钙化相对多见；肿瘤对^{18}F-FDG的浓聚程度与肿瘤细胞内的黏液含

量有关，黏液成分越多，摄取^{18}F-FDG的量越少，甚至^{18}F-FDG PET显像无明显放射性浓聚。

【鉴别诊断】结直肠癌需与肠道淋巴瘤、肠道息肉或腺瘤相鉴别。

（1）结肠淋巴瘤：原发于结肠的淋巴瘤较少见，一般累及回盲部等，大体病理上根据其受累肠壁的不同而不同，起自黏膜层者表现为腔内的息肉样肿块，沿肠壁生长者表现为肠壁的弥漫性增厚，与周围组织的脂肪间隙比较清晰，后一种情况较常见。当表现为局限性肿块时，^{18}F-FDG PET/CT显像鉴别诊断较困难。^{18}F-FDG PET/CT显像可见肠壁弥漫性增厚、肠腔扩张无明显狭窄，PET显像见相应部位^{18}F-FDG高摄取，这是结肠淋巴瘤的典型表现（图1-3-6）。

（2）肠道息肉或腺瘤：肠道息肉或腺瘤较小，^{18}F-FDG PET/CT显像较难发现病灶，当病灶较大时，可表现为突向腔内的软组织结节或肿块，边缘光滑，部分可带蒂。通常肠道息肉或腺瘤PET显像无^{18}F-FDG高摄取，但是，有少部分病灶PET显像可表现为^{18}F-FDG高摄取（图1-3-7）。对于^{18}F-FDG高摄取的肠道息肉或腺瘤的鉴别，需要经过肠镜活组织病理学检查确诊。

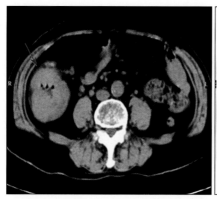
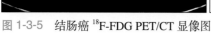
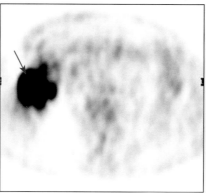

图1-3-5　结肠癌^{18}F-FDG PET/CT显像图

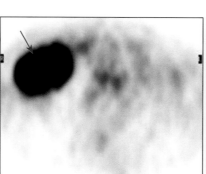
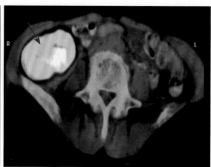

图1-3-6　结肠淋巴瘤^{18}F-FDG PET/CT显像图

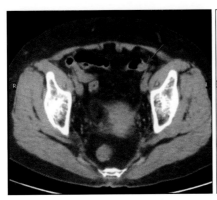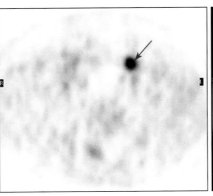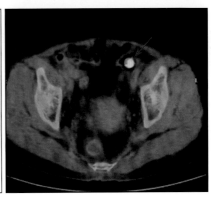

图 1-3-7　乙状结肠管状腺瘤 ^{18}F-FDG PET/CT 显像图

第 4 节　盆腔肿瘤

盆腔肿瘤中最多见的是女性生殖器官肿瘤，特别是子宫和卵巢的肿瘤尤为常见和重要。肿瘤多发生于 40～60 岁年龄段，有时良性和恶性的界限不清楚。肿瘤的发生与遗传、体质、妊娠、环境、行为等多种因素有关。妇科恶性肿瘤主要有外阴黑色素瘤、外阴癌、阴道癌、子宫颈癌、子宫内膜癌、子宫肉瘤、滋养细胞肿瘤、卵巢癌及输卵管癌等，其中发病率最高的是子宫颈癌，其次是子宫内膜癌和卵巢癌。

妇科肿瘤的早期诊断一直是追求的目标，直接关系到病人的预后；而临床分期是肿瘤治疗的中心环节，准确的分期和再分期是选择治疗方案和判断预后最重要的影响因素。目前，对于妇科肿瘤的诊断方法有常规的物理学检查、实验室检查及影像学检查，特别是影像学检查有了很大的进展。B 型超声可以显示出盆腔深处脏器的影像，对妇科肿瘤的诊断与鉴别诊断有较大的价值；彩色超声可对肿瘤浸润和血流改变提供信息。淋巴造影可发现盆腔及腹主动脉旁淋巴转移灶，为术中清除转移淋巴结增加主动性和彻底性。CT、MRI 可以清晰显示盆腔内的解剖结构，观察盆腔内各种脏器的表现及毗邻关系，观察肿瘤及周围的侵犯情况，提示肿大的淋巴结。MRI 对于观察子宫内膜癌肌层浸润及癌瘤转移有重要意义。阴道镜、宫腔镜和腹腔镜等检查已成为常用检查手段。PET 是以解剖结构为基础的功能代谢显像方法，可显示某些生理物质在体内的动态变化或代谢过程，是一种代谢功能显像。PET 属于开放系统，选用不同的显像剂，可以显示肿瘤不同的生物学特性。如，采用 ^{18}F-FDG 作为显影剂，反映的是葡萄糖代谢变化。恶性肿瘤对葡萄糖的利用，特别是无氧酵解能力明显高于正常组织，

因此，PET 能直接显示高糖代谢活性的恶性肿瘤组织。由于恶性肿瘤的原发灶和转移灶具有基本一致的代谢特征，而且 PET 常规检查即是进行全身扫描，所以，具有更精确描绘原发灶和淋巴结转移灶病变累及范围的作用，特别是对淋巴结不大和常规方法不能检出的远处转移，对于妇科肿瘤的诊断及准确的临床分期具有重要价值。PET/CT 实现了 PET 图像与 CT 图像的同机融合，兼备 PET 与 CT 的双重功能，大量的临床研究证实 PET/CT 不是简单的 PET+CT，而是 "1 ＋ 1 ＞ 2"。PET/MRI 的研发成功，将会为临床提供更多的诊断信息。

一、子宫颈癌

（一）概述

宫颈癌（cervical cancer）是妇女最常见的恶性肿瘤之一，发病率仅次于乳腺癌，居第二位。患者年龄分布呈双峰状（35～39 岁和 60～64 岁），平均年龄 52.2 岁。据估计在世界范围内，每年有 50 万宫颈癌新发病例，另有 25 万患者死于晚期宫颈癌。在治疗后的患者中有 29%～38% 出现肿瘤复发或未能很好控制肿瘤的发展。复发和未控的子宫颈癌极具破坏性，预后极差，其 5 年生存率仅为 3.2%～13%，因此复发及难治性子宫颈癌的诊治成为该肿瘤临床关注的重点，而能否早期发现肿瘤复发或者转移更成为重中之重。

宫颈癌发病原因与人乳头瘤病毒（human papillo maviruses，HPV）感染、不良性行为、早婚早育、多产、吸烟、经济状况、种族及地理环境等

因素有关。宫颈癌的组织发生可能来源于子宫颈阴道部或移行带的鳞状上皮或柱状上皮下的储备细胞或子宫颈管黏膜柱状上皮。病理学宫颈上皮内瘤样病变包括宫颈不典型增生和宫颈原位癌（又称为上皮内癌）；宫颈浸润癌包括鳞状细胞癌、腺癌及腺鳞癌，其中鳞状细胞癌占90%~95%。宫颈上皮内瘤样病变、镜下早期浸润癌及极早期宫颈浸润癌，肉眼观察无明显异常，或类似宫颈糜烂，随着病变逐步发展，有外生型、内生型、溃疡型及颈管型。显微镜下早期浸润癌是在原位癌基础上，发现癌细胞小团似泪滴状。锯齿状穿破基底膜，或进而出现膨胀性间质浸润；宫颈浸润癌是指病灶浸润间质的范围已超出可测量的早期浸润癌，呈网状或团块状融合浸润间质。腺癌占5%~10%，来自宫颈管，并浸润宫颈管壁。当癌灶长至一定程度即突向宫颈外口，常侵犯宫旁组织。癌灶呈乳头状、芽状、溃疡或浸润型。病灶向宫颈管内生长，宫颈外观完全正常，但宫颈管膨大如桶状。显微镜下可见黏液腺癌、宫颈恶性腺瘤及鳞腺癌。

（二）临床表现

1. 症状　宫颈癌早期常无明显症状及体征，易与慢性宫颈炎相混，有时甚至见宫颈光滑，尤其老年妇女宫颈已萎缩者。有些宫颈管癌患者，病灶位于宫颈管内，宫颈阴道部外观正常，易被忽略而漏诊或误诊。宫颈癌的症状主要表现为：

（1）阴道流血：年轻患者常表现为接触性出血，发生在性生活后或妇科检查后出血。早期流血量少，晚期病灶较大表现为多量出血，一旦侵蚀较大血管可能引起致命性大出血。年轻患者也可表现为经期延长、周期缩短、经量增多等。老年患者常主诉绝经后不规则阴道流血。一般外生型癌出血较早，血量也多；内生型癌出血较晚。

（2）阴道排液：阴道排液增多，白色或血性，稀薄如水样或米泔状，有腥臭。晚期因癌组织破溃，组织坏死，继发感染有大量脓性或米汤样恶臭白带。

（3）宫颈癌晚期根据病灶侵犯范围出现继发性症状。病灶累及盆腔结缔组织、骨盆壁、压迫输尿管或直肠、坐骨神经时，患者诉尿频、尿急、肛门坠胀、大便秘结、里急后重、下肢肿痛等；严重时导致输尿管梗阻、肾盂积水，甚至肾衰竭。

2. 体征　宫颈上皮内瘤样病变、镜下早期浸润癌及极早期宫颈浸润癌，局部无明显病灶，宫颈光滑或轻度糜烂。随着宫颈浸润癌的生长发展，根据不同类型，局部体征也不同。外生型见宫颈赘生物向外生长，呈息肉状或乳头状突起，继而向阴道突起形成菜花状赘生物，表面不规则，合并感染时表面覆有灰白色渗出物，触之易出血。内生型则见宫颈肥大、质硬，宫颈管膨大如桶状，宫颈表面光滑或有浅表溃疡。晚期由于癌组织坏死脱落，形成凹陷性溃疡，整个宫颈有时被空洞替代，并覆有灰褐色坏死组织，恶臭。癌灶浸润阴道壁见阴道壁有赘生物，向两侧旁组织侵犯，妇科检查扪及两侧增厚、结节状，质地与癌组织相似，有时浸润达盆壁，形成冰冻骨盆。

3. 分期

Ⅰ期：肿瘤完全限于宫颈；

Ⅱ期：肿瘤延伸超过子宫颈，但未到盆壁及阴道下1/3；

Ⅲ期：肿瘤延伸至盆壁及阴道下1/3；

Ⅳ期：肿瘤延伸超过盆腔或累及膀胱及直肠。

（三）PET/CT影像表现

子宫颈癌的CT表现与肿瘤的大小有关，对于Ⅰ期较大肿瘤和Ⅱ期~Ⅳ期肿瘤CT可显示病变范围。Ⅰ期病灶较小时CT难以检出，如果病灶高度摄取^{18}F-FDG，PET可表现为放射性浓聚影。当肿瘤较大而明显侵犯宫颈基质时，CT表现宫颈增大，PET显像可见病灶^{18}F-FDG高摄取，表现为放射性浓聚影。Ⅱ期肿瘤，增大的宫颈边缘不规则或模糊，子宫旁脂肪组织密度增高，甚至出现与宫颈相连的软组织肿块。宫颈癌常侵犯输尿管，输尿管周围脂肪密度增高或肿块，PET显像见相应部位^{18}F-FDG高摄取，表现为放射性异常浓聚影，病灶以上部位见尿液滞留，输尿管及肾盂扩张，严重者可见肾皮质变薄甚至出现肾功能重度受损。Ⅲ期患者肿瘤向外生长，可侵犯盆壁，CT显示软组织肿块侵犯闭孔内肌或梨状肌，^{18}F-FDG PET显像相应部位病灶见放射性浓聚影。有些患者CT可检出淋巴结肿大，PET表现为高代谢病灶。Ⅳ期患者肿瘤侵犯膀胱及直肠时，CT见膀胱和直肠壁增厚或肿块，膀胱和直肠周围脂肪间隙消失，^{18}F-FDG PET显像上述相应部位表现为异常放射性浓聚影。晚期CT可见腹膜后淋巴结增大及其他组织脏器转移，^{18}F-FDG PET显像表现为高代谢病灶。

（四）诊断与鉴别诊断

1. 诊断　子宫颈癌的治疗效果及5年生存率与临床分期及肿瘤有无转移密切相关，原发肿瘤病灶的大小也是影响预后的一个重要因素，当肿瘤大于3cm时，5年生存率从84%降到66%。宫颈癌早期临床症状不明显，而当出现症状时病情往往已到晚期，此时能够采用的治疗手段已非常有限，因此早期发现、早期诊断、早期治疗十分重要。另据报道有29%～38%的宫颈癌患者在治疗后复发或病情未得到控制者，其中75%的宫颈癌复发出现在初次治疗后2年内。复发早期表现也较隐匿，常常仅为食欲不振、阴道浆样血性排血、输尿管梗阻等症状，缺乏特异性，诊断较困难。如果在没有出现症状时就能早期发现宫颈癌复发，患者的生存期将会延长。

目前，子宫颈癌的诊断主要包括临床物理学检查（视诊、触诊）、宫颈/阴道的细胞学检查、阴道镜检、活体组织病理学检查、实验室检查及影像学检查等。其中活体组织的采取包括宫颈活检、颈管诊刮和宫颈锥切等方法，这些检查可以直接获得细胞或组织病理学结果，对子宫颈癌的诊断具有不可替代的价值。实验室检查包括HPV及肿瘤标志物，如鳞状细胞核抗原（squamous cell carcinoma-antigen，SCC）、CA-125、CA19-9及CEA等。影像学检查主要有超声波、CT、MRI及PET/CT等。对于子宫颈癌原发灶的诊断，MRI的软组织分辨率高，病灶显示清楚，可以准确判断肿瘤的大小，据统计MRI测量大小的结果有70%～90%与手术结果相差在0.5cm以内。CT显示肿瘤病灶的准确性不如MRI，因为50%的ⅠB期病例在CT上表现为等密度，增强后病灶可表现为低密度，也可为等密度。CT的优势在于评价较晚期的子宫颈癌，对于ⅢB～ⅣB期子宫颈癌的准确性为92%。对于宫旁肿瘤浸润的评价，MRI也具有明显的优势，准确性为82%～89%；CT对宫旁侵犯的评价较MRI稍差，准确性为76%～80%，原因是CT难以准确鉴别肿瘤与宫旁的正常组织，经常过度估计早期宫旁侵犯，但对晚期宫旁侵犯评价较好，准确性达到92%。

PET/CT显像为子宫颈癌的诊断及临床分期提供了一种新的方法，大量的临床已经证明PET/CT在宫颈癌的诊断及复发、转移病灶探测中有良好的应用价值，尤其是对远处转移灶和小淋巴结转移灶的检测，可使临床分期更全面准确。PET/CT将反映组织功能代谢的PET影像和组织解剖结构的CT影像进行同机融合，实现了功能代谢与解剖结构影像的统一，在宫颈癌原发灶的探测和子宫旁侵犯的评价方面具有较高的特异性及敏感性，对于子宫颈癌的诊断具有重要临床价值。子宫颈癌大多数为鳞状细胞癌，病灶对^{18}F-FDG具有很高的摄取能力，在PET显像图上表现为高代谢病灶。广州南方医院对临床30例疑为子宫颈癌初诊患者（19例宫颈癌、11例宫颈良性病变）研究证实，PET/CT诊断子宫颈癌原发灶的灵敏度、特异性和准确性分别为89.5%、90.9%和90.0%，阳性预测值、阴性预测值分别为94.4%、83.3%。病例中有2例假阴性患者，其中1例为原位癌，另1例为高分化腺癌。1例假阳性患者为子宫颈不典型增生。在58例治疗后患者中，11例子宫颈部或阴道残端存在肿瘤残余或复发，47例无肿瘤复发，PET/CT诊断肿瘤复发或残余的灵敏度、特异性和准确性分别为90.9%、100%和98.3%，阳性预测值、阴性预测值分别为100%、97.9%。初诊和复发宫颈癌病灶浓聚程度高，SUV为4.82±1.94（2.2～10.3）。在PET与CT的融合图像上肿瘤的子宫旁侵犯显示清楚，在30例初诊的子宫颈癌患者中有53.3%的患者肿瘤侵犯相邻组织（宫腔、阴道、直肠、膀胱等），PET/CT所见的肿瘤边界和肿瘤对周围组织侵犯显示清楚。

研究结果表明，^{18}F-FDG PET/CT显像对于初诊和复发宫颈癌的诊断具有重要价值。宫颈癌原发病灶和复发病灶对^{18}F-FDG摄取均很高，病灶显示清楚，定位准确，并具有较高的诊断灵敏性、特异性和准确性，这与Unger等报道的结果相似，说明^{18}F-FDG PET/CT显像对宫颈癌的诊断具有临床实用价值。^{18}F-FDG PET/CT显像除了能清楚地显示肿瘤的位置、大小、形态，还能清楚地显示肿瘤对周围组织的侵犯，影像较CT清楚，提示^{18}F-FDG PET/CT显像技术在指导立体适形放疗精确布野方面有潜在的优势。

2. 鉴别诊断　对于子宫颈癌原发病灶的诊断，临床已经有细胞学或组织病理学依据，^{18}F-FDG PET/CT显像主要用于评价肿瘤的侵犯范围。但是绝经前女性卵巢和子宫功能活跃，子宫或卵巢会出现随着月经周期变化的^{18}F-FDG生理性的摄取，子宫内的生理性浓聚影均位于子宫腔内，结合患者的月经周期及CT影像鉴别并不困难。而卵巢有时^{18}F-FDG浓聚程度很高，甚至出现假阳性结果，干扰诊断，必要时可于月经过后复查，以排除干扰。对于复发病灶的诊断，由于术后局部组织结构紊乱、复杂，有时会伴有炎症性改变。炎性肉芽肿、感染、活动性结核等病灶对 ^{18}F-FDG 均表现为高摄取，注意结合临床及与肿瘤病灶进行鉴别。膀胱中尿液的放射性会影响邻近病灶的检出，采用呋塞米介入后延迟显像方法排除干扰。另外，^{18}F-FDG PET/CT 显像对原位癌和极少部分高分化腺癌的诊断方面存在不足，易出现假阴性，这可能与病灶较小及部分容积效应所致，也可能与肿瘤细胞内 Glut-1 表达较低，对 ^{18}F-FDG 摄取低有关。文献报道 SUV 与 Glut-1 的表达相关，而且 Glut-1 表达越高 SUV 越高，但 Glut-1 和 SUV 与肿瘤的分化和分型没有必然的关系。对小病灶，PET/CT 结果阴性者并不能除外早期宫颈癌的可能，应结合临床及其他检查综合进行分析，以免漏诊。

（五）小结

PET/CT 显像对子宫颈癌诊断，复发、转移灶探测均有较高的灵敏度和特异性，肿瘤对周围侵犯显示清楚。对于手术治疗后患者，局部解剖结构往往紊乱，CT 和 MRI 显示不清，局部瘢痕组织往往与早期复发较难鉴别，PET 对鉴别治疗后瘢痕和早期复发具有明显优势，如果病灶 ^{18}F-FDG 高摄取，应高度怀疑为术后复发。

炎性肉芽肿、活动性结核等对 ^{18}F-FDG 与肿瘤一样有较高的摄取能力，表现为浓聚影。绝经前女性卵巢和子宫功能活跃，子宫或卵巢会出现随着月经周期变化的 ^{18}F-FDG 生理性的摄取，有时甚至 ^{18}F-FDG 浓聚程度很高，出现假阳性结果，干扰诊断。因此，应当注意加以鉴别。^{18}F-FDG 经肾排泄，膀胱尿液中的放射性会影响邻近部位病灶的检出，采用呋塞米介入延迟显像方法可以排除了膀胱尿液

放射性干扰。患者于显像前口服含碘对比剂，有助于鉴别肠道生理性浓聚影。

PET/CT 在早期宫颈癌诊断中存在不足，主要是由于 PET 分辨率的限制，对 ^{18}F-FDG 摄取不高的小病灶检出困难。因此，对小病灶，PET/CT 结果阴性者并不能除外早期宫颈癌的可能，应结合临床及其他检查综合进行分析，以免漏诊。

（六）病例分析与诊断要点

病例 1

【病史摘要】患者，女，44 岁。阴道不规则流血 3 年，阴道流液 1 年。伴轻度头晕、乏力，无发热、畏寒，无恶心、呕吐，无腹痛、腹泻，无肛门坠胀感，无尿频、尿急、尿痛，无二便性状改变，无白带异常。B 超显示：子宫颈低回声肿物。妇科检查见宫颈溃疡型肿物，体检宫颈刮片发现异常细胞。

【PET/CT 所见】^{18}F-FDG PET/CT 显像于子宫颈部见 1 个放射性浓聚影，大小为 2.2cm×2.1cm×3.2cm，SUVmax 为 16.6，SUVave 为 7.0；CT 于相应部位见低密度肿块影（图 1-4-1）。

【PET/CT 拟诊】子宫颈癌。

【病理诊断】手术病理学检查诊断为子宫颈鳞状细胞癌。

病例 2

【病史摘要】患者，女，53 岁。阴道不规则流血 1 年余，加重 5 天。于 1 年前无明显诱因出现阴道不规则流血，量时多时少，暗红色。超声检查未见明显异常，考虑为绝经期改变，自行服用中药、止血剂及抗炎药物，症状无明显改善；5 天前阴道流血量明显增多，MRI 检查提示子宫颈及阴道上方异常信号，考虑宫颈癌。子宫颈活检病理诊断为鳞状细胞癌，为明确分期遂行 PET/CT 检查。

【PET/CT 所见】^{18}F-FDG PET/CT 显像于子宫颈

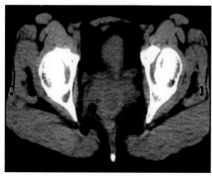
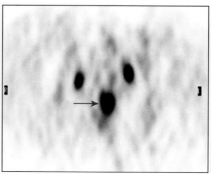
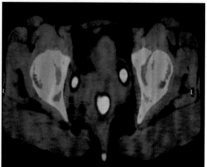

图 1-4-1　宫颈癌 ^{18}F-FDG PET/CT 显像图

见1个大块状放射性浓聚影，大小为6.2cm×6.2cm×6.7cm，SUVmax为20.7，SUVave为8.8；CT于相应部位见稍低密度肿块影，该病灶向子宫腔及膀胱后壁生长（图1-4-2）。

【PET/CT 拟诊】子宫颈癌侵犯子宫体及膀胱后壁。

【病理诊断】子宫颈中分化鳞状细胞癌。

【诊断要点】子宫颈癌是妇女最常见的恶性肿瘤之一，肿瘤富于侵袭性，可破坏宫颈壁而侵犯宫旁组织，进而达盆壁并可侵犯阴道和子宫体，病变晚期，输尿管、膀胱及直肠均可受累，出现输尿管及肾盂积水扩张；并可沿淋巴道转移。血行转移较少见，多为肺内转移。发病年龄多为中老年妇女，现在有年轻化趋势，当病灶较局限时，临床上多无明显表现。

子宫颈癌^{18}F-FDG PET/CT显像病灶表现为高代谢病灶，CT于相应部位可见宫颈增大，形成不规则肿块，侵犯盆壁时，表现为不规则肿块直接蔓延至闭孔内肌或梨状肌，同侧输尿管或肾盂积水，肿瘤侵犯直肠或膀胱时表现直肠或膀胱壁增厚。^{18}F-FDG PET/CT显像可以灵敏地检测远处淋巴结转移灶，特别是小于1.0cm的淋巴结转移灶，^{18}F-FDG PET/CT全身显像的优势是进行分期。

二、卵巢癌

（一）概述

卵巢癌（ovarian carcinoma）是常见的恶性肿瘤，发病率在妇科恶性肿瘤中仅次于子宫颈癌而位居第二。各个年龄段均可发病，年龄越高，发病率越高。一般多见于更年期和绝经期妇女。20岁以下发病较少。不同病理类型的卵巢癌年龄分布也有差异。卵巢上皮癌40岁以后发病率迅速增加，高峰年龄为50～60岁，70岁以后逐渐下降；性索间质肿瘤类似卵巢上皮癌，随年龄增长而增加；生殖细胞肿瘤多见于20岁以下的年轻女性，独身及未生育的女性，卵巢癌发病率高。卵巢癌的发病原因尚不清楚，可能与年龄、遗传、生育、血型、精神及环境等因素有关。

卵巢癌病理主要为浆液性囊腺癌和黏液性囊腺癌，其他病理类型的卵巢癌较少见。其中浆液性囊腺癌最为多见，占全部卵巢恶性肿瘤的40%～60%，双侧者约占5%，绝大多数是由浆液性囊腺瘤恶变而来。肿瘤多为囊实性，切面可见瘤内多发大小不等的囊性区，内见陈旧性出血，囊壁有明显的乳头状隆起，黏液性囊腺癌占卵巢癌的15%～20%，其

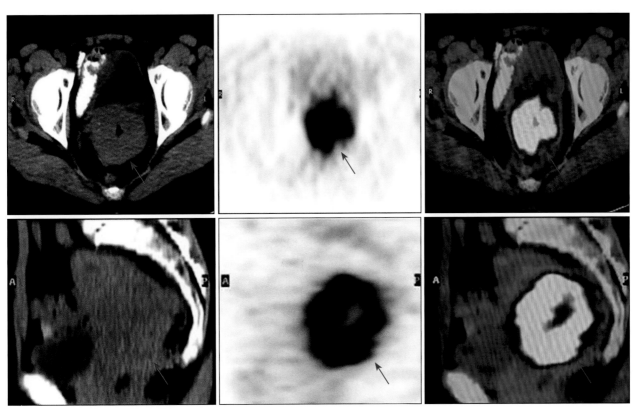

图1-4-2　宫颈癌^{18}F-FDG PET/CT显像图

中约有 25% 为双侧性，肿瘤为多房状，囊内有乳头状增生。卵巢癌主要表现为局部侵犯、腹膜腔种植转移及淋巴转移，通过血行转移较少见。在腹膜直接种植中黏液性囊腺癌可形成腹腔假性黏液瘤。

卵巢癌起病隐匿，患病初期很少有症状，早期诊断困难，主要原因是卵巢肿瘤深藏于盆腔，不易扪及或检查出，而且卵巢癌生长相对较为迅速，不易捕捉到早期警告性症状，待确诊时往往已至晚期，预后差，死亡率高居妇科恶性肿瘤之首，5 年生存率仅 30% 左右。是威胁妇女生命最严重恶性肿瘤之一。临床研究证明，早期发现并及时治疗，卵巢癌的 5 年生存率可达 92%。而对于晚期卵巢癌患者，影响预后的主要因素是肿瘤复发和转移，及时发现肿瘤复发、转移，施行再次剖腹减瘤术，辅以化疗和放疗有助于延长患者生命，提高生存质量。

（二）临床表现

卵巢癌早期多无明显症状，常常因为其他原因进行妇科检查发现。随着病情进展出现腹胀、腹部肿块及腹水等。卵巢癌的症状与肿瘤的大小、位置、侵犯邻近器官的程度、肿瘤的组织学类型及有无并发症有关。肿瘤向周围组织浸润或压迫神经可引起腹痛、腰痛及下肢痛；压迫盆腔静脉可出现下肢水肿；如果为功能性肿瘤会出现相应激素或激素过多症状。晚期患者消瘦、严重贫血等恶病质征象。三合诊检查在阴道后穹窿触及盆腔内散在的、质地较硬的结节，肿块多为双侧，实性或半实性，表面不平，活动度差，常伴有腹水。有时可在腹股沟、腋下或锁骨上触及肿大的淋巴结。

Ⅰ 期卵巢癌肿瘤限于卵巢；Ⅱ 期卵巢癌肿瘤有盆腔内延伸，累及子宫、输卵管或盆腔其他组织；Ⅲ 期卵巢癌肿瘤发生腹膜腔转移，包括网膜和（或）腹膜后、腹股沟淋巴结转移；Ⅳ 期卵巢癌肿瘤发生远处转移，包括胸部及肝。

（三）PET/CT 影像学表现

Ⅰ 期卵巢癌 CT 检查可见卵巢增大，PET 于相应部位可见 ^{18}F-FDG 浓聚影，显示高代谢病灶。Ⅱ 期卵巢癌 CT 可见肿瘤向盆腔内延伸，累及子宫、输卵管或盆腔其他组织；^{18}F-FDG PET 显像于相应部位可见放射性浓聚影。Ⅲ 期卵巢癌肿瘤出现腹膜腔转移，CT 对于腹膜很小的粟粒状转移灶检出率不高，PET 可见不同程度的 ^{18}F-FDG 摄取，临床上常

见卵巢癌肝包膜转移，肿瘤沿肝包膜侵犯。发生大网膜转移，CT 可见大网膜增厚，PET 可见增厚的大网膜 ^{18}F-FDG 明显高摄取，显示高代谢病灶。发生腹膜后及腹股沟淋巴结转移，CT 可见相应部位淋巴结增大，^{18}F-FDG PET 显像可见放射性浓聚影。Ⅳ 期卵巢癌肿瘤发生远处转移，PET 可见相应部位放射性浓聚影，CT 也可见相应病变。

卵巢癌患者肿块大小不等，大者可占据整个盆腔甚而下腹部，CT 检查肿瘤可表现为实性，也可为囊实性，边缘多不规则，少数肿块内可见钙化。囊腺癌为低密度囊性肿块，边缘不规则。有些肿瘤可出现为囊实性改变，PET 显像肿瘤囊性部分表现为放射性缺损影，而囊壁及肿瘤的实性部分 PET 显像表现为 ^{18}F-FDG 高摄取，显示放射性浓聚影。部分患者可见腹水。

（四）诊断与鉴别诊断

卵巢癌的诊断主要包括体检、妇科检查、细胞学、肿瘤标志物、超声波、CT、MRI 及 PET/CT 等影像学检查。阴道后穹窿吸液涂片检查、子宫直肠陷凹穿刺液检查及腹水细胞学检查等是简便、易行、快速的检查方法。CA125、CEA、铁蛋白及组织多肽抗原（TPA）等肿瘤标志物的检测具有一定诊断价值。经阴道超声波检查可对早期卵巢恶性肿瘤的边界、内部结构提供信息。CT、MRI 可提供肿瘤及盆腔的组织结构变化信息，对于卵巢癌的诊断具有肯定的价值。PET/CT 为卵巢癌诊断提供了新的无创性检测手段，尤其对于肿瘤的准确探测与精确定位方面显示很好的应用价值。

1. 卵巢癌的诊断　卵巢癌组织结构及成分复杂，病理学表现为囊性、实性及囊实性混杂等，^{18}F-FDG PET 显像主要显示的是肿瘤组织细胞的葡萄糖代谢变化，因此，卵巢癌的表现也不相同。一般囊性改变液性成分表现为 ^{18}F-FDG 摄取不高或低于周围正常组织，而囊壁表现为 ^{18}F-FDG 高摄取，有些患者如果囊壁太薄，由于 PET 的空间分辨率有限，囊壁的高代谢改变可能不明显。实性卵巢癌基本表现为 ^{18}F-FDG 高摄取，病灶显示清楚。囊实性混杂的卵巢癌病灶，通常液性成分表现为 ^{18}F-FDG 摄取不高或低于周围正常组织，而实性成分表现为 ^{18}F-FDG 高摄取。

临床上卵巢肿瘤一般通过妇科检查首先发现，再采用影像学检查评价肿瘤病灶的大小、形态、对

相邻组织器官的侵犯及转移状况。Chou CY 等研究结果证明，经阴道多普勒超声对卵巢癌诊断的准确性为 90%，CT、MRI 可能会遗漏淋巴结转移和腹膜小种植灶，对评价肿瘤转移可靠性差。Grab D 等比较了超声波、MRI、PET 诊断附件肿物的价值，101 例无症状附件肿物患者中，经阴道超声波诊断卵巢癌的灵敏度为 92%，特异性为 60%；MRI 和 PET 的特异度提高到了 84% 和 80%，但灵敏度下降。将三种影像方法综合分析敏感度、特异度和准确性分别为 92%、85% 和 85%，提高了鉴别良恶性卵巢肿瘤的准确性。Torizuka T 等研究证明，¹⁸F-FDG PET 可早期发现卵巢癌病灶，而且早于体检及妇科检查、CA125、超声、CT 等传统诊断方法。Picchio，M 等对 97 例卵巢癌患者研究结果证明，¹⁸F-FDG PET 结合 CT 对原发性卵巢癌诊断的灵敏度和特异性分别为 82.6% 和 91.7%。Sironi，S 等分析了 31 例卵巢癌患者的 ¹⁸F-FDG PET/CT 检查结果，对原发性卵巢癌诊断的灵敏度和特异性分别为 78.0% 和 75.0%。¹⁸F-FDG PET/CT 与临床表现、肿瘤标志物及其他影像学检查相结合，可提高诊断的灵敏度和准确性，特别是对于肿瘤标志物 CA125 升高的患者更有意义。Menzel，C. 等对 90 例不同水平 CA125 进行 ¹⁸F-FDG PET 显像检查结果证明，CA125 水平在 20～30 U/ml 之间，PET 可检出了 57.1% 的肿瘤，而 CA125 < 20 U/ml 者 PET 显像未检出恶性病变。Havrilesky，LJ 等分析了 1966-2003 年文献，结果表明，对于 CA125 及常规影像学检查均阴性的病例，¹⁸F-FDG PET 显像的灵敏度和特异性分别为 54.0% 和 73.0%；对 CA125 升高，常规显像阴性的病例，PET 的灵敏度和特异性分别为 96% 和 80%。PET/CT 属于功能显像与解剖显像融合技术，增加了 CT 形态学信息，有助于卵巢癌的诊断。

2. 鉴别诊断　年轻女性卵巢和子宫功能活跃，会出现随着月经周期变化的 ¹⁸F-FDG 的摄取，有时甚至 ¹⁸F-FDG 浓聚程度很高，出现假阳性结果，干扰对卵巢癌的诊断。因此，应当注意加以鉴别。朱朝晖等对 247 例女性受试者共进行了 288 次 ¹⁸F-FDG PET 检查，其中恶性肿瘤 164 例、良性病变 44 例、正常 39 例，均无盆腔病变。分析比较了子宫和卵巢对 ¹⁸F-FDG 的摄取与月经周期时段的关系。结果证明，月经规律患者 116 例，子宫内膜对 ¹⁸F-FDG 的摄取多出现在月经早期或中期，形状呈倒置锥形，尖端指向膀胱后方；一侧或双侧卵巢高

摄取常出现在月经中期，形状多为卵圆形，位于膀胱后上方两侧；月经来潮后期和增殖早期多无明显子宫或卵巢摄取。17 例月经明显不规律、112 例停经和 2 例尚未开始来月经者均无子宫、卵巢高摄取。Nishizawa，S 等对 133 例正常健康妇女，其中未绝经妇女 78 例、绝经期妇女 55 例，分析卵巢对 ¹⁸F-FDG 摄取情况，结果显示 81.3% 的未绝经妇女在下次月经周期前 8～18 天，卵巢可出现局限性浓聚影，SUV 可达到 3.9 ±0.7，形态可为圆形。产生的原因可能是卵巢在卵泡生成后期及黄体前期卵泡生成及黄体生成需要更多的能量，也可能排卵过程本身就包含炎性反应。而 55 例绝经期妇女则无此规律性变化。因此，对于未绝经妇女在 PET/CT 检查前应了解月经周期状况，¹⁸F-FDG PET/CT 检查最好选择在月经后进行，如果月经后及绝经期妇女卵巢 ¹⁸F-FDG 高摄取应提示为恶性病变的可能。对于卵巢出现 ¹⁸F-FDG 高摄取的年轻妇女，如果不能排除卵巢恶性肿瘤的可能，最好于月经后复查 PET/CT 或进行临床随访以排除卵巢癌。

由于 ¹⁸F-FDG 经肾排泄，膀胱尿液中的放射性会影响阴道残端等邻近组织器官肿瘤复发病灶的检出，采用呋噻米介入延迟显像方法可以排除了膀胱尿液放射性干扰，复发病灶显示得更清楚，患者于显像前口服含碘造影剂，肠壁转移性软组织肿块显示清楚，并与 PET 所见浓聚影相匹配，有利于与肠道生理性浓聚影相鉴别。

目前，一些非 ¹⁸F-FDG 显像剂对卵巢癌的鉴别诊断具有良好的应用前景。Lapela M 等采用 ¹¹C-胆碱 PET 显像观察了 4 例良性肿瘤、2 例交界肿瘤、7 例恶性肿瘤的显像结果，表明良性和交界性肿瘤 ¹¹C-胆碱无高摄取，而恶性肿瘤出现明显的高摄取，¹¹C-胆碱 PET/CT 显像在鉴别卵巢良、恶性肿瘤方面有一定的应用前景。

总之，大多数卵巢癌原发病灶 ¹⁸F-FDG 高摄取，PET/CT 显像表现为高代谢病灶，病灶显示清楚，同时可评价病变对周围的侵犯情况。但是，部分卵巢癌组织结构及成分复杂，病理学表现为囊性、实性及囊实性混杂等，¹⁸F-FDG PET 显像主要显示的是肿瘤组织细胞的葡萄糖代谢变化，因此，病灶的表现也不相同。一般囊性改变液性成分表现为 ¹⁸F-FDG 摄取不高或低于周围正常组织，而囊壁表现为 ¹⁸F-FDG 高摄取，但如果囊壁太薄，由于 PET 的空间分辨率有限，囊壁的高代谢改变可能不明显。

实性卵巢癌表现为^{18}F-FDG高摄取，病灶显示清楚。囊实性混杂的卵巢癌病灶，通常液性成分表现为^{18}F-FDG摄取不高或低于周围正常组织，而实性成分表现为^{18}F-FDG高摄取。另外，年轻女性卵巢和子宫功能活跃，会出现随着月经周期变化的^{18}F-FDG生理性的摄取，有时甚至^{18}F-FDG浓聚程度很高，干扰对卵巢癌的诊断。因此，应当注意加以鉴别。^{18}F-FDG经肾排泄，膀胱尿液中的放射性会影响邻近部位病灶的检出，采用呋噻米介入延迟显像方法可以排除了膀胱尿液放射性干扰。患者于显像前口服含碘造影剂，肠壁转移性软组织肿块显示清楚，并与PET所见浓聚影相匹配，有利于与肠道生理性浓聚影相鉴别。目前，一些非^{18}F-FDG显像剂对卵巢癌的鉴别诊断具有良好的应用前景。

大量临床研究结果显示，^{18}F-FDG PET/CT显像对于卵巢癌复发、转移，分期、再分期、疗效评价、指导治疗等方面具有明显的优势。对于卵巢癌肠道、横膈和盆腔内脏表面的小种植灶，由于病灶与脏器的对比不明显，CT难以检测出，这些部位病灶的高代谢在低摄取的背景下有利于PET/CT检出。PET/CT提供了功能和影像的有益结合对临床CA125升高而常规影像学检查阴性或CA125虽然在正常范围，但随访过程中逐渐升高的患者，应考虑进行^{18}F-FDG PET/CT检查。PET/CT对卵巢癌复发、转移病灶的检出阳性预测值高，但阴性预测值相对较低；对于直径<1.0cm的病灶易漏诊，而<0.5cm的微小病灶^{18}F-FDG PET/CT显像检出困难，提示显像阴性者仍应密切临床观察，以免延误诊断和治疗。

（五）PET/CT引导下的治疗

卵巢癌二次探查术是指经理想的初次手术，完成6~8个疗程化疗后，经常规无创伤性检查（包括CA125、B超、CT、MRI等）均未见异常时而进行的剖腹探查手术。术中取腹水及腹腔冲洗液做细胞学检查，探查全腹腹膜，对可疑处进行活检，如果发现病灶则进行减瘤术。二次探查术目的在于评价卵巢癌初次治疗后的疗效，并根据二探情况判断预后。然而，二次探查术阴性的患者术后复发率也很高，可达到50%。二次探查术在增加患者痛苦的同时并不能延长患者生存期，而且可能引起并发症和增加经济负担，对于二次探查术阳性者尚缺乏理想的治疗手段。因此，需要一种简便、无创性的检查方法预测二次探查术的价值，如果能满足临床实

践要求可代替二次探查术，这是追求的目标。Casey MJ等对7例卵巢癌患者在进行二探术前进行^{18}F-FDG PET，结果证明有6例与二次探查术结果相符合，其中3例CA125水平在正常范围内，提示全身PET检查是替代二探术有潜在前景的方法。Pannu HK等探讨PET/CT检测卵巢癌复发病灶的价值，并与手术结果相对照，16例治疗后的卵巢癌患者中有11例手术中发现复发病灶，PET/CT的灵敏度、特异性和准确性分别为72.7%、40.0%和62.5%；其中有7例腺癌患者PET/CT检出率为100%。对于腹膜病灶，<1cm者检出率为13%，>1cm者检出率为50%。Bristow RE等为了探讨PET/CT在检出肉眼可见的≥1cm的卵巢癌复发病灶的价值，研究了22例初次治疗后半年以上卵巢癌患者的PET/CT检查与二探手术对比结果。该22例患者的血清CA125中位浓度为24U/ml（10~330U/ml），CT检查阴性者15例，不能确定者7例。手术明确发现有≥1cm（1.5~3.2cm）隐匿性卵巢癌复发病灶的患者18例。研究结果显示，^{18}F-FDG PET/CT对肉眼可见的≥1cm的卵巢癌复发病灶诊断的灵敏度、准确性分别为83.3%、81.8%，阳性预测值为93.8%。因此，PET/CT对于肉眼可见的≥1cm的卵巢癌复发病灶的诊断有较高的灵敏度和阳性预测值，特别是对于临床肿瘤标志物CA125增高，CT阴性或不能确定的卵巢癌患者复发病灶的检出更有意义，为临床进行肿瘤减灭手术提供客观依据。

大部分卵巢癌病灶对^{18}F-FDG高摄取，但是一些交界性肿瘤葡萄糖代谢较低，而部分炎性病灶^{18}F-FDG摄取高，降低了原发卵巢癌诊断的敏感度和特异性。虽然二探术不能发现全部镜下微小病灶，其阴性提示预后良好。无瘤生存期长的患者手术治疗受益更多，而且对再次治疗的反应率也增加。Zimny M等报道，PET阴性者无瘤中位生存期为20个月，而阳性者为6个月。因此，对CT可疑阳性或肿瘤标志物CA125升高的患者，PET可以部分替代二探术。同时PET/CT有助于早期提示活检部位，提高活检的阳性率。Smith GT等采用Monte Carlo模拟分析法，评价复发性卵巢癌患者在选择最有效的治疗并避免二探术中，^{18}F-FDG PET的应用价值在于，PET显像使不必要的腹腔镜手术率由70%下降到50%，所以，^{18}F-FDG PET显像可减少不必要的侵入性检查和治疗。

PET/CT检查存在一定的假阴性、假阳性，对

于代谢不高的小病灶检出的灵敏度不高，不如二次探查术细胞学检查直接准确。PET/CT检查阴性的患者，二探术也可能发现小病灶，但是PET/CT阴性的小病灶可能对化疗敏感，而检出的阳性大病灶可能耐药，因此，如果化疗后PET/CT仍显示为高代谢的病灶，应当进行肿瘤减灭手术，PET/CT检查阴性的患者，可能存在的病灶小，建议化疗。目前，对于PET/CT与卵巢癌第二次探查手术之间的关系研究尚少，有必要进行多中心大样本的研究来确定PET/CT在卵巢癌治疗临床实践中的影响。

PET/CT显像直接用于指导手术已经进行了一些有意义的探索，将PET/CT图像与术中^{18}F-FDG敏感探针相结合，最早用于结肠癌的腹腔镜治疗，对病灶的术中定位及小的隐匿性病灶的有效切除有很好的临床应用价值。Barranger E等采用^{18}F-FDG敏感探针与PET/CT显像相结合的方法，经腹腔镜对复发性卵巢癌病灶进行切除手术，结果显示，对腹主动脉区淋巴结、复发病灶的精确定位具有指导价值，增加了手术的主动性，缩短了手术时间，减少了不必要的大范围切除。随着PET/CT显像技术的发展，新的特异性显像剂的研发，将对卵巢癌的手术治疗产生积极影响。

（六）病例分析与诊断要点

【*病史摘要*】患者，女，74岁。腹胀、食欲缺乏2个月余，MRI提示右膈下及中下腹网膜上可见多发小结节影，呈中度强化。肿瘤标志物：CA125:448U/ml，CA19-9:443U/ml，AFP 531μg/L。夜间偶有发热，体重下降5kg左右。

【*PET/CT所见*】^{18}F-FDG PET/CT显像于右侧附件区及其周围见不规则形异常浓聚影，大小为2.4cm×4.4cm×2.7cm，SUVmax为9.7，SUVave为4.4；CT于相应部位见软组织肿块影。腹腔内腹膜广泛性增厚，放射性分布明显增高（图1-4-3）。

【*PET/CT拟诊*】右侧卵巢癌伴腹膜广泛性转移。

【*病理诊断*】卵巢黏液性囊腺癌伴腹膜广泛性转移。

【*诊断要点*】卵巢癌的早期症状并不明显，病人多以腹部摸到包块来就诊。CT主要表现为盆腔内较大肿块，直径多在5cm以上，边缘常不规则，肿块多为囊实性、也可为囊性或实性，囊分隔多在0.3cm以上，且厚度多不均匀或可见壁结节。PET显像于肿块实性部分常可见高代谢病灶，囊性部分

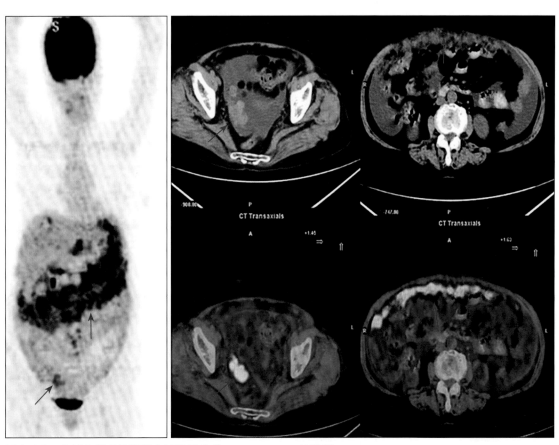

图1-4-3　右侧卵巢癌伴腹膜广泛性转移^{18}F-FDG PET/CT显像图

表现为放射性缺损。卵巢癌最常见的转移途径是腹膜种植播散引起腹膜明显增厚及腹水形成，其次为淋巴结转移，多见于主动脉旁组淋巴结。临床多以腹水查因或 CA125 升高而行 PET/CT 检查。

三、其他妇科恶性肿瘤

（一）子宫内膜癌

子宫内膜癌（endometrial carcinoma）是常见的女性生殖道恶性肿瘤，发病率逐渐上升。发病与年龄及绝经关系密切，63% 的患者发病于 50～70 岁，只有 25% 的患者在绝经前发病，小于 40 岁发病者仅占 2%。子宫内膜癌发病的高危因素为肥胖、未孕、晚绝经、糖尿病、高血压及家族倾向，特别是持续长期而高涨的又无孕激素（包括妊娠）调解的雌激素会引起内膜增生，甚至发展为子宫内膜癌。子宫内膜癌的侵犯与转移方式有直接蔓延、细胞的散落引起的种植转移、淋巴转移及血液转移。子宫内膜癌的诊断主要包括患者一般状况、临床症状、子宫内膜组织学检查、宫腔镜及影像学检查等。治疗是以手术为主，特别是早期病例，通常Ⅰc、Ⅱ、Ⅲ、Ⅳ期病例应采取放疗、化疗辅助的综合治疗。

子宫内膜癌增殖活跃，对 ^{18}F-FDG 表现为高摄取，在 PET 显像图上表现为异常放射性浓聚影（图 1-4-4）。Saga T 等分析了 21 例子宫内膜癌术后患者 ^{18}F-FDG PET 显像结果，并与肿瘤标志物、CT 及 MRI 等结果进行比较，结果显示，[18]F-FDG PET 显像对于评价疗效、探测复发病灶具有重要价值。[18]F-FDG PET 灵敏度、特异性和准确性分别为 100%、88.2% 和 93.3%；CT 分别为 84.6%、85.7%、85%；MRI 分别为 100%、70.6%、83.3%。[18]F-FDG PET 没有假阴性结果，提示 PET 在随访中价值。Belhocine T 等分析了 34 例子宫内膜癌治疗后患者

^{18}F-FDG PET 显像结果，PET 检查阳性 26 例，其中 7 例经病理学检查证实，19 例经临床随访证实。[18]F-FDG PET 检查的灵敏度、特异性、准确性、阳性预测值、阴性预测值分别为 96%、78%、90%、89% 和 91%。表明 ^{18}F-FDG PET 对于子宫内膜癌治疗后的复发监测及复发病灶的检测具有重要价值。PET/CT 对子宫内膜癌的诊断、分期、疗效评价、监测复发和转移等方面具有重要的临床应用价值。

（二）绒毛膜癌

绒毛膜癌（choriocarcinoma）是一种高度恶性的肿瘤，继发于葡萄胎、流产或足月分娩以后，少数患者可继发于异位妊娠，多为育龄期妇女发病，少数发生于绝经后。该病在 20 世纪 60 年代以前，死亡率很高，近年来，随着化疗方法学及药理学快速发展，预后有了显著改善。绒毛膜癌的临床表现主要有阴道流血、假孕、腹部包块、腹痛等，并常出现肺、阴道、脑、肝、消化道等转移。诊断依据包括患者的临床特点、hCG 水平、组织病理学检查及影像学检查等。治疗以化疗为主，手术为辅。绒毛膜癌病灶对 ^{18}F-FDG 高摄取，在 PET 显像图上显示高代谢病灶。Chang WC 等报道了 ^{18}F-FDG PET 对 1 例成功治疗的绒毛膜癌肺转移患者随访中的价值，该患者分别于治疗前、治疗中和治疗后进行 PET 检查，以评估病灶对于治疗的反应，证明 PET 显像对绒毛膜癌的诊断及评价病变累及范围具有重要价值，特别是 hCG 升高的患者，PET 显像可发现早期病灶，为确定治疗计划提供科学依据。Numnum TM 等报道 1 例 22 岁女性患者，经阴道自然分娩一名健康婴儿后，阴道流血、β-hCG 升高 7 个月，该患者有葡萄胎和妊娠性滋养层细胞病史，需要化疗。CT、MRI 均未检出病灶，而 ^{18}F-FDG PET/CT 发现左侧盆腔局限性高代谢病灶，手术探查于左侧阔韧带发现转移病灶。因此，[18]F-FDG

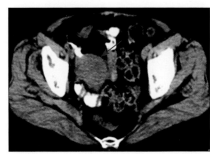
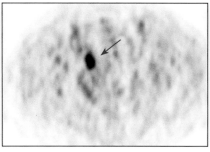
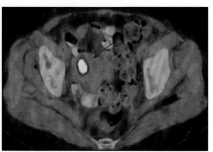

　图 1-4-4　子宫内膜癌 ^{18}F-FDG PET/CT 显像图

PET/CT有助于发现绒毛膜癌隐匿性转移病灶。

（三）子宫肉瘤

子宫肉瘤（sarcoma of uterus）是发生在女性生殖道恶性肿瘤，虽然并不常见，但恶性程度很高。多见于绝经期前后的妇女。子宫肉瘤可原发于子宫颈也可以在子宫体，发生于宫体者约为宫颈的5～15倍。病理类型主要有子宫平滑肌肉瘤、子宫内膜间质肉瘤、癌肉瘤等。目前尚无好的早期诊断方法。由于子宫肉瘤发病率低，临床不常见，易误诊为子宫肌瘤，但是，如果发现子宫肌瘤迅速增大，特别是绝经后未见缩小，反而不断增大，并伴有阴道出血、腹疼等症状，应考虑子宫肉瘤的可能性。细胞学、子宫内膜及宫颈口瘤组织活检病理学检查可提高术前诊断率。子宫肉瘤的转移途径主要是血行转移，淋巴结转移也不少见。子宫肉瘤对^{18}F-FDG高摄取，PET/CT显像表现为高代谢病灶。Umesaki等比较了PET、MRI及超声波检查对5例子宫肉瘤的灵敏度分别为100%、80%及40%。^{18}F-FDG PET/CT显像对子宫肉瘤的诊断、分期、疗效评价、监测复发和转移等具有一定的临床价值。

第5节　恶性淋巴瘤

一、概述

恶性淋巴瘤（malignant lymphoma）是原发于淋巴结和结外淋巴组织等处的恶性肿瘤。在我国恶性淋巴瘤的死亡率为1.5/10万人，居恶性肿瘤死亡率的第11～13位。城市人口的发病率高于农村。经过标化后恶性淋巴瘤的总发病率男性为1.39/10万人，女性为0.84/10万人，均低于欧洲、美国及日本。发病最小年龄为3个月，最大82岁，其中以20～40岁发病率最高，约占50%。恶性淋巴瘤根据临床病理学特点分为霍奇金淋巴瘤（Hodgkin lymphoma，HL）和非霍奇金淋巴瘤（non-Hodgkin lymphoma，NHL）两大类。霍奇金淋巴瘤是一个独特类型，与其他恶性淋巴瘤不同，具有以下特点：①病变往往从一个或一组淋巴结开始，逐渐由邻近的淋巴结向远处扩散。原发于淋巴结外淋巴组织者较少；②瘤组织成分多样，但都有一种独特的巨瘤细胞即Reed-Sternberg细胞。瘤组织内并常有多数各种炎症细胞浸润。非霍奇金淋巴瘤最为常见，约占恶性淋巴瘤的90%，具有高度异质性，由属于不同病理类型的B细胞型、T细胞型和NK细胞型淋巴瘤组成。

非霍奇杰金淋巴瘤多发生于表浅淋巴结，以颈部淋巴结最多见，其次为腋下和腹股沟淋巴结，并可累及纵隔、肠系膜和腹膜后等深部淋巴结。近1/3的恶性淋巴瘤发生于淋巴结外的淋巴组织，如咽淋巴环、扁桃体、胃肠和皮肤等。病变可从一个或一组淋巴结开始，逐渐侵犯其他淋巴结，也可开始即为多发性。淋巴结和结外淋巴组织的恶性淋巴瘤都有向其他淋巴结和全身其他组织和器官如脾、肝、骨髓等扩散的倾向。有时非霍奇金淋巴瘤广泛播散，瘤细胞侵入血流，全身多数淋巴结和骨髓内都可有瘤细胞浸润，很难与白血病侵犯淋巴结相区别。非霍奇金淋巴瘤与霍奇金淋巴瘤不同，瘤组织成分单一，以一种细胞类型为主。因此，常根据肿瘤细胞的类型鉴别来源，也是NHL分类的基础。

恶性淋巴瘤的病因和发病机制尚未阐明。已经比较肯定与病毒感染关系密切的是在非洲儿童中发现的Burkitt氏淋巴瘤和在日本发现的成人T-细胞淋巴瘤白血病。但在世界其他地区，包括我国在内，病毒因素不是恶性淋巴瘤发病的主要病因。霍奇金淋巴瘤与遗传的关系，现已公认较非霍奇金淋巴瘤更为密切。在同父母的兄弟姐妹中，有霍奇金淋巴瘤家族史的，其患病机会至少为无此家族史的5～9倍。近年来，遗传方面的研究还表明，霍奇金淋巴瘤患者有染色体方面的异常。非霍奇金淋巴瘤与免疫功能紊乱的关系较霍奇金淋巴瘤更为密切。长期应用免疫抑制剂的肿瘤病人及器官移植或放射治疗后，发生非霍奇金淋巴瘤的机会较正常人显著增多。自身免疫病和胶原病患者也易罹患本病。

采用1965年Rye会议的分类方法将霍奇金淋巴瘤分为淋巴细胞为主型、结节硬化型、混合细胞型及淋巴细胞消减型。1982年美国国家癌症研究所组织国际著名专家共同研究制定了一个非霍奇金淋巴瘤的工作分类（IWF），具体为：①低度恶性A.小淋巴细胞型（可伴浆细胞样改变），B.滤泡性小核裂细胞型，C.滤泡性小核裂和大核裂细胞混合型；②中度恶性D.滤泡性大细胞型，E.弥漫性小核裂细胞型，F.弥漫性大、小细胞混合型，G.弥漫性大细胞型；③高度恶性 H. 免疫母细胞型，I. 淋巴母细胞型，J. 小无核裂细胞型；还有杂类、复合性、蕈样霉菌病、组织细胞型、髓外性浆细胞瘤、不能分类者及其他类型。

二、临床表现

恶性淋巴细胞及淋巴组织遍布全身，并与单核吞噬系统、血液系统关系密切，所以恶性淋巴瘤可发生于身体的任何部位，恶性淋巴瘤侵犯部位及范围不同，临床表现及影像分布也不同。原发部位可在淋巴结内，也可在淋巴结外的淋巴组织，晚期常表现为结内及结外侵犯。

（一）霍奇金淋巴瘤

霍奇金淋巴瘤主要表现为无痛性淋巴结肿大。早期多无明显症状，较晚期病变扩散，患者常有发热、盗汗、体重减轻、乏力、皮肤瘙痒、贫血等全身症状，并常有免疫功能（主要是 T 细胞免疫功能）低下，容易并发感染，如疱疹病毒和隐球菌感染等。感染和肿瘤广泛扩散是导致霍奇金淋巴瘤患者死亡的重要原因。近年来由于诊断和治疗方法的改进，本病的预后显著改善。但是长期使用化疗和放射治疗的患者发生急性白血病和非霍奇金淋巴瘤者增多。

（二）非霍奇金淋巴瘤

多数患者起病缓慢，早期多无症状。主要表现为无痛性淋巴结肿大。晚期病变可累及多处淋巴结或其他器官。根据受累的器官不同可引起不同的症状，非霍奇金淋巴瘤的扩散途径与霍奇金淋巴瘤不同，多无规律。晚期病人常有发热、盗汗、消瘦及肝、脾大。儿童与成人患者有些不同，淋巴结外器官的恶性淋巴瘤比较多见。曲折核 T 细胞淋巴瘤伴纵隔肿块者和 Burkitt 淋巴瘤常见于儿童，前者常伴有急性淋巴细胞性白血病，预后很差。非霍奇金淋巴瘤的预后与病变范围和肿瘤的组织类型有关。病变局限在一个部位者预后较好。多组淋巴结受累、肝脾肿大或侵犯其他器官者预后较差。肿瘤的组织类型中，一般以小淋巴细胞型、浆细胞样淋巴细胞型和有核裂的滤泡中心细胞型，尤其是早期瘤细胞呈滤泡样增生者比弥漫增生者预后较好。无核裂细胞型预后较差。免疫母细胞型和曲折核 T 细胞淋巴瘤预后最差。

（三）临床分期

Ann Arbor 临床分期方案主要适用于霍奇金淋巴瘤，非霍奇金淋巴瘤也参照使用。

Ⅰ期：病变限于 1 个淋巴结区（Ⅰ）或限于 1 个淋巴结外器官（ⅠE）。

Ⅱ期：病变累及横膈的一侧 2 个或多个淋巴结区（Ⅱ），或局限于横膈一侧侵犯 1 个淋巴结外器官或结外器官伴有 1 个或多个淋巴结区受侵（ⅡE）。

Ⅲ期：病变侵及横膈两侧的淋巴结区（Ⅲ），或伴发结外器官或组织局部侵犯（ⅢE）或脾受侵犯（ⅢS）或两者都受侵犯（ⅢES）。

Ⅳ期：病变弥漫性或播散性侵犯 1 个或多个淋巴结结外器官，伴或不伴淋巴瘤侵犯。如肝或骨髓受累，即使局限性也属于Ⅳ期。

霍奇金淋巴瘤的病变范围与预后有密切关系，病变范围越广，预后越差。临床上常根据病变范围决定治疗方案。

三、PET/CT 影像学表现

CT 和 MRI 主要根据淋巴结的大小来判断淋巴结是否受侵犯，对小病灶及解剖结构复杂部位的病灶检出率低，对早期骨髓、肝及脾侵犯的检出灵敏度较低。剖腹探查病理检查结果证实，CT 对于腹腔和盆腔恶性淋巴瘤检出的阳性符合率为 65%、阴性符合率为 92%，阳性符合率较低的原因是 CT 仅从淋巴结的大小判断，特异性较低。

PET/CT 是根据肿瘤组织对 ^{18}F-FDG 的摄取程度诊断恶性淋巴瘤。国内外研究结果证明，绝大多数恶性淋巴瘤病灶 ^{18}F-FDG 高摄取，而且霍奇金淋巴瘤与非霍奇金淋巴瘤对 ^{18}F-FDG 摄取程度无明显差异。恶性淋巴瘤病灶对 ^{18}F-FDG 高摄取，与周围正常组织对比差异明显，肿瘤 / 非肿瘤比值高，有利于淋巴瘤病灶的检出。病灶 ^{18}F-FDG 摄取高低还与肿瘤的组织病理学类型、增殖情况和异质性等有关，^{18}F-FDG 摄取高低也可反映肿瘤的恶性程度，恶性度高的淋巴瘤细胞增殖活跃，对 ^{18}F-FDG 的摄取也高；恶性度低的恶性淋巴瘤对 ^{18}F-FDG 摄取相对较低。恶性淋巴瘤对 ^{18}F-FDG 摄取率与肿瘤细胞的增殖率正相关，并与良恶性程度平行，提示 ^{18}F-FDG PET/CT 显像有助于判断恶性程度及预后。值得注意的是，有极少数低度恶性淋巴瘤 ^{18}F-FDG PET/CT

显像无明显 18F-FDG 高摄取,可出现假阴性结果,应结合 CT、MRI 进行综合分析。

四、恶性淋巴瘤的诊断

(一) 18F-FDG PET/CT 对恶性淋巴瘤诊断的优势

大量研究结果表明,18F-FDG PET 对于诊断恶性淋巴瘤具有重要的临床价值。因此,在美国等西方国家,恶性淋巴瘤 18F-FDG PET 显像是最早被列为医疗保险付费的 PET 检查项目之一。Reske 等总结了 15 项研究(共 723 例恶性淋巴瘤患者),结果显示,18F-FDG PET 显像的诊断灵敏度为 71%~100%,特异性为 69%~100%,阴性预测值 80%~100%。Elstrom 等对 172 例各种组织类型的恶性淋巴瘤患者的 18F-FDG PET 显像结果进行回顾性分析,发现 PET 在检测弥漫大 B 细胞淋巴瘤(DLBCL)、套细胞淋巴瘤(MCL)、滤泡淋巴瘤(FL)和 HL 病灶方面具有非常高的灵敏度(皆近于 100%)。与 CT 相比较,PET 具有更高的诊断灵敏度和特异性,Stumpe 等研究发现,PET 诊断霍奇金淋巴瘤的灵敏度、特异性和准确性分别为 86%、96% 和 91%,而 CT 分别为 81%、41% 和 60%;PET 诊断非霍奇金淋巴瘤的灵敏度、特异性和准确性为 89%、100% 和 94%,而 CT 分别为 86%、67% 和 73%。PET 诊断霍奇金淋巴瘤和非霍奇金淋巴瘤的灵敏度、特异性及准确性均高于 CT(P<0.05)。

1. 结外脏器的侵犯 恶性淋巴瘤易侵犯结外脏器,Glass 等对 91306 例恶性淋巴瘤的统计结果显示,III~IV 期非霍奇金淋巴瘤结外侵犯占 55.8%。明确有无结外侵犯对恶性淋巴瘤的分期及预后判断具有重要的意义。在检测结外脏器、组织淋巴瘤侵犯方面,18F-FDG PET 和 PET/CT 较传统显像技术具有较明显的优势。Schaefer 等报道,PET/CT 探测结外恶性淋巴瘤侵犯的灵敏度和特异性明显高于 CT,PET/CT 的灵敏度和特异性分别为 88% 和 100%,而增强 CT 分别为 50% 和 90%。PET 和 PET/CT 在检测恶性淋巴瘤腮腺、乳腺、肺、肝、肾上腺、肾、胃肠道及子宫、睾丸等脏器组织侵犯方面都具有明显的优势,但总的来说,检测灵敏度和准确性与病灶的 18F-FDG 摄取高低及肿瘤的恶性度密切相关。与其他脏器、组织相比,PET 和 PET/CT 在检测骨髓、脾及中枢神经系统恶性淋巴瘤侵犯方面有明显的优势。

2. 骨髓侵犯 恶性淋巴瘤骨髓浸润较常见,有骨髓侵犯的恶性淋巴瘤皆为Ⅳ期,预后不良。50%~80% 的低分化非霍奇金淋巴瘤,25%~40% 的高分化非霍奇金淋巴瘤及 5%~14% 的霍奇金淋巴瘤可出现淋巴瘤骨髓浸润。骨髓活检或细胞学检查的阳性率分别为 14.8% 和 13.5%,两者联合应用时为 21.1%。恶性淋巴瘤骨髓侵犯可以表现为局灶性骨髓浸润,也可表现为弥漫性骨髓侵犯。Pelosi E 等报道,髂棘骨髓活检对弥漫性骨髓侵犯易获得阳性结果,而对于局灶性骨髓侵犯,髂棘骨髓活检易造成漏诊。PET/CT 显像为全身性检查,一次检查即可显示全身骨/骨髓代谢情况,可灵敏地发现局灶性病变。Gerard Moulin-Romsee 等对 83 例诊断为霍奇金淋巴瘤患者行治疗前骨髓穿刺及 18F-FDG PET/CT 扫描,PET/CT 比常规扫描(骨髓活检 +CT 扫描)多检测 9 例(10.7%)骨髓侵犯,而且这 9 例骨髓侵犯的部位均不在髂嵴上;其他类似研究也显示 PET/CT 比常规检查手段多探测 4.9%~13.4% 的骨髓侵犯。但是当恶性淋巴瘤患者出现全身骨髓弥漫性代谢增高,须与化疗后或近期使用集落刺激因子、促红素等因素导致骨髓增生活跃或炎症、感染导致的骨髓代谢增高相鉴别。对于惰性淋巴瘤,PET/CT 对骨髓侵犯的检出率较低,联合骨髓穿刺是非常有必要的。

3. 脾侵犯 原发于脾的恶性淋巴瘤较少,脾恶性淋巴瘤侵犯多为继发,非霍奇金淋巴瘤约占 20%,而霍奇金淋巴瘤约占 30%~40%。CT 是常用的检查方法,但是它只能根据脾大小及密度变化来判断是否有恶性淋巴瘤侵犯,而部分脾侵犯者脾大小是正常的,且部分脾增大者却没有肿瘤侵犯,所以 CT 诊断恶性淋巴瘤的灵敏度只有 57%,而 PET/CT 探测治疗前恶性淋巴瘤脾侵犯的探测灵敏度可达 100%。

4. 中枢神经系统侵犯 中枢神经系统(包括颅脑及脊髓)恶性淋巴瘤侵犯约占中枢神经系统肿瘤的 4%~7%。18F-FDG PET/CT 显像由于正常脑实质存在 18F-FDG 明显高摄取,因此在检测多种颅内恶性肿瘤方面灵敏度都较低,但是颅内恶性淋巴瘤(多数为 B 细胞性淋巴瘤)由于其侵袭性强,18F-FDG 摄取程度常明显高于正常脑实质而易于检出。我们曾对本中心的颅内恶性淋巴瘤进行研究,发现其 18F-FDGPET/CT 影像具有以下特点:病灶常为多发、好发于颅脑中线结构、摄取程度高于高灰质而脑水肿较轻，这些特点有助于与颅内其他恶性病变相鉴别。由于正常情况脊髓 ^{18}F-FDG 摄取较低，脊髓淋巴瘤侵犯者 PET 和 PET/CT 也易于检出。Karantanis D 等对 25 例原发中枢神经淋巴瘤的 ^{18}F-FDG/CT 显像研究结果也显示 PET/CT 在检查中枢神经系统侵犯方面具有较高的灵敏度（颅脑为87%，脊髓为 80%），不同于其他颅内恶性肿瘤。

（二）惰性淋巴瘤 ^{18}F-FDG 摄取较低易出现假阴性

惰性淋巴瘤是恶性淋巴瘤类型中较特殊的一类，主要包括慢性淋巴细胞白血病 / 小淋巴细胞淋巴瘤、滤泡性淋巴瘤（1，2 级）、边缘区淋巴瘤、MALT 淋巴瘤、脾边缘区淋巴瘤 / 淋巴结边缘区淋巴瘤。惰性淋巴瘤对 ^{18}F-FDG 摄取低或者无明显摄取，PET/CT 对其诊断价值较低。边缘区淋巴瘤是第 3 常见的非霍奇金淋巴瘤，有报道 PET/CT 对边缘区淋巴瘤（包含黏膜相关淋巴瘤）的探测灵敏度范围为 0% ～ 81%，不同的器官和分期探测的灵敏度也不同，^{18}F-FDG PET 检测胃边缘区淋巴瘤的灵敏度为 38.9%，肺和腮腺的灵敏度为 100%。晚期（Ⅲ 期、Ⅳ 期）边缘区淋巴瘤的探测灵敏度为 100%，而早期（Ⅰ 期、Ⅱ 期）为 42.3%。MALT 淋巴瘤 ^{18}F-FDG 摄取程度变化较大，部分病灶出现明显摄取，部分仅为轻度摄取或无摄取，这可能跟它在病理上由多种形态的细胞（B 细胞、大 B 细胞、浆细胞）组成有关，这种异型性是导致它有不同 ^{18}F-FDG 摄取的原因。

（三）监测恶性淋巴瘤从低度恶性向高度恶性转化

惰性或低度恶性淋巴瘤往往表现为 ^{18}F-FDG 低摄取，而恶性程度高的恶性淋巴瘤常呈现为 ^{18}F-FDG 中 - 高度摄取，当恶性淋巴瘤从低度恶性或惰性淋巴瘤向高度恶性淋巴瘤转化时，^{18}F-FDG 摄取会明显增加。因此，PET 和 PET/CT 显像可用于及时发现恶性淋巴瘤的这种转化，从而指导临床医生及时、有效地制订相应治疗方案。寿毅等对 8 例惰性淋巴瘤向大细胞转化的 ^{18}F-FDG PET/CT 显像进行研究，发现转化前标准化摄取值（standardized uptake value，SUV）为 2.2 ± 1.0，转化后为 SUV 为 4.7 ± 1.9，两者差异显著（$P < 0.01$），Ki-67 指数也与此出现相应增高。Bode t MC 也指出，如果

原本低摄取的病灶在 PET/CT 随访过程中出现病灶增多、增大，由结外发展至淋巴结，并且病灶 ^{18}F-FDG 摄取明显增高，则应高度提示惰性淋巴瘤向高度恶性淋巴瘤转化。

（四）疗效监测及预后评估

PET 可以显示肿瘤组织治疗后代谢活性方面的改变，研究表明，如果肿瘤细胞对化疗有效，其葡萄糖代谢可以在 6 ～ 72 小时内明显降低，表现为 ^{18}F-FDG 摄取降低或消失，这为临床肿瘤治疗是否有效提供客观依据。2007 年 NCCN 肿瘤学临床实践指南将 PET 或 PET/CT 列为恶性淋巴瘤治疗疗效的评价标准，这也表明 PET 或 PET/CT 作为恶性淋巴瘤疗效监测的一种手段已得到临床的肯定。多项研究结果也表明，PET 较传统的影像手段更灵敏，能更好地监测疗效及评估预后。对于 1 ～ 4 个化疗周期后早期 PET 显像阳性的恶性淋巴瘤患者，44% ～ 100% 的患者在治疗结束或随访期间疾病进展或复发。对于显像阴性的患者，仅有 0% ～ 30% 的患者治疗失败。Zinzani PL 等分析了 91 例非霍奇金淋巴瘤患者，中期治疗后，PET 显像阳性的 35 例患者中，只有 6 例（17%）完全缓解，而 PET 显像阴性的 56 例患者中，50 例（89%）得到完全缓解，这两组病人的无事件生存（event-free survival，EFS）及总生存（overall survival，OS）有明显差异（$P = 0.0001$）。我们中心也对 53 例治疗中期的弥漫大 B 细胞淋巴瘤进行研究，治疗前及治疗 4 周期后均行 PET/CT 检查，将病人按照治疗效果分为完全反应组、部分反应组和无反应组，它们临床完全缓解率分别为 88.5%、73.3% 和 8.3%，三组间差异有统计学意义（χ^2=23.548，P=0.000）。完全反应组、部分反应组的完全缓解率高于无反应组（χ^2=22.656，=0.000 和 χ^2=11.407，P=0.001）。1 ～ 2 周期化疗后行 PET 检查也能反映恶性淋巴瘤预后，Cerci JJ 等对 115 初诊霍奇金淋巴瘤的患者使用 ABVD 方案化疗 2 周期后进行 PET 检查，结果显示，2 周期化疗后 PET 显像阳性和显像阴性的患者 3 年 EFS 分别为 53.4% 和 90.5%（$P < 0.001$），作者同时也提出 PET 是一个很好的预后因素的观点。也有研究提出了不同的观点，认为治疗中期 PET 显像结果不能评估预后而治疗结束后 PET 显像结果能反映预后，Barnes JA 等对 96 例霍奇金淋巴瘤患者进行治疗中期及治疗结束后进行 PET/CT 显像，结果发现，所有患者 4 年无

进展生存（progress free survival，PFS）和 OS 分别为
88% 和 97%，中期 PET 阳性和阴性的患者 PFS 分别
为 87% 和 91%（P=0.57），治疗结束后 PET 阳性和阴
性的患者 FES 分别为 94% 和 54%（P<0.0001），OS
分别为 84% 和 100%（P<0.0001）。

临床分期是恶性淋巴瘤预后的重要因素之一。
传统的分期主要是采用 CT，它对于淋巴结结内侵犯
具有较高的灵敏度，但对于恶性淋巴瘤早期骨髓及
脾侵犯检出灵敏度较低。¹⁸F-FDG PET 显像对淋巴
结结内病灶的检出灵敏度与 CT 相近，但对于恶性
淋巴瘤结外侵犯的检出灵敏度明显高于 CT，特别
是 PET/CT 常规检查即为全身扫描，可全面直观地
显示病变的全身累及范围，为临床准确分期、选择
恰当的治疗方案提供客观依据。研究结果显示，¹⁸F-
FDG PET/CT 可作为一种单独检查手段用于恶性淋
巴瘤分期。另外，¹⁸F-FDG PET 显像可以指导临床
确定活检部位，提高恶性淋巴瘤病理检查阳性率。

¹⁸F-FDG PET/CT 显像除了提供淋巴结大小的信

息以外，还可以提供病灶的功能代谢信息。因此，
可用于恶性淋巴瘤疗效评价、监测复发，为临床选
择治疗方案提供科学依据。

（五）病例分析与诊断要点

病例 1

【病史摘要】患者，男，68 岁。下腹胀痛 2 个
月，发现左侧腹股沟肿物 2 天。CT 检查发现腹部多
发淋巴结肿大。曾口服中药治疗，症状无明显缓解。
无发热、恶心、呕吐等不适。

【PET/CT 所见】¹⁸F-FDG PET/CT 显像于左侧
颈部、左侧肩背部、左侧锁骨上下窝、左侧腋窝、
胰头周围、上中下腹腹膜后区、双侧髂总动静脉
旁、右侧髂内血管旁、左侧髂内外血管旁、左侧腹
股沟区见数量非常多结节状和块状异常浓聚影，大
多数病灶相互融合，SUVmax 介于 9.7~21.4 之间，
SUVave 介于 6.5~10.3 之间；CT 于相应部位见数
量相当多淋巴结明显增大（图 1-5-1）。

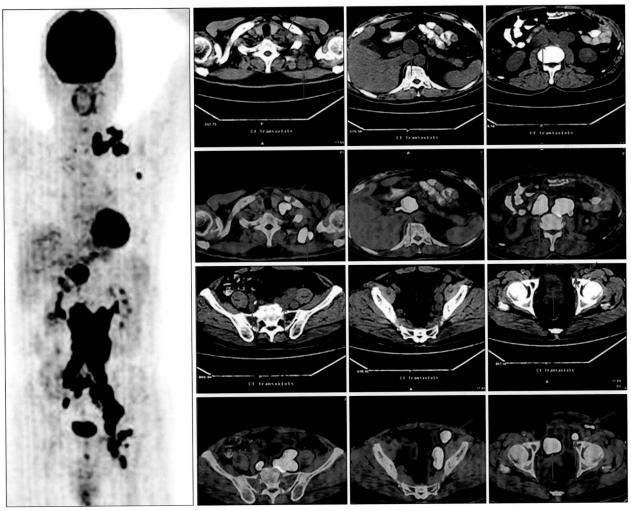

图 1-5-1　恶性淋巴瘤全身多处淋巴结侵犯 ¹⁸F-FDG PET/CT 显像图

【PET/CT 拟诊】恶性淋巴瘤全身多处淋巴结侵犯。

【病理诊断】腹膜后淋巴结活组织病理学诊断为弥漫大 B 细胞淋巴瘤。

【诊断要点】弥漫大 B 细胞淋巴瘤是非霍奇金淋巴瘤中最常见的一种亚型，也是成人恶性淋巴瘤中最常见的一种类型，并且是一组在临床表现、组织形态和预后等多方面具有很大异质性的恶性肿瘤。在临床表现上，患者常表现为迅速肿大的淋巴结，10%～15% 患者有骨髓侵犯，50% 以上患者有淋巴结外病变，患者常出现发热、盗汗、进行性消瘦等全身症状。本病病程进展迅速，如不予以积极治疗，中位生存期不足 1 年。绝大多数弥漫大 B 细胞淋巴瘤代谢明显增高，累及范围广泛，多同时伴有结外侵犯，部分病灶可呈巨大块状改变或呈整个脏器或相邻多处组织弥漫性浸润。该病例表现为全身多处淋巴结（包括浅表淋巴结及深部淋巴结）受侵犯，基本沿着淋巴链的走行分布，由于肿瘤生长速度较快，侵袭性较高，对葡萄糖的需求较高，¹⁸F-FDG PET 显像表现为明显高摄取。

【鉴别诊断】恶性淋巴瘤全身多处淋巴结侵犯需要与恶性肿瘤淋巴结转移、坏死性淋巴结炎、淋巴结结核、传染性单核细胞增多症相鉴别。

（1）恶性肿瘤淋巴结转移：¹⁸F-FDG PET/CT 显像恶性肿瘤淋巴结转移灶表现高代谢病灶，CT 于相应部位可见淋巴结增大。但是，恶性肿瘤淋巴结转移患者通常可找到原发灶，淋巴结转移多沿着原发灶的淋巴引流途径转移。如果不能发现恶性肿瘤原发病灶，需要活组织病理学检查确诊。

（2）坏死性淋巴结炎：坏死性淋巴结炎是一组发热、淋巴结肿大、以良性病程为临床特征的淋巴结炎症，因感染、弥漫性结缔组织病等引起。好发于儿童及青少年女性，是一种自限性疾病，常发生于颈部及腋窝淋巴结，发生于全身淋巴结较少见，病理表现上为淋巴结广泛凝固性坏死和组织细胞增生。¹⁸F-FDG PET/CT 显像可见病灶呈放射性浓聚影；CT 于相应部位可见部分淋巴结坏死，常可见淋巴结边界不清，密度降低，近于水样密度，并沿组织间隙浸润（图 1-5-2），而淋巴瘤侵犯的淋巴结密度多均匀，较少出现坏死。有时候这两者鉴别诊断困难，需要病理学检查确诊。

（3）淋巴结结核：多见于儿童和青年，多表现为颈部淋巴结肿大，结节状，无痛，初期肿大的淋巴结较硬、无痛，可推动。病变继续发展发生淋巴结周围炎，使淋巴结与皮肤和周围组织发生粘连，各个淋巴结也可相互粘连，融合成团形成不易推动的结节性肿块。晚期淋巴结发生干酪样坏死、液化形成寒性脓肿。¹⁸F-FDG PET/CT 显像病灶可见不同程度的放射性浓聚影，干酪样坏死区较大 PET 可显示放射性缺损影；CT 于相应部位可见淋巴结增大，密度可不均匀，中间可出现坏死区。最终诊断需要依靠活组织病理学检查。

（4）传染性单核细胞增多症：传染性单核细胞增多症是 EB 病毒感染引起的急性自限性传染病，其临床特征为发热、咽喉炎、淋巴结肿大，淋巴结肿大是一种良性的增生，可肿大但一般不化脓，肝、脾、心肌、肾、肾上腺、肺、中枢神经系统均可受累，PET/CT 显像病灶表现为 ¹⁸F-FDG 摄取（图 1-5-3），与淋巴瘤的鉴别较困难，需要进行活组织病理学检查确诊。

病例 2

【病史摘要】患者，男，47 岁。左鼻塞、头痛、

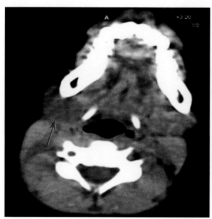
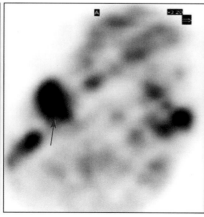
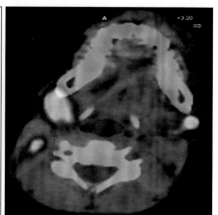

图 1-5-2　坏死性淋巴结炎 ¹⁸F-FDG PET/CT 显像图

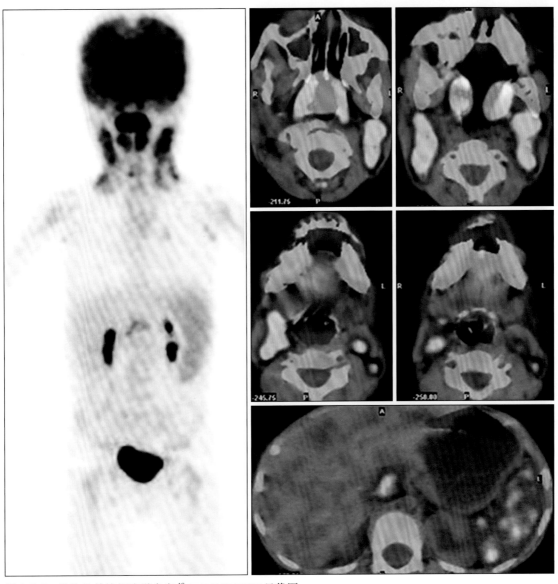

图 1-5-3　传染性单核细胞增多症 ¹⁸F-FDG PET/CT 显像图

流脓涕 2 月余，巩膜面色进行性黄染伴浓茶色尿 4 天。患者缘于 2010 年 3 月初无诱因出现左侧鼻塞、流脓鼻涕，伴头痛，发热（具体温度不详），逐渐加重，无咳嗽咳痰，于 2010 年 4 月 29 日就诊，诊断为"左侧急性鼻窦炎"。于 2010 年 4 月 30 日在全麻下行鼻内镜下左筛窦、上颌窦开放＋左上颌窦根治术，术后应用"头孢替安、氟康唑、甲硝唑"等抗感染，术后病理活检提示"恶性肿瘤，非霍奇金淋巴瘤可能大"；2010 年 5 月 14 日患者出现发热并腹胀、恶心、呕吐，伴巩膜、面色黄染，逐渐加重，尿色逐渐加深为浓茶样；2010 年 5 月 16 日化验检查发现肝肾功能异常，胆红素异常升高，腹部 B 超提示肝大，腹腔、胸腔均有积液。患者为求进一步治疗入院。发病以来精神食欲睡眠差，夜间盗汗，反复低热，小便量少，

色深黄，大便正常，2 个月内体重减轻 3kg。

【PET/CT 所见】¹⁸F-FDGPET/CT 显像于左侧鼻腔及相邻上颌窦处见 1 个块状放射性浓聚影，大小为 5.0cm×3.6cm×5.5cm，SUVmax 为 7.9，SUVave 为 3.9；CT 于相应部位见软组织肿块影；该病灶累及鼻中隔、左侧下鼻甲并向左侧眶内（侵及左眼内直肌及左侧视神经）生长。双侧颌下区见多个结节状放射性浓聚影，最大者为 1.6cm×1.1cm×2.6cm，SUVmax 为 5.6，SUVave 为 3.4；CT 于相应部位见淋巴结增大。肝、脾、双肾皮质内见弥漫性、均匀性放射性浓聚影，SUVmax 分别为 8.4、8.0、8.5，SUVave 分别为 4.4、5.0、4.7；CT 见肝、脾增大，双肾皮质增厚。胰腺头颈体部见放射性浓聚影，SUVmax 为 7.9，SUVave 为 4.4；CT 于相应部位软

49

组织影（图1-5-4）。

【PET/CT拟诊】恶性淋巴瘤全身多脏器侵犯。

【病理诊断】弥漫大B细胞淋巴瘤。

【诊断要点】该病例累及多系统、多脏器组织，而且脏器的侵犯多表现为弥漫性、均匀性的浸润。^{18}F-FDGPET/CT显像可见多系统、多脏器放射性浓聚影；CT于相应部位也可见明显改变。

病例3

【病史摘要】患者，女，50岁。右手右脚麻痹1月余并逐渐加重，曾以脱髓鞘疾病治疗6天，症状无好转，MRI提示颅内多发占位性病变。

【PET/CT所见】^{18}F-FDG PET/CT显像于大脑左侧额叶、左侧半卵圆区、左侧基底节区及胼胝体膝部见多个结节状和小块状放射性浓聚影，大小介于2.0cm×1.4cm×3.0cm～3.0cm×3.1cm×2.6cm之间，SUVmax介于16.4～17.5之间，SUVave介于10.9～11.1之间（图1-5-5）。

【PET/CT拟诊】颅内恶性淋巴瘤。

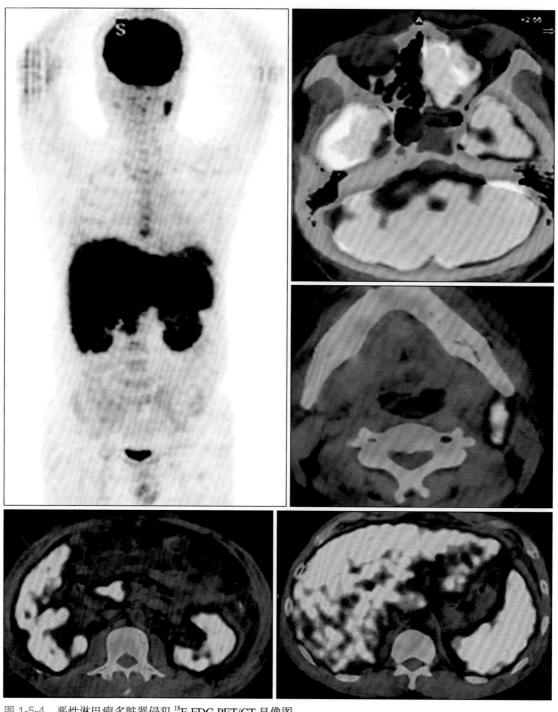

图1-5-4　恶性淋巴瘤多脏器侵犯 ^{18}F-FDG PET/CT 显像图

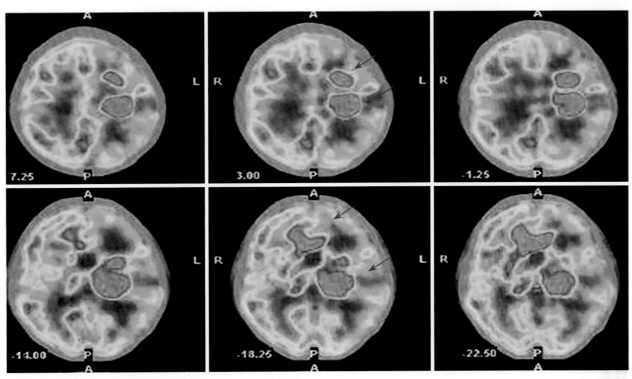

图 1-5-5　颅脑原发性恶性淋巴瘤 ¹⁸F-FDG PET/CT 显像图

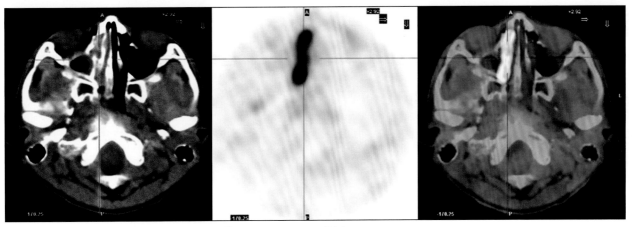

图 1-5-6　右侧筛窦及右侧鼻腔恶性淋巴瘤 ¹⁸F-FDG PET/CT 显像图

【病理诊断】立体定向活检病理学诊断为颅内弥漫大 B 细胞淋巴瘤。

【诊断要点】颅内恶性淋巴瘤是一种较少见的颅内恶性肿瘤，约占原发性颅内肿瘤的 1.5%。中枢神经系统恶性淋巴瘤多为 B 细胞型非霍奇金淋巴瘤，瘤细胞常聚集在血管周围呈袖套状排列。颅内恶性淋巴瘤具有以下特点：①病灶多位于胼胝体、基底节区、丘脑及中脑等大脑中线结构周围；②病灶对 ¹⁸F-FDG 明显高摄取，PET 显像表现为病灶的放射性浓聚程度均明显高于脑皮质，边界清楚，病灶周围常无明显脑水肿；③CT 表现为等密度或略高密度，很少有出血、坏死及钙化；④全身其他部位无

恶性淋巴瘤病灶。

病例 4

【病史摘要】患者，男，14 岁。反复发热 2 个月余。患者 2 个月前无明显诱因出现发热，持续数日，体温最高时近 40℃，缓解后又反复发热，伴前额头痛、鼻塞，夜间时有盗汗，无恶心呕吐，无腹痛腹泻。查胸片提示双下肺支气管炎，抗感染治疗病情好转。随后患者又反复发热，再次就诊，复查胸片提示双下肺支气管炎，骨髓穿刺细胞学检查提示增生活跃，粒红比例降低，组织细胞占 7.8%，NAP 阴性。腹部彩超提示胆囊体积缩小，胆囊壁增厚，脾稍大，经抗感染、护肝及对症支持治疗，病

情无明显好转，仍反复发热。遂行 PET/CT 检查明确发热原因。

【PET/CT 所见】^{18}F-FDG PET/CT 显像于右侧筛窦及右侧鼻腔内见 1 个长条状放射性浓聚影，大小为 1.8cm×4.7cm×2.5cm，SUVmax 为 12.1，SUVave 为 4.5；CT 于相应部位见软组织影（图 1-5-6）。

【PET/CT 拟诊】右侧筛窦及右侧鼻腔内淋巴瘤。

【病理诊断】活组织病理学检查诊断为 NK/T 细胞淋巴瘤。

【诊断要点】自然杀伤 NK/T 细胞淋巴瘤是罕见的恶性淋巴瘤亚型，在亚洲、南美洲发病率稍高，占非霍奇金淋巴瘤的 8% 左右，而在欧美国家中非常少见。可分为鼻型和非鼻型（或鼻外型）。鼻型和非鼻型 NK/T 细胞淋巴瘤具有相同的组织病理学特征，前者原发于鼻腔，后者发生于鼻腔外部位，如皮肤、胃肠道、睾丸、肾和上呼吸道等。鼻腔 NK/T 细胞淋巴瘤的影像表现缺乏特异性，文献报道 50% 以上的初诊患者误诊为其他疾病。

（王全师　周文兰　李洪生）

重点推荐文献

[1] 黄钢. 影像核医学. 2版, 北京: 人民卫生出版社, 2010.

[2] Feinendegen LE, Shreeve WW, Eckelman WC, et al. Molecular nuclear medicine. Berlin Heidelberg: Springer-Verlag, 2003.

[3] 申宝忠. 分子影像学. 2版, 北京: 人民卫生出版社, 2010.

主要参考文献

[1] Wu HB, Wang QS, Wang MF, Zheng XK, Zhou WL, Li HS. Preliminary Study of ^{11}C-Choline PET/CT for T Staging of Locally Advanced Nasopharyngeal Carcinoma: Comparison with ^{18}F-FDG PET/CT[J]. J Nucl Med. 2011, 52(3): 341-346.

[2] Wu HB, Wang QS, Wang MF, Li HS, Zhou WL, Ye XH, Wang QY. Utility of ^{18}F-FDG PET/CT for staging NK/T-cell lymphomas[J]. Nucl Med Commun. 2010, 31(3): 195-200.

[3] Cronin P, Dwamena BA, Kelly AM, Carlos RC. Solitary Pulmonary Nodules: Meta-analytic Comparison of Cross-sectional Imaging Modalities for Diagnosis of Malignancy[J]. Radiology 2008, 246: 772-782.

[4] Orlando LK, Kulasingam SL, Matchar DB. Meta-analysis: the detection of pancreatic malignancy with positron emission tomography[J]. Aliment Pharmacol Ther 2004, 20: 1063-1070.

[5] Public Health and Social Insurance Institute WyŜsza Szkoła Biznesu National-Louis University, Cost-effectiveness analysis of PET/CT positron emission tomography and the diagnostic technologies financed from public sources in oncological diagnostics in Poland. Clinical and epidemiological aspects-Health Technology Assessment Report, 2006.

¹⁸F-FDG PET/CT 在肿瘤临床分期和再分期中的应用

2

PET/CT 因其能在分子水平上反映人体的生理或病理变化，灵敏地探测疾病早期的代谢异常，可以早期发现病灶，同机 CT 对 PET 发现的病灶可以进行精确定位，避免或减少了对 PET 阴性肿瘤或小病灶的漏诊，PET 对 CT 可疑病变增加诊断的特异性，PET 和 CT 两者信息互补，提高诊断的准确性。PET/CT 是全身显像，一次检查可以提供淋巴结、脑、肺、肝、肾上腺和骨骼等全身各器官或组织有无转移的信息，有助于肿瘤精确的临床分期，为制订科学的临床治疗方案提供依据。以诊断淋巴结转移为例，PET/CT 更准确，这是因为 CT 或 MRI 诊断转移的标准是淋巴结的增大（>1cm），其中不乏由于慢性炎症引起的淋巴结增大，或将已受到肿瘤组织侵及的正常大小的淋巴结判为正常；而 PET 则根据淋巴结的代谢活性判断是否为转移，比单纯考虑病变大小更为准确。放化疗损伤可导致肿瘤周围组织水肿、纤维化和坏死而形成肿块，其临床表现和 CT、MRI 所见很难与残留的肿瘤鉴别。¹⁸F-FDG PET 显像则对二者的鉴别有重要价值。

大量临床研究结果证明，由于同机 CT 对病变定位的效能和诊断信息的补充，将肿瘤 ¹⁸F-FDG PET 显像原已高达 85% 左右的诊断正确性又提高了 10～15 个百分点，改变患者临床治疗决策 30%～50%，使之得到了临床医生更广泛的认同和应用，已成为有利于患者和有助于医生的最重要的肿瘤影像设备，促使学术界和医疗服务部门积极考虑进一步扩大

PET/CT 肿瘤的应用范围。美国健康保健经济管理局（HCFA）确定纳入医疗保险的 PET 检查项目逐年增加：1995 年 ⁸²Rb 心肌灌注显像；1998 年批准肺癌单发结节的诊断；1999 年肺癌单发结节的诊断和非小细胞肺癌（NSCLC）分期；2000 年 12 月肺癌、结直肠癌、淋巴瘤、恶性黑色素瘤的诊断、分期及再分期；2001 年增加食管癌、头颈部肿瘤的诊断、分期及再分期；2002 年乳腺癌分期、再分期及监测治疗反应；2003 年以前经甲状腺手术或 ¹³¹I 治疗，血清甲状腺球蛋白升高（>10ng/ml）而 ¹³¹I 扫描阴性的甲状腺癌；2005 年宫颈癌。美国医疗保健和医疗补助中心（CMS）2006 年 5 月开始只要申请医生和患者将肿瘤 PET 显像在 NOPR（国家肿瘤 PET 显像登记）做了登记（最好是提供 PET 数据和结果），都将由 CMS 支付 PET 费用，它几乎使所有肿瘤患者都能够享受和得益于 PET/CT 这一高科技成就。2009 年 4 月 3 日 CMS 发布了 PET 支付范围的决定，包含了几乎所有肿瘤的初期治疗策略的评价（诊断和分期）以及一些肿瘤治疗后的评价（再分期、探测肿瘤复发和治疗监测），如乳腺癌、宫颈癌、结直肠癌、食管癌、头颈部肿瘤、非小细胞性肺癌、淋巴瘤、黑色素瘤、卵巢癌和多发性骨髓瘤（表 2-0-1）。大多数情况下，PET/CT 对多种不同类型肿瘤的 TNM 分期和治疗后再分期准确性要优于单纯 PET 和 CT 影像，结果比较见表 2-0-2。

表 2-0-1　美国纳入医疗保险（HCFA）和 NOPR 登记支付 PET/CT 检查费用的肿瘤类型

疾病	初期治疗评价	治疗后评价	备注
非小细胞型肺癌	是	是	
小细胞肺癌	是	NOPR	
头颈部肿瘤	是	是	
食管癌	是	是	
胃癌	是	NOPR	
小肠癌	是	NOPR	
结直肠癌	是	是	
肛门癌	是	NOPR*	一些保险公司将肛门癌归于结直肠癌
肝细胞肝癌	是	NOPR	
胆囊癌和胆管细胞癌	是	NOPR	
胰腺癌	是	NOPR	
后腹膜和腹膜肿瘤	是	NOPR	
间皮瘤	是	NOPR	
纵隔肿瘤，胸腺癌	是	NOPR	
骨肿瘤	是	NOPR	
软组织肉瘤	是	NOPR	
黑色素瘤	是 *	是	不包括黑色素瘤区域淋巴结探测，包括高风险黑色素瘤远处转移的探测
皮肤肿瘤（非黑色素瘤）	是	是	
乳腺癌	是 *	是	不包括乳腺癌腋窝淋巴结的初期评价和乳腺肿块的定性，包括不明原发灶的腋窝淋巴结转移或潜在乳腺癌引起的副癌综合征
子宫癌	是	NOPR	
宫颈癌	是 /NOPR*	是	适用于盆腔外转移 CT 或 MRI 阴性者宫颈癌的治疗前评价
卵巢癌	是	是	
前列腺癌	否	NOPR	
膀胱癌	是	NOPR	
肾和其他泌尿系统肿瘤	是	NOPR	
原发性脑肿瘤	是	NOPR	
甲状腺癌	是	是 /NOPR*	包括经过手术和 [131]I 治疗的滤泡性甲状腺癌，血清 Tg>10ng/ml 而 [131]I 显像阴性者，其他属于 NOPR
其他内分泌肿瘤	是	NOPR	
不明原发灶肿瘤	是	NOPR	
淋巴瘤	是	是	
多发性骨髓瘤	是	是	
白血病	NOPR	NOPR	
神经内分泌肿瘤	是	NOPR	
其他肿瘤	是	NOPR	

表 2-0-2　PET/CT 与 PET 或 CT 在肿瘤诊断及临床分期、再分期的价值比较

肿瘤类型	作者及年份	病例数	与 PET/CT 比较的方法	P
头颈部肿瘤	Branstetter（2005）	65	PET T/N 分期	NS
			CT T/N 分期	<0.05
	Schoeder（2004）	68	PET 探测病变数目	<0.05
	Gordin（2006）	42	PET 分期	NS
			CT 分期	<0.05
	Chen（2006）	70	PET 分期	<0.05
			CT 分期	<0.05
甲状腺癌	Palmedo（2006）	40	PET 诊断	<0.05
SPN 和肺癌	Yi（2006）	119	PET	<0.05
	Lardinois（2003）	50	PET T 分期	0.01
			PET N 分期	<0.05
	Antoch（2003）	27	PET T 分期	0.008
			PET N 分期	NS
	Halpern（2005）	36	PET T 分期	<0.05
			PET N 分期	NS
	Shim（2005）	106	CT T 分期	NS
			CT N 分期	<0.001
	Cerfolio（2006）	93	CT 再分期及疗效监测	<0.05
乳腺癌	Fueger（2005）	58	PET 再分期	0.06（NS）
	Tatsumi（2006）	75	CT 再分期	<0.05
食管癌	Bar-Shalom（2005）	32	分期	<0.05
	Yuan（2006）	45	PET N 分期	<0.05
	Cerfolio（2005）	48	经食管超声下活检（EUS-FNA）N 分期	0.04
			M 分期	NS
结直肠癌	Cohade（2003）	32	PET 再分期	<0.01
	Kim（2005）	62	PET 再分期	<0.01
	Votrubova（2006）	84	PET 再分期	<0.05
	Even-Sapir（2004）	51	PET 再分期	<0.05
	Selzner（2004）	76	CT 探测肝转移灶	NS
			CT 探测肝外转移	<0.05
胰腺癌	Heinrich（2005）	59	CT 诊断	0.07（NS）
胆道系统肿瘤	Petrowsky（2006）	61	CT 诊断	NS
			CT 探测远处转移	<0.05
			CT 局部 N 分期	<0.05
胃肠间质瘤	Goerres（2005）	34	CT 预后评价	<0.05
	Antoch（2004）	20	PET 预后评价	<0.05
淋巴瘤	Allen-Auerbach（2004）	73	PET 再分期	<0.05
	Freudenberg（2004）	27	PET 再分期	NS
			CT 再分期	<0.05
	Schaefer（2004）	60	CT 再分期	<0.05
	La Fougere（2006）	100	PET 与 CT 的视觉融合	NS
黑色素瘤	Reinhardt（2006）	250	CT M/N 分期	<0.05
			PET M/N 分期	<0.05
不明原发灶	Gutzeit（2005）	45	PET 探测	NS
			CT 探测	NS

第 1 节　鼻咽癌

一、临床分期

由于鼻咽癌解剖位置隐蔽，早期症状不典型，临床上容易延误诊断，仅有 30% 的病人首诊时处于早期，因此对初诊鼻咽癌的病人需要准确评价分期。

鼻咽癌常见咽后间隙和颈部淋巴结转移，60%~80% 患者初诊时即可触及颈部包块。而在体检认为颈部无转移（cN0）的病人中，高于 15%~20% 的病人有潜在的颈部淋巴结转移。转移灶一般位于上颈部自乳突下至锁骨上区，常以胸锁乳突肌为中心分布。晚期患者可有腋下、纵隔、腹膜后甚至腹股沟等处淋巴结转移。CT 或 MRI 诊断主要根据淋巴结的大小。但肿大淋巴结不一定是转移灶，炎症、手术及放化疗等均可致淋巴结反应性增大；而正常大小的淋巴结也可能是转移灶，因此仅以大小作为判断标准可出现一定的假阳性和假阴性。

PET 诊断淋巴结转移主要依据有无明显代谢增高，淋巴结出现高于周围正常组织者的放射性浓聚为阳性。由于恶性病灶代谢速率常明显高于良性病灶和正常组织，因而能较准确判断病灶的性质。值得注意的是，由于 FDG 在鼻咽部、颌下腺、腮腺等有不同程度的生理性摄取，颈部炎性淋巴结也可表现为高代谢，所以 PET 可出现假阳性结果；对于恶性程度低和体积小的转移灶，PET 也会出现假阴性。PET/CT 具有 PET 的高灵敏度和 CT 的高分辨率，明显提高了对淋巴结分期的准确性，同时也使鼻咽癌原发病灶对周围浸润的评价更准确。

Kyzas PA 等对应用 ^{18}F-FDG PET 评价头颈部肿瘤的颈部淋巴结转移情况进行了系统性回顾，汇总了截至 2007 年的 32 篇前瞻性临床研究，包含 1236 个病人。经 Meta 分析汇总后，显示灵敏度为 79%（95% CI，72%~85%），特异性为 86%（95% CI，83%~89%）。但对 cN0 的病人，灵敏度仅为 50%（95% CI，37%~63%），而特异性为 87%（95% CI，76%~93%）。而将 PET 和传统影像检查（CT、MRI）对比汇总后发现，PET 的灵敏度和特异性均比传统检查高出 5%~7%；但无统计学差异。此研究认为，^{18}F-FDG PET 能有效地评价头颈部肿瘤病人在治疗前的颈部淋巴结转移情况；但对 cN0 的病人，仍有半数转移者不能被检出。

40%~60% 的鼻咽癌患者死于远处转移，骨转移最多见，其次是肺、肝转移，多在放疗后 1~2 年发生，鼻咽癌脑转移较少。远处转移是导致鼻咽癌治疗失败的难题，胸片、B 超、骨扫描是发现远处转移的常规检查手段和方法，病灶检出率尚不能令人满意，而 PET/CT 明显的优势是全身显像能检出远处转移灶。Xua GZ 等对应用 ^{18}F-FDG PET 检测头颈部肿瘤的远处转移或第二种原发肿瘤进行了系统性回顾，汇总了 2000-2011 年的 12 篇临床研究，总共包含 1276 个病人。经 Meta 分析汇总后，显示 PET 的灵敏度为 88.8%（95% CI，82.7%~92.8%），特异性为 95.1%（95% CI，93.6%~96.3%），Q* 值为 0.937（95% CI，84.4%~96.4%）。而亚组分析中，分期与再分期、单独鼻咽癌与其他种类头颈部肿瘤之间均无显著性差异。此研究认为，PET 或 PET/CT 对头颈部肿瘤的初始 M 分期都有较高的诊断价值。

二、治疗后再分期

鼻咽癌治疗后由于肉芽增生、瘢痕形成，局部软组织明显增厚，导致 CT 在鉴别肿瘤残余、复发和瘢痕方面存在较大困难。以鼻咽部组织增厚作为 CT 诊断鼻咽癌复发、残余的标准，假阳性高、特异性差。而复发的肿瘤组织的代谢率明显高于治疗后形成的纤维瘢痕，因此 PET 在这方面较 CT、MRI 有明显优势。Liu T 等对应用 ^{18}F-FDG PET 检测鼻咽癌病人治疗后的残余或复发进行了系统性回顾，并与 CT 和 MRI 对比，汇总了 1990-2007 年的 21 篇临床研究，总共包含 1813 个病人。经 Meta 分析汇总后，显示 PET 的灵敏度为 95%（95% CI，90%~97%），特异性为 90%（95% CI，87%~93%），诊断比值比（DOR）为 96.5，Q* 值为 92%，均显著性地高于 CT（灵敏度为 76%，特异性为 59%，DOR 为 7.0，Q* 值 72%）及 MRI（灵敏度为 78%，特异性为 76%，DOR 为 8.7，Q* 值 76%）。此研究认为，PET 是检测鼻咽癌残余或复发的最佳检查。

典型病例　男，54 岁。发现左侧颈部淋巴结大，穿刺病理结果为转移性低分化鳞癌。CT 显示鼻咽顶部咽后壁软组织稍增厚，以左侧明显，右侧咽隐窝变浅，左侧消失，增强后轻度异常强化，左肺少许炎症。鼻咽镜左侧鼻咽顶近咽隐窝处增厚，

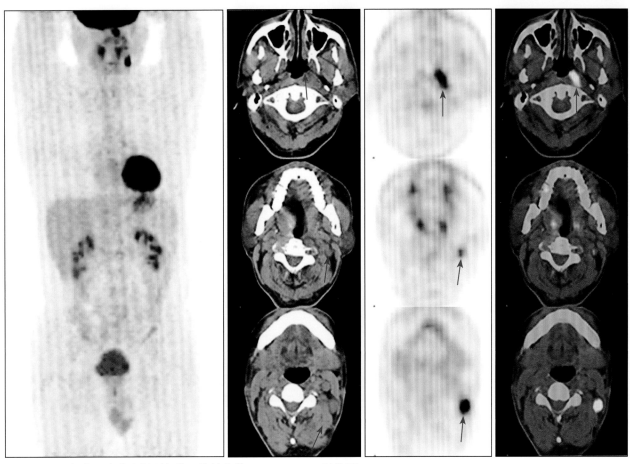

图 2-1-1　左侧鼻咽癌伴左侧颈部淋巴结转移 ¹⁸F-FDG PET/CT 显像图

略有下塌感，右侧咽隐窝亦有软组织增生，表面黏膜均光滑，病理鼻咽部左顶壁黏膜组织内可见少量泡状核样细胞，倾向低分化鳞形细胞癌，咽隐窝黏膜慢性炎症。同机 CT 平扫可见左侧鼻咽顶部咽后壁增厚软组织影，PET 示其放射性摄取异常增高，SUVmax 6.4。左侧颈部见 2 个淋巴结影，较大者约 1.6cm，PET 示其放射性摄取异常增高，SUVmax 7.4。诊断意见：左侧鼻咽部增厚软组织及左侧颈部淋巴结 FDG 代谢异常增高，结合病史，考虑鼻咽癌及其转移所致。随访结果：鼻咽部左顶壁镜下黏膜上皮完整，黏膜固有膜内可见散在少量异型核大细胞，上皮标记呈阳性反应，部分挤压变形，倾向低分化鳞状细胞癌（泡状核细胞型）。酶标：CK 广（ +/- ），Ker（ +/- ），34BE12（ +/- ），CK7（ - ），LCA（ - ），CD30（ - ）。

第 2 节　甲状腺癌

FDG PET 在甲状腺结节鉴别诊断中的应用价值存在争议，FDG 摄取不仅见于恶性肿瘤，而且见于炎症和感染性病变，如甲状腺腺瘤、甲状腺功能亢进症、慢性甲状腺炎等。慢性甲状腺炎因为大量的淋巴细胞浸润而摄取 FDG，引起假阳性。另外有的甲状腺肿瘤特别是乳头状肿瘤可不摄取 FDG 呈假阴性，因此不主张 FDG PET 用作甲状腺结节的术前评价。¹⁸F-FDG PET 显像适用于：①甲状腺癌术后 ¹³¹I 全身显像阴性而血清 Tg 含量持续升高和（或）无法解释的形态影像学改变，怀疑有肿瘤复发 / 转移的患者；② ¹³¹I 全身显像有肿瘤复发和（或）转移，¹⁸F-FDG PET 检查可证实或发现有无新的转移病灶；③甲状腺髓样癌术后血清降钙素水平升高患者转移灶的探测。

当术后无大量甲状腺组织残余时进行 ¹⁸F-FDG PET 显像，其灵敏度与特异性增加，建议 PET 显像在第一次放射性碘治疗 2 个月后进行，此时非特异性改变引起的假阳性变化明显降低。临床研究表

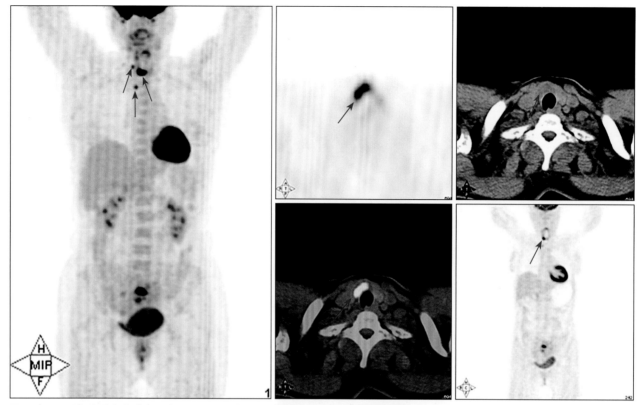

图 2-2-1　甲状腺乳头状癌伴颈部及纵隔淋巴结转移 ¹⁸F-FDG PET/CT 显像图

明，¹⁸F-FDG PET 对经过手术切除、不摄取 ¹³¹I 而血清 Tg 持续升高的分化型甲状腺癌（DTC）的残留组织及其转移灶的检测比常规方法更为有效。Shiga 等研究发现，在高分化甲状腺癌中，¹³¹I 摄取阳性而 FDG 摄取阴性；在低分化甲状腺癌中，¹³¹I 摄取为阴性而 FDG 摄取阳性，证实了"跳跃－转换"（flip-flop）现象，这种摄取的差异性可能与肿瘤分化差异克隆有关。

典型病例　女，51 岁。自觉右侧甲状腺结节，质硬，活动度差。B 超检查甲状腺双叶结节，其中右侧片状低回声，右侧颈部淋巴结肿大，首先考虑肿瘤。PET/CT 显像右侧甲状腺下极及峡部见低密度结节影放射性摄取增高，SUV 最大值为 10.7，呈长椭圆形，边界欠清，大小为 2.3cm×1.1cm，右颈 Ⅳ 区见两个淋巴结，PET 示放射性摄取增高，SUV 最大值为 4.4，大者为 0.6cm×0.8cm，前上纵隔淋巴结放射性摄取增高，SUV 最大值为 3.8，大小为 0.9cm×0.8cm。诊断意见：右侧甲状腺下极及峡部低密度结节影、右颈 Ⅳ 区及前上纵隔淋巴结 FDG 代谢增高，考虑甲状腺癌及转移所致。甲状腺全切手术病理结果为甲状腺乳头状癌，术后行 ¹³¹I 治疗。

文献报道，¹⁸F-FDG PET 在甲状腺球蛋白升高

而 ¹³¹I 扫描阴性分化型甲状腺癌患者中具有重要价值。Dong MJ 等系统性回顾了 ¹⁸F-FDG PET 的诊断 DTC 复发和转移的准确性。共汇总了 1990~2008 年的 17 篇研究，包括 571 个病人。Meta 分析显示基于病人的数据中，¹⁸F-FDG PET 的灵敏度为 83.5%（95% CI，79.1%~87.3%），特异性为 84.3%（95% CI，79.1%~88.6%）。其中 7 篇研究统计了基于病变的数据，共包括 237 个病变，汇总灵敏度为 91.6%（95% CI，86.3%~95.3%），特异性为 77.5%（95% CI，66.0%~86.5%），对于 Tg 升高、而 ¹³¹I 全身显像阴性的 DTC，PET 的汇总灵敏度为 88.5%（95% CI，82.8%~92.9%），特异性为 84.7%（95% CI，71.5%~93.4%）。此研究认为，¹⁸F-FDG PET 对 Tg 升高、而 ¹³¹I 全身显像阴性的 DTC 诊断尤其有效，可用于甲状腺癌的复发和转移的随访。Wang 等对 37 例甲状腺癌术后病人进行 ¹⁸F-FDG PET 显像，使 19 例病人的治疗方案得到纠正。Schluter 等报道对 64 例甲状腺癌进行 ¹⁸F-FDG PET 显像，34 例 PET 真阳性患者中 19 例改变了治疗方案，此外 7 例 PET 显示广泛播散的患者进行了姑息性治疗。此研究还提示，¹⁸F-FDG PET 的真阳性与 Tg 水平呈正相关，Tg 水平在 <10ug/L、10~20ug/L、>100ug/L 的甲状腺癌患者 FDG PET 真

阳性率分别为11%、50%、93%；当Tg>10ug/L时进行PET检查具有重要价值。

与^{131}I全身显像相比，直至2006年，两篇研究（Zimmer 2003; Nahas 2005）直接比较了PET/CT和^{131}I全身扫描对诊断甲状腺癌复发的效用。研究包括了41个经过标准治疗（甲状腺切除术和甲状腺^{131}I消融术）后，因甲状腺球蛋白或血清降钙素活性升高、或其他临床表现而怀疑复发的病人；以手术病人的病理标本或非手术病人长期临床随访的结果为金标准。经meta分析后，PET/CT的汇总准确性为89%（95% CI，75%~97%）；而^{131}I全身扫描的准确性为33%（95% CI，18%~50%），显示PET/CT比^{131}I全身扫描准确性更高。

^{131}I全身显像可以评价是否存在完整的Na/I泵，对低度恶性的肿瘤诊断阳性率较高，而^{18}F-FDG PET对高度恶性的肿瘤敏感性很高，两者可相互补充。但^{18}F-FDG PET不能完全取代^{131}I全身显像，因为低度恶性肿瘤FDG摄取较低，另外即使FDG PET发现甲状腺癌的原发病灶及其转移灶，有些患者还需了解肿瘤是否摄取碘，以便决定是否采取^{131}I治疗。因此在^{18}F-FDG PET检查后，对阳性者可考虑应用小剂量的^{131}I进行全身显像。

第3节 肺 癌

一、临床分期

T代表肿瘤原发灶大小及其对周围结构的侵犯情况，N代表有无区域性淋巴结转移，M代表有无远处转移。各T、N、M的范围如表2-3-1所示。

二、在肺癌TNM临床分期中的应用

非小细胞型肺癌（NSCLC）有否淋巴结转移对诊断、治疗方案选择和病人的预后至关重要，准确的临床分期可以避免不必要的治疗，达到减少医疗费用，延长生存期和提高生活质量的目的。美国临床肿瘤指南（NCCN）中已将PET/CT显像作为肺癌临床分期检查非创伤性检查方法之一（包括Ia期病例），国内临床路径也将PET/CT检查列为肺癌术前评估的可选择项目之一。晚期NSCLC CT未显示远处转移迹象，建议PET检查；临床可手术的NSCLC，胸部CT发现纵隔淋巴结最小径≥1cm或PET检查阳性者，建议纵隔镜活检。对PET发现的肾上腺或肝孤立性病灶者，如肺部有手术条件须行活检排除转移；对PET发现骨骼病变而原发肺部病变可以手术，须组织学或其他影像学证实为骨转移。PET可确定CT假阴性的结果和一些隐匿性的转移灶，从而影响分期和治疗。^{18}F-FDG PET可灵敏地检出正常大小的转移淋巴结，发现传统分期未发现的局部和远隔转移，有效地减少不必要的开胸手术，PET检查结果将影响40%~70%肺癌病人的临床治疗决策。

任树华等总结了华山医院PET中心997例PET/CT诊断中有转移的肺癌病例，转移情况为：（1）常见部位淋巴结转移：纵隔淋巴结62.8%（626/997），肺门淋巴结44.1%（440/997），锁骨区淋巴结15.8%（158/997），颈部淋巴结6.2%（62/997）；（2）少见部位淋巴结转移：腹股沟淋巴结0.6%（6/997）；（3）常见脏器转移：骨骼29.1%（290/997），肺内结节22.8%（227/997），胸膜结节17.4%（173/997），脑14.2%（142/997），肝8.2%（82/997），肾上腺7.4%（74/997）；（4）少见部位：皮下结节1.3%（13/997），胰腺0.8%（8/997），肾0.6%（6/997），脾0.4%（4/997），心包结节0.4%（4/997），甲状腺0.3%（3/997），肌肉0.3%（3/997）；（5）罕见部位：左侧眼底1例，右侧乳腺1例。其中3.9%（39/997）肺癌病例有少见部位转移，0.2%肺癌病例患者有罕见部位转移。

1. T分期　PET/CT根据CT的解剖信息评价肺癌对胸壁、周围血管、支气管及纵隔的侵犯，结合PET提供的生物学信息提高了对T分期的准确性。Lardinois D等研究40例NSCLC患者，结果显示，对肿瘤原发病灶，CT、PET、整合性PET/CT诊断正确率分别为58%、40%、88%；分期不正确的比例分别为22%、20%、2%；另外PET/CT对胸壁和纵隔受侵犯情况的检测也优于前两种方法。Antoch等研究结果也同样显示PET/CT对肺癌T分期的评价比单独的PET和CT更精确。PET/CT由于能准确显示肺内、胸膜及纵隔内病变的肿瘤活性程度，还有助于穿刺活检或胸腔镜活检选择最佳的部位，提高这些创伤性检查的成功率。

值得注意的是，由于PET/CT的扫描是在浅

表 2-3-1　肺癌 TNM 分期中各 TNM 的定义（NCCN 肺癌指南，2009 版）

T	范围
Tx	支气管分泌物中找到癌细胞，但影像学检查或纤维支气管镜检查未发现癌肿
T_0	无原发性癌的证据
T_{is}	原位癌
T_{1ss}	任何大小肿瘤表浅扩散，但限于气管或主支气管壁
T_1	肿瘤最大直径 ≤ 3cm，周围为肺组织或脏层胸膜包绕。未累及叶支气管近端以上位置
T_{1a}	≤ 2cm
T_{1b}	> 2cm 但 ≤ 3cm
T_2	肺癌最大直径 >3cm 但 ≤ 7cm，或肿瘤具有以下任一项：侵犯脏层胸膜，累及主支气管、距隆突 ≥ 2cm，肺不张 / 阻塞性肺炎蔓延至肺门但未累及全肺
T_{2a}	> 3cm 但 ≤ 5cm
T_{2b}	> 5cm 但 ≤ 7cm
T_3	> 7cm 或任何大小肿瘤侵及胸壁（包括肺上沟癌）、横膈、膈神经、纵隔胸膜和壁层心包膜；或肿瘤位于主支气管内距隆突 2cm 以内，但未累及隆突，或合并全肺肺不张或阻塞性肺炎
T_4	任何大小肿瘤侵及心包、大血管、气管、喉返神经、食管、椎体或隆突；或原发肿瘤同侧不同肺叶出现卫星结节
N_x	区域淋巴结是否为转移不能评价
N_0	无区域淋巴结转移
N_1	同侧支气管周围和（或）同侧肺门淋巴结转移，和原发癌灶直接侵犯所形成的同侧肺结节
N_2	同侧纵隔和（或）隆突下淋巴结转移
N_3	对侧纵隔淋巴结，对侧肺门淋巴结，同侧或对侧斜角肌、锁骨上淋巴结转移
M_0	无远处转移
M_{1a}	分开的肿瘤结节位于对侧一个肺叶；或肿瘤伴有胸膜结节或恶性胸膜播散
M_{1b}	远处转移

呼吸状态下获得的，由于呼吸运动的影响，肺内 1cm 以下的小结节因容积效应可能被遗漏，而且受 PET 分辨率的影响，这些小结节 FDG 常表现为假阴性。而肺内小结节的检出和准确定位对于肺癌的分期具有重要意义：与原发灶同一肺叶内的转移结节为 T_3，而原发灶对侧一个肺叶的转移结节为 M_{1a}。Auerbach A 等对 142 例肺癌患者进行研究，发现 34% 患者的标准胸部 CT 扫描较 PET/CT 能多发现 125 个肺小结节（3.4 ± 1.6mm，大小 1 ~ 9mm），所有这些结节均未见 FDG 摄取。因此认为常规的 PET/CT 检查对 NSCLC 的分期提供的信息还不足，建议 PET/CT 诊断时需仔细对照近期的标准胸部 CT 图像，必要时可在检查结束后加做标准胸部 CT 采集。近来有研究认为，吸气末低剂量 CT 扫描（120kV，20mAseff）已能显著提高对肺小结节的检出率，因此可在常规显像后加扫低剂量标准 CT 扫描（low-dose MDCT），从而在准确诊断疾病的同时最大限度减少患者的辐射剂量。

2. N 分期　CT 主要依靠淋巴结的大小判断转移，一般以 10mm 为标准，而有的转移淋巴结体积并不增大，因此区分肿大的淋巴结是否由肿瘤转移或炎性增生引起，小的淋巴结有否肿瘤的转移尚有缺陷，因而限制了 CT 的诊断价值。研究表明，PET 在淋巴结分期上优于 CT，但是单纯 PET 对淋巴结

表 2-3-2　肺癌 TNM 分期（NCCN 肺癌指南，2009 版）

分期	TNM
0 期	$T_{is}N_0$
Ia 期	T_{1a}, b N_0M_0; $T_{1ss}N_0M_0$
Ib 期	$T_{2a}N_0M_0$
IIa 期	T_{1a}, bN_1M_0; $T_{2a}N_1M_0$; $T_{2b}N_0M_0$
IIb 期	$T_{2b}N_1M_0$; $T_3N_0M_0$
IIIa 期	$T_{1-3}N_2M_0$; $T_3N_1M_0$; T_4N_0, $_1M_0$
IIIb 期	$T_4N_2M_0$; $T_{1-4}N_3M_0$
IV 期	任何 T，任何 N，M_{1a}, $_{1b}$

的准确定位有一定困难，近肺门区的异常放射性浓聚的淋巴结很难区分究竟是在肺门还是纵隔内（即 N_1 或 N_2 的鉴别），特别对伴有肺不张或术后解剖结构改变的病人，由于纵隔偏移，单个异常放射性浓聚的淋巴结就更难准确定位。而按国际肺癌 TNM 分期标准，肿瘤转移至同侧肺门为 N_1 期，转移至同侧纵隔内为 N_2 期。对 T_1M_0 病人来说，N_1、N_2 的确定分别为肿瘤 II a、III a 期，两者决定的治疗方案不同，对病人预后的影响也有很大差异。PET/CT 既可以发现异常的淋巴结又可以对淋巴结进行精确定位，这种精确定位可以提高对 N_1 和 N_2 的分辨力，使其对淋巴结的分期更准确。已有多项研究发现，PET/CT 对纵隔淋巴结的分期优于单独的 PET 和 CT 或 PET 和 CT 的联合分析。不过，PET/CT 在诊断淋巴结转移时要注意与炎症、结核、结节病等导致的假阳性鉴别。研究认为，对于 CT 显示有钙化或密度高于周围大血管的淋巴结即使 PET 阳性也考虑良性淋巴结。而对于没有钙化或 CT 值较高的 PET 阳性淋巴结，即使在 1cm 以下也考虑肿瘤转移。Kim 等以此为标准发现所有 16 个肺癌患者的 23 组阳性淋巴结均获得正确诊断。

^{18}F-FDG 诊断纵隔淋巴结转移比 CT 更准确。Alongi F 等系统性回顾了对 NSCLC 的纵隔淋巴结转移分期的检查，对比了 ^{18}F-FDG PET 和 CT，汇总了 1998 年至 2005 年的 13 篇临床研究，PET 总共包含 665 个病人，CT 包含 660 个病人。经 meta 分析汇总后，PET 的灵敏度为 83%（95% CI，75% ~ 91%），特异性为 87%（95% CI，80% ~ 95%）。而 CT 的灵敏度为 68%（95% CI，58% ~ 79%），特异

性为 76%（95% CI，67% ~ 86%）。受试者工作曲线下面积（SROC 的 AUC）显示，AUC_{PET} =0.909，AUC_{CT} = 0.794。

PET/CT 分期 N_0 期肺癌病人，系统纵隔淋巴结清扫增加的 N_2 检出率有限，纵隔镜与内镜联合检出率小于 10%。由于常规纵隔镜本身未检出的 N_2（Unsuspected N_2）发生率 ≥ 10%。PET/CT 未见纵隔淋巴结转移是否全部需要做术前有创分期，目前的观点是将 N_0 与 N_1 期区别对待，累积的临床研究结果倾向于对临床 I 期的病人，不常规进行系统淋巴结活检分期，而是综合分析全部已知信息，选择性进行术前有创纵隔分期。欧洲胸心外科协会（European Society of Thoracic Surgeons，ESTS）指南建议：PET 分期后，N_1 病人在根治术前须行系统的淋巴结取样活检，大多数 N_0 分期的非小细胞肺癌在没有危险因素的情况下直接考虑手术。NCCN（National Comprehensive Cancer Network）指南将 PET 纳入 I 期肺癌治疗前分期评价的同时，术前纵隔镜的推荐级别降为 2B 类。N_0 须考虑有创分期的危险因素有：中央型肺癌、右上叶腺癌、高代谢肺癌（SUVmax ≥ 10）、原发灶低代谢（SUVmax<2.5）且纵隔淋巴结 ≥ 1.6cm。具备 1 种或多种危险因素的 N_0 期患者需考虑术前系统纵隔淋巴结取样活检的必要性。

对于 PET 阳性淋巴结行纵隔镜活检，将有助于提高 N_2 转移淋巴结的检出率。随着肺癌 PET 分期经验的累积，从研究内容和分析深度上，目前注重研究阳性转移淋巴结的规律。原发灶代谢越高，阳性淋巴结转移的概率就越大；当原发肿瘤 SUVmax>5.3 时，阳性纵隔淋巴结提示转移的准确性高于 92%。肺癌的淋巴转移有一定的规律，右上叶最常转移至 2R、4R，右中叶至第 7 组，右下叶至 4R 和第 7 组，左上叶至 5 和 6 组，左下叶至 5 和 7 组。上纵隔淋巴结假阳性率低，前上纵隔淋巴结真阳性率高于后下纵隔淋巴结。周围型腺癌 N_2 假阴性率低，周围型鳞癌 N_2 假阳性率低。根据淋巴回流的优势路径，综合分析原发肿瘤的部位、病理类型、代谢水平和纵隔淋巴结转移规律，可个体化地区分和预测不同组 ^{18}F-FDG 阳性淋巴结发生转移的危险度，有针对性地指导有创纵隔分期。

另外，主肺动脉窗、前纵隔及隆突下后方的淋巴结是标准颈部纵隔镜较难到达的部位，经颈纵隔镜约有 8% 的假阴性率，其中 57% 以上的假阴性

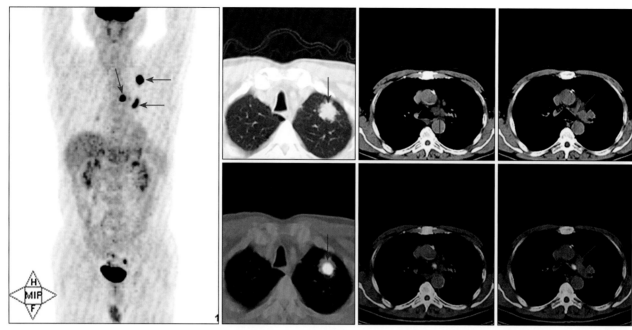

图 2-3-1   左肺癌纵隔淋巴结转移（Ⅲa 期）¹⁸F-FDG PET/CT 显像图

是这些难采样部位的淋巴结所导致的。如果 PET/CT 检出这些部位的高代谢淋巴结，可指导对这些淋巴结进行其他的活检方法，如前纵隔镜、经皮或经气管穿刺活检、食管超声内镜检查指导的细针穿刺（EUS-FNA）等，提高分期的准确性。

近年来随着 PET/CT 的价值越来越被临床医师认可，PET/CT 中 CT 性能的也在不断提高，如 16 层、64 层 MSCT，已由开始的作为一种衰减校正方法发展至现在的可以提供诊断性信息的 diagnostic CT。MSCT 空间分辨力高，并具有强大的后处理能力，包括多平面重建（multiplanar reformation，MPR）、表面遮盖显示（shaded surface display，SSD）、容积重建技术（volume rendering，VR）、仿真内镜（virtual endoscopy）等。更有意义的是，目前的 PET/CT 融合技术能将 PET 的功能信息与 MSCT 提供的三维信息如仿真纵隔镜、支气管镜等融合，获得四维容积融合图像（4D），进一步提高 T、N 病变的定位和诊断的准确性。

典型病例   男，59 岁。左上肺尖后段肿块，大小 4cm×3cm×2.5cm，病理腺癌，乳头状及实体腺癌伴黏液混合亚型，中低分化，上叶管口淋巴结、主动脉弓下及弓旁组淋巴结见癌转移。病理分期 pT₂N₂M₀，Ⅲa 期（图 2-3-1）。

3. M 分期   肺癌远处转移对决定能否手术及其预后起关键作用，常见的转移部位为肝、肾上腺、骨骼和脑等。终末期肺癌患者尸检发现，肺癌胸外转移占 93%，常见转移部位有肝（占 10%～40%）、肾上腺（18%～38%）、脑（8%～15%）、骨骼（38%、腹膜后淋巴结（11%～29%）、肾（16%～23%）等脏器。PET 全身显像是发现肺癌胸外转移的一种很有效的方法。PET/CT 兼有 CT 的提供精确解剖结构的优势，可以对 PET 发现的异常浓聚区进行准确定位，并结合 CT 对应部位结构的改变综合分析 PET 结果，减少 PET 的假阳性。另外有些转移灶 PET 阴性而 CT 阳性，PET/CT 的应用可减少单纯 PET 的假阴性。

肺癌肝内转移通常为非孤立性病灶，而且多数病灶由 B 超或 CT 检查可得到诊断。没有资料专门研究 NSCLC 的肝转移，不过对 NSCLC 分期的研究显示 PET 比 CT 更准确，主要因为前者特异性更高。一项对多种类型肿瘤的研究显示 PET 的灵敏度、特异性分别为 97%、88%，而 CT 分别为 93%、75%。PET 价值在于能鉴别诊断常规显像诊断不明确的病灶，如一项研究显示，PET 提示 11 例病人肝转移可能，其中 2 例常规显像阴性，9 例常规显像诊断不明确，另外 PET 也排除了 4 例常规显像可疑的病灶。值得注意肝脓肿、肝寄生虫病等也可出现 FDG 摄取的假阳性。

一般双侧的肾上腺肿大或肿块基本可以确定为转移，如为单侧肿块则需排除腺瘤后方可诊断。20% 的 NSCLC 患者明确诊断时已有肾上腺肿块，其中 2/3 为无症状的肾上腺腺瘤。这种孤立的肾上

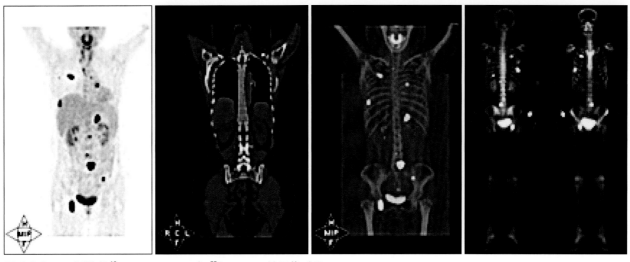

图 2-3-2   Ⅳ 期肺癌 ^{18}F-FDG PET/CT 与 ^{99m}Tc-MDP 骨显像对比

腺肿块的性质决定肺部肿瘤的手术指征，常需进一步穿刺或活检检查（病理），PET 是一种评价肾上腺占位的有效方法，其对肾上腺转移的检出灵敏度高。CT 上诊断不明确的病灶如果 PET 上阴性通常不是转移灶。但对肾上腺的小病灶判断时要特别小心。PET 诊断肾上腺转移的特异性为 80% ~ 100%，部分肾上腺腺瘤也有 FDG 的摄取，阳性预测值为 67%，而阴性预测值高达 93%。Yun 等建议把肾上腺病灶的摄取程度与肝的摄取作比较分析，可提高诊断的特异性。腺瘤常是低摄取，等于或低于肝的摄取，而转移灶常是高摄取。但即使是后一种情况，如果要排除病人接受积极性治疗的可能性，仍需对 FDG 摄取阳性的肾上腺病灶做病理证实。不过 PET/CT 由于能同时提供 CT 信息，更进一步提高了诊断的确定性和准确性，如可以检出部分由于瘤内出血或坏死导致的 PET 假阴性的转移瘤。

^{99m}Tc 标记的亚甲基二磷酸盐（^{99m}Tc-MDP）骨显像是临床诊断骨转移灶的常规方法，其灵敏度高，大约为 90%，但缺乏特异性，如外伤、代谢性骨病、骨质疏松、关节病、关节炎等均可出现骨显像的假阳性。文献资料显示，PET 诊断肺癌骨转移的灵敏度与骨显像相似，但其特异性更高，可达 98%。美国 NCCN 非小细胞肺癌临床实践指南指出对肺癌的骨转移诊断 ^{18}F-FDG PET 可取代骨显像。但是通常意义的全身 PET 显像并不包括下肢和颅骨，因此这些部位的转移病灶 PET 会遗漏。Osman 等报道 84 例非小细胞肺癌有 25% 的骨转移病灶位于常规采集视野之外（包括下肢 16.6%、上肢 4% 和颅骨 4.6%）。我们建议，对晚期肿瘤全身转移及黑色素

瘤应进行真正意义的 PET 全身显像（TWB）。中国肺癌骨转移专家共识中指出：骨扫描列第一位检查项目，对有条件的病人可考虑推荐 PET/CT，对有症状但 PET/CT 阴性者再行骨扫描。

典型病例　女性，45 岁。左下肺腺癌术后 1 年余，pT$_2$N$_2$M$_0$。术后化疗 7 个疗程，PET/CT 示左肺门、纵隔淋巴结、左肾上腺及右侧第 4 前肋、第 8 后肋、L2、L4、L5 椎体、左侧髂骨及右侧坐骨多发性 ^{18}F-FDG 代谢增高灶，诊断左肺癌治疗后多发转移。同期 ^{99m}Tc-MDP 骨显像示右侧第 4 前肋、第 8 后肋、左第 10 后肋、L4、L5 椎体、右侧坐骨多发性浓聚（图 2-3-2）。

因为正常脑组织葡萄糖呈高代谢，PET 检测脑内转移的灵敏度低，PET 不太适合检测脑内的转移。当一些较小的脑转移灶（<5mm）位于高代谢活性的大脑皮质时，PET 较难分辨，而且脑转移瘤在 PET 的表现也多种多样，可以表现为高、低代谢活性或与正常脑皮质活性相同，可以出现中心代谢的缺损，高代谢的周边组织往往因脑水肿而代谢减低。对肺癌怀疑有脑转移患者，脑部 PET 显像建议在全身检查结束后进行（延迟显像），这样可提高脑转移灶的检出率。我们认为延迟显像、^{11}C-Choline、^{11}C-MET 以及 CT 上脑转移的异常影像如脑内异常密度灶、指状水肿等对脑转移诊断均有一定的帮助，但对高度怀疑脑转移而 PET/CT 检查阴性者，建议增强 MRI 检查，增强 MRI 被认为是脑内转移灶诊断的最佳方法。

4. TNM　一项系统性回顾显示，直至 2006 年，4 篇前瞻性试验（Antoch 2003，Lardinois 2003，

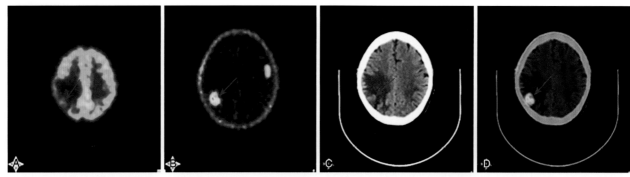

图 2-3-3　肺癌脑转移 ^{18}F-FDG 与 ^{11}C-Choline PET/CT 显像图

Cerfolio 2005 和 Shim 2005）对比研究了 PET/CT 和 CT 在肺癌分期上的效用。4 篇研究共包括 570 个肺癌病人，以病理结果（来自手术切除的肿瘤和淋巴结标本、纵隔镜检查或转移灶活检等）为金标准，研究了全身 ^{18}F-FDG PET/CT 和增强 CT 诊断非小细胞肺癌（NSCLC）的 TNM 分期（AJCC）的准确性。数据显示各项研究中 PET/CT 的诊断准确性均高于 CT。Meta 分析结果显示，PET/CT 对 NSCLC 的 TNM 分

期的汇总准确性为 88%（95% CI，83%～93%）；而 CT 的汇总准确性为 67%（95%CI，59%～74%）。PET/CT 和 CT 的风险比（OR）为 3.91（95%CI，2.04～7.50），意味着 PET/CT 对 TNM 分期的准确性是 CT 的 3.91 倍。二者的 NNT=5（95%CI，4～9），意味着每 5 次用 PET/CT 代替 CT 的检查，可以增加一个 TNM 分期的正确诊断。

典型病例 男性患者，53 岁。小细胞肺癌

表 2-3-3　^{18}F-FDG PET/CT 在肺癌分期中的评价

作者	时间	病例数	检查手段	准确性（%）	灵敏度（%）	特异性（%）	阳性预测值（%）	阴性预测值（%）
Lardinois	2003	37	PET/CT	84				
			PET	87				
			CT	64				
Antoch	2003	27	PET/CT	93	89	94	89	94
			PET	89	89	89	80	94
			CT	63	70	59	50	77
Shim	2005	106	PET/CT	84	85	84		
			CT	69	70	69		
崔勇	2005	49	PET/CT	97.9	100	96.4	95.5	100
			CT	69.3	61.9	75	65	72.4
张成琪	2005	66	PET/CT	92.4	80.09	97.14	96.11	84.7
			CT	72.7	56.48	71.02	63.21	64.93
Halpern	2005	30	PET/CT	83				
			PET	57				
Fischer	2006	29	PET/CT		93	100		
	SCLC		PET		93	83		
Low	2006	41	PET/CT		92.3	95		
Kim	2006	150（均 T1）	PET/CT	94	42	100	100	94
巩合义	2006	58	PET/CT	90.6	96.9			

行左肺全切手术，术后行放化疗。11 个月后发现脑转移，行放疗和伽玛刀治疗，¹⁸F-FDG PET/CT 右顶叶转移灶未见明显放射性摄取增高 a；¹¹C-Choline PET 显像示病灶放射性摄取异常增高（b.¹¹C-Choline PET;c.CT;d, 融合图像），提示有活性的肿瘤组织存在（图 2-3-3）。

三、小细胞肺癌的分期

临床上习惯将小细胞肺癌分为"局限期"和"扩散期"，这个分期对于治疗的选择简单实用。多项研究显示,PET 或 PET/CT 对 SCLC 的分期准确性优于常规的显像方法。Bradley 等对 24 例常规显像诊断"局限期"的 SCLC 进行 PET 显像，PET 使 8.3% 患者的分期上调，PET 检测转移灶的灵敏度、特异性分别为 100%、95.5%，25% 的患者因 PET 检测出纵隔内额外的转移淋巴结而改变放疗计划。Fischer 等对 29 例 SCLC 进行前瞻性研究，PET/CT 使 17% 患者分期上调，常规分期和 PET/CT 分期的灵敏度、特异性分别为 79%、100% 和 93%、100%。

少数肺癌病例由于癌肿产生的内分泌物质及其他尚未了解的原因，可在临床上呈现多种非转移性的全身症状，称为副癌综合征。这些症状有时在胸部 X 线检查发现异常之前即已出现，经外科治疗切除肺癌后可以消失。内分泌和代谢异常引起的非转移性全身症状，多见于小细胞癌和支气管类癌病例。有的病例因颈部淋巴结转移，呈现肿块或转移性皮下结节才就医检查发现肺癌。已有相关文献资料报道 PET/CT 对副癌综合征潜在恶性病灶或不明原发灶转移中的应用价值。

Hellwig D 等报道了 2000 年德国共识会议上对 ¹⁸F-FDG PET 诊断肺部肿瘤的准确性的系统性回顾。1985 年至 1999 年汇总的研究显示，¹⁸F-FDG PET 诊断肺部肿瘤（汇集 15 项研究，1144 个病人）的灵敏度为 96%，特异性为 80%。在汇集的 8 项研究，695 病例中，PET 改变了 18% 的病人的治疗方案。Seltzer 等对 274 例确诊或可疑肺癌 PET 显像患者的提交临床医师进行问卷调查，结果表明，在申请的 PET 检查中，肺癌分期占 61%，诊断占 20%，追踪治疗或病程估测占 6%；44% 的患者改变了肺癌分期，其中分期上调 29%，下调 15%；39% 的患者改变了治疗方式，15% 的患者虽治疗方式相同但改变了具体的治疗手段。任树华等收集了 2007.06 ～

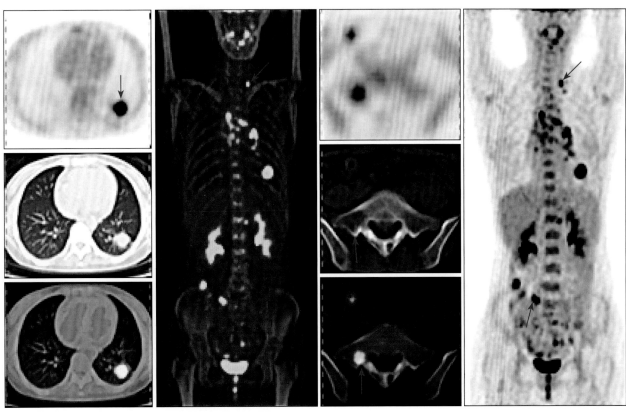

图 2-3-4　¹⁸F-FDG PET/CT 显像使肺癌临床分期上调

2007.12 期间进行检查的肺癌及肺癌治疗后的 245 例病例，通过问卷调查的形式初步研究了 PET/CT 显像对肺癌临床治疗决策的影响，结果显示是 PET/CT 检查前后肺癌临床分期改变为 26.5%（65/245），其中分期上调为 17.1%（42/245），分期下调为 9.4%（23/245）；PET/CT 检查前后治疗方案改变为 51.8%（127/245）。

典型病例　女，49 岁，左下肺腺癌。PET/CT 检查前：CT 示左下肺肿块，纵隔内淋巴结肿大。全身骨 ECT 未见明显转移性病灶。临床分期为 $T_1N_2M_0$，预行治疗方式为手术治疗。PET/CT 检查后：发现左侧锁骨上淋巴结及右侧骶骨异常高代谢病灶，临床分期上调为 $T_1N_3M_1$，治疗方式由原来的手术改为化疗为主（图 2-3-4）。

四、检测肺癌残留和复发

肺癌经过手术、放疗、化疗等各种治疗后是否有残留、复发和转移，对于进一步治疗及预后十分重要，而肺癌经治疗后往往形成纤维化、坏死及瘢痕组织，依靠 CT、MRI 等很难从形态学上与肿瘤的残留、复发相鉴别。PET 利用肿瘤组织葡萄糖代谢旺盛，坏死纤维化组织葡萄糖代谢极低甚至无糖代谢的特点，能较好地进行鉴别，并能发现复发或转移灶，及时调整治疗方案。2000 年德国共识会议上报道、汇集的 4 项研究，224 个病人中，PET 诊断肺癌复发的灵敏度为 99%，特异性为 89%。Keidar 等研究发现，PET/CT 提高了对肺癌复发的检出率并能对发现的异常 FDG 浓聚准确定性定位，最终改变了 29% 病人（12/42）的治疗计划。值得注意的是，由于放射性肺炎或肿瘤坏死组织中巨噬细胞糖酵解的影响，放疗后短期内的 PET 检查可能会出现假阳性。PET 上放射性肺炎的典型表现为放射治疗肺野内弥漫性轻到中度的放射性摄取增高，而临床实践中放射性肺炎的表现多种多样，故一般建议放疗后间隔 2~3 个月接受检查，以便可以正确分析肿瘤活性。另外结合 PET/CT 中的 CT 提供的信息也有助于正确诊断某些炎症和感染，提高诊断准确性。

典型病例　女，37 岁。右肺低分化癌，NP 方案化疗 4 个疗程，后行放疗，放疗结束 3 个月行 PET/CT 检查，原发灶部位未见明显 ^{18}F-FDG 摄取

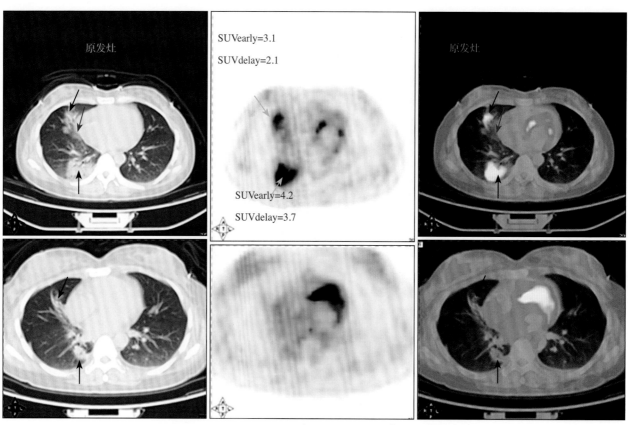

图 2-3-5　^{18}F-FDG PET/CT 显像检测肺癌放化疗效果　红色↑：原发灶　黑色↑：放射性肺炎

增高，右中肺和右下肺可见片状 18F-FDG 摄取增高，延迟显像 SUV 下降，结合放射治疗的病史，考虑放射性肺炎（图 2-3-5）。10 个月后 PET/CT 随访，放射性肺炎明显好转，18F-FDG 未见明显摄取增高（图 2-3-5）。

第 4 节　原发性肝细胞肝癌

18F-FDG 检测原发性肝细胞肝癌（HCC）的灵敏度较低，一般为 50% ~ 70%，这是由于不同分化程度的肝癌细胞葡萄糖 -6- 磷酸酶具有不同活性，分化较好的肝癌细胞内含有较高水平的葡萄糖 -6- 磷酸酶，可将进入肿瘤细胞并经己糖激酶催化生成的 6- 磷酸 -18F-FDG 水解，生成 18F-FDG，继而通过细胞膜被肿瘤细胞清除，因此 18F-FDG PET/CT 显像出现假阴性结果。11C-acetate 是 18F-FDG 诊断肝细胞癌的有效补充手段，近年来也有 11C -choline、18F-choline 与 18F-FDG 联合应用的报道。如 Ho 等报道 11C -acetate 对肝细胞癌的检测灵敏度高达 87%，18F-FDG 和 11C-acetate 联合应用对肝细胞肝癌诊断的灵敏度可达到 100%。11C-acetate 对肝细胞癌特异性较高，如果两种显像剂均阳性或 11C-ACetate 阳性，高度提示肝细胞癌可能，如果仅 18F-FDG 阳性而 11C-

acetate 阴性，则应考虑低分化肝细胞癌或其他恶性肿瘤的可能性。局灶性肝结节增生（FNH）和肝腺瘤 FDG 代谢正常。胆管细胞癌 18F-FDG 显像多呈阳性，18F -FDG PET/CT 显像灵敏度和特异性可达 90% 以上，浸润性硬化性胆管癌与黏液性腺癌 18F-FDG 可为假阴性。由于 PET 空间分辨率的限制及部分容积效应的影响，病灶太小是导致 18F-FDG PET 假阴性常见的原因之一。Park JW 等报道 90 例 HCC 18F-FDG、11C-acetate 及双示踪剂联合显像检测原发灶总的灵敏度分别为 60.9%、75.4%、82.7%，肿瘤大小明显影响灵敏度，1 ~ 2cm 的病灶 18F-FDG 灵敏度为 27.2%，11C-acetate 灵敏度为 31.8%。赵军等报道 32 例 HCC 肺转移患者，18F-FDG PET/CT 显像发现肺转移灶的 FDG 摄取变异较大，PET 对最大径 < 10mm 的肺转移灶探测灵敏度为 35.6%，对最

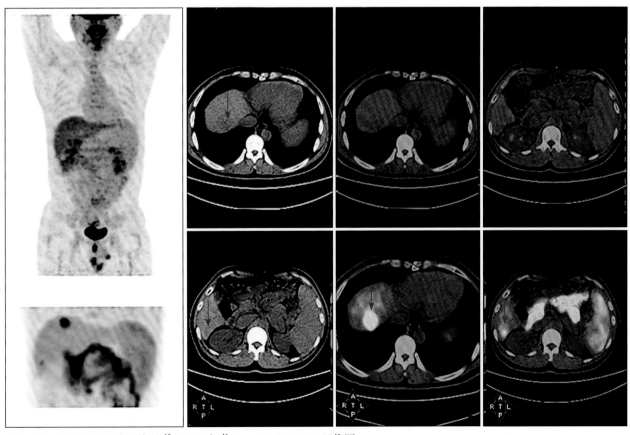

图 2-4-1　原发性肝细胞肝癌的 18F-FDG 与 11C-Acetate PET/CT 显像图

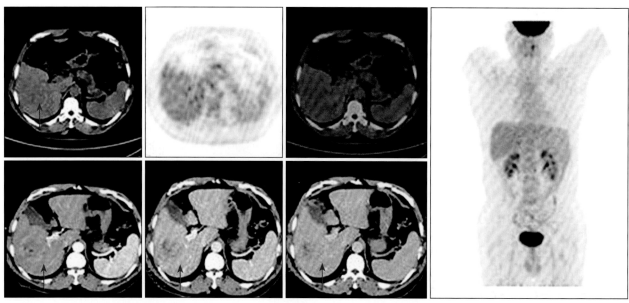

图 2-4-2　高分化肝细胞肝癌 ^{18}F-FDG PET/CT 与 CT 增强扫描

大径 ≥ 10mm 的肺转移灶探测灵敏度为 63.6%。^{18}F-FDG PET 是探测恶性肿瘤肝转移高灵敏的检查方法，灵敏度可达 90%，而 CT、超声及 MRI 灵敏度分别为 72%、55% 和 76%。

典型病例　男性，2007 年 11 月肝尾状叶肝细胞肝癌 II 级局部切除术。2008 年 1 月发现肝内转移再次行肝右后叶肝癌、部分横结肠切除术。2008 年 10 月增强 CT 肝右叶一处占位性病变；AFP 4.84ng/ml。^{18}F-FDG PET/CT 肝未见异常高代谢病灶，而 ^{11}C-Acetate PET 显像肝右叶 2 个高代谢病灶（图 2-4-1）。

PET/CT 由于整合了 CT 和 PET 的优势，利用多层螺旋 CT 多期增强扫描可以反映肝癌的血供特点，肝癌病灶常表现为"快进快出"的增强特征，与周围正常肝组织形成明显对比；而肝内局灶性结节增生或腺瘤在门静脉期迅速成为等密度的特点，可以与动脉期富血供肿瘤（肝细胞肝癌或某些转移瘤）鉴别。增强 CT 或 CT 灌注提示的局部病灶肝动脉血供增加而门静脉血供减少的特点对病灶的检出和定性诊断有重要诊断意义，结节动脉期强化或无明显强化的结节中出现明显强化的小结节即"结节中结节"应高度怀疑早期小肝癌的可能。在临床实践中，对临床高度怀疑早期肝癌而 ^{18}F-FDG PET 显像 FDG 为低摄取或等摄取时，若无特殊禁忌应再次增加肝多期增强 CT 扫描，以避免 FDG 假阴性高分化肝癌的漏诊。

典型病例　患者，男性，既往乙肝病史，CT 肝右后叶占位 1 周（6cm 大小），AFP 正常。^{18}F-FDG PET/CT 显像未见 ^{18}F-FDG 代谢异常增高，与正常肝组织葡萄糖代谢活性相近，肝多期增强 CT 显示肝右后叶病灶呈快进快出特点，诊断为原发性肝细胞肝癌，分化程度较好。手术结果为高分化肝细胞肝癌（图 2-4-2）。

术前准确评估肝癌患者的临床分期，是有效控制肝细胞癌肝移植术后肿瘤复发、提高长期生存率的关键点之一。^{18}F-FDG PET/CT 全身显像对发现肝外转移灶的灵敏度较高，部分患者因发现门静脉瘤栓或远处转移而放弃移植手术。对肝癌移植术后进行 ^{18}F-FDG PET/CT 随访可及早发现肿瘤的早期复发和转移。

第 5 节　胰腺癌

胰腺癌是一种较常见的恶性肿瘤，恶性程度较高。由于早期缺乏典型的临床表现，故早期诊断困难，总体病死率高，预后差。^{18}F-FDG PET/CT 在胰腺癌中的应用主要包括：原发灶的诊断、临床分期、判断复发、评价治疗效果及疗效监测。

Perya C 等回顾了用 PET/CT 诊断胰腺癌的远处转移的准确性，3 篇研究认为，PET/CT 灵敏度在 70% ~ 80%，特异性在 90% ~ 95%；比 CT 更准确。此综述中还提到 PET/CT 由于发现了隐匿的转移灶，改变了 16% 的病人的治疗方案。^{18}F-FDG PET 显像

表 2-5-1　增强 PET/CT 对胰腺癌手术可切除性的评估（50 例）

评价指标	PET	非增强 PET/CT	增强 PET/CT
灵敏度（%）	100	100	96
特异性（%）	44	56	82
准确性（%）	70	76	88
PPV（%）	61	66	82
NPV（%）	100	100	96

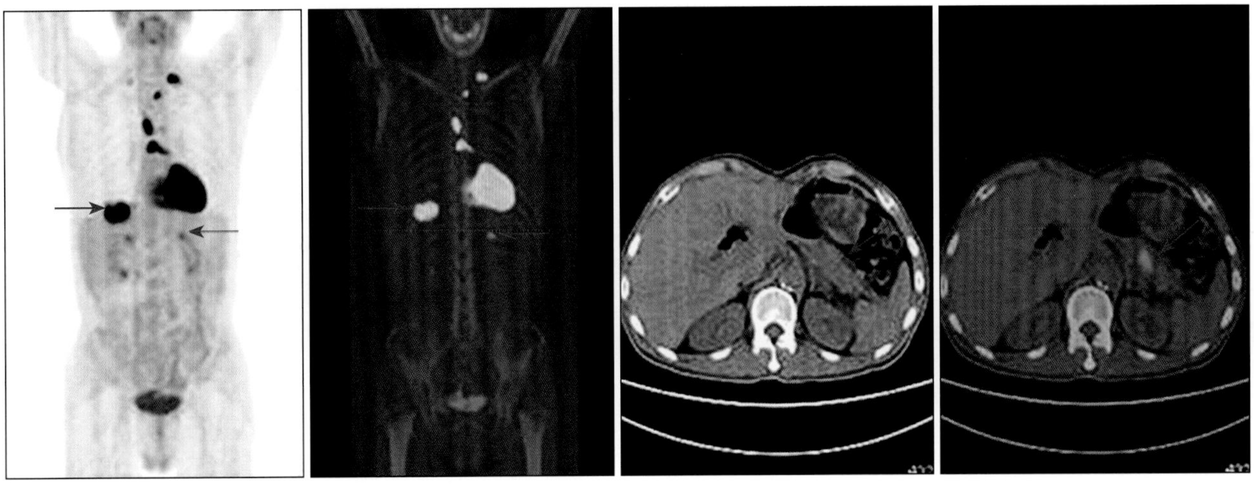

图 2-5-1　胰腺癌术后多发转移 ^{18}F-FDG PET/CT 显像图

可全面了解病变的累及范围，使胰腺癌的分期诊断更准确；但是对于胰腺周围局部转移小淋巴结的分辨，由于与原发病灶紧密相邻，存在一定的局限性。此外，Strobel K 等的研究证实，增强 ^{18}F-FDG PET/CT 在评价胰腺癌可切除性方面较单纯 PET、非增强 PET/CT 具有更高的准确性，提出将增强 ^{18}F-FDG PET/CT 作为评价胰腺癌可切除性的一站式检查方法（表 2-5-1）。

可导致假阳性的原因有自身免疫性胰腺炎、炎性假瘤、胰腺结核、局灶高级别增生、慢性胰腺炎、急性胰腺炎、黏液囊腺瘤、腹膜后纤维化。可能产生假阴性的原因：病灶较小（5 ~ 10mm）、富含黏液或肿瘤坏死成分、高分化神经内分泌肿瘤、腹膜种植性转移、高血糖症或注射胰岛素等。

典型病例　患者，男性，56 岁。2003 年 8 月，因"皮肤、巩膜黄染一周"入院，先行胆囊造瘘术减除黄疸，于 2003.09.18 行胰十二指肠切除术，病理为"胰腺导管腺癌"。术后随访，未行化放疗。2008 年出现乏力，食欲缺乏，CA199（2008.04.14）：5304U/ml。PET/CT：锁骨区淋巴结影 SUVmax 7.3，纵隔内散在多发肿大淋巴结影，肝右叶病灶大小 5.7cm×4.4cm，SUVmax 8.0，胰尾残端饱满，SUVmax 4.4，影像诊断为胰腺癌术后多发转移所致（图 2-5-1）。

第 6 节　结直肠癌

一、结直肠癌肝转移

肝是结直肠癌血行转移最常见的部位。^{18}F-FDG PET 显像在检测结肠癌术后肝内及肝外转移方面具有非常高的灵敏度、特异性和准确性。^{18}F-FDG PET 显像肝假阳性比较少见，一般见于肝脓肿，少见于肝寄生虫病合并的感染。Niekel MC 等对治疗前的结直肠癌病人的肝转移的诊断进行了系统性回顾，对比了 CT、MRI 和 ^{18}F -FDG PET，汇总了 1990 年至 2010 年 39 篇临床研究，总共包含3391 个病人；其中 PET 汇总了 9 篇研究。经 Meta分析汇总后，基于病变统计，PET 灵敏度为 81.4%（95% CI，66.5% ~ 90.6%），MRI 为 80.3%（95% CI，74.6% ~ 85.0%）；基于病人统计，PET 的灵敏度为94.1%（95% CI，91.6% ~ 95.9%），MRI 为 88.2%（95% CI，64.8% ~ 96.8%）。对小于 10mm 的病变，MRI 灵敏度比 CT 更高；对大于 10mm 者，MRI 和CT 相似；而 PET 的数据较有限，未能和其他检查比较。虽然 PET 显示比 MRI 更高的灵敏度，但由于 PET 的研究数据（9 篇）明显少于 MRI（18 篇），此研究认为各种检查中，MRI 仍为现有的一线检查，^{18}F -FDG PET 的作用还需更多的研究证实。

二、结直肠癌肝外转移

在肝外转移灶检测方面，PET 对腹部淋巴结、腹膜、肠系膜及盆腔内转移灶检出较 CT 灵敏，306 例 PET 与 CT 的直接对比结果显示，PET 与CT 对盆腔、腹膜后及腹部其他部位（除外肝）转移灶的检出率分别为 97%、100%、79% 和 68%、58%、46%；在肺内转移灶的检出，PET 的灵敏度为 94%，较 CT 略低。PET 全身显像还有助于检出其他部位的远处转移灶而改变临床分期。多中心

454 例患者的显像结果表明，PET 对转移灶检出的总体灵敏度、准确性分别为 87% ~ 100%、83% ~100%，PET 显像结果使约 1/3 因多发现转移灶而改变临床治疗方案。

三、治疗后复发和转移的诊断

结直肠癌术后 2 年内约 1/3 患者出现肿瘤复发。由于手术改变了脏器的结构及脏器间相互的毗邻关系，放射治疗可引起局部组织的炎症、水肿和纤维化瘢痕，这些变化将干扰超声、CT 和 MRI 等影像学检查的准确性。血清 CEA 的术后定期监测是判断术后复发或转移比较敏感的指标，但特异性不高，更重要的是不能明确复发转移的部位和范围。PET对结直肠癌术后复发病灶的检出灵敏度较高。当怀疑结、直肠癌复发时，全身 ^{18}F-FDG PET 显像有重要价值，特别是以下两种情况：① CT/MRI 发现骶前软组织肿块高度提示复发的可能，但在鉴别瘢痕还是复发存在困难时；②血清 CEA 升高，但 CT/MRI 显像阴性者，未能明确有无复发转移时。复发病灶表现为高代谢病灶，而瘢痕组织不摄取或轻度摄取 ^{18}F-FDG。综合多中心的 192 例患者，PET 鉴别诊断结直肠局部复发和瘢痕的灵敏度、特异性和准确性分别为 95%、98% 和 96%。Zhang C 等用Meta 分析研究了 ^{18}F-FDG PET 诊断结直肠癌治疗后

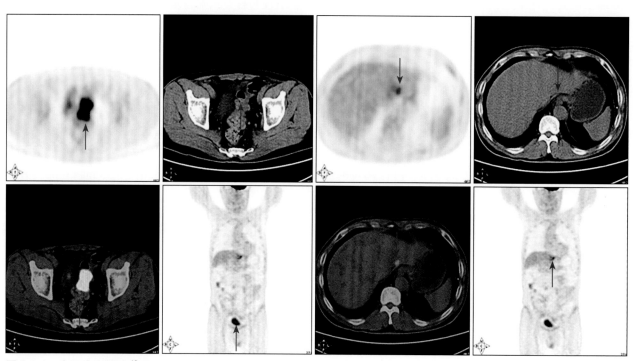

图 2-6-1　直肠癌肝转移 ^{18}F-FDG PET/CT 显像图

复发和远处转移，汇总了 1966 年至 2008 年 27 篇临床研究，总共包含 1639 个病人，涉及局部复发、肝转移、盆腔转移和全身远处转移等。PET 的汇总灵敏度为 91%（95% CI，88% ~ 92%），特异性为 83%（95% CI，79% ~ 87%）。其中诊断肝转移的准确性更高，灵敏度为 94%（95% CI，91% ~ 97%），特异性为 94%（95% CI，92% ~ 96%）。此研究认为 PET 对此有较高的诊断价值。陈虞梅等系统性回顾分析，

总结常见的假阳性有：吻合口及手术区的炎症反应、消化道及泌尿生殖系统的生理性摄取、全身其他部位良性病灶的 FDG 摄取（如甲状腺炎、肺门淋巴结炎、结核、肺内炎性肉芽肿、肝脓肿、肾上腺腺瘤、骨退行性变、直肠息肉等）。假阴性原因有病灶过小（如直径 <10mm 肺内转移性小结节、腹膜粟粒性转移等）、本底过高（如脑转移瘤）、原发肿瘤为黏液性癌、缺乏精确定位将肿瘤误认为生理性摄取。

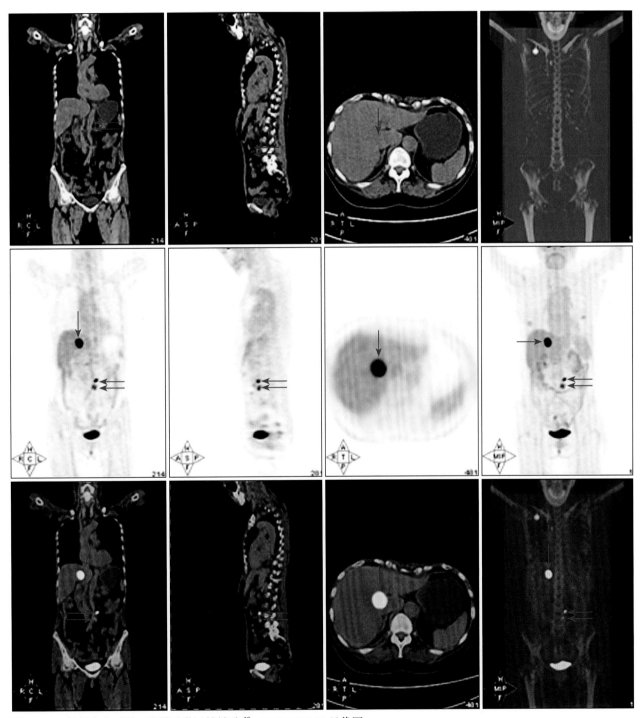

图 2-6-2　结肠癌术后肝、腹膜后淋巴结转移 ¹⁸F-FDG PET/CT 显像图

典型病例 男性，61岁，直肠乙状结肠交界处肠壁不均匀增厚，PET示放射性摄取增高，SUV最大值为15.2，最厚处为1.0cm，近端肠管未见扩张及积液。直肠旁见数个小淋巴结，PET示放射性摄取未见增高，大者为0.6cm×0.5cm。肝左叶见稍低密度灶，PET示放射性摄取增高，SUV最大值为3.3，边界欠清，范围为1.8cm×1.7cm。影像诊断为直肠癌肝左叶转移，直肠旁小淋巴结FDG代谢未见增高，转移可能大。后行直肠癌前切除＋肝段切除，病理结果为直肠溃疡型腺癌，II级，肠周淋巴结7/10（＋），上下切缘未见累及，肝转移性腺癌，术后行化疗（图2-6-1）。

典型病例 女，60岁，升结肠癌术后5月余，术后病理隆起型腺癌，部分黏液腺癌，II级，侵

及全层及周围脂肪组织，肠系膜根部LN（3/4）见转移，结肠旁LN（2/8）见转移。术后化疗9周期，至2009年10月22日结束。2009年9月17日复查腹部CT未见异常。2009年9月30日复查CA199 60U/ml，后进行性升高，175U/ml（10.21）、>300U/ml（11.04）。PET/CT显像肝右叶近下腔静脉处见一2.5cm类圆形略低密度影放射性摄取异常增高，SUV最大值15.5；腹膜后约L3～L4椎体水平主动脉左侧见数枚淋巴结放射性摄取异常增高，较大约1.2cm，SUV最大值9.6。诊断意见：升结肠癌术后，肝右叶近下腔静脉略低密度灶、后腹膜多发淋巴结FDG代谢异常增高，结合病史，考虑结肠癌转移所致（图2-6-2）。

第7节 卵巢癌

^{18}F-FDG PET/CT在卵巢癌的复发和转移方面的文献远多于卵巢癌原发灶的诊断和临床初分期，而且价值比较肯定。卵巢癌复发早期无症状，病灶多局限在腹腔内脏器表面，且难以用传统方法进行检测。血清CA125是诊断和监测上皮性卵巢癌复发或转移最简便而价廉的常规方法，与[18]F-FDG PET显像联合应用更有价值。Gu P等对卵巢癌复发的诊断进行了系统性回顾，对比了CA125、CT、MRI、PET和PET/CT，汇总了1995年至2007年34篇临床研究，总共包含1895例病人。经meta分析汇总后显示，CA125特异性最高，为93%（95% CI，89%～95%）；PET/CT灵敏度最高，为91%（95% CI，88%～94%）；而PET的特异性也达到88%（95% CI，81%～93%）。各检查统计后的AUC分别为：CA125 0.922、PET 0.930、PET/CT 0.956、CT 0.884、MRI 0.796。单独的PET和PET/CT间无显著性差异，且都比CT或MRI更准确。研究认为PET临床价值较高，尤其是对CA125升高，而CT或MRI显示阴性的卵巢癌病人。Menzel等研究认为，血清CA125达到30U/ml左右是PET显像的指征。赵军等对43例卵巢癌术后PET/CT显像结果表明，6例卵巢癌患者血清CA125在正常范围，但出现渐进性升高，常规影像学检查均未见异常，其中4例PET/CT显像发现了隐匿性的转移灶。对临

床CA125升高而常规影像学检查阴性的患者，或CA125虽然在正常范围但随访过程中渐进性升高的患者，应考虑进行[18]F-FDG PET/CT检查。

典型病例 女性，55岁。2006年9月5日因卵巢癌III期行全子宫＋双附件＋阑尾＋大网膜切除＋盆腔粘连松解术。术后病理提示：双侧卵巢浆液性乳头状腺癌，中至低分化，右输尿管系膜见浸润，大网膜见癌转移。术后腹腔化疗3次，常规化疗6个疗程，最后一次化疗于2007年1月30日结束。术前CA125 643U/ml。术后及腹腔化疗后CA125下降至7.72U/ml。后多次随访，近期CA125升高，2007年3月20日61U/ml，2007年4月20日117U/ml。CT子宫及附件切除术后改变，盆腔内可见多发淋巴结影，最大位于盆腔右侧近盆壁处，大小为1.5cm×1.9cm，双侧髂血管周围及腹主动脉周围多发淋巴结影，最大为1.2cm×1.3cm，部分淋巴结相互融合。PET图像显示盆腔内散在多发淋巴结沿髂血管分布放射性摄取异常增高，SUVmax 9.4，腹主动脉旁多发肿大淋巴结放射性摄取异常增高，SUVmax 7.7。诊断意见：卵巢癌治疗后，盆腔内及后腹膜多发淋巴结FDG代谢异常增高，结合病史，考虑卵巢癌治疗后肿瘤转移所致。随访结果：此病例为卵巢癌治疗后复发及转移，临床上进行化疗（图2-7-1）。

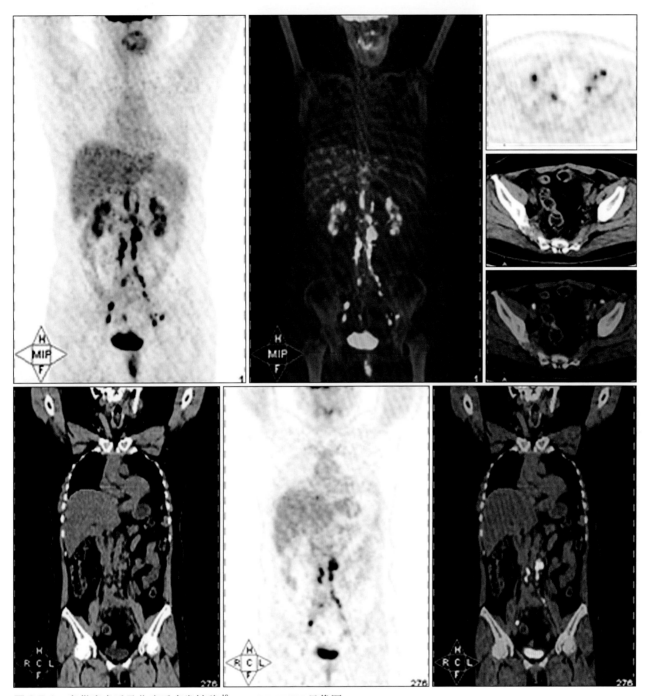

图 2-7-1　卵巢癌术后及化疗后多发转移 ^{18}F-FDG PET/CT 显像图

第 8 节　宫颈癌

　　宫颈癌是妇科常见恶性肿瘤，其临床分期对患者临床治疗决策及预后至关重要。盆腔淋巴结的转移与否不仅决定了手术方式，而且也是术后辅助治疗的依据。目前临床多采用 FIGO 分期法，该分期法没有涉及淋巴结是否受累。PET 显像诊断淋巴结转移方面的准确性明显优于 CT 和 MRI。Choi HJ 等系统性回顾了宫颈癌淋巴结转移的诊断，对比了 CT、

MRI、PET 和 PET/CT 的准确性。汇总了截至 2007 年的研究共 41 篇，其中 PET 或 PET/CT 的共 20 篇，包括 958 个病人及病灶。Meta 分析结果显示，在基于病人的数据中，PET 或 PET/CT 的汇总灵敏度和特异性都在各种检查中最高，分别为 82%（95% CI，75% ~ 87%）和 95%（95% CI，93% ~ 97%）。在基于病灶或结节的数据中，PET 或 PET/CT 的灵敏度为

54%（95% CI，46%～61%），虽然较低但仍为三种检查中最高；特异性为97%（95% CI，96%～98%），与MRI（97%）相似，均比CT（92%）高。统计显示，PET或PET/CT具有最高的准确性。

此外，郭慧敏等研究发现，根据PET/CT联合盆腔增强CT显像结果作为是否进行盆腔淋巴结清扫依据，33.3%（25/75）的患者可以避免盆腔淋巴结过度清扫，且无阳性患者遗漏。但值得注意的是，PET/CT对小的淋巴结镜下微转移仍存在局限性，淋巴结的炎症、结核或其他增生性疾病等可引起假阳性结果。

典型病例　患者，女性，60岁。PET/CT显像宫颈处不规则软组织肿块影，内密度欠均匀，PET显示该肿块影放射性摄取异常增高，SUV最大值12.5，摄取范围4.7cm×4.9cm；双侧髂内肿大淋巴结放射性摄取异常增高，右侧为明显，较大者约2.7cm×2.6cm，SUV最大值9.4，诊断意见为宫颈处不规则软组织肿块影及双侧髂内肿大淋巴结FDG代谢异常增高灶，结合病史，考虑宫颈癌及其转移所致。术后病理结果为鳞状细胞癌（Ⅱ级），浸润至深肌层，淋巴结转移。术后临床局部行放疗（图2-8-1）。

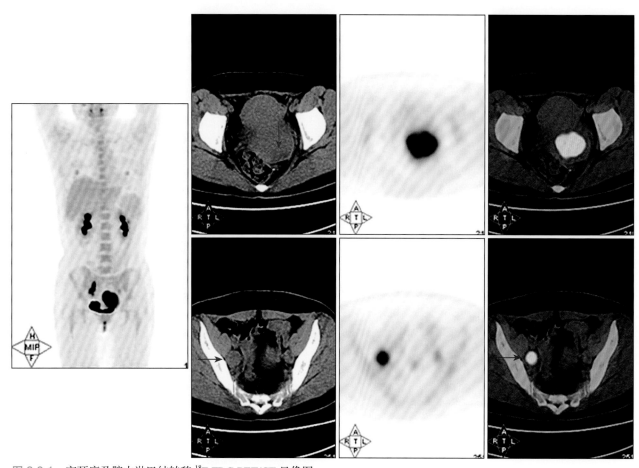

图2-8-1　宫颈癌及髂内淋巴结转移 ¹⁸F-FDG PET/CT显像图

第9节 乳腺癌

一、局部淋巴结转移

腋窝淋巴结是否转移是影响乳腺癌患者预后的一个重要因素。对于进展期乳腺癌，PET 可以较准确地诊断腋窝淋巴结的转移，进行准确术前分期，以进一步指导治疗。原发灶大于 2cm 的进展期乳腺癌，PET 诊断腋窝淋巴结转移的灵敏度和特异性均较高。Cooper KL 等对使用 PET 诊断乳腺癌腋窝淋巴结状态做了系统性回顾，汇总了截至 2004 年的研究共 26 篇，包括 2591 例病人。Meta 分析结果显示，汇总灵敏度为 63%（95% CI，52% ~ 74%），特异性为 94%（95% CI，91% ~ 96%）。而对 ≤ 2mm 的微小转移灶（5 篇研究，病人总数 63），灵敏度仅 11%。此研究认为 PET 比前哨淋巴结活检（SLNB）的灵敏度和特异性均低；由于较多的假阴性，临床上 PET 仍不能取代 SLNB。

进展期乳腺癌及复发患者易发生内乳淋巴结及纵隔淋巴结的转移，临床对这些部位的淋巴结并不进行常规穿刺活检。Eubank 等报道 73 例乳腺癌患者 ^{18}F-FDG PET 结果，其诊断内乳及纵隔淋巴结转移的灵敏度、特异性和准确性分别为 85%、90% 和 88%。

二、远处转移

远处转移是影响乳腺癌患者预后的重要因素，同时也是决定治疗方案的关键因素。乳腺癌远处转移常见的部位是肺、肝和骨骼。PET/CT 具有一次显像可以检查全身的优点，是诊断乳腺癌远处转移比较灵敏的方法。与常规骨扫描相比，PET 特异性更高，对溶骨性病灶检测灵敏度高，而对成骨性病灶 PET 灵敏度略差。Shie P 等系统性回顾了乳腺癌骨转移的诊断，比较了 ^{18}F-FDG PET 和骨显像，汇总了 1995 年至 2006 年的 6 篇文献，包括 301 例病人。Meta 分析结果显示，在基于病人的数据中，^{18}F-FDG PET 的汇总灵敏度和特异性分别为 81%（95% CI，70% ~ 89%），93%（95% CI，84% ~ 97%）；而骨显像的灵敏度和特异性分别为 78%（95% CI，67% ~ 86%），79%（95% CI，40% ~ 95%）。在基于病灶的数据中，^{18}F-FDG PET 的汇总灵敏度和特异性分别为 69%（95% CI，28% ~ 93%）、98%（95% CI，87% ~ 100%）；而骨显像的灵敏度和特异性分别为 88%（95% CI，82% ~ 92%）、87%（95% CI，29% ~ 99%），研究认为 PET 比骨显像特异性更高。

典型病例 左侧乳腺癌根治术后随访。女，54 岁，2002 年 5 月行左侧乳腺癌根治术。病理结果为浸润性导管癌，腋下淋巴结阴性。术后化疗 5 个疗程。PET 两次检查均为正常。2005 年 3 月至 2006 年 1 月先后进行 4 次 PET/CT 检查，进行治疗后随访及疗效评价。A. 2005 年 3 月 18 日 PET/CT 三维投射图、CT 软组织窗、CT 与 PET 融合横断面图像示：左侧内乳一小淋巴结 FDG 代谢轻度增高，SUVmax 2.1，提示肿瘤转移可能性大。B. 2005 年 6 月 19 日 PET/CT 三维投射图、CT 骨窗、CT 与 PET 融合横断面图像示：T11 右侧椎弓根 FDG 代谢异常增高，SUVmax 4.9，而 CT 骨窗未显示明显骨质破坏，提示肿瘤骨转移。C. 2005 年 10 月 26 日 PET/CT 三维投射图及融合横断面图像示：T11 椎体行伽玛刀和放射治疗，并行诺维本和希罗达化疗后，T11 椎体 FDG 代谢减低，左侧内乳一小淋巴结 FDG 代谢轻度增高，SUVmax 2.5，胸骨左侧缘 FDG 代谢异常增高，SUVmax 为 5.7，提示乳腺癌治疗后仍有活性的肿瘤组织残留。D. 2006 年 1 月 4 日 PET/CT 三维投射图像示：胸骨及内乳淋巴结伽玛刀治疗，并行诺维本和希罗达继续化疗后，原 T11 椎体、左侧内乳淋巴结及胸骨左侧缘病灶处未见 FDG 代谢异常增高，提示乳腺癌治疗后肿瘤活性抑制，病情明显好转。胃底部和幽门可见生理性摄取（图 2-9-1）。

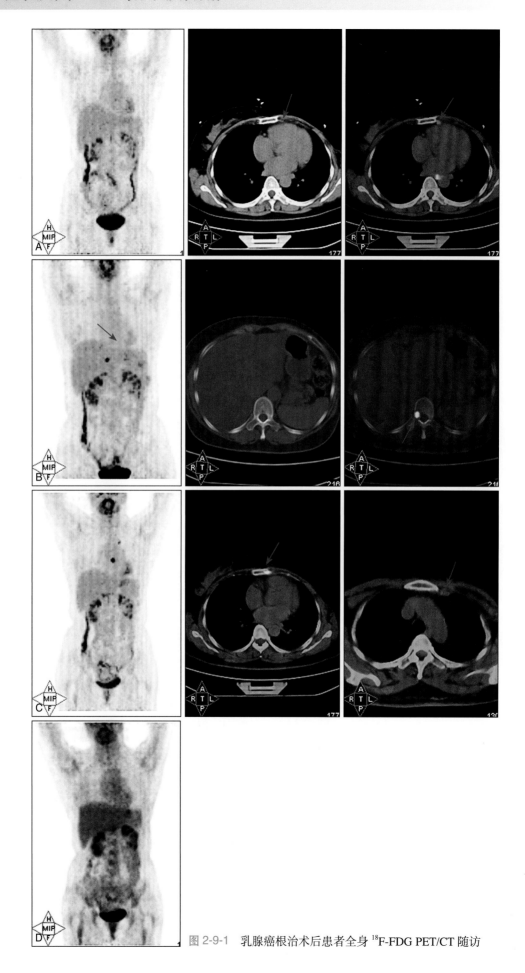

图 2-9-1　乳腺癌根治术后患者全身 ^{18}F-FDG PET/CT 随访

第10节　淋巴瘤

淋巴瘤准确的临床分期有利于制订合理的治疗方案及估测预后。^{18}F-FDG PET/CT显像是淋巴瘤临床分期的首选方法，通过探测到形态学上未发生变化的病灶而影响临床分期，通过改变分期来影响淋巴瘤患者的治疗方案。^{18}F-FDG PET/CT与增强CT相比在NHL和HD临床分期、再分期以及诊断结外淋巴瘤具有明显优势。NCCN指南（2009年）中指出，HL的诊断PET/CT完全取代了PET，且相应部位不需再行诊断性CT检查；PET可用于分期、再分期以及HL随访；标准化疗2～4疗程中PET检查是预后的敏感指标，且是评价ABVD化疗方案很好的独立预后因素；PET的疗效评价中取消了CRu。对NHL而言PET/CT取代了PET，取消了对^{67}Ga SPECT的认可，FDG PET/CT有价值型NHL：滤泡型淋巴瘤（1～2级），疾病进展时应该行组织活检或者FDG PET；胃外MALT；淋巴结边缘带淋巴瘤；脾边缘带淋巴瘤；外周T细胞淋巴瘤（非皮肤型），治疗结束后PET/CT评价疗效及随访；蕈样霉菌病及赛塞里综合征（MF/SS），T2期以上、大细胞转化型或亲毛囊性蕈样霉菌病，有肿大淋巴结或实验室检查异常者。在特定情况下行PET/CT检查有价值类型有：套

细胞淋巴瘤；原发皮肤B细胞淋巴瘤。必须检查型：DLBCL，治疗前、治疗结束后PET/CT阳性者改变治疗方案需活检，Ⅰ期及Ⅱ期在放疗结束至少8周后（最佳时间尚不明确）行PET/CT；Ⅲ期及Ⅳ期在化疗3～4疗程后复查PET/CT，所有治疗结束后再次PET/CT，如果阳性需更改治疗方案要再次活检；艾滋病相关的B细胞淋巴瘤。Zelenetz等临床试验显示，^{18}F-FDG PET能区分惰性和侵袭性淋巴瘤，侵袭性疾病的SUV可能更高，当怀疑惰性淋巴瘤发生转化时，PET可指导选择最佳活检部位，但并不能替代活检。PET不能提供病理诊断，但可提示哪个淋巴结是最佳活检淋巴结。治疗后复查PET的预测价值优于其他预后因素。

Isasi CR等对使用^{18}F-FDG PET进行淋巴瘤的分期和再分期进行了系统性回顾，汇总了1995年至2004年的20篇文献。14篇基于病人数据的研究，包括了854个病人，汇总灵敏度和特异性分别为90.9%（95% CI，88.0%～93.4%）、89.7%（95% CI，86.2%～92.6%）。7篇基于病变数据的研究，包括了3658个病变，汇总灵敏度和特异性分别为95.6%（95% CI，93.9%～97.0%）、99%（95% CI，

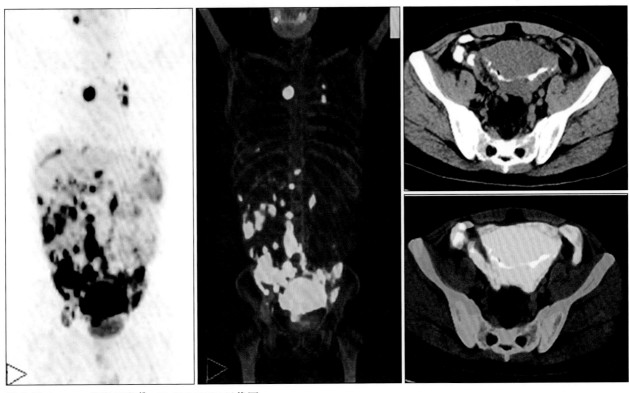

图 2-10-1　ⅣB期淋巴瘤^{18}F-FDG PET/CT显像图

98.7% ~ 99.4%）。亚组分析显示，霍奇金淋巴瘤中的灵敏度高于非霍奇金淋巴瘤，而特异性则低于非霍奇金淋巴瘤。此研究认为，PET 在临床应用中很有诊断价值。此外 Schoder 等采用问卷调查的方式，结果表明，PET 显像使 44% 患者的分期调整，其中上调 21%，下调 23%。在治疗方案方面，PET 使 42% 的病人有不同种类治疗方案之间的改变。

典型病例　男性，57 岁，右颈部无痛性淋巴结肿大，伴发热 2 周。便血 1 周，肠镜及胃镜未见明显异常。PET/CT（同期增强 CT）示如图所示，分期 Ⅳ B，腹腔肿块 6.7cm×9.5cm，SUVmax24.3；右颈淋巴结活检：弥漫大 B 细胞性淋巴瘤（图 2-10-1）。

典型病例　女性，56 岁。胃胀，腹部隐痛，既往阑尾手术史。PET/CT 示回盲部及升结肠条形 FDG 高代谢，似铅管状样改变；CT 示肠壁明显增厚，延迟显像肠型未见明显改变。随访肠镜证实为 T 细胞淋巴瘤（图 2-10-2）。

典型病例　女，40 岁。右侧乳腺肿块 2 周。PET/CT 示全身骨髓多发浸润；CT 骨髓密度未见改变，右侧乳腺 SUVmax 为 21.8，分期 Ⅳ A。右侧乳腺肿块穿刺病理：弥漫大 B 细胞性 NHL，骨髓穿刺见大量幼稚淋巴细胞（图 2-10-3）。

典型病例　女性，47 岁。左腋窝淋巴结穿刺病理：滤泡性 B 细胞淋巴瘤。左排：化疗前 PET 示左腋窝淋巴结、胸壁皮下结节、后腹膜及盆腔淋巴结、双侧腹股沟多发淋巴结 FDG 高代谢。右侧髂骨骨质破坏伴软组织肿块形成，FDG 高代谢。右排：CHOP 方案化疗 1 个疗程、R-CHOP 方案 2 个疗程后，PET 显像未见 FDG 代谢异常增高灶。CT 骨窗右髂骨病变改变不明显，PET 未见明显 FDG 摄取，表明该患者化疗效果佳（CR），提示 PET/CT 可在化疗早期评价疗效（图 2-10-4）。

淋巴瘤治疗后的残存肿块很常见，约 2/3 的 HL 患者会有残留病灶，但其中只有约 20% 的病灶最终

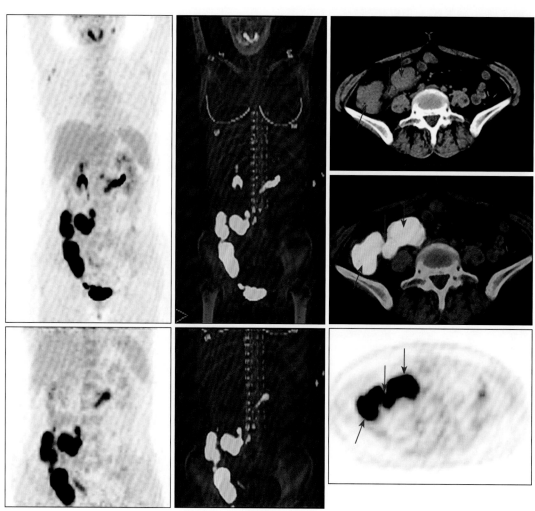

图 2-10-2　肠道 T 细胞淋巴瘤 ^{18}F-FDG PET/CT 显像图

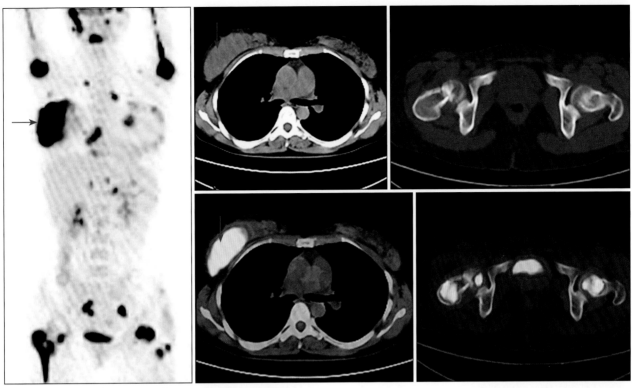

图 2-10-3   IVA 期乳腺淋巴瘤 18F-FDG PET/CT 显像图

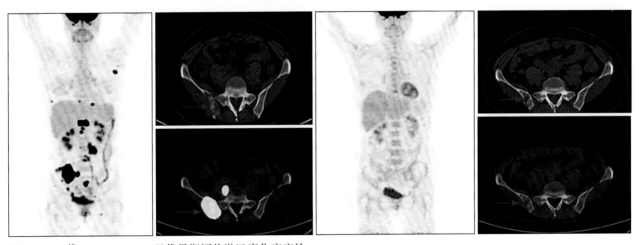

图 2-10-4   18F-FDG PET/CT 显像早期评价淋巴瘤化疗疗效

会复发；约 50% 的侵袭性淋巴瘤治疗后有残留病灶，也只有约 25% 的复发率。因此淋巴瘤治疗后的残留灶很大部分是纤维化，而非有活性的肿瘤组织。临床上应准确鉴别肿瘤的残存和纤维化病灶，以维持治疗的有效性和长期副作用之间的平衡。18F-FDG PET/CT 显像因其不受复杂解剖结构、治疗后结构改变和坏死纤维化组织的影响，对两者的鉴别具有重要价值。Reske 总结 15 篇相关文献（共 723 例患者），18F-FDG PET 显像检测存活淋巴瘤的灵敏度和特异性均很高，分别为 71%～100% 和 69%～100%。NCCN 指南推荐对于 Ⅰ、Ⅱ 期患者，在化疗 6～8 程后，PET/

CT 复查所有基准扫描阳性患者，如果 PET/CT 阴性，完成既定的放疗方案；如 PET/CT 阳性，在更改治疗方案前需要重新活检证实。对于所有患者，NCCN 推荐在治疗结束时 PET/CT 显像复查所有基准扫描阳性患者，如 PET/CT 怀疑病灶残存，在进行下一步治疗前必须重新活检。流程图见图 2-10-5。

PET/CT 在淋巴瘤中的应用应注意：淋巴瘤是一组异质性的疾病，2008 年第 4 版 WHO 淋巴组织肿瘤分类中淋巴瘤有近 80 种类型，每种类型淋巴瘤是依据形态学、免疫表型、遗传学特征和临床特点来确定的，都作为独立的疾病。PET/CT 对不同类

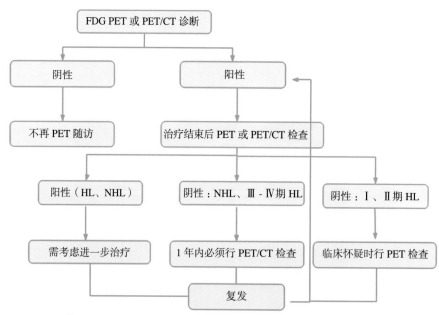

图 2-10-5 ¹⁸F-FDG PET 或 PET/CT 在淋巴瘤中应用推荐流程图
注：化疗 3～4 疗程可行 PET/CT 早期评价治疗、预后判断；但对于化疗 1 或 2 疗程即行 PET/CT 检查尚处于临床试验阶段。

型的淋巴瘤具有不同的灵敏度，对侵袭型 NHL，如 DLBCL、MCL、PTCL 以及惰性淋巴瘤中的 FL 高达 90% 以上；对边缘区淋巴瘤的灵敏度 70% 左右；对结外型 PET 较 CT 灵敏；对 SLL/CLL 的灵敏度为 45% 左右。少数假阳性病例包括放射性炎症、非特异性炎症、胸腺增生和一些肌肉摄取，而假阴性主要是因为治疗所致残存肿瘤细胞功能活性抑制，或病灶比较小等。

（赵 军 王玉婷）

重点推荐文献

[1] 周前, 屈婉莹. 中华影像医学影像核医学卷. 第2版; 北京: 人民卫生出版社, 2010.

[2] 潘中允, 屈婉莹, 周诚等. PET/CT诊断学. 北京: 人民卫生出版社, 2009.

主要参考文献

[1] Buck AK, Herrmann K, Stargardt T, et al. Economic evaluation of PET and PET/CT in oncology: evidence and methodologic approaches[J]. J Nucl Med, 2010, 51: 401-412.

[2] Lardinois D, Weder W, Hany TF, et al. Staging of Non-small-cell lung cancer with integrated positron-emission tomography and computed tomography[J]. N Engl J Med 2003, 348: 2500-2507.

[3] Shim SS, Lee KS, Kim BT, et al. Non-small cell lung cancer: prospective comparison of integrated FDG PET/CT and CT alone for preoperative staging[J]. Radiology, 2005, 236: 1011-1019.

[4] Park JW, Kim JH, Kim SK, et al. A prospective evaluation of ¹⁸F-FDG and ¹¹C-acetate PET/CT for detection of primary and metastatic hepatocellular carcinoma[J]. J Nucl Med, 2008, 49: 1912-1921.

[5] Weiler-Sagie M, Bushelev O, Dann EJ, et al.¹⁸F-FDG avidity in lymphoma readdressed: a study of 766 patients[J]. J Nucl Med, 2010, 51: 25-30.

[6] Pery C, Meurette G, Ansquer C, et al. Role and limitations of ¹⁸F-FDG positron emission tomography(PET)in the management of patients with pancreatic lesions[J]. Gastroentérologie Clinique et Biologique, 2010, 34: 465-474.

[7] Zhang C, Chen Y, Xue H, et al. Diagnostic value of FDG-PET in recurrent colorectal carcinoma: A meta-analysis[J]. Int. J. Cancer, 2009, 124: 167-173.

[8] Gu P, Pan LL, Wu SQ, et al. CA 125, PET alone, PET-CT, CT and MRI in diagnosing recurrent ovarian carcinoma: A systematic review and meta-analysis[J]. European Journal of Radiology, 2009, 71: 164-174.

[9] Cooper KL, Haman S, Meng Y, et al. Positron emission tomography(PET)for assessment of axillary lymph node status in early breast cancer: A systematic review and meta-analysis[J]. Eur J Surg Oncol, 2011, 37: 187-198.

[10] Isasi CR, Lu P, Blaufox MD. A metaanalysis of 18F-2-Deoxy-2-Fluoro-D-Glucose positron emission tomography in the staging and restaging of patients with lymphoma[J]. Cancer, 2005, 104: 1066-74.

¹⁸F-FDG PET（PET/CT）在化疗疗效评价中的应用

自 1945 年 Gilman 和 Philips 等报道应用化学药物氮芥治疗淋巴瘤以来，肿瘤化学治疗已经经历了半个多世纪的发展。随着新药和新疗法的不断涌现，目前，化学治疗已经成为肿瘤综合治疗中不可或缺的治疗手段之一，与手术治疗、放射治疗并列，共同组成临床防治肿瘤的三大主要手段。化学治疗已经不仅仅是只能起姑息性作用的一种手段，使用适当，大部分的肿瘤治愈率均可得到提高，甚至部分肿瘤通过化学治疗为主的综合治疗可以达到根治的效果。然而，由于肿瘤的异质性，同种类型肿瘤的不同患者对同一化疗药物敏感度常不相同，甚至同一个体在肿瘤发展的不同阶段，化疗效果差别都很大。因此，应用一些恶性肿瘤相关客观标志物筛选对肿瘤组织具有高度敏感性、对正常组织损伤最小的治疗方案、在治疗前预测个体化肿瘤治疗疗效、在治疗过程中监测个体化肿瘤治疗疗效；对减少患者不必要的痛苦和经济浪费，提高患者的生活质量和存活时间至关重要。

第 1 节 肿瘤治疗反应评价及其标准

在肿瘤临床实践和试验研究中，总生存率（overall survival，OS）是评价一个新的化疗药物或治疗方案是否有效的金标准。OS 定义为特定的一组肿瘤患者的生存概率或其中一位患者在一个固定时间内存活的百分率。有时 OS 也可以用治愈率来表示。以 OS 作为评价指标，可以不受到研究者主观意识的偏倚，也不依赖于肿瘤组织测定。其准确性可以达到 100%。但随着目前大量新药和临床试验的不断涌现，以 OS 作为评价标准的局限性也暴露出来。包括需要通过一个足够长的随访时间，足够多的患者数量，治疗后的混杂效应以及交叉设计等。为此，临床学家们也不断寻找一个相对容易完成且成本效益比高的可预测 OS 的替代指标。包括死亡时间（time to death，TTD）、疾病进展时间（time to progression，TTP）和无进展生存（progression free survival，PFS）以及生存质量（quality of life，QOL）等。

自 1980 年 Miller 的研究发表后，基于二维测定的总反应率（overall response rate，ORR）已经成为肿瘤疗效评价中一个普遍接受的客观指标。抗肿瘤药物治疗的客观反应评价在 II 期临床试验中也是一个重要的研究终止点，可准确估计 OS 和 PFS 等其他临床评价指标。在治疗早期阶段准确评价肿瘤反应性不但可以反应药物的有效性，而且可以避免无效治疗所带来的毒性副作用和无谓浪费。1981年，世界卫生组织 WHO 公布了在临床试验中以肿瘤反应性作为研究终止点的肿瘤反应评价标准（表3-1-1）。20 多年来，这个标准也被国内外的研究者和研究组普遍采用。但是，随着对肿瘤治疗认识的提高，WHO 标准的局限性也日益突出，如最小病灶的大小及病灶的数量问题、新的影像学方法评价（如 CT、MRI）的采用问题等。从而造成不同研究组之间的疗效评价存在差异而难以比较，导致不正确的结论。

为了克服 WHO 标准的缺陷，在回顾性比较 14 个研究 4 000 例患者疗效评价的基础上，欧洲肿瘤治疗研究协会（European Organization for Research and Treatment of Cancer，EORTC）、美国国立癌症研究会（National Cancer Institute，NCI）和加拿大 NCI 在 2000 年共同公布了实体瘤反应评价标准（Response Evaluation Criteria for Solid Tumor，RECIST）（表3-1-2）。其中保留了 WHO 标准中的 CR、PR、SD、PD，并采用简易精确的单径测量代替传统的双径测量方法。而且，RECIST 清楚定义了病灶的数目和可测定病灶的最小值和影像技术。自此以后，RECIST 标准在肿瘤临床试验中被广泛采纳，并被美国 FDA 和欧洲、加拿大等国家政府权威机构采信。

而随着新的肿瘤治疗方法和药物不断改进，特别是大量的分子靶向药物进入临床试验，对 RECIST 标准的质疑也开始出现。如是否小于 10 个靶病灶也可以评估，淋巴结如何评价，在以进展为主要研究终点的临床试验，如何使用 RECIST 标准，非细胞毒性靶向治疗药物临床试验如何运用 RECIST，如何应用 ^{18}F-FDG PET 和 MRI 等新的影像学技术？等等。为此，RECIST 工作组在总结 6500 例患者、18 000 多处靶病灶的基础上，对 RECIST 标准进行了再次更新，并在 2009 年正式出版 RECIST 1.1 版（Eisenhauer et al. 2009）（表 3-1-3）。

然而，值得注意的是，RECIST 标准虽然对肿瘤体积的变化有了详尽的阐述，但是对于治疗后密度变化的意义仍未涉及。已经有许多研究认为肿瘤治疗出现坏死，其密度的变化要优先于体积的变化，从而造成肿瘤反应的低估。特别是在非细胞毒性靶向治疗药物的疗效评价中，大部分药物在治疗后肿瘤虽然出现坏死，但体积仍不会明显变化。目前，有些研究者已经建立了包括 CT 密度和体积变化在内、一些个性化的肿瘤反应评价标准。如欧洲肝研究协会建立的 EASL 指南，其内容就包括应用 CT 和 MRI 图像中病灶强化与无强化的程度来进行肿瘤反应疗效评价。

另外，鉴于 FDG PET 在淋巴瘤疗效评价和预测长期反应的结果和在伊马替尼治疗胃肠道间质瘤中

表 3-1-1　WHO 实体瘤疗效评价标准

	定义
完全缓解（CR）	肿瘤完全消失超过 1 个月
部分缓解（PR）	肿瘤最大直径及最大垂直直径的乘积缩小达 50%，其他病变无增大，持续超过 1 个月
病变稳定（SD）	病变两径乘积缩小不超过 50%，增大不超过 25%，持续超过 1 个月
病变进展（PD）	病变两径乘积增大超过 25%

表 3-1-2　RECIST 疗效评价标准（Therasse et al. 2000）

目标病灶的评价	
完全缓解（CR）	所有目标病灶消失
部分缓解（PR）	目标病灶最长径之和与基线状态比较，至少减少 30%
病变进展（PD）	目标病灶最长径之和与治疗开始之后所记录到的最小的目标病灶最长径之和比较，增加 20%，或者出现一个或多个新病灶
病变稳定（SD）	介于部分缓解和疾病进展之间
非目标病灶的评价	
完全缓解（CR）	所有非目标病灶消失和肿瘤标志物恢复正常
未完全缓解/稳定（IR/SD）	存在一个或多个非目标病灶和（或）肿瘤标志物持续高于正常值
病变进展（PD）	出现一个或多个新病灶和（或）已有的非目标病灶明确进展

表 3-1-3　RECIST 1.0 和 RECIST 1.1 标准的比较

病灶测定	RECIST 1.0	RECIST 1.1
可测量病灶的最小值	CT：10mm 螺旋，20mm 非螺旋	CT：10mm（参考螺旋被删除）
淋巴结	没有提及	靶病灶：>15mm，非靶病灶 10～15mm；短轴测定无病理学意义 <10mm
可测定病灶的数目	10 个（每个器官 5 个）	5 个病灶（每个器官 2 个）
需特别考虑的病灶	囊性病灶、骨病灶考虑为不能测定病灶	包括骨性病变、囊性病变和已局部治疗病变
反应标准	CR：淋巴结未提及	CR：在短轴上淋巴结必须 <10mm
靶病灶	PD：至少增加 20% 或出现新病灶	PD：除增加 20% 以外，还包括其绝对值至少增加 5mm 或出现新病灶
非靶病灶	明确进展考虑为 PD	明确进展：必须所有的疾病状态变化，而不是一个单独病灶
稳定时间	对于 CR 和 PR：必须稳定 4 周以上。	仅要求在主要反应终止点的非随机临床试验中保留
PFS	仅一般提出	特别提及在 Ⅱ 期临床试验中使用 PFS，Ⅲ 期临床试验中应用 PFS 评价应更详细

的价值，RECIST 标准中允许将 FDG PET 作为 DP 的一个联合评价指标。但由于 FDG PET 的空间分辨率限制、非亲和 FDG 肿瘤类型造成的假阴性以及治疗后炎症造成的假阳性等，目前在其他实体瘤中尚不能建立 FDG PET 评价肿瘤反应的统一标准。因此，目前的 RECIST 标准中也没有将 FDG PET 结果纳入评价体系中。这也提醒我们，一个单独肿瘤反应评价标准不可能用于所有的肿瘤类型，发展一个基于肿瘤病理类型的个体化肿瘤反应评价标准势在必行。

第 2 节　^{18}F-FDG PET 评价治疗疗效的方法

^{18}F-FDG PET/CT 是一种反映能量代谢底物葡萄糖跨膜转运速率和数量的分子影像技术。现有的研究已经表明，葡萄糖摄取变化所反映的细胞内糖代谢变化与肿瘤细胞的增殖、凋亡等变化存在相互作用。因此，通过 ^{18}F-FDG PET/CT 显像显示肿瘤代谢的变化理论上要早于肿瘤大小的改变，可灵敏预测肿瘤组织对化疗的反应性。但关于代谢反应的定义及多发病变如何测定，以及何时需要治疗或者特别治疗后多长时间需要复查等，目前尚未达成一致。特别是代谢反应变化与肿瘤患者生活质量改善和延长生存时间之间的关系，也未能得到统一。这些不确定因素均限制了 ^{18}F-FDG PET（PET/CT）目前在肿瘤疗效评价中的应用和推广。

一、^{18}F-FDG PET 疗效评价分析参数

与通过 CT 测量肿瘤组织治疗前后体积大小评价肿瘤反应性相类似，^{18}F-FDG PET（PET/CT）显像主要通过肿瘤组织葡萄糖摄取程度的变化评价肿瘤反应性。目前，^{18}F-FDG PET（PET/CT）显像中评价肿瘤组织葡萄糖摄取程度的方法主要包括 3 种：即① 视觉分析法；②半定量分析法；③绝对定量分析法。

（一）视觉分析法

视觉分析是最简单的方法，主要通过目测观

察 PET/CT 图像中 ^{18}F-FDG 摄取与周围组织（肝）的对比情况。一般认为，当治疗后肿瘤病灶的 ^{18}F-FDG 摄取与周围正常组织相当或者更低，可被视为完全代谢反应；当治疗后肿瘤病灶的 ^{18}F-FDG 摄取相比治疗前显著减少，但仍较周围正常组织要高可视为部分代谢反应；当治疗后肿瘤病灶的 ^{18}F-FDG 摄取没有变化可视为代谢稳定；当治疗后肿瘤病灶的 ^{18}F-FDG 摄取相比治疗前增加则被视为代谢进展。但在临床应用时除完全代谢反应之外，由于主观性太强而并不适用于需要客观定量评估方法的临床试验。

（二）半定量分析法

半定量分析方法可以使用肿瘤 / 非肿瘤组织的 ^{18}F-FDG 摄取比值（T/NT）和标准摄取值（standardized uptake value，SUV）两种方式。其中标准摄取值是目前 ^{18}F-FDG PET 显像临床应用最为广泛的半定量分析法。其定义是局部病灶中的放射性活度与全身放射性活度之比，即 SUV=［平均 ROI 活度（mCi/ml）］/［注射剂量（mCi）/ 体重（g）］。SUV 描述的是 ^{18}F-FDG 在肿瘤组织与正常组织中摄取的情况，SUV 越高，则恶性肿瘤的可能性越大。临床上常用参数包括平均 SUV（SUVmean）、最大 SUV（SUVmax）及峰值 SUV（SUVpeak）。

1. 平均标准摄取值（SUVmean） SUVmean 是目前临床应用 ^{18}F-FDG PET 进行肿瘤疗效评价时最常用的观测指标。临床上一般通过设置感兴趣区的方式来计算平均摄取值。其中感兴趣区越大，SUVmean 越小。由于部分容积效应的影响，SUVmean 经常会低估 1cm 左右大小的肿瘤病灶的葡萄糖摄取程度。在单独 PET 图像中，一般以最大像素值的 50% 左右进行感兴趣区的设置；在 PET/CT 图像中，可以通过 CT 确定肿瘤病灶边界后复制到 PET 图像中设置肿瘤病灶感兴趣区（ROI）计算

SUVmean 值。

2. 最大标准摄取值（SUVmax） SUVmax 是指 ^{18}F-FDG PET 图像中感兴趣区中最大像素值。由于最大像素值的大小会随着机器、矩阵大小、层厚及扫描直径等变化，其准确性难以实现。最大像素值在某种程度上较少受部分容积效应的影响，在小病灶中可能更为适用。

3. 峰值标准摄取值（SUVpeak） SUVpeak 是指通过设置固定大小的感兴趣区评价病灶的葡萄糖代谢程度。在小体积（大约 1 立方厘米）但高度代谢肿瘤中，认为 SUVpeak 可能更有价值。

然而，由于 FDG 的体内分布不仅仅依靠患者的体重，而且也依赖于患者身体结构。例如，机体脂肪组织的 FDG 摄取值明显低于机体其他结构，身体肥胖的患者其恶性肿瘤的 SUVs 较瘦小患者明显要高，从而导致高 SUVs 假阳性结果。因此，在比较不同患者的疗效评估结果时，我们还需要对 SUVs 进行如体表面积、瘦体重等不同性质的标化后才能得到更为准确的结果。

（三）绝对定量分析法

PET 显像可以通过建立动力学模型和定量分析，揭示 PET 显像剂反映的生化、生理和药理特征。^{18}F-FDG 在体内清除规律符合三房室四参数模型如图 3-2-1 所示。

根据 FDG 在体内的清除特征建立房室模型可以在体内进行组织内示踪剂的放射性活度绝对测量，即体内示踪技术，而且灵敏度高，能够在很短的时间内对放射性分布的变化进行准确定量，获得与 ^{18}F-FDG 显像时间无关的绝对代谢率，并能够观察葡萄糖代谢的不同环节。如：葡萄糖转运、磷酸化与去磷酸化等。目前常用的 ^{18}F-FDG PET 定量方法包括：放射自显影法（Autoradiographic approach，ARA）、Patlak 图形法、非线性最小二

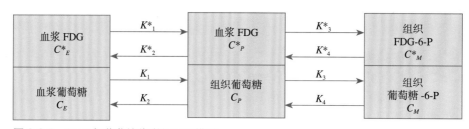

图 3-2-1 FDG 与葡萄糖代谢的三室模型
K_1^*、K_2^* 分别为 FDG 在血浆和组织间的正向和逆向转运速率常数；K_3^*、K_4^* 分别为 FDG 在细胞内磷酸化和去磷酸化速率常数；K_1 及 $K_2 \sim K_4$ 分别为葡萄糖的上述各项参数。

表3-2-1　FDG PET定量分析方法的特点比较

方法	优点	缺点	应用价值	制约因素
NLS	计算准确	计算慢，复杂； 参数初值敏感	作为金标准	输入函数质量 参数初值估计
LLS	计算快	有偏估计	为NLS做参数初值估计	输入函数质量
GLLS	计算快， 准确	对噪声敏感， 计算矩阵可能为奇异矩阵	可生成参数图像 便于后续的聚类分析等	输入函数质量 噪声水平
ARA	计算快，准确 一次采血	已知模型参数葡萄糖代谢率估计 有偏	已知模型参数求葡萄糖代谢率	假设的模型参数质量
PATLAK图形法	计算快，方便	结果被低估 不能计算模型单个参数	方便临床医生使用	输入函数质量

乘法（nonlinear least squares，NLS）、线性最小二乘法（linear least squares，LLS）、广义最小二乘法（generalized linear least squares method，GLLS）等，其优缺点如表3-2-1所示。

然而，由于绝对动态定量分析需要动态采集模式，显像所能够覆盖病灶的区域也仅仅一个床位（15～20mm），非线性回归方法还需要有创采集动脉血样。因此，目前临床实践中受到明显限制。

二、^{18}F-FDG PET疗效评价的影响因素

许多因素可以影响^{18}F-FDG PET定量分析的重复性和准确性，从而导致在应用^{18}F-FDG PET对肿瘤治疗进行疗效评价时出现高估或低估。

（一）生物学因素

由于葡萄糖是机体正常组织细胞中最普遍的一种能量代谢底物，许多生物学活动（如血糖水平、应激）均可影响葡萄糖在体内的分布和程度，致使^{18}F-FDG PET定量分析结果出现高估或低估，影响^{18}F-FDG PET对肿瘤治疗疗效的准确评价。

1. 血糖水平　由于饮食或糖尿病引起的血糖水平增高，可通过竞争性机制直接影响肿瘤病灶FDG的摄取，导致SUVs低估。如Lindholm研究组和Langen研究组报道，在糖负荷状态下（血糖水平>8.0mmol/L）与禁食状态（血糖水平<6.0mmol/L）下头颈部肿瘤SUVs变化分别从SUVbax=6.9下降到4.0；支气管肺癌病灶从5.07下降到2.84。

PATLAK法计算的Ki平均下降25%左右。与此同时，肌肉的摄取则明显增加，病灶的边缘模糊，影响病灶的探测效率。当给予胰岛素后1小时注射FDG（血糖水平降至8.0mmol/L以下），肺、肝、肌肉、心肌以及肺部病灶的SUVs没有明显变化。降血糖药物二甲双胍可以增加小肠和大肠的FDG摄取，从而减少病灶的探测灵敏性。因此，为了对病灶进行准确的评价，非糖尿病患者应高至少禁食6小时以上，糖尿病患者的血糖水平应该严格控制在8.0mmol/L以下。

2. 摄取间期　正常组织一般在注射FDG的1个小时内达到平衡，而大部分肿瘤细胞对FDG的摄取可以持续4～5小时。因此，随着FDG注射后摄取时间延长，SUVs也会出现明显差异。因此，在应用PET进行疗效评价时必须对显像间期进行严格界定，应该限制在55～65分钟。

3. FDG分布和清除　显像前饮用清水或使用利尿剂可以加速排泄^{18}F-FDG，减少本底计数，获得更好的图像质量，并减少辐射剂量。但是，肿瘤组织对^{18}F-FDG的摄取会受到利尿剂的影响，从而影响疗效评估。因此，在应用PET进行疗效评价时应该将其影响考虑进去。

4. 患者运动　除了在摄取期间运动导致肌肉^{18}F-FDG摄取增高外，由于呼吸等生理性运动影响，也可导致病灶体积增大和SUV低估。低估的程度主要与病灶的大小和运动的幅度以及频率有关。在动态采集中，ROI的确定一般均选择最后1帧图像，病灶的早期图像由于患者非周期的运动而脱离ROI，从而对定量参数会产生影响。另外，由于运动导致

PET 与 CT 图像中病灶的不匹配，也可以影响疗效评估时定量的准确性。因此，要保证疗效评价结果的准确性，在采集前必须限制患者运动，采集过程中必须对患者运动进行监控。

5. 患者舒适度　紧张或寒冷等刺激可引起患者肌肉和棕色脂肪对 ^{18}F-FDG 的摄取，从而导致本底增加，降低探测灵敏性。β 受体阻滞剂、安定等均可用于缓解患者紧张情绪，从而减少肌肉摄取。

（二）技术因素

在数据采集时，有许多因素可以影响到定量的准确性。包括扫描采集方面（如采集方式、扫描时间、床位的重叠和注射的 ^{18}F-FDG 剂量等），以及动态采集时每帧的时间、衰减校正（如运动和 CT 造影剂的使用）和其他形式的数据校正的影响。

1. 采集参数　采集参数的选择是与信噪比（SNR）和辐射安全之间取舍、费用和患者的舒适度等密切相关。3-D 采集可以增加 PET 扫描的灵敏度，增加扫描时间，增加床位重叠范围，提高给予的 FDG 的活度均可以改善信噪比（SNR）。3-D 采集通常会增加探测敏感性 4~8 倍，但同时也增加了随机计数和散射计数。通常，在低放射性活度情况下 3-D 采集比 2-D 采集的真符合计数高。因此，在低放射性活度时 3-D 模式所获得的信噪比会比 2-D 模式更高。因此，对于给予 FDG 的活度，应根据采集模式（2-D 或 3-D），扫描持续时间和床位的层数来决定。NCI 对于给予 FDG 的活度的指导建议是 5.18~7.77MBq/kg，NETPAS 的建议是 27.5MBq（min·kg）（2-D 采集和床位重叠 ≤ 25%）或者 6.9MBq（min·kg）（3-D 采集和床位重叠 50%）。对于 3-D 采集模式，一个 70kg 的病人应每个床位 4 分钟（25% 的层宽），建议给予的活度约 242MBq（±10%）。因此，减少扫描时间就必须提高给予的放射性活度，以维持 SNR。体重较大的患者必须增加采集时间维持 SNR。

2. 每帧时间　对于动态采集，采集过程中的第一分钟（弹丸注射）时活性浓度变化最大并与 FDG 输注的速度、分布和清除相关。因此，当分区列表模式数据或使用预先设定的时间帧，应该考虑这一期间的高时间分辨率，这一点在药物动力学双室模型分析中尤其重要。由于统计计数涨落的影响，增加时间分辨率可导致每帧时间的计数准确性。一般而言，低灵敏度扫描仪，需要较长的每帧时间，

FDG 的注射速度也要降低。

3. 衰减校正　由于正电子湮没光子与周围组织相互作用（康普顿散射为主，在较低范围内的光电效应），光子衰减校正是必要的。在 PET/CT 设备问世前，衰减校正主要使用放射性核素源，包括 ^{68}Ge 或 ^{137}Cs 等。通过投射扫描和空扫描相比得到衰减正弦图用于校正发射断层图像，即最后重建获得的图像。在 PET/CT 扫描时，可以通过 CT 获得线性衰减系数的空间分布。CT 衰减校正的优势包括减少总扫描时间、降低噪声，也不需要定期更换放射性核素源。在实践中也证实，在以透射成像为基础的衰减校正和以 CT 为基础衰减校正（SAC）中，定量分析并没有明显差异。由于金属物体和因含碘造影剂造成的 CT 伪影可以影响病灶的定量分析。多项研究发现，各种恶性肿瘤病灶的 SUV 变化从 2.8% 到 4%，可以忽略不计。由于 CT 的 FOV 较小造成的横断伪影可以引起错误的校正，一般建议在头颈部显像时手臂上举。一般而言，横断伪影的程度较小，定量分析误差的影响也较小。手臂所造成的射线硬化和散射造成的伪影，在定量分析中的影响可达到 11%~15%。

4. 其他数据校正　除了衰减校正外，其他的一些校正也必须在进行定量分析前应用。包括标化、随机符合校正、散射计数校正、死时间校正和与剂量校准或井型计数器的交叉定标等。这些校正均在不同程度上影响定量分析的准确性。如一份研究发现，在没有散射校正情况下，所有动力学参数均被高估 10%~30%，葡萄糖代谢率高估 12%~30%。

5. 图像重建　在目前的 PET 图像处理中，滤波反投影等分析算法几乎完全被迭代统计算法（OSEM）所取代。几乎所有的报告均报道 OSEM 算法比 FBP 法具有较高的 SUVs。但研究结果也发现，这两种算法对于 SUVs 的影响较低，仅 2.3% 左右。而且，如果严格应用相同的 ROI 比较时，两者的差异更不明显。较少的迭代次数（1 或 2 次）很难恢复病灶放射性浓度。在 SUVs 大于 5.0 以上，增加迭代次数对于定量分析的准确性没有任何影响，反而会增加图像噪音。当 SUVs 小于 5.0 时，迭代次数的变化导致 SUVs 差异很大。但一份研究发现，在 5 次迭代后，SUVs 的差异变得很小，在 5~40 次迭代中差异 <1%。

图像矩阵大小可以影响噪声和空间分辨率。当矩阵从 128×128（像素大小 ~5mm×5mm）增加到

256mm×256mm 时（像素大小～2.5mm×2.5mm）时，放射性活度计数可以得到明显改善。

同一类型的仪器，采用不同的成像方法（2D 或 3D），或者采用的空间分辨率不同，所测的 SUV 值会因为部分容积效应而存在差异。

6. ROI 勾画　FDG 摄取和代谢是通过一个感兴趣区（ROI）来测定。ROI 可以定义为最大的像素值 ROI_{max}，也可以基于绝对 SUV 值如 $ROI_{4.0}$，相对阈值如 $ROI_{50\%}$（大于最大像素 50% 的区域），固定像素 ROI_s（1ml 的球形区域）以及 $ROI_{50\%（Bmax）}$（以最大像素值为背景，大于 50% 的区域）等。最好的 ROI 定义应该是在对肿瘤 FDG 摄取和代谢进行量化时，产生的 ROI 与临床结果强相关。在放射治疗中，ROI 就更显得重要。在这些 ROI 定义中，除了固定 ROI 与最大像素值无关外，其他 ROI 的形状、大小都与上述影响 SNR 的因素有关。

有研究在模型中对 ROI_{max}，$ROI_{70\%}$，$ROI_{50\%}$，$ROI_{s:15mm}$ 进行了比较，所有 ROI 中恢复系数与病灶大小呈指数相关。高 SNR 可以导致高估所有以基于最大像素值的 ROI 计算出来的 SUV（除了 $ROI_{s:15mm}$）。$ROI_{70\%}$，$ROI_{50\%}$ 计算出来的 SUVs 分别比 ROI_{max} 低 15% 和 30%，较高的 $ROI_{50\%（B+max）}$ 在高靶本比背景的情况下接近于 $ROI_{50\%}$，在低靶本比背景下接近 $ROI_{70\%}$ 计算出来的 SUV。因此，在高噪声情况下，应用 $ROI_{50\%}$ 更为准确，而在低噪声情况下，应用 ROI_{max} 更为准确。ROI_s 由于可能包含非靶组织，准确度最低，特别是在小病灶的应用中。另一份报道在肺癌疗效评价患者中的研究也发现，两次研究中 $ROI_{50\%}$ 的体积重复性最好。据此，目前 NEDPAS 目前建议使用 $ROI_{41\%（B+max）}$。但在没有明确的肿瘤大小和较低的信噪比情况下，则强调应该使用 ROI_{max}。操作人员勾画目标区域（ROI）计算 ROI 内的平均 SUV 值。由于显示影像的灰度和个人主观判断不同，ROI 勾画的位置、大小、形状也有所不同。

三、^{18}F-FDG PET 疗效评价的时机

目前，应用 ^{18}F-FDG PET（PET/CT）评价肿瘤治疗疗效的临床实践主要包括两类：第一类是在肿瘤治疗方案完成后，应用 ^{18}F-FDG PET（PET/CT）进行疗效评价，判断残余肿瘤组织是否仍存在活性。第二类是在肿瘤治疗方案进行中，应用 ^{18}F-FDG PET（PET/CT）进行评价，通过治疗前后肿瘤组织对显像剂 ^{18}F-FDG 的摄取变化程度，预测肿瘤治疗方案是否有效。

当应用 ^{18}F-FDG PET 显像在治疗完成后进行时，FDG 摄取常常是肉眼可见的有活力的残余肿瘤组织。在这种情况下，应用 ^{18}F-FDG PET 鉴别"反应者"和"无反应者"通常是一种挑战。为了更为灵敏地探测到残余肿瘤组织的 FDG 摄取，一般建议尽可能地在治疗完成后较长的一段时间内进行 ^{18}F-FDG PET 显像，从而增加对残余肿瘤组织的探测能力。由于延长评估时间可能延误病情，一般认为在治疗完成后 4~6 周内进行比较合适。

许多研究报道有效治疗方案在化疗的第一个周期就可以见到 ^{18}F-FDG 摄取的减低。然而，对于 ^{18}F-FDG 摄取下降的程度至今仍未取得一致意见。基于 ^{18}F-FDG PET 显像在未治疗肿瘤中可重复性的研究，测定错误一般不可能导致 ≥ 20% 的偏差。因此，有研究建议以 $\Delta SUV \geq 20\%$ 为代谢反应标准。如报道，57 例分期为 ⅢB 和 Ⅳ 期非小细胞肺癌患者分别在化疗前后第 1 周期化疗后进行显像。以 $\Delta SUV \geq 20\%$ 为代谢反应标准。代谢反应与基于 RECIST 能达到的最好反应之间有密切联系（$P<0.0001$），预测的敏感性和特异性分别可达到 95% 和 74%。代谢反应组的无病生存期（$P=0.0003$）与总体生存期（$P=0.0005$）都显著长于无反应组（分别为 163 天和 54 天，252 天和 151 天）。在卵巢癌的一份研究中也认可了这一标准。33 例接受新辅助化疗的卵巢癌患者，以 $\Delta SUV \geq 20\%$ 为代谢反应标准。反应组的中位 OS 是 38 个月，无反应组仅 23 个月。然而，与肿瘤 FDG 摄取可测定的最小变化不同，也有许多研究者报道，在术前化疗的第一周期 FDG 摄取降低 25%~50% 可以更为准确地预测完全组织病理反应或接近完全组织病理反应的结果。

第3节　^{18}F-FDG PET 在肿瘤疗效评价中的临床应用

一、淋巴瘤

恶性淋巴瘤是一组起源于淋巴结或其他淋巴组织的恶性肿瘤，可分为霍奇金病（Hodgkin's lymphoma，HL）和非霍奇金淋巴瘤（non-Hodgkin's lymphoma，NHL）两大类。恶性淋巴瘤的治疗主要是以化学治疗、放射治疗及生物靶向治疗为主的综合治疗。治疗方案选择和预后与淋巴瘤病理类型及临床分期密切相关。其中临床分期是恶性淋巴瘤最重要的预后因素。准确的临床分期对合理制订治疗计划，判断恶性淋巴瘤患者预后具有重要指导意义。Ann Arbor 分期对 HD 患者具有较好的指导意义，能较好地反映患者的预后。NHL 具有明显不同于 HD 的生物学行为，Ann Arbor 分期难以确切反映 NHL 患者的预后。目前主要根据年龄、血清乳酸脱氢酶、一般状况、Ann Arbor 分期及结外受侵部位数目制订的国际预后指数（IPI）分为低危组、低中危组、中高危组和高危组。四组的 5 年生存率分别为 73%、51%、43% 和 26%。

^{18}F-FDG PET/CT 在大部分受侵犯的淋巴瘤中均表现为高度摄取 ^{18}F-FDG。其中绝大部分 HL、弥漫性大 B 细胞性 NHL、T 细胞淋巴瘤、滤泡性淋巴瘤高摄取 ^{18}F-FDG；部分边缘区淋巴瘤、小淋巴细胞性淋巴瘤及黏膜相关淋巴组织淋巴瘤可表现为低摄取甚至不摄取 ^{18}F-FDG。^{18}F-FDG/CT 可以通过"一站式"显像发现全身几乎所有被侵犯的淋巴结和结外器官，包括小于 1cm 而具有高 ^{18}F-FDG 的被侵犯

淋巴结。目前，^{18}F-FDG/CT 已经建议作为恶性淋巴瘤的初始分期、再分期及疗效随访的标准影像技术。

（一）疗效评估

从临床实践角度而言，任何治疗完成后均需要通过一些客观标准对治疗疗效进行评估，以确认患者是否已经治愈或仍需要进一步治疗。恶性淋巴瘤的疗效评估标准主要基于 CT 扫描测量的肿大淋巴结体积的缩小以及骨髓涂片和活检确定的骨髓受侵程度（表 3-3-1）。

但由于这些常规检查方法并不能很好地区分残余病灶是活性淋巴瘤细胞还是纤维瘢痕组织。2007 年，国际协调计划在淋巴瘤疗效的定义中融入了免疫组化法、流式细胞术和 PET 扫描，并取消了"不确定的完全缓解"的概念。^{18}F-FDG PET 在淋巴瘤疗效评估中的价值研究也愈加广泛和深入（表 3-3-2）。

Zijlstra 和 Terasawa 的两篇系统荟萃分析也对 ^{18}F-FDG PET 在淋巴瘤疗效评估中的价值进行了很好的总结。其中 Zijlst 等于 2006 年总结了 15 篇文献 706 例患者，发现 ^{18}F-FDG PET 探测 HL 中残余病灶的敏感性和特异性分别为 84% 和 90%，探测 NHL 中残余病灶的敏感性和特异性分别为 72% 和 100%。Terasawa 等于 2008 年总结 19 篇文献共 748 例患者（其中 HL474 例，NHL274 例）。发现，^{18}F-FDG PET 探测 HL 中残余病灶的敏感性在 43%～100%，特异性在 67%～100%；探测 NHL 中残余

表 3-3-1　淋巴瘤疗效评价标准

疗效分类	体格检查	淋巴结	淋巴结肿块	骨髓
CR	正常	正常	正常	正常
CRu（未证实的 CR）	正常	正常	正常	不确定
	正常	正常	缩小 >75%	正常或不确定
PR	正常	正常	正常	阳性
	正常	缩小 ≥ 50%	缩小 ≥ 50%	正常
	肝脾缩小	缩小 ≥ 50%	缩小 ≥ 50%	正常
复发/疾病进展	肝脾肿大，出现新病灶	出现新病灶或原病灶增大	出现新病灶或原病灶增大	复发

表 3-3-2　淋巴瘤疗效评价标准（包括 PET）

疗效分类	定义	淋巴结	肝脾	骨髓
CR	所有的病灶证据均消失	治疗前 FDG 高亲合性或 PET 阳性 FDG 亲合性不定或 PET 阴性，CT 测量淋巴结恢复正常大小	肝脾不能触及，结节消失	重复活检结果阴性，如果形态学不能确定，需要免疫组化结果阴性
PR	淋巴结缩小，没有新病灶	6 个最大病灶 SPD 缩小 ≥ 50%，没有其他淋巴结增大。 治疗前 FDG 高亲合性或 PET 阳性 FDG 亲合性不定或 PET 阴性；CT 测量淋巴结恢复正常大小	所有病灶 SPD 大小 ≥ 50%（单病灶最大横径缩小 ≥ 50%，）肝脾没有增大	如果治疗前为阳性，则不作为疗效判断标准，细胞类型应该明确
SD	达不到 CR/PR 或 PD 的标准	治疗前 FDG 高亲合性或 PET 阳性；治疗后原病灶仍为 PET 阳性，CT 或 PET 上没有新病灶 FDG 亲合性不定或 PET 阴性，CT 测量淋巴结大小没有改变		
复发/疾病复发或 PD	任何新增加的病灶，或者直径增大 ≥ 50%	出现最大径 >1.5cm 的新病灶；多个病灶 SPD 增大 ≥ 50%；治疗前最小径 >1cm 的单病灶的最大径增大 ≥ 50%；治疗前 FDG 高亲合性或 PET 阳性者治疗后 PET 阳性	任何病灶 SPD 增大 >50%	新病灶或复发病灶

病灶的敏感性和特异性分别为 33% ~ 87% 和 75% ~ 100%。但两位作者同时也提出，由于纳入的文献在研究设计、病理类型、显像设备和程序以及图像判断评价标准等方面存在的异质性，我们在临床实践中仍需谨慎对待 ^{18}F-FDG PET 显像在淋巴瘤化疗完成后显示的图像结果。但是，^{18}F-FDG PET 在 HL 和侵袭性 NHL 疗效评估中较 CT 更为准确的优势还是较为明确的，且其准确性足够作为淋巴瘤治疗疗效评估的一个标准方法。

为了进一步确定 ^{18}F-FDG PET 在淋巴瘤疗效评估标准中的作用。Juweid 等回顾性研究比较 IWC+PET 和单独 IWC 在侵袭性淋巴瘤患者的疗效评估价值。在 54 例患者中，33 例结果一致，21 例结果不一致。IWC+PET 组的 CR 率是单独 IWC 组的 2 倍（分别是 35 例和 17 例）。IWC+PET 组预测 PFS 的准确性也较单独 IWC 组要高。单独 IWC 组评估为 CR 的患者中有 4 例（24%）发生进展（中位随访时间 17 个月），而 IWC+PET 组评估为 CR 的患者中有 6 例（17%）发生进展（中位随访时间 17 个月）。两组估计的 3 年 PFS 分别为 74% 和

80%。IWC+PET 组和单独 IWC 评估为 PR 的患者 3 年 PFS 分别为 62% 和 42%。作者认为，在对侵袭性淋巴瘤患者进行疗效评估时，IWC+PET 可以增加其评估结果的准确性。最近 Thomas 等的研究结果也肯定了这一点。他们在一线治疗结束后根据 PET 显像结果将 125 例 DLBCL 患者分为阴性组、阳性组和不确定组。中位随访时间 35.2 个月。阴性组和不确定组的 3 年 PFS 分别为 85% 和 71%；阴性组和不确定组和阳性组的 3 年 OS 率分别为 89%，88% 和 48%。结合治疗前 IP 危险因素，不确定组中具有低到中度 IP 危险因素患者 3 年 PFS 为 93%，高度或中高度 IP 危险因素患者仅仅 45%。目前，国内外一些淋巴瘤治疗指南中已经正式将 ^{18}F-FDG PET 中的代谢反应率作为侵袭性恶性淋巴瘤新的疗效反应标准之一。

基于 ^{18}F-FDG PET 在淋巴瘤疗效评价中的肯定结果，一些研究者也在探讨是否可能以此改变淋巴瘤后续处理方案。Mikhaeel 等研究认为，淋巴瘤治疗结束后 ^{18}F-FDG PET 呈现阳性结果，NHL 患者强烈预示着残余肿瘤的存在，而对于 HD 患者则

不然；淋巴瘤治疗结束后 ^{18}F-FDG PET 呈现阴性结果，HD 患者预示着患者不存在残余病灶，而对于 NHL 患者却不能如此武断结论。目前，英国国家癌症研究协会（NCRI）淋巴瘤研究小组、德国 HD 研究小组（GHSD）HD16 以及欧洲癌症研究与治疗协会等在前瞻性设计研究中均采取省略 PET 阴性患者的放疗，而对于 PET 阳性的患者在放疗后增加了 BEACOPPesc 治疗方案，以其能够得到更为肯定的结果。

患者，男，26 岁。左腹股沟淋巴结肿大 1 个月。穿刺病理示：非霍奇金淋巴瘤（大 B 细胞性淋巴瘤）。 2010 年 12 月 20 日 PET/CT 示：左侧腹股沟区见巨大软组织密度肿块影，大小约 6.8cm×4.2cm×3.6cm，与周围结构界限不清，左侧闭孔内肌及髂腰肌受累，FDG 代谢异常增高，SUVmax=24.3。左侧锁骨近胸锁关节处可见骨质破

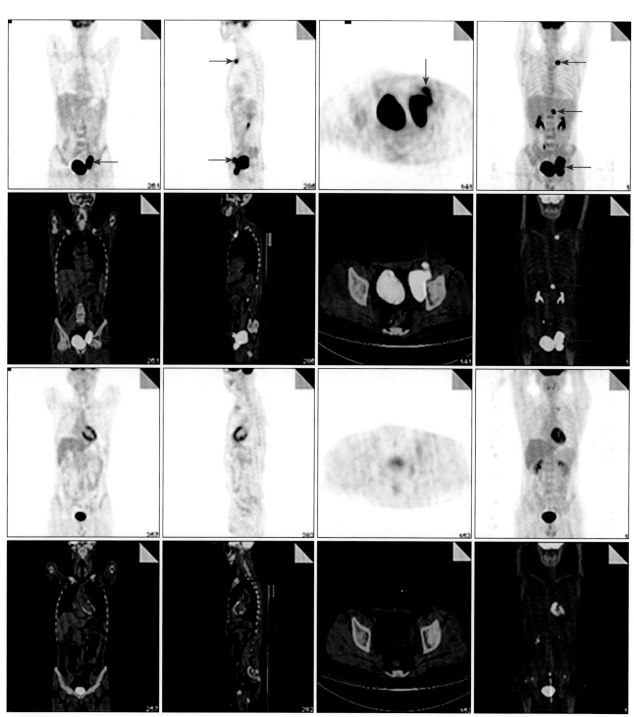

图 3-3-1　典型病例，非霍奇金淋巴瘤

坏，FDG 代谢异常增高，SUVmax=9.2；第 12 胸椎椎体左缘见骨质破坏，椎旁软组织增厚，FDG 代谢异常增高，SUVmax=13.4。腹腔内腹主动脉旁多发小淋巴结影，最大者直径约 1.0cm，FDG 代谢轻度增高，SUVmax=3.0。后行化疗 6 个疗程，2011 年 4 月 18 日结束。2011 年 4 月 29 日 PET/CT 示：淋巴瘤化疗后，左侧腹股沟淋巴结切除术后，左腹股沟区及左侧闭孔内肌及髂腰肌周围结构稍显紊乱，可见纤维条索样软组织密度影，FDG 代谢未见明显异常。左侧锁骨近胸锁关节处局部骨质密度增高，FDG 代谢轻度增高，SUVmax=2.2；第 12 胸椎椎体左缘局部骨质密度增高，FDG 代谢未见明显异常。考虑：淋巴瘤化疗后，与前次检查比较：盆腔内病灶消退，左侧锁骨及第 10 胸椎病灶 FDG 代谢较前明显减低，考虑治疗后缓解。后腹膜未见明显肿大淋巴结影。脾体积较前缩小（图 3-3-1）。

（二）预测预后

随着 ^{18}F-FDG PET 在 HL 和侵袭性 NHL 疗效评估标准中的价值的肯定，许多研究者更关注在淋巴瘤化疗早期是否能够应用 ^{18}F-FDG PET 显像预测最终的治疗反应，包括无进展生存率（PFS）和总生存率（OS）。目前资料认为，2～3 周期化疗后的代谢变化能高度精确预测最终的治疗反应和无进展生存率（PFS）。早期预测恶性淋巴瘤治疗反应可区分仅需采取常规或低毒性治疗的患者或早期即需采取积极性治疗的患者，提高缓解疾病的可能性与时限，达到个体化治疗目的。

Mikhaeel、Kaplan–Meier、Spaepen、Huthings 等都研究报道 ^{18}F-FDG PET 显像结果有较强的预测 PFS 及 OS 的能力，独立于国际评分指数或优于国际预测指数。Terasawa 等在 2008 年总结 13 篇文献共 672 例患者（其中 HL360 例，NHL311 例）的结果：^{18}F-FDG PET 预测 HL 的总灵敏度为 81%（72%～89%），特异性在 97%（94%～99%）；预测 NHL 的总灵敏度为 78%（64%～87%），特异性在 87%（75%～93%）。并明确指出：对于低到中低危险程度的 HL 患者，早期预测可以很好地区分出无反应患者，而对于 DLBCL 患者，目前的结论尚不能明确，还需更进一步地研究。Ramos-Font 等在 2009 年总结 9 篇有关 ^{18}F-FDG PET 预测 HL 患者反应的文献也肯定了这一点。在 2～3 个周期化疗后，^{18}F-FDG PET 预测治疗反应的阴性预测值 93.4%～

100%，在化疗结束后预测治疗反应的阴性预测值 94.3%～100%。

合理选择 ^{18}F-FDG PET 图像中各种分析参数及其标准有助于准确预测患者反应性。如 Lin 等研究提示，以 SUV 为基础的分析参数比视觉分析更适合于淋巴瘤的疗效预测。Torizuka 等的研究也认为，SUV 下降 60% 可以较好地鉴别有反应组和无反应组。Itti 等的临床试验结果显示，以纵隔为本底（SUVmax=2.0±0.6）并不能区分反应组和无反应组；而以肝为本底（SUVmax=2.5±0.7），2 年的 PFS 则明显不同，PET 阴性组为 81.8%、阳性组为 51.8%。提示在应用 ^{18}F-FDG PET 图像进行疗效预测时，应优先考虑以肝本底为标准进行评价。

不少研究表明，诱导治疗后和自体干细胞移植术前的 ^{18}F-FDG PET 检查可预测哪类患者在治疗后有较长的缓解期。^{18}F-FDG PET 结果阳性，从而提示病变的患者 PFS 较短。如 Crocchiolo 等的回顾性分析中，53 例在大剂量化疗的患者均先行 ^{18}F-FDG PET 检查，而后行自体干细胞移植术。随访（中位时间 31 个月）期间，PET 阳性患者（16 例）中 7 例失败（43.8%），PET 阴性患者（37 例）中 10 例失败（27.0%）。估计的 5 年生存率分别为 55% 和 90%。

对于无痛性淋巴瘤很少有数据显示随机 ^{18}F-FDG PET 的价值。Bishu 等人报道了 31 名进展期滤泡型淋巴瘤（FL）患者的回顾性研究结果，其中 11 名患者在 4 个周期化疗中期进行了 ^{18}F-FDG PET 扫描。虽然数据较少，无法计算统计学差异，但有 4 名摄取 ^{18}F-FDG 患者的平均 PFS 为 17 个月，而 7 名 PET 阴性结果的患者其平均 PFS 为 30 个月，明显更长。但随机 ^{18}F-FDG PET 的对无痛性淋巴瘤的临床价值仍不明确，因为进展期无痛性与 HL 和侵袭性 NHL 有很大区别。首先，现有的进展期 FL 治疗极少能治愈，但可明确的是早期的自体干细胞移植与异体骨髓移植治疗对于无应答患者是非常有效的。其次，FL 较长的病史和近来相对成功的治疗方法，包括维持疗法，意味着即便首次进展时间较长，未必有较长的生存期。随机 ^{18}F-FDG PET 对于局限性 FL 或更多无痛性 NHL 的非常见亚型的价值尚未有报道，例如淋巴瘤和小淋巴细胞淋巴瘤。

（三）随访监测复发

很少有研究表明 ^{18}F-FDG PET 和 ^{18}F-FDG PET/CT 在随访中的价值。Jerusalem 等人每 4～6 个月应

用 PET 监测 36 名完全治疗后的 HL 患者，随访了 2～3 年。所有 ^{18}F-FDG 摄取异常的患者 4～6 周后进行再次的扫描。1 名患者存在残余的肿瘤细胞，4 名患者 5～24 个月后复发。5 名复发的患者在临床症状出现、实验室检查结果及 CT 显示复发前 PET 已能够识别。Zinzani 等人回顾性研究了 151 名纵隔淋巴瘤患者（HL 和侵袭性 NHL）。随访方案为前 2 年每 6 个月行一次 ^{18}F-FDG PET 检查，后 3 年每 12 个月扫描一次。治疗后的 22 个月内，151 例患者中的 30 例行 ^{18}F-FDG PET 为阳性结果，表明纵隔淋巴瘤有复发。这 30 例患者中的 17 例经组织学证实有复发，而另 13 例为良性病变（纤维组织 9 例或肉芽组织 3 例）或非相关性赘生物（1 例胸腺瘤）。[18]F-FDG PET 阴性的患者中仅有 3 例表现出复发症状。这些研究显示了 ^{18}F-FDG PET 在随访中检测无症状复发病灶中的地位，从而使患者在复发早期而非复发严重时即可接受治疗。

Petrausch 等应用 ^{18}F-FDG PET 在 134 例一线治疗结束后 HD 患者中的预后价值进行探讨。其中 42 例（31.3%）患者出现复发，[18]F-FDG PET 的阳性预测率为 98%。在早期随访中（<24 个月），残余肿块是最明显的高危影响因子（HR=7.6）。在大于 24 个月以上的随访中，进展性分期和症状的出现是明显的高危影响因子（HR 分别为 3.6 和 14.6）。作者认为，在 HD 患者中，没有形态上的残余灶是不需要 ^{18}F-FDG PET 进行常规随访的；具有形态上的残余灶在 24 个月内应该应用 ^{18}F-FDG PET 进行常规随访；只有进展期的患者在 24 个月后仍需要应用 ^{18}F-FDG PET 常规随访。

综上所述，[18]F-FDG PET 监测治疗反应是淋巴瘤风险—适宜治疗的最佳检查。这种方法不仅可以提高疗效不佳和早期治疗适宜患者的治疗结果，而且降低了治疗失败的风险，避免患者接受不必要的治疗毒性。

二、非小细胞肺癌

肺癌是全世界目前发病率和死亡率最高的恶性肿瘤。肺癌根据其病理分型主要分为两大类，包括非小细胞肺癌（non-small cell lung cancer，NSCLC）和小细胞肺癌（small cell lung cancer，SCLC），其中 NSCLC 约占 80%～85%。NSCLC 治疗的常用手段主要包括手术治疗、放射治疗和化学治疗 3 种。

根据疾病状态，这些手段可以单独或联合使用。

18F-FDG PET 在肺内病灶的良恶性鉴别中有较高的诊断价值，目前，18F-FDG PET 在肺癌鉴别与分期中的应用已经列入肺癌临床治疗指南中。而 18F-FDG PET 在肺癌疗效监测和预后中的价值目前仍处于起步阶段，但初步研究已经认为其在肺癌的疗效反应的预测和评价中也具有较高的指导意义。

（一）疗效评估

在肿瘤治疗中，组织病理反应仍是目前评价治疗疗效的最有效指标。18F-FDG PET 可以通过代谢区分出具有活性的肿瘤残余组织，与组织病理反应具有良好的相关性。

Aguirre 等汇总了 1999 年至 2006 年的 9 篇用 18F-FDG PET 评价 NSCLC 的新辅助化疗疗效的前瞻性研究，包括 497 例病人，18F-FDG PET 的灵敏度、特异性、阳性预测值（PPV）、阴性预测值（NPV）的范围分别为 80%～100%，0%～100%，42.9%～100% 和 66.7%～100%，因异质性大未行 meta 分析。N2 分期决定了能否进行可治愈的手术治疗。7 篇文献进行了新辅助化疗后 N2 再分期，meta 分析显示汇总的灵敏度为 63.8%（95% CI，53.3%～73.5%），特异性 85.3%（95% CI，80.4%～89.4%）。此研究认为，虽然现有证据不支持 PET 作为临床疗效评价的唯一工具，但仍是一个比较准确、有价值的非侵入性检查手段。

Choi 等对肿瘤残余中葡萄糖代谢率与组织病理反应的关系进行了探讨。30 个病灶中有 14 个获得完全治疗病理反应。最大葡萄糖代谢率在放化疗后 2 周从 $0.333 \pm 0.087 micromol（min \cdot g）（n = 16）$ 下降到 $0.0957 \pm 0.059 micromol（min \cdot g）$。残余病灶中的 MRglc 与 pTCP 呈负的剂量反应关系。残余灶中 MRglc = 0.076 和 <0.040micromol（min·g），分别提示肿瘤 pTCP ≈ 50% 和 pTCP>or = 95%。提示在肺癌放化疗中，残余病灶的 MRglc 可很好地反映肿瘤组织反应。

Robert 等对 SUV 变化与组织病理学反应的关系进行探讨。56 例患者均在治疗前和治疗结束后进行 FDG PET 显像。SUVmax 的变化与切除肿块中无活性细胞的百分比存在密切线性关系，其相关性较 CT 测量的组织大小也要显著高（r2=0.75，r2=0.03，P<0.001）。SUVmax 减少超过 80% 预测完全病理反应的敏感性、特异性和准确性分别为 90%、100%

和 96%。重要的是，FDG PET 最大 SUV 减少的百分比的曲线下面积显著高于 CT 预测的完全病理反应的变化百分比。（0.935 vs 0.53，P<0.001）。

Yamamoto 等对不同时相 SUV 变化与组织病理学反应的关系进行探讨。26 例患者中 18 例有病理反应，8 例病理无反应。有反应组早期显像（注射后 1 小时）与延迟显像（2 小时后）的 SUV 均明显要低于无反应组。有反应组早期显像和延迟显像之间的变化程度也明显高于无反应组。

虽然各个研究定义反应的标准不一而同，但 ^{18}F-FDG PET/CT 在放化疗后的代谢反应与生存期之间相关性比较明确。如 Kim 等报道，19 例 Ⅲ 和 Ⅳ 期 NSCLC 患者分别在诊断和化疗后接受 PET 检查，中位随访时间 24.8 个月。PET 提示有反应组中位生存时间 29.4 个月，无反应组 14.2 个月。ΔSUVmax 减少 17.85% 时，预测存活的灵敏性为 75%，特异性为 100%。ΔSUVmax 是最有效的预后因子。Pottg 等应用最大 SUV 减少 45% ~ 55% 作为阈值表示患者有更明显的代谢反应，其 16 个月生存率为 83%；减少更小者的生存率为 43%（P=0.03）。除此之外，研究也发现，原发病灶治疗后 SUV 值的高低也和生存期存在相关性。Eschmann 等报道的一个包括 70 人接受新辅助放化疗的研究也显示，以最大 SUV 减少 80% 为阈值，CMR 患者生存期比 PMR 显著延长（P=0.0001）。Hellwig 等报道，在 47 例切除的进展期非小细胞肺癌患者中，代谢反应也强烈地预测了生存期；治疗完成后 SUVmax 小于 4 的患者生存期长达 56 个月，而大于等于 4 的患者只有 19 个月（P<0.01）。

代谢反应提示，CMR 患者的生存期比 PMR 者更长，PMR 生存期比无反应者（SMD 或 PMD）更长。如 MacManus 等报道，73 人在治疗前及治疗完成后（中位间隔 70 天时）都行 PET 与诊断 CT 扫描。在包含了已知预后因素如 CT 反应、体力状态、体重减轻及分期等多元分析中，只有代谢反应与生存期显著相关（p<0.0001）。PET 代谢与 CT 形态学反应之间仅在 40% 人中一致，相比于 CT 中的完全反应（10 人），PET 更多人表现为 CMR（34 人）。此研究中 CMR 患者的生存期比 PMR 者更长，而后者生存期比无反应者（SMD 或 PMD）更长。这些结果表明，SUVmax 的减少可能对于不表现 CMR 的患者能进一步地分层。Decoster 等的报道结果也证实这一点，在 31 例局部晚期（3A 和 3B）患者的

研究中，CMR 的中位总体生存期显著长于非 CMR 者（超过 49 个月 vs 14.4 个月，p=0.004）。

^{18}F-FDG PET/CT 对纵隔淋巴结肿瘤存活细胞具有较高的诊断效率，这可能有助于选择患者行挽救或姑息性治疗。Doom 等人研究了 30 例接受诱导化疗患者间纵隔淋巴结反应与代谢反应预测生存期方面的关系。以最大 SUV 减少 60% 为阈值结合淋巴结主要的病理反应。30 例接受诱导化疗 N2-NSCLC 患者在诱导性化疗后，仍具有较大纵隔淋巴结侵犯的患者 5 年生存率为 0%。原发肿瘤最大 SUV 减少超过 60% 的患者、且已经清除或只有较小纵隔淋巴结侵犯的患者，5 年总体生存率远高于小于 60% 者（62% vs 13%，p=0.002）。^{18}F-FDG PET 可以对诱导化疗后纵隔淋巴结分期下调或仍具有较小淋巴结侵犯的患者中筛选可能从手术获益的患者。但是，作者对于 ^{18}F-FDG PET 是否能够代替常规纵隔镜活检确定患者临床分期下调没有说明。

（二）预测疗效和调整治疗方案

早期预测治疗反应可以避免无效的处理方案，避免不必要的毒性反应，并使者尽早改变治疗方案。基于 ^{18}F-FDG PET 在非小细胞肺癌患者疗效评估中的价值，一些研究者对 ^{18}F-FDG PET 在早期预测治疗反应中的价值进行了探讨，并取得了较为肯定的结果。如 Vansteenkiste 等报道，15 例行诱导性化疗的 N2-NSCLC 患者分别在治疗前和第 3 周期化疗后行 PET 显像。9 例接受手术患者病理证实，^{18}F-FDG PET 预测临床分期下降的准确性为 100%，而 CT 仅 67%。原发灶最大 SUV 值下降大于 50% 的患者其生存率明显提高。结果提示，应用 ^{18}F-FDG PET 可以筛选出需要积极进行局部治疗的患者。de Geus-Oei 等应用 ^{18}F-FDG PET 动态显像及绝对定量分析方法也报道类似结果。51 例患者分别在治疗前和治疗开始后第 5 ~ 8 周内进行动态 PET 显像，以葡萄糖代谢率 47% 及 SUV 减少 35% 为阈值，能获得总体生存率（各自 P=0.017，P=0.018）和无病生存率（各自 P=0.002，P=0.009）的重要预后分层。以 SUV 减少超过 50% 者为阈值，生存期超过 6 个月；而小于 50% 者多在 6 个月内死亡。Dimitrakopoulou 等报道，14 例患者分别在治疗开始后 15 ~ 21 天内行动态 PET 显像。所有患者生存时间从 40 ~ 392 天，中位生存时间 193 天。全动力学参数有助于区别出存活时间的长短，从而区分出从

姑息性化疗获益的患者。

　　为进一步观察确定应用 ^{18}F-FDG PET 预测治疗疗效的时机。Nahmias 等报道 16 例患者，根据存活时间小于 6 个月分为两组。所有患者在化疗开始后均接受 7 个时间点的 PET 检查，每周一次。发现在化疗开始后 1～3 周内 SUV 减少 0.5 可以区分出存活时间大于 6 个月的患者，也即是对于化疗有反应的患者。Weber 等对化疗第 1 周期治疗后 PET 的

预后价值进行了探讨。57 例分期为ⅢB 和Ⅳ期非小细胞肺癌患者分别在化疗前和第 1 周期化疗后进行显像。以 ΔSUV<20% 为代谢反应标准。代谢反应与基于 RECIST 能达到的最好反应之间有密切联系（p<0.0001），预测的敏感性和特异性分别可达到 95% 和 74%。代谢反应组的无病生存期（p=0.0003）与总体生存期（p=0.0005）都显著长于无反应组（分别为 163 天和 54 天、252 天和 151 天）。应用代

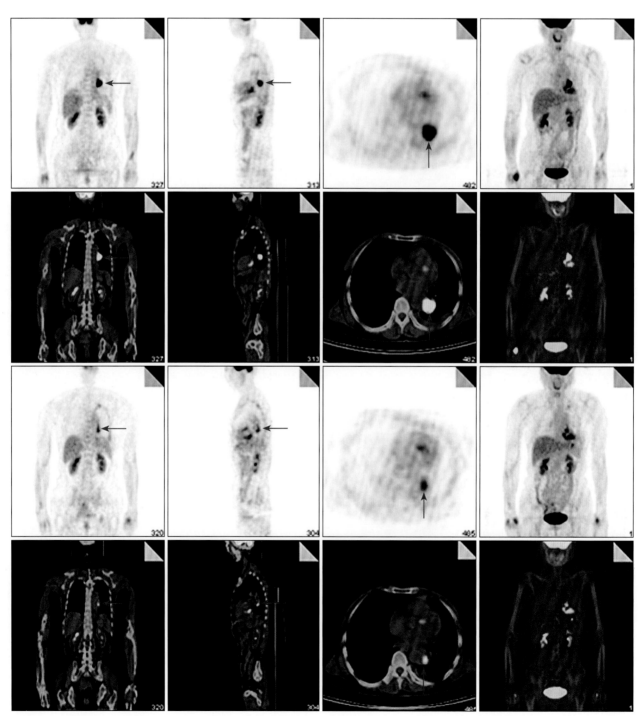

图 3-3-2　典型病例，肺癌

谢反应作为研究终止点可以缩短Ⅱ期临床评价新药的时间，并减少无反应患者的死亡率和花费。Lee等报道，31例ⅢB和Ⅳ期患者在化疗前和第1周期化疗后接受PET检查。发现早期PET预测疗效反应的阳性预测值71.4%，阴性预测值100%。提示第1周期化疗后PET可以较常规影像学标准更早地预测疾病进展，避免无效的治疗方案。

患者，女，68岁。患者体检时发现CEA增高，19.2。胸腔镜病理示：腺癌。

2009年11月25日PET/CT示：左肺下叶背段见一软组织肿块影，大小约3.0cm×2.5cm，与主动脉界限不清，边界欠光整，FDG代谢异常增高，SUVmax=10.5，延迟至2.5小时显像，SUVmax=12.5，其远端可见楔形高密度软组织影，FDG代谢未见明显异常。化疗3疗程，2010年2月25日结束。2010年3月12日PET/CT示：左肺下叶背段见一软组织肿块影，大小约2.2cm×1.5cm，与主动脉界限不清，FDG代谢异常增高，SUVmax=4.6，其远端可见小楔状高密度软组织影，FDG代谢未见明显异常。诊断：根据左肺癌化疗后，左肺下叶背段病灶较前次检查缩小，FDG代谢减低，考虑化疗后部分缓解；左肺阻塞性炎症；左侧胸腔少量积液（图3-3-2）。

（三）在预后中的价值

早期肺癌主要采取以手术为主的治疗方式。^{18}F-FDG PET/CT在早期NSCLC患者中（Ⅰ期或部分Ⅱ期患者）的应用主要集中在术前^{18}F-FDG PET显像中SUV值的高低预测患者生存或复发中的价值。许多研究表明，在早期NSCLC患者中，术前^{18}F-FDG PET显像中的SUVmax可以作为一个独立的预测预后因子。术前^{18}F-FDG PET显像中具有较高SUVmax的患者，其复发率均高于较低SUVmax的患者；无病生存时间则短于较低SUVmax的患者。如Goodgame B等报道，136例行根治性手术切除的早期NSCLC患者，随访中位时间为46个月。术前^{18}F-FDG PET显像的SUVmax大于5.5（所有患者的中位值）的患者5年估计复发率为53%，而小于或等于5.5的患者5年估计复发率为14%；两组的5年生存率则分别为53%和74%。高SUVmax具有独立的复发和死亡预测率（SUV=5.5）。日本Higashi及Ohtsuka T等在各自的研究中也取得了类似结果，其差别仅在于SUVmax的阈值不同。但是否能够依据^{18}F-FDG PET显像中SUVmax的高低鉴别出可

能复发的患者，指导临床采取更积极的治疗措施如化疗或放疗；或鉴别不出现复发的患者，避免无谓的化疗毒性，目前尚存在争议。如最近Agarwal等的研究对SUVmax是否能够作为独立预测因子提出了不同意见。在总共363例早期（Ⅰ期、Ⅱ期）NSCLC患者并行根治性手术治疗患者中，随访中位时间981天。所有患者中SUVmax中位值为5.9；SUVmax每增加1倍，患者死亡的危险性增加1.28倍。但在对患者进行病理分期分组后，SUVmax对患者生存率的影响并不显著，提示术前SUVmax并不能作为一个独立的生存率预测预后因子。因此，虽然现有大部分研究均表明，^{18}F-FDG PET显像中SUVmax的高低可以不同程度地预测患者的生存时间或复发率。但在临床实践指南中，目前仍建议对所有根治性切除患者均行辅助化疗以提高生存率。

对于中晚期肺癌，临床主要采取以化疗为主的综合治疗。Imamura等报道了PET在接受化疗患者中的预后价值。62例患者均在一线化疗前接受PET检查。存活曲线分析发现，SUVmax和性别、病史、吸烟状态、分期以及处理模式与预后均存在明显相关性。Cox分析发现，排出其他因素干扰后，PFS和OS的危险估计风险均随着SUVmax增加而增加，指出SUVmax可以作为一个独立的预测预后因子。

三、乳腺癌

乳腺癌的治疗手段主要包括对原发灶进行手术治疗、放射治疗或两者联合治疗，以及对全身性疾病进行细胞毒化疗、内分泌治疗、生物治疗或以上手段的联合应用。各种全身和局部治疗手段的临床决策主要依据多种预测和预后因素而综合判断，具体包括肿瘤组织学特征、原发肿瘤的临床和病理学特征、腋窝淋巴结状况、肿瘤激素受体水平和HER-2状态、有无检测到转移病灶、合并症情况、患者的年龄以及绝经状态等。早期乳腺癌（包括Ⅰ期、Ⅱ期）患者主要采取以手术为主（全乳切除术＋腋窝淋巴结清扫术或局部肿块切除＋腋窝淋巴结清扫术＋全乳放疗）的治疗方案，并根据腋窝淋巴结状态的病理评估结果，辅以局部放疗或术后辅助化疗。术前化疗（新辅助化疗）可以明显降低分期，有助于局部病灶的手术切除，同时还可能早期杀灭乳腺癌亚临床播散病灶。对于肿瘤较大的临床ⅡA、ⅡB期以及局部进展期乳腺癌（locally advanced breast cancer，LABC）患者，新辅助化疗＋手术或放疗已经成为局部晚期乳腺癌公认的标准治疗方案之一。而对于复发或Ⅳ期乳腺癌全身转移的治疗主要以延长生存期、提高生存质量为目的，而非治愈性。因此，一般选择毒性尽可能小的治疗方案。

^{18}F-FDG PET/CT 由于其分辨率限制，对早期乳腺癌的探测效率较低。如临床资料显示，^{18}F-FDG PET 探测Ⅰ期乳腺癌的灵敏度仅61%；对于小于10mm 的乳腺肿块，包括乳腺专用 PET 的灵敏性也只能达到86%，阳性预测率达到90%，特异性仅为33%，阴性预测率为25%。与前哨淋巴结活检技术相比，其探测转移淋巴结的灵敏度也要低20%～40%。因此，目前^{18}F-FDG PET 显像在乳腺癌中的临床研究也主要聚焦于进展期或侵袭性的乳腺癌患者。

（一）疗效预测

临床实践发现，只有13%～26%的乳腺癌患者在新辅助化疗后能够获得完全病理反应。增加化疗周期可以获得更好的完全病理反应结果，但也对无病理反应者带来更大的损伤和浪费。因此，尽可能早期预测患者化疗后完全病理反应结果，对于临床决策具有重要意义。20世纪90年代，Wahl 等、Bassa 等的早期研究均报道了乳腺癌患者在化疗期间，^{18}F-FDG PET 显像的 SUV 值有不同程度的下降。随后，许多研究对此进行了进一步验证，Avril 等在2009年系统性回顾了用 18F-FDG PET 预测乳腺癌局部原发灶的化疗疗效的6篇文献，包括369例病人，在新辅助化疗第1或第2个疗程后即进行18F-FDG PET，以术后病理为金标准，PET 的准确性范围为64%到91%。同时，许多研究者也试图确定^{18}F-FDG 摄取减低的阈值（ΔSUV），以鉴别对新辅助化疗后有效的乳腺癌患者，从而调整治疗决策如更改化疗方案、延长化疗周期或及时进行放疗等，使患者从治疗过程中受益，改善生存时间。如 Kim 等应用 18F-FDG PET 及 SUVmax 对50例局部进展期乳腺癌患者新辅助化疗的病理反应预测结果进行了报道，发现以 SUVmax 下降88%为阈值，预测完全病理反应 CR 和部分病理反应 PR 的灵敏度和特异性分别为100%和56.5%；而以 SUVmax 下降79%为阈值，预测 CR 和 PR 的灵敏度和特异性分别为85.2%和82.6%。然而，由于不同研究的设计、肿瘤病理类型、选择参数以及病理反应评价标准等存在差异，目前还没有一个统一的 ΔSUV 值作为预测

疗效的标准，尚需要大量的资料以及多中心临床试验进行更为细致的研究以确定。

随着分子病理分型测定在肿瘤临床的普遍应用，乳腺癌患者不同的分子病理类型对于治疗方案的选择也具有指导意义。如文献报道，雌激素受体阳性患者化疗后的 PCR 仅10%，而阴性患者组化疗后的 PCR 则达到43.2%。HER2 阳性患者组接受靶向治疗＋表柔比星或紫杉醇的 PCR 可以达到65%，未接受靶向治疗的患者 PCR 只有26%。因此，鉴别出具有相同分子表型的乳腺癌患者中无病理反应的患者，对于改变化疗方案或更换靶向治疗药物具有重要意义。目前，18F-FDG PET 在不同分子病理类型亚组的研究仅见零星报道。如 Martoni 等研究了应用 18F-FDG PET 显像预测34例局部乳腺癌患者的新辅助化疗疗效。在4～6次化疗中，以第2周期后 18F-FDG PET 显像的 ΔSUV 大于50%作为阈值，PET 预测病理反应的 PPV 仅26.9%；而 NPV 为100%，意味着 PET 显示无反应者均无病理反应，且发现这些 PET 显示无反应者的 ER 受体均为阳性。此研究认为，早期 18F-FDG PET 显像可以鉴别出30% 雌激素受体阳性的无病理反应的乳腺癌患者，对于修正治疗方案具有一定指导意义。

选择合适的 18F-FDG PET 显像分析参数对于准确判断和评估疗效反应具有重要意义。Krak 对18F-FDG PET 显像中的不同定量分析方法与乳腺癌疗效监测中的方法进行相互比较。总共20例乳腺癌患者，分别在化疗的第8天和第1次、第3次、第6次化疗进行动态 18F-FDG PET 显像。以非线性回归和二房室组织模型计算参数为金标准，分别对 Patlak 图像分析法、简化动力学方法（SKM）、SUV-based net influx constant（"Sadato" 方法）、标准摄取值（进行体重、瘦体重（LBM）和体表面积（BSA）标化，并进行或不进行血糖校正）、肿瘤靶本比（TNT）、6P 模型和全体病灶评估法（TLE）等定量分析方法进行相关性比较。发现在基础显像中 Patlak、SKM 及 SUV（LBMg+ 血糖校正）与 NLR 具有很好的相关性：Patlak10-60 和 Patlak10-45（$r=0.98$ and 0.97）；SKM40-60（$r=0.96$）；SUV（LBMg）（$r=0.96$）. SUV-based net influx constant，TLE and SUV（BSAg）与 NLR 具有较好相关性（$0.90<r<0.95$）. 6P 模型 and TNT 相关性较低（$r<or=0.84$）. SUV 在治疗过程的各个时间点均能准确预测 FDG 摄取的变化。提示 Patlak、SKM 及

SUV（LBMg+ 血糖校正）均可以较好替代 NLR 分析方法进行 18F-FDG PET 显像的疗效监测分析。

基于 18F-FDG PET 在乳腺癌疗效预测中的价值，一些研究者对于代谢反应评价不同化疗药物、化疗方案甚至是不同的给药顺序所带来的影响引起关注。如 Schneider-Kolsky 等通过 18F-FDG PET 中代谢变化研究序贯给药顺序的影响研究。60 例患者被随即分为两组，紫杉醇 + 表柔比星组（A 组，31 例）和表柔比星 + 紫杉醇组（B 组，29 例）。所有患者在化疗前、第 4 次化疗后及化疗结束后行 18F-FDG PET 检查。两组患者最终的病理组织反应没有明显差异。但在第 4 次化疗后，B 组获得完全病理反应的患者 SUVmax 平均下降了 87.7%，与病理无反应患者有明显差异；而 A 组获得完全病理反应的患者 SUVmax 平均下降了 27%，与病理无反应患者无差异。表柔比星 + 紫杉醇组患者在第 4 次化疗后预测病理反应性的敏感性、特异性、精确性以及阳性预测率、阴性预测率均明显高于紫杉醇 + 表柔比星组。结果提示，乳腺癌患者在化疗期间的 SUVmax 变化可以受到不同给药方案的影响，在应用 18F-FDG PET 进行疗效预测时需要加以注意。

新生血管生成是恶性肿瘤的一个重要生物学行为。现有研究表明，化疗后肿瘤组织血流灌注变化与组织病理反应性也存在密切相关性。如 Tseng 等对应用 15O-H2O PET 显像和 FDG PET 显像预测 35 例局部进展期乳腺癌患者病理性反应结果进行了报道。发现第 1 次化疗后 2 个月后的 K1 及肿瘤血流量在病理完全缓解的患者，FDG 摄取值、K1、肿瘤血流量分别平均下降 84%、79% 和 76%。而无反应者，FDG 摄取值、K1、肿瘤血流量分别平均下降 62%、19% 和 14%。肿瘤血流量和 K1 没有明显下降的患者其复发率和死亡率更高。说明肿瘤灌注的改变能预测无病生存期和总生存期。此研究的一个重要发现是肿瘤灌注的改变与预后的关系，这种关系甚至较代谢改变与预后的关系更加密切。同时肿瘤血流量和代谢之间的关系也具有预测性，但是接下去需要明确血流量的阈值，以及对治疗有反应的具体情况。Dunnwald 等对 15-O-H2O PET 显像和 FDG PET 显像预测 53 例局部进展期乳腺癌患者病理性反应的研究也得到类似结果。肿瘤血流量和 K1 是一个独立的 DFS 和 OS 预后因子。肿瘤组织中血流灌注增加 5% 的死亡危险程度是血流灌注减少 5% 的 1.67 倍。

结构性成像如 CT、MRI 在辅助性化疗早期疗效预测的报道较少。但随着最近功能 MRI 技术的发展，功能 MRI 技术在肿瘤化疗疗效预测方面的研究也越来越受到关注。如 Tozaki 等报道，7 例局部进展期乳腺癌患者在新辅助化疗前、化疗中期和化疗后分别进行 1HMRS 和 18F-FDG PET 显像。化疗前 choline（cho）和 SUVpeak 的平均值分别为 2.5 和 7.5。其中 3 例患者在化疗 2 周期后 choline（cho）和 SUVpeak 均显示为阴性，1 例患者在化疗结束后显示为阴性。另外 3 例患者 choline（cho）和 SUVpeak 均平行变化。choline（cho）和 SUVpeak 在化疗后的变化也具有相关性（r=0.84）。提示乳腺 1HMRS 也许可以与 18F-FDG PET 显像一样早期预测化疗反应。

对复发或 IV 期乳腺癌全身转移的治疗主要以延长生存期、提高生存质量为目的，而非治愈。FDG PET 显像能显示转移性乳腺癌葡萄糖代谢的变化，有效地预测疾病的预后。并早期发现无效治疗患者，使这部分病人免于无效治疗的一些副反应。如 Dose Schwarz 等研究报道，17 例有反应的转移灶经过第 1 周期和第 2 周期化疗后 SUV 分别下降至 72%±21% 和 54%±16%。而对化疗无反应的转移病灶 SUV 仅下降至 94%±19% 和 79%±9%。FDG PET 在第 1 周期化疗后能准确的预测病人的预后，并且其在化疗第 3 周期后预测预后的能力明显地高于传统影像手段。另一篇文献也报道，以 FDG 摄取值下降超过 20% 为阈值，无代谢反应的病人总生存期为 8.8±6.7 个月，而有反应的病人的总生存期为 19.2+/-13.6 个月。此项研究的一个重要发现就是：5 个对化疗无反应的患者可以避免 14 个疗程的化疗。

（二）疗效评估与随访

乳腺癌的治疗后随访主要包括常规体检和乳腺 X 片摄影。US、CT、MRI 以及骨扫描也经常应用于乳腺癌的随访中。相对于结构性成像，18F-FDG PET 反映肿瘤组织的葡萄糖代谢变化，理论上要先于结构性成像发现原发灶残余、复发和远处转移病灶。但由于 18F-FDG PET 价格相对昂贵，以及技术本身分辨率限制导致假阴性和炎症等非特异性摄取导致假阳性等问题，18F-FDG PET 在乳腺癌治疗后疗效评估中的价值目前仍受到挑战。

准确评价乳腺癌患者治疗后肿瘤残余与否，对临床下一步采取何种治疗措施至关重要。Dose-

Schwarz 等在最近比较了 FDG PET 显像与常规显像在评价肿瘤残余中的价值。前瞻性多中心收集 99 例局部进展期乳腺癌患者，在术前化疗结束后分别进行了一种或多种显像，并与组织病理学结果比较。发现使用 SUV=2.0 阈值，FDG PET 显像探测肿瘤残余的敏感性为 32.9%，特异性为 87.5%；常规显像具有较高的敏感度，但特异性较低。其中 MR 的敏感性和特异性分别为 97.6% 和 40%；乳腺造影术为 92.5% 和 57.1%；超声成像 92.0% 和 37.5%。乳腺 MRI 的准确性最高，为 91.3%，FDG PET 的准确性仅为 42.7%。这些结果提示我们，在临床进行乳腺癌肿瘤残余病灶的评价时，不能仅依赖于单一显像模式，可能需要参考多种检查结果。

现有的研究还表明，术前 ^{18}F-FDG PET 显示的乳腺癌残余活性的高低对患者的预后也具有影响。如 Emmering 等应用 ^{18}F-FDG PET 评价局部乳腺癌患者在化疗结束后肿瘤残余对无病生存率的影响。40 例患者，中位随访时间共 60 个月。其中 13 例患者复发，8 例死亡。原发灶中 ^{18}F-FDG 摄取的程度与 DFS 明显负相关（HR=4.09），优于组织病理学结果（HR=2.52）。这意味着当 ^{18}F-FDG 显像结果提示乳腺癌原发灶存在残余活性时，术后化疗是必需的。Cachin 等还应用 ^{18}F-FDG PET 评价转移性乳腺癌患者在高剂量化疗 + 自体干细胞移植后的预后影响。47 例患者均进行 3 个周期的大剂量化疗。化疗结束后应用 ^{18}F-FDG PET 显像及其他常规影像学如超声、乳腺造影术、骨扫描等进行评价。常规显像发现了 16 例完全反应患者；^{18}F-FDG PET 发现了 34 例完全反应患者。^{18}F-FDG PET 是一个最强的独立预测生存因子，^{18}F-FDG PET 显像阴性患者的中位生存时间较阳性患者要长（分别为 24 个月和 10 个月）。^{18}F-FDG PET 显像阳性患者的死亡相对危险度也远远高于其他参数（RR=5.3）。这些结果提示，化疗结束后 ^{18}F-FDG PET 显像的结果对于后续的治疗具有很好的指导意义。

（三）^{18}F-FDG PET 显像在内分泌治疗中的应用

内分泌治疗已经成为乳腺癌患者综合治疗方案中很重要的治疗手段。临床实践认为，ER 或 PR 阳性的乳腺癌患者，无论其年龄、淋巴结状态或是否应用辅助化疗，均可以从内分泌治疗中获益。少量的研究也应用 ^{18}F-FDG PET 显像观察乳腺癌患者内分泌治疗疗效。Dehdashti 等研究了 11 例拟应用三苯氧胺治疗的乳腺癌患者，分别在治疗前及治疗后 7 ~ 10 天内行 FDG PET 及 FES 显像。其中 7 例患者存在反应，4 例患者无反应。令人意外的是，7 例有反应的乳腺癌患者在治疗后的 SUV 反而增加约 1.4±0.7，4 例无反应患者则未观察到这种现象。这种在内分泌激素治疗后早期出现的"代谢闪烁"现象可以预测激素受体阳性的乳腺癌患者的反应性。Mortimer 等在 40 例 ER 阳性的乳腺癌患者内分泌治疗过程中进一步证实了这种现象。对三苯氧胺有反应的患者 SUV 增加了 28.4±23.3%，其中 5 例患者出现了临床闪烁反应症状。而对治疗无反应的病人，其 SUV 在治疗前后没有明显改变。至今为止，这种代谢闪烁现象只在三苯氧胺治疗中有报道，没有化疗以及新型内分泌药物（如芳香酶抑制剂，应用于绝经后妇女）产生闪烁显像的相关报道。因此，我们在应用 ^{18}F-FDG PET 显像观察乳腺癌患者内分泌治疗疗效时应该对这种现象有所了解。

患者，女，59 岁。2006 年年底行左乳癌根治术，病理：腺癌伴导管上皮增生，左腋下淋巴结（1/8），术前化疗 4 疗程，术后化疗 2 疗程。

2010 年 4 月 20 日 PET/CT 示：左侧锁骨上、左侧胸壁内胸大小肌间见多发肿大淋巴结影，最大者位于左侧锁骨前缘，大小约 4.0cm×3.3cm，中央呈低密度影区，边缘 FDG 异常增高，SUVmax=4.0。考虑：左侧锁骨上淋巴结及胸肌间淋巴结转移。化疗 4 疗程 + 局部放疗 + 化疗 3 疗程。2010 年 12 月 21 日 PET/CT 显示：左侧乳腺癌术后，化疗后，左侧锁骨上及胸肌间淋巴结转移放疗后。左侧胸肌间见一稍低密度结节影，大小约 1.9cm×1.5cm，FDG 代谢未见明显异常；考虑：左侧乳腺癌术后，化疗后，左侧锁骨上及胸肌间淋巴结转移放疗后，与前次检查（2010-04-20）比较，左侧锁骨上淋巴结明显消退，左侧胸肌间淋巴结缩小，FDG 代谢较前明显减低（图 3-3-3）。

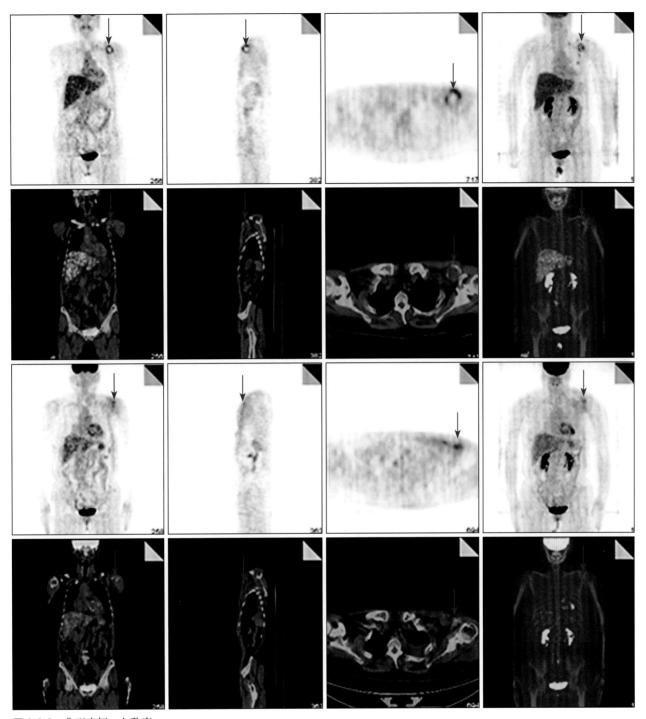

图 3-3-3　典型病例，左乳癌

四、食管癌

食管癌是世界范围内十大常见恶性肿瘤之一，死亡率很高。在食管的上三分之二段多好发鳞状细胞癌，烟酒是其高危因素。而在下三分之一段及食管胃交界处，腺癌则更为常见，准确的治疗前分期对于最佳治疗方式的选择至关重要。肿瘤的局部侵犯，局部淋巴结的分期包括淋巴结的数量、位置及

大小及远处转移是重要的预后指标。

¹⁸F-FDG/CT 对于食管癌具有较高的探测敏感性。其探测敏感性大约在 83%～96% 之间。鳞癌和腺癌对显像剂 ¹⁸F-FDG 的摄取没有明显差别。¹⁸F-FDG PET/CT 在探测食管癌的淋巴结转移中具有较高的应用价值。探测食管癌区域淋巴结转移的灵敏度、特异性和准确性分别为 52%、94% 和 84%，而同时 CT 探测的敏感性，特异性和准确性仅为 15%、

97% 和 77%。目前，^{18}F-FDG PET/CT 已经被认为是 EUS 确认可手术食管癌患者中最具价值的分期影像手段。^{18}F-FDG PET/CT 目前也用于在完成治疗后或者治疗的早期评估疗效。对于食管和胃交界处的腺癌，已有研究报道 ^{18}F-FDG PET/CT 能作为替代常规指标用于预测疗效及预后。

（一）疗效评估

化疗或放化疗能显著改善局部晚期食管癌的患者的生存期。相比未接受治疗的患者，接受治疗患者的生存期显著改善。^{18}F-FDG PET/CT 在食管鳞癌与腺癌化疗及放化疗结束后的评估疗效具有重要价值。在治疗完成后，^{18}F-FDG PET/CT 的残余摄取或改变常与术后的组织病理学反应和（或）患者生存期相关。

Rebollo Aguirre 等对应用 ^{18}F-FDG PET 评价食管癌的新辅助化疗疗效进行了系统性回顾，汇总了 1999 年到 2006 年的 7 篇文献的数据，包括 237 个病人，^{18}F-FDG PET 对评估原发灶的灵敏度、特异性、PPV、NPV 的范围分别为 27.3% ~ 93.3%、41.7% ~ 95.2%、70.8% ~ 93.3% 和 71.4% ~ 93.5%；对 N 再分期的灵敏度、特异性、PPV、NPV 的范围分别为 16.0% ~ 67.5%、85.7% ~ 100%、33% ~ 100% 和 91.7% ~ 93.3%。此研究认为，^{18}F-FDG PET 是目前用于预测新辅助化疗疗效的最好的检查手段。

和其他检查相比，Westerterp 等汇总了 1980 年—2004 年的 4 篇文献数据，比较了多种检查的准确性。CT、EUS 和 ^{18}F-FDG PET 分别包括了 108、120 和 116 名病人，三者的 Q* 值（灵敏度和特异性最大化）分别是 54%、86% 和 85%，且鉴于临床上 ^{18}F-FDG PET 比 EUS 更可行，认为 ^{18}F-FDG PET 的临床诊断价值最高。

许多研究也报道了 PET 结果与预后的关系。Kim 等报道了 62 例食管癌患者在新辅助放化疗前后行 ^{18}F-FDG PET/CT 显像与组织病理性反应比较的结果。放化疗结束后完全代谢反应（最大 SUV 减少大于 80%）与完全组织病理学反应显著相关，并能预测长期生存率。多元分析表明，完全代谢反应与更好的无病生存及总体生存显著相关（各自 P=0.006，0.033）。Swisher 等报道了 103 例组织病理学诊断的食管癌患者（90 例腺癌 13 例鳞癌），评估了新辅助放化疗结束后 ^{18}F-FDG 预后效果。SUV 大于等于 4

是长期生存的最佳预测值（P=0.04；危险度，3.5）。相比 77%SUV 小于 4 的患者，放化疗后 SUV 大于等于 4 的患者有 34% 可以生存 18 个月。Downey 等报道了 17 例食管癌患者在放化疗前后行 ^{18}F-FDG PET 显像。以最大 SUV 减少 60% 为阈值。无反应组患者其两年无病生存期和总生存期为 38% 和 63%，有反应组则分别为 67% 和 89%。Port 等人对 62 例接受术前化疗的食管癌患者（腺癌 51 例，鳞癌 11 例）行 ^{18}F-FDG PET 显像，发现 SUVmax 减少超过 50% 的患者比那些未达 50% 的患者能获得更好的无病生存（中位无病生存期 35.5 个月 vs17.9 个月，P=0.03）。但作者指出残余 FDG 摄取的消失与完成病理反应之间无必然的相关。最近，Jingu 等报道，20 例食管癌患者放化疗完成后共随访 45 个月，所有患者均在化疗前和结束后第 7 天内行 ^{18}F-FDG PET 显像。以放化疗完成后中位 SUVmax=2.4 为阈值，患者的生存率和局控率明显要好于无反应组患者。前后两次显像中 SUVmax 的变化与局部控制率明显相关。

然而，由于各研究设计采样以及设备分辨率等限制，也有少量研究发现，虽然患者 SUV 在放化疗后均有减低，但 SUV 的变化与组织病理反应分级并不存在明显相关性。如 Brink 等对 ^{18}F-FDG PET 显像变化与组织病理学结果进行了研究。26 例无远处转移的食管癌患者分别在放化疗前和放化疗结束后行 ^{18}F-FDG PET 显像。发现所有患者 SUV 在放化疗后均有减低，但 SUV 的变化与组织病理反应分级并不存在明显相关性。Smithers 等人报道的结果也未在 PET 改变与组织病理学改变间发现联系。提醒我们在临床实践及设计研究中需要更谨慎地对待显像结果。

（二）疗效预测

基于大多数 ^{18}F-FDG PET 评估食管癌晚期疗效的研究，^{18}F-FDG PET/CT 的残余摄取或改变常与术后的组织病理学反应和（或）患者生存期相关。但是，晚期评估的主要缺点是对于无反应患者的治疗方式已难以改变。因此，许多研究者也逐渐关注 ^{18}F-FDG PET 作为预测疗效及早期改变治疗的指标是否可行。

Weber 等人最初报道了 40 例局部晚期食管胃交界处腺癌患者在治疗早期应用 ^{18}F-FDG PET 指导疗效的结果。所有患者均在在术前及第 1 次化疗结束后 14 天进行 ^{18}F-FDG PET 显像。发现反应组的 FDG 摄取变化（-54%±17%）明显高于无反应组（-15%±21%）。以平均 SUV 的减少超过 35% 作为代谢反应阈值，预测临床反应的灵敏度和特异性分别为 93%、95%。代谢反应组有 53% 的患者为完全组织病理学反应（14/15），而无代谢反应组仅 5%（1/22）。代谢改变与长期进展及长期总体生存率间显著相关（P=0.01，0.04）。早期代谢反应可以区分对治疗方案无反应的患者，避免无效治疗和不必要的毒性损伤。Ott 等人（2008）在一个 65 例食管胃交界处腺癌患者的前瞻性研究中也验证了这个结果。以平均 SUV 减少 35% 作为代谢反应阈值，FDG 预测组织病理学反应的灵敏度和特异性分别为 80%、78%，代谢反应组的 3 年生存率也显著高于无代谢反应组（70%vs35%，P=0.101）。在包括 T 分期、N 分期及组织病理学反应的多元分析中也表明，代谢反应是复发的唯一预测指标（P<0.018）。这些研究的结果提示了 ^{18}F-FDG PET 有助于个体化治疗。

Abdelsalam 等对 21 例食管鳞癌患者分别在化疗前和第 3 个周期化疗后 14 天行 PET 检查。以 SUV 减少 50% 作为代谢评价标准。14 例（66%）患者有代谢反应，7 例患者没有代谢反应。代谢反应组中临床反应率为 92%，中位 PFS 为 16.4 个月，中位 OS 为 35.3 个月。相对照，无代谢反应组的临床反应率 42%，中位 PFS 为 7.13 个月，中位 OS 为 12 个月。Wieder 等对 24 例局部进展期食管癌患者分别在化疗前和化疗开始后 2 周及术前行 PET 检查。第 2 次 PET 和第 3 次 PET 的 SUV 变化与组织病理学反应存在明显相关性。第 2 次 PET 和第 3 次 PET 的 SUV 变化与存活时间也存在明显相关性。而任何时间点的绝对 SUV 值与组织病理学反应和存活时间并不存在任何相关性。

随后，Lordick 等的 MUNICON II 期前瞻性临床试验更是进一步确定了 PET 预测食管癌治疗疗效的价值和可行性。110 例患者均在化疗前和开始后 2 周进行检查。以平均 SUV 减少 35% 作为代谢反应阈值。代谢反应组继续接受最长 12 周的化疗，而代谢无反应者 2 周后不再化疗直接手术。54 例（49%）的患者发现有代谢反应。在中位随访 2.3 年后，代谢反应组与无改变组中位总体生存期不一致，后者为 25.8 个月（危险比 2.13；P=0.015）。代谢反应组患者中位无病生存期 29.7 个月，而无反应组仅 14.1 个月（危险比 2.18；P=0.002）。

然而，与上述研究者报道不同，也有部分研究者发现食管癌早期代谢变化虽然与组织病理学反应相关，但并不能作为区分有反应的一个标准。如 Malik 等报道，37 例局部进展期食管腺癌患者分别在放化疗前和放化疗后第 2 周进行 PET 检查。以 ΔSUV=-26.4% 为阈值。预测组织病理反应性的灵敏性、特异性、阳性预测值、阴性预测值和准确性为 62.5%、71.4%、62.5%、71.4% 和 67.4%。生存分析发现反应组与无反应组的生存时间也不存在差异（P=0.618）。提示 ΔSUV 并不能早期预测组织病理反应和生存时间。Klaeser 等报道的一个前瞻性多中心研究结果，45 例进展期食管癌患者分别在治疗前和第 2 周期化疗后行 PET/CT 检查。以 ΔSUV=-40% 为阈值。预测组织病理反应性的灵敏性、特异性、阳性预测值、阴性预测值为 68%、52%、58%、63%。提示食管癌早期代谢变化与组织病理学反应相关，但并没有足够的预测准确性指导后续治疗措施。这可能与纳入研究的病理类型、第 2 次显像的时机、治疗方案是否存在放疗有一定关系。当治疗方案中包括放疗时，炎症部位 FDG 非特异摄取对于指导治疗非常重要。在肿瘤伴随炎症或者更多见的辐射引起的炎症中（可能持续数周到数月）经常发生 FDG 摄取的错误高估，这在疗效评估中常影响到对代谢改变的评估。

综上所述，^{18}F-FDG PET/CT 可用于在完成治疗后或者治疗的早期评估疗效。特别是对于食管胃交界处的腺癌，已有研究报道，^{18}F-FDG PET/CT 能作为替代常规指标用于预测疗效及预后。然而，目前的结果备受争议，迫切需要进一步随机多中心的研究来标化方案。

五、其他肿瘤

^{18}F-FDG PET/CT 在结肠癌疗效评价中的研究主要集中于放化疗后早期代谢反应对最终结果的预测。化疗导致的结直肠癌病灶早期葡萄糖代谢的改变能高效预测患者预后。1996 年，Findlay 报道了 18 例结直肠癌肝转移患者在化疗前、化疗后 1～2 周及 4～5 周应用 ^{18}F-FDG PET 评价的结果。评价结果与第 12 周 CT 结果进行比较。18 例患者中 11 例发现部分反应。以病灶/肝比值为参数，化疗后有反应病灶其病灶/肝比值明显降低（-33% vs-1%，P<0.001）。化疗后 4～5 周的病灶/肝比值能有效

区分治疗有反应组和无反应组，无论以病灶还是患者整体疗效的评价，其 SE 均为 100%，SP 为 90% 和 75%。而且，化疗后 5 周的肿瘤葡萄糖代谢下降值与治疗疗效之间存在明确的相关性。2003 年，Dimitrakopoulou-S 等报道了 28 例 55 个转移灶接受 FOLFOX 治疗的结直肠癌转移患者进行动态定量分析的结果。并认为通过动力学参数可以准确地将进展性疾病（90%）和稳定性疾病（75%）作出分类，并能有效地区分短期和长期生存患者（分别为 <1 年和 >1 年）。但由于 ^{18}F-FDG PET/CT 本身分辨率的限制，以及正常肝组织本身对 FDG 较高的摄取能力，这两者均降低了 ^{18}F-FDG PET/CT 探测肝转移灶的灵敏性，也可能导致对化疗诱导的结直肠癌肝转移灶的代谢变化预测结果判断的偏差。如 Ta 等的一份研究报道，在化疗后呈现完全代谢反应的 14 例接受新辅助化疗的结直肠癌肝转移患者中，34 例被切除的肝转移病灶仅有 5 个病灶出现完全病理反应；7 个 CT 上肿瘤消失同时达到完全代谢反应的病灶；6 个病灶仍存在有活性的肿瘤细胞。Carnaghi 等的研究结果也证实了这一点。^{18}F-FDG PET/CT 在 >1cm 和 <1cm 病灶中的探测灵敏度分别为 74% 和 18%。

^{18}F-FDG PET 或 PET/CT 监测卵巢癌治疗作用的研究数据较少。有限的研究表明，有代谢反应的卵巢癌患者手术完全切除率比没有代谢反应的高。如 Avril 等研究报道，33% 的有代谢反应患者肉眼可见肿瘤手术全切除，而没有代谢变化的患者仅 13% 达到肉眼肿瘤全切除。有代谢反应患者的平均生存期比无代谢反应患者长。以第 1 疗程后 SUV 降低 20% 为代谢有反应标准，有反应的患者平均生存时间为 38.3 个月，无反应的患者平均生存时间为 23.1 个月。以第 3 疗程后 SUV 降低 55% 为代谢有反应标准，有反应的患者平均生存时间为 38.9 个月，无反应的患者平均生存时间为 19.7 个月。Nishiyama 等也证实 ^{18}F-FDG PET 中代谢变化具有预测妇科肿瘤化疗或放化疗后疗效的潜能。以 SUV=3.8 为阈值，^{18}F-FDG PET 探测的灵敏度为 90%，特异度为 63.6%，准确度为 76.2%。有代谢反应患者的变化比例明显高于无反应患者（$P<0.0005$）。以代谢变化 >65% 为阈值，^{18}F-FDG PET 的灵敏度为 90%，特异度为 81.8%，准确度为 85.7%。

资料显示，有 20%～30% 的早期卵巢癌患者和 50%～75% 的浸润期患者在一线药物化疗后获得完全疗效后会不可预测地复发。^{18}F-FDG PET 比传统影像学检查和 CA125 检查在探测卵巢癌复发方面可能更具优势。如 Bilici 对 60 例怀疑卵巢癌复发患者的研究报道，^{18}F-FDG PET 探测复发的灵敏度、特异度、准确度、阳性预测值和阴性预测值均要高于诊断 CT（95.5% vs. 55.5%，93.3% vs. 66.6%，95% vs. 58.3%，97.7% vs. 83.3%，87.7% vs. 33.3%；$P = 0.02$）；^{18}F-FDG PET 在 21 例 CA125 升高而传统影像学检查阴性患者中的探测灵敏性 95%；在 17 例 CA125 升高且异常 CT 表现的患者中，^{18}F-FDG PET 纠正侵犯程度和位置的探测灵敏性 94.1%；在 18 例 % CA125 阴性但具有临床症状和异常 CT 表现的患者中，^{18}F-FDG PET 明确复发的灵敏性为 100%。^{18}F-FDG PET 改变了 31 例（51.6%）的患者临床处理方案。其中 19 例患者继续原本未计划进行方案，12 例避免了原本计划进行的方案。Havrilesky 等发表的一篇从 1966-2003 年的综述也显示，对临床可疑复发的卵巢癌患者，PET 总的灵敏度和特异度分别为 90% 和 86%；传统影像学检查的灵敏度和特异度分别为 68% 和 58%；CA125 检查的灵敏度和特异度分别为 81% 和 83%。在 CA125 升高而传统影像学检查阴性时 PET 的诊断价值（灵敏度 94%，特异度 80%）比 CA125 与传统影像检查均为阴性时（灵敏度 54%，特异度 73%）高。Menzel 等甚至建议，在 CA125 升高 >30U/mL，而 CT 正常或 CT 可疑阳性的情况下，可常规使用 ^{18}F-FDG PET/CT 对可疑复发的卵巢癌患者进行随访。

对于胃肠道间质瘤（GIST），Antoch 等在 2004 年直接比较了 ^{18}F-FDG PET/CT 增强 CT 和评价 GIST 的治疗疗效的效用。20 个经病理确诊的 GIST 病人在治疗 1、3、6 个月后行检查，3 次 PET/CT 结果和金标准结果均显著性相关；而 CT 在以上时间段的结果与金标准均无显著相关性。对治疗疗效诊断的准确率如表 3-3-3 所示。研究显示，相比 CT，

表 3-3-3　对 GIST 治疗疗效的正确诊断

	PET/CT (n=20)	CT (n=18)	统计学差异
第 1 个月	95%	44%	$P=0.001$
第 3 个月	100%	60%	NS
第 6 个月	100%	57%	NS

NS：无显著性差异

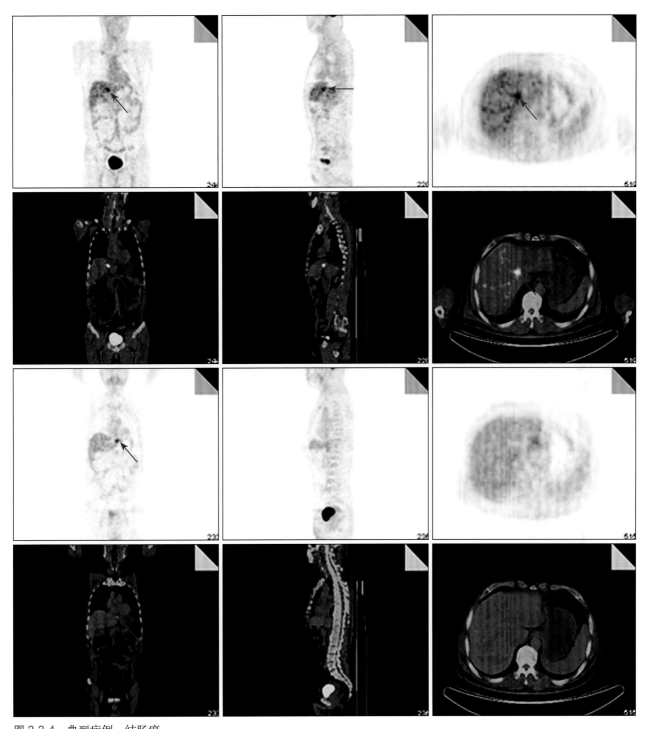

图 3-3-4　典型病例，结肠癌

PET/CT 在各时间段都检测出大部分对治疗有反应者；此差异在第 1 个月有统计学显著性。

患者，男，62 岁。2009 年 11 月 24 日右半结肠肿块切除术。病理：结肠溃疡型高—中分化腺癌。淋巴结（5/32）术前化疗 3 次，术后因 CEA 持续高于正常水平，行多次化疗。最近一次化疗结束时间 2011 年 2 月 23 日。

2011 年 3 月 9 日 PET/CT 示：右叶近膈顶处及肝右叶近肝门处各见一稍低密度结节影，直径分别约 1.3cm、1.5cm，FDG 代谢异常增高，SUVmax 分别约 3.9、5.2，延迟至 2.5 小时显像，SUVmax 分别约 3.1、5.8。考虑转移，后继续行化疗。2011 年 6 月 14 日 PET/CT 示：前次检查（2011-3-9）所示肝病灶消退（图 3-3-4）。

第4节　^{18}F-FDG PET 在靶向药物评价中的作用

20 年来，随着对肿瘤分子发病机制的不断认识以及分子生物学研究成果的迅速转化，靶向药物治疗技术得到了很大的发展。包括：甲磺酸伊马替尼治疗慢性髓系白血病和胃肠道间质瘤、血管内皮生长因子（VEGF）抑制剂 bevacizumab 联合化疗治疗结肠癌及非小细胞肺癌、内皮生长因子受体（EGFR）抑制剂 cetuximab 联合化疗治疗转移性结直肠癌或联合放疗治疗头颈部鳞状细胞癌等。这些药物均具有非细胞毒作用及靶向特点，主要通过调节和稳定细胞作用对肿瘤进行治疗，药物的作用范围和临床表现与细胞毒性药物也有很大差别。临床实践也发现，肿瘤组织在接受生物靶向治疗后，疾病稳定率较高，完全缓解率较低，评价客观疗效一般需要在用药 1~3 个月后进行。以肿瘤大小作为评价指标的 RECIST 或 WHO 评价标准面临着越来越多的问题。治疗后肿瘤的体积的变化并不能说明靶向治疗是有效还是无效。因此，应用包括 MRI、^{18}F-FDG PET 等功能影像学技术对生物靶向治疗的疗效进行评价日益受到人们关注。

^{18}F-FDG PET/CT 是一种反映能量代谢底物葡萄糖跨膜转运速率和数量的分子影像技术。现有研究已经表明，肿瘤细胞的代谢增加已经成为肿瘤的第 7 个特征性标志。肿瘤细胞通过原发性（Akt、myc 癌基因激活和 P53 等抑癌基因突变）和继发性（缺氧）等方式获得肿瘤生存所必需的糖酵解能力，产生其生存、增殖所必需的 ATP 和其他合成大分子，进而诱发肿瘤微环境的代谢变化，获得肿瘤侵袭能力。葡萄糖摄取变化所反映的细胞内糖代谢变化与肿瘤细胞的增殖、凋亡等生物学变化过程存在明显相互作用。目前的研究也证实，一些生物靶向治疗药物如伊马替尼可以直接作用于糖代谢通路相关蛋白和关键酶，减少肿瘤 ^{18}F-FDG 的摄取，从而反映治疗疗效。

（一）信号转导抑制剂

信号转导通路对多细胞机体的细胞生长、分化及各种功能的协调是必需的。以信号转导通路为靶点的分子靶向药物目前已经进入临床。包括伊马替尼（选择性抑制酪氨酸激酶及 Bcr-Abl 异常融合蛋白的表达）治疗慢性粒细胞性白血病和胃肠道间质瘤，吉非替尼（抑制 EGFR 酪氨酸激酶）治疗非小细胞肺癌等。

伊马替尼是第一个被批准的分子靶向治疗药物，对于晚期、转移性胃肠道间质瘤具有非常好的治疗效益。资料显示，伊马替尼的出现，将晚期 GIST 患者中位生存期由 19 个月延长至 57 个月，临床获益率高达 84%。应用 ^{18}F-FDG PET 显像判定伊马替尼治疗胃肠道间质瘤的早期疗效具有高度敏感性，并且与 GIST 患者的远期疗效也明显相关。

2003 年，Stroobants 首先报道了 ^{18}F-FDG PET 对伊马替尼治疗 GIST 的评价结果。21 例 GIST 患者，^{18}F-FDG PET 分别在伊马替尼治疗前和治疗后第 8 天进行。根据 EORTC 推荐指南，13 例患者发现有代谢反应。随访中位时间第 8 周根据 RECIST 标准应用 CT 进行评价，10 例发现有反应。8 例 PET 显示稳定或 PD 的患者，没有 1 例在 CT 评价中具有反应。PET 反应组的 1 年 PFS 为 92%，而无反应组仅为 12%。Gayed 等的研究报道也进一步证实了 ^{18}F-FDG PET 在伊马替尼治疗 GIST 中较 CT 评价中的优越价值。Choi 等还报道，在伊马替尼治疗 2 周后，SUVmax 下降了 64.9%。以 SUVmax 下降 ≥ 75% 且绝对值 <2.5 为阈值，33 例（83%）患者具有代谢反应者，治疗 2 个月后肿瘤体积平均缩小了 26%，31 例（94%）患者的肿瘤缩小 ≥ 10%；而在疗效不佳者，肿瘤长径缩小均未达到 10%。目前认为 ^{18}F-FDG PET 显像是判定伊马替尼治疗胃肠道间质瘤的早期疗效最敏感的方法。基础研究也发现，^{18}F-FDG 在伊马替尼治疗后摄取的早期改变主要是因为药物对葡萄糖摄取机制的作用：葡萄糖转运体的表达及己糖激酶的活性在 4 个小时内就出现了明显减低。

EGFR 激酶抑制剂吉非替尼是强有力的酪氨酸激酶抑制剂。EGFR 在相当一部分肿瘤中具有不同程度的表达。包括结直肠癌、头颈部鳞癌、胰腺癌、肺癌等。EGFR 在肿瘤细胞生长、修复和存活等方面具有极其重要的作用。Su 等首先在实验研究中证实了利用 ^{18}F-FDG PET 可以用来预测 EGFR 抑制剂的治疗作用。gefitinib 敏感细胞中，2 小时 ^{18}F-FDG 摄取迅速减少，48 小时达到 55%；而这种现象在 gefitinib 抵抗细胞中没有观察到。^{18}F-FDG 摄取减少主要由于葡萄糖转运体 3 在细胞膜上聚集减少。尽管这一报道振奋人心，但是我们发现只有很少临床

研究用 ^{18}F-FDG PET 来检测 gefitinib 的效应。有 5 个患者在最初 2D ^{18}F-FDG 最大 SUV 改变，但在中间 12 个月没有进展，但是由于样本数太少，无法得出具有统计学意义的结论。Di Fabio 等报道了使用 ^{18}F-FDG PET 评价 cetuximab 联合 FOLFIR 方案治疗晚期胃癌或胃食管交界处腺癌 II 期实验的结果。^{18}F-FDG PET 和 CT 在基础水平及治疗后 6 周进行扫描。以 SUV<35% 为阈值，20 例患者中 12 例患者有反应，8 例患者无反应。^{18}F-FDG PET 可以正确区分反应组患者（在 16 个月内有进展）和无反应组患者（在 11 个月就有进展）。

西罗莫司受体 mTOR 是一种调控翻译启动的重要分子，抑制剂西罗莫司可以诱发其上游磷脂酰肌醇 3 激酶 / 丝苏氨酸蛋白激酶 akt、丝裂原激活蛋白激酶或胞外信号调节激酶等细胞存活信号抑制，达到治疗目的。试验研究发现西罗莫司治疗后可明显降低己糖激酶活性，导致肿瘤治疗后 ^{18}F-FDG 摄取减低。但目前已发表文献中尚缺少 ^{18}F-FDG PET 检测西罗莫司治疗的临床证据。仅在国际会议上有关于这方面研究的初步报告，例如 Nogova 等人展示了应用 ^{18}F-FDG PET 作为 mTOR 治疗疗效的评价标志物的研究。8 例患者在第 8 天均有 1.4% ~ 89.1% 的 SUVmax 改变，其中 4 例患者在第 28 天好转。根据 EORTC 指南，这些有变化的病人都可以划分到代谢反应组。此外，Ma W 等对 19 位经西罗莫司治疗的肿瘤患者根据 ^{18}F-FDG PET 变化结果划分为代谢反应型（53%）和稳定的代谢反应型（47%）。SUVmax 的变化与 AKT 活性有关，但与肿瘤增殖及临床表现无关。因此，这方面需要更多来研究 ^{18}F-FDG PET 的应用价值。

（二）血管生成素抑制剂

原发肿瘤的生长和转移依赖于新生血管的生成。肿瘤既可以通过肿瘤血管从宿主获取营养和氧气，又可以通过肿瘤血管输出细胞导致转移。血管生成素抑制剂主要通过破坏或切断血管生成达到治疗作用。目前，已有大约 20 余种 TAI 分别进入 I ~ III 期临床试验。目前，动态对比增强 MRI 及放射性核素标记的精氨酸—谷氨酸—天冬氨酸循环（RGD）肽配体已经作为生物标记来评价肿瘤中血管生成抑制情况。

Goshen 等报道了应用 ^{18}F-FDG PET 对抗血管生成素药物 bevacizumab（Avastin；Roche）与化疗药物联合治疗大肠癌肝转移患者的评价结果。治疗第 4 个周期就可以看到完全代谢反应。^{18}F-FDG PET 预测了 70% 出现病理性坏死的患者，而 CT 仅 35%。Herbst RS 等报道了一项关于重组人内皮素的早期临床实验研究。25 例患者分别在 28 天和 56 天通过 PET 进行血流灌注测定和 ^{18}F-FDG 测定，发现随着药物剂量加大时两者均出现降低。在低剂量时 [30 ~ 60mg（m^2·d）] 血流量会增加，但在剂量增加到 120mg（m^2·d）时，大约 20% 患者血流减低到基础值以下，剂量再高时不会出现进一步减少。而 SUV 在剂量在 180mg（m^2·d）一直增加，直到 300 mg（m^2·d）才出现减低。

这些研究表明，抗血管生成素药物治疗对 ^{18}F-FDG 的摄取具有复杂的、多方面的作用，因此需要动态分析方法来评价这一效应。此外，应用 ^{18}F-FDG 评价抗血管生成药物的影响在早期（几天内）可能比 1 ~ 2 个周期治疗完成后更为合适。

总之，虽然 EORTC 和 NCI 指南已经允许 ^{18}F-FDG PET 用于定量或半定量评估非毒性靶向药物治疗疗效。但是，建立一个统一的标准是很重要的。而且，由于靶向治疗后 ^{18}F-FDG 的摄取变化与药物的作用机制明显相关，这个指南必须将靶向治疗的特定作用机制考虑在内。如伊马替尼在药物作用后几小时内即出现 ^{18}F-FDG 的减低，而内分泌治疗在同样的时间点可能出现 ^{18}F-FDG 摄取增加。大体来讲，在治疗后数小时至数天内 ^{18}F-FDG 摄取变化反映的可能是对葡萄糖代谢过程的直接作用，而大约 2 ~ 3 周或 1 ~ 3 个疗程之后更能反映细胞活力。因此，我们需要更多的研究来支持关于扫描时间点的问题。另外，EORTC 指南建议以 25% 作为部分代谢反应阈值。这个阈值可以满足伊马替尼治疗 GIST 的疗效评估。但我们不清楚 EORTC 的反应标准能否适合不同类型的分子靶向药物，特别是在早期药效学的评估中，因为这些改变有时候不引起临床表现。因此，由于应用 ^{18}F-FDG PET 及 PET/CT 来监测靶向治疗的疗效反应比传统的肿瘤治疗方法要复杂，我们必须继续通过循证医学来寻找各种靶向药物的最佳评估方法和时机。

（刘建军　王玉婷）

重点推荐文献

[1] Eisenhauer EA, Therasse P, Bogaerts J, et al. New response evaluation criteria in solid tumours: revised RECIST guideline(version 1.1)[J]. Eur J Cancer, 2009, 45(2): 228-247.

[2] Nogova L, Boellaard R, Kobe C et al. Downregulation of ^{18}F-FDG uptake in PET as an early pharmacodynamic effect in treatment of non-small cell lung cancer with the mTOR inhibitor everolimus. J Nucl Med 2009; 50(11): 1815-9.

[3] Dunnwald LK, Gralow JR, Ellis GK, et al. Tumor metabolism and blood flow changes by positron emission tomography: relation to survival in patients treated with neoadjuvant chemotherapy for locally advanced breast cancer[J]. J Clin Oncol, 2008, 26(27): 4449-4457.

主要参考文献

[1] Abdelsalam M, Bazarbashi S, Abouzied M, et al. Whole body ^{18}F-FDG PET predicts progression free and overall survival in squamous cell carcinoma of the esophagus: results of a prospective trial[J]. Hematol Oncol Stem Cell Ther, 3(4): 179-184.

[2] Crocchiolo R, Canevari C, Assanelli A, et al. Pre-transplant ^{18}FDG-PET predicts outcome in lymphoma patients treated with high-dose sequential chemotherapy followed by autologous stem cell transplantation[J]. Leuk Lymphoma, 2008, 49(4): 727-733.

[3] Decoster L, Stroobants S, Verbeken E et al. An unexpected abdominal ^{18}F-fluorodeoxyglucose(FDG)uptake on positron emission tomography(PET)in a patient with limited stage small cell lung cancer[J]. J Thorac Oncol, 2008, 3(2): 174-176.

[4] Goodgame B, Pillot GA, Yang Z, et al. Prognostic value of preoperative positron emission tomography in resected stage I non-small cell lung cancer[J]. J Thorac Oncol 2008, 3(2): 130-134.

[5] Klaeser B, Nitzsche E, Schuller JC et al. Limited predictive value of FDG-PET for response assessment in the preoperative treatment of esophageal cancer: results of a prospective multicenter trial(SAKK 75/02)[J]. Onkologie, 2009, 32(12): 724-730.

[6] Lee DH, Kim SK, Lee HY, et al. Early prediction of response to first-line therapy using integrated ^{18}F-FDG PET/CT for patients with advanced/metastatic non-small cell lung cancer[J]. J Thorac Oncol 2009, 4(7): 816-821.

[7] Mikhaeel NG. Interim fluorodeoxyglucose positron emission tomography for early response assessment in diffuse large B cell lymphoma: where are we now?[J]. Leuk Lymphoma, 2009, 50(12): 1931-1936.

[8] Petrausch U, Samaras P, Veit-Haibach P et al. Hodgkin's lymphoma in remission after first-line therapy: which patients need FDG-PET/CT for follow-up?[J]. Ann Oncol, 21(5): 1053-7.

[9] Ramos-Font C, Rebollo Aguirre AC, Villegas Portero R, et al. ^{18}F-fluorodeoxyglucose positron emission tomography in the evaluation of therapy response assessment in lymphomas. Syste-matic literature review and meta-analysis[J]. Rev Esp Med Nucl 2009, 28(2): 48-55.

[10] Schwarz-Dose J, Untch M, Tiling R, et al. Monitoring primary systemic therapy of large and locally advanced breast cancer by using sequential positron emission tomography imaging with [18F]fluorodeoxyglucose[J]. J Clin Oncol 2009, 27(4): 535-541.

[11] Terasawa T, Nihashi T, Hotta T et al. ^{18}F-FDG PET for post-therapy assessment of Hodgkin's disease and aggressive Non-Hodgkin's lymphoma: a systematic review[J]. J Nucl Med 2008, 49(1): 13-21.

¹⁸F-FDG PET/CT 在肿瘤放射治疗中的作用

第 1 节　¹⁸F-FDG PET/CT 与肿瘤生物靶区

一、肿瘤放射治疗靶区临床有关概念

1. 大体肿瘤区（gross tumor volume，GTV）指临床可见或可触及的、可通过诊断检查手段（包括CT、MRI 和 PET/CT）证实的肿瘤部位和肿瘤范围，包括转移的淋巴结和其他转移的病变。

2. 临床靶区（clinical target volume，CTV）是一个解剖–临床概念，它除包含 GTV 外，还包括显微镜下可见的亚临床病灶以及肿瘤可能侵犯的范围。

3. 内靶区（internal target volume，ITV）指在患者坐标系中由于呼吸和器官运动引起的 CTV 外边界运动的范围，其确切的范围应使得 CTV 在其内出现的概率最高，以保证 CTV 在分次照射中得到最大可能的处方剂量照射。

4. 计划靶区（planning target volume，PTV）是联系患者坐标系和机器坐标系的几何学概念，专用于治疗计划设计及执行。系指包括 CTV 本身、照射中患者器官运动（由 ITV 表示）和由于日常摆位、治疗中靶位置和靶体积变化等因素引起的需要扩大照射的组织范围，以确保 CTV 得到规定的治疗剂量。

5. 治疗区（treatment volume，TV）对一定的照射技术和射野安排，某一条由放射肿瘤医生根据治疗目的确定的等剂量曲线所包括的范围。通常选择90% 等剂量曲线作为治疗区范围的下限，并尽可能使其剂量分布的形状与计划靶区的形状一致。

6. 照射区（irradiation volume，IV）对一定的照射技术和射野安排，50% 等剂量曲线所包括的范围照射区的大小，直接反映了治疗方案设计引起的体积积分剂量及正常组织剂量的大小。

7. 危险器官（organs at risk，OAR）指可能卷入射野内的重要组织或器官，它们对放射线的敏感性即耐受剂量，将明显地影响整个治疗方案的设计或靶区处方剂量的大小。危险器官可分为三等；一等器官的放射性损伤可致命或造成严重并发症；二等器官的放射性损伤造成中、轻度并发症；三等器官的放射性损伤为轻微、一过性、可逆的，不造成明显并发症。

8. 肿瘤生物靶区随着肿瘤分子生物学、医学影像学、计算机技术的发展，产生了能反映肿瘤代谢信息的生物学影像，如功能性 CT、PET、SPECT、MRI/MRS 等显像技术，生物学影像提供了肿瘤内更加丰富的生物学信息，并显示出肿瘤组织内非均质性如瘤体内肿瘤细胞数目、乏氧、增殖等状态的不均匀性，这可能导致同一肿瘤不同区域内放射敏感性存在显著性差异，因此也要求肿瘤内照射剂量应按肿瘤不同区域放射敏感性差异而给予不均匀性分布以获得生物适形放疗（BCRT），从而有望进一步提高肿瘤放疗疗效。根据功能性 CT、PET、SPECT、MRI/MRS 等显像技术所提供的肿瘤内丰富的生物学信息所确定的肿瘤照射靶区和剂量分布，称为生物靶区。

二、¹⁸F-FDG PET/CT 在确定肿瘤治疗靶区中的优势

（一）影像引导下的肿瘤放射治疗

现代肿瘤放疗是一项系统工程，包括了靶区设定、计划设计、验证和实施等诸多环节。现代放

疗的每一环节基本上均需要借助于医学影像来实现，因此肿瘤放疗可称为建立在医学影像基础上的系统工程。所谓影像引导下的肿瘤放疗是指借助于影像指导来不断提高肿瘤放疗精准性，以最大程度上达到肿瘤放疗最终目的的行为。随着医学影像、计算机和生物学技术的发展，肿瘤放疗技术正面临一场新的革命，放疗正朝着更加精准的方向发展，适形放疗技术，包括了三维适形（3-Dimeional Conformal Radiation Therapy，3DCRT）、束流调强适形（Intensity Modulated Radiation Therapy，IMRT）和生物适形（Biological Conformal Radiation Therapy，BCRT）等技术，代表了现代肿瘤放疗发展方向，这些技术是未来20年肿瘤放疗技术发展的主要方向。从三维到生物学适形代表肿瘤放疗适形水平从物理适形向生物学适形发展，适形性不断提高的过程，借助于现代医学影像引导，临床上实现肿瘤精确放疗成为可能。影像引导能减少或消灭现代放疗系统中一些不确定因素，其中包括了3个主要不确定因素来源：即肿瘤临床靶区的确定（哪些信息支持CTV接近GTV）、降低摆位和器官移动所造成的误差（若可能使PTV接近CTV）、验证放疗实施结果与计划一致性等。实现肿瘤精确放疗第一步需要明确放疗的靶区，哪些是需要照射的肿瘤和哪些是需要保护的正常组织和器官。肿瘤的临床靶区可分为几何和生物靶区两类。前者依据解剖影像如平板X线、常规CT和MR、B超等所提供的能反映肿瘤几何外形的肿瘤临床靶区；后者是在解剖影像提供的肿瘤临床几何靶区基础上综合了由功能性CT和MR、PET、SPECT等所提供的能反映肿瘤生物学行为信息所形成的靶区。

（二）¹⁸F-FDG PET/CT 在现代肿瘤放射治疗中的应用

精确定位是精确实施放射治疗的前提，临床上需要提高肿瘤放射治疗的效果就需要最大限度地将射线集中到病变区域内，以便杀死肿瘤细胞，并尽可能减少正常组织的损伤。现代肿瘤精确放射治疗技术充分利用了现代加速器技术、计算机技术和影像学技术，对肿瘤治疗范围和治疗辐射剂量进行精确定位和定量，其基本内容是肿瘤三维容积适形和调强适形放射治疗，"适形"要求肿瘤生物靶体积边缘以外辐射剂量锐减，减少正常组织损伤，而"调强"要求在靶体积内按肿瘤放射生物学效应的要求

对辐射物理剂量进行合理分布。肿瘤三维容积适形和调强放射治疗要求在正常组织结构限制剂量的同时，尽可能使精确适形的辐射剂量分布到治疗靶区，特别是调强适形放疗（IMRT）能够"勾画"（2D）或"雕刻"（3D）靶区的辐射剂量，使射线的调强和衰减产生精细的适形分布，产生多靶区处方剂量的等剂量分布曲线，在肿瘤和正常组织之间显示出极高的剂量坡度。过去，肿瘤三维放射治疗计划主要是根据CT或MRI的三维影像信息来对肿瘤的边界予以判断和描绘。从技术方面讲，无论CT或MRI准确无误判断肿瘤浸润的边界并描绘出肿瘤体积（GTV）都有一定局限性，临床医师从保险出发将总治疗体积在CT和MRI可识别的基础上又增加一些，使得临床靶体积（CTV）要明显大于GTV。因此，改善肿瘤浸润性边界或亚临床GTV探测的敏感性和特异性，确定肿瘤的三维生物学GTV很重要。这一重要任务正好可以通过¹⁸F-FDG PET/CT影像引导下来完成，¹⁸F-FDG PET/CT明显降低了放疗医师之间勾画靶区的差异，并能够精确区分正常组织和肿瘤组织，显示肿瘤生长代谢状况，从而协助放射治疗靶区的确定。例如，在肺癌合并肺不张等情况下，如果仅使用CT影像，放疗科医生很难判断肿瘤的实际边界，因为肿瘤与肺不张在CT影像上类似，较难区分，而¹⁸F-FDG PET/CT将有助于确定代谢活跃的肿瘤范围，为精准放疗提供更准确的定位。此外，如果使用CT来确定是否有淋巴结转移，常常要依赖于淋巴结的大小，不完全准确，而使用¹⁸F-FDG PET/CT可以检测淋巴结的代谢活性，更有效地确定淋巴结是否有转移，从而避免遗漏需要治疗的转移病变。

¹⁸F-FDG PET/CT技术在放射治疗计划中的运用，在一定程度上改变了传统的以解剖图像来定义靶区范围的概念，为靶区的确定提供了更多有价值的活体生物学信息，能更便捷地用于临床放疗计划中靶区的精确勾画，引导放疗高剂量区的设置和有助于提升靶区剂量和降低正常组织照射剂量。在一些肿瘤上，¹⁸F-FDG PET与CT所勾画的靶区存在互补关系而非包含关系，因此精确勾画靶区FDG显像和CT两种图像均需要。由于¹⁸F-FDG PET/CT所提供的是病灶的功能信息＋解剖信息，使放疗医师在传统的解剖学信息的基础上增加了对代谢情况（包括乏氧组织）的了解，这为适时制订新的治疗计划，以肿瘤的生物靶区进行治疗及对乏氧组织进行适形

调强放射治疗，对显著地提高疗效起到重要的指导作用。目前，肿瘤放射治疗已开始进入18F-FDG PET/CT引导的生物适形治疗时代，18F-FDG PET/CT改进和优化了综合治疗计划的实施，改进了放疗计划的实施目的，精确了肿瘤放疗靶区的制订，同时在靶区勾画过程中大大减少了不同医生所勾画靶区的差异，并减少了勾画靶区的偏移，通过准确靶区范围而使治疗一效益比提高，但这些改变是否提高了肿瘤控制率，或者是否减少了副反应的发生，以及18F-FDG PET/CT引起的受照剂量改变所带来的影响，均需要长期随访或与其他影像学的对比研究进行验证。

目前临床应用中，18F-FDG PET/CT有助于肿瘤的靶区精确确立方面的研究以肺癌为最常见，由于18F-FDG PET/CT较CT对于纵隔淋巴结转移诊断敏感性和特异性高，而且肺癌常伴有阻塞性肺炎和肺不张等，肿瘤病变范围常难以被现有其他影像（平片、CT）所清楚地显示，因此18F-FDG PET/CT有助于肺癌的靶区的精确确立（图4-1-1）。例如非小细胞肺癌患者在完成CT模拟后进行18F-FDG PET/CT扫描，结果显示部分病例因发现纵隔淋巴结转移，PTV相应放大，体积平均增大19%，部分肺癌伴有阻塞性肺炎和肺不张患者PTV有缩小，体积

平均缩小18%。有资料显示，患者接受CT模拟后进行18F-FDG PET/CT扫描并将CT和PET影像进行融合，据此融合影像所勾画的GTV，不同临床医师勾画的变异系数显著低于单纯应用CT进行靶区勾画的变异。对CT难以清楚显示肿瘤病变范围的NSCLC患者应用18F-FDG PET/CT检查后，部分患者治疗由根治转为姑息，部分病例显著改变了靶区的范围，其中PTV增大的幅度为30%～76%，PTV减小幅度为24%～70%。对于其他恶性肿瘤，往往因为没有完整的包膜在影像学上表现为边界呈浸润性生长，和正常组织的边界不易区分，18F-FDG PET/CT检查可以准确获得病灶及周围组织转移的情况，为临床治疗提供了有力的依据，同时可以为放疗靶区的划定提供充足的信息。

毫无疑问，随着分子生物学和临床肿瘤学发展，PET/CT将成为重要的显示肿瘤内有关于肿瘤细胞数目、乏氧、增殖和凋亡状态等相关生物学信息的非常重要的手段之一。随着放疗技术的发展，临床上在设计放疗计划时，将充分考虑到这些信息在计划设计中的应用。目前，将这些信息融合入放疗计划设计的方式包括两种：其一肿瘤内区域性加量放疗策略：根据PET/CT所提供的生物学信息，将肿瘤内划分成对放射敏感性不同的区域进行不同剂量

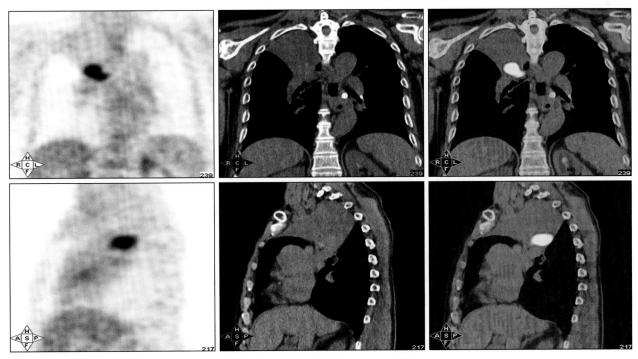

图4-1-1　右肺上叶中心型肺腺癌
18F-FDG PET/CT显示肿瘤位于右上叶支气管开口近段，导致右肺上叶肺不张，融合图像上区分肿瘤与不张的肺组织非常容易，对放射治疗靶区的勾画非常有帮助。

的放疗，目的是提高控制肿瘤的生物效应剂量。其二根据放疗程中肿瘤生物学特性改变调整放疗计划：根据放疗前后应用PET/CT检测所获得肿瘤接受放疗后生物学特性改变，在放疗开始后（如1~2周后）进行放疗计划修整，根据 ^{18}F-FDG PET/CT 所提供的新的生物学信息设计新的放疗计划，以适应肿瘤放疗后生物学特性改变。特别是PET/CT技术结合多种正电子肿瘤显像剂（如反映肿瘤的乏氧代谢、蛋白质代谢、核酸代谢、受体分布和癌基因或抑癌基因表达等）的运用，可提供从宏观解剖形态

结构到微观细胞分子水平多元化或多维的肿瘤生物影像学信息，这些信息包括肿瘤组织的空间位置与正常组织的分界、肿瘤的血管生成特点与侵袭性、癌细胞的异质性与细胞周期调控、靶区内肿瘤组织放射生物效应的差异、治疗过程中肿瘤残留和转移的根源等，特别是在PET/CT引导下制订精确放射治疗计划，可以使辐射治疗剂量分布的物理适形和生物适形紧密结合，符合现代肿瘤精确放射治疗技术的要求，达到在肿瘤组织形态学和分子生物学水平上的精确定位、精确计划和精确照射的目的。

第2节　^{18}F-FDG PET/CT 在肿瘤放射治疗计划制定中的应用

在PET/CT技术平台上，PET和CT两种先进技术资源可"一站式"提供疾病精确的形态结构和功能代谢改变整体融合信息，使疾病的诊断从宏观的解剖结构到微观的细胞分子水平改变有机地结合起来，将多层CT的形态信息与PET生物影像的特点完美结合，综合应用于肿瘤临床放射治疗计划制订与疗效评价中，正是 ^{18}F-FDG PET/CT 在肿瘤临床放射治疗应用中的巨大优势，本节重点论述多模式 ^{18}F-FDG PET/CT 显像方式在肿瘤临床放射治疗中发挥"1+1>2"的实际效果。

一、^{18}F-FDG PET/CT 检查中 CT 对比剂的适当应用

（一）胃肠道阳性对比剂的应用

对腹部和盆腔 ^{18}F-FDG PET/CT 显像而言，多数情况下胃肠道使用阳性对比剂是必需的，胃肠道内阳性对比剂可以帮助消化道肿瘤定位、定性诊断与鉴别诊断（图4-2-1），胃肠道缺乏阳性对比剂可降低 ^{18}F-FDG PET/CT 对腹腔和盆腔内较小肿瘤或 ^{18}F-FDG 代谢并不活跃的肿瘤病变的发现和定位，有时甚至和胃肠道生理性浓聚难以鉴别。^{18}F-FDG PET/CT 显像的临床应用经验证实，胃肠道常规应用CT含碘阳性对比剂一般不会影响对 ^{18}F-FDG 显像的衰减校正和定量分析结果，但应用含碘阳性对比剂的时间通常是在 ^{18}F-FDG PET/CT 检查前1~2小时分次应用，且对比剂浓度在1%~1.3%较为适宜，总量控制在500ml~800ml。

（二）血管内对比剂的应用

对于血管内对比剂的使用，主要是针对 ^{18}F-FDG PET 显像结果有可能出现模棱两可的结论时的重要补充。根据临床的需求采取两种方式：①当临床需要兼顾肿瘤影像分期时，先采取躯体常规 ^{18}F-FDG PET/CT 显像模式，然后采取局部靶区范围内 ^{18}F-FDG PET 延迟显像与动脉期增强CT同步检查模式，采用高压注射器，非离子型对比剂注射流速为3~4ml/sec，对比剂总量为60~80ml，实际CT增强扫描标准以在纯动脉期主动脉内增强后CT值控制在350~450HU之间为宜，采用该CT数据进行 ^{18}F-FDG PET 显像投射衰减校正，通常不会造成衰减校正过度的伪像。②当临床直接需要局部 ^{18}F-FDG PET/CT 显像制订放射治疗计划或勾画靶区时，直接采取 ^{18}F-FDG PET 显像与双期增强CT同步检查模式，并采用静脉期CT数据进行 ^{18}F-FDG PET 显像投射衰减校正，因静脉期血管内对比剂浓度已经明显稀释从而不会影响衰减校正的结果。^{18}F-FDG PET 显像衰减校正结果见下图（图4-2-2）。

二、^{18}F-FDG PET/CT 检查中 CT 重建技术的个体化应用

在肺部肿瘤性疾病的 ^{18}F-FDG PET/CT 检查中，薄层或高分辨CT可以从同机多层CT扫描的原始数据中再次另行重建，从以衰减校正与定位为主要目的进行的相对低剂量CT扫描的原始数据中，再次另行重建薄层CT（以肺窗观察为主）对肺内孤

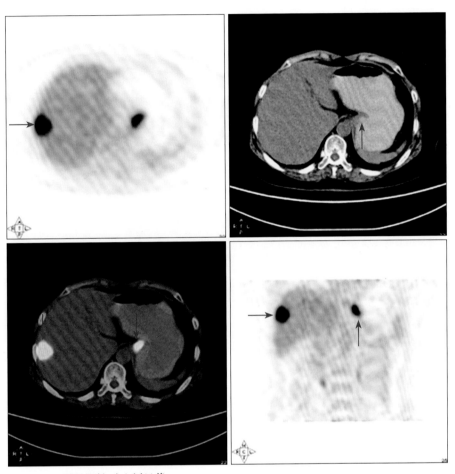

图 4-2-1　胃肠阳性对比剂显像

进展期胃癌合并肝转移，口服胃肠阳性对比剂后，^{18}F-FDG PET/CT 显像可见胃小弯侧高代谢癌性溃疡病变，同时肝右前叶可见转移灶。

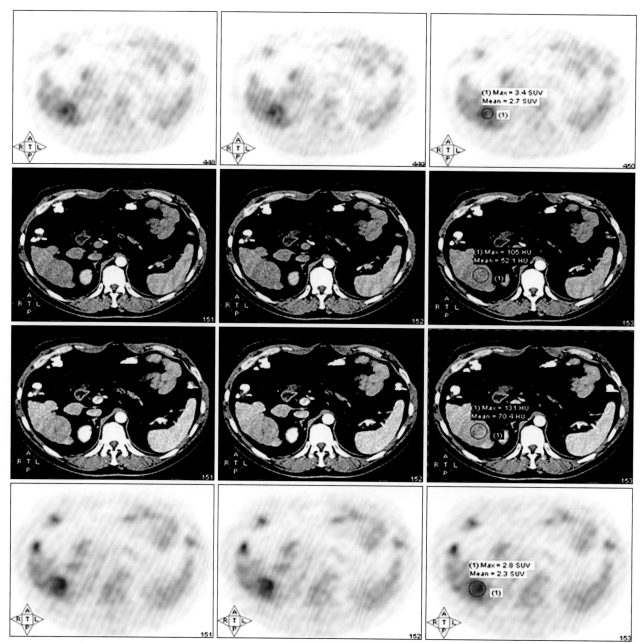

图 4-2-2　肝细胞肝癌，^{18}F-FDG PET 双时相显像与双期增强 CT 融合显像

肝右后叶下段病灶表现局部放射性异常浓聚但边界欠清楚，双期增强 CT 显示病变边界大于 FDG 摄取范围。

立性结节病灶进行鉴别诊断，对转移性肿瘤病变 ^{18}F -FDG PET 显像呈阴性结果的部分病例进行补充诊断的价值（图 4-2-3）。常规的做法是在常规胸部 ^{18}F-FDG PET/CT 检查结果分析时，同时对同机肺部 CT 原始数据进行薄层重建，其目的主要是减少病人再次 CT 扫描带来的额外射线剂量，并与 ^{18}F-FDG PET 显像结果逐一对比分析，再次重建的薄层 CT 对肺内转移性肿瘤病变 ^{18}F-FDG PET 显像阴性时有重要的补充诊断价值，特别是当怀疑 ^{18}F-FDG 显像可能会出现阴性结果时更应如此。

　　上述方法也用在腹部、盆腔肿瘤的放射治疗计划中，相当部分对 FDG 摄取较低的肿瘤，如胃肠道黏液腺癌（原发灶和转移灶）、肾透明细胞癌等应用薄层 CT 三维重建后肿瘤边界显示比较清楚。

三、"一站式" ^{18}F-FDG PET/ 增强 CT 同步显像确定肿瘤放射治疗靶区的初步结果

　　空军总医院核医学科采用一站式 ^{18}F-FDG PET 与增强多层 CT 同机联合显像，以确定肿瘤放射治疗靶区（图 4-2-4）。采用 ^{18}F-FDG PET 与增强多层

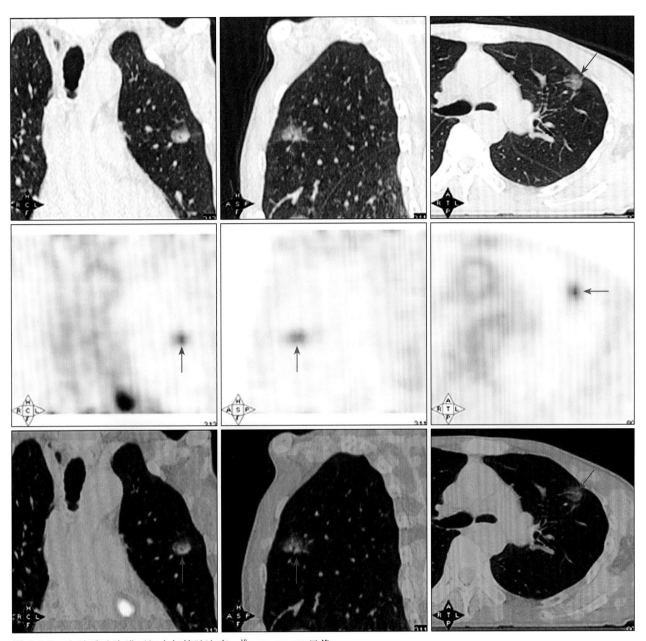

图 4-2-3　左肺舌叶胸膜下细支气管肺泡癌，^{18}F-FDG PET 显像

肿瘤局部 SUVmax=2.7，薄层 CT 肺窗所见恶性征象对定性诊断有重要价值，且靶区勾画范围较准确。

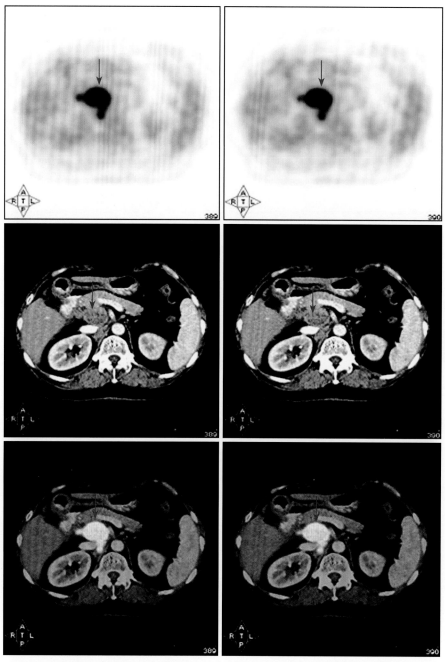

图 4-2-4　胃癌术后腹膜后淋巴结转移，"一站式"^{18}F-FDG PET/增强 CT 显像
不但对肿瘤转移病灶放射治疗靶区勾画非常精确，而且可以借助增强 CT 将靶区周围的重要血管结构加以辨认并避免放射损伤。

CT同机联合显像的方式，不但能正确确定肿瘤的边界，而且较常规^{18}F-FDG PET/CT显像有以下优越性：①进一步辅助确定^{18}F-FDG显像阳性结果的病灶性质，减少"假阳性"结果的误诊；②减少^{18}F-FDG显像部分阴性结果造成的漏诊；③进一步明确肿瘤侵犯范围，特别是对邻近重要血管结构受肿瘤侵犯或被肿瘤所包埋等具体细节判断准确，便于正确勾画肿瘤放射治疗临床靶区，减少放射治疗的相关并发症。④采用静脉期增强CT透射显像数据对^{18}F-FDG PET发射显像进行衰减校正可以有效避免过度衰减校正的伪像发生。

四、^{18}F-FDG PET/CT显像确定肿瘤靶区的个性化靶区勾画方式

（一）延迟^{18}F-FDG PET显像的特殊意义

^{18}F-FDG高代谢通常反映肿瘤细胞存活或肿瘤细胞增殖速度增加对能量代谢的需求，这种细胞生物代谢现象在CT或MRI图像上均不能明确显示，

在PET图像引导下通过对高代谢病灶区进行高强度的放射治疗，降低高代谢区的肿瘤活性，可以达到针对性对肿瘤活性区的治疗。但是，肿瘤的高代谢现象或肿瘤区域的放射性分布的生物学特点，可随显像的时间不同在不同的肿瘤中有较大的差异性，多数情况下，延迟^{18}F-FDG PET显像对肿瘤的边界显示更为精确，充分利用延迟^{18}F-FDG PET/CT显像的融合图像进行肿瘤治疗靶区的勾画，使GTV定位更加精确（图4-2-5）。

（二）多种分子探针的联合应用问题

由于肿瘤组织具有非均质性，GTV内结构比较复杂，内在敏感性不同，供氧程度不同，细胞营养、细胞密度、干细胞数、增殖时相的分布等都不同，各部位所需要的放射剂量可能是不均匀的，不同的显像剂可以反映这种非均质性，利用现有的PET和CT的融合定位技术与适形放疗计划结合，根据病灶放射性的高低分布不同而进行剂量分布的制订，使肿瘤的这种非均质性在放疗时得到充分的考虑，达到肿瘤治疗的最大生物学效应。空军总医院核医学

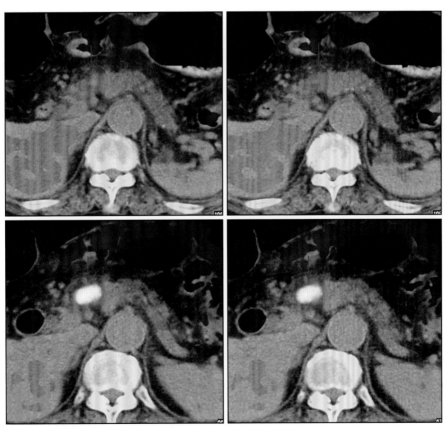

图4-2-5　胰腺癌，延迟^{18}F-FDG PET显像
肿瘤范围较常规显像范围增大，边界显示更为准确。

科采用多种分子探针（FDG、乙酸盐、FLT、胆碱）对部分恶性肿瘤进行多种探针联合显像，并同步与增强CT所见进行对照研究，初步应用结果提示，多模式与多探针PET/CT联合显像方式在肿瘤放射治疗中的诊断分期与靶区勾画有较大优势。例如，对脑肿瘤放射治疗前靶区定位，采用 ^{11}C-Choline 与 ^{18}F-FDG 双探针联合 PET/ 增强CT同机联合显像对肿瘤靶区的勾画更加准确（图4-2-6）。

（三）^{18}F-FDG PET/CT 显像靶区勾画中 SUV 阈值的设定问题

　　SUV值受到的影响因素较多，作为定性诊断的

参考有一定的临床意义，但作为肿瘤靶区的勾画标准目前很难进行规范和统一，合理的显像时间和显像视窗在临床应用中显得更为重要，^{18}F-FDG PET/CT 显像技术操作和图像处理过程必须规范。此外，^{18}F-FDG 的摄取低下或缺损不能百分之百代表肿瘤细胞的真正死亡，有时需要反映核酸代谢的 ^{18}F-FLT 显像剂来证实肿瘤细胞增殖的停止。目前临床应用研究有限资料显示，采用肿瘤 SUVmax 的 41% ~ 65% 作为个体化勾画肿瘤靶区的依据有临床实用价值，空军总医院核医学科根据近500例病例的临床经验总结，采用局部肿瘤 SUVmax 的 60% ~ 65% 作为个体化勾画肿瘤计划放射剂量 50% 等高曲线显像

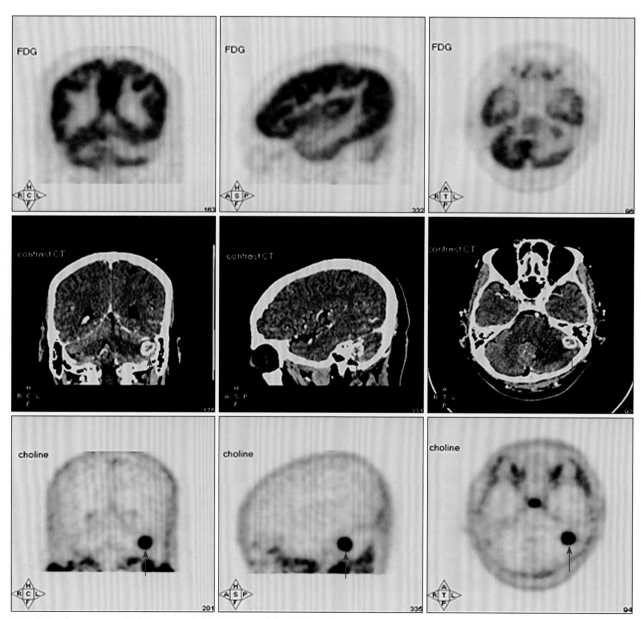

图4-2-6　^{11}C-Choline 与 ^{18}F-FDG 双探针 / 增强CT 同机融合显像
肺腺癌左侧小脑半球转移灶放射治疗前靶区定位，采用 ^{11}C-Choline 与 ^{18}F-FDG 双探针 / 增强CT 同机融合显像对肿瘤靶区的勾画更加准确。

视窗能够较为精确地勾画肿瘤大体边界（图 4-2-7）。

（四）如何看待呼吸运动的影响

在非门控的肿瘤放射治疗计划制订中，肺部肿瘤在呼吸周期中的运动三维运动轨迹非常重要，通常情况下采取 CT 慢扫描的方式（层 /10 秒左右），尽管图像质量稍差（边界模糊），但肿瘤边界在呼吸周期中运动范围的三维运动轨迹显示较好。在应用 ¹⁸F-FDG PET/CT 制订放疗计划的显像中，空军总医院核医学科采用在静态呼吸状态下进行 ¹⁸F-FDG PET/CT 显像，在三维融合图像上将肿瘤 ¹⁸F-FDG 显像边界和 CT 肿瘤边界共同叠加，据此勾画肿瘤的内靶区（图 4-2-8）。

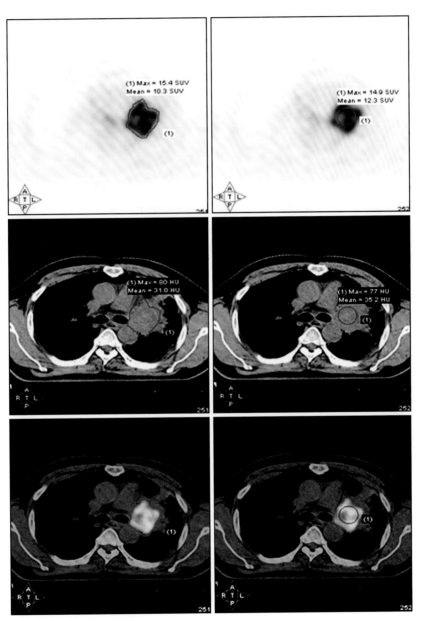

图 4-2-7　左肺中心型鳞癌
采用肿瘤 SUVmax 的 65% 作为个体化勾画肿瘤计划放射剂量 50% 等高曲线显像视窗的依据。

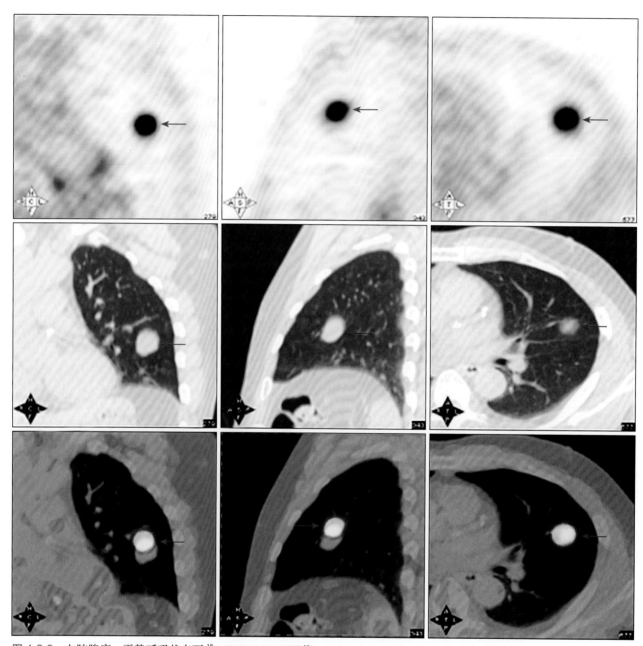

图 4-2-8　左肺腺癌，平静呼吸状态下 ^{18}F-FDG PET/CT 显像
融合图像上将肿瘤 ^{18}F-FDG 显像边界和 CT 肿瘤边界共同重叠，据此作为肿瘤内靶区的范围来勾画肿瘤的边界。

第3节　^{18}F-FDG PET/CT 对肿瘤放疗后的疗效评价

肿瘤放射治疗结束后的疗效评估和随诊十分重要，通过 CT、MRI 或超声等影像技术显示的肿瘤大小改变来判断治疗效果是目前临床常采用的基本方法，然而，放射改变了病灶局部的解剖组织结构，这种改变与疾病原有或治疗后新生的结构改变相互重叠，有可能严重干扰对病情的判断和下一步治疗的计划。要判断放射治疗是否有效往往需要等较长的时间，而且较长时间内病灶的坏死和纤维化仍然会严重干扰疗效的评估。由于 ^{18}F-FDG PET/CT 利用肿瘤的代谢活性变化评估治疗反应可以克服这些缺点，因此，作为一种无创性分子影像或生物影像检查方法，在检测肿瘤放射治疗效果方面有较大的临床价值。实验和临床资料都证明，病变组织 ^{18}F-FDG 摄取与细胞代谢状态和细胞增殖高度相关，因此，比较治疗前后 ^{18}F-FDG PET/CT 显像结果，可以准确地反映治疗效果。国内外临床经验证实，凡是对放射治疗有效的瘤组织，其肿瘤增殖减缓或停止，代谢活动降低，表现为瘤灶的血流速率降低、血流 Doppler 信号减少、^{18}F-FDG 或者 ^{18}F-胸腺嘧啶核苷（^{18}F-FLT）摄取减低，这种表现可以在放射治疗开始后早期提供治疗是否有效的客观证据，而不必等待数月后通过肿瘤体积的变化来确定放射治疗效果。

早期的研究表明，脑肿瘤放射治疗后，若局部病变有 ^{18}F-FDG 的摄取增加，反映局部有肿瘤的复发，若局部病变 ^{18}F-FDG 的摄取降低或缺损，反映局部存在放射性脑坏死。无论是放射治疗还是化学治疗，若最终获得满意的疗效的话，^{18}F-FDG PET/CT 显像肿瘤均可表现为较治疗前不同程度的 ^{18}F-FDG 摄取降低，但若存在明显的高代谢现象高度提示肿瘤残留或复发（图 4-3-1）。

头颈部肿瘤在放射治疗后均表现为肿瘤病灶 ^{18}F-FDG 的摄取不同程度的降低，治疗效果较好的肿瘤 ^{18}F-FDG 的摄取降低的程度尤其明显。结直肠癌局部放射治疗后骶骨前病变区的 ^{18}F-FDG PET/CT 显像结果显示，若骶骨前的肿物有 ^{18}F-FDG 的摄取浓聚为结直肠癌局部肿瘤的复发，而骶骨前病变的 ^{18}F-FDG 摄取低下为局部的瘢痕组织形成，在 ^{18}F-FDG PET/CT 检查的时间安排上，最好在放射治疗结束后 3 个月左右进行 ^{18}F-FDG PET/CT 显像才能满意地区分肿瘤复发或局部瘢痕组织形成。

^{18}F-FDG PET/CT 显像在评价肺癌放射治疗效果方面有重要的临床价值。临床应用证明，肺癌放射治疗后，若局部病变 FDG 摄取增加或表现异常的放射性浓聚，是局部肿瘤残留或复发的重要信息，其灵敏度很高，在时效性方面要明显早于常规放射影像、CT 和 MRI 所见（图 4-3-2）。

在恶性肿瘤放射治疗后评价的时间窗选择上，国内外多数学者的研究结果证实，肿瘤放射治疗结束 1～2 个月复查，由于存在放射治疗后损伤及炎性改变，^{18}F-FDG PET/CT 显像的阳性预测值较低，同时短期内微小病灶的残留常受到放射性炎症的干扰，其阴性预测值也不可靠，若肿瘤放射治疗结束 3 个月后复查，^{18}F-FDG PET/CT 显像的阴性预测值较高，阳性预测也可达到临床可以接受的程度，因此，推荐 ^{18}F-FDG PET/CT 显像在肿瘤完成放射治疗结束后 3 个月复查评价较为准确。

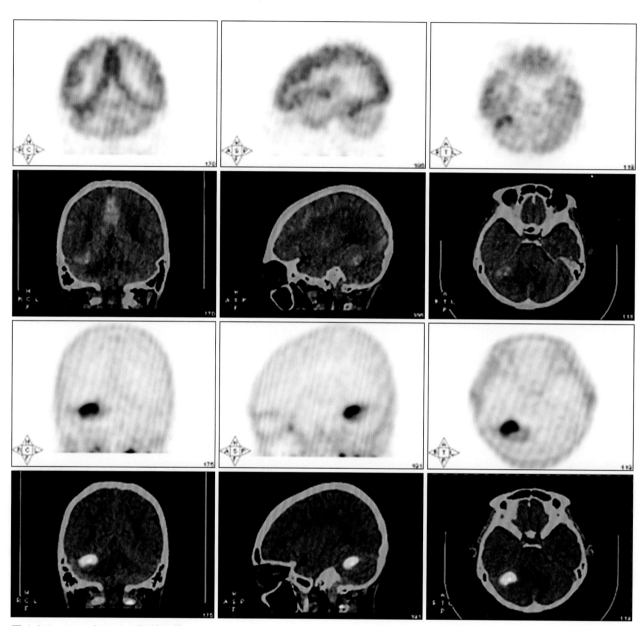

图 4-3-1　FDG 和 FLT 双探针显像

肺小细胞肺癌右侧小脑半球转移放射治疗后部分残留复发，FDG 和 FLT 双探针显像提示肿瘤复发残留的生物靶区。

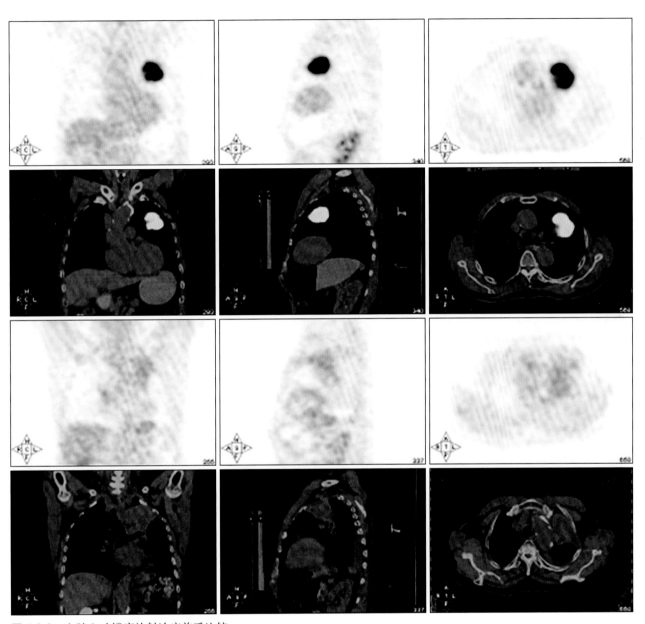

图 4-3-2　左肺上叶鳞癌放射治疗前后比较

治疗后 4 个月复查未见明显高代谢现象，局部为放射治疗后改变为主（部分为肺实变或不张）。

（李立伟）

重点推荐文献

[1] MacManus M, Nestle U, Rosenzweig KE, et al. Use of PET and PET/CT for radiation therapy planning: IAEA expert report 2006-2007[J]. Radiother Oncol, 2009, 91: 85-94.

[2] Haubner R. PET radiopharmaceuticals in radiation treatment planning-Synthesis and biological characteristic[J]. Radiother Oncol, 2010, 97: 208-287.

[3] Scattler B, Lee JA, Lonsdale, et al. PET/CT(and CT) instrumen-tation, image reconstruction and data transfer for radiotherapy planning. Radiother Oncol[J], 2010, 97: 288-297.

主要参考文献

[1] Zaidi H, Naqa IS. PET-guided delineation of radiation therapy treatment volumes: a survey of imaging segmentation techni-ques[J]. Eur J Nucl Med Mol Imaging, 2010, 37: 2165-2187.

[2] Bussink J, van Herpen CML, Kaanders JHAM, et al. PET/CT for response assessment and treatment adaptation in head and neck cancer[J]. Lancent Oncol, 2010, 11: 661-669.

[3] Muijs CT, Beukema JC, Pruim L, et al. A systematic review on the role of FDG-PET/CT in tumour delineation and radiotherapy planning in patients with esophageal cancer[J]. Radiother Oncol, 2010, 97: 165-171.

[4] Lee JA. Segmentation of positron emission tomography images: Some recommendations for target delineation in radiation oncology[J]. Radiother Oncol, 2010, 97: 302-307.

[5] Bettinardi V, Picchio M, Muzio ND, et al. Detection and compensation of organ/lesion motion using 4D-PET/CT respiration gated acquisition techniques[J]. Radiother Oncol, 2010, 97: 311-316.

[6] Thorwarth D, Geets X, Paiusco M. Physical radiotherapy treatment planning based on functional PET/CT data[J]. Radiother Oncol, 2010, 97: 317-324.

[7] Heron DE, Andrade RS, Beriwal S, et al. PET/CT in radiation oncology: the impact on diagnosis, treatment planning, and assessment of treatment response[J]. Am J Clin Oncol 2008, 31:352-362.

[8] Yao M, Luo P, Hoffman HT, et al. Pathology and FDG PET correlation of residual lymph nodes in head and neck cancer after radiation treatment[J]. Am J Clin Oncol, 2007, 30: 264-270.

¹⁸F-FLT PET/CT 在肿瘤疾病中的作用

第 1 节　概　述

当前，以 ¹⁸F-FDG 为显像剂的 PET 显像已经广泛应用于肿瘤良恶性的鉴别诊断、肿瘤的临床分期、肿瘤治疗效果的评估、肿瘤治疗后复发与坏死的鉴别、转移性恶性肿瘤原发病灶的探测以及指导穿刺活检等，在肿瘤的临床诊治中有着重要价值，但是以 ¹⁸F-FDG 为显像剂的 PET 显像也存在许多局限性。¹⁸F-FDG 仅仅是基于葡萄糖代谢的显像，而在肿瘤所表现的各种异常现象中，葡萄糖代谢异常不过是最普遍的一种，当肿瘤葡萄糖代谢异常不明显时，¹⁸F-FDG 显像往往会表现为假阴性。¹⁸F-FDG 也不是肿瘤特异的显像剂，一些良性病变如炎症、结核、结节病等有时也会表现为假阳性。实际上，由于肿瘤生物学行为的复杂性，不大可能仅仅依靠单一的显像剂完成对所有肿瘤的精确诊断。根据肿瘤的生物学特点，从不同的角度来表现肿瘤，对于进一步发展 PET 的诊断能力有重要价值。¹⁸F-FLT PET 显像可以提供肿瘤增殖的信息，从而可与 ¹⁸F-FDG PET 显像不同的角度来表现肿瘤。大多数恶性肿瘤有较高的增殖率，而在良性肿瘤，增殖细胞的比例相对要小得多。因而，有关增殖的成像可能成为鉴别良恶性肿瘤较好的工具，一定程度上弥补 ¹⁸F-FDG PET 显像的不足。

近年来，3- 脱氧 -3-¹⁸F- 氟代胸苷（3-deoxy-3-¹⁸F-fluorothymidine，¹⁸F-FLT）被认为是反映肿瘤细胞增殖状态的一种 PET 示踪剂，¹⁸F-FLT 作为一种胸腺嘧啶类似物，参与增殖细胞在细胞周期 S 期的 DNA 合成。研究表明，¹⁸F-FLT 通过被动扩散和 Na^+ 依赖的载体转运进入细胞，随后（¹⁸F-FLT）在胸腺嘧啶核苷激酶 1（TK1）的作用下发生磷酰化，同 FDG 一样，由于 3 位上的羟基被 ¹⁸F 取代，不能同胸腺嘧啶核苷一样真正渗入细胞 DNA，但也不能通过细胞膜返回组织液，从而形成磷酸盐滞留在细胞内。¹⁸F-FLT 主要用于反映细胞增殖，能较特异性地诊断肿瘤，并有望为临床提供无创的抗肿瘤治疗反应的检测方法。¹⁸F-FLT 在肿瘤的鉴别诊断、放化疗及靶向治疗等疗效监测及预后评价等方面具有价值。但 ¹⁸F-FLT 在肿瘤组织中摄取相对 ¹⁸F-FDG 较少，因此，灵敏度较低，并且在肿瘤临床分期方面可能无明显优势。

一、PET 细胞增殖示踪剂的发展简史

1978 年 Crawford 等首次报道了用 ¹¹C 标记胸腺嘧啶核苷对荷瘤鼠进行 PET 显像；此后 ¹¹C 标记胸腺嘧啶核苷被开始应用于人体肿瘤的 PET 显像。但 ¹¹C 半衰期太短，仅为 20 分钟，且体内代谢过程复杂，限制了它的应用。随着研究的深入，人们发现了新的示踪剂 FLT。1991 年 Wilson 等首次描述了 ¹⁸F-FLT 的标记方法，但由于放化产率低、前体合成冗长等因素，应用不广。1998 年 Shields 等首次应用 ¹⁸F-FLT 进行了人体的 PET 显像；此后，出现了大量有关 ¹⁸F-FLT 合成、动物实验和临床研究的报道。由于 ¹⁸F 半衰期为 110 分钟，不会迅速衰减，且 ¹⁸F-FLT 化学性质稳定，在体内不会很快分解，因而作为检测细胞增殖的 PET 示踪剂具有明显的优势。

二、^{18}F-FLT 的合成

当前 ^{18}F-FLT 的合成方法根据前体的不同主要分两类。第一类方法是以 5'-O 和 N 位置受到保护的 nosylate 衍生物为前体。从 L- 胸腺嘧啶脱氧核苷经 7 步反应制备出 5'-O 由 4, 4'-dimethoxytrityl 保护、N 位置由 dimethoxybenzyl 保护的前体，然后在 100℃ 经 10 分钟的亲核氟化步骤，保护基团经 cerium ammonium nitrate（CAN）氧化除去。经过 100 分钟的合成可达到 13% 的放化产率。此法最大的缺点是在经 CAN 氧化后易产生沉淀。如果以 N-Boc 来替代 N-dimethoxybenzyl 基团，保护基团经盐酸除去，不会产生沉淀。此法经过 85 分钟的合成可达到 19.8% 的放化产率。有报道称 5'-O 位置的保护不是必需的，而且反应温度与前体浓度是达到较高产率的重要因素。第二类方法使用 2, 30-anhydrothymidine 作为前体。前体可经一步反应由胸腺嘧啶脱氧核苷制备或经两步反应从 DMTr 保护的 anhydrothymidine 制备，分别达到 5.3% 与 14.3% 的放化产率。当前 ^{8}F-FLT 的合成技术对其在临床上的运用产生较大影响的问题是 ^{18}F-FLT 的合成成功率不高，产出率较低。就中国内地多家医院的使用经验而言，使用商业化的自动合成仪，只有 60%～70% 的时间能够合成成功，平均产率约 5%～13%，特别是在中国南部合成的失败率更高。通常一次合成的药物剂量仅够 2～3

人使用。显然，不尽如人意的药物合成技术使得工作效率降低，提高了检查成本，影响了 ^{18}F-FLT 的研究与运用。

三、^{18}F-FLT 的毒性

在 20 世纪 80 年代末期，未标记的 FLT 最初是被合成用作抗病毒药物，但是在初期临床试验中，FLT 在常规药物剂量下使用即表现出骨髓抑制、周围神经病以及偶尔的致命性肝毒性，严重的副作用使得 FLT 不适合用作抗病毒药物。然而，FLT 用于放射性核素显像是可行的，因为当用作显像剂时，一般来讲其最大剂量仅仅为 10μg，这样的剂量要比用作抗病毒药物时，小几个数量级。从最谨慎的角度考虑，可以在进行 ^{18}F-FLT 显像之前，要求受检者的血象及生化指标处于正常范围内，并没有周围神经病的病史，而且在完成扫描数周后，复查血象及生化指标以检测可能出现的任何改变。就我们目前的经验而言，常规使用 ^{18}F-FLT 显像还未有不良反应的报告。另外，有关 ^{18}F-FLT 辐射剂量的研究表明，与 ^{18}F-FLT PET 相关的潜在辐射危险处于可以接受的范围内。^{18}F-FLT 有效剂量当量估计为 0.031mSv/MBq，与 ^{18}F-FDG 类似（0.029mSv/MBq）。

重点推荐文献

[1] Bading J R, Shields A F. Imaging of cell proliferation: status and prospects [J]. J Nucl Med, 2008, 49（Supp 1 2）:64S-80S.

[2] Been L B, Suurmeijer A J, Cobben D C, et al. [18F] FLT-PET in oncology: current status and opportunities [J]. Eur J Nucl Med Mol Imaging. 2004, 31（12）: 1659-1672.

第 2 节 ^{18}F-FLT PET 显像原理和方法

一、显像原理

^{18}F-FLT 是以被动扩散和 Na$^+$ 依赖载体的易化转运的形式被细胞摄取，然后在胸腺嘧啶核苷激酶 1（thymidine kinase 1，TK1）的作用下磷酸化为 3'- 脱氧 -3'-^{18}F- 氟代胸腺嘧啶脱氧核苷磷酸 1，之后其便滞留在细胞内。其他的激酶可以使 FLT 进一步磷酸化为 FLT 磷酸 1、FLT 磷酸 2 及 FLT 磷酸 3。磷酸化的 FLT 可以在 5'- 脱氧核苷酸酶（5'-deoxynucleotidase）的作用下去磷酸化，但这一过程

的速率要慢于胸腺嘧啶核苷激酶 1（TK1）的磷酸化过程。因此 FLT 磷酸 1、FLT 磷酸 2 及 FLT 磷酸 3 在细胞内的聚集成为 ^{18}F-FLT PET 显像的基础。FLT 相关的合成代谢主要位于肝。在肝内 FLT 与葡萄糖醛酸结合，然后进入血液，最终经肾排出。

从化学结构上分析，在 FLT 中，原先胸腺嘧啶脱氧核苷的脱氧核糖的 3' 位置上的羟基由 F 取代（图 5-2-1），这一结构变化使得 FLT 上的糖基不易被胸腺嘧啶核苷磷酸化酶（thymidine phosphorylase）从胸腺嘧啶碱基上裂解下来，从而使得 FLT 不易被

分解。而且，在脱氧核糖的3'位置上的F使得FLT磷酸3只能够使DNA链终止而不能被进一步整合入DNA分子。所以^{18}F-FLT并不能反映DNA合成的全过程。

细胞核DNA的合成主要是在胞浆，但在线粒体中也可以有DNA合成。DNA合成补救途径的关键酶——胸腺嘧啶核苷激酶，至少有两种同工酶。胸腺嘧啶核苷激酶1催化胞浆中的胸腺嘧啶脱氧核苷磷酸化过程，而胸腺嘧啶核苷激酶2则催化线粒体中的相应过程。胸腺嘧啶核苷激酶1的表达在细胞周期中与DNA合成的其他关键酶相互协调，紧密相关。胸腺嘧啶核苷激酶1在G_1晚期可增加10~20倍，在S期、G_2期及M期维持较高的水平，在G_0或G_1期的起始快速下降。胸腺嘧啶核苷激酶2则是组成性表达，其活性的调节与细胞周期不相关。

胸腺嘧啶核苷激酶1作为DNA合成补救途径的关键酶，在处于静息状态的细胞内，此酶几乎不表现为活性状态；但是在处于增殖状态的细胞内，在细胞周期的G_1期晚期及S期内，此酶的活性可达到最大；在恶性肿瘤细胞内，胸腺嘧啶核苷激酶1的活性可以为良性细胞的3~4倍。而且肿瘤细胞内的胸腺嘧啶核苷激酶1可以有羧基末端的突变，这会妨碍M期后胸腺嘧啶核苷激酶1的降解。肿瘤细胞内胸腺嘧啶核苷激酶1的这些改变将导致在整个细胞周期内^{18}F-FLT的磷酸化增加，从而使滞留在细胞内的^{18}F-FLT增多。因此，在肿瘤中^{18}F-FLT摄取显著增加，而在增殖活动不显著的组织中摄取不明显，从而形成摄取差异，在PET图像上表现为放射性浓聚程度的差异。^{18}F-FLT通过反映TK1的活性而间接反映肿瘤细胞的增殖状况，这就是其显像原理（图5-2-2）。

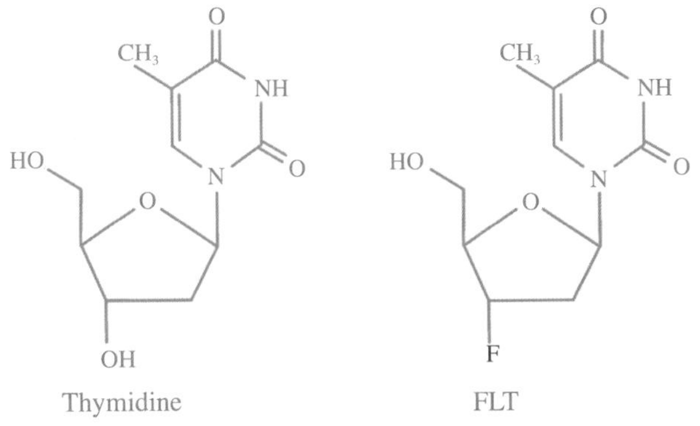

上图二室指的是血管外代表游离^{18}F-FLT的组织空间及磷酸化的^{18}F-FLT的组织空间。四参数为4个动力学常数，K_1~K_4。K_1代表^{18}F-FLT从血液中通过血脑屏障进入组织的转运过程，非磷酸化的^{18}F-FLT从组织中回到血液的过程用K_2表示。^{18}F-FLT经磷酸化滞留于细胞内的过程由K_3表示，并且这一步被视为^{18}F-FLT滞留于细胞内的速率限制步骤。有证据显示，^{18}F-FLT形成的核苷酸可以经去磷酸化后或通过核苷酸转运体离开成像区域，由这些过程产生的信号损失以K_4表示。

但是由于肿瘤细胞的复杂性，在肿瘤细胞中，TK1活性有时可以出现丧失细胞周期特异性调节。在不同的肿瘤细胞DNA复制过程中，其对DNA合

图5-2-1 ^{18}F-FLT的生化结构

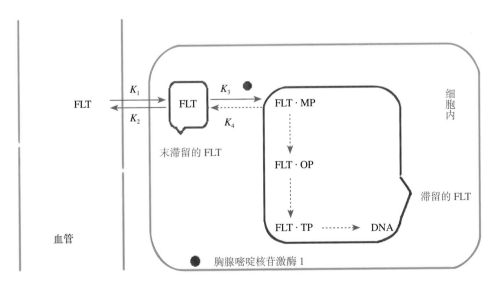

图5-2-2   二室四参数动力学模型

成的补救途径（salvage pathway）及重新合成途径（de novo pathway）的依赖程度也可以不一样。现已在体外细胞水平证实，在某些化疗药物的作用下，TK1的活性不一定与肿瘤细胞的增殖程度相关。例如5-氟尿嘧啶与甲氨蝶呤可以抑制肿瘤细胞在S期，导致TK1活性增加；吉西他滨可以抑制DNA合成的重新合成途径，过度激活DNA合成的补救途径，使TK1活性增加；顺铂与阿霉素同时抑制DNA合成的补救途径和重新合成途径。因此，在一定的条件下，[18]F-FLT的摄取程度不一定能够表现肿瘤细胞的增殖程度。

二、[18]F-FLT PET/CT 检查方法

^{18}F-FLT PET/CT检查通常不能作为独立的检查项目而应用于临床（除非是单纯观察恶性肿瘤原发病灶的疗效），一般都是在[18]F-FDG PET/CT检查后进行。检查方法基本和[18]F-FDG相同，包括检查前准备、注射剂量及注射时间等。与[18]F-FDG PET/CT不同的是在检查前可以不测量血糖。

PET/CT扫描过程分为两个步骤，第一步为CT扫描，在CT定位像下确定扫描起始与终止位置，然后进行CT扫描。CT扫描参数的设置要兼顾图像质量和辐射剂量的要求，尽量减少不必要的辐射；第二步检查床移动至PET位，在经过CT扫描的相同部位进行PET显像。PET的检查方法有多种，可根据检查的目的酌情采用。

1. PET静态显像　是最常用的检查方法，一般是在显像剂体内分布稳定后开始采集，在[18]F-FLT注射后60分钟开始扫描。PET一次采集所获得的数据重建后形成的图像通常称为一个"床位"（frame）；一般情况下，BGO晶体PET，体部二维模式采集时间是3分钟/床位，三维模式采集时间2.5分钟/床位。

静态显像根据显像范围又分为全身显像和局部显像。全身显像时，全身采集需要依次进行几个床位的静态显像来完成，它的数据采集软件能够使各个床位精确定位，并且图像重建软件能够将多个相邻的静态采集数据相互衔接组成一定长度的三维数据组，从而重建全景图像。

局部显像与全身显像的操作方法完全相同，只是扫描范围缩短，根据病变或临床医生的要求来确定。例如头部的显像一般采用3D采集模式，采集时间可为8～15分钟。

2. PET动态显像　如果要显示显像剂在体内的动态分布过程，要在注射显像剂的同时开始采集，每个床位的采集要时间很短，连续采集，形成图像序列。PET的动态显像可显示显像剂活度随时间变化的信息，可获得感兴趣区的显像剂活度—时间曲线，进一步处理，由房室模型可导出生理参数的定量信息等。动态显像一般应用三维采集模式，扫描时间可为1分钟/床位。

3. PET延迟显像　有时为了帮助鉴别生理性浓聚或病灶的良恶性，可在常规静态显像后2～3小时对感兴趣部位再次扫描，获得感兴趣区放射性摄取随时间变化的简单信息；通常为局部的静态显像。由于核素的衰变，延迟显像的计数率较低，为提高图像质量，应增加PET的采集时间。

4. PET屏气扫描　对于肺内小结节，建议在常规全身显像完成后，对胸部采用屏气扫描提高对病灶的检出率，一般采用3D屏气扫描。屏气先完成胸部CT扫描，然后再完成屏气PET扫描，每个床位10～15秒。屏气PET图像获得的SUV一般大于正常呼吸时的SUV。

重点推荐文献

Barwick T, Bencherif B, Mountz J M, et al. Molecular PET and PET/CT imaging of tumour cell proliferation using F-18 fluoro-L-thymidine: a comprehensive evaluation [J]. Nucl Med Commun, 2009, 30(12): 908-917.

第3节　¹⁸F-FLT PET/CT 图像分析

一、PET/CT 影像与其他医学影像的比较

PET/CT 影像与其他医学影像不同，它所蕴藏的内涵要丰富得多。根据所用显像剂的不同，图像反映的不仅仅是体内结构，更有意义的是反映体内该种显像剂所代表的分子及其生物活动的信息，因此，¹⁸F-FLT PET/CT 图像所反映的是核苷酸在体内的代谢情况。通过医生的分析、判断，不仅可以协助临床和影像医生判断疾病的性质、范围和程度，发现临床未发现的病变，更可以通过特殊的分子生物学特征，补充和完善病理和组织学检查对疾病本质的客观分析，为临床诊治提供更准确的信息。

与 CT、MRI 等影像技术不同，PET 本身是一种低数据量的影像方式，PET 利用特异性的显像剂，只显示与其所代表的生物活动相关的组织和结构（即靶向性），而相对忽略了这些组织结构的空间位置和相邻的解剖关系；此外，还有 PET 图像反映的是生物学信息，任何影响生物学活动过程的事件都可能对 PET 结果产生影响。因此，PET 的图像分析和结果解释有不同于其他影像技术的特殊要求。PET/CT 图像既有 PET 图像的特点、CT 图像特点，又有两种图像不同方式、侧重、比例相互融合的综合特点。因此，我们在阅片时要兼顾两者，其中 CT 结果以组织对 X 线的衰减程度为基础，PET 以所用显像剂在体内的分布为基础，PET 的这种分布的差异是由灰度的浓淡或不同伪彩色方式所反映的不同的浓聚程度所表现的。根据所用显像剂的自身生物学特点，不同组织的放射性分布不一，判读时必须根据所用显像剂来调整对结果的判断标准。一般认为，灰阶方式的图像层次多，质感真实；伪彩色方式层次相对少，但对比度好，易于初学者掌握。PET 常规扫描以冠状面、横断面和矢状面三维同时展示的方式表达图像结果。断层显示可以去除同一方向之间的重叠，显示一定层面上放射性分布的情况，有助于提高信号噪声比值（简称信噪比），突出病变与周围组织的反差。缺点是减少了信息量，图像本身不清楚；且受所示层面部位、层厚的影响，不宜反映相邻的解剖关系，也可能漏掉小于层厚的病灶。但是，PET/CT 图像因为同层面配有 CT 图像，就可以弥补 PET 图像上述的缺陷。除了

断层图像，通常还有全身最大密度投影（maximum intensity projection，MIP）方式显示。这种 MIP 方式综合了各断向、各层面的图像信息，并常以三维动态电影方式显示。其优点是将全身显像剂摄取情况一览无余，防止漏看的信息，也助于了解异常浓聚灶与周围组织的关系、比较不同部位浓聚的程度。所以，PET/CT 图像通过冠状、矢状和横断面及 MIP 方式就很全面地显示了病变的全方位的信息。

二、¹⁸F-FLT PET 图像分析方法

PET 图像反映药物的生物学分布，不同的显像剂，其 PET 图像的临床意义不同。因此，在利用 PET 图像进行诊断之前，首先必须了解不同正电子药物的代谢及分布。¹⁸F-FDG 主要分布于脑、心肌、活动状态的肌肉、肝、肾及膀胱；而 ¹⁸F-FLT 主要分布在骨髓、肝及泌尿道（图5-3-1），与 ¹⁸F-FDG

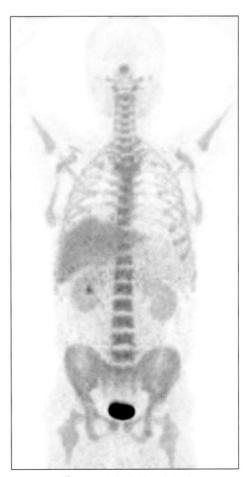

图 5-3-1　¹⁸F-FLT 在体内的正常分布

相比较，在颅脑、骨骼肌及心肌没有较明显的摄取。在骨髓的较高摄取主要和骨髓中细胞增殖明显的具有造血功能的红骨髓有关；在肝的较高摄取与 ^{18}F-FLT 在肝进行葡萄糖醛酸化代谢有关；在泌尿道较高的摄取缘于葡萄糖醛酸化后的 ^{18}F-FLT 经肾排泄。因而，在 ^{18}F-FLT PET 图像上，在红骨髓丰富的部位、肝与泌尿道表现明显的放射性浓聚，而在其他器官，包括肺、纵隔、颅脑和心肌组织无明显放射性浓聚。在 ^{18}F-FLT PET 胸部图像上骨骼生理性摄取较多，摄取最明显的是胸椎、胸骨，其次为肋骨。

^{18}F-FLT 在心脏的低本底可以弥补 ^{18}F-FDG 的不足，能更好地区分出胸部肿瘤及纵隔淋巴结转移灶。

在分析 ^{18}F-FLT PET 图像时，要注意邻近肝和骨骼病灶摄取程度的判断可能会受到肝和骨骼较高生理摄取的影响。另外，与 ^{18}F-FDG PET 相比，^{18}F-FLT PET 对病变的敏感性普遍较低，病灶的摄取程度普遍低于 ^{18}F-FDG PET，这就要求阅片医师要熟悉 ^{18}F-FLT PET 图像，不能用 ^{18}F-FDG PET 的视觉及 SUV 判断标准来评判 ^{18}F-FLT PET 图像。

重点推荐文献

于丽娟. PET/CT诊断学. 北京：人民卫生出版社，2009: 16-48.

第 4 节　^{18}F-FLT PET/CT 临床应用

到目前为止，大多数有关 ^{18}F-FLT 对恶性疾病诊断与分期方面的文献仅仅只是可行性研究。这些研究的目的大多只是在于初步探测 ^{18}F-FLT 被肿瘤摄取的程度、区分良恶性的能力、摄取的程度与细胞增殖的相关性，因而大多数研究所包括的研究对象往往数量较少，一定程度上限制了这些研究结论在临床上的广泛应用。在 FLT 临床应用研究中，以脑肿瘤和肺肿瘤的临床应用研究较多，下面就结合具体病例进行阐述。

一、脑胶质瘤

（一）概述

有关 ^{18}F-FDG 对脑胶质瘤的研究表明，由于 ^{18}F-FDG 在正常脑组织中较高的基础代谢率，^{18}F-FDG 对脑胶质瘤的诊断存在一定困难。低级别脑胶质瘤对 ^{18}F-FDG 的摄取程度通常与正常脑白质的摄取程度相似，而高级别脑胶质瘤对 ^{18}F-FDG 的摄取程度接近正常脑灰质，这样的显像特点降低了 ^{18}F-FDG 探测脑胶质瘤的敏感性。而在 ^{18}F-FLT 脑显像，由于正常脑组织对 ^{18}F-FLT 的摄取程度很低，使得 ^{18}F-FLT PET 在脑胶质瘤显像时具有较高的 T/N（肿瘤/正常组织）比值，从而具有更好的图像对比度，使得其对 ^{18}F-FDG PET 显像上摄取程度与正常脑灰质相近的病灶有更高的敏感性。

（二）^{18}F-FLT PET/CT 表现及价值

PET/CT 对脑胶质瘤分级主要依据病灶对 PET 示踪剂的摄取高低来进行诊断。脑胶质瘤对 ^{18}F-FLT 摄取高低与肿瘤细胞的增殖状态有关。高分级脑胶质瘤恶性度高，存在明显的增殖，因此，高分级脑胶质瘤出现 ^{18}F-FLT 明显高摄取。而低级别脑胶质瘤由于恶性度低，增长较缓慢，肿瘤对 ^{18}F-FLT 摄取较低或不摄取。

一项对 25 例新诊断的和治疗后复发的脑神经胶质瘤患者先后行 ^{18}F-FDG 和 ^{18}F-FLT 双示踪剂扫描，表明 ^{18}F-FLT 能检测所有Ⅲ级Ⅳ级的肿瘤，而 ^{18}F-FDG 有 5 例复发高分级肿瘤未检出，^{18}F-FLT 的 SUV 值偏低为 1.33，但 T/N 比值高于 ^{18}F-FDG，分别为 3.55 和 1.49，^{18}F-FLT 的最大 SUV 与脑神经胶质瘤的 Ki-67 指数显著相关；^{18}F-FLT 对脑肿瘤的分级和预后有明显的预测能力。Gehoit' 等报道了 ^{18}F-FLT 在高分级脑肿瘤中摄取增高，其敏感性为 79%，特异性为 63%。Nitzsche 等发现近距离放疗后 ^{18}F-FLT 探测脑肿瘤复发要优于 ^{18}F-FDG。对于 18 例复发患者中的 9 例，^{18}F-FLT 发现复发的时间早于 ^{18}F-FDG；对于另外 9 例患者，二者同时检测到了复发。以上结果说明 ^{18}F-FLT PET 对于检测复发的高分级脑胶质瘤比 ^{18}F-FDG 更具敏感性，^{18}F-FLT 与脑胶质瘤细胞增殖指数有良好的相关性，而且其 PET 扫描与 CT 或 MRI 相结合可以确定肿瘤活检的最佳部位，有助于放疗计划的制订。但^{18}F-FLT对于低级别的胶质瘤也可以出现假阴性。在特异性方面，以视觉分析或SUV为基础的研究表明，^{18}F-FLT PET显像并不能完全区分出肿瘤与非肿瘤疾病。例如，如果良性病变伴发血脑屏障破损，或者术后出现肉芽肿也可以表现为较高的T/N比值，难以与恶性脑肿瘤相鉴别。

在有关比较^{11}C-蛋氨酸（L-methyl-^{11}C-methionine，^{11}C-MET）与^{18}F-FLT PET显像的研究表明，肿瘤的^{18}F-FLT绝对摄取程度较^{11}C-MET低，但在^{18}F-FLT PET显像中T/N比值要比^{11}C-MET高。Dohmen等应用^{18}F-FLT进行脑胶质瘤探测研究，与^{11}C-MET相比，^{18}F-FLT显示了较高的肿瘤摄取，其T/NT比值为5.4，而^{11}C-MET仅为2.4；但是，^{11}C-MET的SUV绝对值较高。^{18}F-FLT在探测肿瘤方面较^{11}C-MET的敏感性更低，尤其对低级别的星形细胞瘤。某些有^{11}C-MET摄取的肿瘤并不表现^{18}F-FLT的摄取，这可能与肿瘤的DNA合成与胸腺嘧啶核苷激酶1活性依赖性相关，提示^{18}F-FLT PET显像可能低估某些依赖于重新合成途径的肿瘤。而且有意思的是，对于正电子显像阳性的肿瘤，在MRI上表现对比增强的体积要小于^{18}F-FLT或^{11}C-MET的摄取程度明显

增加的体积，因为增加的蛋氨酸摄取似乎更多地与增加的载体介导的被动转运相关，而不是增加的蛋白质合成，而^{18}F-FLT的摄取也与血脑屏障有关，这一现象似乎意味着微小的血脑屏障功能障碍不容易被含钆对比剂的增强扫描表现出来。

（三）病例分析

【临床表现】女，46岁，脑胶质瘤放疗4个月后复查。

【PET/CT所见】CT上大脑颞顶叶可见指状水肿带，右侧侧脑室受压变窄，大脑中线左偏；^{18}F-FDG PET上相应部位表现为放射性摄取缺损；^{18}F-FLT FLT显像见结节状异常浓聚，大小为1.4cm×1.2cm，SUVmax 2.1；左侧大脑各叶皮质放射性分布基本对称、规律，未见放射性异常浓聚影或稀疏缺损影（图5-4-1，图5-4-2）。

【PET/CT诊断】脑胶质瘤放疗后复发。

【体会】本例患者CT可以发现脑胶质瘤所引起的水肿，^{18}F-FDG PET显像只看见水肿带所引起的放射性缺损，而FLT显像发现异常放射性浓聚灶，说明对于脑胶质瘤放疗后复发，^{18}F-FLT显像的敏感性要高于^{18}F-FDG显像。

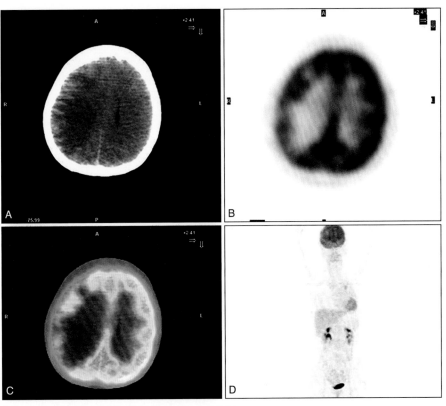

图5-4-1　脑肿瘤放疗后复发^{18}F-FDG PET/CT
A.CT；B.PET；C.PET/CT；D.PET MIP。

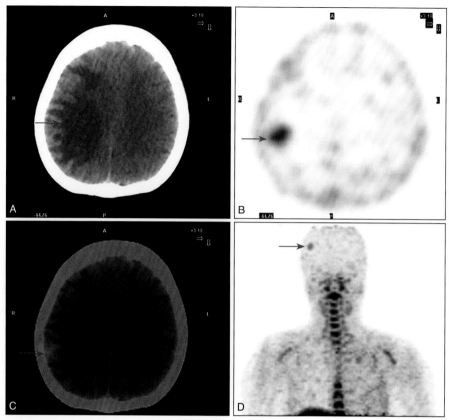

图 5-4-2　脑肿瘤放疗后复发 ^{18}F-FLTPET/CT
A.CT；B，PET；C.PET/CT；D.PET MIP。

二、肺肿瘤

（一）概述

自 1985 年起，肺癌已成为全世界最常见的恶性肿瘤，在恶性肿瘤相关死亡原因中占第一位。因为发病率高，危害显著，肺癌的早期诊断与准确分期在临床诊治工作中十分重要。肺癌影像学及临床表现典型者，常规影像学方法多数能达到准确诊断的目的。而进行 PET 或 PET-CT 检查的肺占位病例，相当一大部分是常规影像学方法难以诊断的。^{18}F-FDG PET 或 PET-CT 一定程度上改进了肺癌的诊断，但仍存在着一定问题，如部分结核、感染或炎症等病变往往会产生假阳性，而较小的癌灶、类癌、结节型支气管肺泡癌以及较高的血糖水平有时会产生假阴性。而由于 ^{18}F-FLT 是表现细胞增殖的显像剂，最初估计可能比 ^{18}F-FDG 有更高的特异性。^{18}F-FLT 应用于肺部肿瘤的研究开展得最早且最为广泛。2002 年 Rasey 等对 ^{18}F-FLT 预测肺癌细胞株的增殖能力进行了临床前研究，他们观察了 ^{18}F-FLT 的摄取与细胞质 TK1 的活性的相关性，并对比了

^{18}F-FLT 和 ^{18}F-FDG 在不同分裂状况的 A549 肺癌细胞株的摄取。结果表明，A549 肺癌细胞对 ^{18}F-FLT 的摄取和细胞增殖情况与 TK1 活性呈正相关，在细胞不同增殖状况下 ^{18}F-FLT 摄取增减幅度明显高于 ^{18}F-FDG 的摄取变化。2002 年 Buck 等对 30 例肺内孤立性结节患者进行了 ^{18}F-FLT PET 扫描研究，发现 86% 的恶性病灶摄取 ^{18}F-FLT，平均 SUV 为 2.8；良性病灶没有摄取 ^{18}F-FLT，特异性为 100%；^{18}F-FLT 的 SUV 值与细胞增殖指数 Ki-67 之间存在显著相关性。2003 年 Dittmann H 等对 17 例胸部肿瘤的研究表明，在大多数肺肿瘤及其转移灶中，^{18}F-FLT 均有明显摄取，并可提供良好的肿瘤与非肿瘤的对比度。2004 年 Halter 等对 28 例肺中心型病变患者（20 例肺癌、1 例非典型性类癌、7 例良性病变）进行了 ^{18}F-FLT 和 ^{18}F-FDG 的 PET 扫描，结果显示 ^{18}F-FLT 在肺恶性肿瘤的平均 SUV 值为 2.9，低于 ^{18}F-FDG 的平均 SUV 值 6.9；对于肺原发性恶性肿瘤分期，^{18}F-FLT 的灵敏度和特异性分别为 86% 和 100%，而 ^{18}F-FDG 的灵敏度和特异性分别为 95% 和 73%；对于肺癌的 N 分期，^{18}F-FLT 的灵敏度和特异性分别为 57% 和 100%；而 ^{18}F-FDG 的灵敏

度和特异性分别为86%和100%。2005年Buck等对47例肺周围结节样病变患者（20例非小细胞肺癌、1例小细胞肺癌、1例肺类癌、1例非霍奇金淋巴瘤、9例肺转移瘤、15例良性病变）的研究结果是^{18}F-FLT诊断肺癌的灵敏度和特异性分别为90%和100%，对于肺癌的N分期敏感性、特异性分别为53%和100%，对临床TNM分期诊断的准确性为67%，而^{18}F-FDG PET对临床TNM分期诊断的准确性为85%。结论是^{18}F-FLT PET对肺癌的诊断有较高的特异性，但对肺癌的N分期准确率较低。因此，^{18}F-FLT PET不被推荐用于肺癌的分期。2005年以后，国内也开始有关^{18}F-FLT PET/CT的基础及临床研究，其中哈尔滨医科大学附属肿瘤医院是开展临床研究较早的单位之一。

（二）^{18}F-FLT PET/CT表现及其价值

在正常胸部^{18}F-FLT PET图像上骨骼生理性摄取较多，摄取最明显的是胸椎、胸骨，其次为肋骨，而肺、纵隔和心肌组织无明显生理性摄取。^{18}F-FLT在心脏的低本底能更好地区分出肺部肿瘤及纵隔淋巴结转移灶。2005年哈尔滨医科大学附属第三医院（暨附属肿瘤医院）PET/CT中心对21例胸部病变（10例恶性病变、11例良性病变）做了^{18}F-FLT临床显像研究，结果：10例恶性病变（7例肺癌、1例纵隔淋巴瘤、1例胸椎恶性肿瘤、1例胸椎转移瘤），其中9例见^{18}F-FLT异常摄取，7例肺癌（鳞癌2例、腺癌4例、肺泡癌1例）中有6例有明显的^{18}F-FLT摄取，只有1例腺癌摄取程度较低，7例肺癌平均^{18}F-FLT SUVmax为3.95（1.43～6.80），鳞癌的^{18}F-FLT的摄取值均高于腺癌；11例良性病变（7例肺结核、1例肺炎、3例纵隔淋巴结结核）无或轻度摄取^{18}F-FLT，其中8例肺良性病变平均^{18}F-FLT SUVmax为1.64（7例肺结核、1例肺炎），而这8例良性病变^{18}F-FDG均为阳性，平均^{18}F-FDG SUVmax为3.89；如果^{18}F-FLT显像以SUVmax ≥ 1.8、^{18}F-FDG显像以SUVmax ≥ 2.5为判定恶性肿瘤的标准，其肺内病灶^{18}F-FDG和^{18}F-FLT显像的敏感性、特异性、准确性分别为100%、16.7%、54.5%和80.0%、66.7%、72.7%。结论是对于胸部肿瘤^{18}F-FLT显像的特异性较高，在^{18}F-FDG显像呈阳性，难以确定病变性质时，^{18}F-FLT可以作为^{18}F-FDG的有益补充，二者联合显像有助于提高胸部肿瘤诊断的准确性，该文章2007年发表于中华放射学杂志。2006年

哈尔滨医科大学附属肿瘤医院PET/CT中心参加了国内孤立肺结节^{18}F-FDG、^{18}F-FLT双示踪剂的多中心临床研究的数据：16例恶性病变（腺癌10例、细支气管肺泡癌2例、鳞癌1例、非小细胞肺癌2例、转移瘤1例）的平均^{18}F-FLT SUVmax为3.54，16例结核性病变^{18}F-FLT SUVmax为1.65，其他良性病变^{18}F-FLT SUVmax为1.56。结论是与^{18}F-FDG、^{18}F-FLT单显像比较，双示踪剂PET/CT使诊断特异性从58.97%～76.92%提高到89.74%，准确率从67.27%～74.45%提高到92.73%。以FLT/FDG SUV比值0.4～0.9为阈，可以最大限度地区分肿瘤（16例）、结核（16例）和其他良性结节（23例）。

综上所述，^{18}F-FLT对肺恶性病灶有较高的特异性，与^{18}F-FDG相结合有助于对肺癌的正确诊断；由于^{18}F-FLT与肿瘤细胞增殖指数存在显著相关性，可以对肺部肿瘤的恶性程度进行非侵袭性评价，并可能对非小细胞肺癌的预后评估和化疗反应的预测起到一定的作用。但由于肿瘤对^{18}F-FLT的绝对摄取程度较^{18}F-FDG低，探测病灶的敏感性比^{18}F-FDG低，因此^{18}F-FLT不适合单独或替代^{18}F-FDG用于肺部肿瘤的诊断及分期。更多的是作为^{18}F-FDG的补充，两者联合显像可以提高肺部肿瘤诊断的特异性和准确性。而有关^{18}F-FLT PET SUV鉴别良恶性的截断点，从1.4～2.0各家的报道不一，到目前为止，尚无一致公认的判断良恶性病变的诊断阈值。

因为肿瘤的生物学行为复杂多样，在诊断肿瘤疾病的过程中，只有从肿瘤生物学行为的多个方面获得多个角度的信息，才能形成对肿瘤状况较为完整的印象，在这样基础上进行的诊断过程，才可能达到较高的准确率。^{18}F-FLT PET显像可以提供有关肿瘤细胞增殖的信息；^{18}F-FDG PET显像可以提供有关肿瘤细胞葡萄糖代谢的信息；CT还可以提供相关的解剖信息。因此对肺癌的诊断，有观点认为多模态显像（multimodality imaging）可能更有帮助。但其经济效益及辐射剂量方面的问题仍需进一步研究。也有观点认为，^{18}F-FLT应该仅限于在一线^{18}F-FDG PET/CT检查完成后，诊断与治疗仍然存在问题的患者。

（三）病例分析

病例1：中心型肺癌（低分化鳞癌）

【临床表现】男，63岁，一个月前咳嗽咳痰、痰中带血，CT检查发现右肺上叶大片状等密度影，抗感染治疗12天，复查CT病变无改变，支气管镜

活检为坏死组织。

【18F-FDG PET/CT 所见】右肺上叶见不规则团块状浓聚影，大小为 33mm×32mm×30mm，^{18}F-FDG PET 上肿块呈不均匀放射性浓聚，近肺门侧浓聚明显，SUVmax16，中心可见放射性缺损区，CT 相应部位呈低密度影，块影的远端见近方形的等密度影，^{18}F-PET 上呈轻度放射性浓聚，SUV 为 4.5（图 5-4-3）。

【^{18}F-FDG PET/CT 诊断】右肺上叶中心型肺癌伴阻塞性炎症（中心坏死）。

因为无病理诊断，患者去北京进一步确诊，在北京某医院进行了穿刺活检，结果仍为坏死组织。按炎症治疗 2 个月后，症状加重，返回哈医大附属肿瘤医院，做了 ^{18}F-FLT PET/CT 显像，发现病灶较 2 个月前明显增大，且出现了肺不张。

【^{18}F-FLT PET/CT 所见】右肺上叶见团块状异常浓聚影，大小约为 39mm×44mm×42mm，SUV 为 6.8；CT 于相应部位见一个软组织肿块影，病灶远端见扇形肺不张，呈轻度 ^{18}F-FLT 摄取。

【^{18}F-FLT PET/CT 诊断】右肺上叶中心型肺癌伴阻塞性不张。

【病理诊断】患者被收入放疗科进行放射治疗，4 个月后患者左额部出现软组织结节，手术切除为转移性低分化鳞癌。

【体会】该患者肺内病灶较大，大部分为坏死组织，CT 表现不易与肺炎鉴别，穿刺活检及支气管镜均无法获得病理诊断，因为无病理诊断，该患者没有进行及时治疗，致使病情进展。该例肺癌在 ^{18}F-FDG 和 ^{18}F-FLT 显像均表现为异常放射性浓聚（图 5-4-3，图 5-4-4）。

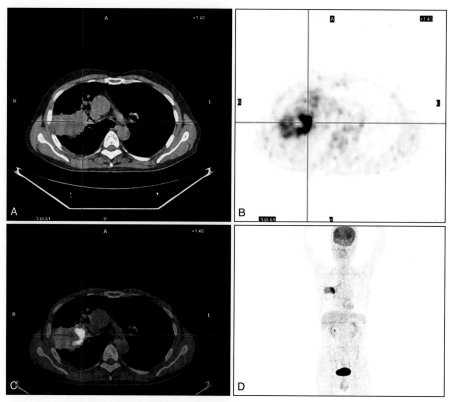

图 5-4-3 ^{18}F-FDG PET/CT 右肺上叶中心型肺癌伴阻塞性炎症
A.CT 图；B.PET 图；C.PET/CT 图；D.PET MIP 图。

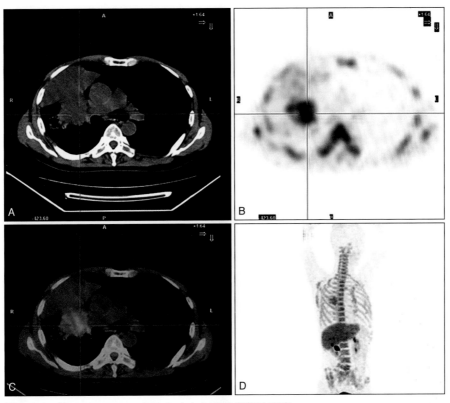

图 5-4-4　^{18}F-FLT PET/CT 右肺上叶中心型肺癌伴肺不张
A.CT 图；B.PET 图；C.PET/CT 图；D.PET MIP 图。

病例 2：周围型肺癌（鳞癌Ⅰ - Ⅱ）

【临床表现】女，71 岁，患者一个月前体检发现右肺占位，行抗感染治疗 10 余天，未见缩小。

【PET/CT 所见】

^{18}F-FDG PET/CT：右肺下叶肿块状异常放射性浓聚灶，大小约为 35mm × 37mm × 45mm，SUVmax16，CT 相应位置见软组织肿块，病灶边缘有分叶，延时显像肿块放射性摄取明显增加，SUVmax19，右下肺门多个结节状异常放射性浓聚影，大小介于 10 ~ 15mm 之间，SUV 为 3.2 ~ 3.6，纵隔内见多个小淋巴结，直径小于 10mm，^{18}F-FDG PET 上轻度摄取。

^{18}F-FLT PET/CT：右肺下叶肿块见明显 ^{18}F-FLT 摄取，SUVmax8.0，右下肺门淋巴结也见 ^{18}F-FLT 摄取，纵隔内小淋巴结无放射性摄取。

【PET/CT 诊断】右肺下叶周围型肺癌，右肺门淋巴结转移。

【病理诊断】手术病理为鳞癌Ⅰ ~ Ⅱ，纵隔肺门淋巴结未见转移。

【体会】该患者右下肺癌病灶直径较大，CT 就可以明确诊断，FDG 和 FLT 显像的摄取程度很高，分别为 16 和 8，而且右肺门淋巴结在 FDG 和 FLT 显像上均表现为放射性摄取，但手术病理无纵隔肺门淋巴结转移。患者手术后 8 个月出现了脑转移，术后 11 个月死亡。不到一年的存活期是否可以说明 FDG 和 FLT 高的摄取提示预后不良（图 5-4-5，图 5-4-6，图 5-4-7，图 5-4-8 ）。

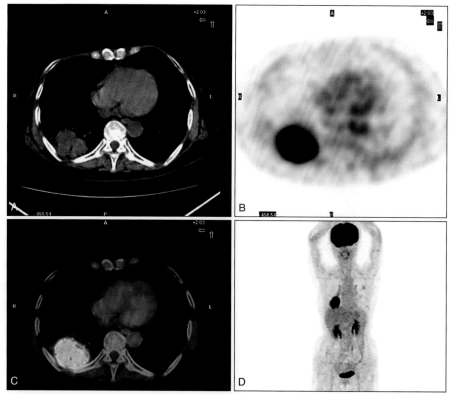

图 5-4-5　^{18}F-FDG PET/CT 右肺下叶周围型肺癌
A.CT 图；B.PET 图；C.PET/CT 图；D.PET MIP 图。

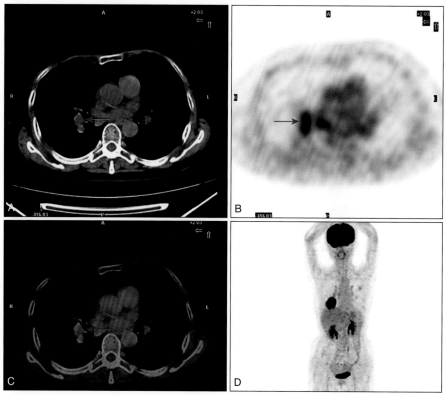

图 5-4-6　^{18}F-FDG PET/CT 右肺门淋巴结
A.CT 图；B.PET 图；C.PET/CT 图；D.PET MIP 图。

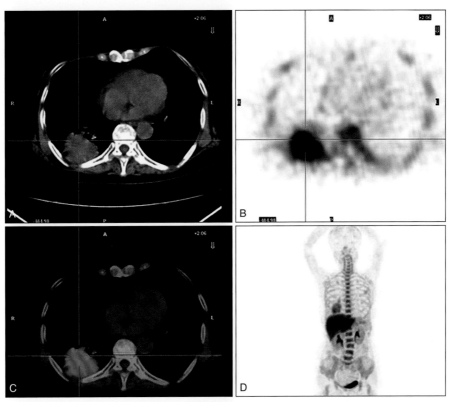

图 5-4-7　¹⁸F-FLT PET/CT 右肺下叶周围型肺癌
A.CT 图；B.PET 图；C.PET/CT 图；D.PET MIP 图。

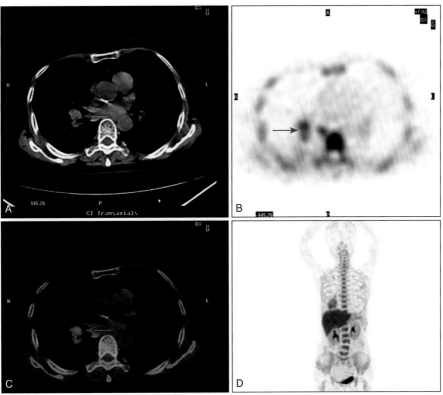

图 5-4-8　¹⁸F-FLT PET/CT 右肺门淋巴结
A.CT 图；B.PET 图；C.PET/CT 图；D.PET MIP 图。

病例3：周围型肺癌（低分化腺癌）

【临床表现】男，44岁，胸闷不适3天。

【PET/CT所见】

^{18}F-FDG PET/CT：左肺上叶尖后段外带结节状高代谢灶，SUVmax5.6，大小16mm×15mm；延迟显像SUVmax6.9，CT见结节边缘多发毛刺，并见胸膜凹陷征；另外在左肺上叶尖后段肺门侧还可见一个小结节状高代谢灶，SUVmax3.7，大小10mm×11mm；延迟显像SUVmax3.9，CT见结节边缘较光整。

^{18}F-FLT PET/CT：左肺上叶尖后段大结节呈放射性浓聚，^{18}F-FLT SUVmax为2.3；小结节摄取程度低于大结节，^{18}F-FLT SUVmax为1.9。

【PET/CT诊断】左肺上叶尖后段周围型肺癌，其内侧小结节考虑为转移灶。

【病理诊断】低分化腺癌伴肺内转移。

【体会】该例患者左肺上叶可见2个病灶，外侧的较大为16mm×15mm，内侧的较小为10mm×11mm，两个病灶在FDG和FLT显像上均表现为异常放射性浓聚，手术病理为低分化腺癌伴肺内转移（图5-4-9，图5-4-10，图5-4-11）。

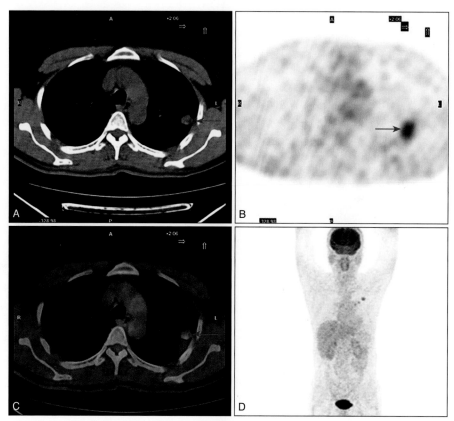

图5-4-9　^{18}F-FDG PET/CT 左肺上叶周围型肺癌
A.CT图；B.PET图；C.PET/CT图；D.PET MIP图。

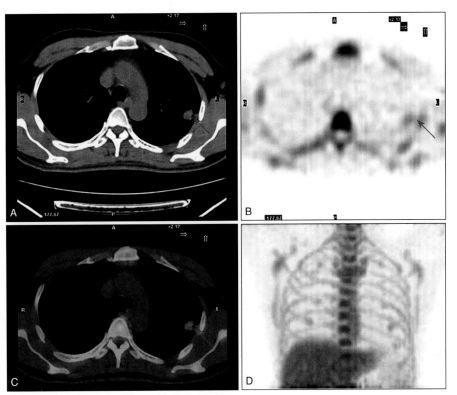

图 5-4-10   18F-FLT PET/CT 左肺上叶周围型肺癌
A.CT 图；B.PET 图；C.PET/CT 图；D.PET MIP 图。

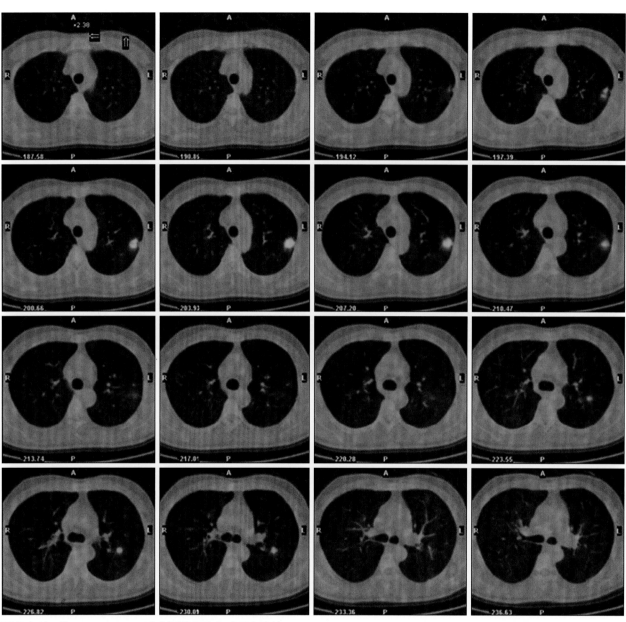

图 5-4-11　^{18}F-FDG PET/CT 融合图像左肺上叶两个病灶

病例4：周围型肺癌（细支气管肺泡癌）

【临床表现】女，64岁，一个月前出现咳嗽、无痰、无明显发热，消炎10天后咳嗽消失，血CEA 4.24（0～3.4），现后背疼。

【PET/CT所见】

^{18}F-FDG PET/CT右肺上叶尖段脊柱旁见结节影，边缘毛糙，密度不均，其内见多个点状低密度影，^{18}F-FDG PET上相应部位呈轻度放射性浓聚，SUVmax为3.3，延迟显像放射性摄取程度未见明显改变，SUVmax为3.2。

^{18}F-FLT PET/CT显像：右肺上叶尖段结节呈异常放射性摄取，SUVmax为2.4。

【PET/CT诊断】右肺上叶尖段结节，结合^{18}F-FDG和^{18}F-FLT两者显像，考虑为肺癌。

【病理诊断】手术病理为细支气管肺泡癌。

【体会】该病例CT表现不典型，无分叶毛刺等恶性特点，密度不均匀，^{18}F-FDG摄取程度不高，诊断较困难，但^{18}F-FLT显像摄取程度较高，据此诊断为肺癌。该例患者的诊断^{18}F-FLT显像的帮助较大（图5-4-12，图5-4-13）。

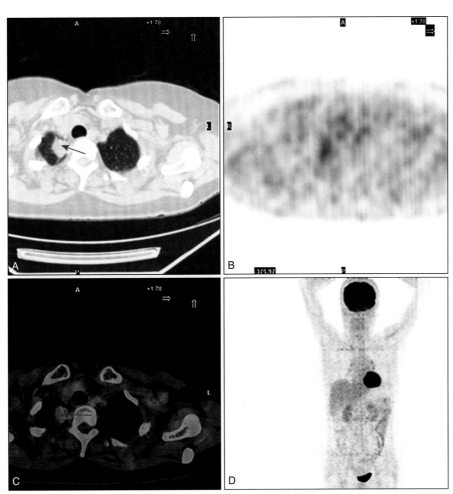

图5-4-12　^{18}F-FDG PET/CT右肺上叶周围型肺癌
A.CT图；B.PET图；C.PET/CT图；D.PET MIP图。

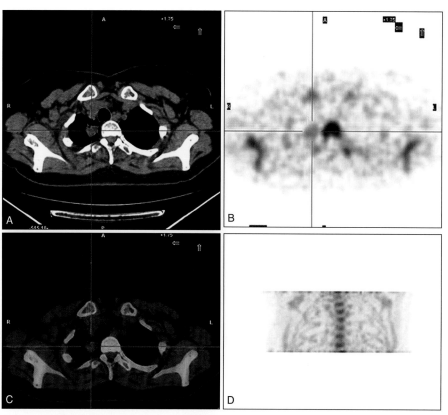

图 5-4-13 ^{18}F-FLT PET/CT 右肺上叶周围型肺癌
A.CT 图；B.PET 图；C.PET/CT 图；D.PET MIP 图。

病例 5：肺结核

【临床表现】男，47 岁，咳嗽，CT 发现肺占位，抗炎 10 余天未见明显改变。

【PET/CT 所见】

^{18}F-FDG PET/CT：右肺下叶背段斜裂胸膜下不规整实变影，边缘毛糙、不清，并见胸膜凹陷征，大小 23mm×11mm；^{18}F-FDG PET 相应部位见不规则状浓聚影，与肺门相连，SUVmax4.3，延迟显像 SUVmax8.6；右肺门略增大，PET 相应部位见中度放射性浓聚，SUVmax3.4，延迟显像 SUVmax 3.5。

^{18}F-FLT-PET/CT：右肺下叶背段病灶见轻度 ^{18}F-FLT 放射性浓聚，SUVmax1.4，肺门未见明显 ^{18}F-FLT 放射性浓聚影。

【PET/CT 诊断】右肺下叶背段不规则实变影，FDG 显像呈高代谢灶，延迟显像明显代谢增高，另外肺门、纵隔隆突下及右下叶支气管内侧淋巴结肿大，^{18}F-FDG 显像代谢增高，考虑为肺癌淋巴结转移可能；^{18}F-FLT 显像病灶呈轻度结节状浓聚，肺门及纵隔淋巴结无摄取，考虑良性病变可能。

【病理诊断】手术病理为结核。

【体会】该例患者在 ^{18}F-FDG PET/CT 上无论肺内病灶还是肺门纵隔淋巴结都表现为异常放射性浓聚，延迟显像浓聚程度明显增加，CT 表现不典型，很容易诊断为肺癌纵隔肺门淋巴结转移，是 ^{18}F-FDG PET 典型的假阳性表现。在 ^{18}F-FLT PET 上病灶仅表现为轻微 ^{18}F-FLT 摄取，纵隔肺门淋巴结无 ^{18}F-FLT 摄取，两种显像剂联合显像，^{18}F-FLT PET 纠正了 ^{18}F-FDG PET 的假阳性，诊断的准确性提高了（图 5-4-14，图 5-4-15）。

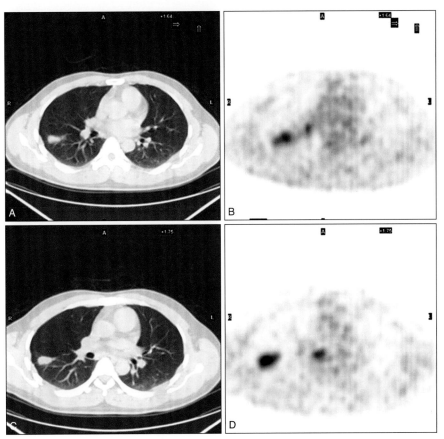

图 5-4-14　^{18}F-FDG PET/CT 右肺上叶结核
A.初始显像 CT 图；B.初始显像 PET 图；C.延迟显像 CT 图；D.延迟显像 PET 图。

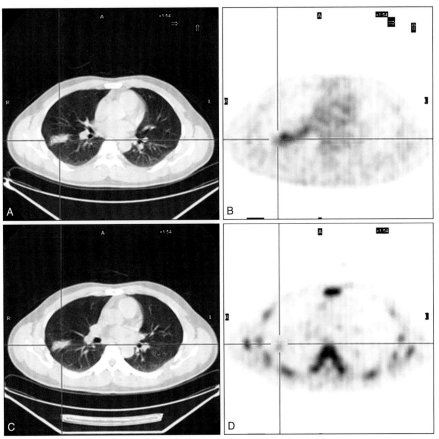

图 5-4-15　^{18}F-FDG 和 ^{18}F-FLT PET/CT 右肺上叶结核
A.^{18}F-FDG PET/CT 的 CT 图；B.^{18}F-FDG PET/CT 的 PET 图；C.^{18}F-FLT PET/CT 的 CT 图；D.^{18}F-FLT PET/CT 的 PET 图。

病例 6：肺结核

【临床表现】女，53 岁，体检发现右肺结节，不能确定良恶性，抗感染治疗 1 周，复查 CT 未见明显变化。

【PET/CT 所见】

^{18}F-FDG PET/CT：右肺上叶前段不规则结节影，内见点状略高密度影，边缘毛糙，大小约为 11mm×22mm，呈结节样异常放射性浓聚，SUVmax 为 4.5，延迟显像放射性摄取程度增加，SUVmax 为 6.7。

^{18}F-FLT PET/CT：右肺上叶前段结节可见 ^{18}F-FLT 摄取，SUVmax 为 2.2，延迟显像放射性摄取程度减低，SUVmax 为 1.9。

【PET/CT 诊断】右肺上叶前段不规则结节影，结合 ^{18}F-FDG PET 和 ^{18}F-FLT PET/CT 显像特点，考虑为肺癌。

【病理诊断】手术病理为结核

【体会】该例患者 CT 形态学特点不典型，难以确定良恶性，^{18}F-FDG PET 为中度摄取，^{18}F-FDG PET/CT 考虑为恶性肿瘤；^{18}F-FLT PET 的摄取程度也较高，SUVmax 为 2.23，也考虑为恶性肿瘤，说明对于结核病变，FLT 也可以有明显摄取，不能根据 SUV 简单地判定良恶性（图 5-4-16，图 5-4-17）。

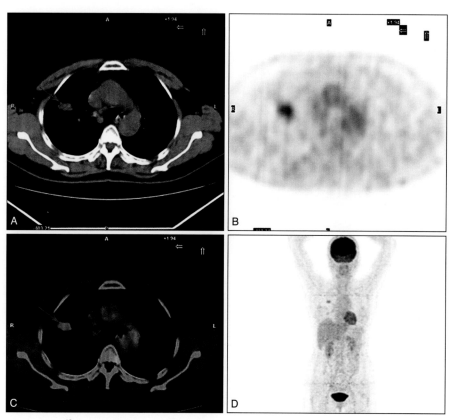

图 5-4-16　^{18}F-FDG PET/CT 右肺上叶结核
A.CT 图；B.PET 图；C.PET/CT 图；D.PET MIP 图。

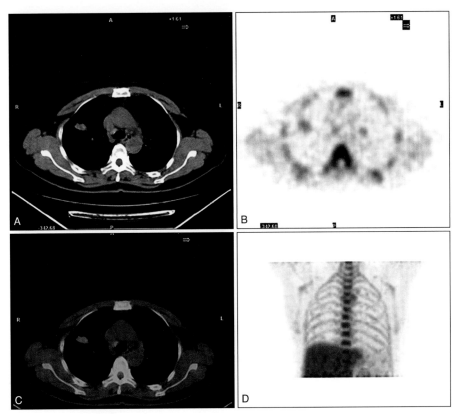

图 5-4-17　¹⁸F-FLT PET/CT 右肺上叶结核
A.CT 图；B.PET 图；C.PET/CT 图；D.PET MIP 图。

病例 7：肺腺瘤

【临床表现】女，46 岁，体检发现肺结节。

【PET/CT 所见】

¹⁸F-FDG PET/CT：左肺下叶外基底段见圆形结节影，大小约为 11mm×13mm，边界较清晰，¹⁸F-FDG PET 上未见明显异常放射性浓聚。

¹⁸F-FLT PET/CT：左肺下叶外基底段见圆形结节影，边界较清晰，¹⁸F-FLT PET 上未见明显异常放射性浓聚。

【PET/CT 诊断】左肺下叶良性病变。

【病理诊断】手术病理为腺瘤。

【体会】该例患者左肺下叶病灶较小，且表面很光滑，CT 表现符合良性肺肿瘤特点；¹⁸F-FDG PET/CT 和 ¹⁸F-FLT PET/CT 都没有异常放射性浓聚，诊断为肺内良性肿瘤。手术病理为腺瘤，是肺内一种良性肿瘤（图 5-4-19）。

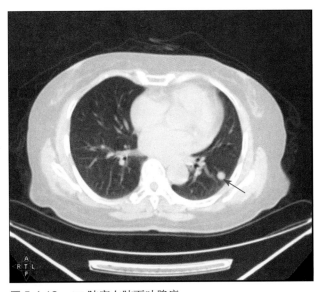

图 5-4-18　CT 肺窗左肺下叶腺瘤

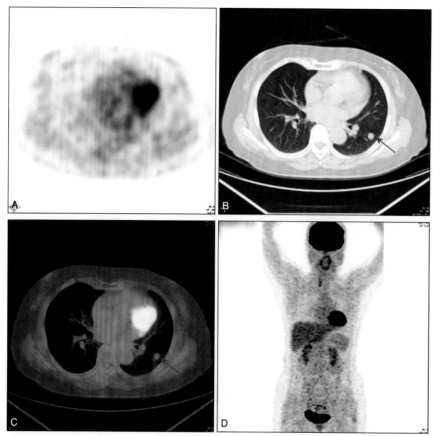

图 5-4-19　^{18}F-FDG PET/CT 左肺下叶腺瘤
A. CT 图；B. PET 图；C. PET/CT 图；D. PET MIP 图。

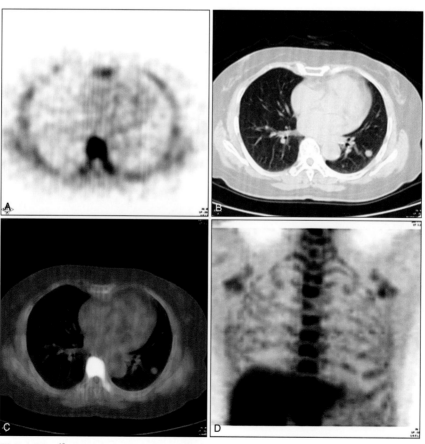

图 5-4-20　^{18}F-FLT PET/CT 左肺下叶腺瘤
A. CT 图；B. PET 图；C. PET/CT 图；D. PET MIP 图。

病例8：肺孤立炎性结节

【临床表现】男，59岁，健康体检。

【PET/CT所见】

^{18}F-FDG PET/CT：左肺下叶后基底段见结节状中度放射性浓聚，SUVmax 5.6，大小为16mm×11mm，延迟显像放射性浓聚增加，SUVmax 8.7；CT上相应部位为小结节影，密度不均，边缘模糊，其下部与膈面胸膜相连。

^{18}F-FLT PET/CT：左肺下叶结节轻度^{18}F-FLT摄取，SUVmax1.41，因为病灶较小而且邻近胸椎，胸椎的高生理性摄取可能会影响SUV的数值，所测量的SUV可能会高于病灶本身的摄取。这也就是^{18}F-FLT显像的缺陷之一。此时应用目测法观察可能更好，病灶本身的摄取基本和周围肺野相似，即本底摄取。

【PET/CT诊断】左肺下叶结节状中度^{18}F-FDG浓聚，延迟显像放射性浓聚增加，^{18}F-FLT显像没有明显摄取，考虑为良性病变（炎症可能性大），建议抗感染治疗后复查。

【随访结果】抗感染治疗后病灶消失。

【体会】该病例病灶较小，但^{18}F-FDG摄取较高，延迟显像摄取程度增加，^{18}F-FLT显像无明显摄取，也表明了^{18}F-FDG敏感性高，^{18}F-FLT特异性高的特点，两种显像联合诊断的效果较好（图5-4-21，图5-4-22）。

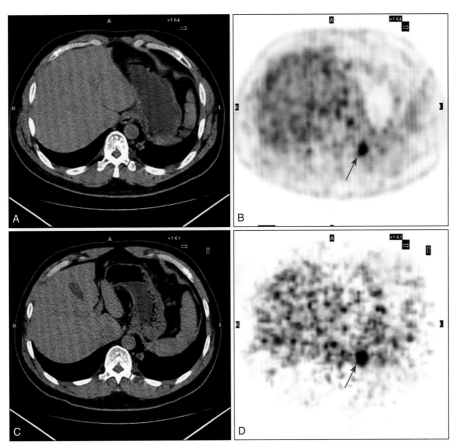

图 5-4-21　^{18}F-FDG PET/CT 左肺下叶炎症
A.初始显像 CT 图；B.初始显像 PET 图；C.延迟显像 CT 图；D.延迟显像 PET 图。

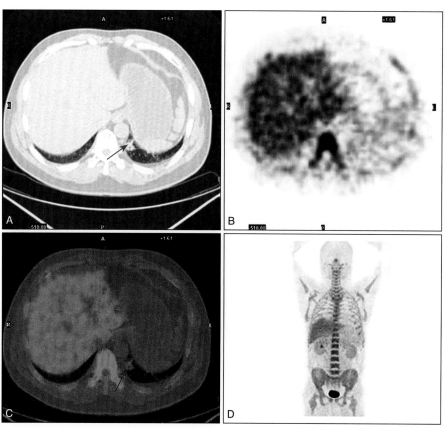

图 5-4-22　^{18}F-FLT PET/CT 左肺下叶炎症
A.CT 图；B.PET 图；C.PET/CT 图；D.PET MIP 图。

病例 9：双肺结节

【临床表现】女，50 岁，上月中旬发热，白细胞增高。CT 发现双肺结节。抗炎、抗支原体、抗病毒治疗 20 天。复查 CT 见双肺结节未见明显改变，咳痰带血、血色较暗。11 年前肺结核治疗 1 年。

【PET/CT 所见】左肺上叶见结节状软组织密度影，密度不均，其内见点状透气影，大小为20mm×21mm，^{18}F-FDG PET 显像上呈不均匀放射性浓聚，SUVmax 3.5；^{18}F-FLT-PET 显像相应部位呈环形放射性浓聚，SUVmax1.7；右肺上叶见多发结节状和梭型等密度影，^{18}F-FDG PET 显像上较大的等密度影呈异常放射性浓聚，SUVmax 3.1；^{18}F-FLT PET 显像上相应部位呈轻度放射性浓聚，

SUVmax 1.4。

【PET/CT 诊断】左肺上叶结节状软组织密度影，右肺上叶多发等密度影，^{18}F-FDG PET 显像和^{18}F-FLT PET 显像均呈异常放射性浓聚，但结合 CT 等特点考虑为炎症性病变或肉芽肿性病变，建议治疗后复查。

【随访结果】抗炎抗结核治疗后病灶缩小。一年后随访病灶大部分消失。

【体会】该病例为肺内多发结节，^{18}F-FDG 显像均呈异常放射性浓聚，^{18}F-FLT 也表现为轻度摄取，但因为 CT 特点和多发性，故考虑为良性病变（图5-4-23，图 5-4-24）。

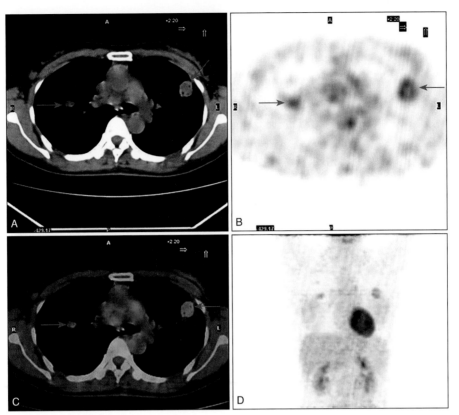

图 5-4-23　¹⁸F-FDG PET/CT 双肺结节
A.CT 图；B.PET 图；C.PET/CT 图；D.PET MIP 图。

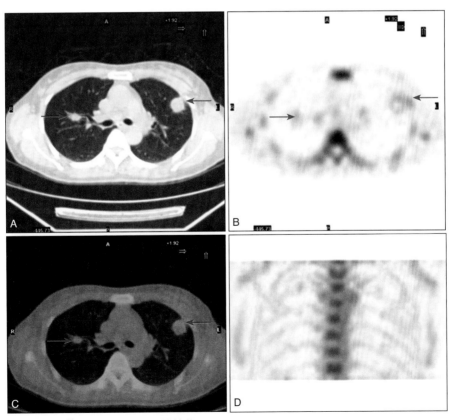

图 5-4-24　¹⁸F-FLT PET/CT 双肺结节
A.CT 图；B.PET 图；C.PET/CT 图；D.PET MIP 图。

（四）鉴别诊断

在肺癌的诊断中最难以鉴别的是结核性疾病，其次是炎性疾病，对 ^{18}F-FLT 这种核苷酸增殖型显像剂的研究也是基于上述的目的。目前的研究表明，当 ^{18}F-FDG PET-CT 与 ^{18}F-FLT PET-CT 同时运用时，对于肺部疾病的诊断效能可达到最大，而且获得的结果能够对临床决策有正面影响。同时也注意到 ^{18}F-FLT 并非肿瘤特异显像剂，与 ^{18}F-FDG 一样，可被炎性细胞或其他良性病变所摄取，因而可以在非

肿瘤性疾病同时出现 ^{18}F-FLT 与 ^{18}F-FDG 浓聚，从而给鉴别诊断带来困扰。为解决这一问题，国内田嘉禾教授领导的肺结节多中心临床研究提出，当病灶的 SUVmax FLT/ SUVmax FDG 之值处于 0.4 ~ 0.9 之间时，病灶为恶性的可能性大，可以最大限度地将恶性肿瘤与炎症及活动性结核区分出来。但上述病例中的 1 例结核性病变，SUVmax FLT/ SUVmax FDG 的比值也是在 0.4 ~ 0.9 之间，与肺癌依然无法鉴别。

重点推荐文献

[1] 于丽娟, 申宝忠, 梁秀艳, 等. ^{18}氟-胸腺嘧啶核苷正电子发射体层-CT显像在胸部肿瘤上的初步研究. 中华放射学杂志, 2007, 41(8): 843-846.

[2] 于丽娟, 田嘉禾, 杨小丰, 等. 18F-FLT和18F-FDG PET/CT SUVmax鉴别诊断肺结节的价值. 中华核医学杂志, 2008, 28(3): 147-150.

[3] Jiahe Tian, Xiaofeng Yang, Lijuan Yu, et al. A Multicenter Clinical Trial on the Diagnostic Value of Dual-Tracer PET/CT in Pulmonary Lesions Using 3'-Deoxy-3'-18F-Fluorothy-midine and 18F-FDG. Journal of Nuclear Medicine, 2008, 49(2): 186-194.

第 5 节　进　展

目前，许多研究对 ^{18}F-FLT 与 ^{18}F-FDG 的显像特点进行了比较。总体上讲，^{18}F-FLT 在对肿瘤的诊断与分期上相对 ^{18}F-FDG 而言并不表现更大的优势。因为肿瘤对 ^{18}F-FLT 的摄取仅仅大约是对 ^{18}F-FDG 的 1/2。其相对较低的绝对摄取，尤其在较低级别的病灶中的低摄取，降低了它对肿瘤的诊断与分期的敏感性。^{18}F-FLT 在区分病灶的良恶性方面其特异性较 ^{18}F-FDG 高，但也并不具有绝对的特异性，在间质性肺炎、炎性细胞、增生淋巴结的生发中心等也可以出现 ^{18}F-FLT 较高程度的摄取。因此，^{18}F-FLT 不大可能取代 ^{18}F-FDG 以单一显像剂的形式运用于临床实践中，更多的是对 ^{18}F-FDG 显像的补充。因而，对治疗反应的监测可能是 ^{18}F-FLT PET 最有前景的临床运用。

对化学治疗或者放射治疗敏感的恶性肿瘤，其增殖速率可以快速降低，并且增殖速率的减低可以出现在肿瘤体积改变之前，甚至可以出现在肿瘤代谢减低之前。因此，^{18}F-FLT PET 显像在肿瘤治疗反应的监测方面较 CT、MRI 等形态学方法，甚至比 ^{18}F-FDG PET 更具有优势，可以在肿瘤形态出现改变或者代谢改变前发现肿瘤的变化。

一、FLT 监测治疗反应的临床前研究

有关 FLT 监测治疗反应的部分临床前研究的结果可见表 5-5-1，大多数研究表明，在化学治疗或放射治疗后早期细胞内 FLT 摄取就会减少，而且治疗后肿瘤 FLT 摄取减少程度与增殖细胞核抗原（proliferating cell nuclear antigen，PCNA）的组织表达相关。因此认为，治疗后 ^{18}F-FLT 摄取减少，一定程度上反映了细胞增殖的减少。但一部分研究也表明，化疗药物的种类、治疗方式对 ^{18}F-FLT 摄取有影响，而且治疗后 FLT 摄取机制可能会发生一定变化，这使得即使细胞增殖状况发生了改变，FLT 摄取程度也可能不变，或者 FLT 摄取程度的变化并不反映细胞增殖状况的改变。

当前，^{18}F-FLT 摄取的机制尚未完全明晰。而且在把这些在离体细胞或动物水平上得到的结果转化至临床运用时，一定要考虑到这些研究的局限性，例如在细胞系的研究中，治疗后灌注的改变无法测定；鼠类与人之间血浆的胸腺嘧啶核苷的水平存在较大差别等。虽然当前大多数研究还只是处于单药

表 5-5-1　有关 ^{18}F-FLT 监测治疗反应的部分临床前研究

研究	肿瘤类型	治疗方法	结果
Graf et al.	弥漫大 B 细胞淋巴瘤	阿霉素	在 24 小时内 FLT 摄取明显减少且与 Ki-67 相关
Pan et al.	Mammary MCaK	放射治疗	在治疗 24 小时内 FLT 动力学参数 Ki 有改变
Buck et al.	滤泡淋巴瘤	化疗 / 免疫治疗 / 放疗	在化疗 48 小时后 FLT 摄取明显减少；免疫治疗后及放免治疗后 FLT 摄取改变不明显，尽管增殖活动有减少
Molthoff et al.	鳞状细胞癌	放疗（3 次 / 周；20Gy）	FLT 与 FDG 摄取在治疗 4 天内明显减少
Yang et al.	鳞状细胞癌	放疗	相对于对照组 FLT 摄取程度在 24 小时明显减少
Waldherr et al.	表皮样癌（A431）	PKI-16（ErbB 选择性激酶抑制剂）	治疗 1 周后 FLT 摄取减少 79%，FLT 摄取与 PCNA 测定的细胞增殖程度相关
Leyton et al.	纤维肉瘤	顺铂	嘧啶核苷激酶 1 蛋白水平、FLT 摄取、PCNA 表达、ATP 水平在 24 小时减少；48 小时后 FLT 摄取减少 50%，摄取与 PCNA 测定的细胞增殖程度相关；虽然在 48 小时胸腺嘧啶核苷激酶 1 蛋白水平升高，FLT 摄取与 ATP 水平降低
Sugiyama et al.	SCCVII 瘤	放疗 20Gy	放疗后 6 小时至 3 天 FLT 摄取减少，摄取与 PCNA 测定的细胞增殖程度相关；相对于 FDG 摄取，FLT 摄取减少更快更明显
Barthel et al.	纤维肉瘤	5- 氟尿嘧啶	嘧啶核苷激酶 1 蛋白水平、FLT 摄取、PCNA 表达、ATP 水平在 24 小时减少；在 48 小时肿瘤 FLT 摄取减少 73%，与 PCNA 测定的细胞增殖程度相关；虽然在 48 小时胸腺嘧啶核苷激酶 1 蛋白水平升高，FLT 摄取与 ATP 水平降低
Dittmann et al.	食管癌细胞	5- 氟尿嘧啶；氨甲蝶吟；吉西他滨；顺铂	在用 5- 氟尿嘧啶或氨甲蝶吟治疗 24 小时后 FLT 摄取增加；用吉西他滨治疗后中度增加；顺铂治疗后 FLT 摄取显著减少

水平，不同药物组合对 ^{18}F-FLT 摄取的影响可能较单药有较大差异，因临床前研究而离临床实际情况还有很大的距离，但这些研究的结果为我们解释 ^{18}F-FLT 显像的结果还是提供了一定的依据，已有研究提出了胸腺嘧啶核苷类似物对各种化疗药物的预期成像反应（表 5-5-2）。

二、^{18}F-FLT PET 显像在评估治疗反应方面的应用

当前，有关 ^{18}F-FLT PET 显像在评估治疗反应方面的临床研究并不多。

（一）有关乳腺癌化疗的治疗反应研究

^{18}F-FDG 已经用于乳腺癌化疗后反应的评估，已有报道提示治疗开始 1 周后测定细胞的增殖状态是一种预测乳腺癌细胞对化疗敏感性的途径，尤其是在治疗过程的初期。Ki-67 的免疫组化染色及相关细胞周期的基因分析已经显示在化疗或激素治疗

后，乳腺癌细胞的增殖状态最早可在 24 小时后出现改变，1 ~ 4 周后可出现肯定的增殖状态变化。在一些研究中，细胞增殖状态变化的改变甚至可以预测病理水平上的反应。化疗后早期乳腺癌的 ^{18}F-FDG 摄取水平就有所下降。然而，^{18}F-FDG 的摄取水平在治疗后早期通过增强炎症反应的各种机制也可能表现为增加，从而影响其用于化疗后反应的评估。^{18}F-FLT 相对于 ^{18}F-FDG 受炎症反应的影响更小，一定程度上更有优势。初步的研究已经证实，同 ^{18}F-FDG 一样，^{18}F-FLT 可以在乳腺癌形态学发生之前早期评价肿瘤对化疗的反应。

有研究比较了 1 周期化疗后 ^{18}F-FLT 与 ^{18}F-FDG 的摄取水平与肿瘤标志物 CA27.29 水平间的关系，统计学数据显示，^{18}F-FLT 摄取程度的平均改变与 CA27.29 水平的平均改变紧密相关（r = 0.78），但 CA27.29 水平的平均改变与 ^{18}F-FDG 没有相关性（r = 0.18）；在完成全部周期化疗后，两种显像剂的摄取水平与 CA27.29 水平的相关程度都有所增加（对于 ^{18}F-FLT r = 0.94，对于 ^{18}F-FDG，r = 0.74）；

表 5-5-2　胸腺嘧啶核苷类似物对各种化疗药物的预期成像反应

药物	靶	对肿瘤大小的影响	对胸腺嘧啶核苷激酶 1 活性的影响	预期的成像反应
顺铂	DNA 合成	↓	↓	↓
环磷酰胺	DNA 合成	↓	↓	↓
阿霉素	DNA 合成	↓	↓	↓
吉西他滨	DNA 合成	↓	↓	↓
放线菌素 D	DNA 聚合酶	↓	↓	↓
伊立替康	拓扑异构酶	↓	↓	↓
长春新碱	微管	↓	↓	↓
贝伐单抗	血管内皮生长因子	—	↓	↓
利妥昔单抗	CD20	↓	—	↓
5- 氟尿嘧啶，希罗达	TS 抑制剂	↓	↑	先↑后↓
氨甲蝶呤	叶酸合成	↓	↑	先↑后↓

注释：↓ 减少　— ：无改变　↑ ：增加

^{18}F-FLT 在预测肿瘤标志物对化疗反应方面要优于 ^{18}F-FDG（对于 ^{18}F-FLT $r= 0.77$，对于 ^{18}F-FDG，$r= 0.28$）。

（二）直肠癌新辅助放化疗的治疗反应研究

10 位处于局部进展期的直肠癌患者分别在进行新辅助放化疗（总计量 45Gy，每天 1.8 Gy，同时给予 250mg/m^2 5- 氟尿嘧啶）之前、开始放化疗 2 周后及手术前进行 ^{18}F-FLT PET 显像，显像结果显示，治疗前平均肿瘤 SUV 为 4.2±1.0，在 14 天的化放疗后明显下降至 2.9±0.6（−28.6%±10.7%，$P= 0.005$），手术前的 SUV 进一步降为 1.9±0.4（−54.7%±7.6%，$P= 0.005$）。然而，无论是开始治疗 2 周后还是完成新辅助治疗后，^{18}F-FLT 摄取改变程度与组织病理学上的肿瘤消退无相关性，因而研究者认为，^{18}F-FLT PET 显像可能不是评估直肠癌患者放化疗治疗反应的有前景的方法。

（三）淋巴瘤化疗及免疫治疗的治疗反应研究

22 位经病理证实的高级别非霍奇金淋巴瘤患者在进行治疗前行 ^{18}F-FLT PET 基线扫描，然后分为 2 组：1 组 6 人，分别在 R-CHOP 或 CHOP 方案治疗 1 周与 6 周后行 ^{18}F-FLT PET 扫描；2 组 16 人，分别在利妥昔单抗（rituximab）治疗 2 天后及 CHOP 方案 2 天后行 ^{18}F-FLT PET 扫描。第 1 组，在 R-CHOP 或 CHOP 方案治疗 1 周后平均 ^{18}F-FLT SUV 较基线扫描减少 77%（$P<0.001$），40 天后平均 ^{18}F-FLT SUV 较基线扫描减少 85%（$P= 0.003$）。第 2 组，对于治疗前未用地塞米松的患者在使用利妥昔单抗后未显示明显 ^{18}F-FLT SUV 减少（$P= 0.3$），但在使用 CHOP 方案 2 天后，^{18}F-FLT SUV 较基线值减少 32%（$P= 0.004$）。根据以上结果，研究者认为免疫治疗没有早期抗增殖效应，R-CHOP 或 CHOP 方案与 ^{18}F-FLT 摄取程度的早期减少相关，^{18}F-FLT 对监测淋巴瘤早期药物反应具有前景。

（四）胶质瘤化疗及靶向治疗的治疗反应研究

19 位复发的胶质瘤患者分别于贝伐单抗（bevacizumab）与伊立替康（irinotecan）治疗前、治疗 1 至 2 周后及治疗 6 周后进行 ^{18}F-FLT PET 显像。在该研究中，肿瘤对 ^{18}F-FLT 摄取程度的改变超过 25% 被认为是在代谢上有反应，其中 9 人为有反应者，10 人为无反应者。有反应者的存活时间是无反应者的 3 倍（10.8 个月 $v.s$ 3.4 个月，$P= 0.003$），并且倾向于有更长的无进展存活（$P= 0.061$）。对于 ^{18}F-FLT 表现的反应，无论是早期反应（1 至 2 周后）还是晚期反应（6 周后），相对于 MRI 表现的反应而言都是对总存活率更有意义的预后因素。因而研究者认为，^{18}F-FLT 摄取的早期改变可以作为预测脑肿瘤治疗反应的生物标志（biomarker）。

（五）生殖细胞肿瘤化疗的治疗反应研究

11 位转移性生殖细胞肿瘤患者分别在化疗前、化疗 1 周期后及化疗完成 3 周后接受 ^{18}F-FDG PET/CT 及 ^{18}F-FLT PET/CT 检查，其中 1 位化疗前 ^{18}F-FLT PET/CT 检查阴性的患者不再进一步行 ^{18}F-FLT PET/CT 检查。在化疗 1 周期后，有反应者 ^{18}F-FDG 平均 SUV 减少 64%，无反应者 ^{18}F-FDG 平均 SUV 减少 60%（P= 0.8）；有反应者 ^{18}F-FLT 平均 SUV 减少 58%，无反应者 ^{18}F-FLT 平均 SUV 减少 48%（P= 0.5）。在化疗完成后，有反应者 ^{18}F-FDG 平均 SUV 减少 85%，无反应者 ^{18}F-FDG 平均 SUV 减少 73%（P= 0.1）；有反应者 ^{18}F-FLT 平均 SUV 减少 68%，无反应者 ^{18}F-FLT 平均 SUV 减少 65%（P= 0.8）。在化疗 1 周期后，对于探测存活肿瘤的敏感性、特异性、阳性预测值及阴性预测值对 ^{18}F-FDG 分别为 60%、33%、43% 及 50%；对 ^{18}F-FLT 分别为 60%、80%、75% 及 67%。在化疗结束后，对于探测存活肿瘤的敏感性、特异性、阳性预测值及阴性预测值，^{18}F-FDG 分别为 20%、100%、100% 及 60%；对 ^{18}F-FLT 分别为 0%、100%、0% 及 50%。研究者认为，对于探测化疗后存活肿瘤，^{18}F-FDG PET 的阴性预测值不能被 ^{18}F-FLT 改进；对于转移性生殖细胞肿瘤，化疗后 PET 上阴性的残余灶仍需要切除。

（六）白血病诱导化疗的治疗反应研究

8 位接受诱导化疗的成年急性髓样白血病（acute myeloid leukemia，AML）患者在治疗期间的不同时间点接受 ^{18}F-FLT PET-CT 显像，达到完全缓解（complete remission，CR）患者的骨髓 ^{18}F-FLT 摄取要低于处于疾病抵抗（resistant disease，RD）状态患者的骨髓 ^{18}F-FLT 摄取。对于处于 CR 的患者，骨髓平均 SUV 与 SUVmax 分别为 0.8 与 3.6（P<0.001）；对于处于 RD 的患者，骨髓平均 SUV 与 SUVmax 分别为 1.6 与 11.4（P<0.001）。^{18}F-FLT PET 对 CR 和 RD 的患者的结果都不依赖于评估时间点，提示早在化疗开始 2 天后 ^{18}F-FLT PET 的扫描结果对临床反应有预测意义。因而研究者认为 ^{18}F-FLT PET 可用于评估 AML 患者诱导化疗的早期反应。

（七）对治疗后 ^{18}F-FLT PET 显像结果的理解

在以上研究结果中，除了关于直肠癌的新辅助化放化疗及生殖细胞肿瘤化疗的研究外，研究者大都认为 ^{18}F-FLT PET 显像对于评估早期治疗反应有一定的意义。在这些研究中，^{18}F-FLT 的摄取程度的改变都表现为减低，并认为达到一定程度的 ^{18}F-FLT 摄取程度降低与药物的作用有关，并在一定程度上有预后意义。不同研究结果之间的差异可能来自肿瘤类别及治疗方案上的差别；而 ^{18}F-FLT PET 显像结果的可重复性也一定程度上影响了对 ^{18}F-FLT 在治疗后摄取程度改变的解释。对于直肠癌的新辅助放化疗，从理论上分析，术前的辅助放化疗不同于根治性的放化疗，其毒性可能较低，放化疗治疗体系的亚致死毒性可以产生肿瘤细胞生长的抑制，但毒性不足以导致显著的肿瘤细胞的杀死；另一方面，放射治疗可以导致小血管的闭塞，从而减少肿瘤的血液供应，同时 ^{18}F-FLT 在血液中可被快速清除，最终导致肿瘤对 ^{18}F-FLT 摄取程度的减低。因此，^{18}F-FLT PET 显像用于监测治疗反应时，疾病与药物特异的影响需要被考虑。对于生殖细胞肿瘤化疗，考虑到超过 70% 的患者经化疗可达到治愈，良好的治疗效果使得通常只有达到组织病理学程度的完全反应才被认为是真正的"反应"，这样的标准使得肿瘤即使在 ^{18}F-FLT PET 上表现出对化疗产生了明显的生物学反应，也不一定满足该种肿瘤"反应"的临床标准；而实质上，非反应者的化疗后残余肿块可分化为畸胎瘤或增殖率很低的癌，化疗前后肿块在形态与功能上的差异也使得对 ^{18}F-FLT 摄取程度改变的解释产生困难。有观点认为，^{18}F-FLT PET 显像可能在监测效果相当有限的缓解性治疗过程方面更为成功，而在监测高效的具有潜在治愈效能的治疗过程方面相对较差。

由于 ^{18}F-FLT 的摄取机制尚未完全明晰，从已有的对 ^{18}F-FLT 的摄取过程的理解来看，治疗过程本身对 ^{18}F-FLT 的摄取过程影响可能十分重要。虽然当前的研究大多表明 ^{18}F-FLT 的摄取程度在治疗后表现为减低，但考虑到用药及显像之间的时间间隔及当前的研究所包括的病理种类及病例数相对少，目前的结果不一定是治疗后 ^{18}F-FLT 摄取程度在整个时间范围及所有病种范围的完全表现。治疗过程可能诱导补救途径的激活及核苷转运体表达的增加；能够将细胞周期抑制于 S 期的抑制细胞生长的治疗过程可能导致 TK1 的活性在没有细胞增殖的情况下增加；能够对重新合成途径产生抑制的治疗过程可能导致对补救途径的过度激活；这些都可能导致治疗后 ^{18}F-FLT 摄取程度的增加。考虑到肿瘤本身的性质特点，对于经受过各种治疗方法影响的肿瘤，细胞本身低的增殖速率或者较低的处于增殖状态的细胞比例使得低的 ^{18}F-FLT 摄取不易在图像上产生良好的对比度，降低了探测的敏感性。由于胸腺嘧啶核苷三磷酸与胸腺嘧啶核苷激酶 1 的活性存在着负反馈。抑制胸腺嘧啶核苷三磷酸整合如 DNA 的药物如放线菌素 D、顺铂，可能导致胞浆中胸腺嘧啶核苷三磷酸增加，从而使胸腺嘧啶核苷激酶 1 的活性减低，使得摄入的 ^{18}F-FLT 减少。另外，诸

如 5- 氟尿嘧啶的 TS IP 抑制剂可能因为使胸腺嘧啶核苷三磷酸消耗增加使胸腺嘧啶核苷激酶 1 的活性增高，使得 ^{18}F-FLT 的摄取出现早期增加或者闪烁反应（flair response）。对于 TK1 表达水平较低的肿瘤，较低程度的 ^{18}F-FLT 摄取不一定意味着低的细胞增殖状态，治疗后存活细胞往往相对减少，使得总的肿瘤摄取可能更低。具体的每次成像操作过程的影响也不能够忽视，如当注射药物时间与显像时间过长时，磷酸化的胸腺嘧啶核苷可出现去磷酸化，减少 ^{18}F-FLT 在细胞内的聚集。治疗及治疗后各种因素对 ^{18}F-FLT PET 显像的影响是多方面的，只有更好地明确这些影响因素及其可能带来的效应，对 ^{18}F-FLT PET 显像结果的解释才可能做到更为清楚。

（于丽娟）

重点推荐文献

[1] Pfannenberg C, Aschoff P, Dittmann H, et al. PET/CT with 18F-FLT: does it improve the therapeutic management of metastatic germ cell tumors? [J]. J Nucl Med, 2010, 51(6): 845-853.

[2] Weber WA. Monitoring tumor response to therapy with 18F-FLT PET[J]. J Nucl Med, 2010, 51(6): 841-844.

主要参考文献

[1] Crawford EJ, Chrisman D, Atkins H, et al. Seintigraphy with Positron-emitting compounds. Carbon-11 abeled thylllidine and thymidylate[J]. Int J Nuel Med Biol, 1978, 5(2-3): 61-69.

[2] Martiat P, Ferrant A, LabarD, et al. In vivo measurement of carbon-11thylllidine uptake in non-Hodgkin's, lymphoma using positron emission tomography [J]. J Nucl Med, 1988, 29: 1633-1637.

[3] Wilson IK, Chatterjee S, Wolf W. Synthesis of 3'-fluoro-3'-deoxythymidine and studies of its ^{18}F-radiolabeling, as a trace for the noninvasive monitoring of the biodistribution of drugs against AIDS [J]. J Fluorine Chem, 1991, 55(3): 283-289.

[4] Shields A F, Grlerson J R, Dohmen B M, et al. Imaging proliferation in vivo with [F-18] FLT and positron emission tomography. Nat Med, 1998, 4(11): 1334-1336.

[5] Shields A F, PET imaging with 18F-FLT and thymidine analogs: promise and pitfalls [J]. J Nucl Med, 2003, 44(9): 1432-1434.

[6] Jager P L, de korte MA, Lub-de Hooge MN, et al. Molecular imaging: what can be used today [J]. Cancer Imaging, 2005, 5 Spec No A: S27-32.

[7] Wei Chen, Timothy Cloughesy, Nirav Kamdar, et al. Imaging Proliferation in Brain Tumors with 18F-FLT PET: Comparison with 18F-FDG [J]. J Nucl Med, 2005, 46: 945-952.

[8] Seung Jin Choi, Jae Seung Kim, Jeong Hoon Kim, et al. [18F]3'-deoxy-3'-fluorothymidine PET for the diagnosis and grading of brain tumors[J]. Eur J Nucl Med Mol Imaging,

2005, 32: 653-659.

[9] Dittmann H, Dohmen BM, Paulsen F, et al. [^{18}F] FLT PET for diagnosis and staging of thoracic tumours. Eur J Nucl Med Mol Imaging, 2003, (10): 1407-1412.

[10] Halter G, Buck A, Schirrmeister H, et al. [^{18}F] 3-deoxy-3'-fluorothymidine positron emission tomography: Alternative or diagnosis adjunct to 2-[18]-fluoro-2-deoxy-D-glucose positron emission tomography in the workup of suspicious central focal lesions?[J]. Thorac Cardiovasc Surg, 2004, 127: 1093-1099.

[11] Buck AK, Hetzel M, Schirrmeister H, et al. Clinical relevance of imaging proliferative activity in lung nodules[J]. European Journal of Nuclear Medicine and Molecular Imaging, 2005, 32(5): 525-533.

[12] 田嘉禾、杨小丰、陈萍、等. 肺结节 ^{18}F-FDG 和 ^{18}F-FDG PET/CT 鉴别诊断的多中心临床研究. 中国医学影像学杂志, 2008, 16(4): 241-245.

[13] ChenW, Delaloye S, Silverman DH, et al. Predicting treatment response of malignant gliomas to bevacizumab and irinotecan by imaging proliferation with [^{18}F] fluorothymidine positron emission tomography: a pilot study[J]. J Clin Oncol, 2007, 25: 4714-4721.

[14] Hicks RJ. The role of PET in monitoring therapy [J]. Cancer Imaging, 2005, 5(1): 51-57.

[15] Vanderhoek M, Juckett MB, Perlman SB, et al. Early assessment of treatment response in patients with AML using [^{18}F] FLT PET imaging[J]. Leuk Res, 2011, 35(3): 310-316.

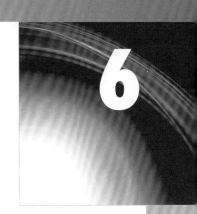

¹¹C- 醋酸盐在肿瘤性疾病的作用

6

¹¹C- 醋酸盐（¹¹C-Acetate，以下简称 ¹¹C-AC）是美国国家食品药品监督管理局（FDA）正式批准可以临床使用的正电子显像剂之一，且与氟 -18 标记的脱氧葡萄糖（¹⁸F-fluorodeoxyglucose，简称 ¹⁸F-FDG）同期进入美国药典。最早将 ¹¹C-AC PET 显像（简称 ¹¹C-AC PET）用于临床的核医学医师是英国皇家医学研究生院 Allan 教授，主要用于心脏疾病诊断和疗效观察；1995 年美国密西根大学安娜堡分校的 Shreve 等在利用其进行肾功能研究时发现肾透明细胞癌病灶对 ¹¹C-AC 摄取异常增多，掀开了 ¹¹C-AC PET 肿瘤显像的序幕。我国首先开展 ¹¹C-AC 临床应用研究的单位是北京协和医院，研究重点是肝及泌尿系统肿瘤，还包括少量肺癌、前列腺癌、肾上腺皮质癌、胸腺癌等。研究工作逐步深入的同时，研究成果开始在临床应用，目前已成为科室特色检查项目之一，为推动北京协和医院科研及临床工作发挥了重要的作用。

第 1 节 ¹¹C-AC 肿瘤显像原理

¹¹C-AC 在正常脏器细胞内的代谢途径主要有两种，一种是以心肌细胞为代表的有氧代谢途径，即 ¹¹C-AC 通过弥散作用透过细胞膜和线粒体膜后，在线粒体内被 I 型乙酰辅酶 A 合成酶（acetyl-CoA synthetase，ACS I）催化形成乙酰辅酶 A，进入三羧酸循环，生成 CO_2，经细胞呼吸作用清除出细胞；第二种代谢途径是以肝、胰腺细胞为代表的脂肪酸磷脂代谢途径，即弥散进入细胞内的 ¹¹C-AC 直接在细胞质内被 II 型乙酰辅酶 A 合成酶（ACS II）催化形成乙酰辅酶 A，然后进入脂肪酸、磷脂及胆固醇合成过程而滞留在组织细胞内，由于部分合成步骤需借助三羧酸循环途径，因此也可以间接反映有氧代谢情况。决定 ¹¹C-AC 代谢途径的关键酶是 ACS，有两种不同亚型，分别存在于不同细胞器内，ACS I 主要存在于心肌和平滑肌细胞线粒体内，ACS II 则存在肝、胰腺等细胞质内，均可催化如下

反应：ATP+ 醋酸 +CoA↔AMP+ 二磷酸 + 乙酰辅酶 A，乙酰辅酶 A 再参与不同的代谢途径。ACS I 和 II 是有不同 DNA 编码而成的，活性受不同因素影响，ACS I 活性主要受血浆中酮体浓度调控，饥饿状态和糖尿病患者心肌细胞线粒体内的 ACS I 活性会上调，胞浆内的 ACS II 活性则受血液中醋酸及乙酰辅酶 A 浓度的影响。

在对包括肝癌以及结肠癌、前列腺癌、乳腺癌、胶质瘤等多种肿瘤细胞进行体外分析研究发现，肿瘤细胞内 ¹¹C-AC 的代谢过程与肝、胰腺组织相似，主要参与脂肪酸磷脂合成过程，间接反映的是肿瘤细胞有氧代谢途径（图 6-1-1），证据包括：①分化好的肿瘤细胞胞浆内含有大量 ACS II；②缺氧、醋酸和乙酰辅酶 A 的浓度增高使 ACS II 活性增强；③缺氧可上调肿瘤细胞胞浆内的脂肪酸合成酶（FAS）活性。

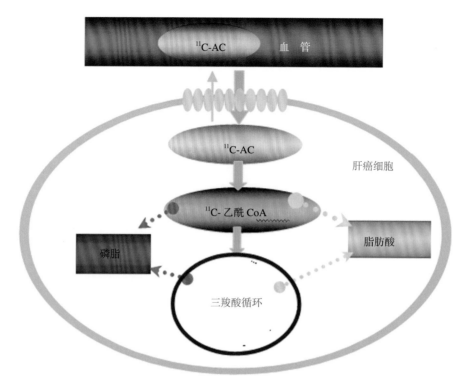

图 6-1-1 肝癌病灶内 ^{11}C-AC 代谢途径示意图

第 2 节 ^{11}C-AC 肿瘤显像方法

患者空腹 4 小时以上，静脉注射 ^{11}C-AC 370-740MBq，10 ～ 20 分钟后显像。本中心使用的 PET/CT 扫描仪是 Siemens Biography 64 型，利用 CT 图像进行衰减校正，PET 图像为 3D 采集模式，全身扫描范围颈部至盆腔，每床位 2 分钟，5 ~ 6 个床位，头部扫描 10 分钟。采集的原始数据用 OSEM 法重建，得到三维图像及横断、冠状、矢状断层图像，并由两位以上核医学医师对图像进行逐层判读。用勾画感兴趣区（ROI）方法计算病灶的 SUV。

第 3 节 图像分析与比较

^{11}C-AC 在正常人体内的分布与脏器及显像时间有关。胰腺始终为全身放射性摄取最高脏器，随时间变化最小，是 ^{11}C-AC PET 图像特征之一。心脏、肾皮质内的 ^{11}C-AC 随时间变化最大，一般在药物注射后 3 分钟之内达到摄取高峰，20 ～ 30 分钟时心脏内的放射性接近本底水平（图 6-3-1），肾皮质内还有少量放射性滞留。肾盂、输尿管及膀胱内均无放射性尿液滞留，提示 ^{11}C-AC 的排泄不通过泌尿系统，这是 ^{11}C-AC PET 图像另一特征。前列腺部位常有轻度正常生理摄取，有研究认为，年龄 <50 岁或有前列腺增生的人群前列腺 SUV 稍高于 50 岁以上人群。大脑及肺内放射性最低；肝和脾内有中度摄取；脾内的放射性略高于肝；唾液腺内放射性摄取轻度增高，两侧对称，分布均匀；骨髓、纵隔、膀胱、子宫、胃壁对 ^{11}C-AC 有轻度摄取；肌肉和肠道平滑肌内的放射性摄取与肌肉运动状态有关。

了解 ^{11}C-AC 在正常人体内的分布，对确定临床适应证和检查方法有重要的引导作用，例如脑及泌尿系统内无 ^{11}C-AC 分布，为观察神经系统、泌尿系统及腹盆腔内病灶提供了较好的条件；早期显像时（示踪剂注射后 10 分钟）心脏及肾内的高浓度 ^{11}C-AC，常影响对脏器内及相邻部位肿瘤摄取情况的观察，因此显像时间应尽可能后延等待脏器内的示踪剂被清除出去；肝中度摄取，可能会影响对微小病

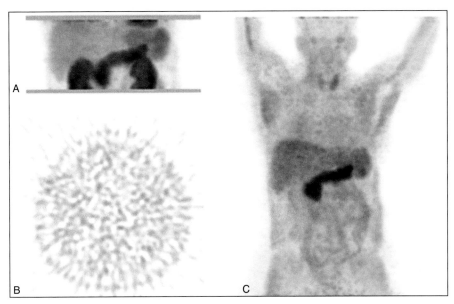

图 6-3-1　正常 AC PET 图像，女性，51 岁
A.注射 5 分钟投影图；B.注射 5 分钟脑横断层图；C.注射 10 分钟投影图。

灶的观察；胰腺内的持续高摄取状态，限制了 ^{11}C-AC PET 在胰腺癌诊断中的应用。再比如滞留在胰腺细胞内的 ^{11}C-AC 参与不饱和脂肪酸的合成后，部分形成消化酶分泌入肠道，在壶腹周围十二指肠腔内放射性分布常明显高于其他肠道，并随显像时间的延长向远端肠道扩散，因此检查时患者最好空腹，以减少胰腺组织的外分泌功能，降低肠道内显像剂充盈所致的干扰，特别是对输尿管病变的观察。

第 4 节　^{11}C-AC PET 临床应用

一、在肝肿瘤性疾病诊治中的作用

　　肝癌的诊断主要依靠病理、血清学检查及 B 超、CT、MRI 常规影像学检查结果。常规影像学检查各有优缺点：B 超适合对患者进行动态系列跟踪观察及结节穿刺活检，但缺乏特异性，仅适合肝癌筛查；CT 可显示肝局部精细解剖结构，在判断肿瘤部位、大小、数目，观察有无门脉血栓形成、肝周淋巴结转移方面有无可比拟的优势，但在单发小病灶的良、恶性鉴别方面存在较大困难；MRI 对肝癌的假包膜、肿瘤的内部结构、肿瘤对血管的侵犯方面优于 CT，增强多相动态 MRI 对小肝癌的诊断有帮助。

　　虽然 ^{18}FDG PET 显像（^{18}F-FDG PET）对肝腺癌及肝转移瘤的诊断价值较高，但对 HCC 诊断的阳性率低（43% ~ 52%），限制了其在肝癌诊断及疗效评估方面的应用。

　　为弥补 ^{18}F-FDG PET 对 HCC 病灶诊断能力上的不足，目前临床使用很多非 FDG 显像剂对肝肿瘤进行鉴别诊断，其中就包括 ^{11}C-AC。2003 年香港养和医院 Ho 等率先发现不同分化类型的 HCC 对 ^{11}C-AC 及 ^{18}FDG 的摄取存在差异（表 6-4-1），恶性程度越高的 HCC 病灶对 ^{18}F-FDG 摄取明显增高，而恶性程度低、分化好的 HCC 病灶对 ^{11}C-AC 摄取增高，在原发性肝癌的诊断中具有良好的互补性（图 6-4-1 ~ 3），两种显像剂联合应用可以明显提高 PET 对肝肿瘤诊断能力，阳性率由原来的 50% 左右提高到 90% 以上，随后中国以及韩国等小样本研究中也得到类似的结果。值得注意的是在 Ho 的研究中，他认为与 ^{18}F-FDG 不同的是，HCC 病灶对 ^{11}C-AC 摄取的数量（SUV）与肿瘤的分化程度似乎并不存在很好的相关性，由于目前尚无大样本研究资料，该结论是否成立需进一步研究。

　　^{11}C-AC PET 对恶性程度低、分化好的 HCC 诊断灵敏度高，而 ^{18}F-FDG PET 则对恶性程度高、分化差的 HCC 诊断能力强，这种良好的互补关系与两种显像剂参与肿瘤细胞内不同的代谢途径有关。^{18}F-FDG 主要参与 HCC 细胞葡萄糖无氧酵解过程，反

表 6-4-1　肝恶性肿瘤在 ¹¹C-AC PET 与 ¹⁸F-FDG PET 中的影像特点

	原发肝癌				转移瘤
	HCC			肝腺癌	
	高分化	中分化	低分化		
¹¹C-AC PET	+	±	-	-	-
¹⁸F-FDG PET	-	±	+	+	+

注：+ 对显像剂摄取常明显增高；- 对显像剂摄取常无明显增高；± 部分肿瘤病灶对显像剂的摄取明显增高，部分未增高。

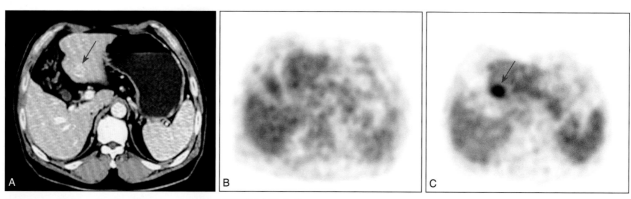

图 6-4-1　男性，65 岁。检查前一个月偶然发现肝左叶占位
A.CT 提示肝左叶占位，边界清晰；B.¹⁸F-FDG PET 横断图肝左叶未见明确放射性摄取；C. 为 ¹¹C-AC PET 横断层图，该病灶内放射性分布明显高于正常肝组织，T/B- 2.1。病理：高分化 HCC。

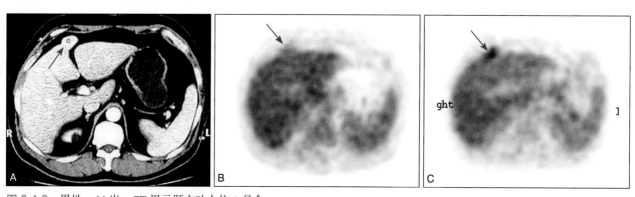

图 6-4-2　男性，64 岁。CT 提示肝右叶占位 1 月余
A.CT 动脉期增强图像，提示肝右叶病变血流丰富；B.¹⁸F-FDG PET 横断层图，CT 所示肝占位病变处见轻度放射性摄取（箭头所示），略低于正常肝组织，但因病灶突出于肝表面，因此见肿瘤轮廓；C.¹¹C-AC PET 横断层图，该病灶内放射性分布明显高于正常肝组织。检查后 1 个月，手术切除病灶，病理为中分化肝细胞性癌。

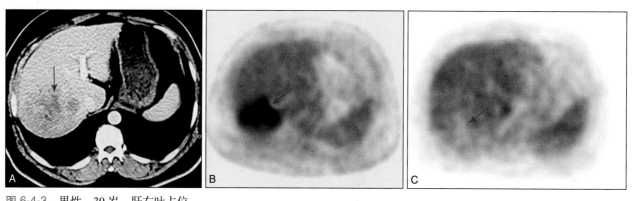

图 6-4-3　男性，39 岁。肝右叶占位
A.CT 见肝右叶低密度影，不均匀强化；B.¹⁸F-FDG PET 肝右叶病灶摄取不均匀增高；C.¹¹C-AC PET 病变部位放射性摄取略低于正常肝组织，手术病理：低分化 HCC。

映的是无氧代谢途径；^{11}C-AC 主要参与 HCC 细胞内磷脂、脂肪酸的合成，间接反映肿瘤细胞内的有氧代谢。由于肿瘤细胞内主要的供能途径随恶性程度的提高由有氧代谢逐渐转变为无氧酵解，因此，从原理上可以解释两种显像剂在 HCC 诊断中存在良好互补关系的原因。

在临床应用研究时常发现同一肿瘤不同部分对两种显像剂的摄取有差别（图 6-4-4），这个现象也与 ^{18}F-FDG PET 及 ^{11}C-AC PET 互补特点有关。在巨块型肝癌病灶生长过程中，病灶中不同部分细胞增殖、代谢变化的速度往往不一致，常会造成同一肿瘤内多种分化程度组织并存，即高分化的肿瘤中常存在异型更明显的中分化（这也是肿瘤多型性的一种表现），从而导致肿瘤不同部分在两种显像中分别呈现。^{11}C-AC 与 ^{18}F-FDG 的这种互补关系，可为临床病理取材提供有用信息，并对患者预后提供必要的信息。

这种互补关系也说明两种显像剂都存在诊断盲区，单独使用，均会导致假阴性结果的出现，必须联合使用才有可能对肝肿瘤的良恶性进行较好鉴别。

小肝癌（直径 <3cm）的诊断一直是临床关心的重点，因为肝癌瘤体约 3cm 时是生物学特性发生

明显改变的重要时期，直径小于 3.5cm，DNA 含量以二倍体为主，大于 3cm 时，则以异倍体为主，临床研究也发现直径小于 3cm（小肝癌）的 HCC 手术切除后 5 年生存率为 50%，大于 5cm，则 5 年生存率接近 0，即使随着近年来手术方法的改进，患者 5 年生存率也只提高到 38.1%。

^{11}C-AC PET 与 ^{18}F-FDG PET 联合应用可用于小肝癌的诊断。有研究认为，1 ~ 2cm HCC 病灶，^{18}F-FDG PET 的检出率为 27.2%，^{11}C-AC PET 为 31.8%；2 ~ 5cm 病灶，^{18}F-FDG PET 为 47.8%，^{11}C-AC PET 为 78.2%；肿瘤直径超过 5cm，^{18}F-FDG PET 为 92.8%，^{11}C-AC PET 为 95.2%，还有研究认为，^{11}C-AC PET 对直径 <3cm 的 HCC 病灶检出率为 87.3%，^{18}F-FDG PET 为 47.3%，同时使用，检出率为 100%。因此 ^{11}C-AC PET 与 ^{18}F-FDG PET 联合应用可以为肝占位病变的鉴别诊断提供一个新的方法，避免有创的组织活检。

HCC 常好发于慢性肝病基础上，约 70% 的 HCC 患者有慢性肝炎及肝硬化病史，美国肝病学会推荐肝硬化患者属 HCC 高危人群，应进入监测计划，监测方法如图 6-4-5 所示，主要还是依靠 B 超、CT、MRI 及穿刺活检。PET 检查未被列入其

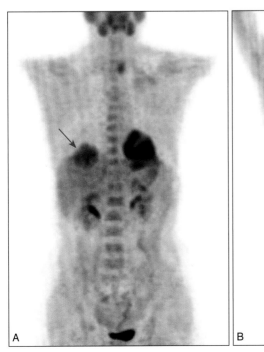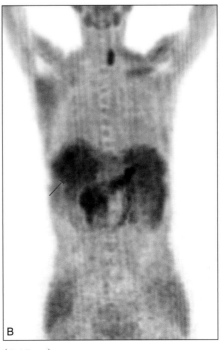

图 6-4-4　女性，49 岁。肝右叶内巨大占位（>10cm）
A.^{18}F-FDG 投影图肝右叶占位上部显示清晰；B.^{11}C-AC 投影图见肝右叶占位下部放射性摄取略增高。检查 2 周后，肝移植，病理为：中分化肝细胞肝癌。

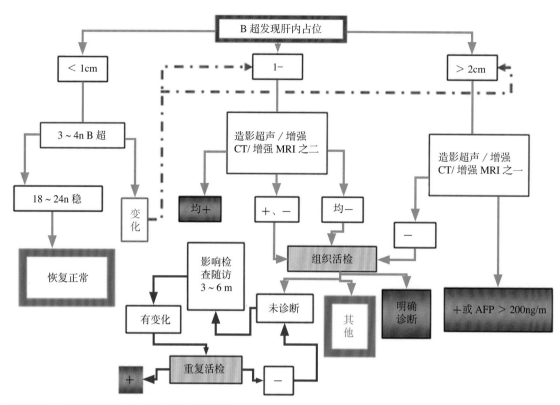

图 6-4-5　美国肝病学会肝癌临床诊断推荐流程

中，主要原因除因为 PET 检查昂贵外，还因其对直径 <1cm 肝恶性肿瘤诊断能力差，原因是① PET/CT 本身的分辨率；②肝本身对显像剂的中度摄取（SUV 约 2.0）；③早期具有癌变倾向的不典型增生结节，无明显代谢异常（图 6-4-6）；④慢性肝病患者肝内放射性分布不均匀，如图 6-4-7 所示，1 例临床高度可疑肝硬化后肝癌患者（男，45 岁），AFP 持续升高，最高为 6 129ng/ml，CT 显示肝内异常动脉供血区域，^{11}C-AC PET 提示肝左叶近边缘处见条

形 ^{11}C-AC 摄取轻度增高区，早期即时图像放射性分布不均匀的范围较延迟期大，较 CT 所示肝动脉供血异常范围小，患者后行肝移植手术，在大体标本上，^{11}C-AC PET 上所示代谢异常部位仅见多个结节，直径最大为 0.3mm，患者病理提示为肝大细胞性不典型增生，并无肝癌发生，由此可见肝硬化患者肝内放射性分布不均匀影响 ^{11}C-AC PET 对不典型增生结节（<1cm）与小肝癌的鉴别诊断能力；⑤肝癌病灶体积小，摄取示踪剂的数量无明显增高，很

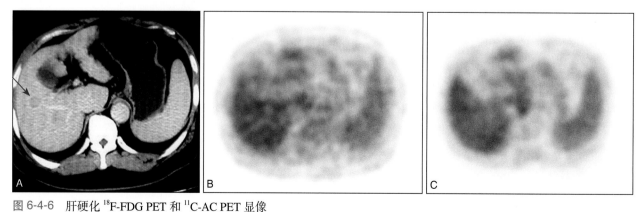

图 6-4-6　肝硬化 ^{18}F-FDG PET 和 ^{11}C-AC PET 显像
男性，68 岁，确诊乙肝后肝硬化 3 年余。B 超示肝弥漫性病变，肝内多发低回声，HCC 不除外。血 AFP（-）。A. CT 提示肝右叶多发低密度灶，肝癌可能性大，肝硬化；B. ^{18}F-FDG PET 显像相应层面横断层图；C. ^{11}C-AC PET 显像相应层面横断层图，肝内放射性分布不均匀，CT 所示占位病变处均未见明确代谢异常增高病灶。多次复查 B 超（间隔 3 个月）随访 1 年余，肝内结节大小未见明显变化。临床诊断：肝硬化结节。

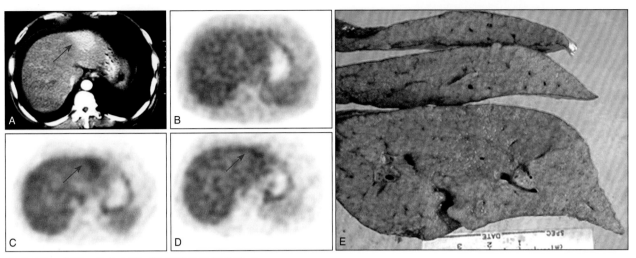

图 6-4-7　病例：临床高度可疑肝硬化后肝癌患者

A.CT 动脉期；B.¹⁸F-FDG PET 横断图；C.¹¹C-AC PET 早期显像；D.¹¹C-AC PET 延时显像；E.病理大体见肝左叶（箭头所示）肝硬化结节，诊断：结节性肝硬化，多灶性肝大细胞性不典型增生。

难与周围正常的肝组织区分。

　　但 PET 检查是一个全身性的扫描，所以 ¹¹C-AC PET 及 ¹⁸F-FDG PET 联合应用对肝癌患者临床分期有较大帮助。

　　在肝癌术后或（及）其他治疗后（介入、射频、放疗、γ 刀、光子刀等）患者疗效监测方面，虽然目前尚无大样本研究结果，但从个例观察发现，对肝内复发病灶的早期诊断，¹¹C-AC PET 可能较 CT 及 MRI 更敏感，这与肝癌治疗后患者肝内解剖结构和血流变化导致 CT 及 MRI 诊断能力下降有关，¹¹C-AC PET 可以早于 ¹⁸F-FDG PET 发现 HCC 复发病灶，与肿瘤的病理类型有关（图 6-4-8）。在探测肝外转移病灶中，CT 及 MRI 均存在较大的困难，HO 的文章及我们的临床研究发现，¹¹C-AC PET 对肝癌脑转移和骨转移病灶较 ¹⁸F-FDG PET 更灵敏（图 6-4-9）。

　　需要注意的是，一些肝良性病变，如局灶增生结节（focal nodule hyperplasia，FNH）、肝腺瘤及血管平滑肌脂肪瘤等对 ¹¹C-AC 也可以有较高的摄取（图 6-4-10），个例报告认为 11C-AC PET 对 FNH 与肝腺瘤的鉴别诊断无帮助，但利用双时相显像可能对 HCC 与 FNH 的鉴别有帮助（附病例 1 及 2），这个现象可能与以下情况有关：① ¹¹C-AC PET 早期显像可能更多反映病灶处血流灌注情况；②延迟期图像的异常放射性浓聚包含更多肿瘤代谢信息，但目前无大样本分析，这个结论是否成立仍需进一步研究。

　　综上所述，¹¹C-AC PET 对于恶性程度低、分化好的肝内及肝外转移 HCC 病灶，灵敏度与特异性均明显高于 ¹⁸F-FDG PET，因此 ¹¹C-AC 在肝肿瘤良恶性鉴别诊断及全身情况评估中，可以很好弥补 ¹⁸F-FDG 的不足，但 ¹¹C-AC 肿瘤诊断谱窄，肝原发恶性程度高的 HCC、腺癌、淋巴瘤、血管肉瘤等病变，特别是在肝转移瘤的诊断中，¹¹C-AC PET 的探测能力均明显低于 ¹⁸F-FDG PET，因此，单独使用任一种显像剂出现阴性结果时，须使用另一种进

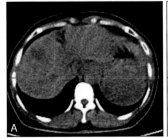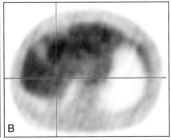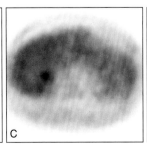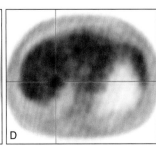

图 6-4-8　病例：女性，59 岁。高分化 HCC 术后，介入治疗后，AFP 明显升高

A.CT 横断层图；B.2009 年 8 月 18 日 ¹⁸F-FDG PET 横断层图；C.2009 年 8 月 22 日 ¹¹C-AC PET 横断层图；D.2009 年 12 月 12 日 ¹⁸F-FDG PET 横断层图。

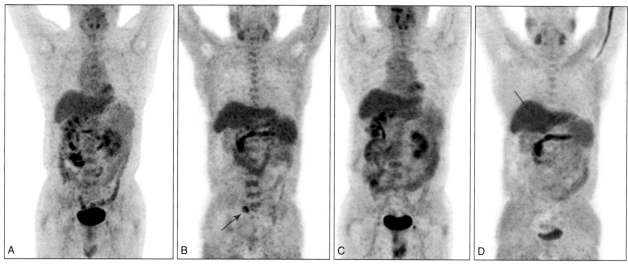

图 6-4-9 病例：男性，55 岁。肝癌术后 2 年，血 AFP 明显升高

A. 2010 年 1 月 ^{18}F-FDG PET 显像投影图；B. 根据 CT 及 MRI 提示肝内可疑复发病灶治疗后，AFP 仍持续升高，2010 年 3 月 ^{11}C-AC PET 投影图，右骶髂关节（箭头所示）转移；右骶髂关节放疗后，血 AFP 降至正常，2010 年 10 月再次升高；C.2010 年 11 月 2 日 ^{18}F-FDG PET 投影图，全身未见明显异常；D.2010 年 11 月 3 日 ^{11}C-AC PET 投影图，右骶髂关节转移病灶治疗后已无代谢活性，肝内新出现转移病灶（箭头所示）。

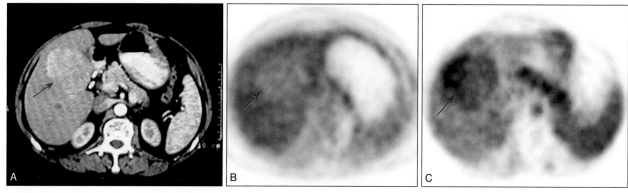

图 6-4-10 病例：女性，44 岁。体检发现肝右叶占位 1 年余，直径约 4cm

A. 增强 CT 提示肝右叶病灶增强明显强化；B.^{18}F-FDG PET 提示病灶放射性减低；C.^{11}C-AC PET 提示病灶放射性摄取增高。病理：血管平滑肌脂肪瘤。

行进一步甄别以避免误诊。值得注意的是，^{11}C-AC PET 中部分良性病灶也会表现摄取异常增高现象，鉴别诊断需依靠病史及其他影像学资料。随着 PET/CT 在临床上的不断推广应用，^{11}C-AC PET 与 ^{18}F-FDG PET 的联合显像在肝癌的诊断、临床分期及预后中的作用会越来越得到重视。

二、^{11}C-AC 在肾肿瘤中的应用

泌尿系统肿瘤的诊断是 ^{18}F-FDG PET 显像的一大难点，除因为 ^{18}FDG 经泌尿系统排泄外，另一个重要原因是部分前列腺癌病灶以及占肾恶性肿瘤 85% 的透明细胞癌病灶对它无摄取或摄取较低，^{11}C-AC PET 显像可以弥补 ^{18}F-FDG PET 的不足。

肾肿瘤绝大多数为恶性，常见有肾癌、肾盂癌、肾母细胞瘤等，良性肿瘤可来自肾的各种组织，如纤维瘤、血管瘤、脂肪瘤、平滑肌瘤以及各种组织来源的混合性错构瘤等。

来源于肾实质的恶性肿瘤，称为肾细胞癌或肾癌，是肾最常见的肿瘤，约占肾肿瘤的 75% ~ 85%，大部分为低度恶性病变，生长速度慢，起病隐匿，患者常无明显自觉症状，早期血尿不明显。肾癌主要由透明细胞组成，一般还含有颗粒细胞和梭形细胞，梭形细胞较多的肿瘤恶性程度较大。肾皮质肿瘤预后与肿瘤的大小、淋巴结及其他脏器转移有关，因此肿瘤的 TNM 分期中将直径 ≤ 2.5cm 定为 T1 期，>2.5cm 为 T2 期，N、M 分期则与其他肿瘤分期方法基本相同。目前肾皮质肿瘤的诊断主要依靠 CT，灵敏度

和特异性分别为 91.7% 、100%。但对小肿瘤（直径2cm 左右）的诊断，常难与良性病变相鉴别。

约 70%～80% 的肾癌原发病灶对 ¹¹C-AC 有摄取，检出率高于 ¹⁸F-FDG（20%～30%）（图 6-4-11）。但也存在较多假阴性结果（图 6-4-12），可能与病灶的病理类型、恶性程度有关。肾的一些良性病变，如血管平滑肌脂肪瘤，对 ¹¹C-AC 也有摄取，摄取数量的高低与肿瘤内脂肪含量有关（图 6-4-13），因此对 ¹¹C-AC 有摄取的肾皮质病灶并不一定就是恶性病变，¹¹C-AC PET 在肾肿瘤原发病灶的良恶性鉴别诊断其灵敏度与特异性要低于 CT 及 MRI。

大部分的肾细胞癌转移病灶对两种显像剂均有摄取，检测能力基本相当，肾细胞癌好发的肺转移灶对两种显像剂的摄取有差别，部分对 ¹⁸F-FDG 有摄取的病灶在 ¹¹C-AC PET 图像中未显影，而一些 ¹⁸F-FDG 未显示的病灶则对 ¹¹C-AC 有摄取（图 6-4-14 C、F 及 I），但是直径过小的肿瘤病灶（<5mm），受 PET 分辨率的影响，两种方法都容易发生漏诊。

肾盂癌来源于肾盂或肾盏上皮的恶性肿瘤，约占肾肿瘤的 10% 左右。本病多数为移行细胞癌，并可在任何被覆有移行上皮的尿路部位先后或同时出现。患者早期典型的临床症状为血尿，早期诊断主要依靠静脉肾盂造影或逆行肾盂造影，CT 及 B 超仅能发现肾盂内占位，输尿管癌是诊断难点。由于移行细胞癌的恶性程度较肾皮质肿瘤高，因此预后也明显较肾皮质肿瘤差。

¹⁸F-FDG 对肾盂输尿管癌原发病灶诊断的阳性率极高，而 ¹¹C-AC 的诊断阳性率仅为 ¹⁸F-FDG PET

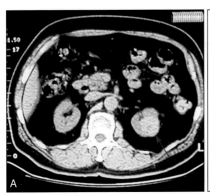
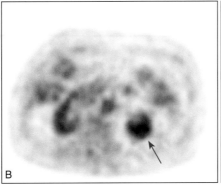
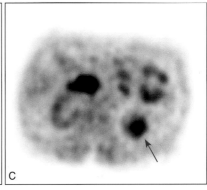

图 6-4-11   病例：男性，75 岁。2 周前查体发现左肾占位病变
A.CT 示左肾占位病变大小约 3cm，有强化；B.¹⁸F-FDG PET 显像该病灶摄取略高于正常，SUV 2.3；C.¹¹C-AC PET 示病灶摄取异常增高，SUV 3.3/4.0；手术病理：左肾透明细胞癌。

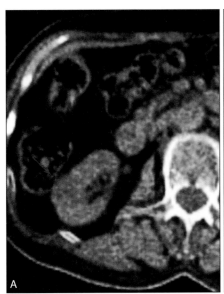
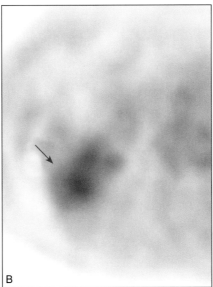
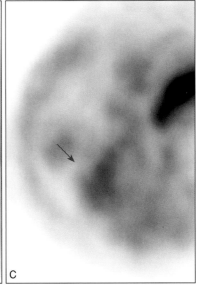

图 6-4-12   病例：女性，73 岁。4 周前查体发现右肾占位病变
A.CT 示右肾占位病变大小约 2.5cm，密度稍减低；B.¹⁸F-FDG PET，该病灶摄取与周围正常肾皮质相同；C.¹¹C-AC PET，病灶摄取与周围正常肾皮质相同；病理：透明细胞癌。

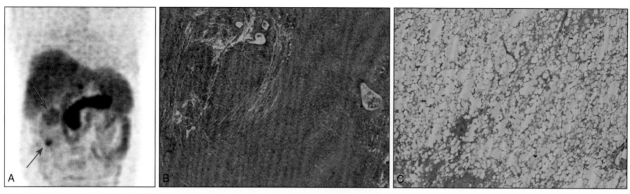

图 6-4-13　病例：患者，男性，43 岁。发现肾占位 2 年，病灶逐渐增大
A.^{11}C-AC PET 投影图见右肾上下极代谢异常增高病灶；B. 上极病灶镜下可见大量平滑肌成分及少量脂肪成分；C. 下极病灶镜下可见大量脂肪组织及少量平滑肌细胞。病理结果：右肾上、下极占位均为血管平滑肌脂肪瘤。

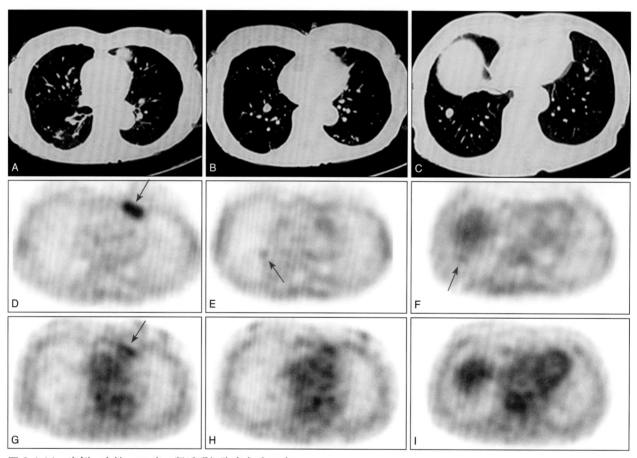

图 6-4-14　病例：女性，73 岁。肾透明细胞癌术后 29 年
A-C.CT 提示左肺心影旁及右肺内多发类圆形高密度影；D-F.^{11}C-AC PET 横断层图见 CT 所示三个病灶均有放射性摄取（箭头所示）；G-I.^{18}F-FDG PET 横断层图仅显示左肺心影旁病灶（箭头所示）。

的三分之一。^{11}C-AC PET 的优势在于泌尿系统内无放射性尿液的干扰以及分化较好的移行细胞癌对 ^{11}C-AC 有摄取，图 6-4-15 中输尿管中下段的低级别移行细胞癌病例，^{11}C-AC 摄取 SUV 达 2.7，T/B 为 2.5，显示清晰，^{18}F-FDG 虽也有摄取，因有尿液滞留干扰，仅有 ^{18}F-FDG 显像不易判断。但对高级别移行细胞癌病灶，当排除尿液干扰后，^{18}F-FDG PET 可以清晰显示病灶，而 ^{11}C-AC PET 诊断灵敏度下降

（图 6-4-16）。

由于肾癌与肾盂癌的恶性程度与预后不同，临床采取的治疗方案不同，小的肾癌病灶可以进行楔形手术切除，最大限度地保留患肾的功能，而肾盂癌则以根治性切除为主，因此肾盂内占位病变性质及来源是临床关注的重点，^{11}C-AC PET 和 ^{18}F-FDG PET 联合应用可以对肾盂内占位的来源做初步的判断。

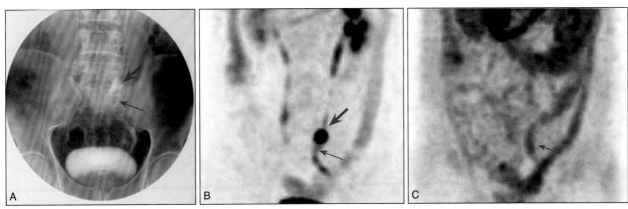

图 6-4-15　病例：男性，54 岁。左输尿管中下段移行细胞癌（Ⅰ级）
A. 静脉肾盂造影；B. ^{18}F-FDG PET 输尿管下段放射性尿液滞留；C. ^{11}C-AC PET，输尿管内无显像剂滞留；病变显示清晰。细箭头：肿瘤；粗箭头：扩张输尿管内尿滞留。

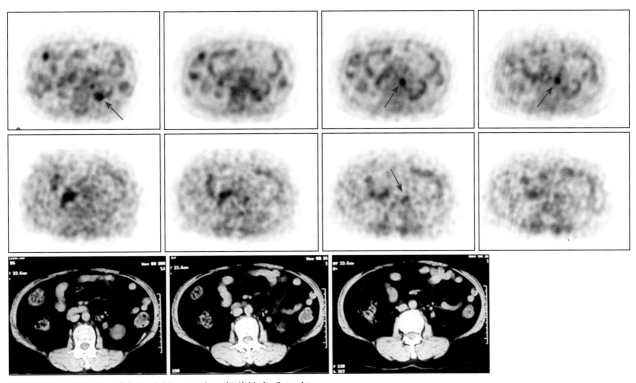

图 6-4-16　肾衰竭，病例：女性，54 岁。肾移植术后 11 年
上排 .^{18}F-FDG PET 连续横断层图，自体肾内无明显放射性尿液，肾皮质及输尿管见局限性放射性异常浓聚区（箭头所示）；中排 .^{11}C-AC PET 相同层面横断层图仅见输尿管摄取轻度增高（箭头所示）；下排 .CT 提示该断层面，输尿管明显增粗（箭头所示）。病理：肾盂输尿管移行细胞癌Ⅲ级。

三、^{11}C-AC PET 在前列腺肿瘤中的应用

　　美国前列腺癌发病率在所有恶性肿瘤中居第一位，死亡率居第二位，仅次于肺癌。我国前列腺癌患者的发病率虽远低于西方国家，但近年来呈显著增长趋势。血清 PSA 筛查、MRI 检查及 B 超引导下行前列腺系统穿刺活检是诊断的主要手段，临床分期则影响患者治疗方法的选择。

　　大量研究资料表明，^{11}C-AC PET 及 ^{18}F-FDG PET 对前列腺癌原发病灶的诊断灵敏度都不是很高，前者受增生患者前列腺内放射性分布不均匀影响，后者受前列腺癌病灶摄取低以及放射性尿液干扰等因素的影响，但与 CT、MRI 和 B 超这些常规影像

学检查方法比较，^{11}C-AC PET 与 ^{18}F-FDG PET 在前列腺癌患者全身情况评估方面具有很大的优势（图 6-4-17 和图 6-4-18），特别是 ^{11}C-AC PET 对前列腺癌转移病灶的观察较 ^{18}F-FDG PET 更灵敏，与 PSA 联合应用，在术前治疗的选择及术后随访监测方面发挥很大的作用。

四、^{11}C-AC PET 的研究进展

　　^{18}F-FDG PET 在我国应用已 10 余年，通过核医学工作者的努力，其临床应用价值得到临床医生的认可，但是 ^{18}F-FDG 不是万能的，它存在着本身难以克服的缺陷，随着应用范围根据临床需要不断扩大，这种缺陷越来越突出。目前全世界范围内尚

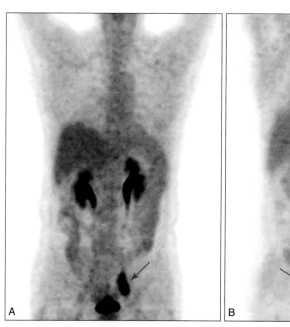
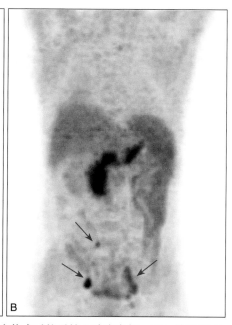

图 6-4-17　病例：男性，75 岁。前列腺癌去势术后粒子植入治疗半年，PSA 持续升高
A.^{18}F-FDG PET 提示左髂血管旁淋巴结转移；B.^{11}C-AC PET 提示除左髂血管旁淋巴结转移外，盆腔右侧淋巴结放射性摄取异常增高，显示的转移淋巴结较 ^{18}F-FDG PET 多。

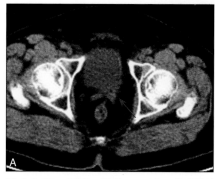
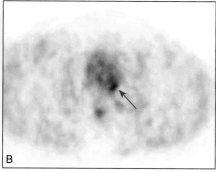
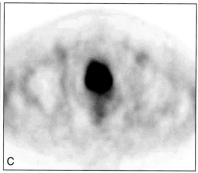

图 6-4-18　病例：男性，75 岁。前列腺癌切除术后，PSA 持续升高
A.CT 提示膀胱左后方似可见小结节影；B.^{11}C-AC PET 提示膀胱左后方代谢异常增高小淋巴结，C.^{18}F-FDG PET 因膀胱内大量放射性尿液，左后方转移淋巴结显影不清晰。

表 6-4-2 1995—2009 年 11C-AC PET 在肿瘤显像临床应用研究中的主要结果

肿瘤类别	文章数量	文献主要结论
肾癌	4篇	不同类型的肾细胞癌（如肾透明细胞癌、嗜酸细胞腺瘤以及上皮乳头状肾癌）对 11C-AC 摄取均异常增高，对透明细胞病灶诊断阳性率为70%。但在 11C-AC PET 可以用于化疗药物 sunitinib（多靶点酪氨酸激酶抑制剂）疗效观察
前列腺癌	11篇	正常及增生的前列腺组织对 11C-AC 有轻度摄取可用于前列腺癌治疗前诊断及分期，11C-AC PET 对前列腺癌原发及转移灶的诊断灵敏度高于 18F-FDG PET，可用于前列腺癌强放疗靶区勾画。但在转移病灶诊断中存在假阳性结果可用于前列腺癌术后病情监测。11C-AC PET 对远处转移病灶及盆腔转移淋巴结诊断更灵敏，18F-FDG PET 对原位复发转移病灶的诊断更灵敏，11C-AC PET 及 18F-FDG PET 显像阳性率与血清 PSA 水平相关性。PSA>3ng/ml 的患者，11C-AC PET 诊断复发及转移的灵敏度为59%～75%，当 PSA<3ng/ml 时，11C-AC PET 的诊断灵敏度下降为4%，但也有文献认为 PSA<2ng/ml 的患者检出率仍可以达到62%，当 PSA<1ng/ml 时，如未发现远处转移的患者，11C-AC PET 发现原位复发转移灶的灵敏度不如 MRI
肝癌	6篇	11C-AC PET 对分化好的 HCC 病灶诊断阳性率高，而 18F-FDG PET 对分化差的 HCC 病灶敏感，其他类型的肝恶性病变 11C-AC PET 均为阴性良性病变对 AC 摄取情况报道结果不一。有文献认为 FNH、肝血管平滑肌瘤对 11C-AC 摄取轻度增高，但 FNH 病灶内 11C-AC 清除速率明显快于 HCC 病灶，双时相显像对二者的鉴别可能有帮助。有文献认为 FNH 病灶对 18F-FDG 和 11C-AC 均无明显摄取，真阴性率二者分别为91.7%和94.4%，11C-AC 对鉴别 FNH 和 HCC 无帮助。18F-FDG PET、11C-AC PET 及二者联合显像对 HCC 原发病灶的诊断灵敏度分别为60.9%、75.4%、82.7%～100%，对 HCC 转移病灶的 18F-FDG 灵敏度为85.7%，AC 为77%。有作者认为 11C-AC 对发现 HCC 转移病灶无帮助，因为 18F-FDG PET 对肝源转移病灶的诊断灵敏度很高。11C-AC 和 18F-FDG PET 对 HCC 病灶的检出率与肿瘤大小有关
肺癌	6篇	11C-AC PET 对支气管肺泡癌和分化好的肺腺癌（CT 图像中以磨玻璃样改变为特征）诊断灵敏度高于 18F-FDG，对于恶性程度较高的肺腺癌、肺血管肉瘤病灶（CT 以实变为特征）检出率明显低于 18F-FDG PET，且靶/本比值低。对于不摄取 11C-AC 的肺癌病灶，18F-FDG PET 的数量明显增高肺癌的分化程度，与摄取 18F-FDG 的数量相关，与摄取 11C-AC 的数量无明显相关，急性感染性病灶 11C-AC 显像有假阳性，约对 1～3cmCT 影像中以磨玻璃样改变为特征的肺癌病灶对 18F-FDG 和 11C-AC 均无摄取慢性炎症病灶对 18F-FDG 和 11C-AC 摄取均增高表现，为55%
头颈部肿瘤	2篇	鼻咽癌病灶对 11C-AC 摄取明显增高，头颈部其他鳞癌原发病灶对 11C-AC 的摄取低于 18F-FDG，但对转移淋巴结诊断灵敏度高于 18F-FDG PET 和 CT
胸腺癌	3篇	11C-AC PET 对预后及疗效较好的 A/AB 型胸腺瘤诊断阳性率高，18F-FDG PET 则对预后差的 C 型胸腺瘤诊断更灵敏。胸腺瘤对 18F-FDG PET 和 11C-AC 摄取数量与肿瘤侵袭性表征无关，但与胸腺瘤的组织类型有关
胰腺癌	2篇	11C-AC PET 对胰腺癌的定性诊断无帮助
脑恶性肿瘤	4篇	脑星形细胞瘤、胶质瘤，小脑脑桥角神经鞘瘤对 11C-AC 摄取均明显增高，其中脑胶质瘤病灶对 11C-AC 摄取量与肿瘤分化程度相关，恶性程度越高，SUV 越高。11C-AC PET 对脑胶质瘤诊断灵敏度不如蛋白氨酸 PET 显像，但低于 18F-FDG PET

未发现一个正电子药物有望全面取代 ^{18}F-FDG，因此，新的正电子药物的研发及临床应用应以弥补 ^{18}F-FDG PET不足为出发点，是正电子药物研发和临床应用研究的目标，也是发展的动力。新药物的研发需要一个漫长的过程，不是一蹴而就的，老药新用不失为解决临床迫切需要的一种捷径，^{11}C-AC是比较典型的例子。虽然作为一种短半衰期（20分钟）的显像剂，^{11}C-AC临床应用受到很大限制，但因其在肿瘤性疾病中的独特应用价值，可以弥补常规 ^{18}F-FDG PET的不足，越来越多有加速器的PET中心开始在临床常规使用 ^{11}C-AC，在肿瘤诊断和疗效评估方面文献逐年明显增多，成为研究热点，临床使用价值已超过其在心脏方面的应用。研究的肿瘤性疾病包括前列腺癌、肾癌、肝癌、头颈部肿瘤、肺癌、胸腺癌、胰腺癌及脑肿瘤等，研究方向包括显像原理研究及临床应用价值研究，相关文章的数量及研究结果见表6-4-2。

到目前为止，^{11}C-AC PET的早期研究成果已经开始为临床服务，我们认为，^{11}C-AC在前列腺癌、肝癌、泌尿系统肿瘤及脑肿瘤的诊断中存在独到的较肯定的临床应用价值，在有加速器的单位可以推广使用。作为一种辅助用药解决 ^{18}F-FDG PET中存在的某些严重缺陷，在为临床提供更多有用的信息的同时也进一步扩大PET的使用范围。^{11}C-AC PET不宜单独使用，必须与 ^{18}F-FDG PET图像相结合综合判断分析才能更全面的对肿瘤病灶进行准确的评估。另外，对 ^{11}C-AC PET假阳性结果认识不足是造成临床诊断错误的重要因素，解决这个问题需要积累更大的样本量，辅以及时有效的随访观察，进一步了解假阳性结果发生的原因，寻找新的有效方法解决。^{11}C-AC的临床价值研究远远没有结束，需要向更深层次发展，需要更大的耐心和毅力。

五、病例分析

患者一，男性，58岁。

2008年8月查体发现肝左叶占位及左肾外方实性占位，查血AFP54ng/ml，NSE 67.1ng/ml，CEA、PSA正常。为明确目前全身病变情况行PET/CT检查。1989年因外伤性脾破裂行脾切除术。

2008年8月21日按常规行 ^{18}F-FDG PET/CT躯干部显像。2008年8月22日行 ^{11}C-AC PET上腹局部及全身延迟显像。

两次图像提示：脾缺如。肝左叶大，CT所示肝左叶病变处，^{18}F-FDG代谢与正常肝相近，^{11}C-AC早期及延迟显像放射性摄取均明显增高，大小约2.5 cm×2.9cm×2.8cm，早期及延迟期肿瘤与肝的SUV见表6-4-3。左肾外侧实性占位 ^{18}F-FDG摄取与肝组织相近，对 ^{11}C-AC摄取略高于正常肝组织。颈、胸、腹、盆腔内其余部位放射性分布未见明显异常，^{18}F-FDG PET及 ^{11}C-AC PET图像见图6-4-19中及下排。

结合两次显像结果，肝左叶病灶 ^{18}F-FDG代谢与周围正常肝组织相同，而 ^{11}C-AC摄取明显增高，肝原发低度恶性病变可能性大，左肾外侧实性占位考虑为脾组织。颈、胸、腹、盆腔内其余部位未见明确代谢异常增高病灶。

检查后2周，患者行肝左叶部分切除，病理：肝高分化HCC，累及肝被膜。

患者二，男性，57岁。

2008年5月查体发现肝右叶实性占位，增强CT示：肝右叶血管瘤。血肿瘤指标均（-）。为明确肝内病变性质及全身情况行PET/CT检查。

2008年7月17日按常规行 ^{18}F-FDG PET/CT躯干部显像。2008年7月28日行 ^{11}C-AC PET上腹局

表6-4-3　HCC及FNH患者肝内病灶不同时期摄取 ^{11}C-AC情况

	注射剂量（mCi）	早期显像			延迟期显像		
		SUVmean		T/B*	SUVmean		T/B
		肿瘤	肝		肿瘤	肝	
HCC	9.8	11.5	2.9	4.0	7.5	1.6	4.7
FNH	10.6	7.8	3.1	2.6	4.2	2.1	2.0

*：T/B为肿瘤与正常肝组织SUVmean的比值。

部及全身延迟显像。

　　两次图像提示肝右叶下后段见一密度稍减低影，¹⁸F-FDG 代谢与正常肝相近，¹¹C-AC 早期及延迟显像放射性摄取均明显增高，大小约 3cm×3.8cm×4.0cm，早期及延迟期肿瘤与肝的 SUV 见表 6-4-3。颈、胸、腹、盆腔内其余部位放射性分布未见明显异常。¹⁸F-FDG PET 及 ¹¹C-AC PET 图像见图 6-4-19 上排。

　　结合两次显像结果，肝右叶下后段病灶 ¹⁸F-FDG 代谢与周围正常肝组织相同，而 ¹¹C-AC 摄取明显增高，肝原发低度恶性病变可能性大。颈、胸、腹、盆腔内其余部位未见明确代谢异常增高病灶。

　　检查后 2 周，患者行肝右叶部分切除，病理：局灶结节增生（focal nodule hyperplasia，FNH）（图 6-4-20）。

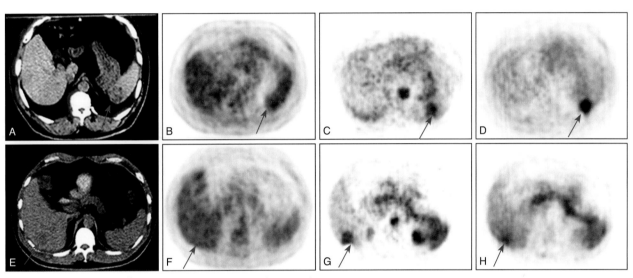

图 6-4-19　利用双时相 ¹¹C-AC PET 显像鉴别 HCC 与 FNH 病灶

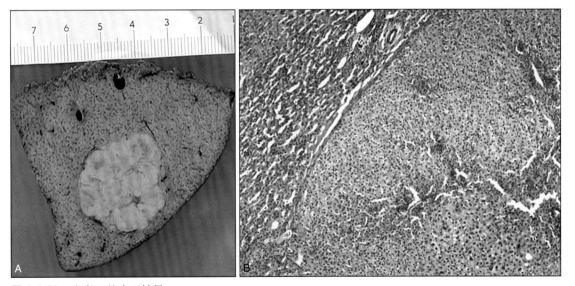

图 6-4-20　患者二的病理结果
A.大体标本，病变分界清楚，但无包膜，比其周围的肝组织色浅、质硬，中央的星状瘢痕，周围是肝实质结节，结节被从中央瘢痕辐射出的纤维间隔所分界；B.光镜下，肝实质结节围绕瘢痕分布，肝细胞排列在厚约 1～2 个细胞的肝板中。纤维间隔周围常可见到胆汁淤积现象。

表 6-4-4　FNH 与 HCC 的鉴别诊断要点

	FNH	HCC
病史	无明显肝病史	常有慢性肝炎、肝硬化病史
病因	先天性血管畸形，动脉血流灌注增加导致肝细胞增生	肝细胞癌变
肿瘤指标	肿瘤指标常无明显增高，AFP（-）	AFP 升高
^{18}F-FDG PET	放射性摄取与周围正常肝组织相近或略减低	放射性摄取与周围正常肝组织相近或略减低
^{11}C-AC PET	早期放射性摄取明显增高，延迟期，放射性摄取与正常肝组织相近或略增高	早期放射性摄取明显增高，延迟期，放射性摄取仍明显高于正常肝组织
CT	平扫孤立的等密度或略低密度肿块，境界清楚，密度均匀，很少有钙化、出血和坏死，三分之一病灶内可见中心瘢痕。增强 CT 在动脉期及门静脉早期，肿块呈快速明显均匀强化，门静脉后期或延迟扫描对比剂迅速退出呈等密度，中心瘢痕在此期逐渐强化呈等或高密度	平扫约 12% 为高密度，大部分呈等或略低密度肿块，肿瘤呈单发、多发结节、肿块或弥漫病变，动脉期呈"快进快出"，在门脉期和延迟期受肝实质和癌肿血供特点影响，变化复杂，多迅速降低为低密度
MRI	T1WI 呈等或略低信号，中央瘢痕组织呈低信号。T2WI 呈等或略高信号，T2WI 和 PDWI 上为高信号，信号均匀。增强扫描动脉期明显均匀强化，延迟期中央瘢痕强化，无假包膜。超顺磁性氧化铁（SPIO）或柠檬酸铁铵（Gd-EOB-DTPA）对诊断 FNH 有特异性，因对比剂可被 FNH 内 Kupffer 细胞吞噬，造成肝组织信号降低	内部可有不同程度的纤维化、脂肪变、坏死和出血等，在 T1WI 和 T2WI 上信号表现多种多样，常为 T1 不均匀低信号和 T2 不均匀高信号。增强扫描动脉期呈弥漫不均匀强化，延迟期病灶强化低于肝实质，假包膜延迟强化

（李方 霍力）

重点推荐文献

[1] Magini G, Farsad M, Frigerio M, et al. ^{11}C-Acetate does not enhance usefulness of F-^{18}FDG PET/CT in differentiating between focal nodular hyperplasia and hepatic adenoma [J]. Clinical Nucl Med, 2009, 34(10): 659-665.

[2] 霍力,崔瑞雪,程欣,等.^{18}F-脱氧葡萄糖PET显像在肝占位病变鉴别诊断中的价值[J].肿瘤学杂志,2011,17(10):744-747.

[3] 魏湧. 医学生物化学脂类代谢. 北京: 世界图书出版社, 1992: 164-205.

主要参考文献

[1] Shreve P, Wahl RL. ^{11}C-ACetate PET imaging in renal disease [J]. J Nucl Med, 1995, 36(9): 1595-1601.

[2] Ho CL, Simon CH, Yu DW, Yeung C. ^{11}C-Acetate PET imaging in hepatocellular carcinoma and other liver masses [J]. J Nucl Med, 2003, 44: 213-221.

[3] 霍力, 周前, 党永红, 等. ^{11}C-ACetate与^{18}FDG PET联合显像在肝肿瘤诊断中的作用. 中国肿瘤, 2007, 16(3): 184-186.

[4] 霍力, 周前, 吴战红, 等. ^{11}C-ACetate PET显像在肾肿瘤诊断中的作用. 中华核医学杂志, 2006, 26(4): 205-207.

[5] 霍力, 党永红, 傅哲, 等. 碳-11 乙酸盐正电子断层显像临床应用. 中国医学影像学杂志, 2010, (4), 289-296.

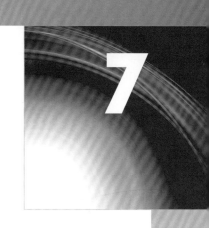

¹¹C-蛋氨酸及 ¹¹C-胆碱显像

第1节 脑胶质瘤

一、概述

胶质瘤（glioma）又称为神经胶质瘤，为起源于神经胶质细胞的肿瘤，是最常见的原发性颅内肿瘤，约占全部颅内肿瘤的 40% ~ 50%。WHO 中枢神经系统肿瘤分类中将胶质瘤分为 Ⅰ ~ Ⅳ级，Ⅲ、Ⅳ级为高级别胶质瘤（high glade glioma），占所有胶质瘤的 77.5%。Ⅰ、Ⅱ级为低级别胶质瘤（low glade glioma）。一般认为恶性胶质瘤的发生是机体内部遗传因素和外部环境因素相互作用的结果，具体发病机制尚不明了。

胶质瘤根据其起源及瘤细胞的分化可分为：星形细胞瘤、少突胶质瘤、室管膜瘤、髓母细胞瘤及多形性胶质母细胞瘤等。

星形细胞瘤（astrocytoma）是最常见的一种，约占 40%，多见于大脑半球，与周围组织分界不清楚，中青年多见。有实质性和囊性两种。实质性星形细胞瘤常边界不清，不能彻底切除，术后往往复发，而囊性星形细胞瘤多边界清楚，可将其完全切除而有望得以根治。

少突胶质瘤（oligodendroglioma）约占胶质瘤的 7%，多生长于两大脑半球的白质内，生长较慢，肿瘤形态不规则，瘤内常有钙化斑块，边界较清，可手术切除。

室管膜瘤（ependymoma）好发于儿童及青年，约占胶质瘤的 12%，由室管壁的室管膜细胞发生，突出于脑室系统内，多见于侧脑室、第四脑室底部及第三脑室，偶见于脊髓的中央管。肿瘤与周围脑组织分界较清楚，可有假瘤形成，有种植性转移的倾向。

髓母细胞瘤（medulloblastoma）为高度恶性肿瘤，好发于 2 ~ 10 岁的儿童，大多数生长于小脑蚓部并向第四脑室、两侧小脑半球及延髓侵犯。肿瘤生长迅速，可阻塞第四脑室及导水管下端致明显脑水肿，并易出现细胞脱落而造成蛛网膜下腔的种植性转移和脊髓下端、马尾部种植性转移。

多形性胶质母细胞瘤（glioblastoma multiforme）约占胶质瘤的 20%，多见于中年人，为胶质瘤中恶性程度最高的肿瘤。多生长于大脑半球，以额、顶、颞叶为主，肿瘤呈浸润性生长，增长迅速，肿瘤中心常出现多处坏死出血，外观上呈多形性改变。治疗困难。

二、临床表现

胶质瘤的临床表现没有特异性，以颅内压增高症状和局灶性症状、体征为主。颅内压增高症状主要表现为头痛、呕吐和视神经盘水肿。局灶性症状有刺激性症状（如癫痫、疼痛和肌肉抽搐等）和功能缺失症状（如偏瘫、失语及感觉障碍等）。

三、常规影像学诊断

《胶质瘤诊疗规范》中强烈推荐胶质瘤影像诊断以 MRI 平扫加增强为主，CT 为辅。MRI 的表现是：平扫通常为混杂信号病灶，T_1W_1 为等信号或低信号，T_2W_2 为不均匀高信号，伴有出血、坏死或囊变。CT 通常为混杂密度占位性病变。Ⅰ、Ⅱ级胶质瘤多界限清楚，常无或仅有轻度灶周水肿，占位效应常不明显。Ⅰ级星形细胞瘤常无强化；Ⅱ级星形细胞瘤可表现为不同程度的环状强化，但环壁大多数较整齐；Ⅲ级、Ⅳ级胶质瘤多界限不清，水肿较明显，多位于脑白质深部，靠近中线的肿瘤有时可沿胼胝体向对侧蔓延呈蝴蝶状生长，常有坏死、囊变、出血，钙化极少见，部分Ⅱ级胶质瘤也可有此表现，Ⅲ级、Ⅳ级胶质瘤增强时边缘强化明显，形态多不规则多呈花冠状，多有瘤结节。少突胶质细胞瘤的特征性表现为瘤内有大而不规则形钙化斑，约70%，无或轻度瘤周水肿，占位效应轻，增强扫描强化不显著，多呈均匀性强化，少数为环状强化。室管膜瘤多位于脑室内，肿块边缘不光整呈分叶状，瘤内常见小圆形点状钙化影，增强后可呈均匀性强化。

四、PET/CT 影像表现

1. ^{18}F-FDG PET/CT 显像　脑胶质瘤对 ^{18}F-FDG 摄取高低与肿瘤细胞的葡萄糖代谢，尤其是有氧糖酵解（aerobic glycolysis）的活跃程度有关。高级别脑胶质瘤恶性度高，存在明显旺盛的糖酵解，通常病灶内可出现 ^{18}F-FDG 明显高摄取。而低级别脑胶质瘤由于恶性度低，增长较缓慢，肿瘤细胞内糖代谢较低，大多数情况下对 ^{18}F-FDG 摄取较低或不摄取。进行图像判读时，一般采用视觉分析，Ⅲ～Ⅳ级胶质瘤病灶 ^{18}F-FDG 摄取常明显高于白质，可接近甚至高于灰质，病灶周围水肿较明显（水肿区 ^{18}F-FDG 显像呈放射性缺损）。Ⅰ～Ⅱ级胶质瘤病灶内 ^{18}F-FDG 摄取相对较低，多接近或稍高于脑白质，而明显低于脑灰质，但部分低级别胶质瘤也可出现 ^{18}F-FDG 高摄取，如部分毛细胞性星形细胞瘤（pilocytic astrocytoma）和神经节神经胶质瘤（ganglioglioma）。

Benoit P 等对 32 例胶质瘤病人进行 ^{18}F-FDG 显像研究，发现 84.3%（27 例）出现 ^{18}F-FDG 异常摄取，43.7%（14/32）例肿瘤 ^{18}F-FDG 摄取高于脑灰质。笔者单位对 26 例脑胶质瘤行 ^{18}F-FDG 显像也发现 50% 的脑胶质瘤（9 例高级别胶质瘤和 4 例低级别脑质瘤）^{18}F-FDG 摄取高于脑灰质。Delbeke 等研究结果显示，^{18}F-FDG PET 显像可较好地区别高级别和低级别脑胶质瘤，以肿瘤 / 白质比值 >1.5 为阈值，^{18}F-FDG PET 诊断高级别脑胶质瘤的灵敏度和特异性分别为 94%、77%。^{18}F-FDG PET 显像有助

于显示胶质瘤病灶的异质性，^{18}F-FDG 最浓处往往提示该处的肿瘤组织恶性度最高，针对该部位行组织活检，能准确地反映胶质瘤的级别，因此可用于引导肿瘤活检定位。

病灶所在位置有助于判断胶质瘤的类型：星形细胞瘤、少突胶质细胞瘤及多形性胶质母细胞瘤好发于大脑皮层下白质内，室管膜瘤多发于脑室壁，而髓母细胞瘤好发小脑蚓部。

2. ^{11}C- 蛋氨酸显像　^{11}C- 蛋氨酸（^{11}C-methionine，^{11}C-MET）显像病灶处摄取 ^{11}C-MET 的高低反映肿瘤蛋白质合成及氨基酸转运的活跃程度，与细胞增殖和微血管密度有关。胶质瘤病灶呈现为高代谢病灶，而正常脑组织摄取 ^{11}C-MET 较低，因此绝大多数胶质瘤病灶 ^{11}C-MET 显像显示清楚，易于辨别。与 ^{18}F-FDG 显像不同，多数低级别胶质瘤也摄取 ^{11}C-MET，WHO Ⅰ级胶质瘤（毛细胞性星形细胞瘤）和 WHO Ⅱ级胶质瘤 ^{18}F-FDG 摄取常等于或低于脑白质，但 ^{11}C-MET 摄取量可较正常组织高 1.5～2.0 倍。对于 WHO Ⅱ～Ⅲ级和Ⅲ/Ⅳ级脑胶质瘤，^{11}C-MET 的摄取程度更是明显增高，常较正常脑组织高 2～3 倍。

^{11}C-MET 显像与 ^{18}F-FDG 显像相比可更灵敏、准确地探测脑胶质瘤所在并可清楚地显示肿瘤的侵犯范围。Lutz WK 等对 30 例患者进行研究发现，当将病灶 ^{11}C-MET 摄取高于正常脑实质 1.3 倍作为诊断胶质瘤的阈值时，诊断灵敏度和特异性分别为 87% 和 89%。Kato T 等的研究显示，如将病灶处 ^{11}C-MET 摄取高于对侧相应部位脑实质 2.0 倍作为诊断脑胶质瘤的阈值，^{11}C-MET 诊断Ⅱ、Ⅲ、Ⅳ级脑胶质瘤的灵敏度分别为 75.7%、91.9%、100%，总体灵敏度为 87.4%。Benoit P 对 32 例脑胶质瘤患者进行 ^{11}C-MET 显像研究发现所有患者均为阳性。笔者单位对 26 例患者的显像结果也显示，24 例患者为 ^{11}C-MET 显像阳性，仅有 2 例出现假阴性。Kato T 等的研究认为，对于 MRI 显像病灶无增强或增强不明显者，^{11}C-MET 显像可用于进一步明确该病灶是否为脑胶质瘤，尤其是低级别脑胶质瘤。由于低级别脑胶质瘤强化不明显，常规影像诊断特异性不高，而 ^{11}C-MET 显像在其定性方面具有优势，因此可能成为未来 ^{11}C-MET 显像的主要应用领域之一。

根据病灶内有无 ^{11}C-MET 浓聚无法很好地区分脑胶质瘤的级别，高、低级别脑胶质瘤均可出现 ^{11}C-MET 明显高摄取。笔者单位的研究结果显示，高、低级别脑胶质瘤的 ^{11}C-MET T/NT 比值分别为

1.94 ± 0.53 和 1.78 ± 0.61（$P = 0.421$），而 ¹⁸F-FDG 显像有助于区分高、低级别脑胶质瘤，其 T/NT 比值分别为 1.04 ± 0.37 和 0.66 ± 0.14（$P < 0.05$）。然而也有些学者认为 ¹¹C-MET 定量指标（如 T/NT 比值）可以区分不同级别的脑胶质瘤。国外研究结果显示，在同级别胶质瘤中，少突胶质细胞瘤的 ¹¹C-MET 摄取量明显高于星形细胞瘤。

　　¹⁸F-FDG 显像由于正常脑实质代谢明显增高，行 ¹⁸F-FDG 显像进行颅内胶质瘤的诊断时常须结合颅脑 MRI 或增强 CT，单纯分析 ¹⁸F-FDG 显像易漏诊级别较低的脑胶质瘤。另外低级别胶质瘤不摄取或仅轻度摄取 ¹⁸F-FDG，使其无法与炎症或缺血性病灶相鉴别，也是颅脑 ¹⁸F-FDG 显像的主要不足，因此对于大多数可疑脑胶质瘤患者，行 ¹¹C-MET 显像的价值高于 ¹⁸F-FDG 显像，两者相结合可有助于更准确地对病灶进行分级。由于 ¹⁸F-FDG PET/CT 能较方便进行全身显像，易于发现颅脑以外的恶性肿瘤病灶，在脑胶质瘤和转移瘤鉴别时（特别是存在颅内多发病灶时）有较大的帮助。

　　¹¹C-MET 显像的不足主要为个别脑缺血性病灶和炎症可出现 ¹¹C-MET 摄取增高而易出现假阳性。另外颅内血肿也可出现 ¹¹C-MET 摄取轻度增高，但血肿者 ¹¹C-MET 浓聚影多位于病灶的边缘（增强 CT 或 MRI 所示病灶的周边），病灶中心一般不出现 ¹¹C-MET 摄取增高而有助于与脑胶质瘤相鉴别。

　　总体来说，¹⁸F-FDG 和 ¹¹C-MET 显像在脑胶质瘤的诊断中目前应用远不如 MRI 普遍，原因可能是 MRI 能很详尽地提供颅脑详细的解剖细节及病灶形态改变，以及 MRI 与 PET/CT 相比价格较低而具有更好的效/价比等。开展 ¹¹C-MET、¹⁸F-FDG PET/CT 与 MRI 的对比研究，进一步明确 PET/CT 的价值所在及其与 MRI 显像的互补作用，对拓展 PET/CT 在胶质瘤的临床应用是很重要的。

五、鉴别诊断

（一）转移瘤

　　全身 ¹⁸F-FDG 显像对鉴别脑转移瘤和脑胶质瘤有重要的意义，脑转移瘤患者多有颅外肿瘤病灶或既往肿瘤病史，颅内病灶常为多灶性，并多靠近皮质，肿瘤小而水肿重。对 ¹⁸F-FDG 显像全身其他部位未发现有恶性肿瘤病灶而颅内病灶主要位于脑白

质者，应首先考虑脑胶质瘤，但是准确的诊断仍有赖于病理学检查。

（二）脑血管意外

　　¹¹C-MET 显像对鉴别有重要的意义。脑血管意外患者年龄较大，多有高血压病史，CT 可见出血灶而水肿相对较轻。低级别脑胶质瘤与脑血管意外 ¹⁸F-FDG 均可呈现为低代谢，仅根据 ¹⁸F-FDG 显像准确区分两者较困难。脑胶质瘤 ¹¹C-MET 显像绝大多数呈现为高代谢病灶，而脑血管意外病灶局部未见代谢增高，因此 ¹¹C-MET 显像可较好区分这两种疾患。

（三）脑脓肿

　　患者常有感染病史，多有脑膜刺激征，并有发热病史，外周血象呈白细胞增多，CT 表现为低密度影周围呈环形增强。¹⁸F-FDG 显像病灶可呈环形代谢增高，壁多为均匀性改变。脑脓肿 ¹⁸F-FDG 影像有一定特征，但有时仍不易于与伴有中心性坏死的脑转移瘤相鉴别。¹¹C-MET 显像部分脑脓肿病灶也可呈现代谢增高，其鉴别价值尚不明确。

六、病例分析与诊断要点

病例 1：间变型星形细胞瘤 WHO Ⅲ级

　　【临床表现】男性，48 岁。2000 年颅脑 MRI 发现左额叶占位性病变，诊断为低级别脑胶质瘤或良性病变，未行特殊治疗。近半个月来出现头痛，呈持续性，伴癫痫发作。2008 年 8 月再次行 MRI 显像发现左侧额叶病灶较前明显增大，大小为 4.4cm × 4.9cm，拟诊胶质瘤。

　　【PET/CT 所见】平扫 CT 于左侧额叶见 1 个以等密度为主的不均质性占位性病变，左侧侧脑室受压变窄，中线稍移位，¹⁸F-FDG 显像于相应部位见代谢不均匀性增高，大部分组织代谢高于脑白质而低于正常脑灰质，其中部分组织代谢相对较高，肿瘤边界较模糊，与正常脑灰质相近（如箭头所指，SUVmax 为 8.4）。邻近左侧额叶皮质较大范围代谢降低。

　　【PET/CT 诊断】高级别脑胶质瘤。

　　【病理诊断】间变型星形细胞瘤，WHO Ⅲ级。

　　【诊断要点】此病灶主要位于脑白质区，¹⁸F-FDG PET/CT 显像呈不均匀性代谢增高（部分组

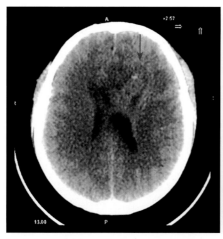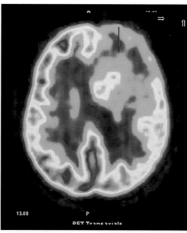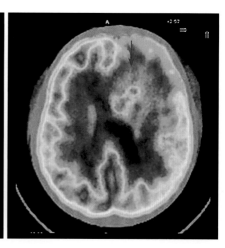

图 7-1-1 病例 1：胶质瘤 WHO Ⅲ级

织与脑灰质相近，而大部分组织低于脑灰质），此征象符合高级别脑胶质瘤的影像表现，病灶内 18F-FDG 代谢高低不等，提示肿瘤内存在明显异质性（不同组织恶性度不同）。左侧额叶代谢降低为继发性改变（图 7-1-1）。

病例 2：胶质瘤，WHO Ⅰ～Ⅱ级

【临床表现】男，47 岁。发作性意识丧失 2 月余，发作时伴四肢抽搐，每次发作持续时间 30 分钟～3 小时不等。脑电图疑右侧颞叶致痫灶。MRI 示右侧顶叶信号异常，考虑为脑梗死。

【PET/CT 所见】平扫 CT 于右侧颞顶区（脑灰质、白质交界区）见 1 个等密度占位性病变，边界模糊，病灶周围见轻度脑水肿。18F-FDG PET/CT 显像病灶处代谢高于正常脑白质，但明显低于脑灰质（病灶 / 灰质比值 =0.9，病灶 / 白质比值 =1.7），边界欠清楚。右侧额颞顶区脑灰质代谢明显降低。

【PET/CT 诊断】级别较低的脑胶质瘤。

【病理诊断】星形细胞瘤，WHO Ⅰ～Ⅱ级。

【诊断要点】此病灶位于脑白质靠近灰质处，代谢轻度增高（低于脑灰质而稍高于脑白质），18F-FDG 显像提示为级别较低脑胶质瘤。此病灶与常见的 Ⅰ～Ⅱ 级脑胶质瘤改变略有不同，其病灶周围水肿较明显，而多数 Ⅰ～Ⅱ 级脑胶质瘤多无脑水肿或水肿较轻（图 7-1-2）。

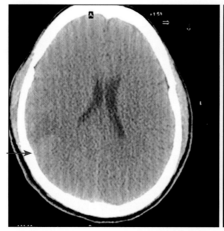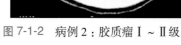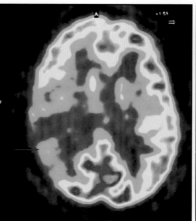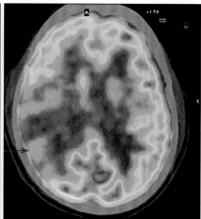

图 7-1-2 病例 2：胶质瘤 Ⅰ～Ⅱ级

病例 3：星形细胞瘤，WHO Ⅱ级

【临床表现】男，51 岁。右侧肢体麻木、乏力 2 月余。CT、MRI 示左侧额顶叶中央区病变，怀疑脑胶质瘤可能性大，但不排除炎症可能。患者无寒战、高热等症状，血象及血沉正常。

【PET/CT 所见】平扫 CT 于大脑左侧顶叶似可见等密度病灶，边界不清，左侧顶叶无明显脑水肿。¹⁸F-FDG 显像于左侧顶叶脑灰质邻近见代谢略增高于脑白质而明显低于脑灰质，病灶边界不清，相邻顶叶灰质代谢明显降低。¹¹C-MET 显像于左侧顶叶脑白质近灰质处见局限性代谢增高，边界清楚，大小为 1.6cm×2.9cm，病灶 / 灰质比值 =1.53，病灶 /

白质比值 =2.22（图 7-1-3）。

【PET/CT 诊断】低级别脑胶质瘤。

【病理诊断】星形细胞瘤 WHO，Ⅱ级。

【诊断要点】此病例为低级别脑胶质瘤，¹⁸F-FDG 显像病灶处代谢轻度增高，符合低级别脑胶质瘤影像表现，但根据此征象难以与炎症或其他良性病变相鉴别，¹¹C-MET 显像病灶处呈局限性代谢增高，符合恶性肿瘤影像表现，根据病灶所处位置和 ¹¹C-MET 显像的影像改变可诊断为脑胶质瘤。此病例提示在低级别脑胶质瘤的诊断和病灶定位方面，¹¹C-MET 显像可提供更多的诊断信息。

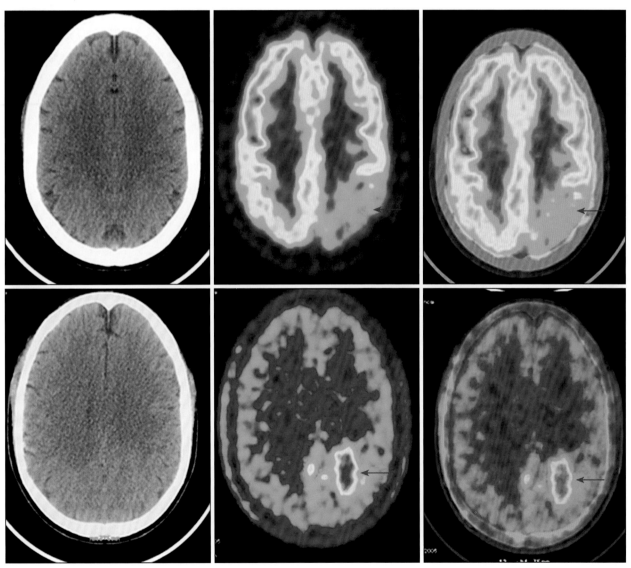

图 7-1-3　病例 3：胶质瘤Ⅱ级，FDG 阴性，MET 阳性

病例4：多形性胶质母细胞瘤

【临床表现】女性，26岁。因发作性肢体抽搐10天伴意识障碍而就诊，10天内共发生发作性抽搐3次，为左侧肢体抽搐，发作时伴意识丧失、双眼上翻、口吐白沫及口角歪斜，每次发作约1分钟。查体无特殊体征。颅脑MRI示右侧额叶信号异常，强化不明显，拟诊炎症或脑胶质瘤相鉴别。

【PET/CT改变】平扫CT于右侧额叶脑白质近灰质处见密度稍降低，边界模糊；¹⁸F-FDG显像于右侧额叶相应部位见较大范围代谢降低，与脑白质相近（病灶/灰质比值=0.55，病灶/白质比值=1.12），右侧额叶相邻灰质代谢也降低。¹¹C-MET显像于右侧额叶脑白质靠近灰质处见块状高代谢病灶，边界清楚，大小为3.2cm×2.9cm×4.2cm，病灶/灰质比值=2.10，病灶/白质比值=3.22，该病灶累及相邻灰质。

【PET/CT诊断】低级别脑胶质瘤。

【病理诊断】多形性胶质母细胞瘤，WHO Ⅳ级。

【诊断要点】此病例为高级别脑胶质瘤，但是CT显像病灶无明显占位效应，瘤周水肿及MRI强化均不明显，¹⁸F-FDG显像也无明显代谢增高，这些征象都易诱导误诊为良性病变或低级别脑胶质瘤。¹¹C-MET显像病灶代谢明显增高，符合胶质瘤改变，真实地反映了病灶侵袭性特性。此病例提示，个别高级脑胶质病灶¹⁸F-FDG摄也可以无明显增高，对于可疑脑胶质瘤而¹⁸F-FDG显像阴性者，行¹¹C-MET显像非常有必要（图7-1-4）。

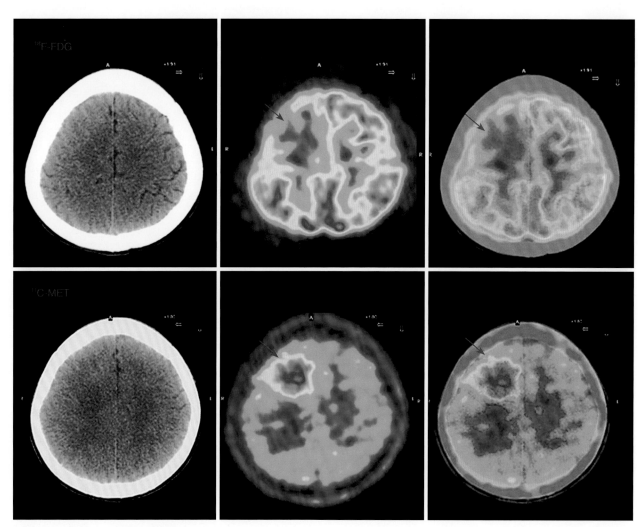

图7-1-4 病例4：胶质母细胞瘤

病例 5：间变型星形细胞瘤 WHO Ⅲ 级

【临床表现】同病例 1。

【PET/CT 所见】平扫 CT 于左侧额叶见 1 个以等密度为主的不均质性占位性病变，左侧侧脑室受压变窄，中线稍移位，^{18}F-FDG 显像于相应部位见代谢不均匀性增高，大部分组织代谢高于脑白质而低于正常脑灰质，而部分组织的代谢相对较高，与正常脑灰质相近（如箭头所指），病灶 / 灰质比值 =0.92，病灶 / 白质比值 =2.36，邻近左侧额叶皮质较大范围代谢降低。^{11}C-MET 显像病灶处代谢明显增高，也呈不均匀性改变，但不如 ^{18}F-FDG 显像明显，病灶边界清楚，病灶 / 灰质比值 =2.68，病灶 / 白质比值 =3.71。

【PET/CT 诊断】高级别脑胶质瘤。

【病理诊断】间变型星形细胞瘤 WHO Ⅲ 级。

【诊断要点和体会】高级别脑胶质瘤侵袭性强，肿瘤常呈浸润性生长，边界难以准确确定，手术常难以将肿瘤完全切除。术前明确肿瘤侵犯范围并准确定位，有助于术中将肿瘤最大限度地切除并有助于指导术后适形放疗。此病例提示由于正常脑实质 ^{18}F-FDG 摄取高及胶质瘤常存在的明显异质性，^{18}F-FDG 显像难以准确地确定肿瘤的侵犯范围，而 ^{11}C-MET 显像由于脑实质 ^{11}C-MET 摄取低，肿瘤边界显示清楚，因此 ^{11}C-MET 显像在指导手术或适形放疗方面优于 ^{18}F-FDG 显像（图 7-1-5）。

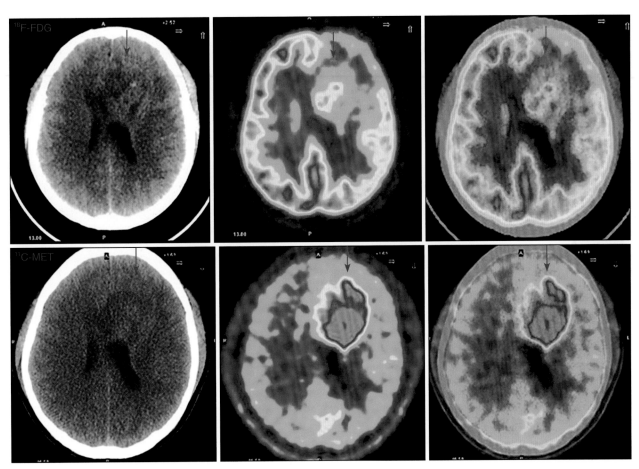

图 7-1-5　病例 5：同病例 1

第2节　鼻咽癌

一、概述

鼻咽癌（nasopharynx carcinoma，NPC）是指发生于鼻咽黏膜的恶性肿瘤，是我国高发肿瘤之一，广东、广西、福建、湖南等地发病率尤高，男性发病率约为女性的 2～3 倍。发病年龄大多为中年人，40～50 岁为高发年龄组。病因与种族易感性（黄种人较白种人易患该病）、遗传因素、EB 病毒感染及化学因素（如微量元素镍的诱发作用）等有关，鼻咽癌恶性程度较高，早期即可出现颈部淋巴结转移。

鼻咽癌绝大多数起源于鼻咽黏膜柱状上皮的储备细胞，该储备细胞是一种原始多能性细胞，可分化为柱状上皮，也可分化为鳞状上皮。

（1）鳞状细胞癌：鼻咽癌约 98% 为鳞癌，其中尤以低分化鳞癌多见。

（2）腺癌：多来自黏膜的柱状上皮，较少见。

（3）未分化癌：主要有两个亚型。一型称泡状核细胞癌或大圆形细胞癌，旧称淋巴上皮癌。另一型特点为癌细胞较小，胞浆少，呈圆形或短梭形。恶性度较高。

鼻咽癌最常发生于鼻咽顶部，其次是外侧壁和咽隐窝，发生于前壁最少。也可见到原发肿瘤病灶在两个部位（如顶部和侧壁）同时出现。鼻咽癌可呈结节型、菜花型、浸润型和溃疡型 4 种形态，其中以结节型最常见，其次为菜花型。早期局部黏膜粗糙，轻度隆起。浸润型鼻咽癌黏膜可完好，癌组织在黏膜下浸润生长，以至于在原发癌未被发现前，已发生颈部淋巴结转移。鼻咽癌易出现直接蔓延，可向上扩展侵犯并破坏颅底骨，以卵圆孔处被破坏最为多见。晚期可破坏蝶鞍，可通过破裂孔侵犯 II～VI 对颅神经，并同时出现相应症状。肿瘤向下可侵犯口咽、腭扁桃体和舌根，向前可侵入鼻腔和眼眶，向后侵犯颈椎，向外侧可侵犯耳咽管至中耳，因此在治疗前明确 T 分期非常重要。约半数以上鼻咽癌患者以颈部淋巴结肿大就诊。鼻咽癌常先转移到咽后壁淋巴结，再到颈深上及其他颈部淋巴结，极少转移到颈浅淋巴结。颈部淋巴结转移常为同侧，其次为双侧，极少仅为对侧。

根据肿瘤的侵犯情况，鼻咽癌 T 分期（UICC，1989）如下：

T_1：肿瘤局限于一个部位

T_2：肿瘤侵犯超过一个部位

T_3：肿瘤侵犯鼻腔和（或）口咽

T_4：肿瘤侵犯颅底和（或）脑神经

二、临床表现

鼻咽癌生长在鼻腔后方的鼻咽部，位置较隐蔽，早期常无明显症状，容易被忽视。鼻咽癌常有以下临床表现：

1. 鼻腔出血或回吸性涕血是鼻咽癌的重要信号。

2. 单侧鼻塞，鼻咽癌与感冒不同，表现为单侧鼻塞，且抗感冒治疗无效。

3. 单耳部症状，如中耳炎、耳部疼痛、耳鸣、听力减退等，这主要由于肿瘤侵犯耳咽管和咽鼓管所致。

4. 偏头痛，约见于 1/3 的患者，头痛剧烈且部位较固定，服用止痛剂无效。头痛是由癌组织侵犯或压迫颅神经所引起。

5. 颅神经受侵症状，如复视、面麻、舌肌萎缩和伸舌偏斜、眼睑下垂、眼球固定、视力减退或消失等。复视主要是由于肿瘤侵犯展神经和滑车神经所致。面麻主要是肿瘤侵犯三叉神经所致。舌肌萎缩和伸舌偏斜主要是由于鼻咽癌直接侵犯或淋巴结转移灶侵犯舌下神经所致。眼睑下垂、眼球固定与动眼神经损害有关，视力减退或消失与视神经损害有关。

6. 颈部肿块，据统计约 80% 的患者有颈部淋巴结转移，肿块增长迅速，可无任何症状，起初可以活动，而后在短时间内即发生粘连、固定不动。

7. 鼻咽癌也可发生远处转移至肝、肺、骨骼等部位，从而引起相应部位的症状。

三、常规影像学检查

1. CT　CT 是鼻咽癌的常规检查手段，肿瘤早期其影像可表现为鼻咽部软组织局限性隆起或咽隐窝变浅、耳咽管变平。如肿瘤较大，可呈现为软组织肿块、鼻咽腔侧壁切迹变平、消失，咽鼓管后壁隆起变厚，鼻咽双侧壁明显不对称等改变。肿瘤可向鼻腔、鼻窦内生长，也可向外侵犯颞下窝，或侵犯眼眶、颅底及颅内等而在相应部位可见软组织肿块和骨质破坏。螺旋 CT 扫描取得的容积数据可按临床需要进行多种方式的重建和多种影像学技术的图像融合，有利于肿瘤的体积测量和决定治疗靶区，便于放疗的剂量设计。CT 扫描时间短，检查费相对较低，是鼻咽癌诊断和随访的有效的影像学方法。

2. MRI　肿瘤在 T1W1 相多呈与肌肉类似的等信号或略低信号，T2W1 呈稍高信号，介于肌肉与脂肪之间的信号。增强扫描后病灶呈轻度或中度强化，增强扫描有利于显示病灶范围、侵犯程度及与周围组织结构的关系。颅底骨质侵犯表现为低信号的骨皮质不完整或髓质高信号，脂肪消失。最常见为破裂孔、蝶骨翼板的骨质吸收或破坏。MRI 在显示茎突、翼板等小的骨质破坏方面不如 CT 敏感，但在显示斜坡、岩骨尖等松质骨改变优于 CT。MRI 在显示颅内侵犯方面优于 CT，特别是增强后颅内侵犯病灶明显强化，易于确定。MRI 具有良好的软组织分辨力，能显示鼻咽癌黏膜下浸润以及对腭帆提肌、张肌和咽颅底筋膜的侵犯程度，有助于更好地发现小病灶并清楚显示肿瘤对周围组织的侵犯，在 T 分期方面优于 CT。

四、PET/CT 诊断

1. ^{18}F-FDG PET/CT 显像　绝大多数鼻咽癌患者 ^{18}F-FDG 显像为阳性，肿瘤可表现为结节状或块状高代谢病灶。多首先出现于一侧咽隐窝，随着肿瘤增大可向后壁、侧壁或顶壁和鼻腔内生长，也可首先出现于鼻咽后壁和顶壁黏膜层，然后向鼻咽部其他部位侵犯。笔者单位对大量鼻咽癌初诊患者和鼻咽部炎症患者进行 PET/CT 影像分析，以鼻咽部软组织肿块或组织增厚处 PET 显像呈结节状、块状代谢增高，同时软组织肿块与高代谢病灶位置相匹配。作为鼻咽癌 PET/CT 诊断标准，灵敏度为 96.0%，特异性为 85.7%。鼻咽癌 ^{18}F-FDG 浓聚程度高，SUV 为 3.97±1.28，明显高于炎症组 SUV=2.43±0.51（t=5.53，$P<0.01$）。PET/CT 融合图像将高代谢病灶在 CT 上进行融合对位显示，能较 CT 清楚地显示鼻咽癌病灶及肿瘤侵犯范围，对精确立体放疗有重要的指导价值。病灶的 SUVave 与病灶大小有一定关系。病灶 <1.5cm、<3.0cm、>3.0cm 三组的 SUV 分别为 3.04±1.12、4.35±1.13、4.91±0.70，后两组无统计学差异，而后两组与第 1 组均有统计学差异，提

示肿瘤 <1.5cm 时 ^{18}F-FDG 摄取较低，这可能与容积效应有关。林秋玉等对 41 例鼻咽癌患者进行研究发现，肿瘤对 ^{18}F-FDG 的摄取与 T 分期呈正相关，T_1、T_2、T_3、T_4 期病灶 SUVmax 分别为 5.08±1.18、9.02±3.37、12.67±2.18、19.50±1.60（r=0.706，$P<0.05$）。黎静等的报道也显示，鼻咽癌 T_1、T_2、T_3、T_4 病灶的平均 SUV 值随 T 分期的增加逐渐增高，分别为 2.56±1.05、3.72±0.60、6.87±1.07 和 9.70±0.70（$P<0.05$）。鼻咽癌 ^{18}F-FDG 摄取与病理类型也有关，黎静等报道，未分化鼻咽癌 ^{18}F-FDG 摄取高于低分化鳞癌（8.41±1.71 比 5.58±1.48，$P<0.001$），此结果与林秋玉报道的相近（低分化鳞癌、未分化癌的 SUVmax 分别为 5.54±1.92、12.21±3.51，$P<0.05$）。

多项研究表明，绝大多数鼻咽癌病灶 ^{18}F-FDG 摄取明显增高，因此 ^{18}F-FDG 显像诊断鼻咽癌具有很高的灵敏度（灵敏度为 94.7%～100%）和适中的特异性（76.9%～98.0%）。PET/CT 的诊断灵敏度及准确性高于 CT，特别是对鼻咽癌小病灶来说。因此 ^{18}F-FDG 显像用于鼻咽癌的诊断和分期是适宜的。

黄盛才等的研究显示，35 例鼻咽癌患者中，14 例患者 PET/CT 与单纯 CT 均诊断存在鼻咽癌颅底骨侵犯，10 例患者 PET/CT 与单纯 CT 均诊断无颅底骨肿瘤侵犯，但在 11 例单纯 CT 显示无颅底骨肿瘤侵犯患者中，PET/CT 皆发现有肿瘤侵犯，此结果提示，在诊断鼻咽癌颅底骨侵犯方面，^{18}F-FDG PET/CT 优于单纯 CT。临床实践也显示，^{18}F-FDG PET/CT 在指导放疗靶区的勾画方面优于单纯 CT，对 CT 和 MRI 难以确定是否有肿瘤侵犯的区域，^{18}F-FDG PET/CT 显像有助于进一步明确诊断。但是对于靠近颅底的鼻咽癌侵犯病灶，由于正常脑实质及眼肌 ^{18}F-FDG 高摄取而易掩盖和影响病灶的显示，PET/CT 在鼻咽癌 T_4 分期患者中易低估病变侵犯的严重程度，Ng SH 和 King AD 等报道显示，MRI 发现鼻咽癌对鼻咽旁、颅底、蝶窦、颅内及眼眶的侵犯范围大于 PET/CT 所见，因此对于 T_4 分期，^{18}F-FDG PET/CT 仍存在一定的局限性。

2. ^{11}C-胆碱显像　为了弥补 ^{18}F-FDG 显像在诊断鼻咽癌颅内及颅底侵犯方面存在的不足，笔者单位对 15 例局限性进展型鼻咽癌患者（10 例初诊患者、5 例复发患者）进行了 ^{11}C-胆碱（^{11}C-choline）显像，并与 ^{18}F-FDG 显像进行比较。结果显示，15 例患者 ^{11}C-胆碱显像均为阳性，而 ^{18}F-FDG 显像

阳性者为 12 例。虽然肿瘤对 ^{11}C- 胆碱的摄取低于 ^{18}F-FDG（6.84 ± 2.76 比 12.81 ± 5.00，$t=-6.416$，$P<0.001$），但由于正常脑组织不摄取 ^{11}C- 胆碱，因此 ^{11}C- 胆碱显像的肿瘤 / 脑比值（T/B ratio）明显高于 ^{18}F-FDG 显像（18.62 ± 7.95 比 1.38 ± 0.59，$t=8.801$，$P<0.001$），另外 ^{11}C- 胆碱显像眼肌摄取也较低，这些优点使 ^{11}C- 胆碱显像较 ^{18}F-FDG 显像改进了 6/12 的颅内、4/14 的颅底及 3/3 的眼眶侵犯病灶的显示清晰度。^{18}F-FDG 和 ^{11}C- 胆碱显像在显示鼻咽癌对鼻咽部及鼻咽周围组织的侵犯方面无明显差异。此研究揭示，对于局部进展型鼻咽癌 ^{11}C- 胆碱显像优于 ^{18}F-FDG 显像，有助于提高鼻咽癌 T 分期的准确性。

五、鉴别诊断

鼻咽癌须与鼻咽部炎症、淋巴瘤及正常生理性摄取相鉴别。

1. 鼻咽部炎症　对于鼻咽部高代谢病灶，仅根据病灶的 SUV 无法准确地区分鼻咽癌和炎症病灶，但多数炎症病灶呈现为沿咽隐窝呈"细条状"或"柳叶状"浓聚，或沿鼻咽部黏膜呈"弧形"浓聚，或双侧咽隐窝呈"八"字型浓聚，而鼻咽癌病灶多呈结节状和块状浓聚，仔细分析两者的形态差异并结合临床表现，有助于提高 ^{18}F-FDG 显像鉴别诊断鼻咽癌和鼻咽部炎症的准确性。但对于表现为块状的炎症病灶，^{18}F-FDG 显像无法进行准确区分，对于可疑炎症者抗炎 2 周后复查比较前后两次显像结果有助于鉴别。

2. 鼻咽部淋巴瘤　鼻咽部淋巴瘤的发生率较高，病灶也可表现为 ^{18}F-FDG 明显高摄取，但与鼻咽癌不同，淋巴瘤病灶多呈现为鼻咽部弥漫性浸润伴鼻咽部软组织弥漫性增厚，另外淋巴瘤患者全身病灶的分布与鼻咽癌有一定的差别，特别是淋巴结病灶的分布，淋巴瘤多呈现全身性分布或为双侧颈部对称性分布，而鼻咽癌淋巴结转移病灶多仅累及颈部，常一侧较明显并多沿颈部淋巴链走行，分布较规则。

3. 腺样体肥大　腺样体为顶后壁交界区淋巴组织，自幼年起逐渐增大，但是在 10 岁以后开始萎缩。儿童顶后壁交界区腺样体 ^{18}F-FDG PET 显像表现为局限性放射性浓聚影，应当注意加以鉴别。如果腺样体因炎症刺激发生病理性增生，称为腺样体肥大（adenoid hypertrophy），常见于青少年。CT 见增生的腺样体边界光滑，与周围组织界限清楚；^{18}F-FDG PET 显像表现为局限性放射性浓聚影，如果鉴别困难可进行局部病理学检查明确诊断。

六、病例分析与诊断要点

病例 1：鼻咽癌，非角化未分化型癌

【临床表现】女性，41 岁，鼻出血伴双耳鸣半个月。无鼻塞、流脓涕及头痛等。CT 发现鼻咽后壁软组织突起。

【PET/CT 所见】平扫 CT 于鼻咽后壁见软组织结节，突起于黏膜表面，双侧咽隐窝形态基本正常，^{18}F-FDG 显像于鼻咽后壁软组织突起处见结节状高代谢病灶，边界清楚，大小为 $2.5\text{cm} \times 2.4\text{cm} \times 1.7\text{cm}$，SUVmax=12.5；双侧咽隐窝处未见代谢增高。

【PET/CT 诊断】鼻咽癌。

【病理诊断】鼻咽镜活检病理结果为非角化性未

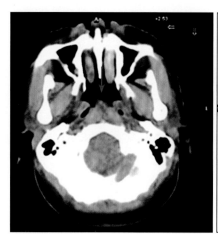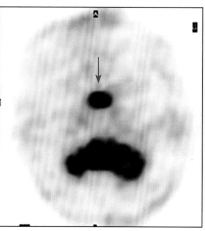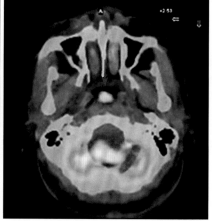

图 7-2-1　病例 1：鼻咽癌

分化癌。

【诊断要点】此病例 PET/CT 影像表现为隆起于鼻咽后壁黏膜表面的结节状高代谢病灶，CT 于相应部位见鼻咽后壁局限性组织增厚，从 PET 和 CT 图像看均符合鼻咽癌的影像表现，且该患者有鼻咽癌常见的临床表现（鼻出血和耳鸣），可诊断为鼻咽癌。PET/CT 显像所示病灶局限、边界清楚，有助于肿瘤 T 分期（图 7-2-1）。

病例 2：鼻咽癌

【临床表现】男性，50 岁。回吸性涕血伴左侧耳鸣月余。鼻咽镜示鼻咽后壁黏膜粗糙。

【PET/CT 所见】平扫 CT 见鼻咽部形态及密度无明显异常。PET/CT 示鼻咽后壁局限性代谢增高，病灶未向鼻咽腔内生长，肿瘤边界清楚，大小为 2.6cm×1.8cm×3.0cm，SUVmax 为 11.9；双侧咽隐窝形态及代谢未见异常。

【PET/CT 诊断】鼻咽癌。

【病理诊断】鼻咽癌，低分化鳞癌。

【诊断要点】此病例根据临床表现应高度怀疑鼻咽癌，但鼻咽部 CT 无明显形态异常，无法准确诊断鼻咽癌。18F-FDG PET/CT 显像清楚地将鼻咽后壁鼻咽癌病灶检出，肿瘤代谢明显增高，可清楚地与鼻咽后壁正常软组织区分开来。此病例提示，PET/CT 可较 CT 灵敏地检出鼻咽癌病灶并有助于更好地指导放疗布野（图 7-2-2）。

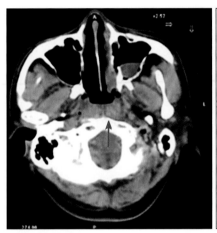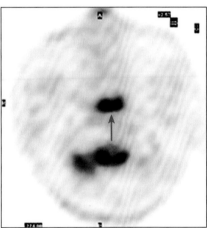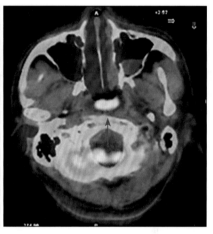

图 7-2-2　病例 2：鼻咽癌

病例 3：鼻咽癌

【临床表现】女性，36 岁。涕血伴左耳听力下降、左侧头部隐痛 2 月余，外院 CT 及鼻咽镜发现鼻咽部新生物，但活检结果为慢性炎症。

【PET/CT 所见】平扫 CT 见鼻咽部软组织明显增厚呈大块状，突向鼻腔内，伴双侧上颌窦内软组织影和积液。PET/CT 于鼻咽部见块状高代谢病灶，边界清楚，大小为 4.9cm×4.2cm×3.8cm，SUVmax=20.1，该高代谢病灶的周边伴有部分软组织代谢不高，提示伴有慢性炎症；鼻腔内部分软组织影 PET/CT 也未见代谢增高。

【PET/CT 诊断】鼻咽癌伴邻近组织慢性炎症。

【病理及临床诊断】在 PET/CT 图像引导下针对代谢增高的组织进行活检，病理为非角化性未分化癌。

【诊断要点】鼻咽癌患者经常伴有鼻咽部及鼻腔内慢性炎症，CT 不易将其与鼻咽癌病灶清楚区分开来，而鼻咽镜引导下活检有时活检部位刚好是炎症部位而易出现假阴性。PET/CT 在多数情况下易于将鼻咽癌病灶与慢性炎症区分开来，前者 18F-FDG 显像代谢明显增高，而后者多数代谢不高或仅轻度增高，可以更好地用于指导鼻咽部病灶活检并使放疗靶区勾画得更准确（图 7-2-3）。

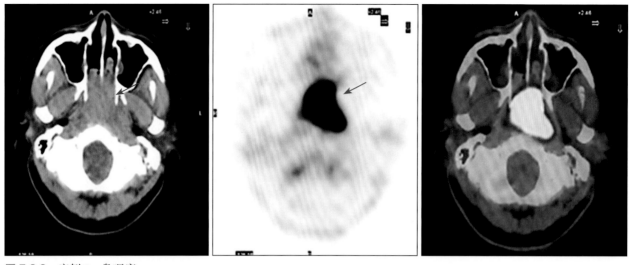

图 7-2-3　病例 3：鼻咽癌

病例 4：鼻咽癌

【临床表现】女性，63 岁。鼻塞、右眼视力下降、复视半年，右眼失明伴头痛 3 个月。右侧颈部触及 1.0cm 的左右的肿大淋巴结，质硬、移动度差，右眼失明。

【PET/CT 所见】平扫 CT 示鼻咽右后壁软组织

肿胀伴右侧鼻腔内软组织影，右侧翼突、梨骨及右侧上颌窦后壁骨密度增高，另外还可见右侧翼内外肌肿胀。^{18}F-FDG 显像于鼻咽右侧壁及相邻组织间见大块状高代谢病灶，该病灶侵犯右侧鼻腔、右侧翼突、右侧翼突内外侧板、右侧翼腭窝、右侧上颌窦后壁、右侧颞骨岩尖及右侧翼内、外肌，大小为

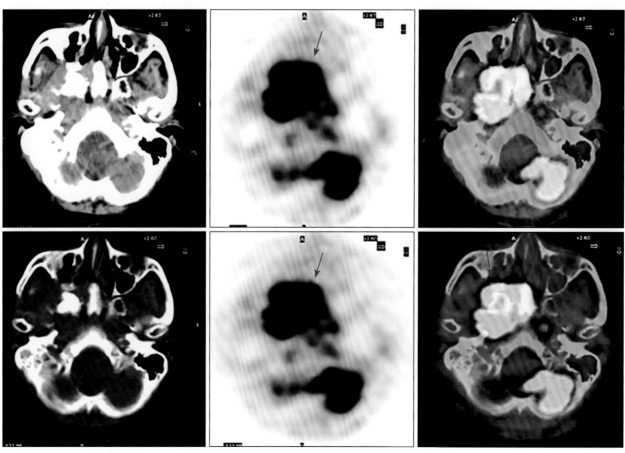

　图 7-2-4　病例 4：鼻咽癌

5.8cm×4.6cm×5.3cm，SUVmax 为 17.8，病灶边界显示得很清楚，定位准确。

【PET 诊断】鼻咽癌侵犯周围组织，T$_3$ 期。

【病理诊断】鼻咽癌，非角化性未分化癌。

【诊断要点】此病例 PET 和 CT 改变均很典型，符合局部进展型鼻咽癌的影像表现，该病灶大、侵犯范围广，准确 T 分期对治疗和预后判断很重要，单纯 PET 显像因无法显示鼻咽癌周围组织的解剖结构，无法确定肿瘤的侵犯范围而无助于鼻咽癌 T 分期，PET 和 CT 融合后，克服了 PET 只能定性而无法准确定位的不足，能清楚、准确地显示肿瘤对周围组织的侵犯细节，提高了 PET/CT 在鼻咽癌 T 分期及在指导精确放疗布野中的价值（图 7-2-4）。

病例 5：鼻咽癌

【临床表现】男性，37 岁。因鼻出血及左耳闷塞感 2 个月、左耳鸣 1 个月而就诊。鼻咽镜检查发现左侧鼻咽部占位性病变。双侧颈部未触及肿大淋巴结。

【PET/CT 所见】¹⁸F-FDG 显像见鼻咽左侧壁块状高代谢病灶，侵犯左侧鼻咽侧壁及咽旁组织，肿瘤同时侵犯左侧翼突、翼突内外侧板、翼腭窝、左眼眶后壁及左侧枕骨斜坡，并可能侵入左侧颞叶及左侧眶内，病灶 SUVmax=11.2，肿瘤 / 小脑比值=1.05。¹¹C-胆碱显像于鼻咽左侧壁见块状高代谢病灶，同时侵犯相邻组织，病灶大小及形态与 ¹⁸F-FDG 显像相近，但在显示肿瘤对左眼眶及左侧颞叶的侵犯方面 ¹¹C-胆碱显像明显较 ¹⁸F-FDG 显像清晰，病灶 SUVmax=7.86，肿瘤 / 小脑比值 =25.3，¹¹C-胆碱显像所见的斜坡内肿瘤侵犯范围也较 ¹⁸F-FDG 显像大。

【PET/CT 诊断】鼻咽癌，T$_4$ 期。

【病理及临床诊断】鼻咽癌，非角化性未分化癌，T$_4$ 期。

【诊断要点】此病例根据临床表现及 ¹⁸F-FDG PET/CT 显像所见可以准确诊断鼻咽癌。为了更好地指导治疗，还须进行准确 T 分期。从 ¹⁸F-FDG PET/CT 图像看，由于脑组织呈现 ¹⁸F-FDG 高摄取，准确确定颅底、颅内和眶内侵犯存在一定的困难。而由于正常情况下 ¹¹C-胆碱脑组织摄取极低，¹¹C-

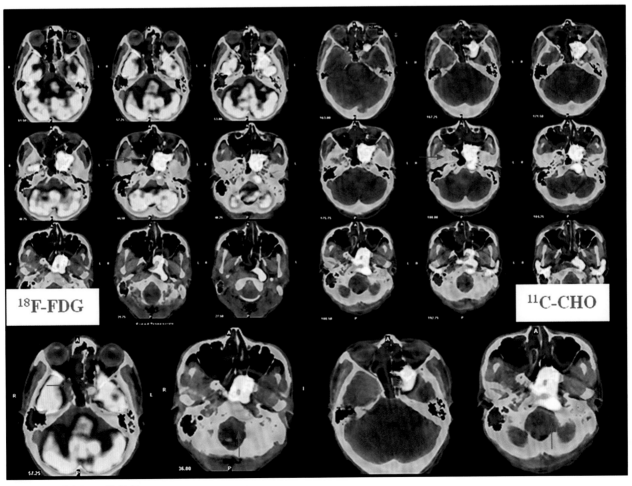

图 7-2-5　病例 5：鼻咽癌

胆碱显像易于清楚显示和准确确定鼻咽癌颅底、颅内及眶内肿瘤侵犯。此病例提示 ^{11}C- 胆碱有助于提示 PET/CT 对鼻咽癌病灶的 T 分期。

病例 6：鼻咽癌

【临床表现】女性，45 岁。回吸性涕血伴重影、左眼外展受限、左侧面部感觉异常 5 月余，CT 发现左侧鼻咽部及其邻近组织密度异常。

【PET/CT 所见】平扫 CT 似于脑干左侧见 1 个软组织结节影，^{18}F-FDG 显像在相应部位似可见局部代谢略增高，浓聚程度与相邻脑干相近，边界不清，SUVmax=6.37，病灶 / 小脑比值为 0.78，病灶

难以准确确定。^{11}C- 胆碱显像于相应部位见局限性代谢增高，病灶边界清楚，大小为 1.1cm，SUVmax 为 2.47，病灶 / 小脑比值 =5.74。

【PET/CT 诊断】鼻咽癌颅内侵犯，T_4 期。

【临床诊断】鼻咽癌颅内侵犯，T_4 期。

【诊断要点】此病例 ^{18}F-FDG 显像难以准确诊断鼻咽癌是否存在颅内侵犯，而 ^{11}C- 胆碱显像颅内侵犯病灶显示得非常清楚，易于诊断。此病例提示在显示和诊断鼻咽癌颅内侵犯病灶方面 ^{11}C- 胆碱显像优于 ^{18}F-FDG 显像（图 7-2-6）。

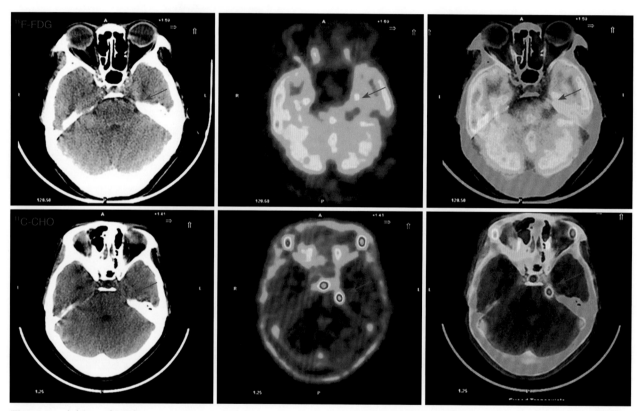

图 7-2-6　病例 6：鼻咽癌

病例 7、8：鼻咽部炎症

【临床表现】病例 7 和病例 8 皆为健康查体者，无特殊主诉和体征。

【PET/CT 所见】病例 7：^{18}F-FDG PET/CT 于鼻咽后壁及双侧咽隐窝处见"弧形"代谢轻度增高，CT 于鼻咽后壁见小软组织突起，双侧咽隐窝未见形态异常。病例 8：^{18}F-FDG PET/CT 于双侧咽隐窝见"八"字形浓聚影，形态规则，基本对称，CT 见双侧咽隐窝稍变浅，形态基本正常。

【PET/CT 诊断】皆为鼻咽部炎症。

【鼻咽镜检查及病理】鼻咽镜检查未见软组织肿

块，针对代谢增高处活检病理结果皆为炎症。

【诊断要点】^{18}F-FDG 显像常在体检者中无意发现鼻咽部炎症，这些受检者常诉近期内有上呼吸道感染，同机 CT 鼻咽部多无明显形态改变。^{18}F-FDG 显像所示鼻咽部炎症多呈对称性改变，多数沿咽隐窝呈"细条状"或"柳叶状"浓聚，或沿鼻咽后壁及侧壁黏膜呈"弧形"浓聚，或沿双侧咽隐窝呈"八"字形浓聚，易于与鼻咽癌相鉴别，对于鉴别困难者，建议针对鼻咽部代谢增高处活检或抗炎 2 周左右复查是很有必要的（图 7-2-7）。

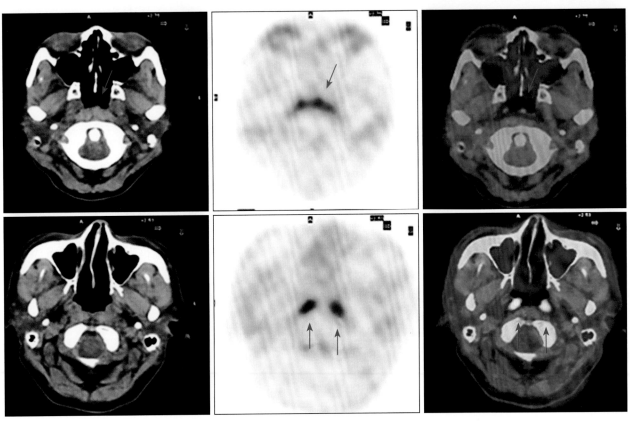

图 7-2-7　病例 7 和病例 8：鼻咽部炎症

第 3 节　甲状腺癌

一、概述

甲状腺癌（thyroid carcinoma）是最常见的甲状腺恶性肿瘤，约占全身恶性肿瘤的 1%。除髓样癌外，绝大多数甲状腺癌起源于滤泡上皮细胞。甲状腺癌的病理类型有：①乳头状癌，约占成人甲状腺癌的 60% 和儿童甲状腺癌的全部。多见于 30 ~ 45 岁的女性，恶性程度低，约 80% 肿瘤为多中心性，约 1/3 累及双侧甲状腺。较早便出现颈淋巴结转移，但预后较好。②滤泡状腺癌，约占 20%，常见于 50 岁左右老年人。肿瘤生长较快，属中度恶性且有侵犯血管倾向，33% 可经血液转移到肺、肝、骨和中枢神经系统。颈部淋巴结侵犯约占 10%，预后不如乳头状癌。③未分化癌，约占 15%，多见于 70 岁左右老年人。肿瘤发展迅速，且约 50% 早期患者便有颈部淋巴结转移，高度恶性。除侵犯气管及喉返神经或食管外，还能经血液循环向肺、骨等远处转移。预后很差。平均存活 3 ~ 6 个月，1 年存活率仅 5% ~ 15%。④髓样癌，仅占 7%，来源于滤泡旁降钙素分泌细胞，细胞排列呈巢状或囊状，无乳头或滤泡结构，呈未分化状。瘤内有淀粉样物沉积。可兼有颈部淋巴结转移和血行转移。预后不如乳头状癌，但略比未分化癌好。

二、临床表现

甲状腺癌常表现为颈前区软组织肿块，除此外常无自觉症状，病灶大时可压迫气管导致呼吸困难，侵犯喉返神经时可出现声嘶等。触诊病灶质地硬而固定、表面不平，并随吞咽活动而上下移动。未分化癌常伴有侵犯周围组织的相关临床表现。有时可伴有颈部淋巴结肿大。髓样癌病人应排除 II 型多发性内分泌腺瘤综合征（MEN-II），应注意有无腹泻、颜面潮红、低血钙等症状和血液学检查异常。

三、常规影像学诊断

B 超是检测甲状腺疾病的最常用显像技术，它可显示甲状腺内结节的部位、大小、血流供应及与周围组织的关系，方便、廉价、操作简单、无射线影响等。在定性是否是甲状腺癌方面仍有较明显的不足，准确性约51.2%。在B超引导下进行细针穿刺可进一步明确是否为甲状腺癌。在检测颈部淋巴结转移灶方面B超灵敏度高。

增强CT也是检测甲状腺癌的一种常用的、灵敏的显像技术，但在定性方面也仍存在较明显的不足。CT可较清楚地显示病灶对周围组织的侵犯，对手术方案的制订有较大的帮助。

$^{99m}TcO_4$或^{131}I SPECT甲状腺扫描可确定甲状腺结节的功能，当发现甲状腺内单发"凉"、"冷"结节时应引起重视，约10%~20%单发"凉"、"冷"结节为甲状腺癌。^{99m}Tc-MIBI和^{201}Tl等核医学肿瘤阳性显像剂有助于甲状腺癌的定性诊断，如$^{99m}TcO_4$或^{131}I甲状腺静态显像病灶处呈现为"凉"或"冷"结节，^{99m}Tc-MIBI和^{201}Tl显像为阳性者，应高度怀疑甲状腺癌。^{99m}Tc-DMSA对甲状腺髓样癌有较好的诊断价值。

四、PET/CT 诊断

（一）^{18}F-FDG 显像

1. 甲状腺偶发瘤　甲状腺偶发瘤（thyroid incidentalomas），此概念主要用于定义在^{18}F-FDG显像中无意中发现的甲状腺局限性或弥漫性代谢增高，其发生率约1.1%~4.3%，大多数表现为局限性代谢增高，这些患者中有14%~57%（平均约1/3）最后被证实为甲状腺癌，其他为甲状腺腺瘤。对于局限性偶发瘤仅根据SUVmax很难确定病灶是甲状腺癌还是甲状腺腺瘤，仔细分析同机CT和PET/CT融合图上的一些细节（如CT上病灶内有无钙化、是单发结节还是多发结节以及病灶与周围组织的关系等信息）有助于提高鉴别诊断准确性，但总体来说，即使如此，准确鉴别两者仍很困难。对于偶发瘤，由于存在较高的恶性比率，密切观察病变的变化是非常必要的。甲状腺弥漫性摄取在健康查体者及在行其他肿瘤^{18}F-FDG显像时也偶尔发现，这种改变主要见于甲状腺自身免疫性疾病（autoimmune thyroid disease），如桥本氏病，或为正常变异，这些患者CT常常显示甲状腺组织密度降低，提示摄碘功能低下，测定甲状腺球蛋白及微粒体抗体有助于进一步明确病因。但是Ja S B报道有6.4%的甲状腺弥漫性^{18}F-FDG摄取者最后证实为甲状腺癌，因此弥漫性摄取者也须注意临床观察。

2. 甲状腺癌　甲状腺癌的发病率相对较低，但是甲状腺结节的发病率相当高，虽然甲状腺细针活检可提高甲状腺结节的定性准确性，但是仍有20%~40%患者根据细针活检结果仍无法准确诊断，其结果导致80%左右的甲状腺切除手术是不必要的。因此如果PET/CT能准确地区别甲状腺腺瘤和甲状腺癌，那将有助于明显减少不必要的甲状腺切除术而减少医疗费用的不必要付出。De Geus-Oei LF曾对44例细针活检结果不确定的患者进行^{18}F-FDG显像，结果发现6例分化型甲状腺腺瘤^{18}F-FDG显像均为阳性，38例良性结节中13例^{18}F-FDG显像也为阳性，如果对^{18}F-FDG显像阳性者采用手术切除，而对阴性者进行临床观察，则可减少66%的不必要手术。对于Hürthle细胞甲状腺癌（一种恶性相对较高，但较少见的分化型甲状腺癌，又称嗜酸性细胞甲状腺癌），44例患者的研究结果也显示^{18}F-FDG显像具有优异的诊断效能（灵敏度为95.8%，特异性为95%）。但是Kim JM等对46例甲状腺结节进行^{18}F-FDG显像研究（46例中最后明确为恶性肿瘤15例，良性结节者21例，因拒绝立即手术而无法获得病理结果者10例），结果发现所有病灶均出现^{18}F-FDG摄取，良性组和恶性组的SUVmax无显著性差异，因此作者认为，用^{18}F-FDG显像无法区分甲状腺癌和良性结节，用^{18}F-FDG显像来选择合适的手术患者价值有限。Mitchell JC等的研究也显示，并非所有甲状腺癌患者^{18}F-FDG显像均为阳性，作者对31例患者的48个病灶进行研究，尽管^{18}F-FDG显像的特异性达91%（30/33），但^{18}F-FDG显像对甲状腺癌的诊断灵敏度仅有60%（9/15），^{18}F-FDG显像的阳性预告值为75%，阴性预告值为83%。对于甲状腺髓样癌，Beheshti M比较了^{18}F-FDG显像和^{18}F-多巴（^{18}F-DOPA）在21例患者中的应用结果发现，^{18}F-FDG显像的阳性率为58%，而^{18}F-DOPA显像的阳性率为81%，说明^{18}F-FDG显像在甲状腺髓样癌中的应用价值也是有限的。总体来说，将^{18}F-FDG显像用于初诊甲状腺癌的诊断和鉴别诊断的报道相对较少，其结果也显示不是很理想。目前多数的研究主要集中于探讨^{18}F-FDG显像组合全身^{131}碘（^{131}I）显像对甲状腺癌术后复发和转移病灶的检测上。

（二）^{11}C-胆碱显像

为了弥补^{18}F-FDG显像对甲状腺癌（特别是分化型甲状腺癌）检测灵敏度不高的缺点，笔者单位在国内率先对 18F-FDG 显像阴性和可疑阳性的 4 例初诊甲状腺癌和 1 例复发甲状癌患者（病理类型分别为滤泡腺癌 4 例、髓样癌 1 例）进行了 11C-胆碱显像研究，结果显示 5 例患者 11C-胆碱显像均为阳性，11C-胆碱显像除部分肺小转移灶为阴性外，颈部淋巴结转移灶和较大的肺内转移灶均为阳性，这揭示 11C-胆碱显像可弥补 18F-FDG 显像的不足而提高 PET/CT 对甲状腺癌的检测灵敏度并能对甲状腺癌进行较好的分期，因此具有潜在的临床应用前景，值得进一步研究。

五、病例分析与诊断要点

病例 1：甲状腺偶发瘤

【临床表现】女性，53 岁。左侧乳腺癌术后、放疗后，近日觉胸闷。查体：左侧乳腺术后缺如，右乳腺查体无异常。颈前区未触及软组织结节。余无特殊。

【PET/CT 所见】左侧乳腺癌术后，左侧乳腺内未见恶性肿瘤征象（图像未提供）。甲状腺右侧叶内见结节状高代谢病灶，大小为 1.6cm×1.4cm×1.3cm，SUVmax 为 5.4，CT 于相应部位未见明显密度或形态改变（图 7-3-1）。

【PET/CT 诊断】甲状腺右侧叶结节状高代谢病灶，考虑为甲状腺腺瘤，但不除外甲状腺癌的可能，请结合临床并密切观察。

【病理诊断】患者在 PET/CT 显像后行甲状腺部分切除术，病理为甲状腺乳头状癌。

【诊断要点】此病例为乳腺癌术后患者，行 PET/CT 显像除外肿瘤转移。全身 18F-FDG PET/CT 显像无意间发现甲状腺右侧叶结节状高代谢病灶，符合甲状腺偶发瘤的诊断。此病例根据 PET 所示的病灶代谢状态和 CT 所见的形态学改变，无法很准确地确定是甲状腺癌或甲状腺腺瘤，但鉴于此类情况有 1/3 是甲状腺癌，手术切除是可取的，对于不愿意手术患者，必须建议密切临床随访。

病例 2：甲状腺偶发瘤

【临床表现】男性，76 岁。确诊血管免疫母细胞性 T 细胞淋巴瘤已完成化疗后 3 个月，行 18F-FDG PET/CT 显像进行疗效评价。患者无自觉症状。查体无阳性体征。

【PET/CT 所见】PET/CT 显像于甲状腺左侧叶下极见结节状高代谢病灶，大小为 1.7cm×1.3cm×1.6cm，SUVmax 为 6.5，CT 于相应

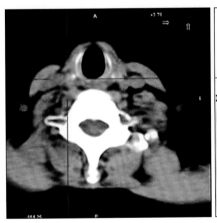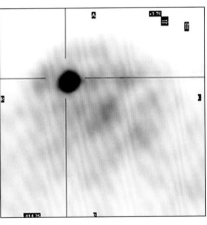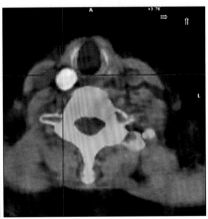

图 7-3-1　病例 1：甲状腺偶发瘤
乳腺癌术后全身显像发现甲状腺右侧叶高代谢病灶，术后病理为乳头状癌。

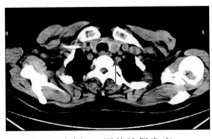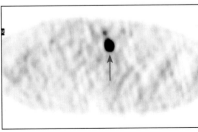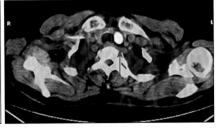

图 7-3-2　病例 2：甲状腺偶发瘤
淋巴瘤治疗后全身 PET/CT 显像无意中发现甲状腺左侧叶高代谢病灶，活检病理结果为腺瘤，随访 1 年半病灶无明显变化。

部位见低密度结节，边缘光滑，边界清楚。全身其他部位未见明显异常。

【PET/CT诊断】甲状腺左侧叶结节状高代谢病灶，多考虑为甲状腺腺瘤，建议定期临床观察。

【临床随访及诊断】2年7个月后再次行 18F-FDG PET/CT 显像，甲状腺左侧叶高代谢病灶的大小及 SUVmax 无明显变化。B 超随访也未见明显变化，临床诊断为甲状腺腺瘤。

【诊断要点】此病例全身 PET/CT 无意发现甲状腺左侧叶偶发瘤，CT 示病灶边界光滑，临床随访为甲状腺腺瘤。此病例提示部分甲状腺腺瘤也可呈现 18F-FDG 代谢增高，根据病灶处有无 18F-FDG 高摄取无法对甲状腺病变的良恶性进行准确鉴别（图7-2-3）。

病例3：甲状腺偶发瘤

【临床表现】男性，54岁。为健康查体者，无自觉症状。

【PET/CT所见】PET/CT 见甲状腺左侧叶内块状高代谢病灶，大小为 2.5cm×3.0cm×2.7cm，SUVmax=6.3，该病灶似累及相邻气管壁，CT 于相应部位见低密度占位性病变伴小钙化灶。全身其他部位未见明显异常。

【PET/CT诊断】甲状腺左侧叶高代谢病灶，高度怀疑甲状腺癌（图7-3-3）。

【病理诊断及随访】甲状腺乳头状癌。39个月后肿瘤复发伴左侧颈部淋巴结转移。

【诊断要点】该患者为健康查体时无意发现甲状腺左侧叶偶发瘤，该病灶 18F-FDG 显像代谢明显增高，CT 于相应部位见低密度软组织肿块，病灶与周围组织界限不清楚，同时伴有小钙化灶，这些征象高度提示有甲状腺癌的可能，及时行手术切除是非常必要的。

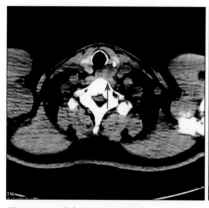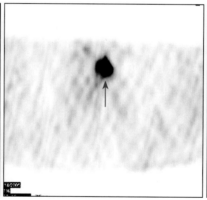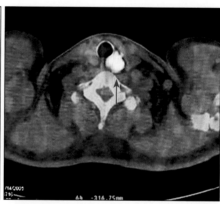

图7-3-3　病例3：甲状腺癌
查体中无意发现甲状腺左侧叶高代谢病灶，累及气管左后壁，手术病理为乳头状癌。

病例4：甲状腺癌

【临床表现】女性，38岁。发现左侧颈部淋巴结增大4个月，活检病理为转移性乳头状癌，B超检查发现左侧颈部多发淋巴结增大，并于甲状腺左侧叶内见占位性病变。临床拟诊甲状腺癌伴左侧颈部淋巴结转移。为了除外其他部位转移灶而行 PET/CT 显像。

【PET/CT所见】平扫 CT 示甲状腺左侧叶低密度占位性病变伴左侧颈部多发淋巴结增大，18F-FDG 显像在以上病灶所在处未见明显代谢增高，全身其他部位也未见明显异常。局部 11C-胆碱显像见甲状腺左侧叶病灶处及左侧颈部增大淋巴结处代谢明显增高，SUVmax=17.69（图7-3-4）。

【PET/CT诊断】左侧叶甲状腺癌伴左侧颈部多发淋巴结转移灶。

【病理诊断】术后病理为甲状腺左侧叶乳头状癌伴左侧颈部多发淋巴结转移灶。

【诊断要点】分化型甲状腺癌 18F-FDG 显像可表现为阴性，对于临床高度怀疑甲状腺癌而 18F-FDG 显像阴性者，11C-胆碱显像可作为一种补充，可弥补 18F-FDG 显像的不足，准确地对其进行分期。

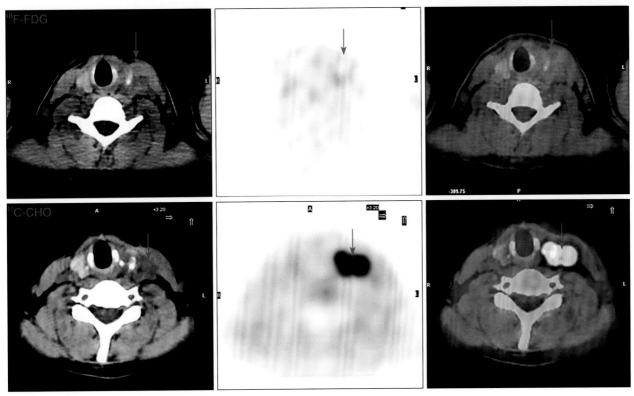

图 7-3-4　病例 4：甲状腺癌

第 4 节　原发性肝癌

一、概述

原发性肝癌（primary liver cancer）是我国常见的恶性肿瘤之一，高发于东南沿海地区。发病中位年龄为 40～50 岁，男性比女性多见。我国发病人数约占全球的 55%，在肿瘤相关死亡中仅次于肺癌，位居第二。其病因和发病原理尚未确定，目前认为与肝硬化、病毒性肝炎、黄曲霉素等某些化学致癌物质和水土因素有关。肝癌高发地区高达 60%～90% 的肝癌患者有 HBV 感染，约 84.6% 肝癌中合并有肝硬化。据统计，一般需经 7 年左右肝硬化可发展为肝癌。中老年男性中 HBV 载量高者、HCV 感染者、HBV 和 HCV 重叠感染者、嗜酒者、合并糖尿病者以及有肝癌家族史者，为原发性肝癌的危险人群。原发性肝癌的大体类型可分 3 型：结节型、巨块型和弥漫型，其中以结节型最多见，且多伴有肝硬化，结节型肝癌可为单发结节，也可为多发结节。其中单个癌结节最大直径 <3cm 或两个癌结节合计最大直径 <3cm 的原发性肝癌称为小肝癌。巨块型多呈单发的大块状，也可以由许多密集的结节融合而成，较少伴有肝硬化或肝硬化程度较轻。弥漫型肝癌最少见，可呈现为全肝

密布无数灰白色点状结节。病理组织上肝癌可分为 3 类：肝细胞癌（hepatocellular carcinoma，HCC）、肝内胆管癌（intrahepatic cholangiocarcinoma，ICC）和混合性肝癌 3 种类型。纤维板层癌是 HCC 的一种特殊类型，常见于青少年，多不伴肝硬化，生长缓慢，预后较好。我国绝大多数原发性肝癌为肝细胞癌，分化程度差异性大，分化较高者癌细胞类似于肝细胞，分泌胆汁，癌细胞排列呈巢状，血管多（似肝血窦），间质少；分化低者异型性明显，癌细胞大小不一，形态各异。

原发性肝癌极易侵犯门静脉及其分支，而门静脉内癌栓可经门静脉系统形成肝内播散性转移，或阻塞门静脉引起门静脉高压。原发性肝癌可向横膈、周围组织、邻近脏器侵犯并可出现腹腔种植性转移。淋巴结转移以肝门区淋巴结转移最多，其次为胰周、腹膜后区及锁骨上窝淋巴结。血液播散多见于肺，其次为骨和脑转移。

二、临床表现

原发性肝癌早期常缺乏典型症状。肝癌常见的

临床表现主要为肝区疼痛、肝肿大和食欲减退、乏力、消瘦、腹胀等全身或消化道症状和体征。血清甲胎蛋白（AFP）测定对肝细胞癌的诊断具有重要的意义。如血清 AFP ≥ 400μg/L，并能排除妊娠、活动性肝病、生殖性胚胎源性肿瘤等，即可考虑肝细胞癌。但临床上约 30%～40% 的肝癌病人 AFP 为阴性。胆管细胞癌可有黄疸症状，常伴有 CEA 和 CA199 增高，胆管细胞癌患者多数无肝炎和肝硬化病史。

三、常规影像学诊断方法

1. 超声检查　超声检查为非侵入性检查，对人体组织无任何不良影响，操作简单、直观准确、费用低廉、方便无创、广泛普及，可用于肝癌的普查和治疗后随访。实时超声造影对于直径 <3cm 的肝癌鉴别诊断具有重要的临床价值，常用于肝癌的早期发现和诊断，可用于肝癌与肝囊肿、肝血管瘤的鉴别诊断。但是，超声检查容易受到检查者经验、手法和细致程度的限制，定性诊断仍存在一定局限性。

2. 多层螺旋CT　CT 的分辨率远远高于超声，图像清晰而稳定，能全面客观地反映肝癌的特性，用于肝癌常规诊断和治疗后随访。CT 平扫病灶呈低或等密度占位性病变，增强时可呈现"快进快出"的强化模式。CT 检查可清楚地显示肝癌的大小、数目、形态、部位、边界、肿瘤血供丰富程度，以及与肝内管道的关系。对门静脉、肝静脉和下腔静脉是否有癌栓，肝门和腹腔淋巴结是否有转移，肝癌是否侵犯邻近组织器官都有重要的诊断价值。还可通过显示肝的外形、脾的大小以及有无腹水来判断肝硬化的轻重，因此 CT 已经成为肝癌诊断的常规手段。

3. 磁共振成像（MRI）　具有很高的组织分辨率、多参数、多方位成像等特点，有助于肝癌的鉴别诊断。应用肝特异性 MRI 造影剂能够提高肝转移病灶和小肝癌检出率，对肝癌与肝局灶性增生结节、肝腺瘤等的鉴别亦有较大帮助。MRI 对肝内小病灶的检出、血管的情况以及肿瘤内结构的显示有独到之处，可以作为 CT 检查的重要补充。

四、PET/CT 诊断

（一）肝细胞癌 18F-FDG 显像

肝细胞癌对 18F-FDG 的摄取与肝细胞癌的分化程度及肿瘤的侵袭性密切相关，18F-FDG PET/CT 显像适合用于细胞分化较低和进展型的肝细胞癌。肝细胞癌 18F-FDG 显像检测灵敏度为 40%～70%，但特异性高，接近 100%。韩国学者 Shin. JA 对 32 例肝细胞癌患者的显像结果显示，18F-FDG 显像对肝细胞癌的检测灵敏度为 65.5%，阳性预告值为 90.5%。Lin WY 对 12 例患者 16 个肝细胞癌病灶进行双时相 18F-FDG PET 显像研究显示，常规 1 小时显像其灵敏度为 56.3%，3 小时延迟显像为 62.5%，两者无明显统计学差异，提示延迟显像对提高诊断灵敏度并无明显作用。Park JW 的研究显示，AFP 水平明显增高、分级较晚、存在门脉癌栓、肿瘤体积大和多发病灶者 18F-FDG PET/CT 易出现阳性结果。将病灶大小分为 1～2cm 组、2～5cm 和 ≥ 5cm 3 组，18F-FDG 显像阳性率分别为 27.2%、47.8% 和 92.8%。笔者单位的研究结果也显示，对于肝细胞癌，18F-FDG PET/CT 的阳性检测率为 61.1%，18F-FDG PET/CT 对肝细胞癌的阳性检测率与 AFP 水平、肿瘤大小、肝内病灶多少及是否有门脉癌栓密切相关。小于 2cm 的 7 例肝细胞癌患者 18F-FDG 显像均为阴性，然而大于 5cm 的肝细胞癌者 91.4% 为阳性，另外 95.4% 伴有门脉癌栓形成及 100%AFP 水平 >4000μg/mL 者 18F-FDG PET/CT 为阳性。18F-FDG 显像在分化较高及体积较小的肝细胞癌患者中易出现假阴性。假阴性与分化较高的肝细胞癌和小肝癌内高表达的葡萄糖 -6- 磷酸酶密切相关，也与上述类型肝细胞癌细胞膜上低表达的葡萄糖转运蛋白 1 或 2（Glut-1、Glut-2）及细胞内高表达的 P- 糖蛋白（P-glycoprotein）有关。

由于 18F-FDG 显像阳性的肝细胞癌多具有侵袭性特性，韩国学者 Yang SH 认为，18F-FDG 显像适合用于肝癌肝移植患者的筛选，他对 38 例 18F-FDG 显像后进行肝移植的患者进行随访后显示：38 例中有 14 例为 18F-FDG 显像阳性，术前 AFP 水平及血管侵犯与 PET 显像阳性存在明显相关（P=0.003 和 <0.001），PET 阴性组 2 年无复发存活率明显高于 PET 阳性组（85.1%vs.46.1%，P=0.0005）。在 6 例符合米兰标准而 PET 阳性者中，4 例（66.7%）出现复发，但 20 例符合米兰标准而 PET 阴性者无肿瘤复发，此结果预示，对 PET 阳性者行肝移植应慎重。

原发性肝细胞癌易出现门静脉及其分支癌栓，确定有无癌栓形成对预后的判断及治疗方案的选择至关重要。因此在进行 PET/CT 诊断时，仅明确有无原发性肝癌是不够的，应时时刻刻注意门静脉主干及其分支有无增宽、有无代谢增高，对于肝癌病灶代谢仅轻度增高者尤其应仔细分析门静脉及其分支的细微改变以免漏诊。位于肝表面的原发性肝癌有时可以侵犯膈肌、肝包膜、邻近胃组织、肾上腺及肾等，仔细分析肿瘤有无侵犯相邻组织或脏器很重要，这样才能准确确定肿瘤 T 分期而更好地指导治疗方案的制订，提高 PET/CT 在临床决策中的地位。

（二）胆管细胞癌 ¹⁸F-FDG 显像

对于肝内胆管细胞癌，多项研究均显示 ¹⁸F-FDG 显像的阳性检测率接近 100%，当然临床实践中也发现少数分化较高的肝内胆管细胞癌可出现假阴性，少数沿扩张的胆管壁浸润的胆管细胞癌 ¹⁸F-FDG 显像可出现假阴性。进行诊断时，应注意肝内胆管有无扩张，特别是靠近肿瘤邻近的肝内胆管。另外须密切结合临床，胆管细胞癌患者常出现 CA-199 和（或）CEA 升高。增强 CT 和 MRI 有时在鉴别胆管细胞癌和血管瘤有困难，PET/CT 有助于区分两者，肝血管瘤 ¹⁸F-FDG 代谢不高，而胆管细胞癌绝大多数代谢明显增高。

（三）¹¹C- 乙酸和 ¹¹C- 胆碱显像

为了提高 PET 对肝细胞癌的诊断效能，2003 年，中国香港学者 Ho CL 对 32 例肝细胞癌的 55 个病灶（大小 =3.5 ± 1.9cm，病灶数小于 3 个 / 例）进行了 ¹¹C- 乙酸（¹¹C-acetate）和 ¹⁸F-FDG 显像对比研究，结果显示，¹¹C- 乙酸显像的检测灵敏度为 87.3%，¹⁸F-FDG 显像的检测灵敏度为 47.3%，两种显像组合灵敏度为 100%。¹¹C- 乙酸显像在检测高分化肝细胞癌方面有优势；¹⁸F-FDG 显像在检测低分化肝细胞癌方面有优势。16 个非肝细胞癌（胆管细胞癌或转移瘤）病灶 ¹¹C- 乙酸显像阴性。因此 ¹¹C- 乙酸显像可作为 ¹⁸F-FDG 显像的重要补充。2008 年 Park.JW 也发表了对 90 例肝细胞癌患者的 110 个病灶进行 ¹⁸F-FDG 和 ¹¹C- 乙酸显像的研究结果，其研究显示，¹⁸F-FDG 和 ¹¹C- 乙酸显像对肝细胞癌的检测灵敏度分别为 60.9%、75.4%，两者相组合灵敏度为 82.7%。

近年来，也有部分学者开展 ¹⁸F- 胆碱和 ¹¹C- 胆碱对肝细胞癌进行显像研究。2006 年法国学者 Talbot 对 12 例肝细胞癌（初诊 8 例，复发 4 例）行 ¹⁸F- 胆碱 PET/CT，其中 9 例同时行 ¹⁸F- 胆碱 +¹⁸F-FDG PET/CT，12 例患者 ¹⁸F- 胆碱 PET/CT 均为阳性。9 例同时行两种显像者，9/9 例 ¹⁸F- 胆碱显像均为阳性，5/9 例 ¹⁸F-FDG 显像为阳性，此结果提示 ¹⁸F- 胆碱显像在检测肝细胞癌方面有潜在的应用价值。2008 年日本学者 Yamamoto 对 12 例 16 个病灶行 ¹¹C- 胆碱和 ¹⁸F-FDG 显像，¹¹C- 胆碱显像检测率略高于 ¹⁸F-FDG PET（63% 比 50%），¹¹C- 胆碱显像在检测中分化肝细胞癌方面灵敏度高于 ¹⁸F-FDG 显像（75% 比 25%），¹⁸F-FDG 显像在检测低分化肝细胞癌方面灵敏度高于 ¹¹C- 胆碱显像（75% 比 42%），两种显像相结合 16 个病灶均被检测到。笔者单位对 76 例肝细胞癌患者采用 ¹⁸F-FDG 和 ¹¹C- 胆碱相组合进行显像，结果显示，¹⁸F-FDG 显像检测灵敏度为 61.1%，而 ¹¹C- 胆碱的检测灵敏度为 71.4%，两者相结合对肝细胞癌的检测灵敏度为 89.5%。¹¹C- 胆碱对肝细胞癌的阳性检测率与肝细胞癌的肿瘤大小、AFP 水平及病灶多少无关，但与 ¹⁸F-FDG 显像相比，¹¹C- 胆碱显像在检测分化较高的肝细胞癌方面较优，在检测 <5cm 病灶方面阳性率也明显高于 ¹⁸F-FDG 显像（72.7% 比 39.0%，$P=0.017$）。

以上结果显示，对肝细胞癌，单纯 ¹⁸F-FDG 难以达到很好的检测效能，未来的发展方面应是组合两种不同显像来提高 PET/CT 的检测效能，¹⁸F- 胆碱可能是一种比较合适的选择。

五、鉴别诊断

1. 肝血管瘤　¹⁸F-FDG 显像在鉴别诊断肝血管瘤和原发性肝癌方面有一定的应用价值，绝大多数肝血管瘤 ¹⁸F-FDG 显像为阴性，而稍多于 50% 的肝癌患者 ¹⁸F-FDG 显像为阳性。对于 ¹⁸F-FDG 显像为阳性者，基本可除外肝血管瘤，但是对 ¹⁸F-FDG 显像为阴性者，则无法鉴别这两种病变。笔者单位的研究结果显示，肝血管瘤 ¹¹C- 胆碱显像为放射性缺损影，而原发性肝癌者 ¹¹C- 胆碱显像病灶处 ¹¹C- 胆碱摄取可明显高于肝、接近于肝或略低于肝，而不呈现为放射性缺损，¹¹C- 胆碱显像有助于鉴别这两种疾病。

2. 肝硬化结节　¹⁸F-FDG 显像在鉴别诊断肝硬化结节和原发性肝癌方面与在鉴别原发性肝癌和肝血管瘤之间的价值相近，肝硬化结节基本上 ¹⁸F-FDG 显像为阴性，因此对于 ¹⁸F-FDG 显像阳性者，基本可除外肝硬化结节，但是对 ^{18}F-FDG 显像为阴性者，则无法鉴别这两种病变。^{11}C- 胆碱显像对这两种疾病无鉴别意义，肝硬化结节 ^{11}C- 胆碱显像也可为阳性，结合增强 CT 和临床表现可能有助于提高诊断准确性。

六、病例分析与诊断要点

病例 1：肝细胞癌，结节型

【临床表现】男性，48 岁。乙型肝炎病史 10 余年，B 超发现肝左外叶占位性病变 5 周，增强 CT 见肝左外叶占位性病变，大小约 2.0cm，对比增强呈现"快进快出"改变，考虑为小肝癌。AFP 为 985μg/L。行 PET/CT 进行肿瘤分期。

【PET/CT 所见】平扫 CT 于肝左外叶见低密度结节影，边界较清楚，大小为 3.8cm×2.9cm×3.0cm，^{18}F-FDG 显像于相应部位见代谢明显增高，SUVmax 为 12.1（图 7-4-1）。

【PET/CT 诊断】肝左外叶原发性肝癌。

【病理诊断】中分化肝细胞癌。

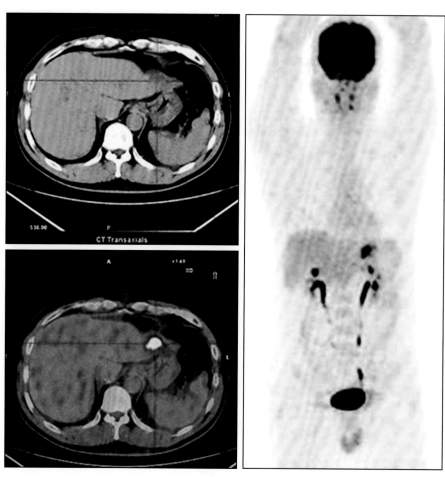

图 7-4-1 病例 1：肝左外叶结节型肝细胞癌

病例 2：肝细胞癌，巨块型。

【临床表现】男性，67 岁。乙型肝炎病史 12 年，反复发作右上腹疼痛 20 余天，近 1 个月来体重下降 3kg，无明显眼黄、面黄及尿黄，无寒战、发热等。CT 示肝右叶巨大占位性病变，性质考虑为原发性肝细胞癌。AFP＞50000μg/L。行 PET/CT 进行肿瘤分期。

【PET/CT 所见】平扫 CT 于肝右叶见巨大块状占位性病变，呈混杂密度（以低密度为主），病灶边界清楚，大小为 13.8cm×14.2cm×6.7cm；肝左叶小囊肿，脾增大。^{18}F-FDG PET/CT 于肝右叶病灶处见代谢轻度不均匀性增高，SUVmax 为 8.9；肝左叶囊肿处未见代谢增高（图 7-4-2）。全身 PET/CT 于腹膜后区见淋巴结转移；双肺内多发转移。

【PET/CT 诊断】肝右叶原发性肝细胞癌，巨块型。

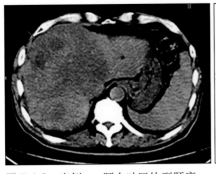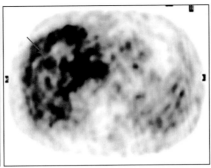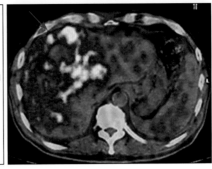

图 7-4-2　病例 2：肝右叶巨块型肝癌

【临床随访】该患者 PET 显像后行介入治疗，临床诊断为肝细胞癌伴腹膜后区淋巴结转移和双肺多发转移。

【诊断要点】以上 2 个病例 ^{18}F-FDG PET/CT 显像示肝占位性病变，代谢明显增高，结合临床其他信息（如慢性肝炎病史及 AFP 明显增高等），可准确地诊断为肝细胞癌。病灶处代谢增高，提示肿瘤分化较差或为进展型肝细胞癌。全身 PET/CT 显像的重点在于肿瘤分期以明确是否可以行手术治疗。

病例 3：原发性肝癌，多发结节型，病灶代谢高低不等。

【临床表现】男性，75 岁。患乙型肝炎 30 年，发现肝内占位性病变 8 年，1 年前行中药治疗。20 天前感右上腹部疼痛，增强 CT 示肝内多发占位性病变，考虑为肝癌伴肝内子灶。AFP 为 563μg/L。行 PET/CT 进一步诊断及分期。

【PET/CT 所见】CT 平扫于肝右后叶见 2 个占位性病变，边界清楚，大小分别为 5.5cm×7.4cm×7.5cm、5.2cm×6.4cm×5.0cm，其中靠内侧病灶密度更低，中心似可见组织坏死。

PET/CT 于肝右后叶靠内侧病灶处见代谢明显增高，SUVmax 为 13.0，病灶中心呈放射性缺损；而靠外侧病灶 PET/CT 未见代谢增高。另外于肝内其他部位见 2 个低密度结节，代谢也未见增高（图 7-4-3）。

【PET/CT 诊断】原发性肝细胞癌，多发结节型，肿瘤分化程度不一。

【临床随访】PET/CT 显像后行肝移植术，病理诊断为肝细胞癌，多发结节型。PET 代谢增高病灶为中分化肝细胞癌，其余病灶为高分化肝细胞癌。

【诊断要点】此病例的特点为肝内多发结节状和块状占位性病变，^{18}F-FDG 显像代谢高低不等，对于代谢增高的占位性病变，PET/CT 能准确地诊断为原发性肝癌，而对于代谢不高的占位性病变，仅根据 ^{18}F-FDG 显像难以准确地区分为高分化肝细胞癌或肝良性病变（如结节样增生），须结合增强 CT 或其他影像进行综合分析，切忌因病灶代谢不高而肯定地诊断为良性病变。同一肝细胞癌患者肝内不同病灶因分化的不同在 PET/CT 图像上可呈现代谢高低不等。

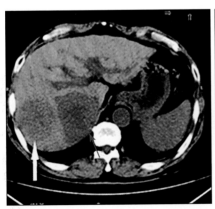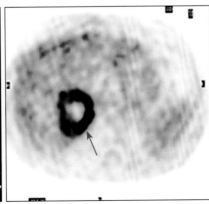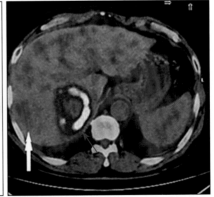

图 7-4-3　病例 3：肝右后叶 2 个肝细胞癌病灶分化不同，代谢不同

病例4：肝左叶肝细胞癌侵犯相邻膈肌。

【临床表现】男性，32岁。肝区不适约半个月，CT发现肝硬化及肝左叶占位性病变，考虑为原发性肝癌。乙肝两对半检测结果为"大三阳"。AFP为59312μg/L，行PET/CT进行肿瘤分期。

【PET/CT所见】平扫CT见肝左叶等密度占位性病变，与正常肝组织之间边界欠清楚，病变向肝表面生长，与相邻膈肌界限模糊；另见肝硬化，脾增大。PET/CT于肝左叶病灶处见代谢明显增高，大小为6.3cm×4.2cm×4.3cm，SUVmax为11.1，病灶边界清楚，肿瘤向肝左叶表面生长并侵犯相邻膈肌（图7-4-4）。

【PET/CT诊断】原发性肝癌，肿瘤侵犯相邻膈肌。

【临床随访】临床诊断肝细胞癌，患者拒绝进一步治疗而出院。

【诊断要点】对于位于靠近肝表面的原发性肝癌病灶，PET/CT显像除准确诊断是否为原发性肝癌外，准确分析肿瘤有无侵犯邻近组织也很重要。位于肝表面的原发性肝癌病灶易侵犯相邻膈肌、肾、肾上腺、腹壁及胰腺等，将这些信息准确提供给临床，将有助于临床制订更科学的治疗方案。

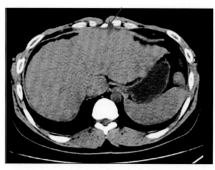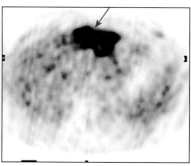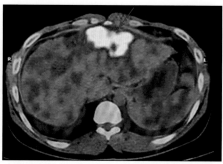

图7-4-4　病例4：肝左叶肝细胞癌侵犯膈肌

病例5：肝细胞癌，门脉右侧分支癌栓。

【临床表现】男性，50岁。患乙型肝炎14年，右上腹部疼痛10天。CT示肝右叶占位性病变。AFP为1428.0μg/L。行PET/CT进行肿瘤分期。

【PET/CT所见】平扫CT于肝右叶见块状稍高密度占位性病变，边界较模糊，门脉右侧分支增宽，轻度肝硬化。PET/CT于肝右叶占位性病变处见代谢明显增高，病灶边界清楚，大小为11.1cm×6.3cm×9.3cm，SUVmax为12.6；增宽的门脉右侧分支内见高代谢病灶，SUVmax为7.5（图7-4-5）。

【PET/CT诊断】原发性肝癌，门脉右侧分支内癌栓形成。

【临床随访】该患者行肝动脉灌注化疗后病情进展。

【诊断要点】原发性肝癌易出现门静脉及其分支或下腔静脉癌栓形成，明确有无癌栓形成对肿瘤分期及治疗方案的确定很重要。门静脉或下腔静脉癌栓增强CT表现为门静脉或下腔静脉增宽，并可于脉管内见充盈缺损。18F-FDG PET/CT显像表现为门静脉或下腔静脉内代谢增高。癌栓较小时或为高分化肝细胞癌时18F-FDG显像可表现为阴性，此时诊断应慎重。

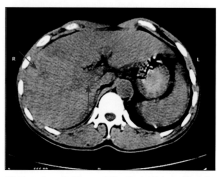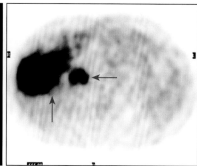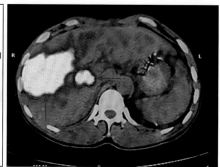

　图7-4-5　病例5：肝细胞癌侵犯门脉右侧分支

病例6: 肝内胆管细胞癌。

【临床表现】女性，72岁。上腹部胀痛及皮肤黄染1周，伴乏力、食欲缺乏、恶心，无明显体重下降。查体：双眼巩膜及皮肤黄染，莫菲氏征阴性。MRI显像示肝门区软组织结节，多考虑为海绵状血管瘤，但不除外不典型胆管细胞癌可能。CA199为41300μg/L，CEA为12.05μg/L。

【PET/CT所见】平扫CT未见肝硬化征象，左右肝内胆管扩张，于肝右叶近肝门区（相当于左右肝管汇合区）见1个稍低密度结节，边界欠清楚。¹⁸F-FDG PET/CT于相应部位见结节状高代谢病灶，边界清楚，大小为3.0cm×2.5cm×2.5cm，SUVmax

为12.8（图7-4-6）。

【PET/CT诊断】（左右肝管汇合区）胆管细胞癌。

【病理诊断】胆管细胞癌。

【诊断要点】肝内胆管细胞癌绝大多数¹⁸F-FDG显像表现为阳性，同机CT常可见肝内胆管扩张。与肝细胞癌不同，胆管细胞癌患者多数无乙肝或丙肝病史，也常无肝硬化表现。此类患者多数出现肿瘤标志物CEA和（或）CA199升高。增强CT动脉期强化不明显，对比增强多无"快进快出"改变。肿瘤易出现淋巴结转移或远处转移。这些特点有助于鉴别是肝细胞癌或胆管细胞癌。

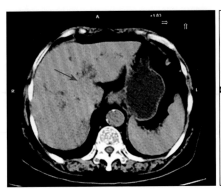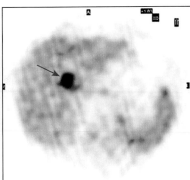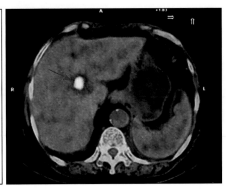

图7-4-6　病例6：胆管细胞癌

病例7：肝细胞癌¹⁸F-FDG显像阴性，¹¹C-胆碱显像阳性。

【临床表现】男性，45岁。有乙型肝炎病史10余年，6年前体检发现肝左叶占位性病变，大小为5cm，诊断为血管瘤，未予处理。2个月前体检B超发现肝右后叶占位性病变，大小约2.0cm。AFP为1159μg/L。行PET/CT进一步明确诊断并分期。

【PET/CT所见】平扫CT示轻度肝硬化，于肝左外叶及肝右后叶各见1个占位性病变，大小分别为6.0cm×5.0cm、2.0cm×2.0cm，¹⁸F-FDG显像于相应部位均未见代谢增高。局部¹¹C-胆碱显像于肝左外叶占位性病变处见放射性缺损影，而于肝右后叶病灶处见结节状代谢明显增高，SUVmax为23.53，肿瘤/肝比值（T/L ratio）为2.2（图7-4-7）。

【PET/CT诊断】肝右后叶分化较好的肝细胞肝癌，肝左外叶血管瘤。

【病理诊断】肝右后叶中分化肝细胞癌，肝左外叶海绵状血管瘤。

【诊断要点】此患者为慢性乙型肝炎患者，近期内出现肝右后叶新发低密度占位性病变，AFP增高，虽然¹⁸F-FDG显像阴性，仍应高度怀疑为高分化肝细胞癌。¹¹C-胆碱显像示肝右后叶病灶处¹¹C-胆碱代谢明显增高，结合¹⁸F-FDG显像所见和临床其他信息，可诊断为分化较高的肝细胞癌。另外此病例肝左叶血管瘤¹¹C-胆碱显像呈放射性缺损，与肝右后叶肝癌病灶完全不同，提示¹¹C-胆碱显像在鉴别肝细胞癌和肝血管瘤方面明显优于¹⁸F-FDG显像。

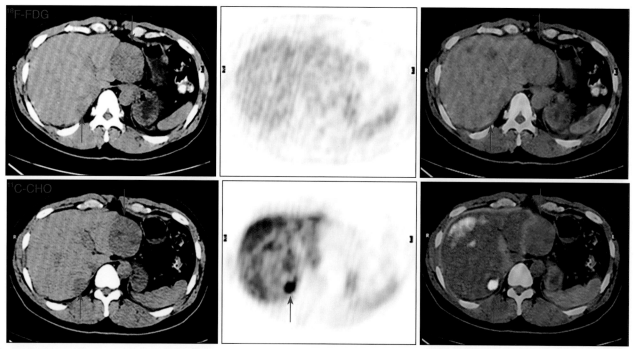

图 7-4-7　病例 7：肝癌和肝血管瘤并存，^{11}C- 胆碱显像

病例 8：肝细胞癌 ^{18}F-FDG 显像阴性，^{11}C- 胆碱显像阳性。

【临床表现】男性，56 岁。乙肝病史 20 余年，因肝硬化失代偿而住院治疗。CT 示肝硬化，肝尾状叶小结节影，可疑肝血管瘤。肝硬化，门脉高压，脾术后缺如。AFP 为 779.4μg/L，CA-199 为 44.34U/ml，CEA 为 3.86μg/L。为了进一步明确诊断行 PET/CT 显像。

【PET/CT 所见】平扫 CT 示重度肝硬化，肝尾状叶低密度结节，肝内其他部位未见明显占位性病变，^{18}F-FDG PET/CT 显像于肝尾状叶病灶处未见代谢增高。^{11}C- 胆碱显像于肝尾状病灶处见代谢明显增高，大小为 1.6cm×1.2cm×1.3cm，

SUVmax=21.0，T/L 比值为 1.55（图 7-4-8）。

【PET/CT 诊断】分化较好的肝细胞癌。

【病理诊断】高分化肝细胞癌。

【诊断要点】此病例有乙型肝病史 20 余年伴肝硬化，AFP 明显增高，临床高度怀疑肝细胞癌，而增强 CT 示肝尾状叶低密度结节，未见典型"快进快出"改变，难以准确诊断原发性肝癌。肝尾状叶病灶 ^{18}F-FDG 显像为阴性，也难以诊断为肝细胞癌。^{11}C- 胆碱显像该病灶呈现 ^{11}C- 胆碱代谢增高，对准确诊断提供了重要的依据。此病例提示对于临床高度怀疑肝细胞癌而 ^{18}F-FDG 显像阴性者，^{11}C- 胆碱显像是一种较好的选择，有助于更明确地诊断肝细胞癌。

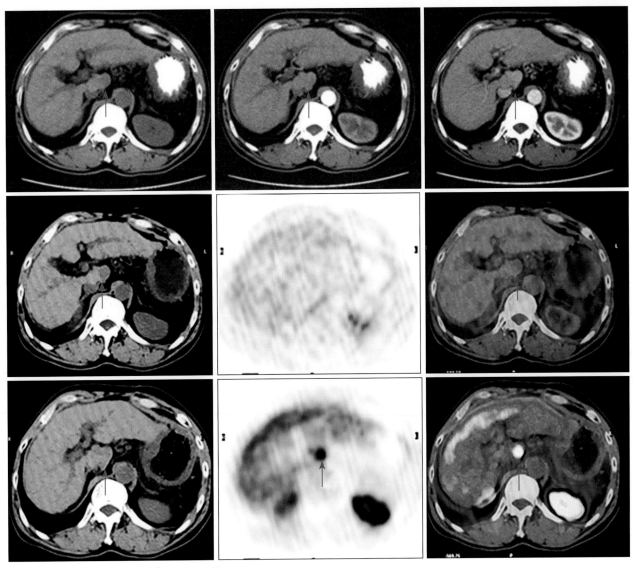

图 7-4-8　病例 8：肝细胞癌 ¹¹C- 胆碱显像

第 5 节　前列腺癌

一、概述

　　前列腺癌（prostatic carcinoma）在欧美国家发病率极高，在高龄男性中仅次于肺癌。我国以前发病率较低，但由于人口老龄化，同时由于对前列腺癌的诊断方法的不断改进，近年来发病率也在不断上升，1997 年发病率升至每年每 10 万人中 2.0 个病人，至 2000 年则上升到了 4.55 人。前列腺癌的病因尚未明确，可能与遗传、食物、环境及性激素有关。前列腺癌可分为：①前列腺潜伏癌：是指在生前没有前列腺疾病的症状和体征，在死后尸检中由病理学检查发现的原发于前列腺的腺癌。肿瘤常分化好。其发病率国外报道占前列腺癌的 15% ～ 50%，

我国约为 34%。②前列腺偶发癌：临床以良性前列腺增生为主要症状，在切除增生的前列腺组织中，组织学检查发现前列腺癌。其组织学表现为分化较好的腺癌。在国外前列腺偶发癌的发病率占前列腺癌的 10% ～ 30%，国内约为 5%。③前列腺隐匿癌：患者无前列腺疾病的症状体征，但在淋巴结活检或骨穿的标本病理学检查证实为前列腺癌，并经过前列腺穿刺活检得到进一步证实。④前列腺临床癌：临床检查（指诊、超声、CT 或磁共振等）诊断为前列腺癌，并经过活检证实。

　　前列腺癌大于 90% 为腺癌，大多数起源于外周带，约 4% 起源于尿道、膀胱和前列腺邻近的移行细胞，鳞癌不足 3%。大多数为多发病灶，呈灰白

结节状，质韧硬，和周围前列腺组织界限不清。前列腺癌大多数为激素依赖型，其发生与发展与雄激素密切相关；非激素依赖型前列腺癌仅占少数。激素依赖型前列腺癌，后期可发展为非激素依赖型前列腺癌。

前列腺癌可经局部、淋巴和血行播散。淋巴结转移首先至闭孔旁淋巴结，随之到髂骨旁淋巴结、骶前淋巴结、主动脉旁淋巴结和胃底淋巴结。血行转移以骨盆及脊柱最为多见，也可转移至肝、肺、肾上腺、脑等器官。

前列腺癌可分为四期：Ⅰ期为前列腺增生手术标本中偶然发现的小病灶，多数分化良好。Ⅱ期为局限在甲状腺包膜内的前列腺癌。Ⅲ期为前列腺癌已穿破包膜，侵犯周围脂肪、精囊腺、膀胱颈和尿道。Ⅳ期存在局部淋巴结或远处转移。

前列腺癌分级和积分：由于 Gleason 分级与生物学行为和预后关联良好，逐渐得到承认，使用日渐广泛，成为制订前列腺癌治疗方案的重要参考指标。

根据腺体分化程度，Gleason 分级按 5 级评分（第 1 级为 1 分，分化好；每递升 1 级增加 1 分；第 5 级为 5 分，为未分化癌）。

对于同一肿瘤不同区域腺癌结构的变异，按其主要和次要分化程度分别评分，以该两项评分相加的总分作为判断预后的标准（如腺癌主要结构评为 2 分，次要结构评为 4 分，则积分为 2+4=6 分；只有 1 个结构类型，评分为 3 分，则积分为 3+3=6 分；穿刺活检见 3 个结构类型以上且最高级别结构数量少时，一般将最高级别作为次要结构类型）。

积分为 2 分、3 分、4 分者相当于高分化腺癌；5 分、6 分、7 分者相当于中分化腺癌；8 分、9 分、10 分者相当于低（未）分化癌。

二、临床表现

前列腺癌多数无明显临床症状，常在直肠指诊、超声检查或前列腺增生手术标本中偶然发现。

潜伏型、隐匿型皆无局部症状。临床型局部症状与前列腺增生症相类似。

当癌肿引起膀胱颈及后尿道梗阻时可出现症状，血尿较少，部分病人以转移症状就诊，表现为腰背痛、坐骨神经痛等。

前列腺癌侵及膀胱颈、后尿道时，可出现尿道狭窄症状，如尿频、尿急、尿痛、血尿和排尿困难。

患者可伴有慢性消耗症状，消瘦、无力、贫血。

前列腺特异性抗原（prostatic-specific antigen，PSA）是前列腺癌的重要肿瘤标志物。前列腺增生组织和前列腺癌组织均可出现分泌 PSA，正常值为 0 ~ 4ng/ml，如果出现 PSA 明显增高或呈不断增长趋势时，应高度怀疑前列腺癌。

三、前列腺癌常规影像学检查

1. B超　B 超是前列腺癌最常用的显像方法，具有操作简单、便捷、价廉等特点。前列腺癌多表现为低回声区，但也有部分表现为等回声。对可疑前列腺癌患者，经直肠超声检查（transrectal ultrasonography，TRUS）引导下行病灶活检可以明显提高取样的成功率，因此目前已成为一种重要的诊断手段。由于部分前列腺癌病灶可表现为等回声改变同时前列腺癌多数为多发结节，经直肠超声检查在全面显示前列腺癌的总体概貌方面仍有一定的局限性。另外，部分良性病变也可呈现为低回声结节，使 B 超诊断缺乏足够的特异性。

2. CT　CT 也是诊断前列腺癌的重要显像技术，但是 CT 在检测 T1、T2 期前列腺癌方面灵敏度低，对已侵犯前列腺周围脂肪层及精囊腺的 T3 期前列腺癌，CT 能准确地诊断。CT 也可用于指导经直肠前列腺病灶活检，但主要还是用于检测身体其他部位软组织转移灶。

3. MRI　MRI 是前列腺癌常用的显像技术，MRI 具有非常高的图像分辨率使其在检测前列腺癌小病灶方面优于 CT。前列腺癌病灶在 T1 加权相上表现为中等信号强度，而在 T2 加权相上表现为低信号强度。MRI 可以更准确地显示前列腺癌向囊外及精囊腺侵犯。钆动态增强 MRI 显像有助于更清晰地显示前列腺癌病灶。MRI 波谱分析（spectroscopy）和弥漫加权成像（diffusion-weighted imaging，DWI）有助于提高 MRI 的诊断。然而仍有报道认为在约 30% 患者中，MRI 低估了肿瘤的分期。

四、PET/CT 显像诊断

1. ^{18}F-FDG 显像　前列腺癌病灶 ^{18}F-FDG 显像多表现为局限性浓聚影，病灶位于左侧叶、右侧叶及后叶较多见。对于靠近膀胱和尿道内口处前列腺癌病灶，笔者单位采用呋塞米促排延迟显像可清除膀胱内尿液的放射性而提高 PET/CT 对前列腺癌的检出并可更准确地显示肿瘤侵犯范围。前列腺癌对 ^{18}F-FDG 的摄取与前列腺癌病灶的乏氧状态和雄激素表达有关，肿瘤处于乏氧状态和在非雄激素依赖型前列腺癌中 ^{18}F-FDG 摄取增高。前列腺癌对 ^{18}F-FDG 的摄取也与肿瘤的分化有关，分化较差的前列腺癌多呈现 ^{18}F-FDG 高摄取。另外研究发现，Gleason 积分越高、肿瘤侵袭性越强和血清 PSA 水平越高的前列腺癌越易出现 ^{18}F-FDG 高摄取。对于局限于前列腺内的前列腺癌和分化较好的前列腺癌，^{18}F-FDG 易出现假阴性。^{18}F-FDG 显像对前列腺癌的诊断灵敏度各家报道不一，其主要原因可能与肿瘤的以上特性在各个报道的病例组成上存在明显差异有关。Kanamaru 对 54 例前列腺癌进行研究发现，^{18}F-FDG 显像灵敏度为 70%，而 Oyama 对 44 例患者的研究结果显示灵敏度为 64%，然而 Liu 等对 24 例早期前列腺癌患者行 ^{18}F-FDG 显像，仅有 1 例出现 ^{18}F-FDG 显像阳性（灵敏度为 4.2%）。因此，^{18}F-FDG PET/CT 在前列腺癌的诊断中灵敏度相对较低，仅行 ^{18}F-FDG PET/CT 难以满足临床准确诊断的需求。

2. ^{11}C-胆碱、^{18}F-胆碱显像　除 ^{18}F-FDG 外，目前常用于前列腺癌诊断的显像剂主要还有 ^{11}C-胆碱、^{18}F-胆碱。前列腺癌 ^{11}C-胆碱和 ^{18}F-胆碱显像可表现为结节状或多发结节状浓聚影。山东省立医院报道 49 例前列腺患者行 ^{11}C 胆碱 PET/CT 显像，当采用肿瘤 SUVmax/肌肉 SUVmax 比值（P/M）>2.3 作为诊断前列腺癌的标准，^{11}C-胆碱显像诊断前列腺癌的灵敏度为 90.48%，特异性为 85.71%，阴性预告值为 92.3%，P/M 比值诊断效能优于 SUVmax。Kwee 等报道在 15 例前列腺癌患者中，受前列腺癌侵犯的 90 个节段中有 61 个 ^{18}F-胆碱显像为阳性，前列腺癌病灶的 SUVmax 平均值为 6.0 而良性病变为 3.8；对于小病灶，^{18}F-胆碱显像易出现假阴性。Schmidt 等的研究则认为 ^{18}F-胆碱显像无法区分前列腺癌和前列腺增生。Mohsen F 等对局限于前列腺内的前列腺癌进行 ^{11}C-胆碱显像研究，结果显示，在 36 例患者中，以六分节段为研究基础，^{11}C-胆碱显像诊断前列腺癌的灵敏度、特异性、准确度、阳性预告值和阴性预告值分别为 66%、81%、71%、87% 和 55%，作者认为，对于前列腺高危患者，^{11}C-胆碱 PET/CT 不应该作为首选的诊断和鉴别诊断方法。Testa 等比较了 ^{11}C-胆碱和 MRI 显像和 MRI 波谱分析在诊断前列腺癌患者中的应用结果，研究显示，在 26 个患者中，^{11}C-胆碱显像的灵敏度、特异性和准确性分别为 55%、86% 和 67%，MRI 分别为 54%、75% 和 61%，而 MRI 波谱分析为 81%、67% 和 76%。从以上多个作者的研究结果看，^{11}C-胆碱和 ^{18}F-胆碱显像在诊断前列腺癌方面仍存在较明显的不足，特别是对小病灶的检测。大量的研究更多地集中 ^{11}C-胆碱和 ^{18}F-胆碱显像对前列腺癌治疗后复发和转移病灶的检测。目前还没有文献报道 ^{18}F-FDG 显像和 ^{11}C-胆碱或 ^{18}F-胆碱显像在前列腺癌诊断方面是否具有互补性。

五、鉴别诊断

1. 前列腺增生　对于前列腺癌，须鉴别的病变主要为前列腺增生和前列腺炎。对于分化较差的进展型前列腺癌与前列腺增生鉴别，^{18}F-FDG 显像可较准确地区分两者，多数前列腺增生病变不摄取 ^{18}F-FDG 或仅轻度摄取 ^{18}F-FDG，而进展型前列腺癌则出现 ^{18}F-FDG 明显高摄取。对于局限性和分化较好的前列腺癌，由于前列腺癌和前列腺增生病灶均可呈现 ^{18}F-FDG 显像阴性，^{18}F-FDG 显像无法区分这两种病变。在鉴别前列腺癌和前列腺增生病灶方面，^{11}C-胆碱和 ^{18}F-胆碱显像也存在较明显的局限性。

2. 前列腺炎　在鉴别前列腺癌和急性炎症病灶方面，仅根据 ^{18}F-FDG 和 ^{11}C-胆碱或 ^{18}F-胆碱显像较难准确地进行区分，两者均可出现显像剂摄取增高，结合患者临床表现及各种生化指标有助于提高鉴别诊断准确性。

六、病例分析与诊断要点

病例 1：前列腺癌，局限于前列腺内。

【临床表现】男性，75 岁。因左侧腰部疼痛、不适半年而就诊，无尿频、排尿困难或血尿等。查 PSA=35.6ng/ml，腰部平片示腰 5 椎体峡部骨不连，腰 5 椎体向前 I 度滑脱。B 超前列腺左侧叶结节。

【PET/CT 所见】平扫 CT 见前列腺增生，右侧叶增大尤明显，前列腺内密度较均匀。^{18}F-FDG PET/CT 于前列腺左侧叶见结节状高代谢病灶，大小为 1.6cm×2.1cm×1.5cm，SUVmax=9.0（图 7-5-1）。

【PET/CT 诊断】前列腺癌。

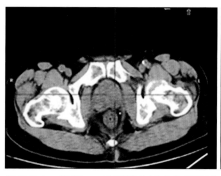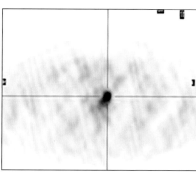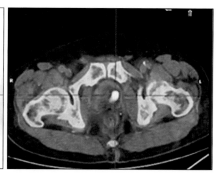

图 7-5-1　病例 1：前列腺左侧叶前列腺癌

【病理诊断】B 超引导下行前列腺病灶活检病理为前列腺癌。

【诊断要点】此病例病灶位于左侧叶，代谢明显增高，呈局限性改变，结合增高的 PSA，可诊断为前列腺癌。

病例 2：前列腺癌侵犯左侧包膜和精囊腺。

【临床表现】男性，68 岁。因腰背部疼痛 1 个月就诊。行 MRI 检查发现胸腰部及右侧肋骨多发骨转移。肿瘤标志物 CEA 和 AFP 正常。行全身 PET/CT 明确原发灶。

【PET/CT 所见】^{18}F-FDG PET/CT 融合图像于前列腺内见大块状高代谢病灶，大小为 4.3cm×4.6cm×6.0cm，SUVmax 为 8.9，该病灶侵犯前列腺大部分组织，并侵及相邻左侧包膜及左侧精囊腺。右侧坐骨体及骶骨内也见高代谢病灶。全身骨骼其他部位及双肺内见多个高代谢病灶（图 7-5-2）。

【PET/CT 诊断】前列腺癌侵犯前列腺左侧包膜及左侧精囊腺，全身多发骨转移；双肺多发转移灶。

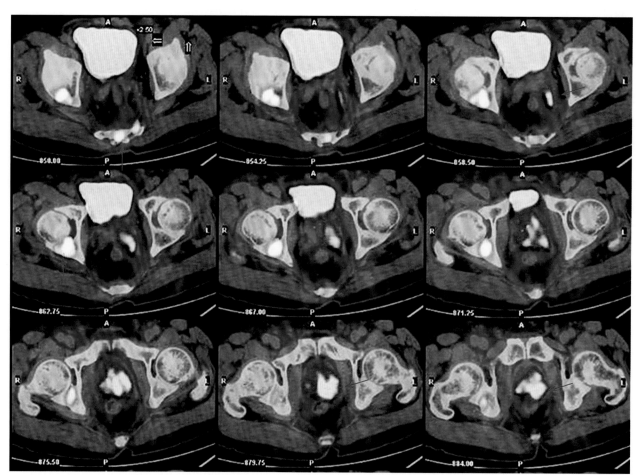

图 7-5-2　病例 2：前列腺癌病灶侵犯左侧囊泡及相邻左侧精囊腺，伴右侧坐骨及骶骨转移

【病理及临床诊断】PET/CT 后住院治疗，查 tPSA 为 500ng/mL，cPSA 为 493ng/ml，病理为前列腺癌，Gleason 评分：4+5=9 分。

【诊断要点】此病例根据 PET/CT 全身显像所见的全身骨骼和双肺多发转移，结合前列腺内病灶，可准确诊断为晚期前列腺癌。此病例在进行前列腺癌原发灶诊断时，须仔细分析该病灶对周围组织的侵犯情况，以便更好地提供给临床肿瘤 T 分期的信息。

病例 3：前列腺癌 18F-FDG 显像阴性，11C- 胆碱显像阳性。

【临床表现】男性，77 岁。因咳嗽 10 天而就诊，无发热、咳痰、咯血，无尿频、尿痛及排尿困难，无胸腰部疼痛等。查体无特殊体征。CT 发现右肺结节，拟诊肺转移灶；前列腺左侧叶增大，可疑前列腺癌。B 超示前列腺增大，但未见明显结节。

【PET/CT 所见】平扫 CT 示前列腺增大，以左侧

叶尤明显，双侧坐骨及耻骨骨密度增高。18F-FDG 显像于前列腺内未见代谢增高，双侧坐骨及耻骨也未见代谢增高。11C- 胆碱显像示前列腺（以左侧叶为主）代谢明显增高，SUVmax=5.6；双侧坐骨及耻骨也代谢明显增高（图 7-5-3）。全身 11C- 胆碱显像于全身骨骼其他部位也见多处高代谢病灶；右肺结节。

【PET/CT 诊断】前列腺癌伴右肺转移和全身骨骼多发转移灶。

【病理及临床诊断】查 PSA>100.0ng/mL，游离 PSA>50.0ng/mL。临床诊断为前列腺癌伴右肺转移和全身骨骼多发转移。

【诊断要点】部分前列腺癌患者，即使已存在远处多发转移者也可出现 18F-FDG 显像阴性，对于临床高度怀疑或已明确的前列腺癌 18F-FDG 显像阴性者，行 11C- 胆碱显像可弥补 18F-FDG 显像的不足，提高 PET/CT 诊断前列腺癌及分期的准确性。

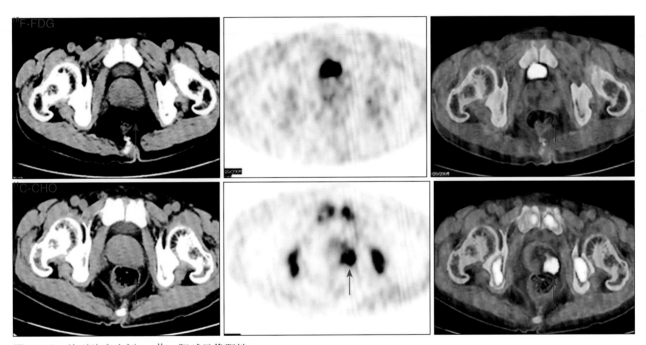

图 7-5-3　前列腺癌病例 3：11C- 胆碱显像阳性

（吴湖炳）

重点推荐文献

[1] Kato T, Shinoda J, Nakayama N, et al. Metabolic assessment of gliomas using ^{11}C-methionine, [18F] fluorodeoxyglucose, and ^{11}C-choline positron-emission tomography[J]. AJNR Am J Neuroradiol, 2008, 29: 1176-1182.

[2] Beheshti M, Pöcher S, Vali R, et al. The value of ^{18}F-DOPA PET/CT in patients with medullary thyroid carcinoma:comparison with ^{18}F-FDG PET/CT[J]. Eur Radiol, 2009, 19: 1425-1434.

主要参考文献

[1] Benoit P, Serge G, Nicolas M, et al. Comparison of ^{18}F-FDG and ^{11}C-Methionine for PET-Guided Stereotactic Brain Biopsy of Gliomas[J]. J Nucl Med, 2004, 45: 1293-1298.

[2] Kracht LW, Miletic H, Busch S, et al. Delineation of brain tumor extent with [11C]L-methionine positron emission tomography: local comparison with stereotactic histopathology[J]. Clin Cancer Res, 2004, 10: 7163-7170.

[3] Wu HB, Wang QS, Wang MF, et al. Preliminary Study of ^{11}C-Choline PET/CT for T Staging of Locally Advanced Naso-pharyngeal Carcinoma: Comparison with ^{18}F-FDG PET/CT[J]. J Nucl Med, 2011, 52: 341-346.

[4] Kim JM, Ryu JS, Kim TY, et al. ^{18}F-Fluorodeoxyglucose positron emission tomography does not predict malignancy in thyroid nodules cytologically diagnosed as follicular neoplasm[J]. J Clin Endocrinol Metab, 2007, 92: 1630-1634.

[5] Wu HB, Wang QS, Wang MF, Li HS. Utility of ^{11}C-Choline imaging as a supplement to ^{18}F-FDG PET imaging for detection of thyroid carcinoma[J]. Clinical Nuclear Medicine, 2011, 36: 91-95.

[6] Ho CL, Yu SC, Yeung DW. ^{11}C-acetate PET imaging in hepatocellular carcinoma and other liver masses[J]. J Nucl Med, 2003, 44: 213-221.

[7] Yamamoto Y, Nishiyama Y, Kameyama R, et al. Detection of hepatocellular carcinoma using ^{11}C-choline PET: comparison with ^{18}F-FDG PET[J]. J Nucl Med, 2008, 49: 1245-1248.

[8] Park JW, Kim JH, Kim SK, et al. A prospective evaluation of ^{18}F-FDG and ^{11}C-acetate PET/CT for detection of primary and metastatic hepatocellular carcinoma[J]. J Nucl Med, 2008, 49: 1912-1921.

[9] Wu HB, Wang QS, Li BY, Li HS, et al. ^{18}F-FDG in Conjunction with ^{11}C-choline PET/CT in the Diagnosis of Hepatocellular Carcinoma[J]. Clinical Nuclear Medicine, 2011, 36(12): 1092-1097.

[10] Beheshti M, Imamovic L, Broinger G, et al. ^{18}F-choline PET/CT in the preoperative staging of prostate cancer in patients with intermediate or high risk of extracapsular disease: a prospective study of 130 patients[J]. Radiology, 2010, 254 : 925-933.

[11] Testa C, Schiavina R, Lodi R, et al. Prostate cancer: sextant localization with MR imaging, MR spectroscopy, and ^{11}C-choline PET/CT. Radiology, 2007, 244: 797-806.

功能磁共振成像技术临床应用

第1节 磁共振弥散加权成像的应用

Hahn 首先在关于自旋回波序列设计的报道中阐明了扩散对磁共振信号的影响作用，之后，Carr 和 Purcell 等以自旋回波序列为基础测得了水的弥散系数。Stejesker 等利用二维成像技术，设计了磁共振弥散成像的实用序列。1986 年，Le Bihan 等首次将 DWI 应用于生物组织中体素内非相干性成像（intravoxel incoherent motion，IVIM）的测量，开辟了将弥散加权成像（DWI）应用于活体组织的先河，首次将 DWI 应用于脑部疾病的研究。

一、DWI 基本原理

弥散是分子等微观颗粒由高浓度区向低浓度区的扩散移动，即布朗运动。但即使没有浓度梯度，水分子的扩散运动仍然存在，称为水分子自扩散。人体内水分子自扩散包括细胞外、细胞内及细胞之间水分子的运动，在梯度场下水分子扩散的存在会导致磁矩改变，使 MR 信号强度降低，其中细胞外的水分子运动对信号的改变起主导作用。

随机分布弥散运动是理解弥散运动的关键。人体中大约含 70% 的水，与 DWI 有关的弥散主要指的是体内水分子（包括自由水和结合水）的随机位移运动。在液体中，由于水分子的随机热运动，水分子不断地与其他水分子发生碰撞。每次碰撞后水分子偏向并旋转，结果使分子的位置与运动方向发生随机变化。

当有梯度场存在时，弥散运动使自旋横向磁化产生相移，这种相位变化无法用重聚脉冲消除，导致总的回波信号的幅度下降，组织中不同的弥散自由度导致的信号衰减程度不同，在图像上呈弥散对比度。弥散运动是三维空间运动，因此组织中水分子的运动在不同方向上并不一定相同，具有各向异性特征。

在常规的磁共振成像序列中，分子随机热运动（弥散）对 MRI 信号的影响是非常微小的。弥散成像序列就是通过对成像序列的设计将弥散运动对 MR 信号的作用突出出来。

弥散敏感梯度的程度由梯度脉冲的强度和持续时间决定，用 b 值表示，也称弥散敏感系数。b 值越大，水分子间相位离散越重，信号降低越明显。

b 值的计算公式为：

$$b=\gamma^2 G^2 \alpha^2 (\Delta - \alpha / 3)$$

其中，γ 为磁旋比，α 是梯度脉冲持续时间，G 是梯度脉冲的强度，Δ 为 2 个梯度脉冲的间隔时间。

在活体中，由于水分子的运动受到血流、呼吸、心跳等生理因素及毛细血管灌注等微循环因素的影响，难以测得精确的弥散系数（diffusion coefficient），因而常用表观弥散系数（apparent diffusion coeficient，ADC）来评价弥散成像的结果。

ADC 值的计算公式为：

ADC=In（s 低 / s 高）/（b 高-b 低）

其中，s 高与 s 低是不同 b 值条件下的 DWI 信号强度。

如果 1 个脉冲序列采用 2 个以上不同 b 值，即可获取 ADC 值，并根据 ADC 值重建出 ADC 图。在弥散加权图像上，当水分子弥散受限时，由弥散导致 MRI 信号降低的效应降低，表现为高信号，ADC 值较小，在 ADC 图上表现为低信号。反之亦然。

二、DWI 临床应用

（一）中枢神经系统

DWI 在中枢神经系统中，用于脑缺血的研究最为广泛，尤其在超急性期脑缺血定性定位诊断中的价值已得到广泛的认可。

1. 缺血性脑卒中 一般情况下，CT 虽然可排除出血性脑卒中，但一般在缺血 24 小时后才能显示脑实质的密度变化，常规 MRI 的 T1WI、T2WI 在缺血后 5～6 小时才能出现信号的异常改变，且病灶边界不清，范围难以确定；T2WI 对组织水含量变化敏感，但由于在组织水含量增加后，T2WI 均表现为高信号，所以在观察缺血病变的早期演变规律方面意义不大。DWI 对急性脑梗死（<6h）的检出敏感性为 88%～100%，特异性为 86%～100%，能够在缺血发作后 2 小时内发现病灶，并且能准确地显示超急性梗死的部位和范围。

脑组织急性缺血后，细胞膜 Na^+-K^+-ATP 酶功能降低，导致钠水潴留，首先引起细胞毒性水肿，导致分子弥散运动减慢，表现为 ADC 值下降，DWI 信号升高；而后出现血管源性水肿，细胞溶解，最后出现软化灶。相应的，在急性期，病灶脑组织的 ADC 值先降低后逐渐回升，在亚急性期 ADC 值多数降低；DWI 图形信号与 ADC 相反，ADC 值高（弥散快）的组织呈低信号，ADC 值低（弥散慢）的组织呈高信号。脑组织缺血 2 小时即可在 DWI 上发现病灶，此时新鲜的病灶在 DWI 上呈高信号；>72 小时进入慢性期后，陈旧的缺血组织软化液化，DWI 中病灶信号下降，并随时间延长病灶信号继续下降，表现为脑脊液样低信号，与新鲜病灶形成鲜明对比，此时 ADC 值明显升高。DWI 对区分新旧脑梗死病灶具有重要的临床意义。

脑缺血 DWI 的表现：

（1）起病 6 小时内（超急性期）：在超急性期，CT、常规 MR T1WI、T2WI 一般无法显示异常，而弥散加权成像可以在这个阶段上发现与神经体征相对应区域的高信号病灶（图 8-1-1）。

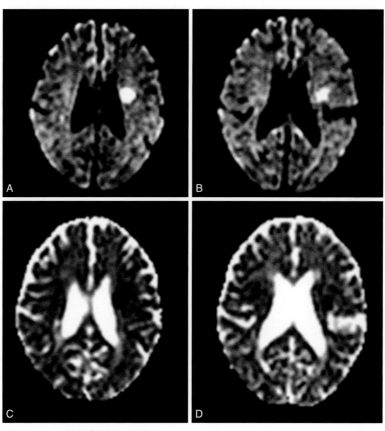

图 8-1-1 左侧放射冠急性梗死
A、B. DWI（b 值为 1000s/mm²），可以见到左侧放射冠圆形高信号；C、D. 其对应层面 ADC，可以见到相应区域 ADC 值减低，呈圆形低信号区。

（2）缺血后 7 ～ 24 小时：弥散加权成像上显示与神经体征相对应区域的异常信号升高，T1、T2 加权图像上分别于起病 12 小时、8 小时后才能明确显示病灶区异常信号。弥散加权信号异常区边界清晰，而 T2 加权所示病灶呈轻微信号升高，边界不清。此阶段，弥散加权像所显示的范围大于或等于 T2 加权像上所显示的范围。

（3）缺血后 2 ～ 7 天：弥散加权与 T1、T2 加权上均显示相应区信号异常。病变在弥散加权及 T2 加权上为高信号，T1 加权上为低信号，显示病灶范围一致（图 8-1-2）。

（4）缺血后 8 ～ 14 天：弥散加权病灶信号下降，呈稍高或等信号。T2 加权上仍为高信号，T1 加权上为低信号，脑回肿胀。

（5）缺血后 15 天 ～ 2 个月：弥散加权上信号强度继续下降，在 2 个月时，病灶中心信号同脑脊液相当，部分病灶周围表现为点片状高信号，边界欠清。T2 加权上仍为高信号，边界清晰，T1 加权上为低信号。

缺血性脑卒中病灶信号大体变化如表 8-1-1

表 8-1-1　缺血性脑卒中后病灶信号的变化

	T2WI	DWI
急性期	等信号	高信号
亚急性期	高信号	等信号或高信号
慢性期	高信号	低信号

弥散加权对诊断缺血性脑卒中有重要意义：

尽管传统的 MRI T1 及 T2 加权成像能在急性期后半阶段及亚急性期之后的各个阶段显示缺血梗死灶，但不能在超早期发现病变，而且在急性期、亚急性期并不能提供准确的定量分析方法。与之相比，弥散加权成像在急性期早期（2 小时内）即可发现病灶，并且能够提供关于缺血区的水分子弥散运动变化的定量信息，更重要的是这种弥散的变化具有一定的演变规律。

弥散加权成像的特点，使之成为早期诊断脑缺血及评价疾病转归的有效方法。

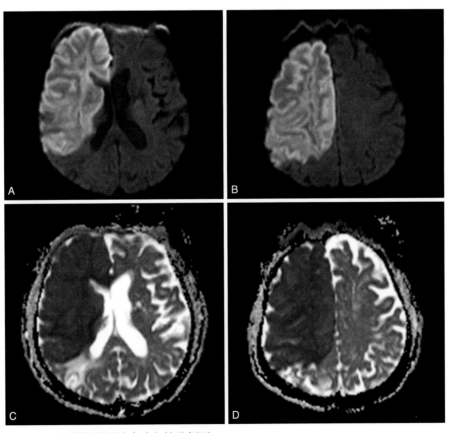

图 8-1-2　左侧额颞顶叶大片急性脑梗死
西门子 3.0T 磁共振，A、B 两图为 DWI，b 值为 1000s/mm²，可见左侧额颞顶叶大片信号减低；C、D 两图为相应层面 ADC，可见到相应区域 ADC 值下降，信号减低。

与灌注加权成像联合应用界定缺血半暗带。缺血半暗带是位于梗死中心周围的具有潜在的可逆性损伤的缺血脑组织。该区供血不足，但细胞代谢仍保留，如果在一定的时间窗内恢复供血，即可恢复全部或部分功能。在脑梗死早期，灌注加权所示信号异常区大于弥散加权所示信号异常区，现在大部分认为这些灌注加权与弥散加权不匹配区即所谓的缺血半暗带。确定缺血半暗带的存在对于指导临床治疗有重要意义。

弥散加权成像对于梗死后出血性转化有一定的预测作用。David 等研究发现，最终有梗死后出血患者的 ADC 值明显低于没有出血者。Tong 等回顾性分析研究发现，ADC 值 $\leqslant 550 \times 10^{-6} \text{mm}^2/\text{s}$ 是出血性转化的独立性危险因子。

2. 脑肿瘤　DWI 可用于脑肿瘤的诊断，包括分级、鉴别诊断及治疗后评价等。

（1）肿瘤分级：运用 DWI 研究肿瘤分级主要根据水分子在肿瘤中的弥散差异，肿瘤组织的病理成分中瘤细胞构成、肿瘤基质、纤维或胶质组织，都可影响 ADC 值。脑肿瘤组织中由于肿瘤细胞较高的核质比及胞外空间的减少，造成肿瘤组织内水分子的弥散受限，表现为 ADC 值的下降。肿瘤恶性程度越高，其核质比越高，ADC 值越低，这为肿瘤恶性程度分级提供了一定程度的参考价值。

（2）脑内肿瘤中心液化坏死与脑脓肿鉴别：脑脓肿在 DWI 上呈高信号，其 ADC 较低，而脑肿瘤中心液化坏死部分在 DWI 上表现为低信号，其 ADC 值较高。可能是由于脓腔内含有细菌、炎性细胞、黏蛋白、细胞碎组织的黏稠液体等，这些成分均限制了水分子的弥散，同时水与大分子的结合也限制了其弥散，因此脑脓肿脓腔平均 ADC 值较低。

（3）其他应用：DWI 在脑肿瘤中其他方面的应用也有很多研究，如确定肿瘤的边界，许多研究证明，DWI 可以划分胶质瘤与正常脑组织边界，但不能确定瘤体与水肿边界；评价肿瘤对治疗反应，通过治疗后脑肿瘤 ADC 值的变化预测肿瘤对治疗的反应。

颅脑是 DWI 研究最深入的部位，除了脑梗死及脑肿瘤，现在在其他方面也有较多的研究，如颅内感染、多发性硬化、退行性病变（阿尔兹海默病等）、代谢性疾病等。随着磁共振软硬件技术的发展，在其他系统，现在有了越来越多的研究。

（二）肝

DWI 在肝中的应用面临着一些问题，如心脏搏动、呼吸运动等导致的运动伪影，肝的 T2 时间段导致信噪比降低等，都会影响肝病灶的显示。为了克服上述问题，扫描时嘱患者屏气，并采用平面回波成像（EPI）技术，快速扫描，尽量减少运动伪影。肝 DWI 常用单次激发多层 SE-EPI 成像序列，扫描层数可以为 5～15 层，在同一屏气水平采用不同 b 值多次成像，按公式计算 ADC 值。

b 值及 b 值差的选择对于 ADC 值的测量非常重要。用小 b 值及小 b 值差进行 DWI 成像能在一定程度上反映局部组织的微循环血流灌注，但所测得的 ADC 值的稳定性较差，且受其他生理运动影响较大，所反映水分子弥散运动的成分较少。选用较高的 b 值和较大的 b 值差所测得的 ADC 值较为准确。

近年来 DWI 在肝疾病诊断中的应用逐渐增多，主要是用于良、恶性病变的定性诊断及通过 ADC 值的特异性判断组织的性质。

1. DWI 在肝局灶性病变诊断中的价值　肝局灶性病变包括良性病变及恶性病变。良性病变常见的有肝囊肿、肝血管瘤、肝脓肿；恶性病变常见的有肝细胞肝癌及转移性肿瘤。

单纯肝囊肿内自由水分子丰富，运动相对自由，而肝血管瘤为大小不等的血管腔，内衬血管上皮，其内充满了血液，血管腔隙间填充有纤维间隔及基质，并且存在着瘢痕及出血，且血窦中血液的黏滞度高于囊肿的囊液，因而其 ADC 值低于肝囊肿的 ADC 值，但海绵状血管瘤和囊肿主要由液体成分构成，所以其 ADC 值又明显高于实性肿块。肝脓肿的脓腔内含有细菌、炎性细胞、黏蛋白、细胞碎组织的黏稠液体，这些成分均限制了水分子的弥散，同时水与大分子的结合也限制了其弥散，因此肝脓肿脓腔平均 ADC 值较低。肝囊肿、肝血管瘤、肝脓肿三者的 ADC 值从大到小以肝囊肿＞肝血管瘤＞肝脓肿为序。肝囊肿在高 b 值的 DWI 上，等于或略低于肝信号，肝血管瘤在高 b 值的 DWI 上信号略高于正常肝组织，肝脓肿信号更高。

肝恶性局灶性病变，包括原发性肝癌、转移性肿瘤等，它们的成分为分化差的实性肿瘤组织，自由水相对较少，分子运动明显受限，因此 ADC 值明显低于肝囊肿及肝血管瘤。肿瘤坏死或囊变时，中心部分主要为出血、囊变、肿瘤的坏死组织及少量炎性细胞，黏稠性较低，液体清晰，细胞成分少，其 ADC 值高于肝脓肿。在高 b 值 DWI 上，相对于正常肝组织，肝细胞肝癌呈高信号；肝转移瘤的

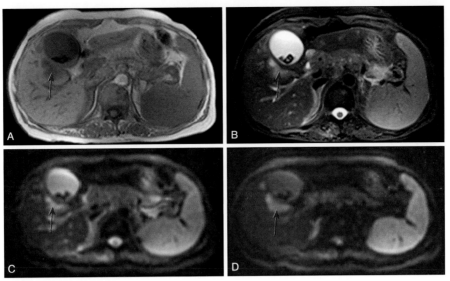

图 8-1-3　肝右叶肝癌

肝右叶近胆囊窝位置可见不规则片状异常信号影，T1WI 呈不均匀等低信号

A.T2WI 及压脂均呈稍高信号；B.DWI 病灶呈高信号；C.b 值为 0s/mm²；D.b 值为 600s/mm²。

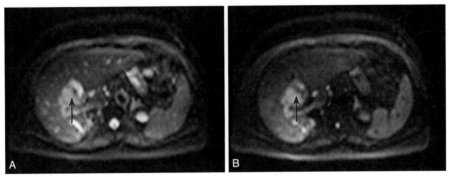

图 8-1-4　胆管癌术后

胆管癌术后，肝门部可见一团块状异常信号影，DWI 呈稍高信号（箭头处 A 图 b 值为 0s/mm²，B 图 b 值为 600s/mm²），考虑为胆管癌复发。

平均 ADC 值虽然略高于肝细胞癌，但两类疾病的 ADC 值多有重叠，鉴别价值不大。

2. DWI 在评价肝硬化中的作用　肝硬化是肝内纤维组织增生的直接结果，肝内纤维增生的严重程度与肝硬化的严重程度呈对应关系。临床上常用的无创性影像学检查如超声、CT，主要评价肝的外形改变，对肝实质内部纤维增生的程度很难做到准确评价。常规 MRI 评价肝硬化优于超声和 CT，不仅可以很好显示肝外形，还能显示门静脉周围信号异常及肝硬化再生结节，但不能提供肝纤维化的定量指标。DWI 可通过检测组织内水分子运动来反映组织的结构特点。由于肝纤维化改变，导致血窦变窄、血流减少使水分减少、灌注下降引起水分子活动受限，以及 TE 时间缩短等，所以其 ADC 值明显低于正常肝。Aube 等学者还指出，肝的 ADC 值与 Child-Pugh 分级有明显相关性，故 DWI 可以作为评价临床肝硬化和肝功能损害程度的成像方法。还有研究报道，肝纤维化分数越高 ADC 值越低，且两者间具有显著的相关性，所以 ADC 值对于肝纤维化的分期具有潜在的优势。

综上所述，肝 DWI 在肝局灶性病变的鉴别诊断中具有一定的参考价值，避免了不必要的增强扫描，缩短了检查时间，减少了检查费用，并降低了因使用造影剂而造成过敏反应的发生率。

目前肝 DWI 成像技术还没有十分成熟，相比于颅脑 DWI 成像，还没有十分适合肝的 DWI 扫描序列。目前的序列中，大的 b 值及大 b 值差的序列的 TE 太长，所得到的肝 DWI 信号稳定性差；TE 长度适合肝的序列，其 b 值太小，仅能在一定程度上反映组织血流灌注，而不能准确反映组织内水分子的热运动水平。相信随着磁共振软硬件技术的进步，肝 DWI 扫描技术将成为肝成像的重要组成部分。

（三）乳腺

乳腺疾病作为女性疾病之一，趋向于年轻化，发病率越来越高，早期诊断、早期治疗也越来越受到重视。近年来磁共振检查对于乳腺疾病的诊断作用逐渐被人们认识，弥散加权成像作为一种磁共振功能成像得到临床的重视。

不同性质的乳腺组织的细胞外间隙不同，其含水量也不同。乳腺腺瘤比乳腺癌的细胞外空间大得多，且其含水量也较乳腺癌高。ADC值反映的是表观弥散系数，是扩散状况的定量表示。在病理状况下，细胞内外组织液以及组织细胞间密度会有所改变，同时细胞膜的通透性以及一些大分子物质如蛋白质对水分子的吸附作用也会发生改变，这些因素综合作用，阻止了肿瘤内水分子的有效运动，限制了扩散，因而ADC值就会降低。因此在DWI上其ADC值不同，借此可以区分乳腺的良恶性病变。

在DWI图像中，低b值时，乳腺病变组织信号高于乳腺腺体组织，边界清楚，呈高信号；高b值时，腺体组织信号强度下降较肿瘤组织明显，病变组织仍呈较高信号；在ADC图像上，肿瘤组织呈相对低信号，与周围正常腺体组织分界清晰。

现有的研究证明，DWI成像中，乳腺癌的ADC值较良性乳腺肿瘤明显低，DWI像中乳腺癌信号高于良性乳腺肿瘤。经过一系列的研究证实，乳腺良、恶性肿瘤的平均ADC值具有差别，差别具有统计学意义，因此，或许可以经过大规模的研究，选择合适的ADC值，作为乳腺良、恶性肿瘤的界值，指导良、恶性肿瘤的诊断。

对于乳腺肿瘤DWI成像的研究，目前还有许多，如肿瘤的分级、肿瘤边界的界定、疗效的判定等。乳腺癌的DWI应用还不是十分成熟，还需要进一步地探索。

（四）前列腺

目前前列腺疾病诊断的金标准是前列腺穿刺活检，但活检是有创检查，而且其取样误差导致假阴性率高也是无法克服的缺陷。弥散加权成像作为目前唯一无创反映活体组织水分子弥散的检查方法应用于前列腺的病灶检查越来越受到重视。

1.前列腺良性增生的DWI表现　前列腺良性增生一般发生在中央带，其外周带在DWI上信号均匀，中央腺体信号不均，大部分基质增生区信号略高于腺体增生区；ADC图像上，外周带信号高于中央腺体，基质增生区信号强度略低于腺体增生区。

2.前列腺癌的DWI表现　前列腺癌多位于外周带，正常外周带含有丰富的腺体和腺管结构，水分子运动有着较高的自由性，ADC值也相应较高；前列腺癌时，腺上皮的正常分泌功能被破坏，腺管结构被高密度排列的癌组织所代替，间质少，恶性上皮细胞与腺体不规则排列，内部结构改建明显，影响水分子扩散，同时肿瘤细胞核大，大的核质比也影响分子的扩散运动，这些都导致肿瘤区水分子的运动能力明显降低，ADC值减低，使ADC值下降。DWI图像上病灶表现为不同程度高信号，于ADC图上呈低信号，并可以直观显示肿瘤范围、受累的精囊、转移淋巴结和骨转移灶，在DWI上呈高信号，ADC图呈低信号。

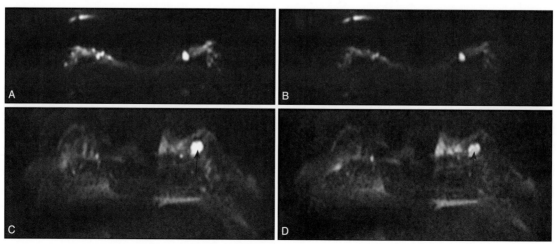

图8-1-5　A、B.双乳多发结节，DWI呈多发结节状高信号
A.b值为400s/mm²；B.b值为1000s/mm²，考虑双乳良性增生结节伴囊肿形成可能；C、D.左乳内下象限结节，C.b值为400s/mm²，D.b值为1000s/mm²，结合钼靶成像，考虑乳腺癌。

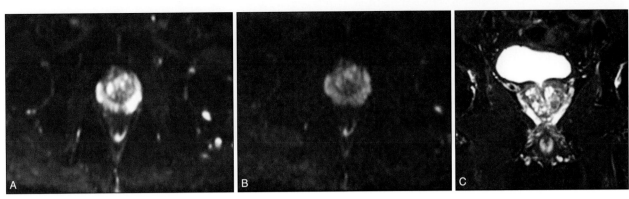

图 8-1-6　前列腺增生

A. DWI(b=0s/mm²)；B. DWI(b=1000s/mm²)；C. T2 压脂

T2 压脂像上可见中央带信号不均匀，可见结节状高信号；DWI 上可见中央带信号不均匀，外周带相对信号均匀。

（五）卵巢

卵巢疾病是女性常见病，其恶性肿瘤致死率居妇科首位，及时、准确诊断出病变的性质对治疗和预后具有重要意义。影像学检查是卵巢病变的重要诊断方法，其中 MRI 是近年来广泛应用的、较超声及 CT 更具准确性和特异性的诊断方法，但常规 MRI 检查仍有一定局限性。弥散加权作为能评价组织水分子弥散运动状态的检查方法，有望能为卵巢疾病的诊断提供重要信息。

卵巢疾病大部分为囊性或囊实混合性。现有的研究一致证实，卵巢良恶性肿瘤的实质成分 DWI 成像中，两者 ADC 值差异具有统计学意义。卵巢癌组织中，恶性肿瘤细胞密度较高，细胞外容积减少，致使水分子自由弥散运动受限，ADC 值较正常卵巢组织及良性肿瘤组织为低，DWI 图像上信号相对为高信号。对于卵巢病变囊性成分的良、恶性鉴别诊断目前尚有争议，部分研究认为两者 ADC 差别有统计学意义，但部分研究认为两者间差别无统计学意义，不同意见的得出可能与扫描参数的选择、扫描技术的差别以及患者选择等方面相关，此方面的研究还有待进一步探索。

虽然 DWI 在卵巢病变的鉴别诊断应用中还有一定的限制，但是经过进一步研究，DWI 作为一种可以分辨不同成分组织特征的检查方法，有希望成为鉴别卵巢病变的重要检查手段。

（六）骨骼系统

DWI 在骨骼系统中的应用越来越引起关注，包括骨髓中的应用、椎间盘中的应用等。

椎体压缩性骨折良、恶性病变的鉴别诊断一直是临床诊断的难点。良性病变的椎体骨折主要是指由骨质疏松和感染性疾病等引起的骨折。恶性病变的骨折指由恶性肿瘤（原发或转移性骨肿瘤）引起的骨折。传统放射学及常规 MRI 对两者的鉴别诊断缺乏特异性，DWI 则为两者的鉴别提供了重要方法。急性良性椎体压缩性骨折由于水肿和出血引起骨髓内水分子运动增加，恶性压缩骨折由于肿瘤组织密集填塞，导致细胞外间隙相对减少，水分子运动相对减弱。普通的 MR T2WI 上，良性病变与恶性病变引起的椎体压缩性骨折均表现为高信号，但在 DWI 上，良性病变引起的骨折信号衰减，DWI 上表现为等信号，而恶性病变引起的椎体压缩性骨折在 DWI 上呈高信号，两者 ADC 值差异具有统计学意义。

腰椎间盘病变现在十分普遍，椎间盘退行性变可能与分子弥散能力下降有关。DWI 能从分子水平反映水分子弥散程度，可作为评价腰椎间盘内分子弥散及相应微环境变化的可靠研究方法，也可能成为监测腰椎间盘退行性变的一种理想的无创性技术。椎间盘 ADC 值与椎间盘内水和基质成分具有相关性，椎间盘退行性变造成椎间盘内水分含量的减少，造成其 ADC 值的降低。

关节软骨的弥散系数与软骨内水的含量有直接关系，正常软骨中的大分子基质能限制水的自由弥散。骨关节炎的早期阶段，由于软骨基质减少使水分子弥散加快，因此 DWI 能识别早期软骨疾病中的变化。

全身性 DWI 在肿瘤骨转移或骨髓瘤中应用的研究越来越广泛，将有可能成为肿瘤骨转移筛查的一种重要检查手段（详见后面章节）。

（七）全身 DWI

受扫描野的限制，常规 MRI 技术难以获得类似于 ECT 的大范围扫描图像，无法对分布广泛的多发性病灶进行一次性系统检查与诊断。

近年来，随着 MR 技术的不断发展，平板回波成像（echo planar imaging，EPI），尤其是并行采集技术（ASSET）的出现，使一次性全身 MRI 成像已成为可能。全身弥散加权成像（whole—body diffusion weighted imaging，WB-DWI）是一种全新的 MRI 检查技术，在弥散加权成像（diffusion weighted imaging，DWI）的基础上，将抑脂技术和快速采集技术相结合，在自由呼吸状态下连续扫描，经过处理后获得三维图像。WB-DWI 现已被应用于临床，并取得了明显效果。

临床常用高 b 值（1000s/mm²）的 DWI 序列进行全身多部位的扫描成像，并进行重建。使用最大密度投影（MIP）进行处理，还可采用黑白灰度反转方法显示，产生类 PET 图像。大部分正常组织的信号被抑制，如血管、脂肪、肌肉及肠管。但一些正常结构仍可见，如脾、前列腺、睾丸、卵巢、内皮组织和脊髓、神经根、椎间盘及细胞密度较大的淋巴结等弥散受限区域均表现为高信号。

1. WB-DWI 在肿瘤筛查方面的应用　WB-DWI 因其敏感性高，且可以一次性进行大范围扫描，病变与正常结构信号对比明显，可用于恶性肿瘤的筛查，也可用于全身长 T2 信号良性病变的检测，如结节性甲状腺肿、乳腺良性结节、肝囊肿、肾囊肿、子宫肿瘤、前列腺囊肿等。另外它在寻找原发肿瘤方面也是目前最经济、省时的成像方法。而全身弥散可对患者进行一次性全身评估，且可以敏感地探测肿瘤性病变。其对寻找原发灶具有很高的敏感性，是原发灶不明的转移癌患者有效的检查手段。总之，WB-DWI 可以作为一种简单、经济、高效、无辐射损伤检查技术，非常适合于全身肿瘤的筛查，具有良好的临床应用潜力。WB-DWI 对于多发性骨髓瘤及淋巴瘤的检测也具有重要意义。多发性骨髓瘤及淋巴瘤患者往往存在全身骨骼及全身多脏器及软组织浸润。在 DWI 图像上，病灶多表现为高信号，其 ADC 值较正常组织降低（图 8-1-7）。

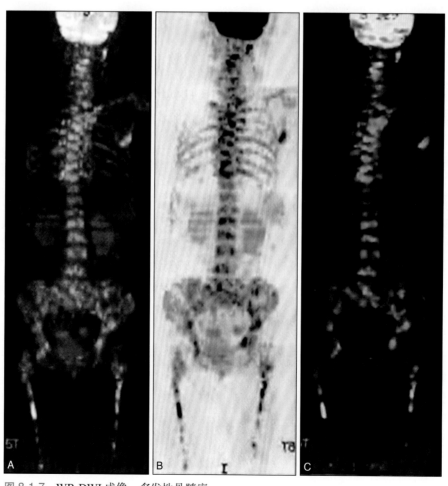

图 8-1-7　WB-DWI 成像，多发性骨髓瘤
A.3D-MIP 图；B.黑白反转图；C.伪彩图
可见脊柱骨髓弥漫性浸润性病变，胸骨、双侧锁骨头端、双侧肩胛骨、双侧部分肋骨、全脊柱骨髓、双侧髂骨、双侧坐骨、双侧股骨上段浸润性病变（魏来等，全身磁共振弥散加权成像的临床应用及前景．诊断学理论与实践，2009，357-359）。

2. WB-DWI 在肿瘤全身骨转移的检测中的应用 WB-DWI 最初的应用集中在查找多发性骨转移瘤及与 ECT 对比提供参考信息等方面。核素骨显像是核医学诊断的传统优势项目，影响骨骼聚集示踪剂的因素主要为骨代谢和血流情况。在骨骼病变早期，只要有成骨活性及血流的改变，即可出现骨显像的异常，这一显像原理决定了其对于骨转移病灶的探测具有较高的灵敏度，但特异性较差，有时难以与良性骨病变、外伤等非特异性改变相鉴别，其放射性也对人体有一定损害；而 WB-DWI 可以早期发现骨转移瘤，初步评价病变进展，有利于诊断。

正常骨骼系统 WB-DWI 图像特点为低或中等信号，仅椎间盘呈高信号。其他部位显像特点为：肺、纵隔及肝呈低信号，颅脑、涎腺、脾、双肾、子宫肌层或前列腺外周带、睾丸、精囊、胆囊、部分肠管和椎管内脑脊液、关节腔内液体、淋巴结等呈高信号。

骨转移瘤患者 WB-DWI 显像可在转移部位呈高信号。绝大多数骨转移病灶形成始于髓内，当病灶局限于骨髓内、未形成骨皮质破坏或成骨性改变时，WB-DWI 可在活体细胞水平检测生物组织的微动态和结构变化。WB-DWI 能同时获得胸部、腹部和盆腔脏器影像，对于评价肿瘤原发病灶和筛查骨外其他脏器转移灶有重要价值，并可对发现异常信号的部位进行进一步相关检查（图 8-1-8）。

3. WB-DWI 用于区分肿瘤残留或复发与治疗后改变区分所检出的病变是肿瘤残留、复发，还是治疗后局部组织的改变，对于肿瘤患者治疗方案的调整具有重要意义。单纯应用 CT 及 MRI 等影像学表现难以进行区分。WB-DWI 可提供有价值的信息。肿瘤残留或复发区域细胞密度更高，较治疗后反应区域的弥散受限更明显，可以根据局部的 ADC 做出相应判断。但治疗过程中肿瘤组织变化过程较复杂，此过程需要进一步研究。

随着磁共振硬件设备及软件的发展，DWI 的研究及应用越来越广泛。DWI 除应用于上述器官及疾

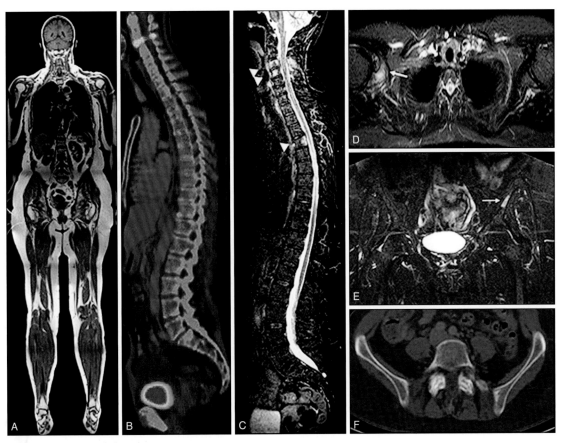

图 8-1-8　61 岁乳腺癌患者

A. 为 T1WI TSE 全身磁共振成像；B. 为 PET/CT 成像，可见颈 3 椎体放射性异常浓聚；C. 为 WB-DWI 成像，可见颈 3、颈 4、胸 5 椎体高信号（白箭头）；D. 为胸部 DWI 成像，可见右侧喙突信号增高（白箭头）；E. 为盆腔 DWI 成像，可见左侧髂骨局部信号增高（白箭头）；F. 为盆腔 CT，髂骨未显示形态学变化（摘自：Schmidt G, Reiser M, and Baur-Melnyk A. Whole-body MRI for the staging and follow-up of patients with metastasis. European Journal of Radiology, 2009, 70（3）：393.）

病外，还有关于心脏、肾、颈部、肌肉肿瘤、肺癌、鼻咽癌等方面的研究报道。

随着 3.0T 磁共振运用越来越广泛，DWI 的信噪比、对比度、扫描速度及图像空间分辨率有了很大的提高，但场强的增加会加重组织气体、骨等交界区域的磁场不均匀程度，增加图像的磁敏感伪影，并且 3.0T 磁共振的运动伪影更为显著。尽管存在着不足，但是随着技术的改进，如果系统梯度性能足够高，达到一定 b 值的弥散梯度脉冲很短，最短 TE 时间也足够短时，不仅信噪比提高，弥散对比度

也达到改善，使 DWI 成像质量得到提高，有利于 DWI 技术的应用。

总之，DWI 作为目前唯一能非侵入检测活体组织内水分子运动的技术，在病变的检出中具有重要价值，尤其对良、恶性病变的鉴别诊断具有重要意义。随着 MRI 技术的不断完善和发展，以及对 DWI 研究的增多，相信 DWI 在疾病的鉴别诊断及定性中将体现出更大的价值。

（滕皋军　赵振）

重点推荐文献

[1] Roberts T, Schwartz E. Principles and implementation of diffusion-weighted and diffusion tensor imaging[J]. Pediatric radiology, 2007, 37(8): 739-748.

[2] Rangel C, Cruz L, Takayassu TC, Gasparetto E, Dominques RC. Diffusion MR Imaging in Central Nervous System[J].

Magnetic Resonance Imaging Clinics of North America, 2011, 19(1): 23-53.

[3] Schmidt G, Reiser M, Baur-Melnyk A. Whole-body MRI for the staging and follow-up of patients with metastasis[J]. European Journal of Radiology, 2009, 70(3): 393-400.

第 2 节　磁共振弥散张力成像的应用

一、DTI 的基本原理

磁共振弥散张力成像（DTI）是基于水分子布朗运动的原理，根据体内水分子弥散的各向异性进行的磁共振成像技术。水分子弥散的各向同性是指分子向各个方向运动具有相同的概率，但在体内由于受到组织细胞所处微环境及细胞本身结构的影响，水分子在各个方向的弥散是不同的，称为弥散的各向异性。在脑白质中水分子的弥散表现出显著的各向异性：水分子更倾向于沿着神经纤维束走行的方向进行弥散，而在垂直于神经纤维束走行的方向上则弥散受限。

DTI 是利用弥散敏感梯度从多个方向对人体内水分子的弥散各向异性进行量化的技术。在病理情况下，组织结构及生化的改变均会影响水分子的弥散，因此检测组织内水分子的弥散各向异性可以从微观角度反映病变组织的改变。单次激发平面回波技术（single-shot echo-planar diffusion tensor imaging）是目前 DTI 最常用的成像方法。而 DTI 的数据处理一般采用感兴趣区测量的方法或者基于体素的分析方法。DTI 常用的定量指标有：①各向异性分数（factional anisotropy，FA），是弥散的各向异性成分与整个弥散张量之比，可以反映组织的各向异性及完整性。FA 取值为 0 ~ 1，分别表示最大

的各向同性弥散和最大的各向异性弥散。②平均扩散率（mean diffusivity，MD），反映水分子整体的扩散水平，为各个方向扩散大小的平均值，无方向性。MD 值越大表示水分子的扩散能力越强，信号也就越高。③扩散张量本征值（λ_1、λ_2、λ_3）、相对各向异性（relative anisotropy，RA）、弥散张量轨迹（trace，Tr）和容积比（volume ratio）等也是 DTI 常用的指标。

二、DTI 的临床应用

DTI 是一项可以无创性显示脑内白质纤维束的成像技术，能够有效地评价脑白质结构的完整性与方向性。在神经系统中，DTI 已经被应用于脑血管病、脑肿瘤、脑白质病、脑感染性病等疾病的研究中，主要是两方面的应用：定量分析和纤维束示踪技术（fiber tractography，FT）。

（一）脑血管病

缺血性脑梗死后早期评价脑组织不同的损伤程度及准确预测患者的预后，对于梗死后的治疗与康复训练具有重要的指导意义。DTI 不仅可以用于评价脑梗死后不同时期水分子弥散各向异性的变化，更重要的是通过重建的特征矢量图还可以反映梗死

远端神经纤维束走行方向和完整性的改变及与邻近组织的解剖关系，并可用于评价白质纤维束的损害情况与临床症状以及功能改变的相互关系，有利于推测患者的预后情况。Yu 等利用 DTI 对脑卒中后皮质脊髓束的变性进行了跟踪研究，发现患侧与对侧脑桥区 FA 之比（rFA）及 MD 之比（rMD）出现较规律性改变，并且可以预测 1 年后功能恢复情况

（图 8-2-1）。目前的研究结果显示似乎早期 FA 下降越多，变性程度越重，运动功能恢复也越差。在出血性脑卒中，DTI 同样可以显示神经纤维束的受损情况以及预测运动功能的恢复。Haris 等发现脑出血后 FA 值先增大后降低，FA 值的增大可能与完整的红细胞和纤维蛋白网的存在有关。

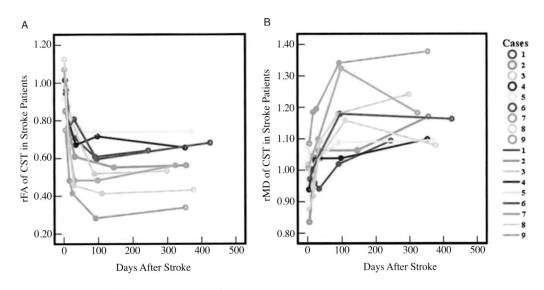

图 8-2-1　脑梗死患者 rFA 和 rMD 动态改变
A. 脑梗死后 3 个月内 rFA 单调性降低，而后趋于稳定；B. 脑梗死后 2 周内 rMD 升高，而后趋于稳定。

（二）脑肿瘤

　　DTI 定量研究有助于脑肿瘤的定性和分期，判断肿瘤引起的浸润和水肿。有报道称，随脑肿瘤恶性程度增加 FA 值呈上升趋势，而 MD 值呈下降趋势。一般认为，脑肿瘤的 FA 值降低提示肿瘤导致组织结构的紊乱。DTI 应用于肿瘤诊断的报道有：鉴别胶质母细胞瘤和单发脑转移瘤；鉴别典型和非典型脑膜瘤。DTI 三维示踪技术可以显示脑肿瘤引起的神经纤维束空间走向的改变，判断神经纤维束是单纯受压推移、水肿或是受到浸润，从而有利于制订手术的方案，同时可以用于评估脑肿瘤术后的恢复情况（图 8-2-2），甚至有些学者将 DTI 成像直接应用于术中定位。

（三）多发性硬化

　　多发性硬化（multiple sclerosis，MS）是中枢神经系统的一种自身免疫性疾病，病理特征以神经纤维脱髓鞘和炎性细胞浸润为主，病程多呈缓解 - 反复发作交替，因此病变过程复杂，具有多个临床分型。DTI 比常规磁共振检查在诊断多发性硬化中更加敏感和精确，直接显示脑白质微观结构的病变信息，有利于监测多发性硬化的疾病演变。研究发现 MS 不仅导致损害斑块处 FA 值下降，其他脑白质也可以同时受累（图 8-2-3）。DTI 也被应用于研究 MS 引起的脑灰质、颈髓损害。MS 引起的认知损害，通过结合 DTI-fMRI 可以从结构与功能两方面得到更好的诠释；运动功能方面，DTI 可显示 MS 中皮质脊髓束发生的异常。

（四）脑感染性病变

　　脑脓肿发生液化坏死后导致正常组织结构散失，FA 值下降，MD 升高。研究表明 DTI 有助于鉴别脑脓肿和脑肿瘤坏死性空洞。在 AIDS 患者中，可伴随 HIV 脑组织感染，早期发现和及时监测脑组织的损害有助于抗逆转录病毒治疗的选择。HIV 可选

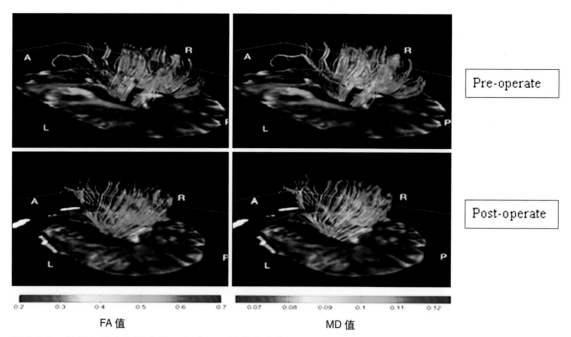

图 8-2-2 星形细胞瘤切除术前、术后 DTI 锥体束成像
术前患侧锥体束 FA 值降低，MD 值升高；术后 1 个月 FA 值、MD 值几乎恢复正常。红色箭头示受累神经纤维束部位。

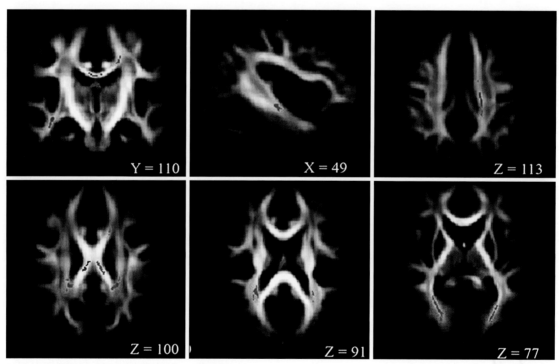

图 8-2-3 MS 患者 FA 值下降的脑白质区域
包括右侧下纵束、穹隆、胼胝体、放射冠及视辐射区域。

择性损坏皮层下白质，导致白质各向异性降低（图8-2-4）。有学者发现，皮层下白质平均 FA 值与外周血病毒水平和相应神经功能的缺陷呈相关关系，可以作为 HIV 感染的标志。

（五）癫痫

癫痫是以大脑皮质神经元过度放电为特征，也伴有皮质下结构的异常。DTI 可在体研究癫痫患者皮质下结构的病理改变，研究显示邻近病灶白质及远处白质均可受累，且与患者语言功能及认知损害相关。海马硬化是癫痫的常见病因，DTI 的异常主要表现为弥散率的增高和 FA 的下降，提示细胞外腔隙增大和正常组织结构的散失。颞叶切除是难治性癫痫的有效治疗手段，DTI 则有助于致癫灶的定位以及癫痫术中避免皮质脊髓束损伤，并且动态观察切除术后的白质结构重组（图 8-2-5）。

（六）阿尔茨海默病

轻度认知障碍是阿尔茨海默病（Alzheimer's Disease, AD）的早期阶段，有望逆转为正常，特别是在早期干预下，因此 AD 的早期诊断和抑制疾病进展受到关注。研究显示 DTI 可发现 AD 患者脑白质纤维束的损害（FA 值下降），评估 AD 的早期进展。有学者将 DTI 用于预测 AD 家族史及相关基因携带者（APOE）发生 AD 的风险（图 8-2-6）。结合认知功能评分分析发现 AD 患者白质损害程度与认知功能障碍有关，同时白质损害部位与灰质受累范围较一致，在此基础上有学者提出，反映轴突损害的 FA 值下降是继发于灰质神

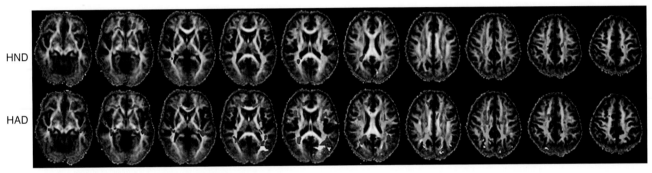

图 8-2-4　AIDS 患者白质 FA 值降低的脑区 HND/HAD
未伴发 / 伴发痴呆的 HIV 感染者；红色：额叶白质；绿色：顶叶白质；蓝色：颞叶白质；黄色：枕叶白质。

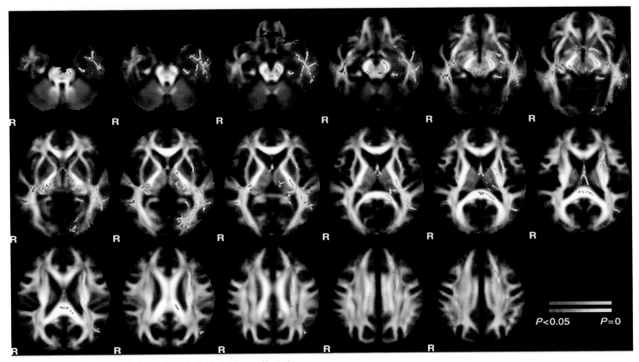

图 8-2-5　左前颞叶切除术后癫痫患者脑白质 FA 值改变
蓝—紫色示 FA 值下降区域：左侧颞叶、枕叶、穹隆、胼胝体压部和前联合白质；红—黄色示 FA 值升高区域：外囊、内囊后肢和放射冠。

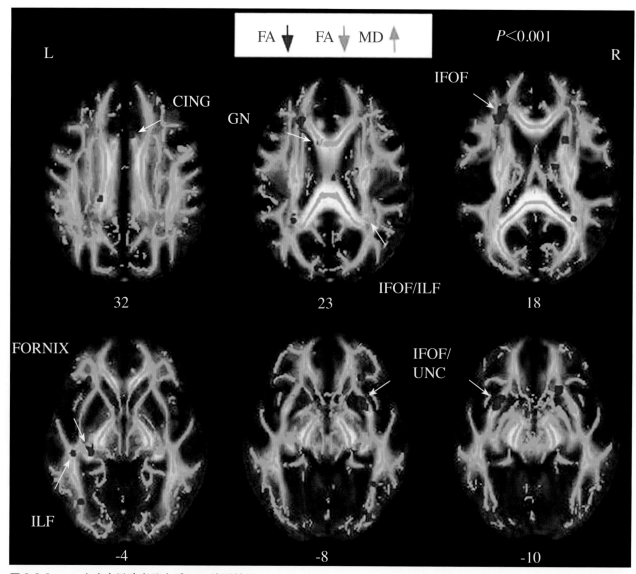

图 8-2-6 AD 患病高风险者脑白质 DTI 检测结果
FORNIX：穹隆，ILF：下纵束，IFOF：额枕束，UNC：钩束，CING：扣带回，GN：胼胝体膝。红色示 FA 值下降区域，橘黄色示 FA 值下降和 MD 值升高区域，绿色示脑白质框架。

经元的损害。因此，DTI 可在传统神经心理学检测的同时为 AD 的诊断、监测及药效评价提供客观的指标。

　　除上述疾病外，DTI 也被应用于其他神经系统疾病的研究中，包括情感障碍、认知障碍、脊髓疾病和颅脑外伤等方面，同时还被扩展到肾和骨骼肌肉系统。总之，DTI 在显示脑白质纤维方面具有其他方法无法替代的优越性，是目前唯一可以在活体上显示脑白质纤维束的无创性成像方法，其已经逐渐应用于临床。DTI 与其他技术（如 MRS、BOLD-fMRI）结合有望进一步阐述相关疾病的机制、提高诊断、指导治疗和评估预后，具有广泛的应用和研究前景。

（滕皋军　陈华俊）

重点推荐文献

Chanraud S, Zahr N, Sullivan EV, et al. MR diffusion tensor imaging: a window into white matter integrity of the working brain[J]. Neuropsychol Rev, 2010, 20(2): 209-225.

第 3 节 灌注加权成像的应用

一、灌注加权成像

1988 年，Villringer 等首先报道灌注加权成像（perfusion-weighted imaging，PWI）在脑部的应用。PWI 同弥散加权成像（DWI）一样，是功能磁共振的一个重要组成部分。PWI 是一项能够活体检测组织或病变血流灌注情况、了解微循环状态及血流动力学特征的磁共振功能成像技术。PWI 是利用血管内造影技术，通过静脉注射高浓度顺磁性造影剂，对脑灌注情况进行定量分析的磁共振成像技术。PWI 反映组织局部血流灌注情况，评价血流动力学参数。

目前，磁共振灌注加权成像主要有两种方法：

1. 使用自身动脉血液中的可自由扩散的水质子作为内源性对比剂的成像方法，称为动脉自旋标记法（arterial spin labeling，ASL），基本原理是利用反转恢复脉冲序列在成像平面的近端标记动脉血中的水质子，标记过的水质子随血流流入成像平面后，与组织中没有标记的水质子混合，引起局部组织纵向弛豫时间 T1 的变化，从而产生血流依赖的图像对比；

2. 团注非扩散顺磁性对比剂的首过成像法，较为常用的是动态磁敏感对比增强灌注加权成像（dynamic susceptibility contrast-perfusion weighted imaging，DSC-PWI）。

ASL 技术根据标记方法的不同可分为连续性 ASL（continuous arterial spin labeling，CASL）和脉冲式 ASL（pulsed arterial spin labeling，PASL）两种。CASL 是在稳态磁场中通过应用饱和反转脉冲或绝热反转脉冲于成像层面近端固定的层面对供血动脉血液的水质子进行持续标记，来检测信号强度的变化，反映组织的特异性灌注情况。PASL 是在成像层面近端利用反转脉冲来标记供血动脉中的质子，且持续到标记的质子进入成像层面为止。PASL 又根据标记的对称与否分为对称式和非对称式，对称式包括：流动敏感交互式反转恢复（flow sensitive alternating inversion recovery，FAIR）、UNFAIR、FAIRER、FAIREST 及 BASE 等；非对称式包括：信号靶向交替射频（signal targeting alternating radiofrequency，STAR）、PICORE、TILT、QUIPSS、DIPLOMA 等。其中以 FAIR 与 STAR 两种技术应用较广泛。ASL 时间和空间分辨力相对较低，图像信噪比较差，且只能获得脑血流量一个参数值，大大限制了在临床上

的广泛应用，但其完全无创，允许重复定量脑血流，无需注射对比剂，不存在使用高压注射器和注射造影剂可能出现的副作用，检查及后处理程序简单，可作为常规序列用于了解组织血流灌注情况，对目前常规脑灌注技术是一个很好的补充，尤其对反复检查及造影剂过敏者，更容易实施和被患者接受。

DSC-PWI 是利用静脉团注顺磁性对比剂通过微血管时形成的局部磁场不均匀而导致 T2* 信号强度的降低来计算脑组织或肿瘤组织的相关参数。通过静脉团注磁化敏感对比剂，目前临床上多采用离子型非特异性细胞外液对比剂 Gd-DTPA，将对比剂经高压注射器快速注入周围静脉，采用时间分辨力足够高的快速 MR 成像序列对目标器官进行连续多时相扫描，检测带有对比剂的血液首次流经受检组织时引起组织的信号强度随时间的变化来反映组织的血流动力学信息。该技术要求快速团注对比剂，需要高压注射器，并且要求准确掌握扫描时间，技术环节和检查环节增多，加之对比剂本身有一定的副作用，使其临床应用的广泛性受到一定限制。

目前 PWI 在临床上的应用主要有：①脑组织灌注，主要用于脑缺血性病变、脑肿瘤的诊断与研究；②心肌灌注，在静息和负荷状态下分别行 PWI 检测心肌灌注储备，有助于心肌缺血的早期发现；③肾血流灌注；④肝血流灌注等。

二、磁共振灌注加权成像的临床应用

（一）磁共振灌注加权成像在脑血管性疾病中的临床应用

1. DWI 和 PWI 在超急性期脑梗死的应用价值 PWI 可以得到脑组织血流灌注的半定量信息，反映脑组织的微观血流动力学信息。主要有对比剂首次通过法和动脉端自旋标记两种方法，前者应用较多。常用参数有脑血流量（cerebral blood flow，CBF）、脑血容量（cerebral blood volume，CBV）、平均通过时间（mean transit time，MTT）及达峰时间（time to peak，TTP）等。脑梗死时这些参数的意义各不相同。MTT 受灰白质血供差别的影响小，可

较灵敏地区分正常脑组织与缺血区，反映最大的灌注缺损范围，但在评价仅有血流减少而功能仍存在的区域即脑缺血半暗带时不如CBF及CBV可靠。多数学者认为CBF是预测脑组织存活的最佳灌注指标。由于在脑梗死的不同区域和阶段PWI表现各异，因此综合分析这些参数意义更大。脑缺血后脑组织依灌注不同大致可分为以下几种情况：①无灌注或灌注不足：MTT延长，CBF、CBV减少；②侧支循环形成：MTT延长而CBV正常或增加；③血流再灌注：MTT缩短或正常，CBF正常或轻微增加，CBV增加；④灌注过度：CBF与CBV均显著增加。总之，测量灌注值可动态了解梗死后脑组织的灌注情况，为临床治疗提供帮助。

DWI和PWI对超急性期脑梗死的定性与定量诊断价值已得到验证。通过磁共振弥散加权成像和灌注加权成像相结合，评估超急性期脑梗死的弥散-灌注不匹配区来界定缺血半暗带（ischemic penumbra，IP），是目前临床最为常用的方法。DWI和PWI可在超急性期显示脑梗死的部位、范围，其诊断价值优于T1WI、T2WI和FLAIR序列。PWI反映缺血脑组织的瞬间血流动力学改变，显示了缺血区的低灌注状态。PWI可以显示梗死和低灌注区域，异常信号区域常大于DWI，可以显示脑梗死早期由于侧支循环供血而没有发生细胞毒性水肿的梗死周围脑组织，形成了弥散-灌注不匹配现象，即缺血半暗带。

在脑梗死早期，PWI所示异常灌注区明显大于DWI所示异常高信号区，DWI与PWI不匹配区即一般意义上的IP；若不及时救治，随时间延长，DWI异常信号区逐渐增大，两者的不匹配区则逐渐缩小，最终DWI与PWI异常信号区相一致，IP发展成为不可逆性的脑梗死。

超急性期脑梗死在功能磁共振上有以下几种表现：①PWI异常体积大于DWI异常体积；②PWI异常体积小于DWI异常体积；③PWI异常体积等于DWI异常体积；④PWI异常，DWI正常；⑤PWI正常，DWI异常。根据磁共振的这些不同表现形式，可以预测患者对溶栓治疗的不同反应以及治疗后梗死灶的大小。

Parsons等研究rCBF、rCBV和rMTT对PWI>DWI不匹配的<6小时超急性期卒中患者转变为梗死的预测价值，急性rCBF病变能更精确鉴定最终梗死面积和临床结局。急性rCBV>DWI不匹配区低估了梗死范围，而rMTT也会高估或低估梗死范围。

Knash等认为rCBV的减少对超急性期脑卒中弥散异常有预测性。在DWI病变中，CBV相对于对侧区域明显减少。而在有早期再灌注或轻度卒中证据的患者rCBV未减少。CBV改变方式随临床严重程度和症状持续时间而异。相对于DWI病变的缺血组织体积可用CBV阈值决定，但对轻度卒中患者应用受限制。

PWI与DWI联合应用具有重要的临床意义，可以早期判断急性脑梗死缺血的范围和组织的血流灌注情况，界定IP，决定是否适合溶栓，适合者及时行溶栓治疗，并通过PWI了解梗死区的血液供应，监测溶栓治疗的效果。超急性期脑梗死PWI的异常信号区往往代表脑组织的最大缺血范围，而DWI的高信号区常代表不可逆的梗死区。脑梗死患者的PWI病变较大，而DWI病变较小或无DWI病变时，他们的预后可能要好于PWI≤DWI的患者。因此，PWI及DWI在超急性期脑梗死的联合应用，可作为脑缺血损伤程度的有效评价工具，对脑梗死的最终梗死容积进行测定，有利于对脑梗死患者预后的判断。

不同研究者采用方法的差异、缺血半暗带定义的界定、脑卒中溶栓治疗术前评估等方面尚需进一步研究。而PWI在缺血性脑血管疾病诊断与研究方面将拥有更广阔的应用前景。

2. 在慢性颈动脉狭窄或闭塞疾病中的应用 颈动脉狭窄或闭塞是引起缺血性脑卒中的重要危险因素，其机制包括栓子脱落导致的栓塞性脑梗死及血流动力学障碍导致的低灌注性脑梗死。慢性颈动脉重度狭窄或闭塞患者，PWI表现为TTP、rMTT延迟，而rCBF正常或轻度降低，rCBV正常、轻度增高或降低。rMTT、TTP较rCBV评价颈动脉闭塞性疾病的血流动力学紊乱更可靠。因此，PWI能够提供慢性颈动脉狭窄或闭塞患者脑血流灌注情况，对于术前指导治疗、术后评价疗效有重要意义。

3. 其他脑血管性疾病 ①静脉血栓形成（cerebral venous thrombosis，CVT）：PWI表现为MTT延迟，rCBV正常、增高或降低。②烟雾病（moyamoya disease）：MTT延迟。③可逆性后部脑病综合征（posterior reversible encephalopathy syndrome，PRES）：异常后循环rCBF、rCBV降低，MTT增高或降低。

（二）磁共振灌注加权成像在脑肿瘤术前分级的诊断价值

脑肿瘤约占全身肿瘤的5%，占儿童肿瘤的

70%，且近年来发病率呈上升趋势。临床上不同级别脑肿瘤治疗原则不同，因此术前准确判断肿瘤级别已成为指导临床制订治疗方案及判断患者预后的关键，传统 CT 或 MRI 增强扫描已被证明在判断脑肿瘤性质及病理学级别方面具有一定的作用，但其准确性亦不高。

DSC-PWI 可在良好的空间分辨率和组织分辨率的影像诊断基础上提供血流动力学参数，反映脑肿瘤微血管分布及血流灌注情况，并且可提供定量信息，因此在脑肿瘤术前级别评估中具有良好的应用价值。DSC-PWI 反映肿瘤组织血流动力学参数的指标有 rCBV$_{max}$ 及 rCBF$_{max}$，肿瘤实性区域灌注指标均高于瘤周组织；两者在高级别胶质瘤、低级别胶质瘤相同部位均具有显著正相关性，且两灌注指标均能准确反映脑肿瘤血流动力学情况；高级别胶质瘤平均 rCBFmax 比值高于转移瘤。脑转移瘤呈膨胀性生长，瘤周组织水肿明显，使血管受压变细，rCBV

降低，PWI 随时间产生信号强度下降较少，幅度明显小于正常脑组织。

DSC-PWI 能较好地对高、低级别胶质瘤进行术前病理学级别评估及对高级别胶质瘤与转移瘤进行鉴别，并且与病理学特点具有较好的一致性。

PWI 反映肿瘤组织微血管生成的信息，可更准确地反映肿瘤病理学改变，通过测定 rCBV 的变化反映肿瘤血管生成，而后者是区别恶性程度的关键因素之一，所以较常规 MRI 增强更准确地反映了肿瘤的恶性程度，可为术前无创性评价胶质瘤恶性程度及选择治疗方案等提供重要的依据。肿瘤微血管增多，PWI 表现为 rCBV 增加，DWI 表现为表观弥散系数（ADC）降低。

在胶质瘤的术前分级诊断中，常规 MR 在术前估计肿瘤级别上有时仍有难度，DWI 和 PWI 具有重要价值，两者的联合使用，有助于提高胶质瘤术前分级评价的准确性（图 8-3-1）。

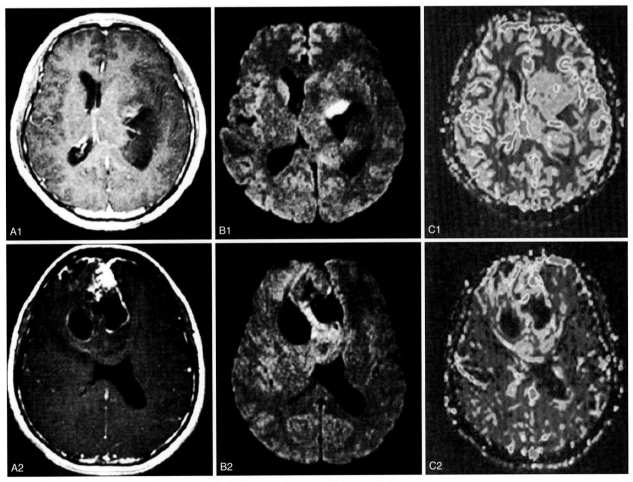

图 8-3-1　左颞叶星形细胞瘤 II 级，左额叶胶质母细胞瘤侵及对侧并凸入脑室
其中，A1.T1WI+C，部分肿瘤病灶区见条状强化；B1.DWI，病灶实性部分为等和略高信号；C1.rCBV，伪彩图上信号以绿色为主，散在点状红色区。A2.T1WI+C，病灶实性部分环行结节明显强化，囊变无强化；B2.DWI，较脑白质信号高；C2.rCBV，伪彩图上病灶囊变坏死部分无灌注，肿瘤实性部分为红色高灌注区（摘自：金艳霞，王景林，徐敬林 . 磁共振弥散加权成像和灌注加权成像诊断脑胶质瘤 . 中国医学影像技术 ,2009，25（5）:753-755.）。

（三）磁共振灌注加权成像在肺部肿瘤的临床应用

肺组织由于质子密度低，气体-组织界面大，磁敏感率差异大，存在呼吸运动及心脏搏动等影响因素，使得肺部 MRI 的应用受到限制。近年来，随着设备性能和成像技术的不断提高，肺部 MRI 有了一个新的平台，肺实质的磁共振灌注成像技术也逐渐应用于临床。目前，根据外源性和内源性对比剂的不同，肺部灌注加权成像有两种基本的方法，即首过增强法（first-pass contrast agent technique）和动脉自旋标记法（ASL）。

首过增强法是在静脉团注外源性对比剂后，用快速成像序列检测带有对比剂的血液首次通过受检组织时组织的信号强度随时间的变化，反映组织的血流动力学信息。

ASL 是用磁化标记的血液作为内源性对比剂，检测肺部信号强度的变化。

1. MRI 对比剂首过增强法肺部灌注成像　1996 年，Hatabu 等首次报道了首过增强法进行肺实质灌注成像的研究。随着磁共振硬件及技术的发展，扫描参数不断优化，尤其是快速小角度激发 3D 成像技术，并行采集技术的应用，MRI 对比剂首过增强法肺部灌注成像可以定量分析肺的血管及灌注情况。

通过 MR 对比剂首过增强法肺部灌注成像的量化分析，不仅可以明确肺部肿瘤的供血来源，还可对肺动脉/主动脉各自参与的程度做出更为精确的判断，对肺部肿瘤微循环灌注进行相对定量分析。无创性确定肺部肿瘤供血来源，尤其是对肺动脉供血的定性和定量分析，无疑对制订更完善的介入治疗方案以改善肺部肿瘤患者的生存质量具有重要的意义。

虽然 MRI 对比剂首过增强法肺部灌注成像技术逐渐应用于临床并不断走向成熟，但仍有其不可避免的缺陷。肺部病变的患者，呼吸功能不好，不能很好地屏气，这在一定程度上限制了其应用。另外，肺实质增强持续的时间太短，如何延长对比剂在肺内的停留时间是个难题。目前，有研究报道，把钆复合物装载在一些大分子物质上，延长对比剂在血管内的停留时间，这将大大有利于 MRI 对比剂首过增强法肺部灌注成像的发展。

2. ASL 技术肺部灌注成像　1999 年，Mai 等首次利用 FAIR 技术、Hatabu 等首次利用 STAR 技术成功进行了肺实质灌注成像，可看到肺实质成像且信号强度较均匀。目前，临床上在肺部应用较多的是 FAIR。FAIR 肺部灌注成像不仅要考虑层面、T1 的选择，还要排除心率和呼吸对灌注的影响。Fan 等用 ASL FAIR 序列评价重力和肺膨胀对人肺灌注异质性的影响，测量相对肺血流量（relative pulmonary blood flow，rPBF），证明了重力和呼吸相都是肺灌注异质性的重要决定因素。

理论上利用 FAIR 可得到血流量（blood flow，BF）、血容量（blood volume，BV）、平均通过时间（MTT）这 3 个血流动力学参数，经定量分析，进而评价肺实质及肺部肿瘤的灌注情况。MTT 与 BV/BF 比值成正相关，这些数值能反映组织微血管密度（microvessel density，MVD）和 VEGF 等生物学信息。因此，FAIR 在评价肺部灌注及研究肺部肿瘤生物学特性方面将会有很大的潜力。

（四）磁共振灌注加权成像在肝的临床应用

近年来，DWI 和 PWI 尝试用于肝疾病的诊断与鉴别诊断，开拓并丰富了肝疾病诊断的方法，弥补了常规 MRI 的不足，以往肝弥散和灌注加权成像受呼吸、心跳及化学位移等因素影响，成像质量较差，随着磁共振硬件与软件技术的进步及高场强 MRI 的临床应用，以回波平面成像序列（Echo Planar imaging，EPI）为代表的快速与超快速成像技术的开发，使得肝疾病诊断的 DWI 和 PWI 成像技术得到迅速发展。

1. 基本原理和扫描序列　对比剂团注（bolus-injection）首过法应用最广泛，即团注顺磁性对比剂后，利用对比剂内不成对电子的 T1 增强特性的 T1WI，但主要利用对比剂在组织中的浓度不同而形成的局部组织与周围组织之间磁化率差别的 T2 或 T2 在梯度回波负性增强特性，采用此方法可得到对比剂通过正常组织或异常组织时的时间-信号曲线，并由此推算出局部组织的相对血液灌注情况，超快速磁共振成像序列可获得灌注阶段增强改变，回波平面成像序列为肝 PWI 的常用序列。

2. 应用价值

（1）鉴别正常与纤维化的肝组织：正常肝组织同腹部其他器官比较，灌注成像的时间-信号曲线表现为灌注阶段逐渐下降，然后逐渐恢复，且恢复程度小，而在 Child B、C 级的肝硬化患者中，时间-信号曲线表现为信号幅度变化不明显，且区域性门脉血供减少，灌注阶段对比剂 MTT 延长。这主要是因为肝接受门静脉及肝动脉的双重血供，且以门静脉为主，在灌注阶段，肝内只有来自肝动脉的对比剂，而门静脉尚未充盈，因此其信号幅度相对于腹部其他器官下降不明显，而纤维化的肝组织由于肝窦被纤维组织填塞变窄，来自门静脉及肝动脉的血供均减少，因此呈现上述的改变。

（2）对肝内局限性病灶鉴别：尤其能获得肝细胞性肝癌、血管瘤和转移灶的特征性信号表现。由于大多数肝细胞性肝癌主要由肝动脉供血，其时间 - 信号曲线表现为灌注阶段信号幅度快速大幅下降，而后恢复也很快；血管瘤则表现为信号在灌注阶段下降，且信号可部分或延迟恢复，时间 - 信号曲线为前段较陡直，后段平缓；囊性转移灶表现为灌注阶段信号幅度下降小，且信号可大部分恢复，时间 - 信号曲线较平坦。

（3）评价不同分化类型肝细胞性肝癌的血管情况：由于回波平面成像有良好的时间分辨力，灌注成像可反映对比剂在血管内分布情况，利用超顺磁性氧化铁作为对比剂，可通过观察灌注阶段不同分化类型肝细胞性肝癌病灶的信号下降幅度来评价其血管情况，分化良好者信号下降幅度小，分化差者信号下降幅度大。

3. 优缺点及问题

（1）优点：具有极好的时间分辨力和良好的磁化效应，更能准确地反映肝及其病灶血供的细节和增强特征。

（2）缺点：在肝与肺交界处有伪影以及对主磁场不均匀性所产生的伪影，影响图像质量和结果分析。

（3）问题：现文献报道的多是根据以前对脑灌注研究基础上而设计的灌注扫描开始时间。注射对比剂后多长时间进行灌注扫描是最佳时间，这涉及对比剂剂量、心输出量及肝血供情况，灌注阶段的信号改变与对比剂剂量、浓度关系如何，有无最适宜剂量，这些需要进一步研究和试验。对于富血供的肝转移灶和某些良性肝肿瘤灌注特征如何，GRE EPI 灌注成像在肝中的应用是否比 T1 加权回波平面成像序列更可靠，这些也需要更多的试验和探讨。

弥散和灌注加权成像以其无损伤性和良好的时间分辨力，能反映肝实质以及肝局限性病灶的 ADC 特征和血流动力学信息，将有可能在临床得到更广泛的应用。

（五）磁共振灌注加权成像在乳腺的临床应用

早期诊断及疗效的评价是决定乳腺癌预后的关键因素。乳腺癌的动态增强 MRI 可以较敏感地发现乳腺癌病灶，对大部分乳腺良恶性病变的鉴别有很大帮助，但对少部分不典型结节性病灶的良恶性鉴别仍然有困难，如部分良性增生、纤维腺瘤等良性病变的增强方式与恶性病变相似，造成误诊时有发生。以磁共振质子波谱分析（MRS）、DWI、PWI 为主要方式的功能磁共振成像的广泛应用对乳腺癌诊断的特异性及治疗效果的评价起重要作用。

1. 原理 PWI 首过灌注成像直接与肿瘤微血管灌注相关，因此应用最广泛，即团注顺磁性对比剂后，利用早期富含对比剂的毛细血管与周围组织之间磁化差异产生的局部梯度场所致的 T2 负性增强特性，而信号强度的降低与局部对比剂的浓度成正比，采用此方法可得到对比剂通过组织时的时间 - 信号强度曲线，并由此推算出局部组织的灌注情况。与正常组织比较，乳腺恶性肿瘤内毛细血管数量增加，管径增大，肿瘤内血管容积增大，因而灌注成像中，大多数乳腺癌在团注对比剂后产生快速而较明显的信号强度丢失。

2. 技术参数 目前多采用成像速度更快的 EPI 序列进行乳腺灌注成像。EPI 序列在保证足够的时间分辨率的条件下，可以增加扫描范围，采集整个乳腺组织的成像数据，而且达到较好的空间分辨率，因而可以评估整个乳腺的局部血流量和血容量。

3. 临床应用 Kuhl 等利用 T2* 首过灌注成像及常规 T1WI 动态增强扫描发现，健康志愿者乳腺实质未见明显灌注。乳腺良性病变一般没有明显的 T2* 信号衰减或有轻度 T2* 信号衰减，信号衰减仅 10%～17%；乳腺恶性病灶表现为短时间内 T2* 信号明显衰减，信号衰减 30%～98%。乳腺纤维腺瘤在 T1 动态增强中表现出明显的早期强化，但是灌注 T2* 信号衰减不明显。由于对比剂在 20 秒钟左右到达乳腺毛细血管床，因此信号一般在对比剂注射后 20 秒钟开始衰减。Kvistad 等用 T2* 首过成像法发现，乳腺癌病灶在注药后前 30 秒钟内有明显的信号强度下降，最大信号强度下降率为（31±15）%；而良性肿瘤最大信号强度下降率为（9±7）%，如果将最大信号强度下降率 >20% 作为鉴别良恶性病变的阈值，其敏感度为 79%，特异度为 93%。另有研究用 PWI 测量乳腺良恶性病变的 rCBV 和 rCBF，发现恶性病变的 rCBV 和 rCBF 明显高于良性病变，进一步证明良恶性肿瘤的血供特点，解释了 T2* 信号下降的原因。

受检者的激素水平是影响乳腺灌注成像诊断特异性的因素之一。Delille 等发现乳腺的血流灌注与月经周期有明显的相关性，定量测量灌注参数（extraction-flow product，EFP），即单位时间内流经组织的血容量与质量的比值，发现其在月经周期的前两周明显低于后两周，且随月经周期逐渐增加，在 3~7 天及 21~27 天增加最明显。因此最佳的灌注扫描及动态增强扫描时间为月经周期的 3~14 天，在此期间正常组织血流量较小，对对比剂的吸收少，突出了病变组织。因此，对停经前女性行 MRI 检查应避开月经期。

使用激素替代治疗的女性的正常乳腺组织灌注增强，从病理生理角度看，一方面可能与激素的类组胺效应有关，这一效应减低了血管舒张度，增加了微血管通透性，因此 EFP 增高；另一方面可能与黄体酮的促有丝分裂作用有关，这一作用会增强组织代谢活性，导致灌注增加。因此，在对绝经后女性行乳腺灌注成像时，应考虑到激素替代疗法对组织灌注量的影响，避免误诊。

（六）PWI 在心肌灌注的临床应用

1. 心肌缺血性疾病　在对比剂团注首过成像中，正常灌注的心肌信号强度减低，而缺血心肌变化则较小。SE EPI 较 GRE EPI 伪影少，应用 T1WI EPI 序列，在增强图像上心肌的信号强度高于缺血区心肌的信号，其时间与空间分辨力可以区分左室心肌心内膜下、中部及心外膜下区的灌注类型。在 GRE EPI，用 Gd-DTPA 对心肌再灌注作动态研究，可鉴别可逆与不可逆性心肌再灌注损伤、闭塞或再通的心肌梗死。

2. 评价心功能　PWI 具有快速成像、高空间分辨力、无创、形态与功能并重等优点，用多次激发 EPI 可准确测量出射血分数及心搏量，用 2 次激发 EPI 对冠脉的显示及心肌勾画更优，其成像时间仅需 2 秒左右。

（七）PWI 在泌尿生殖系统的临床应用

1. 评价肾功能　MRI PWI 能提供脏器灌注信息，再结合其高空间分辨力、无创性，在肾功能、肾血流定量方面有明显的优势。利用相位对比，能有效评价肾动静脉的肾血流信息，这在临床十分重要，诸如研究肾血管性疾病、评价药物疗效及肾移植效果等。利用肾血流中磁化标记的水质子可无创性定量测定肾皮、髓质功能。随着 MRI 快速数据获取技术的发展，PWI 在肾灌注成像方面将更有潜力。

2. 前列腺疾病　随着人口老龄化的发展，良性前列腺增生（BPH）和前列腺癌（PCa）的发病率也有增加趋势。BPH 在 50 岁以上男性人群中的发病率已超过 50%，并且随着年龄增长而增加。而前列腺癌在欧美国家的死亡率仅次于肺癌。因此，BPH 与 PCa 的鉴别诊断、BPH 治疗效果、PCa 根治术后是否复发等显得尤为关键。BPH 经直肠微波热疗后 PWI 表现为前列腺中央带灌注缺失。因而，MRI PWI 在前列腺疾病方面拥有很好的应用潜力。

（八）PWI 在良恶性骨骼 - 软组织肿瘤的临床应用

在对比剂首过进入良恶性骨骼 - 软组织肿瘤过程中，高浓度对比剂快速取代不含对比剂的血液，充盈肿瘤的毛细血管床，此时对比剂主要位于血管内，信号的改变主要取决于血管内对比剂的剂量变化。评价此时时间 - 信号强度曲线的最大线性斜率（SSmax）可以反映肿瘤的血流灌注率。SSmax 和微血管密度（MVD）之间拥有良好的相关性，说明 SSmax 能较好地反映肿瘤最高强化区的血管化和灌注信息。此外，肿瘤内部血管分布有一定的规律，恶性肿瘤边缘区域的血管化程度趋向于高于中心区。因此，PWI 在骨骼 - 软组织肿瘤的良恶性鉴别诊断方面有一定的应用价值。

综上所述，MRI PWI 不仅可以提供直观的定性诊断信息，并且能定量病变组织微循环的血流动力学信息，提高了某些疾病诊断与鉴别诊断的敏感性与特异性。随着成像技术、对比剂应用、后处理技术及相应软硬件等的发展，PWI 的应用价值将更加辽阔与深远。

（滕皋军　卢　瞳）

重点推荐文献

[1] Yamada K, Wu O, Gonzalez RG, et al. Magnetic resonance perfusion-weighted imaging of acute cerebral infarction: effect of the calculation methods and underlying vasculopathy. Stroke, 2002, 33(1): 87-94.

[2] Fan L, Liu SY, Xiao XS, et al. Demonstration of pulmonary perfusion heterogeneity induced by gravity and lung inflation using arterial spin labeling. European journal of radiology, 2010, 73(2): 249-254.

[3] Ichikawa T, Haradome H, Hachiya J, et al. Characterization of hepatic lesions by perfusion-weighted MR imaging with an echoplanar sequence. American Journal of Roentgenology, 1998, 170(4): 1029-1034.

第 4 节　BOLD-fMRI 的应用

功能性磁共振成像（fMRI）是根据磁共振对组织磁化高度敏感性的特点，进行神经解剖定位以揭示脑功能的成像方法，血氧水平依赖对比成像技术（blood oxygen level dependent，BOLD）已经成为这类研究中应用最广泛的方法。

一、BOLD-fMRI 的成像原理

BOLD 最早由学者 S.Ogawa 于 1990 年提出，它是利用自身血液（血红蛋白）作为固有对比度增强剂的一种成像方法。BOLD 信号强度的改变反映的是局部血流动力学变化的结果。血液中的血红蛋白分为氧合血红蛋白与去氧血红蛋白，二者具有相反的磁特性：前者为逆磁性，后者为顺磁性。去氧血红蛋白的顺磁性能使组织毛细血管内外出现非均匀磁场，导致质子横向弛豫加快、缩短 T2*，从而使核磁信号减弱。而大脑神经元活动的增强，往往使局部血流与血容量增加，并超过组织氧需求的增长，使氧摄取分数降低，引起血液中氧合血红蛋白增加。在氧合血红蛋白增加的区域，局部磁敏感性降低，磁敏感性的降低使横向弛豫信号的丢失减少，导致正向的 BOLD 效应。BOLD 的对比效应随着场强的升高而增加，应用梯度回波和平面回波成像在 3mm×3mm×5mm 容积内，1.5 T 磁场能产生 0%～3%、3.0 T 磁场能产生 6% 的信号强度变化。

二、BOLD-fMRI 的研究设计

经典的 BOLD-fMRI 是基于任务激活模式的研究，其主要有两种类型的实验设计：组块实验设计（blocked design）和事件相关实验设计（event-related design）。组块设计较为常用，用于至少两种稳定状态图像的比较，可以提供面积最大、信号最强的变化，易于检出激活的脑区；但持续和重复的刺激可引起被试者注意力的改变和适应，且不能提供脑局部的时间反应过程。事件相关实验设计是应用多个循环的短刺激、经历较长时间的变化后才达到静态，其特点是监测每个刺激的反应，并且只对有正确反应的事件相关图像进行平均，避免了重复适应导致的神经元反应减弱，可以获得兴趣区局部血氧的变化曲线；但对刺激的施加与数据采集时间点的匹配精度要求较高，典型的事件相关实验也比组块实验的扫描时间长。

静息态磁共振功能成像是一种没有特定认知任务的磁共振研究方式，它反映的是自发性神经元的活动。由于其实验设计和采集数据的简便性，同时可以避免因采用不同的认知任务得到的结果可比性差等问题，静息态 fMRI 正受到越来越多的关注。所谓静息态（resting-state）是指研究者根据实验目的的需要所设计的各种状态，如被试者的情绪激发状态、成瘾者的渴求状态等。这些特殊的状态往往不适合用传统的组块设计或事件相关设计，静息态 fMRI 则大大拓宽了这类实验设计的范式。与 PET 或 SPECT 相比较，静息态 fMRI 有较好的时间分辨率、不需要注射放射性药物；与 EEG 相比，静息态 fMRI 有较好的空间分辨率；与任务状态 fMRI 相比较，静息态 fMRI 简单方便、可重复性好。这些优点使得静息态 fMRI 具有较好的临床应用前景。

三、BOLD-fMRI 的临床应用

BOLD-fMRI 技术自 1990 年发明以来，已经成为研究人类脑功能不可替代的手段。BOLD-fMRI 的应用打破了以往仅能从生理学或病理生理学角度开展脑功能研究与评估的状况，它为活体状态下人的视觉研究、听觉研究、运动功能研究、语言功能研究及学习、记忆等各种高级认知功能研究提供了一个崭新的平台。但 20 年来，除了少数单位将

BOLD-fMRI 用于协助脑病变术前功能定位外，基本上未用于临床实践。近几年来，由于数据分析方法的进步，BOLD-fMRI 正在被越来越多地用于临床基础研究。随着高性能成像设备的出现、实验研究的改进与数据处理方法的不断成熟，BOLD-fMRI 的应用范围还将进一步地拓展，本节主要介绍 BOLD-fMRI 在神经系统疾病中的应用。

（一）阿尔茨海默病

阿尔茨海默病（Alzheimer disease，AD）是以进行性痴呆为主要表现的大脑退行性疾病，其神经病理学特征为老年斑、神经纤维缠结及细胞丧失，β-淀粉样蛋白的沉积和 tau 蛋白的异常磷酸化被认为是 AD 的早期改变。轻度认知障碍（mild cognitive impairment，MCI）是介于正常衰老和痴呆之间的认知功能缺损状态。报道称每年约有 10%～15% 的 MCI 患者转变为痴呆，其中绝大部分为 AD。情景记忆是 AD 最早的认知损害领域，这与海马结构的损害密切相关，因为海马是情景记忆信息在神经网络传入、传出的汇聚中心。但多项研究表明，MCI 患者及早期 AD 患者海马区的激活反而增加，提示 AD 的记忆退变并非呈简单的直线变化。MCI 患者记忆的缺陷不仅来源于海马病变，通过人脸识别的

记忆任务，学者们发现 MCI 患者双侧额叶等脑区的激活也明显下降，而后扣带回（posterior cingulate cortex，PCC）的激活反而升高。MCI 患者的相关脑区出现 PCC 功能连接的下降，且随着 AD 的进展 PCC 功能连接范围逐渐缩小（图 8-4-1A）；另外部分脑区 PCC 的功能连接出现相反的改变，连接升高的脑区呈现偏侧性，并且随着 AD 的进展连接升高的脑区逐渐扩展至双侧大脑半球（图 8-4-1B），这种升高被认为是自身的一种代偿机制。结合基因型-fMRI 的研究则被认为可以用于预测不同人群记忆力及相关认知功能减退的发展趋势。

（二）抑郁症

抑郁症 fMRI 研究集中在边缘系统和皮下结构，主要探讨抑郁症的偏向性情绪处理与认知功能缺陷。抑郁症情绪处理的异常已被发现存在于：杏仁核对负性信息处理时间延长，皮质-边缘系统调节作用减弱，额叶内侧回对正性刺激的激活减弱等异常（图 8-4-2）。认知损害方面，抑郁症患者在语言、工作记忆、注意力等出现异常。语言流畅性任务中抑郁症患者被发现左前额叶和前扣带回皮质活动减弱；而要同样完成相同负荷的工作记忆任务，抑郁症患者似乎需要更多的外侧前额叶和前扣带回皮质

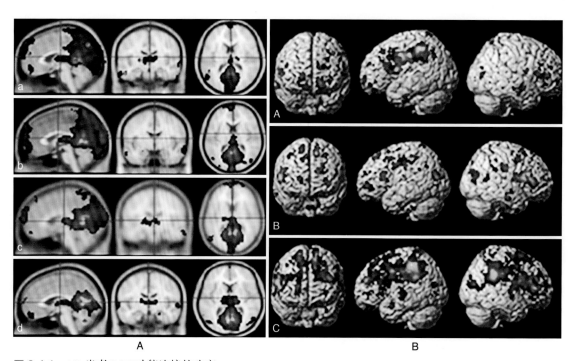

图 8-4-1　AD 患者 PCC 功能连接的改变
A.PCC 功能连接的范围随 AD 的进展逐渐缩小：（a）正常人 PCC 功能连接图；（b-d）轻度、中度及重度 AD 患者 PCC 功能连接图；B.（a-c）轻度、中度及重度 AD 患者与正常人相比 PCC 功能连接升高的脑区。

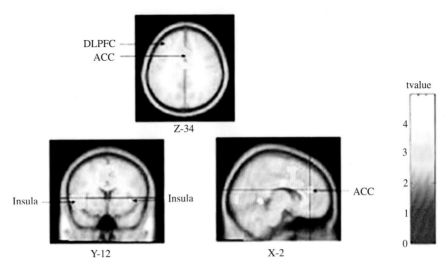

图 8-4-2　抑郁症患者比正常人激活升高的脑区（负性 - 中性图片）
包括杏仁核、前扣带回（ACC）、岛叶（Insula）、背外侧前额叶（DLPFC）等
（摘自：Anand A, Li Y, Wang Y, et al. Activity and connectivity of brain mood regulating circuit in depression: a functional magnetic resonance study[J]. Biol Psychiatry, 2005, 57（10）:1079-1088.）。

参与（激活增强）。fMRI 研究不仅有助于阐明抑郁症的神经病理基础，还有助于抑郁症的个体化治疗与监测。研究发现，接受抗抑郁治疗的患者可以使原本减弱的前扣带回活动增强，而基线水平杏仁核、前扣带回活动越强治疗反应越好；而恢复期患者小脑功能可仍出现异常，该现象有助于鉴别可能复发的抑郁症患者。

（三）精神分裂症

精神分裂症具有多种亚型且容易并发其他精神症状，包括知觉障碍、思维障碍、记忆障碍和情感障碍等。因此 fMRI 在精神分裂症中的研究较为复杂，目前 fMRI 较一致的结果仍以前额叶低功能理论为主。前额叶皮质激活低下被认为是导致精神分裂症患者工作记忆障碍的原因，但有报道却未发现精神分裂症患者前额叶皮质激活减低，甚至反而升高。有学者提出的背外侧前额叶倒 "U" 型激活理论似乎能够解释这一矛盾，即背外侧前额叶存在工作记忆能力的限制阈值，达到阈值前其激活程度随任务负荷增加而增加，超过能力范围后即表现为激活降低。但精神分裂症患者可能更早达到上述阈值而表现为激活下降。对此现象存在两种观点：①精神分裂症患者与正常人开始共有一段相同的任务相关曲线，但随着工作记忆任务的增加，患者提前出现 fMRI 反应的下降；②精神分裂症患者与正常人拥有各自不同的记忆任务 -fMRI 反应曲线，且二者可以拥有不同的阈值。另外，患者幻听的出现一般

认为与大脑抑制功能受损及特定皮层自发性激活有关，多数研究显示，幻听的精神分裂症患者可见双侧或左侧与听觉相关脑区（包括颞横回、颞中回及颞上回）的异常激活。在静息态 fMRI 研究中，默认模式网络（default mode network，DMN）活动的时间 / 空间异常也被发现与精神分裂症相关。有学者结合 DTI 和静息态 fMRI 的研究提示，精神分裂症患者在 DMN 中出现结构性连接减低，而功能性连接可呈现更加复杂的双向改变。在 "基因 - 表型模式" 研究中，fMRI 研究则能够在活体上体现精神分裂症相关基因（如儿茶酚 - 甲基转移酶（COMT）基因）的具体影响。

（四）帕金森病

中脑黑质致密区多巴胺能神经元进行性缺失及黑质 - 纹状体通路的功能退变是帕金森病（Parkinson's disease，PD）重要的病理特征。在连续活动任务下，fMRI 发现 PD 患者的丘脑和纹状体兴奋性下降（图 8-4-3）；作为自我代偿，研究显示，PD 患者需要激活更多的脑区来弥补由基底节损害导致的自主活动障碍（图 8-4-4）。在认知功能方面，事件相关性 fMRI 提示早期 PD 患者认知的损害与额叶 - 纹状体活动减低相关。目前虽然 PET 和 SPECT 已被证实可用于 PD 的诊断，但受到设备和经费的限制，PD 的诊断仍主要依赖于临床表现及对抗 PD 药物的反应，而 fMRI 则可以提供更加客观的诊断依据，同时可以为药物疗效与预后提供良好的监测

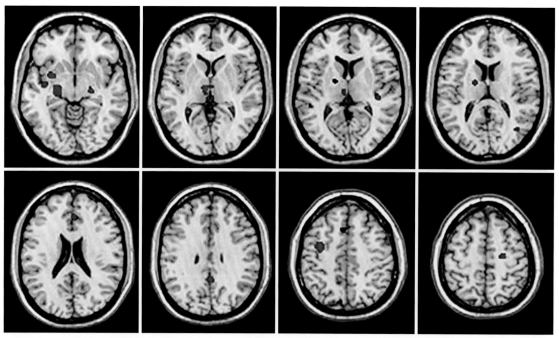

图 8-4-3   在连续活动任务下，PD 患者激活异常的脑区
红色代表激活下降的脑区，包括右侧丘脑、纹状体和岛叶、左侧颞横回及前扣带回；蓝色代表激活升高的脑区，包括右侧额中回、后扣带回和右侧丘脑（摘自：Mallol R, Barros-Loscertales A, Lopez M, et al. Compensatory cortical mechanisms in Parkinson's disease evidenced with fMRI during the performance of pre-learned sequential movements[J]. Brain Res, 2007, 1147 : 265-271.）。

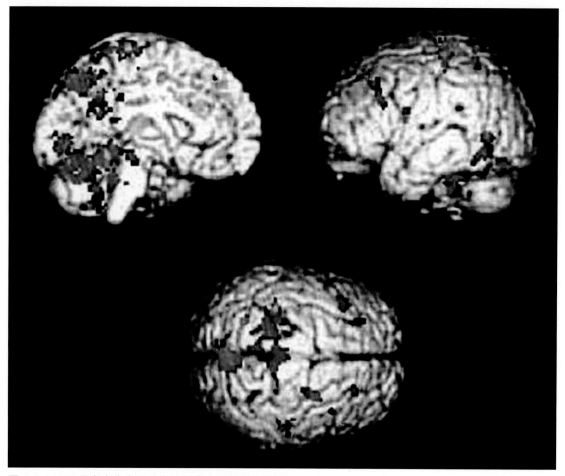

图 8-4-4   PD 患者在自主运动中比正常人激活增加的脑区
包括双侧小脑、运动前区、顶叶、楔前叶和背外侧前额叶（摘自：Wu T, Hallett M. A functional MRI study of automatic movements in patient's with Parkinson's disease[J]. Brain, 2005(10), 128: 2250-2259.）。

手段，有利于进一步阐明 PD 的发病机制。

（五）注意缺陷多动障碍

结构性脑成像研究已经发现注意缺陷多动障碍（attention deficit hyperactivity disorder，ADHD）患儿前额叶、纹状体和小脑等脑区体积下降，fMRI 进一步证实 ADHD 患儿存在广泛的脑区功能异常，主要是前额叶皮质、前扣带回、纹状体、小脑和颞叶等。同时前额叶 - 纹状体回路的功能缺陷被认为是 ADHD 发生的重要机制；而且静息态下前额叶、纹状体 BOLD 信号的异常被报道有助于 ADHD 患儿的筛查。采用注意相关任务，有学者发现 ADHD

患儿 3 个注意网络（警觉、定位和执行）均表现异常；与此相应，ADHD 患儿 DMN 中 ACC 与楔前叶的功能连接下降（图 8-4-5）。静息态 Small-World Network 分析则发现 ADHD 患儿全脑效能有下降趋势而局部效能则升高。

（六）癫痫

在癫痫病中 fMRI 主要被用于研究癫痫病灶的定位、术前 / 术后的评估及癫痫相关的认知功能改变。应用 fMRI 进行间歇期癫痫灶定位有利于增加手术的精确性，结合 EEG-fMRI 更能发挥二者的互补优势：fMRI 可精确定位致病灶，EEG 可以区分

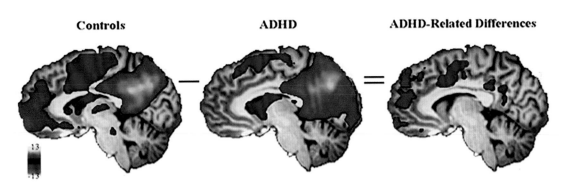

图 8-4-5　ADHD 患儿 DMN 功能连接下降的脑区
包括前扣带回、腹内侧前额叶及后扣带回前部。图示以 PCC/ 楔前叶为种子点的 DMN 分布，红色代表正性连接，蓝色代表负性连接（摘自：Castellanos FX, Margulies DS, Kelly C, et al. Cingulate-precuneus interactions: a new locus of dysfunction in adult attention-deficit/hyperactivity disorder[J]. Biol Psychiatry, 2008,63（3）:332-337.）。

不同激活灶的先后顺序。多项研究表明，fMRI 在确定语言中枢偏侧化中与 Wada 测验具有良好的相关性，这对于癫痫术前 / 术后的评估有十分重要的意义。在认知方面，fMRI 报道了颞叶癫痫（temporal lobe epilepsy，TLE）患者语言半球的重塑性和语义记忆等损害（图 8-4-6）。语义记忆的损害被认为与长期的癫痫发作及海马硬化有关。最近静息态 fMRI 研究则已发现癫痫患者脑默认模式网络连接的改变（图 8-4-7）。

（七）脑梗死

BOLD-fMRI 在脑梗死的早期诊断及分期中意义有限，目前的研究集中在判断梗死后运动、语言等功能的改变及恢复情况，进而指导治疗和预后。脑的可塑性是脑损伤后功能恢复的理论基础，而 fMRI 研究则能动态地反映脑功能重组的模式和机制。运动功能方面，目前认为卒中后健侧半球的功能激活

起到过渡性作用。静息态 Small-World Network 分析显示梗死后运动执行网络的重组趋向于随机化，提示重组后脑网络效能的减低。初级运动皮层是否损伤被认为会导致皮层功能不同的重组模式；而患肢运动时越广泛的脑区激活似乎预示差的预后。语言功能方面，梗死后失语的恢复与运动功能具有类似的机制：主要是来自非优势半球镜像区和优势半球未受损语言区的功能重建（图 8-4-8）。右侧半球镜像区的激活被认为是神经功能的某种重组或者是右侧半球"经胼胝体抑制"消失的结果；而患侧基底节被认为与语言功能的右侧化重组密切相关。有学者报道，慢性失语患者右侧半球（额下回）激活的下降可以提示较好的治疗反应。

此外，BOLD-fMRI 的应用研究还拓展到其他精神类疾病（强迫症、人格障碍、药物成瘾）、神经内 / 外科疾病（多发性硬化、脑肿瘤、脑血管畸形）和代谢性脑病（肝性脑病、低血糖）的研究中，涉

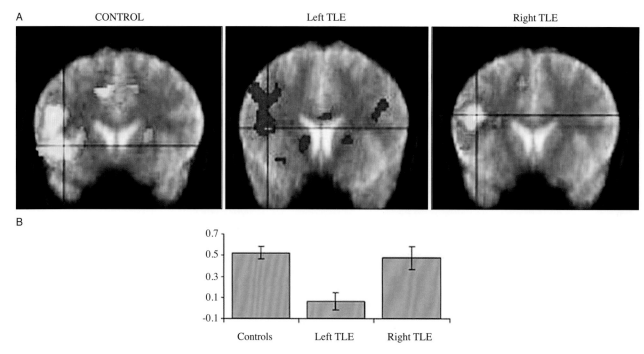

图 8-4-6　TLE 患者语言半球的重塑

A.Verb generation 任务中激活的脑区：正常人与右侧 TLE 患者明显的左额下回激活，语言半球左偏；而左侧 TLE 患者两侧额下回同时激活（图的左侧对应脑的左侧）；B. Verb generation 任务中，额叶脑区激活的偏侧指数，1/-1 分别代表完全左 / 右偏（摘自：Powell HW, Parker GJ, Alexander DC, et al. Abnormalities of language networks in temporal lobe epilepsy[J]. Neuroimage, 2007, 36(1): 209-221. ）。

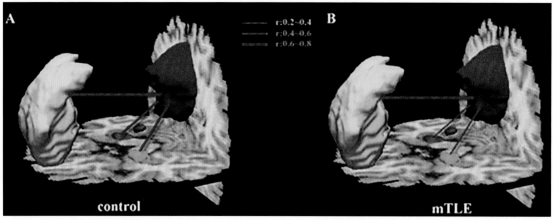

图 8-4-7　DMN 功能连接的分布模式

A. 正常对照组；B. TLE 患者组。其中，患者组后扣带回 / 楔前叶与两侧内侧颞叶的功能连接下降；而与内侧前额叶的功能连接没有显著改变。黄色团块代表内侧前额叶；红色团块代表后扣带回 / 楔前叶；绿 / 紫团块代表内侧颞叶（摘自：Liao W, Zhang Z, Pan Z, et al. Default mode network abnormalities in mesial temporal lobe epilepsy: A study combining fMRI and DTI[J]. Hum Brain Mapp,2011,32（6）:883-895. ）。

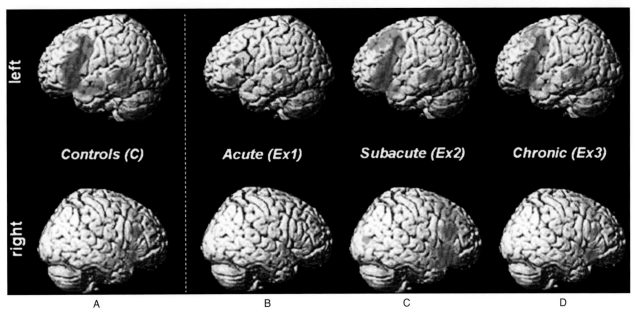

图 8-4-8　左侧大脑中动脉梗死后，失语患者语言功能重塑的演变
A. 正常对照组的激活模式；B. 急性期患者仅出现左侧半球非梗死区的少数激活；C. 亚急性期出现双侧半球的广泛激活，峰值位于右侧 Broca 区；D. 慢性期的激活方式向正常模式转变，峰值区域转移至左侧半球（摘自：Saur D, Lange R, Baumgaertner A, et al. Dynamics of language reorganization after stroke[J]. Brain,2006,129（6）:1371-1384.）。

及疾病的发生机制、疾病的诊断与治疗和药物的开发。未来的发展趋势之一是 BOLD-fMRI 与其他技术的联合应用，以期更好地阐明相关的神经机理。BOLD 结合 DTI 的应用可以为神经功能连接提供可依赖的解剖基础模型。BOLD-fMRI 可以作为关联基因型和表现型之间的中介，能够发现传统神经生物学和遗传学无法显示的偏差，所以 fMRI- 基因型的结合研究也已经成为一个新的备受关注的领域。此外，BOLD-fMRI 的应用已不仅局限于功能定位，目前更多的是着眼于功能连接和神经网络的分析。新的数据后处理方法和模型的建立也将为 BOLD-fMRI 更深入地探索提供新的切入点，目前 Granger 因果分析可以用于研究一个脑区对另一脑区的定向作用；Small-World 网络分析则可以发现全脑水平的整体功能改变。

（滕皋军　陈华俊）

重点推荐文献

[1] Raichle ME. Two views of brain function[J]. Trends Cogn Sci, 2010, 14(4): 180-190.

[2] Zhang D, Raichle ME. Disease and the brain's dark energy[J]. Nat Rev Neurol, 2010, 6(1): 15-28.

[3] Greicius MD, Krasnow B, Reiss AL, et al. Functional connec-tivity in the resting brain: a network analysis of the default mode hypothesis[J]. Proc Natl Acad Sci U S A, 2003, 100(1): 253-258.

第 5 节　SPIO 的应用

磁共振非常适合获得三维、整体、高分辨率的图像，并且在临床实践中广泛应用。磁共振检测标记细胞最敏感的标记物就是（超小）超顺磁性氧化铁，这些对比剂既有 FDA 批准的肝对比剂（SPIO；Feridex- 美国；Endorem- 欧洲），也有进入晚期临床试验的淋巴结对比剂（USPIO；Combidex- 美国；Sinerem- 欧洲）。现在，SPIO 作为磁粒子标记细胞，在原位移植或系统注射后进行 MRI 检测。

有研究将 SPIO 标记的树突状细胞（dendritic cells，DC）作为肿瘤疫苗注射给黑色素瘤患者，然后利用 MRI 研究标记细胞体内运输情况。有 8 位 III 期黑色素瘤患者在超声引导下于局部淋巴结切除前 2 天进行淋巴结内注射 ^{111}In 和 SPIO 标记的树突状细胞（比例 1：1）混合物。患者在注射前、注射后 2 天进行闪烁照相和 MRI 来监测树突状细胞流向以及其随后向邻近淋巴结迁移情况。这项研究不仅获得术前 3T 磁共振扫描图而且产生切除淋巴结的高分辨率的 7T 磁共振图像并将这些结果与闪烁照相、免疫组化联系（图 8-5-1）。结果显示磁共振示踪磁标记细胞临床使用安全，并由于其高分辨率和优异的软组织对比很适合用于监测进行新细胞疗法的患者。树突状细胞的表型和抗原递呈能力在 SPIO 标记后未受影响。

SPIO 标记细胞的表型和功能特征与未标记细胞相比没有改变，而且迁移入淋巴组织的标记细胞仍然表达成熟细胞表型 CD83，这说明迁移的树突状细胞保持了成熟状态，没有变为不成熟状态。

磁共振显示的所有 SPIO 阳性树突状细胞的数量与淋巴结内注射的成功显著相关。然而与能证实热点是真正的淋巴结的 MRI 相比，闪烁照相术不能区别淋巴结内注射的正确性而导致注射点错误。根据正确显示树突状细胞阳性淋巴结病例的数量分析说明 MRI 显著优于闪烁照相术。因此，MRI 的解剖细节（高空间分辨率和优异的软组织对比的结合）与闪烁照相术比较是一个明显优势，可以确认 SPIO 标记细胞回输的正确并监测其随后的迁移情况。

大量的含铁细胞分布在淋巴窦中，这些结果说明注射的树突状细胞进入淋巴结是通过传入淋巴管和淋巴窦的自然途径。有相当比例的细胞渗入整个淋巴结 T 细胞区深处，而 B 细胞区没有。T 细胞区中 SPIO 标记的树突状细胞时常发现被花环状淋巴结细胞围绕。SPIO 阳性树突状细胞周围轻度扩大的 T 细胞花环是 T 细胞活化的象征，这也是有效树突状疫苗的需要。SPIO 标记细胞的巨噬细胞标记物 CD68 阴性，说明 SPIO 阳性细胞确实是注射的树突状细胞，不是吞噬了死细胞释放的 SPIO 颗粒的巨噬细胞。而且 SPIO 阳性细胞还表达树突状细胞标记 S100 和 CD83。

MRI 较闪烁照相术的一个主要优势在于其高分辨的解剖背景对比，这就可以获得实际注射部位中和迁移后的 SPIO 标记细胞的精确解剖定位。闪烁照相的主要优势在于可以定量从注射点迁移的细胞数量。因此可以联合使用 SPIO 和放射性核素标记以获得迁移细胞的定量（闪烁照相术）和详细的解剖位置（MRI）信息。

这项研究发现，尽管由经验丰富的放射医师来操作超声引导下穿刺，只有 50% 的病例树突状细胞准确注射入淋巴结。迁移仅在树突状细胞正确注入淋巴结时才能观察到，这说明磁共振证实精确回输对细胞疗法的重要性。也许不适当的回输可以解释为什么树突状细胞疫苗的临床试验中只有有限比例的患者有应答。研究发现，MRI 较闪烁照相能更准确地观察真正的树突状细胞阳性淋巴结。这些发现说明解剖信息的重要，这对其他生物医学研究领域也具有价值。

MRI 的价值不仅在于对准确注射而且还有抗原负载的树突状细胞迁移能力的监测，因为远处的含有 SPIO 标记细胞的淋巴结可以单独观察到。这些 SPIO 阳性淋巴结可以被体外 MRI 和组织学证实。

总之，这项临床研究证实了 MRI 示踪患者体内治疗细胞的潜力。这个方法可以轻易延伸至其他临床应用，包括基于单核细胞、粒细胞、淋巴细胞转运，监测移植细胞和以干细胞、祖细胞为基础的组织修复治疗。研究中使用的常规成像方法在普通 MRI 系统中轻易可得。因此，细胞 MRI 可以为众多研究者和临床医师获得细胞疗法的内在生物动力学的深度观察而铺平道路。

SPIO 还可以用于小幅波动探针梯度（b=10s/mm^2）控制呼吸 - 黑血 - 液体减弱 - 翻转恢复（breath-hold，black-blood，fluid-attenuated，inversion recovery，BH-BB-FLAIR）序列来检测肝细胞肝癌。利用翻转恢复来抑制囊肿信号，低 b 值可以抑制血

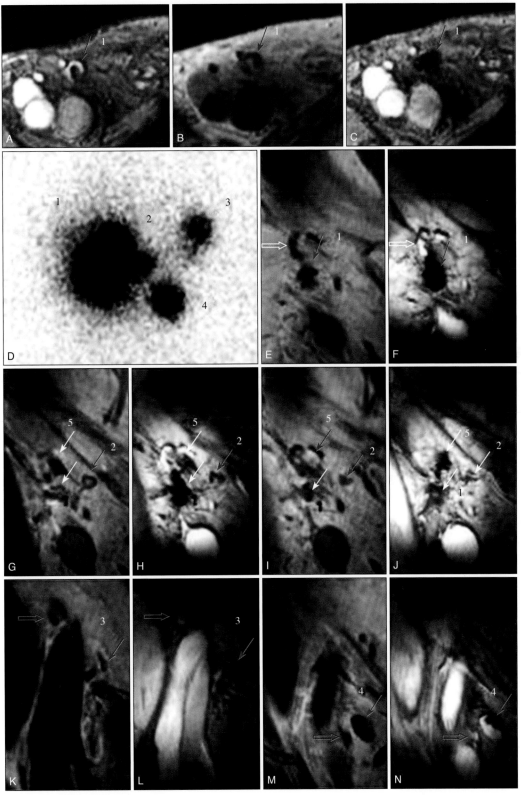

图 8-5-1　体内闪烁照相和 MRI
A-C.MRI 监测患者 1 在淋巴结内注射标记 SPIO 和 ^{111}In 的树突状细胞的前、后情况。A.注射疫苗前梯度回波横断磁共振图像显示右侧腹股沟淋巴结有一高信号区域；B.SE（对 SPIO 较不敏感的技术）磁共振横断图像显示注射疫苗后同一淋巴结图像；C.梯度回波横断图像显示 B 图中患者注射疫苗后同一位置淋巴结信号强度降低。D-N.MRI 和闪烁照相术监测患者 3 右侧腹股沟淋巴结内 SPIO 和 ^{111}In 标记树突状细胞注射后体内迁移情况。D.闪烁照相技术显示注射疫苗后 2 天体内树突状细胞从注射淋巴结 1.迁移至 3 个引流淋巴结 2-4；E-N.5 组冠状梯度回波和 SE 图像显示注射 2 天后树突状细胞从注射淋巴结 1（E 和 F）至 4 个引流淋巴结；G-N.空箭头显示不含 SPIO 淋巴结，这些淋巴结在 SE 图像中是深灰色的，梯度回波图像中是白色的。实箭头显示梯度回波较 SE 阳性淋巴结。含有 SPIO 淋巴结的信号强度梯度回波较 SE 低。淋巴结 1 中的 SPIO 浓度很高，使得 SE 图像中信号强度降低。闪烁照相技术识别出注射淋巴结（D 中的 1）实际包含了两个独立淋巴结（1 和 5），这点也被 MRI 证实。

管信号并且比高 b 值弥散加权成像信噪比高。SPIO 的使用可以降低正常肝实质和多数良性损伤中的信号。大块病灶在所有图像上都很明显，但是小病灶太小很难在常规 MRI 上显示。相反，小病灶在控制呼吸 - 黑血 - 液体减弱 - 翻转恢复序列图像上很突出能轻易分辨。

应用 SPIO 后采用 BH-BB-FLAIR 成像是观察肝癌结节的绝佳方法。血管和囊肿液体等信号的联合抑制使得放射医师得以轻易辨认病变。

还有研究利用大剂量注射 SPIO 进行控制呼吸 MR 成像检测肝癌评价增强后最佳成像时间（详见参考文献 [3]）。比较注射 SPIO 后 10 分钟和 30 分钟 T2* 加权图像，结果显示，大多数病例 SPIO 增强 T2* 加权延迟 10 分钟图像检测肝癌效果较好。

USPIO 增强的 MRI 成像可以用于乳癌患者术前腋窝淋巴结分期，指导治疗。

另一方面，USPIO 与原发乳癌钆增强成像没有相互影响，因而不会干扰图像显示。乳腺肿块早期显示，钆增强后外周有强化，在 USPIO 增强图像中不能显示。由于血管间隔中 USPIO 存在，乳腺实质内血管清晰可见。USPIO 的应用不会影响钆增强 MRI 成像。

还有研究将腹部、盆腔恶性肿瘤患者注射 USPIO 后淋巴结信号强度的变化与组织学相联系，结果发现良恶性淋巴结注射 USPIO 后强化方式不同，恶性淋巴结信号强度呈异质性降低，良性淋巴结呈同质性降低。组织学对此结果的解释是恶性淋巴结具有含功能巨噬细胞的核心区域，淋巴结的大部分都已被恶性细胞所替代。这就导致淋巴结含巨噬细胞的部分摄取 USPIO 而信号强度降低，其他部分没有巨噬细胞不摄取 USPIO 而信号强度没有变化。良性淋巴结因其组织结构完整和功能巨噬细胞的存在而摄取 USPIO 一致，因此信号强度的改变也是一致的。

（滕皋军　陈蓉）

重点推荐文献

[1] de Vries IJM, Lesterhuis WJ, Barentsz JO, Verdijk P, et al. Magnetic resonance tracking of dendritic cells in melanoma patients for monitoring of cellular therapy[J]. Nat Biotechnol, 2005, 23, 1407-1413.

[2] Matsushima M, Naganawa S, Ikeda M, Itoh S, et al. Diagnostic Value of SPIO-mediated Breath-hold, Black-blood, Fluid-attenuated, Inversion Recovery(BH-BB-FLAIR)Imaging in Patients with Hepatocellular Carcinomas[J]. Magn Reson Med Sci, 2010, 9(2): 49-58.

[3] Saito K, Shindo H, Ozuki T, Ishikawa A, Kotake F,et al. Detection of hepatocellular carcinoma with ferucarbotran (resovist)-enhanced breath-hold MR imaging: feasibility of 10 minute-delayed images[J]. Magn Reson Med Sci, 2008, 7: 123-130.

第 6 节　磁共振多核成像

磁共振成像（magnetic resonance imaging, 简称 MRI）是一种多参数、多核种的成像技术，目前已成为临床应用中重要的无创成像方法，解决了科研领域中许多重大课题和难题。目前临床上广泛应用的主要是氢质子自旋密度 ρ、T1 及 T2 弛豫时间的成像，它们不仅可以提供解剖信息，而且能够反映组织的理化性质。近年来，随着高场强的 MRI/MRS 一体化装置的问世，MRI 正朝着多核的方向发展，基于 ^{13}C、^{19}F、^{23}Na 等更多其他核素的成像技术在国际上的研究日益增多。这些成像方式具有无电离辐射、多方位成像、软组织分辨力好等优点，在疾病的评估或诊断、靶向治疗及疗效评价等方面具有广阔的应用潜力。

一、MRI 的基本原理

MRI 的原理是基于原子核与外磁场的相互作用。原子核磁性的大小一般用磁矩 μ 表示，它具有方向性。$\mu = \gamma h I$，I 为自旋量子数，简称自旋，h 是普朗克常数，旋磁比 γ 实际上是原子核磁性大小的度量。在天然放射性核素中，以氢质子的 γ 值最大（42.6MHz/T），因此检测灵敏度最高，这也是氢质子首先被选择为 MRI 研究对象的重要原因之一。

原子核的基本特性是核自旋，具有非零自旋的核可以利用 MRI 研究。I=1/2 的原子核，是 MRI 中研究得最多的核，如 ^1H、^{13}C、^{19}F、^{15}N 等。在磁场中这些原子核本身可能处于两个方向：与外磁场平行或相反。单位容积内的静磁化，也就是可应用的 MRI 信号与两个质子群的差异呈比例。如果这两个质子群数目相等，其磁矩彼此取消，形成宏观磁化为零，也就没有 MRI 信号。对于具有自旋量子数 I=1 / 2 的核来说，热平衡极化 P_{th} 用下式表示：$P_{th}=tanh（\gamma hB_0 / 2K_BT）$，tanh 为超正切函数，B0 为外磁场强度，$\gamma$ 为核的旋磁比，T 为温度，K_B 为 Boltzmann 常数，h 为 Planck 常数。而图像的信噪比（signal-to-noise ratio，SNR）又与旋磁比 γ、自旋核的浓度及极化水平成正比。

利用一定频率的射频信号，向处于静磁场中的人体照射。人体各种不同组织的原子核，在射频脉冲作用下会发生磁共振现象。停止发射射频脉冲，则被激发的原子核把吸收的能量逐步释放出来，而 MRI 系统探测到这些信号之后，经计算机处理和图像重建，得到人体各个断面的图像，不仅可以反映形态学的信息，还可以从图像中得到与病理有关的信息。

二、^{19}F-MRI

（一）^{19}F 成像的特点

^{19}F 的天然丰度为 100%，自旋量子数为 1/2，磁旋比 $\gamma=40.08$ MHz/T，其 MRI 相对灵敏度较高，能达到 ^{1}H 的 83%。正常人体内含氟成分很少，只有在牙齿和骨骼中含有微量固态的氟（<10^{-6} M），且由于缺乏运动性，这些氟原子的 T2 很短，谱线很宽，难以检测到，所以几乎没有背景信号干扰，这样就可以得到较高的图像对比度（contrast-to-noise ratio，CNR）。此外，与其他核素 MRI 方法如 ^{23}Na、^{31}P、^{13}C 等相比，^{19}F-MRI 具有如下优点：①灵敏度较高，图像无背景信号干扰；②与放射性核素标记物的原理相类似，可以根据 ^{19}F-MRI 信号强度进行定量，这一优势是其他核素 MRI 难以达到的；③ ^{19}F 化学位移范围大，结构近似的化合物或代谢产物不易出现峰重叠，因此 MRS 可同时测定多种含氟成分，精确度较高；④含氟化合物结构稳定，在体内不易被代谢掉；⑤ ^{19}F 共振频率与 ^{1}H 很接近，可以直接使用现有的 ^{1}H-MRI 仪器通过双重调谐的共振器，连续进行 ^{1}H 和 ^{19}F MRI 同一视窗的采集，将 ^{19}F-MRI 影像的点信号与 ^{1}H-MRI 解剖图像相叠加获得更丰富的信息。因此，^{19}F-MRI 在基础

研究及临床应用中具有巨大的潜力。

然而，在实验中一般能聚集到靶器官的外源性氟原子浓度较低，这样 ^{19}F-MRI 的图像分辨率及信噪比也会相对较低。但是由于 ^{19}F 图像 CNR 较高，且在图像处理时一般需叠加高分辨率的 ^{1}H 图像，由后者来提供详细的解剖结构图，所以 ^{19}F 图像的信噪比和分辨率允许相对较低。若要改善 ^{19}F-MRI 图像质量，也有一些方法，如提高场强和引入含氟原子较多的化合物（如 CF_3），还有近年来新开发的仲氢诱导的超极化技术，它可以人为地造成核分布不平衡，在 3.2 秒的采集时间内即可获得信噪比较高的 ^{19}F 图像。

（二）在临床诊断和科学研究中的应用

为了进行 ^{19}F-MRI 成像，需向体内引入微量的含氟化合物作为对比剂，含氟化合物可以被分为三大类：①第一类化合物与受体分子特异性结合后，其化学结构会发生改变，这种改变可以通过 ^{19}F-MRI 化学位移的变化表现出来。其中超氟碳（perfluorocarbons，PFCs）是目前最广泛使用的 ^{19}F-MRI 对比剂，它们含有丰富的氟原子，结构非常稳定，在体内不会被代谢而形成活性中间产物，在细胞中也不会改变其谱线及化学位移；另外它们还具有溶解氧气、二氧化碳和氮气的能力，FDA 已经批准 PFCs 乳剂为血浆替代品，足以说明了其对人体没有毒性。②第二类含氟化合物能够占据于人体的其他部位，通过增强的信号来提供该部位的解剖性质，如肺容积、肠功能及血管容积等。③还有一类就是引入的含氟药物，用来观察它们在体内的代谢转化过程，如 5- 氟尿嘧啶（5-FU）、氟比洛芬及氟西汀等。

1. 基因表达的研究　基因治疗目前还很难评估转染后基因的表达情况及表达持续的时间，用 ^{19}F-MRI 的方法来检测基因活性尚处于初级阶段，但已有一定的成果。

以 β- 半乳糖苷酶基因为代表，通过观察该酶的活性来证实基因转染是否有效已有多年的历史了，被用作 β- 半乳糖苷酶的底物有很多种，如 X-gal、ONPG、S-Gal^{TM} 等。最近有报道采用氟原子取代 ONPG 的糖配基形成了一系列 β- 半乳糖苷酶底物，其中 PFONPG 在正常细胞和血液中很稳定，而与酶反应时又能快速被裂解。在糖苷键断开时 ^{19}F-MRI 化学位移会发生改变，通过该变化就能清楚地说明

酶的活性，并且间接反映基因的表达情况。

另外，以胞嘧啶脱氨酶基因为主的自杀基因治疗日渐引起肿瘤研究者的兴趣。细胞内表达胞嘧啶脱氨酶基因，能使无毒的5-氟胞嘧啶脱氨转变成具细胞毒的产物5-FU，从而发挥抗肿瘤效应。Stegman LD等证明了MRS可以用于活体内监测胞嘧啶脱氨酶基因的表达，该过程中^{19}F-MRI的化学位移改变约1.5ppm。

2. pH值的测量　pH的变化与各种病理性疾病的发生发展息息相关，如肿瘤、卒中和感染等。因此pH mapping在医学影像领域里是一项很重要的任务。

Deutsch等人早在20年前就已经将二氟甲基丙氨酸（α-DFMA）作为探针，根据其^{19}F-MRI化学位移的改变计算出胞内pH值。Grieder等在主动脉的平滑肌细胞中加入该探针后，也成功测得了在静止和去甲肾上腺素诱发收缩时的pH值。接着，通过修饰各种氟化物又形成了一系列解离常数在生理范围内的pH敏感探针，其中维生素B_6的衍生物6-FPOL对pH高度敏感，而且它对环境中金属离子的浓度、蛋白及温度的变化几乎没有反应。Hunjan等根据细胞内外6-FPOL在^{19}F-MRI中化学位移的变化同时测得细胞内外的pH值，还得到灌注大鼠心脏的pH map，此外还动态监测了呼吸性碱中毒及缺氧时心肌pH值的改变。可见用^{19}F-MRI方法可以准确、无创伤地测得pH值。

3. 血氧定量法　无创地检测肿瘤及组织器官的氧分压在早期诊断和治疗方面起着很重要的作用。尽管目前的^{1}H-MRI血氧水平依赖对比成像技术对血氧改变很敏感，但同时它也受血流、血液容积及血管结构等其他生理因素的影响。

早在20世纪末就已经使用^{19}F-MRI成功测得大鼠心脏灌注的局部pO_2，为^{19}F-MRI血氧定量法奠定了基础。因为经自由扩散进入PFCs乳剂中的O_2具有顺磁性作用，所以^{19}F-MRI纵向弛豫速率常数R1与溶解的氧浓度具有线性关系。那么根据pO_2 map及R_1-pO_2标准曲线，即可定量局部的pO_2，这种方法在缺氧区域能够精确到1~3mmHg。研究表明，在30~42℃的生理变化范围之内，某些特定的PFCs，如六氟苯和全氟聚醚对温度的敏感性较低，而对pO_2改变极其敏感，因此可以精确地测定pO_2而不受温度变化的干扰。最近Baete SH等又使用含血透过滤器的仿真模型，造成与灌注相关的缺氧状态，在3T磁共振上进一步证明了^{19}F-MRI血氧定量方法的可行性。

然而用^{19}F-MRI测量肿瘤的pO_2时，静脉注射乳剂经血液循环主要会集中在血供较好的肿瘤区域而非血供差且含氧量较低的区域。为避免这个问题，我们可以将PFCs直接注入肿瘤的不同区域；或者用可透气的藻酸盐胶囊包裹PFCs与肿瘤细胞一起植入体内，3个月后可测得稳定的pO_2。此外用平面回波序列测定PFCs的弛豫率也可以动态监测肿瘤的pO_2，而且在不同大小的肿瘤中都可以观察到pO_2的分布不均匀，体积较小的肿瘤中pO_2较高（图8-6-1）。

4. 炎症性疾病的诊断　炎症与多种疾病息息相关，但在炎症早期病变处没有特异的理化性质，目前临床上对该类疾病只有对症治疗，要观察其反应过程和评价疗效非常困难。而^{19}F-MRI技术提供了一种可行性的方法，包括是在^{1}H-MRI图像上信号很低的组织区域的炎症（如肺部）。

首先，在动脉粥样硬化疾病中，Neubauer等最早使用靶向纤维蛋白的PFCs纳米粒，通过^{19}F-MR图像来评价动脉粥样硬化的程度，根据^{19}F浓度图定量分析了纤维蛋白的沉积量（图8-6-2）。另外，利用靶向$\alpha_v\beta_3$整合素的PFCs乳剂也可无创地检查动脉粥样硬化瓣膜的血管生成。其次，急性缺血导致的炎症反应过程也可用^{19}F-MRI监测，Flögel U将PFCs分别静脉注入急性心肌缺血和脑缺血的小鼠模型体内，发现PFCs随时间的延长逐渐聚集在梗死部位的边缘，而在手术部位皮肤切口处因为有炎症发生所以也有^{19}F信号的聚集。另外，关于移植后的排斥反应，诊断它的金标准虽是组织活检，但这种有创检查由于受检的组织有限极易形成假阴性。最近有报道使用^{19}F-MRI技术，在同种异体小鼠心脏移植术后3天内就能观察到与排斥反应程度相关的^{19}F信号图。信号强度与巨噬细胞的宿主反应有关，随时间的延长逐渐增强，该结果与组织切片结果高度一致。^{19}F成像不仅能早期特异地检测排斥反应，同理它还可以评价免疫抑制后的疗效。

5. 药物疗效的监测　对于不含氟的药物，如果用化学方法标记上^{19}F会改变药物的理化性质，因此需要用含氟化合物来携带药物。PFCs纳米粒子能够以一种新的方式靶向给药，其表面的磷脂及药物与靶器官的脂质层互相交换，这种对流的方式与传统的扩散方式比起来效率更高。利用高分辨率的^{1}H解剖图像加上^{19}F图像来定量纳米粒子可以估计局部的治疗剂量。

Dorota Bartusik等在体外用^{19}F标记曲妥珠单抗

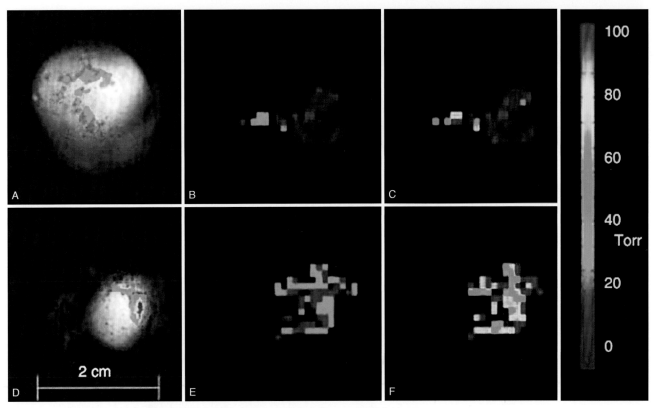

图 8-6-1　采用平面回波序列动态监测大鼠体内两个不同大小的 AT1 肿瘤中的 pO₂

A, B. 融合了 ¹⁹F（彩色）和 ¹H 图像（灰色），显示了六氟苯在肿瘤中的分布情况。B, E. 可以看出大鼠在呼吸时，体积较小的肿瘤中 pO₂ 较高。C, F. 是 24 秒后大鼠进行有氧呼吸时肿瘤的 pO₂（摘自：Bourke VA, Zhao D, Gilio J, et al. Correlation of radiation response with tumor oxygenation in the Dunning prostate R3327-AT1 tumor. Int J Radiat Oncol Biol Phys, 2007, 67（4）:1179-86.）。

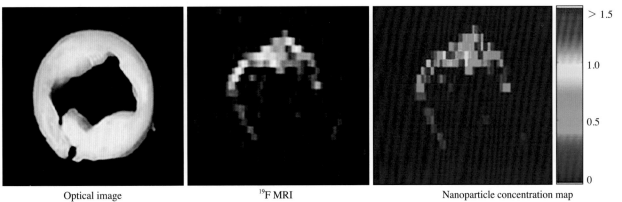

　　　Optical image　　　　　　　　　　¹⁹F MRI　　　　　　　　Nanoparticle concentration map

图 8-6-2　¹⁹F-MR 图像评价动脉粥样硬化的程度

左图是人颈动脉内膜样本的光学图像，可以看到颈动脉内径中度狭窄；中间是 ¹⁹F-MRI 图像，可以看到 ¹⁹F 信号集中在内膜周围；右图是 ¹⁹F 浓度定量图（摘自：Morawski AM, Winter PM, Yu X, et al. Quantitative "magnetic resonance immunohistochemistry" with ligand targeted ¹⁹F nanoparticles. Magn Reson Med, 2004, 52:1255-1262.）。

（一种抗 HER2 受体的乳腺癌药），处理 HER2 过表达的乳腺癌细胞，用 ¹⁹F-MRI 监测细胞的反应来评价药物的疗效。这种精确地靶向给药的方式能明显提高疗效，可是目前利用 ¹⁹F-MRI 技术在活体内监测非含氟药物的药效及观察其代谢分布的研究甚少，亟待拓宽。

　　6. 活体内干细胞示踪　近年来，MRI 活体示踪干细胞这一研究已形成热潮，超顺磁性氧化铁（USPIO）粒子因能改变 MRI 弛豫率而被广泛用于标记细胞，可是在细胞定量方面却价值甚微。最近有研究报道成功运用 ¹⁹F-MRI 技术来定量所标记的细胞数。

　　PFCs 纳米粒可以通过各种方法进入非吞噬细胞内，如利用转染剂使纳米粒表面带有正电荷，但转染剂尚未批准用于临床，且有可能影响细胞功能（如降低细胞表面标记物的表达等）。有些学者已经研发出不需要转染剂的方法，用表面带正电荷的纳米粒可以直接标记非吞噬细胞；除此之外，Srinivas M 等利用一种表面带正电荷的多聚体将 PFCs 纳米粒包裹在内，成功标记了人树突细胞并在活体内成像（图 8-6-3）。这种方法可以长期维持冰冻的 PFCs 稳定性，即便是在 37℃环境下溶液中的纳米粒最少也能稳定放置 48 小时，不像 PFCs 乳剂必须要在使用之前才能乳化，因此这种方法有潜力在临床中应用。

实验证明大约有 $10^{11} \sim 10^{13}$ 个 F 原子能进入单个细胞中，而且 ^{19}F 乳剂对细胞的活性、表型及功能没有影响。在体外 7.0T 场强中每个体素至少能检测到 2000 个 ^{19}F 标记的细胞；而在临床 3.0T 场强中，人体内每 mm^3 最多只能检测到 1000 个 SPIO 标记的树突细胞。由此可以估计用 ^{19}F 标记的细胞可检测性比用其他标记物高，但前者也有不足之处，比如其显像时间相当慢，大约是其他标记物显像时间的 10 倍左右，这也是 ^{19}F-MRI 最主要的缺点。

（三）发展前景

除上述研究外，^{19}F-MRI 还可以用来测定胞内外离子浓度（如 Ca^{2+} 和 Mg^{2+}）、膜电位、组织温度、血液容积和细胞容积以及酶的活性等。与 ^{1}H-MRI 相比，只显像含氟化合物而无背景信号是 ^{19}F-MRI 的一个独特优势；另外它的定量技术也已充分体现了其在临床应用中的巨大优越性，未来将会成为磁共振发展的一个重要方向。

作为一种新兴技术，^{19}F-MRI 的发展目前尚处于早期阶段，还存在一些问题，如成像时间较长、信噪比较低等。随着 MRI 硬件及软件设备的不断完善，这些问题将逐步被解决，可以预见 ^{19}F-MRI 在各种疾病的早期准确诊断及疗效评价等方面将发挥重要作用，在分子影像领域亦将成为一项重大突破。

三、^{13}C-MRI

自然界存在最丰富的碳原子核是 ^{12}C，但它不是磁性核，无法用 MRI 检测出来，而自旋量子数为 1/2 的 ^{13}C 可经 MRI 测出并应用于高分辨率 MRI 的研究。^{13}C 的磁旋比 γ=10.71 MHz/T，与 ^{1}H 相差甚远，其热平衡极化很低；而且 ^{13}C 的自然丰度也比较低，只有 1.1%，所以 MRI 敏感性明显下降，这就大大限制了

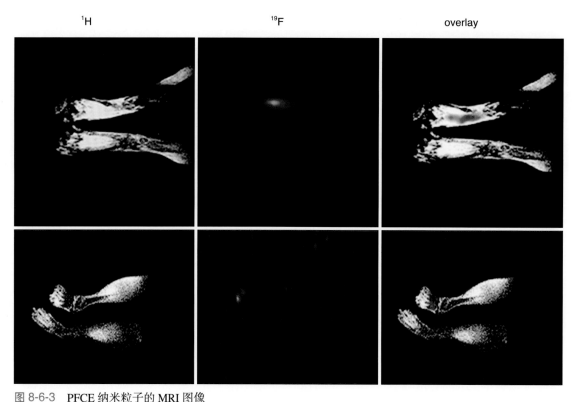

图 8-6-3　**PFCE 纳米粒子的 MRI 图像**
向小鼠的一只脚掌垫中注射标记了 ^{19}F 的人树突细胞，立即（上排）与 7 天后（下排）分别进行 ^{1}H 和 ^{19}F 成像，在注射的部位可以看见 ^{19}F 信号，尽管 7 天后信号强度降低了。^{1}H TSE 序列及 ^{19}F GRE 序列的采集时间分别是 15 秒和 27 秒（摘自：Mangala Srinivas, et al. Customizable, multi-functional fluorocarbon nanoparticles for quantitative in vivo imaging using ^{19}F MRI and optical imaging. Biomaterials, 2010, 31: 7070-7077.）。

其在生物体中的应用。然而，因为平衡极化与磁场呈比例增加，所以可以通过提高场强的方法来增加极化水平，可是即便有更高的场强技术可以应用，但关于费用、射频穿透深度及组织对比等一些实际问题也会随着场强的增加而迅速增加。另一种增加极化的方法是人为地造成核的分布不平衡，近年来开发的 ^{13}C 超极化技术使得核的极化可以增加 10^5 倍以上，让超极化 ^{13}C 的 MRI 成像成为可能。

（一）^{13}C 的超极化技术

强力攻击法是指将物体置于温度接近 0 K 以及磁场非常强的条件下来增加极化水平的方法。在场强为 20 T 时，将样本冷却至液氦温度（4 K），极化可以增加 1000 倍数，然而增加的信号还不足以进行 ^{13}C 成像。因此目前 ^{13}C 的超极化技术主要有以下两种：

动态核极化（DNP）：电子的旋磁比很大，在适当条件（1K 和 3T）下可被高度极化（>90%），而 ^{13}C 的核极化很低（<0.1%）。用含有不配对电子的物质涂布含有超极化核的物质，接近电子共振频率的微波辐射可以将极化从不配对的电子传递到 ^{13}C 核。

仲氢诱导的极化（PHIP）：仲氢分子内两个自旋核方向相反，磁矩互相抵消了。通过氢化反应将仲氢与含 ^{13}C 核的底物结合，经透热—绝热场循环或者加上射频脉冲序列，可以将仲氢分子的非平衡自旋极化转化为 ^{13}C 核的极化。Bowers 和 Weitekamp 最早预测并证实了这种来自仲氢分子的 PHIP 效应。

（二）超极化 ^{13}C 成像的特点

与顺磁性物质的成像机制不同，超极化核是本身产生信号而不是影响周围质子的信号，而产生的信号强度和信噪比与对比剂的浓度及极化水平相关。由于 ^{13}C 的自然丰度远低于检测的限度，所以超极化的 ^{13}C 图像完全缺乏背景信号，其原理与正电子发射体层摄影及单光子发射体层摄影技术相似。在很多情况下缺乏背景信号是有利的，如血管成像中需要血管与背景之间有尽可能高的对比。可是没有背景信号也就不能提供相应的解剖信息，该问题可以通过叠加氢质子 MRI 解剖结构图像来解决。

与常规 MRI 相比，超极化 MRI 的主要特点就是在成像过程中减少的纵向磁化不能通过弛豫重新获得。首先因为 T1 弛豫导致纵向磁化不可避免地丢失，其次射频脉冲也将纵向磁化转化为横向磁化了。所以用下面两种方法可以进行成像：①用快速

低翻转角的射频脉冲链激励物体，其中每个脉冲只破坏很小部分的纵向磁化；②在单次激发中产生全部影像。超极化 ^{13}C 有较长的 T2 值，利用基于稳态自由进动真正快速成像（true FISP）、快速自旋回波（RARE）或平面回波（EPI）的单次激发序列，可以将纵向磁化转化为可利用的横向磁化。

然而超极化状态的半衰期很有限，一旦产生了超极化状态，将以很快的速率返回到热平衡极化状态，该速率由 T1 控制。对于注射的 ^{13}C 标记的对比剂，必须于注射后几分钟内成像。静脉注射的对比剂约 4 秒到达右心和肺，10 秒到达左心，15~40 秒到达其他主要器官，这就使得临床诊断的时间窗非常短暂，这也是制约其临床应用的原因之一。

（三）超极化 ^{13}C 的研究进展

1. 血管成像　经主动脉弓注射超极化的 ^{13}C 可以显示荷兰猪头部的大动脉；经冠状动脉左前降支置管，注入 5 mL 仲氢诱导的超极化 ^{13}C 后还可显示猪的冠状动脉。^{13}C-MRA 图像的背景信号微乎其微，信噪比较高；而其主要不足是由于 ^{13}C 的低旋磁比而造成的空间分辨率较低，难以与 ^1H-MRA 相媲美，大幅度延长回波时间及重复时间能提高空间分辨率，但这会降低图像的质量。

2. 灌注成像　与传统的示踪剂相比，超极化 ^{13}C 的去极化是成像过程中潜在的影响因素。然而已证实，组织内血流的评价不受示踪剂去极化的影响。

目前的 ^{13}C 示踪剂不能通过血脑屏障，仅限于血管床。因为 SNR 的限制，对脑灌注的评价较为困难。从理论上讲，静脉注射示踪剂后，可利用团注示踪进行脑灌注的评价，但这种方法会极大地降低空间分辨率。对于其他组织如心脏、肾和肺，由于分布到这些器官的示踪剂浓度明显增高，因此 SNR 相对较好。Johansson E 等就利用仲氢诱导的超极化 ^{13}C 示踪剂在猪的活体内成像评价了心肌的灌注水平。

3. pH 成像　人体正常机能活动有赖于正常的细胞内外环境，包括正常的酸碱度 pH，许多病理状态与细胞组织的酸碱失衡相关。与正常组织相比，肿瘤细胞外 pH 值（pHe）通常较低，细胞内 pH 值（pHi）与细胞外相比偏高；缺血性脑损伤部位 pHi 显著下降。较低的 pH 值可能源于细胞在缺氧环境下的代谢紊乱，产生了大量的乳酸，这些过量的乳酸可进一步破坏体液的缓冲能力，从而降低 pH 值。

通过检测 $[H^+]$、$[HCO_3^-]$ 和 $[CO_2]$ 离子浓度，能

直接测量 pH 的绝对值。 Gallagher 等通过静脉注射超极化碳酸氢盐 $H^{13}CO_3^-$ 探测超极化 $H^{13}CO_3^-$ 及二氧化碳 $^{13}CO_2$ 信号强度的比值，在老鼠肿瘤模型上实现了组织 pH 成像。然而该技术的一个缺陷在于其需要注入大量的超极化 $H^{13}CO_3^-$ 以获得具有足够信号敏感度和空间分辨率的 pH 成像。而且在肿瘤等病理状态时，细胞内外 pH 值与许多因素相关。目前磁共振 pH 成像还处于临床应用前期阶段，国内外实验室正在进行动物实验，以期找到可靠、简便、实用和敏感性高的方法。

4.代谢成像 瓦氏效应是指癌细胞主要使用糖酵解作用取代有氧循环的现象，这是肿瘤细胞一个重要特性。如果某种成像方法能够定量糖酵解代谢，那么它在肿瘤的诊断和治疗中将会有很大价值。

随着超极化技术的发展，^{13}C 标记的底物可以在体内进行 MRI 成像，^{13}C-MRS 也被用于探索体内的代谢过程。众所周知，糖酵解过程中在乳酸脱氢酶的催化作用下，细胞内的丙酮酸可以还原成乳酸和丙氨酸，使 NADH 转变为 NAD^+。Klaes Golman 等向植入 P22 肿瘤的大鼠体内静脉注入超极化 ^{13}C 标记的丙酮酸，在 <1 秒的时间窗内可以进行无创成像，而且可以定量显示在正常组织和肿瘤组织中代谢物水平。这使得活体内无创定量局部的瓦氏效应成为可能。

另外，将超极化 ^{13}C 标记的丙酮酸静脉注入患淋巴瘤的小鼠体内，化疗后，肿瘤细胞被诱导死亡，辅酶 NAD（H）减少、乳酸及乳酸脱氢酶浓度降低会导致上述还原反应减少，24 小时之内 MRI 波谱成像就可以看到反应明显降低（图 8-6-4）。而目前

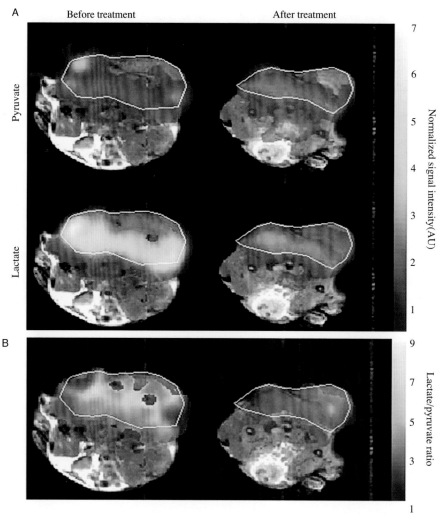

图 8-6-4 EL-4 肿瘤药物治疗前及治疗 20 小时后的超极化 ^{13}C 波谱成像
A.彩色分别代表了丙酮酸和乳酸的峰值强度；B.是相应的乳酸和丙酮酸峰值强度的比值（摘自：Day SE, Kettunen MI, Gallagher FA, et al. Detecting tumor response to treatment using hyperpolarized ^{13}C magnetic resonance imaging and spectroscopy. Nature medicine，2007，13:1382-1387.）。

观察肿瘤对于治疗的反应主要通过体积的缩小程度来评价，这往往需要好几周的时间才能观察到肿瘤体积的缩小。高分辨率的超极化 ^{13}C-MRI 成像方法有很大的潜力被应用于临床中。至此，MRI 领域内关于肿瘤的研究又向前迈进了一大步。

（四）发展前景

目前超极化 ^{13}C-MRI 的研究尚处于早期阶段，但这种正在完善的无创新技术，在疾病的评估、诊断和治疗中具有广阔的应用价值。可以预见，随着技术的进步，在肿瘤早期发现、良恶性肿瘤鉴别、早期准确诊断及疗效评价等方面超极化 ^{13}C-MRI 将会发挥重要作用，对于慢性阻塞性肺疾病、缺血性疾病、肾衰竭等也会有很好的诊断和监测价值。

四、^{23}Na-MRI

（一）^{23}Na 成像的特点

^{23}Na 的自然丰度 100%，在人体中的含量较高（可达 60mmol/L），其 NMR 敏感度仅次于 ^{1}H（相对敏感度为 9.27%）。且其 T2 弛豫时间较短（1-60ms），化学位移对分子环境极其不敏感。^{23}Na-MR 检测组织中 Na^{+} 的浓度与分布，可提供许多常规 MRI 无法提供的重要信息。然而，与水相比，生物组织中 Na^{+} 的浓度相对较低，导致 ^{23}Na-MRI 往往 SNR 和空间分辨率较低，成像时间较长，但这些问题可以通过提高 MRI 场强和使用高性能的探头等来加以改善。1956 年首次测定了血液的 ^{23}Na NMR 谱，1981 年首次获得灌注心脏的 ^{23}Na MRI 图像。

钠是细胞外液的主要阳离子，正常细胞内 Na^{+} 浓度（Na$_{i}^{+}$）较低，约为 10～30nmol/L；细胞外 Na^{+} 浓度（Na$_{e}^{+}$）较高，为 150nmol/L 左右，在细胞膜上钠-钾泵的作用下保持着细胞内外钠浓度梯度。抑制钠泵活性的因素可增加细胞内钠的浓度，从而增强 ^{23}Na 成像的信号强度。但其信号强度的增加可能代表四价增宽效应的变化，而并非是钠浓度的真正改变。而且所观察的信号强度既反映细胞内钠，也代表着细胞外钠。目前 MRI 上区别细胞内外 Na^{+} 信号的方法有两种：一是使用频率位移试剂，但由于较大的毒性在生物体系中的应用有限。另一种方法是利用 MRI 固有性能特点，因为 Na^{+} 有 4 个核自旋态，有 3 个单量子核 MRI 跃迁，所以就有可能存在一个以上的弛豫常数，利用多量子 MRI 可以检测到胞内外弛豫率的差别，从而区分细胞内外 Na^{+}。如可以用单量子（single quantum，SQ）^{23}Na-MRI 来测量组织中总 Na 浓度，三量子滤波（triple quantum filtered，TQF）^{23}Na-MRI 测量细胞内间隙（intracellular space，ICS）的 Na^{+} 信号。然而，图像 SNR 较低成为了其在临床医学应用中最主要的障碍，经人体模型上的实验证明梯度回波多量子滤波 ^{23}Na 成像序列能提供相对最好的信噪比。

（二）^{23}Na-MRI 的临床应用

1. 肾功能的诊断　肾流体的稳态很大程度上依赖于沿皮质延髓轴的 Na^{+} 浓度梯度。基于该梯度空间分布和范围的研究已经获得一系列成果，但所用的成像方法都是有创性的，而且无法定量 Na^{+} 浓度。因此用无创的 ^{23}Na-MRI 方法定量分析肾中钠的分布越发显示出其优越性。

Nimrod Maril 等成功完成了正常和积水的大鼠肾的活体 ^{23}Na 成像。正常肾从皮质到髓质钠信号呈线性增加（图 8-6-5）；病理情况下，Na^{+} 浓度梯度与损

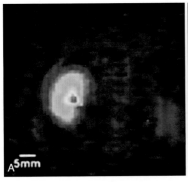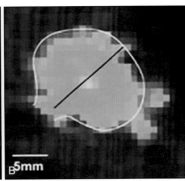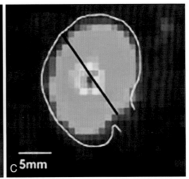

图 8-6-5　A，B，C. 图分别是正常肾、急性肾积水及自发肾积水的 Na^{+} 浓度图
正常肾从皮质到髓质中心钠的信号强度成线性增加；急性和自发的肾积水图中 Na^{+} 浓度梯度都改变了，急性肾积水图中髓质 Na^{+} 信号强度明显降低。^{23}Na-MRI 采用三维梯度回波序列，TE/TR=1.7/60ms，矩阵 128 × 128 × 16（摘自：Maril N, Margalit R, Mispelter J, et al. Functional sodium magnetic resonance imaging of the intact rat kidney. Kidney International, 2004, 5: 927-935.）。

伤程度及残存的肾功能有关，因此通过图像可以直接辨别是部分梗阻还是完全梗阻，若是部分梗阻还可评估残存的肾功能。通过高分辨率的 ^{23}Na-MRI 方法定量评估肾的 Na^+ 浓度梯度可作为诊断肾功能的一种无创性检查方法，另一方面也可以从新的角度阐明肾的浓缩机制，若联合动态增强 MRI 可精确地诊断肾积水。尽管肾是进行 ^{23}Na 成像最明显的器官，但是这方面的研究还很少，急需进一步发展。

2. 缺血性疾病的研究　当所供应的血液不能满足组织新陈代谢的需要时即发生缺血性病变，如缺血性脑卒中、缺血性心肌病、缺血性肠病等。尽管血栓溶解疗法已被证明是一种有效的卒中治疗方法，但目前它仅限于治疗症状出现 3 小时之内的患者。因此对不能估计症状出现时间的患者需要一种无创的检查方法来评估其缺血的程度。

组织缺血缺氧会引起三磷腺苷减少以及细胞内代谢紊乱，最终会导致钠 - 钾泵功能减退，而组织钠浓度的分布又依赖于 Na^+-K^+-ATP 酶的活性。因此组织的钠浓度可以成为缺血时间的指标。Thulborn 等观察到缺血灶在前 100 分钟时 SQ^{23}Na-MRI 信号强度改变很少，到 6 小时后信号明显递增。而 Robert Bartha 等测得兔子的脑缺血病变处在 20 分钟时 SQ^{23}Na 信号是降低的（图 8-6-6），40 分钟～4 小时信号逐渐增强（图 8-6-7）。另外，还有研究发现人体内缺血灶信号在 12 小时内都没有明显改变，要到 2～3 天后才增强。这些实验结果说明了在离子稳态失衡后 Na^+ 会缓慢地从周围组织扩散到缺血灶。这种 ^{23}Na 成像方法与目前的弥散加权成像（diffusion weighted imaging, DWI）信号强度改变完全不同，DWI 在病变 6 小时之内信号先大幅度增加再缓慢改变。

3. 肿瘤的 ^{23}Na 成像　肿瘤细胞生长过程中递增的缺氧状态、从氧化磷酸化转化为糖酵解中，会减少 ATP，降低 Na^+-K^+-ATP 酶活性，从而影响细胞保持胞内低 Na_i^+ 的能力；另一方面肿瘤细胞的酸性环境会增加 Na^+-H^+ 的活性从而也使胞内积聚有更多 Na^+。因此可以用 ^{23}Na-MRI 方法，早期发现肿瘤及正确评估其疗效。

SQ ^{23}Na-MRI 反应组织总的 Na^+ 浓度，其中包括 Na_i^+ 和 Na_e^+，但 ICS 体积大大高于 ECS，所以 SQ^{23}Na 的信号改变主要是由于 Na_i^+ 和 ECS 的改变，而 TQF^{23}Na-MRI 信号主要反映了 Na_i^+ 浓度的改变。居胜红等比较了大鼠原位肝细胞癌模型 ^{23}Na-MRI 与 ^{1}H-DWI 两种成像方法，在肝癌生长中，SQ 和 TQF ^{23}Na-MRI 信号强度均高于周围肝组织，且在生长

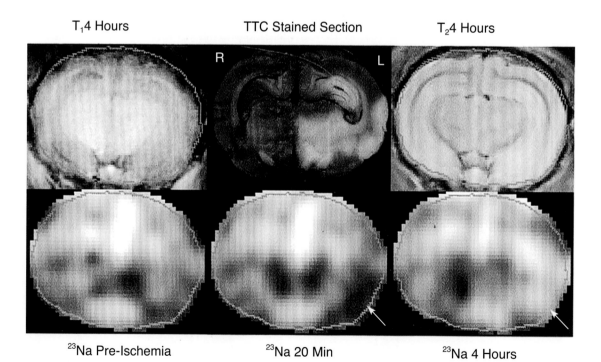

图 8-6-6　采用 SQ^{23}Na-MRI 序列，下排为 T2* 加权 MR 图像
图中绿线为兔子大脑的轮廓，白箭所指为缺血部位，20 分钟时病变处表现为低信号，4 小时时为高信号（摘自：Bartha R, Lee TY, Hogan MJ, et al. Sodium T2*-weighted MR imaging of acute focal cerebral ischemia in rabbits. Magnetic resonance imaging, 2004, 22:983-991.）。

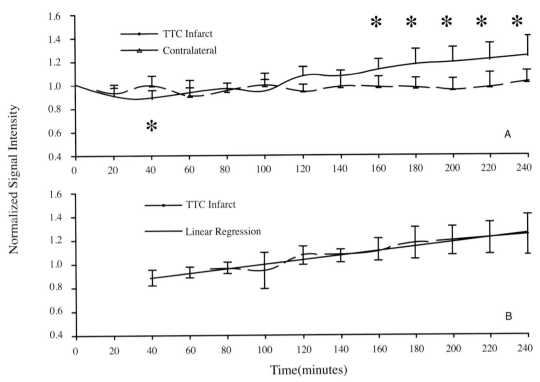

图 8-6-7　每个时间点平均 T2* 加权图像上缺血灶和对侧组织的 ^{23}Na 信号

A. 表示每个时间点 T2* 加权图像上缺血灶和对侧脑组织校正后的平均 ^{23}Na 信号，B. 可见病灶区信号强度在 40min 到 240min 内与时间成线性回归，也就是说 ^{23}Na 信号以每分钟 0.19 的速度在增长（摘自：Bartha R，Lee TY，Hogan MJ，et al. Sodium T2*-weighted MR imaging of acute focal cerebral ischemia in rabbits. Magnetic resonance imaging. 2004; 22:983-991. ）。

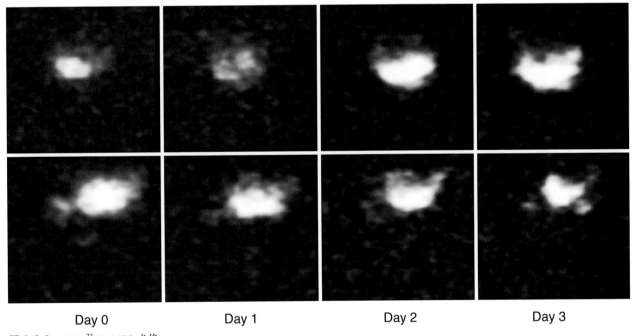

| Day 0 | Day 1 | Day 2 | Day 3 |

图 8-6-8　TQF ^{23}Na-MRI 成像

5-FU 治疗放射性诱导的纤维肉瘤 0、1、2、3 天后对照组（上排）及治疗组（下排）TQF^{23}Na-MRI 图像。与对照组相比，随着时间的增长，治疗组肿瘤细胞内间隙 Na$^+$ 信号强度逐渐降低（摘自：Babsky AM, Zhang H, Hekmatyar SK, et al. Monitoring chemotherapeutic response in RIF-1 tumors by single-quantum and triple-quantum-filtered ^{23}Na MRI, ^{1}H diffusion-weighted MRI and PET imaging. Magnetic resonance imaging，2007，25:1015-1023. ）。

过程中信号都逐渐增加，而周围肝组织不变（图8-6-8）。ADC测量会受部位、运动、血流灌注等影响，而SQ和TQF ^{23}Na-MRI没有这些因素的影响，可能在肿瘤生长和疗效监测中更可靠。

4.药物疗效的评价　目前应用MRI方法可以从多个角度来评价肿瘤对药物的反应，如测量水分子的扩散系数、生物能量、胞内pH值或乳酸水平。因为有效的化疗会改善肿瘤细胞的生物能量状态，这种代谢改变能够提高细胞膜上 Na^+-K^+-ATP酶的活性、降低 Na^+-H^+ 的活性，因此 Na^+ 浓度容易受到肿瘤代谢的影响而改变。另外，化疗药物诱导的细胞凋亡和坏死会使得ECS明显增加，而ECS中 Na^+ 浓度又是ICS中的10倍左右，因此组织总钠浓度反而会明显增加。Babsky A等对皮下植入放射性诱导的纤维肉瘤的大鼠模型进行 ^{23}Na成像，得到SQ ^{23}Na-MRI图像上肿瘤组织的信号强度明显增强，

TQF ^{23}Na-MRI图像上信号强度降低（图8-6-8）。由此可见，使用 ^{23}Na-MRI技术可以从细胞生理和代谢的角度来监测肿瘤对药物的反应。

（三）发展前景

与传统MRI相比，^{23}Na成像方法可以从细胞生理和能量代谢方面对组织器官功能、疾病进展程度及肿瘤生长和疗效进行评价，但目前由于 ^{23}Na成像所需要的MRI硬件的制约，尚未在临床中应用。但有理由相信随着高科技的发展，这种从分子、细胞水平的影像诊断方法在器官功能、缺血性疾病及各种肿瘤的诊断治疗中将会发挥重大作用，这种技术在近年来新兴起来的分子影像领域业将会成为一项重大的突破。

（滕皋军　柏盈盈）

重点推荐文献

[1] Junjie Chen, Gregory M. Lanza and Samuel A. Wickline. Quantitative magnetic resonance fluorine imaging: today and tomorrow[J]. WIREs Nanomed Nanobiotechnol, 2010, 2:431-441.

[2] Månsson S, Johansson E, Magnusson P, et al. ^{13}C imaging-a new diagnostic platform[J]. Eur Radiol, 2006, 16(1): 57-67.

[3] Trattnig S, Welsch GH, Juras V, et al. ^{23}Na MR imaging at 7T after knee matrix-associated autologous chondrocyte transplan-tation preliminary results[J]. Radiology, 2010, 257(1): 175-84.

主要参考文献

[1] Roberts T, Rowley H. Diffusion weighted magnetic resonance imaging in stroke[J]. European Journal of Radiology, 2003, 45(3): 185-194.

[2] Tong D, Adami A, Moseley ME, Marks MP. Relationship between apparent diffusion coefficient and subsequent hemorrhagic transformation following acute ischemic stroke[J]. Stroke, 2000, 31(10): 2378-2384.

[3] Hatakenaka M, Soeda H, Yabuuchi H, Matsuo Y, et al. Apparent diffusion coefficients of breast tumors: clinical application[J]. Magnetic Resonance in Medical Sciences, 2008, 7(1): 23-29.

[4] Punwani S, Diffusion weighted imaging of female pelvic cancers: Concepts and clinical applications[J]. European Journal of Radiology, 2011, 78(1): 21-29.

[5] Yu C, Zhu C, Zhang Y, et al. A longitudinal diffusion tensor imaging study on Wallerian degeneration of corticospinal tract after motor pathway stroke[J]. Neuroimage, 2009, 47(2): 451-458.

[6] Kinoshita M, Hashimoto N, Goto T, et al. Fractional anisotropy and tumor cell density of the tumor core show positive correlation in diffusion tensor magnetic resonance imaging of malignant brain tumors[J]. Neuroimage, 2008, 43(1): 29-35.

[7] Rovaris M, Gass A, Bammer R, et al. Diffusion MRI in multiple sclerosis[J]. Neurology, 2005, 65(10): 1526-1532.

[8] Parsons MW, Yang Q, Barber PA, et al. Perfusion magnetic resonance imaging maps in hyperacute stroke: relative cerebral blood flow most accurately identifies tissue destined to infarct.Stroke, 2001, 32(7): 1581-1587.

[9] Knash M, Tsang A, Hameed B, et al. Low Cerebral Blood Volume Is Predictive of Diffusion Restriction Only in Hyperacute Stroke. Stroke, 2010, 41, (12): 2795-2800.

[10] Kuhl CK, Bieling H, Gieseke J, et al. Breast neoplasms: T2* susceptibility-contrast, first-pass perfusion MR imaging. Radiology, 1997, 202(1): 87-95.

[11] Kvistad KA, Rydland J, Vainio J, et al. Breast Lesions: Evaluation with Dynamic Contrast-enhanced T1-weighted MR Imaging and with T2*-weighted First-Pass Perfusion MR Imaging. Radiology, 2000, 216(2): 545-553.

[12] Petrella JR, Krishnan S, Slavin MJ, et al. Mild cognitive impairment: evaluation with 4-T functional MR imaging[J]. Radiology, 2006, 240(1): 177-186.

[13] Smith KA, Ploghaus A, Cowen PJ, et al. Cerebellar responses during anticipation of noxious stimuli in subjects recovered from depression. Functional magnetic resonance imaging study[J]. Br J Psychiatry, 2002, 181: 411-415.

[14] Skudlarski P, Jagannathan K, Anderson K, et al. Brain connectivity is not only lower but different in schizophrenia:

a combined anatomical and functional approach[J]. Biol Psychiatry, 2010, 68(1): 61-69.

[15] Konrad K, Neufang S, Hanisch C, et al. Dysfunctional attentional networks in children with attention deficit/ hyperactivity disorder: evidence from an event-related functional magnetic resonance imaging study[J]. Biol Psychiatry, 2006, 59(7): 643-651.

[16] Michel SCA, Keller TM, Fröhlich JM, Fink D, et al. Preoperative Breast Cancer Staging: MR Imaging of the Axilla with Ultrasmall Superparamagnetic Iron Oxide Enhance-ment[J]. Radiology, 2002, 225: 527-536.

[17] Harisinghani MG, Saini S, Weissleder R, Hahn PF, et al. MR lymphangiography using ultrasmall superparamagnetic iron oxide in patients with primary abdominal and pelvic malignancies: radiographic-pathologic correlation[J]. AJR Am J Roentgenol, 1999, 172: 1347-1351.

[18] Bommerich U, Trantzschel T, Mulla-Osman Samir, et al. Hyperpolarized ^{19}F-MRI: Parahydrogen-induced polarization and field variation enable ^{19}F-MRI at low spin density[J]. Phys Chem Chem Phys, 2010, 12: 10309-10312.

[19] Zhao D, Ran S, Constantinescu A, et al. Tumor oxygen dynamics: Correlation of in vivo MRI with histological findings[J]. Neoplasia, 2003, 5: 308-318.

[20] BF J, GO C, G B. Rapid monitoring of oxygenation by ^{19}F magnetic resonance imaging: Simultaneous comparison with fluorescence quenching[J]. Magn Reson Med, 2009,
61(3): 634-638.

[21] Srinivas M, Cruz LJ, Bonetto F, et al. Customizable, multi-functional fluorocarbon nanoparticles for quantitative in vivo imaging using ^{19}F-MRI and optical imaging[J]. Biomaterials, 2010, 31: 7070-7077.

[22] Mizukami S, Takikawa R, Sugihara F, et al. Paramagnetic relaxation-based ^{19}F-MRI probe to detect protease activity[J]. J Am Chem Soc, 2008, 130: 794-795.

[23] Gallagher FA, Kettunen MI, Day SE, et al. Magnetic resonance imaging of pH in vivo using hyperpolarized ^{13}C-labelled bicarbonate[J]. Nature, 2008, 453: 940-943.

[24] Day SE, Kettunen MI, Gallagher FA, et al. Detecting tumor response to treatment using hyperpolarized ^{13}C magnetic resonance imaging and spectroscopy[J]. Nature medicine, 2007, 13: 1382-1387.

[25] Bartha R, Lee TY, Hogan MJ, et al. Sodium T2*-weighted MR imaging of acute focal cerebral ischemia in rabbits[J]. Magnetic resonance imaging, 2004, 22: 983-991.

[26] Babsky AM, Hekmatyar SK, Zhang H, et al. Application of ^{23}Na MRI to monitor chemotherapeutic response in RIF-1 tumors[J]. Neoplasia, 2005,7:658-666.

[27] Babsky AM, Zhang H, Hekmatyar SK, et al. Monitoring chemotherapeutic response in RIF-1 tumors by single-quantum and triple-quantum-filtered ^{23}Na MRI, ^{1}H diffusion-weighted MRI and PET imaging[J]. Magnetic resonance imaging, 2007, 25: 1015-1023.

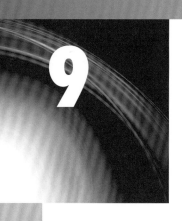

9 分子影像的定量分析

分子影像学是一门多学科交叉的新兴科学，受到国内外相关研究领域的广泛关注，它以丰富的成像技术为基础为分子生物学研究和临床医学架起了一座桥梁。在各模态分子影像技术中，利用放射性核素成像的核医学起步较早技术发展也较为成熟，已经广泛地应用于临床及临床前在体研究中，在分子影像学的发展中占有重要的地位，并且在癌症等重大疾病领域的研究中具有独特的优势。其中，正电子发射断层成像（positron emission tomography，PET）技术由于其高灵敏度和定量的特性受到广泛关注，利用 PET 进行的研究涉及癌症检测、诊断、治疗和抗癌药开发等多个方面。

本章将针对 PET 影像定量化的特点，对分子影像的定量分析做一个简要的概括和介绍。

第 1 节　PET 图像采集、重建与校正

PET 是一种利用示踪原理显示活体生物过程的影像技术，其成像的基本原理是：首先将标记有放射性核素的示踪剂（也称作分子探针）引入体内，这些放射性核素随着示踪剂在体内分布，在特定的靶器官处浓聚，在这个过程中放射性核素通过衰变发射出正电子。正电子在体内不稳定，运动相当短的距离便会与电子发生湮灭反应，产生一对运动方向相反、能量相等的 511keVγ 光子。这对光子被探测器环上的探测器模块检测到，便可以得到一次的符合事件（coincidence event）计数。但在 PET 数据采集过程中，不是所有探测到的符合事件都可以用于成像。因为记录到的符合事件可以存在：真符合、随机符合、散射符合、单一事件（a single event）及多事件（multiple events）等，而只有真符合计数才能提供有用的信息。因此，探测到并记录下来的符合事件需要通过处理得到真符合计数并通过符合处理获取湮灭反应发生的位置和时间信息用于显像。由于正电子从发射到湮灭的时间非常短，在体内的运动距离也十分微小，可以认为获取的就是放射性核素的分布位置和衰变发生的时间，即记录了示踪剂的动态分布过程。基于这些位置和时间信息便可以重建三维甚至是四维的 PET 图像，用于显示活体组织内生物化学物质的分布浓度及其随时间的变化等。

PET 数据采集的原始数据转化成 sinogram 或 listmode 数据记录下来。通常希望能够利用这些采集的 PET 数据信息获得三维的影像信息，这需要进行图像重建。图像重建方法有两种：一是采用二维图像重建算法逐层重建各个断层的图像，之后将各层叠合在一起形成一个三维图像；二是通过三维图像重建算法直接获得三维图像。常用的图像重建算法有滤波反投影法（filter back-projection，FBP）和属于迭代重建法（iterative reconstruction）的极大似然期望最大法（maximum-likelihood expectation maximization，ML-EM）与有序子集期望最大法（ordered subsets expectation maximization，OSEM）。滤波反投影法是标准的断层重建算法，具有运算速度快的特点，但是存在高分辨率和低噪声的矛盾。而 ML-EM 算法重建的图像具有较好的分辨率和信噪比，但计算量大，运算时间长。OSEM 算法作为 ML-EM 的升级方法，提高了迭代算法的运算速度，但直到 1994 年，Hudson 和 Larkin 提出快速迭代算法才首次满足了临床图像重建的需求。

PET 具有定量特性，在重建后的图像中，每一个体素（voxel）值都表征一个绝对的放射性活度值。为了充分发挥定量优势，提高图像质量，消除伪影，使 PET 图像能够精确地描绘出放射性示踪剂在体内的分布，需要对 PET 的测量误差进行一系列校正，包括：随机符合校正、归一化、死时间校正、衰减校正和部分容积效应校正等。

1. 随机符合校正（random correction） 两个不相关的光子在符合时间内被探测器检测到，这种事件称为随机符合。为了消除随机符合计数对真符合计数的影响，获得更高信噪比的图像，需要对随机符合进行校正。随机符合校正可以依据每条符合投影线数据估计出随机符合计数，之后将其减去。另一种更准确也更为常用的随机符合校正的方法为延迟窗法。该方法的理论基础是认为真符合事件只在时间窗内完成，而随机符合则可以发生在任何时间段内。延迟时间窗与符合时间窗的死时间特性相同，避免了死时间带来的测量误差。但该方法也存在自身的缺陷，它增加了处理延迟符合事件的时间从而延长了整个系统的死时间，而且每条符合投影线上的随机符合事件是独立服从泊松分布的。因此，这些估计误差都以统计噪声的形式存在于所收集的原始数据中。

2. 归一化（normalization） PET 图像重建时假设所有的符合投影线（lines of response，LOR）的灵敏度是一致的，然而实际上在一次获取的 PET 数据集合中，由于探测器的效率、几何结构、立体角度、周边事件影响等因素而各不相同。对这些造成符合投影线灵敏度不一的因素进行校正的过程即为归一化，也可以称作探测器灵敏度校正，对于每条符合投影线对应的校正因子可以称为归一化系数。直接归一化方法需要获得全部投影线的归一化系数，通常认为，每条存在的符合投影线的归一化系数与该符合投影线的计数成反比。该方法数据采集时间长，还要求使用的符合源具有高度一致的放射性活度，这在很大程度上限制了它的实际应用。如果将归一化系数分解为几个因素的乘积，每个因素代表一个特定的灵敏度差异，就可以采用基于因素模型的归一化方法（component-based model）进行校正。虽然该方法的归一化的准确性依赖于模型的准确度，但是它能够区别对待真符合和散射符合的归一化，这种灵活性特别有益于三维显像。

3. 死时间校正（dead time correction） 在 PET 数据采集时，如果两个 γ 光子同时到达一个探测器晶体，这时它们到达时间间隔很短，会导致两次闪烁叠加在一起，出现脉冲堆积。同时叠加的能量超出能量窗上限造成对这两次计数都不予以记录，使得两个 γ 光子都丢失了。这便是由系统死时间引起的符合计数丢失，该现象随着计数率的增加而加重。这些数据的丢失必然会影响 PET 图像量化的准确度，因此必须对采集的数据进行死时间校正。有效的方法之一，便是将不同计数率条件下的死时间计数损失进行测试并建立模型，用于之后的校正。死时间校正不仅弥补了死时间造成的计数损失，还能有效地减少因高计数率脉冲堆积带来的定位误差。

4. 衰减校正（attenuation correction） PET 显像过程中，正电子湮灭发射出的 γ 光子需要穿出活体组织到达探测器，这些 γ 光子在穿透活体组织时，有些会被活体组织吸收，造成了射线的组织衰减。这种衰减会带来图像的失真，为了防止图像的畸变和伪影的发生，需要对衰减进行校正。最简单的校正方法是将活体的组织密度设为均匀的，则可以通过公式 $I_0/I=\exp(u, x)$ 直接进行校正（其中 I_0 为衰减前的放射性活度；I 为衰减后的放射性活度；u 为组织衰减系数；x 为射线衰减的距离），但这种方法与实际情况相差甚远。为了更准确地对衰减进行校正，可以采用柱状穿透源环或者旋转棒状穿透源，照射视野内的受检对象，获得各方向上的穿透投影线数据，同时计算出各位置的衰变系数。目前 PET/CT 一体系统则采用了 X 线扫描进行穿透采集，从而提高了衰减校正的准确性。

5. 部分容积效应（partial volume effects）校正 在重建的 PET 图像中，每个体素值反映了放射性活度在体素所占空间内是均匀分布的。但由于部分容积效应的存在，每个体素的值都会受到所在结构的大小以及周边结构放射性活度分布的影响，造成获得的体素值与真实的放射性活度分布有一定的偏差。为了获得更准确的 PET 定量信息，需要采取一定的方法来校正或降低部分容积效应的影响。通常可以在图像重建之前或图像重建时采用分辨率恢复技术来进行部分容积效应校正，或者利用相对分辨率较高的解剖影像（如 CT 或 MRI）的边缘信息来进行部分容积效应校正。

第2节　PET图像定量分析方法

PET图像可以反映示踪剂在体内分布及随时间变化的动态过程，有助于了解活体内的组织、器官的功能活动情况，如果借助于合适的定量分析方法，便可以将PET影像中各体素的放射性浓度值转化为更有意义的生物学参数，甚至将整幅PET图像呈现的在体放射性浓度分布度转化为参数图像。

一、示踪剂动态建模与参数估计

示踪剂动态建模方法源于药代动力学，通过数学建模的方法来描述示踪剂在活体内复杂的动态过程。示踪剂动态模型的建立必须以示踪剂在活体内的生理或生物化学过程为依据，经过合理简化得到合适的精简模型。示踪剂动态模型可以分为非房室模型、房室模型和分布模型。或者根据模型的数学特性，将其分为线性模型和非线性模型。其中，线性房室模型以其方便成熟的数学描述方法和参数估计方法在实际应用中最为常用。线性房室模型通常也简称为房室模型，它的基本原理就是采用一系列互相连接的同质房室来描述特定示踪剂的动态过程。以下内容中的示踪剂动态建模方法中采用的模型均指的是线性房室模型。

在PET显像中，示踪剂 ^{18}F-氟代脱氧葡萄糖（[^{18}F]Fluoro-2-deoxy-2-D-glucose，^{18}F-FDG）通过 ^{18}F 取代葡萄糖上的2位的羟基来实现示踪剂的放射性核素标记。^{18}F-FDG 作为葡萄糖类似物，它与葡萄糖有着相似的代谢途径，在引入活体后 ^{18}F-FDG 能够像葡萄糖一样通过葡萄糖转运蛋白进入到细胞内，在己糖激酶的作用下转化为6-磷酸-FDG（FDG-6-P）。与葡萄糖继续代谢不同，^{18}F-FDG 代谢终止于FDG-6-P，并以FDG-6-P的形式滞留在细胞内。到目前为止，^{18}F-FDG 可用于大多数部位静态或动态PET显像，是一种最为常用的正电子示踪剂。同时，^{18}F-FDG 已经被大量地用于多种肿瘤的研究，在肿瘤良恶性诊断、分期以及疗效评估等方面都有积极的作用，受到广泛的认可。有鉴于此，这里将以 ^{18}F-FDG PET定量分析获得局部组织葡萄糖代谢率（metabolic rate of glucose，MRGlc）为例子具体介绍示踪剂动态建模及其参数估计方法。对于其他种类的示踪剂的动力学模型需要根据它们在体的动态特性建立，而参数估计方法则是相通的。

早在1979年 Reivich 便在 Sokoloff 的三房室三参数模型的基础上对人脑的 ^{18}F-FDG PET影像进行了定量分析，之后 Phelps 和 Huang 考虑了去磷酸化的作用，对该模型进行了改进，完善了 ^{18}F-FDG 的动态建模方法。图9-2-1给出了 ^{18}F-FDG 和葡萄糖代谢的动态模型示意图。该图中采用了三房室四参数模型描述 ^{18}F-FDG 在体代谢动态过程，其中第一个房室表示为血浆中的 ^{18}F-FDG，第二个房室为在组织中的 ^{18}F-FDG，最后一个房室代表着组织中 ^{18}F-FDG 磷酸化产物FDG-6-P，K_1 和 k_2 分别是 ^{18}F-FDG 在血浆与组织间的正向和逆向转运速率常数，k_3 和 k_4 分别表示 ^{18}F-FDG 在细胞内的磷酸化和去磷酸化的速率常数。葡萄糖代谢模型中上述的速率常数记作 K_1^*，k_2^*，k_3^* 和 k_4^*。

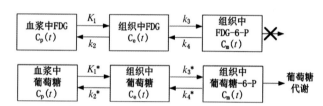

图9-2-1　^{18}F-FDG 代谢的三房室四参数模型与葡萄糖代谢模型

^{18}F-FDG 代谢的三房室四参数模型相应的微分方程如（9-1）所示。

$$\begin{cases} \dfrac{dC_e(t)}{dt} = K_1 C_p(t) - (k_2 + k_3)C_e(t) + k_4 C_m(t) \\ \dfrac{dC_e(t)}{dt} = k_3 C_e(t) - k_4 C_m(t) \end{cases}$$

（9-1）

式中 $C_e(t)$ 和 $C_m(t)$ 分别为在组织中的 ^{18}F-FDG 和 FDG-6-PO$_4$ 放射性活度随时间变化曲线。$C_p(t)$ 为血浆中的 ^{18}F-FDG 放射性活度随时间变化曲线（plasma time-activity curve，PTAC），也成为模型的输入函数。K_1，k_2，k_3 和 k_4 是房室模型的速率常数。

通过对以上的微分方程组进行求解，可以得到 $C_e(t)$ 和 $C_m(t)$ 同 $C_p(t)$ 的关系表达为（9-2）。

$$\begin{cases} C_e(t) = \dfrac{K_1}{a_2 - a_1}[(k_4 - a_1)e^{-a_1 t} + (a_2 - k_4)e^{-a_2 t}] \otimes C_p(t) \\ C_m(t) = \dfrac{K_1 k_3}{a_2 - a_1}(e^{-a_1 t} - e^{-a_2 t}) \otimes C_p(t) \end{cases}$$

（9-2）

其中 a_1 和 a_2 是一对由房室模型的速率常数组合而成的宏参数，其具体表达式由（9-3）给出。

$$a_1, a_2 = [k_2 + k_3 + k_4 \mp \sqrt{(k_2 + k_3 + k_4)^2 - 4k_2k_4}]/2$$

（9-3）

对于局部组织中的示踪剂放射性活度随时间的变化曲线（tissue time-activity curve，TTAC）可以简单地认为是 $C_e(t)$ 与 $C_m(t)$ 的加和结果，即 $C_t(t) = C_e(t) + C_m(t)$。但考虑到组织间隙中存在着细小的血管，有时在 ^{18}F-FDG 动态建模的过程中还会引入第五个参数 V_p 来表达局部组织中的血浆容积，这样从图像中获取的 TTAC 实际上应该表达为三个部分放射性活度曲线之和，即 $C_e(t)$，$C_m(t)$ 和部分 $C_p(t)$ 之和，相应的表达式如（9-4）。

$$\begin{aligned} C_t(t) &= [C_e(t) + C_m(t)] + V_p C_p(t) \\ &= \frac{K_1}{a_2 - a_1}[(k_3 + k_4 - a_1)e^{-a_1 t} + (a_2 - k_3 - k_4)e^{-a_2 t}] \otimes C_p(t) \\ &\quad + V_p C_p(t) \end{aligned}$$

（9-4）

通常情况下，PTAC 可以通过连续多点采集动脉血获得，局部组织的 TTAC 则通过在动态 PET 图像上预先勾画的感兴趣区域（ROI）获得。基于这些已知信息和 ^{18}F-FDG 动态模型，将这些实际测量值同基于模型的估计值进行拟合，便可以估算出上述动态模型各参数的数值，最终借助（9-5）计算得到相应组织的葡萄糖代谢率。

$$MRGlc = \frac{C_{glc}}{LC} \times K_i$$

（9-5）

其中，C_{glc} 为血液中的血浆葡萄糖浓度，LC 是集总常数（lumped constant，LC）用来校正 FDG 与葡萄糖转运和磷酸化的差异。$K_i = \frac{k_2 k_3}{k_2 + k_3}$，称为净流入速率（influx rate），它与局部组织的葡萄糖代谢率成正比。

动态模型的参数估计可以采用经典的非线性最小二乘法（nonlinear least-squares，NLS），该方法通过非线性迭代步骤，最小化目标函数（9-6），得到模型参数的最佳估计值。

$$\Phi(\theta_i) = \sum_{j=1}^{N} [C_t^E(t_j) - C_t^M(t_j)^2]$$

（9-6）

式子中，θ_i 为第 i 次迭代中的参数估计，N 为动态 PET 图像的帧数，$C_t^E(t_j)$ 和 $C_t^M(t_j)$ 分别是在扫描时间 t_j 组织放射性活度的估计值和测量值。

由于 ^{18}F-FDG 引入活体后早期在血浆与组织间的分布还未达到平衡，在体的放射性活度变化很快，此时的连续 PET 显像和血液样本采集的时间间隔设置就较短。随着时间推移，血浆和组织间示踪剂交换逐渐趋近一个平衡状态，此时 PET 影像和血液样本的采集时间间隔则会相应延长。这样非均匀的采样间隔使得早期采样时间间隔短的动态影像帧的信噪比相对后期的低，这将影响模型参数估计的准确度和稳定性。因此，需要在目标函数中引入一组合适的权重以平衡各动态帧的随机噪声对目标函数的作用，最终获得准确而稳定的参数估计。新的带权重的目标函数如（9-7）所示，其中的 w_j 为第 j 动态帧对应的权重，通常此权重与采集的时间间隔成正比而与该时间点的测量值方差成反比。

$$\Phi_w(\theta_i) = \sum_{j=1}^{N} W_j[C_t^E(t_j) - C_t^M(t_j)]^2$$

（9-7）

此改进的 NLS 方法被称为加权非线性最小二乘法（WNLS），它能够为示踪剂动态建模提供可靠的参数估计结果。目前，许多动态建模软件或软件包都集成 NLS 和 WNLS 方法，如 KIS、COMKAT 和 SAAM II 等，为动态 PET 图像的定量分析提供了便利。

尽管 NLS 和 WNLS 方法被广泛认可和应用，但它们有着自身的缺陷。NLS 和 WLNS 方法都需要事先给定参数初始值，而且迭代过程运算量大。如果初始值给定不恰当，则会在进行迭代运算时陷入局部最小值，或者需要更多的运算量才能获得最优结果。因此，通常不采用 NLS 和 WNLS 的方法来构建参数影像。而线性最小二乘法（linear least-squares，LLS）和广义线性最小二乘法（generalized linear least-squares，GLLS）方法的提出则避免了 NLS 和 WNLS 方法需要给定初始参数估计值的缺点，同时将参数估计的非线性问题转化为线性问题，省去了迭代运算。

动态建模的方法具有绝对量化的优势，同时能够给出模型各项参数的估计值，这能提供多项定量指标，而且此方法受个体差异及病理状态的影响小，但由于此方法参数估计过程计算较为复杂，还需要快速动态采集数据影像和进行有创采血的配合，阻碍了它在临床上的推广应用。

二、作图法

与动态建模方法相比，作图法是一种较为便捷的绝对定量分析方法，采用线性回归方法直接估计所需的定量参数，降低了计算的复杂度。最为常用的一种作图法为 Patlak 作图法（Patlak plot），该方法不关心整个系统中有多少个房室，但假设至少有一个房室是不可逆房室（irreversible compartment），即溶质可以自由进入该房室，但在试验期间不能自由离开而滞留在该房室中，如图 9-2-2 所示。

在定量分析 ^{18}F-FDG PET 图像时，对于一些特定的缺乏葡萄糖 -6- 磷酸酶活性的组织，如脑、心肌和某些肿瘤组织，可以忽略去磷酸化作用，即认为 ^{18}F-FDG 动态模型中的 $k_4 = 0$，成为三房室三参数模型，其中的第三个房室为不可逆房室。在满足 Patlak 作图法假设前提下，当 ^{18}F-FDG 引入体内的时间足够长（$t > t^*$），示踪剂在血浆与可逆房室中的分布达到平衡时，可以得到的局部组织的 TTAC 与 PTAC 之间存在的线性关系，如（9-8）所示。

$$\frac{C_t(t)}{C_p(t)} = K_i \frac{\int_0^t C_p(Z)dZ}{C_p(t)} = I, \quad t > t^*$$

（9-8）

将各时间点的 $\dfrac{C_t(t)}{C_p(t)}$ 与 $\dfrac{\int_0^t C_p(\tau)d\tau}{C_p(\tau)}$ 进行作图，$t > t^*$ 之后的各点进行线性回归，便得到一条直线，该直线的斜率 γ 等于净流入速率 K_i。将求得的 K_i 代入（9-5）即可求得所需的局部组织的葡萄糖代谢率。

如前所述，Patlak 作图法要求 ^{18}F-FDG 只能单向进入局部组织，因此忽略去磷酸化作用。同时，还要求在进行线性回归的时候系统达到平衡，这与之前的 $k_4 = 0$ 假设产生了矛盾，因为引入 ^{18}F-FDG 的时间越长，系统越趋向平衡，这时所聚集的 FDG-6-P 也就越多，也就越不能忽视去磷酸化作用。所以，采用 Patlak 作图法在估算局部组织的葡萄糖代谢率的时候会存在一定的误差，选取合适时间段内的数据进行 Patlak 作图关系到结果的准确性。有研究表明，在对人脑组织的研究中采用 ^{18}F-FDG 注射后 15 ~ 60 分钟的数据进行 Patlak 作图比较合适。此外，还有研究推荐使用 ^{18}F-FDG 注射后 3 ~ 22 分钟的数据进行 Patlak 作图得出小鼠脑组织葡萄糖代谢率。

除了 Patlak 作图法之外，比较常用的还有 Logan 作图法（Logan plot）。Logan 作图法用于可逆示踪剂模型的定量分析，可以通过线性方法计算受体示踪剂的分布容积。为了克服动脉连续采血的问题，Logan 等又引入了参考区域将 Logan 作图法改进为无创 Logan 作图法。

三、放射自显影法

放射自显影方法建立在 Sokoloff 的三房室三参数模型的基础上，成功地用于 ^{18}F-FDG PET 人脑葡萄糖代谢率的测定。鉴于 ^{18}F-FDG 动态模型假设，由 $C_t(t) = C_e(t) + C_m(t)$ 可以将（9-5）改写为（9-9）。

$$MRGlc = \frac{C_{glc}}{LC} \times \frac{K_1 k_3}{k_2 + k_3} \times \frac{C_t(t) - C_e(t)}{C_m(t)}$$

（9-9）

由于脑组织 MRGlc 的估值对动态模型的速率常数参数变化不敏感，因此可以利用人群法测得的各项速率参数的平均值（$\overline{K}_1$、$\overline{k}_2$、$\overline{k}_3$ 和 $\overline{k}_4$）代入（9-9）得到（9-10）。

$$MRGlc \approx \frac{C_{glc}}{LC} \times \frac{C_t(t) - \dfrac{\overline{K}_1}{a_2 - a_1}[(\overline{k}_4 - a_1)e^{-a_1 t} + (a_2 - \overline{k}_4)e^{-a_2}]}{\dfrac{\overline{k}_2 + \overline{k}_3}{a_2 - a_1}(e^{-a_1 t} - e^{-a_2 t}) \otimes C_p(t)}$$

（9-10）

其中，a_1 和 a_2 通过将人群平均速率参数 $\overline{K}_1$，$\overline{k}_2$，$\overline{k}_3$ 和 $\overline{k}_4$ 代入（9-3）求得。

通过采用人群法预测的各项速率参数进行计算，

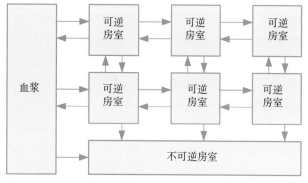

图 9-2-2　Patlak 作图法模型

放射自显影法可以仅借助于静态 PET 显像的一帧图像信息和动态采血进行 MRGlc 的测定。由于需要预先测定动态模型参数，而目前较为公认的仅有对正常脑和心肌的模型的人群参数，因此该方法应用于其他组织或器官以及疾病研究还存在一定难度。同时，由于病理状态下，动态模型的速率参数与正常状态下的估值差异较大，这也将影响 MRGlc 的估计准确度。

从（9-2）可以看出 $C_e(t)$ 和 $C_m(t)$ 与 K_1 存在线性相关性，由此可以假设 $C_t(t)$ 与 MRGlc 成正比。为了克服 K_1 和 k_2 在病理状态下的变动，更准确方便的 MRGlc 的计算公式可以表达如（9-11）。

$$MRGlc \approx \frac{C_{glc}}{LC} \times \frac{\overline{K_1}\overline{k_3}}{\overline{k_2} + \overline{k_3}} \times \frac{C_t(t)}{\overline{C_e}(t) + \overline{C_m}(t)}$$

（9-11）

当假设在一段时间之后（$t^* > 45min$），组织中的 FDG 活度远远小于在组织中的总的放射性活度，即 $C_e(t) < C_t(t)$，那么可以得到更加简单的 MRGlc 的计算公式如（9-12）。

$$MRGlc \approx \frac{C_{glc}}{LC} \times \frac{C_t(T)}{\int_0^T C_p(\tau)d\tau}$$

（9-12）

四、半定量分析方法

以上提到的动态建模法和作图法都需要连续 PET 显像获取动态信息进行定量分析。静态 PET 显像方法较之动态方法具有扫描时间短、检测通量高的特点，在临床中还适用于全身显像，因此应用比较广泛。而与动态方法不同，对于静态 PET 显像通常仅采集一帧图像信息，表达某一时刻示踪剂在体分布的情况，而忽略示踪剂在体内分布的动态过程。在对静态 PET 图像进行定量分析的时候，借助于这一帧的图像信息，通常会采用半定量的方法计算所需要的与在体生物化学过程密切相关的参数。由于这些方法忽略了示踪剂在体的动态过程，所估计的参数不反映示踪剂在体的分布、吸收、捕获、清除以及同其他分子的竞争状况，因此称这些方法为半定量分析方法。

1. 标准化摄取值（standard uptake value，SUV）

SUV 是最为常用的一种半定量方法，它的计算公式如（9-13）。

$$SUV = \frac{C_t(T)}{ID / BW}$$

（9-13）

式中，$C_t(T)$ 为局部组织在 T 时刻的放射性活度；ID 为示踪剂注射量；BW 代表受试对象的体重。如果 $C_t(T)$ 取值为局部组织 ROI 内体素值的最大值或平均值时，对应的 SUV 分别记作 SUVmax 或 SUVmean，还可以选取 ROI 内体素值的中值进行计算得到 SUVmedian。

SUV 具有计算简单的特点，易于操作，很适合于静态 PET 图像的定量分析。在对 ^{18}F-FDG PET 图像的分析中，组织的 SUV 值与其葡萄糖代谢率存在良好的相关性。因此，在肿瘤 ^{18}F-FDG PET 显像中，SUV 被广泛作为肿瘤良恶性判断及疗效评估的重要指标。但 SUV 的估值容易受到采集时间、活度计与 PET 探测器灵敏度的归一系数、ROI 的设置、部分容积效应、体重和注射量的正确性、血糖浓度等诸多因素的影响。因此，为了使计算出的 SUV 值能够保持相对的稳定性和可比性，要求这些影响因素至少在一个 PET 中心内部规范化。除了规范 PET 显像策略之外，还有通过改进 SUV 的计算来减小某些特定因素的影像，如在有些研究中通过引入系统归一参数或基于模型方法来校正分容积效应对 SUV 计算的影响；还有的研究表明，采用体表面积（body surface area）或瘦体重（lean body weight）来取代传统体重计算 SUV，可以校正由于 ^{18}F-FDG 在脂肪中的分布和摄取较少使得肥胖患者的 SUV 值偏高的问题。

在已知血浆中放射性浓度变化曲线的条件下，类似 SUV 计算，可以获得部分摄取值（fraction uptake rate，FUR）的估计，其计算公式如（9-14）。

$$FUR = \frac{C_t(T)}{\int_0^T C_p(\tau)d\tau}$$

（9-14）

式中 $C_t(T)$ 为局部组织在 T 时刻的放射性活度；$C_p(\tau)$ 是血浆中放射性浓度随时间变化曲线，通常通过有创连续动脉采血获得。

对于同一局部组织的 SUV 和 FUR 值成正相关，

它们之间存在着如（9-15）所示的关系。

$$FUR = SUV \cdot k_p(T) \cdot V_0, \quad k_p(T) = \frac{C_p(0)}{\int_0^T C_P(\tau)d\tau}$$

（9-15）

其中，$k_p(T)$ 为在 T 时刻示踪剂的平均血浆清除率；$C_p(0)$ 为示踪剂血浆中放射性活度的初始值；V_0 是示踪剂初始分布容积。

2. 每克组织示踪剂注射量（%ID/g）　%ID/g 也是一个常用的半定量参数，它在示踪剂在全身分布的假设前提下，反映局部组织的放射性活度与总注射量的比值，可以通过（9-16）计算得到。

$$\%ID/g = C_t(T) \cdot \frac{V}{W} \cdot \frac{1}{ID} \cdot 100\%$$

（9-16）

其中，$C_t(T)$ 为局部组织在 T 时刻的放射性活度；ID 为示踪剂注射量；W 和 V 代表局部组织的重量和容积。通常将组织的密度设为 ~$1g/ml$。

%ID/g 与 SUV 之间存在着如（9-17）所示的关系。

$$\%ID/g = \frac{SUV}{BW} \cdot 100\%$$

（9-17）

3. T/N 比值　通过在特定靶组织勾画感兴趣区域（ROI），计算该 ROI 内的放射性活度同周边或预先勾画的背景 ROI 内的放射性活度的比值（T/N 比值）也是一种常用的半定量分析方法。该方法计算简单，可以在一定程度上反映靶组织的相对代谢情况。该方法不需要动态采血，也无需测量体重和注射量，操作更加简便，但 T/N 比值的计算对背景 ROI 的选择比较敏感，当选取不同组织作为背景 ROI 进行计算时，所得到的估值存在较大偏差，影响该方法的稳定性。同时在某些肿瘤的研究中，选取合适的正常背景组织进行计算存在一定的难度。

第3节　无创定量分析

在之前章节中所描述的定量分析方法，无论是动态建模还是作图法甚至是放射自显影法都需要血浆中的放射性活度随时间变化曲线（PTAC），即输入函数来参与计算所需的量化参数。在通常条件下，获取 PTAC 的金标准（golden standard）依赖于有创的连续动脉采血，这不仅使得受检者感觉不适，同时还增加了工作人员处理血液样品的风险。而在临床前小动物实验中，这种有创的采血方法也受到实验动物血管细小和血液量有限等条件的限制，在实施过程中存在困难。虽然在临床操作中采用了动脉化静脉采血的方法来消除动脉穿刺带来的危险，Wu 等采用微流技术对小鼠实验进行微量采血，但仍是有创过程，不能满足无创定量分析的要求。到目前，比较常用的用于克服有创连续采血的无创定量分析方法主要有人群法、图像获取法和参考区法三大类。

一、人群法

通过多年 PET 显像研究经验的积累，很多学者对于示踪剂特别是 ^{18}F-FDG 在血浆内分的动态过程有了越来越多的了解。利用前期积累的在一定人群范围内通过动态采血获得的 PTAC 信息，获取一个标准的输入函数的思路便应运而生，同时也得到诸多实现。如 Takikawa 等就利用了 10 例正常人的 ^{18}F-FDG 的 PTAC 信息，经过注射量和体重标准化后进行平均得到一个 FDG 人群动脉血曲线（population-based arterial blood curve），再通过 10 分钟和 45 分钟的采血对人群动脉血曲线进行标定。

除了直接的平均方法以外，还可以将人群中获取的 PTAC 进行曲线拟合，进而得到具有规律性的数学表达。如 Philips 等就将 119 条正常志愿者的 ^{18}F-FDG PTAC 曲线用二项指数函数进行拟合，对于 20 分钟后数据得到较好结果。

目前得到广泛应用的是 Feng 等提出的输入函数模型，该方法采用了四房室模型来描述示踪剂 ^{18}F-FDG 在体内的分布过程，如图 9-3-1 所示。其中房室 1 代表静脉（包括了右心房和部分肺循环系统），示踪剂正是从这里引入到体内；房室 2 代表动脉（包括动脉化静脉），采血便是从这个房室获取的；房室 3 主要刻画的是组织血管和间质空间，示踪剂可以可逆地在房室 3 与房室 4 之间交换；房室 4 则包括细胞内的示踪剂以及在组织内的可逆的示踪剂代谢产物。各房室间的速率常数 k_{ij} 表明了从房室 j 到房室 i 的交换速率。

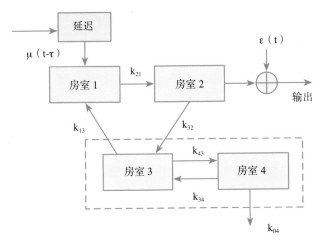

图 9-3-1　示踪剂在循环系统中分布的四房室模型

该模型的输出表达式便是所需的输入函数 PTAC 的模型，其数学表达式如（9-18）所示。

$$C_p(t) = \begin{cases} [A_1(t-r) - A_2 - A_3]e^{\lambda_2(t-t)} + A_2e^{\lambda_2(t-t)} \\ \quad + A_3e^{\lambda_3(t-t)}, t > r \\ 0, t \leqslant r \end{cases}$$

（9-18）

式中，A_1，A_2，A_3，λ_1，λ_2 和 λ_3 是输入函数模型的参数；r 代表时间延迟，通常设置为 0。这些参数可以通过人群曲线拟合的方法获得。Feng 等通过正常志愿者 PTAC 数据拟合得到这些参数的估计值为：A_1= 851.123$\mu Ci/ml/min$，A_2=21.880$\mu Ci/ml$，A_3= 20.811$\mu Ci/ml$，λ_1= -4.134$/min$，λ_2= -0.119$/min$，λ_3= -0.0104$/min$。

由于每个个体的输入函数大体上有着相似的曲线形状，该输入函数模型可以应用到动态 PET 影像的量化研究中，如获取参数化图像或进行计算机仿真研究。

二、图像获取法

图像获取输入函数的方法依赖于在动态 PET 图像可见区域中的大动脉血池。该方法实施起来直接方便，无需更多的前期数据信息。从图像获取输入函数最简单的方法便是直接定义 ROI 在动脉大血池上如左心室，通过该 ROI 得到全血的放射性活度随时间变化曲线（TAC）。全血的示踪剂放射性活度同血浆中示踪剂放射性活度比较接近，可以直接利用或者通过特定的方法将其转化为血浆中的放射性活

度再应用到定量分析中。

由于 PET 图像分辨率因素的影响，获得的全血 TAC 时常受到周边组织放射性活度外溢作用（spillover effect）的影响，尤其是在 ^{18}F-FDG PET 影像分子中将 ROI 定位在左心室上时，来自心肌的外溢作用影响更为剧烈，在输入函数估计过程中引入较大偏差。因此，在这种情况下通常需要采用引入心肌 ROI 来校正输入函数估计中的外溢作用的影响。

心肌中的 FDG 代谢过程可以采用三房室四参数模型进行描述，相应的微分方程也如（9-1）所示。在血池（左心室）和心肌上仔细勾画出相应的 ROI 并获得各自的放射性活度随时间变化曲线。其中心肌 ROI 上测得的 TAC 可以认为是心肌组织的示踪剂放射性浓度曲线与来自血池 ROI 的外溢作用之和，对于血池 ROI 上测得的 TAC 也是如此，则它们的关系可以用（9-19）来表达。

$$\begin{cases} \tilde{C}_t(t) = C_t(t) + f_m^b C_p(t) \\ \tilde{C}_b(t) = f_b^m C_t(t) + C_p(t) \end{cases}$$

（9-19）

其中，$C_t(t)$ 和 $C_b(t)$ 分别为心肌和血池 ROI 测得的放射性活度曲线；$C_t(t)$ 是心肌组织的 TAC，而 $C_p(t)$ 则是全血 TAC，可以近似认为是所求的输入函数 PTAC。f_m^b 和 f_b^m 是混合系数，用于刻画血池与心肌间的外溢作用。

将（9-19）带入（9-1）中得到采用测量值表达的模型微分方程（9-20）。

$$\begin{cases} \dfrac{dC_e(t)}{dt} = -[(k_2+k_3) + K_1f_b^m]C_e(t) + (k_4 - K_1f_b^m)C_m(t) \\ \qquad\qquad + K_1\tilde{C}_b(t) \\ \dfrac{dC_m(t)}{dt} = k_3C_e(t) - k_4C_m(t) \\ \tilde{C}_t(t) = (1 - f_b^m f_m^b)C_t(t) + f_m^b\tilde{C}_b(t) \end{cases}$$

（9-20）

从该模型的微分方程出发，得到一个单输入双输出模型，$\tilde{C}_b(t)$ 作为新的模型输入函数，而 $\tilde{C}_t(t)$ 和 $C_p(t)$ 则为两个输出。该模型拥有 6 个未知参数：4 个速率参数（K_1，k_2，k_3 和 k_4）和 2 个混合系数（f_m^b 和 f_b^m）。这些参数可以通过 WNLS 方法获得。最终获得所求的输入函数，其表达式为（9-21）。

$$C_{\mathrm{p}}(t) = \frac{\tilde{C}_b(t) - f_b^{\mathrm{m}}\tilde{C}_t(t)}{1 - f_b^{\mathrm{m}}f_m^{\mathrm{b}}}$$

（9-21）

这种带有外溢校正的图像获取输入函数方法比较适用于包括心脏在成像区域内的动态 ^{18}F-FDG PET 显像。而对于其他部位的影像，则可以通过将血池 ROI 定位在大型动脉血管上获取全血 TAC，如在头部显像中定位在颅内血管，在肝显像的分析中则需要肝动脉和门静脉两个 ROI。在将肝看作一个大血池，而本身肝组织对 FDG 的吸收率很低的前提下，对于小鼠 ^{18}F-FDG PET 实验，有研究表明可以直接用肝组织的 TAC 来替代输入函数计算组织的葡萄糖代谢率。

三、参考区法

最早在神经受体量化研究中，Logan 等就采用参考区法来无创地定量估计受体的结合潜力。该方法的主要原理是假定有一个参考组织无特异性受体结合位点，而其他结合位点与靶组织无异。因此，在靶组织中神经受体的动态过程可以用三房室模型表达，而在参考组织中该过程则用二房室模型表达，如图 9-3-2。

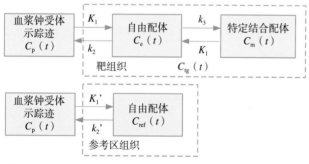

图 9-3-2 靶组织和参考组织中神经受体动态过程的房室模型

基于简化参考区组织模型（simplified reference tissue model），可以得出靶组织和参考组织的放射性活度的关系，表达式如（9-22）。

$$C_{\mathrm{tg}}(t) = R_1 C_{\mathrm{ref}}(t) + \left(k_2 - \frac{R_1 k_2}{1+BP}\right)C_{\mathrm{ref}}(t) \otimes e^{\frac{k_2 t}{1+BP}}$$

（9-22）

其中，R_1 为相对传递率，它为 K_1 和 K_1' 的比值，$R_1 = K_1/K_1'$。BP 为结合潜力，$BP = k_3/k_4$。

这些参数（R_1，BP 和 k_2）可以通过 WNLS 的方法估计得到。通常，利用简化参考区组织模型可以获得与完全参考区组织模型（full reference tissue model）相当的稳定结果。

无创 Logan 作图法则是基于参考区组织模型来估计分布容积率，其表达式如（9-23）。

$$\frac{\int_0^t C_{\mathrm{tg}}(\tau)d\tau}{C_{\mathrm{tg}}(t)} = DVR \cdot \frac{\int_0^t C_{\mathrm{ref}}(\tau)d\tau}{C_{\mathrm{tg}}(t)} + I$$

（9-23）

其中，DVR 为分布容积率，在参考区组织和靶组织的非特异结合点位无异的条件下，它等于 $1 + BP$。当 $C_{\mathrm{ref}}(t)/C_{\mathrm{tg}}(t)$ 到达平衡时（$t > t^*$），I 为一个常数。

对于某些示踪剂，参考区法提供了一个方便的定量分析方法，然而忽略了组织非特异性结合的个体差异对 BP 的影响，使得该方法的应用受到一定的限制。

（郑秀娟）

重点推荐文献

[1] Huang SC. Anatomy of SUV. Standardized uptake value[J]. Nucl Med Biol, 2000, 27(7): 643-646.
[2] Logan J. A review of graphical methods for tracer studies and strategies to reduce bias[J]. Nucl Med Biol, 2003, 30(8): 833-844.
[3] Gambhir SS: Quantitative assay development for PET. In: PET: Molecular Imaging and Its Biological Applications. Edited by Phelps ME: Springer-Verlag, 2004, 125-216.

主要参考文献

[1] Hudson HM, Larkin RS. Accelerated image reconstruction using ordered subsets of projection data[J]. IEEE Trans Med Imaging, 1994, 13(4): 601-609.
[2] Keyes JW. SUV: Standard Uptake or Silly Useless Value? [J]. J Nucl Med, 1995, 36(10): 1836-1839.
[3] Patlak CS, Blasberg RG. Graphical evaluation of blood-to-

brain transfer constants from multiple-time uptake data. Generalizations[J]. J Cereb Blood Flow Metab, 1985, 5(4): 584-590.

[4] Feng D, Huang SC, Wangx; Models for Cornputer simulation studies of input functionsfor tracer kinetic modeling with emission to-mography [J]. Int J Biomed Comput, positron 1993, 32(2); 95-110。

[5] Takikawa S, Dhawan V, Spetsieris P, Robeson W, Chaly T, Dahl R, Margouleff D, Eidelberg D. Noninvasive quantitative fluorodeoxyglucose PET studies with an estimated input function derived from a population-based arterial blood curve[J]. Radiology, 1993, 188(1): 131-136.

[6] Lin KP, Huang SC, Choi Y, Brunken RC, Schelbert HR, Phelps ME. Correction of spillover radioactivities for estimation of the blood time-activity curve from the imaged LV chamber in cardiac dynamic FDG PET studies[J]. Phys Med Biol, 1995, 40(4): 629-642.

进 展 篇

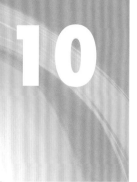

分子探针及其标记技术

第1节 分子探针的组成、定义及分类

一、概述

分子成像是通过探针来示踪体内特殊分子行径,特别是对那些决定疾病进程的关键靶位进行成像的新技术和新方法。分子探针是实现分子成像的关键,也是当前分子影像学研究中需重点攻克的关键问题。分子探针能够和特殊的靶位特异性地结合,这是分子探针的特点。如目前临床使用的酶和受体显像就具有高度的特异性,分子探针具有生物学兼容性,能够在人体内参与正常生理过程。由于分子影像技术只使用超微量分子探针,所以不会对人体造成任何伤害。分子探针必须具有高灵敏度,在体外能够被影像学设备方便地检测到。另外,分子探针必须能够穿越生理屏障到达靶区,并具有扩增能力。分子探针能够在一定程度上将需要探测的信号进行放大,以利于成像检测。分子成像探针是一类特殊的药物制剂,是将医学影像学设备(如 CT、MRI、超声和核医学)与疾病特征性分子联系起来的一类分子。随着基因组学、化学和材料学等科学的不断进展,使得针对疾病特征性的生物化学分子,合成靶向性探针的技术日益成熟。迄今为止,已经针对多种靶点研发出许多分子成像探针,主要包括代谢、增殖、血管生成、肿瘤转移、淋巴生成、乏氧和凋亡成像的分子成像探针。

二、定义及分类

(一)定义

探针在分子生物学中,是指用于检测互补核酸序列的标记 DNA 或 RNA。而在分子影像学中指的是能够与某一特定生物分子(如蛋白质、DNA、RNA)或者细胞结构靶向特异性的结合,并可供体内或(和)体外影像学示踪的标记化合物分子,这些标记化合物分子能够在活体或(和)离体反映其靶生物分子的量和(或)功能。分子成像探针必须具备以下两个重要特征:①对与疾病密切相关的靶分子具有高度亲合力和靶向特异性;②可供影像学设备在活体外进行示踪。探针主要用于在活体内对生物过程进行成像、定量和测量研究。

(二)分类

分子成像探针的分类方法有很多,主要有以下几个分类方法:

1. 按照探针与靶点结合的原理,可将分子成像探针分为靶向性分子探针和非靶向性分子探针。

靶向性探针是指探针选择性地浓集于特异的靶部位,可以是靶组织、靶器官,也可以是靶细胞或细胞内的某靶点,如 ^{64}Cu-RGD 就是与新生血管内

皮细胞表面的 $\alpha_v\beta_3$ 整合素特异性结合的。根据靶向性分子探针的靶向机制不同，有主动性靶向和被动性靶向两种。

主动性靶向指的是分子探针通过特异性抗体、配体或转运体等分子结构介导的位置特异性积聚。这些分子结构包括抗体或抗体片段、蛋白、肽段、多聚糖、核酸、药物等，它们可与细胞表面的抗原决定簇或受体等靶点进行特异性结合。同时，这些配体也可与信号组件表面基团进行共价结合或非共价结合。

被动性靶向又叫做自然靶向，是指探针在体内的自然分布。常见的探针被动靶向机制是由于体内的吞噬细胞具有吞噬颗粒的作用，利用此种固有的防御机制，可将被动性靶向探针吞噬，进行被动性靶向显影或将药物等输送到吞噬细胞。探针的粒径及其表面性质决定了吸附哪种调理素成分及其吸附的程度，也就决定了吞噬的途径和机制。通常粒径在 2.5～10μm 时，大部分聚集于巨噬细胞。小于 7μm 时一般被肝、脾中的巨噬细胞摄取，200～400nm 的纳米粒集中于肝后迅速被肝清除，小于 10nm 的纳米粒则缓慢积集于骨髓。大于 7μm 的微粒通常被肺的最小毛细血管床以机械滤过方式截留，被单核细胞摄取进入肺组织或肺气泡。除粒径外，探针表面性质对分布也起着重要作用。

单核 - 巨噬细胞系统对探针的摄取主要由探针吸附血液中的调理素（opsonin），包括 IgG、补体 C_3b 或纤维结合素（fibronectin）和巨噬细胞上有关受体完成的。调理素可以是一种免疫球蛋白、补体蛋白或免疫性血浆成分，它们可与外源性颗粒相结合，从而促进细胞的吞噬作用。通常，肝的清除作用是由补体介导的，而脾对外源性颗粒的清除则是由抗体 Fc 受体介导的。吞噬过程如下：吸附调理素的探针黏附在巨噬细胞表面，然后通过内在的生化作用（内吞、融合等）被巨噬细胞摄取。

吞噬功能是体内免疫系统最重要的组成成分，在对影像学造影剂的清除方面起主要作用。由吞噬细胞所进行的此种被动性吞噬作用可发生在体内的任何位置，但以肝、脾、骨髓及炎症细胞的清除作用最明显，是分子成像的重要靶向机制之一。同时探针被单核 - 巨噬细胞系统的巨噬细胞（尤其是肝的 Kupffer 细胞）摄取，通过正常生理过程运送至肝、脾等器官，若要求达到其他的靶部位就有困难，这是一些主动靶向探针，尤其是纳米材料标记的探针应用过程中的障碍因素。

另外，肿瘤的 EPR 效应（enhanced permeation and retention effect）是肿瘤被动靶向分子成像的主要机制。EPR 效应即是癌细胞会比正常细胞分泌更多的血管通透因子，造成肿瘤组织附近血管比正常血管的物质通透性高，因此分子体积大的高分子化合物更能渗透、进入癌组织。加上癌细胞破坏淋巴系统，造成高分子化合物停留在肿瘤组织时间较长的现象。因此成为大粒径，尤其是探针纳米颗粒标记的探针被动聚集在肿瘤部位的主要机制。

2. 根据不同成像技术要求，设计具有不同影像学特性的探针，包括光学分子成像探针、放射性核素分子成像探针、磁共振分子成像探针、超声分子成像探针等。

3. 根据探针亲和组件的成分或特征可分为：受体靶向分子探针、抗体靶向分子探针、抗体片段靶向探针、多肽靶向探针、反义寡核苷酸探针、可激活的分子探针（智慧分子探针）等。

4. 根据探针的作用原理不同，可将分子探针分成三类：①"房室型"探针；②靶向性探针；③"智慧型"探针。

5. 根据来源不同，可将探针分为内源性探针和外源性探针。

三、组成

1. 靶向性探针　一般靶向性探针包括两部分，信号组件（signaling component）和亲和组件（affinity component）。信号组件是指能产生影像学信号且能被高精度的成像技术探测的造影剂或标记物部分（如放射性核素、荧光素、顺磁性原子及超声微泡等）；亲和组件即靶向分子，是与成像靶点特异性结合的部分（如配体或抗体等）。通过放射性化学或者生物分子链接化学技术可直接把信号组件和亲和组件连接起来，也可通过引入交联试剂或衍生化学试剂（crosslinking or derivatizing reagents）把二者连接起来（图 10-1-1、图 10-1-2）。

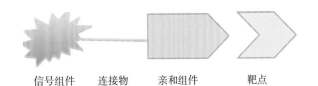

信号组件　　连接物　　亲和组件　　　　靶点

图 10-1-1　分子探针结构示意图

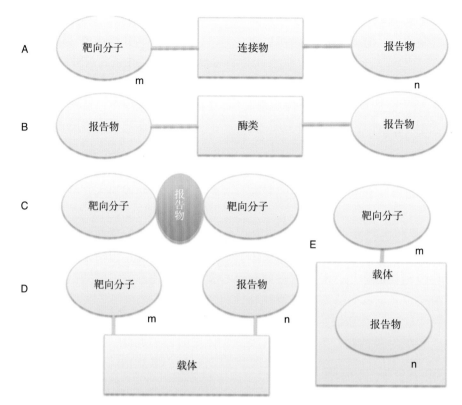

图 10-1-2　不同种类分子探针结构示意图

信号组件：PET、SPECT、光学、超声、微磁共振；连接物：长度、机动性、亲水性、总电荷；亲和组件：细胞、病毒、粒子、抗体、蛋白、多肽、小分子。

2. 房室型探针　房室型探针主要用来评估生理学参数的变化（血流和灌注）。在这种情况下，严格来讲所形成的图像并不是描述分子进程，而是一种替代物成像。

3. "智慧型"探针　"智慧型"探针具有可激活的特点，只有当特定的靶物质存在的情况下才被激活产生信号。由于"智慧型"探针的背景噪声微乎其微，因此较其他类型探针更具有优势。

（申宝忠　卜丽红）

第2节　放射性分子探针标记原理及其进展

一、概述

分子影像学是一门新兴学科，是国内外医学研究的前沿和热点，无疑将成为21世纪医学影像学发展的趋势和主导，成为连接分子生物学等基础学科与临床医学的桥梁，对现代和未来医学模式将会产生革命性影响。

1999 年，Weissleder 等提出了分子影像学（molecular imaging）的概念，它指的是活体状态在细胞和分子水平应用影像学方法对生物过程进行定性和定量研究。在此基础上，我国分子影像学家提出分子影像学是通过现代影像技术在活体上对致病分子、疾病特征化异常分子、疾病发生发展的分子机制和在分子水平对疾病的转归、治疗和预后进行显示、检测和研究的技术。传统影像学显示的是疾病分子改变的终效应，而分子影像学显示疾病发生过程中的分子改变。分子影像学强调三点：一是强调活体状态；二是强调在现有影像学技术下成像的分子水平；三是强调定量和定性，而定量和定性是分子影像学持续发展的基本保证。

近年分子影像技术得到了飞速的发展，但利用放射性核素标记的分子探针与靶分子的高特异性结合，通过 SPECT 和 PET 设备探测体内放射性核素发射的 γ 光子，并通过计算机成像技术处理构成断层图像,从而反映人体结构和功能的改变的核医学技术,是发展最早也是目前发展最成熟的分子影像方法,具有灵敏度高、可定量分析,其结果可以直接推及临床等优点。

分子探针是指能和靶结构特异性结合的物质(如配体或抗体等)与能产生影像学信号的物质(如放射性核素、荧光素或顺磁性原子等)以特定方法相结合,而构成的一种化合物,这些被标记的化合物分子能在体内和(或)离体反映靶生物分子量和(或)功能。核医学分子影像的核心是分子探针(probe)。作为核医学的分子探针应具备以下条件:(1)标记的分子与靶的结合应有高度特异性;(2)分子质量要小,容易穿过细胞膜到达靶细胞;(3)在成像期间,该化合物要保持稳定,以便得到清晰

的图像;(4)对比剂从血液或非特异性组织的清除要快。根据探针的种类,可将分子影像学分为:直接分子影像和间接分子影像。直接分子影像学是直接显示探针靶组织的影像,这种探针具有特异的靶标并能相互作用,影像的解释是探针的位置与量(聚集的程度),借以反映靶标的位置与变化。间接分子影像是将外源性探针注入靶组织内使其产生内源性探针,并对内源性探针进行成像的过程。典型例子是报告基因显像。在这两种分子影像技术中,以间接分子影像技术应用和研究最为广泛。表10-2-1比较了PET、SPECT和MRI分子影像手段空间分辨率和显像时所需探针数量的比较,可看出PET、SPECT能够在极低水平分子探针存在的情况下,进行灵敏的探测。

表10-2-1 PET、SPECT与MRI分子影像手段检测灵敏度比较

显像方法	空间分辨率	敏感度 mol/L	利用分子探针数量
PET	1～2mm	10^{-11}～10^{-12}	10^{-9}克(纳克)
SPECT	1～2mm	10^{-10}～10^{-11}	10^{-9}克(纳克)
MRI	25～100μm	10^{-3}～10^{-5}	10^{-6}克(微克)

PET是影像领域发展最迅速的分子影像学手段,在肿瘤患者的临床治疗决策、肿瘤的分期、再分期、疗效监测和复发转移的评价中的作用越来越重要。PET的基本工作原理是:正电子放射性核素经化学合成为显像剂后,被引入体内定位于靶器官,核素在衰变过程中发射带正电荷的电子,这种正电子在组织中运行很短距离后,即与周围物质中的电子相互作用,发生湮没辐射,发射出方向相反、能量相等(511 KeV)的2个光子,利用PET探测头,在体外探测示踪剂所产生的湮没辐射的光子,采集的信息通过计算机处理,显示器官的断层图像,并给出定量生理参数,因此可对活体组织中的生理、生化过程做出定量分析,如血流量、能量代谢、蛋白质合成、脂肪酸代谢、神经递质合成速度、受体密度及其与配体结合的选择性和动力学等。

半衰期见表10-2-2。这些药物由医用回旋加速器生产,是组成人体生命的基本元素,其本身或其标记化合物的代谢过程真正反映了机体生理、生化功能的变化,是实现分子水平诊断的基础和必备条件。

表10-2-2 PET显像常用的放射性核素

核素	半衰期/分	发射射线类型	最大能量/兆电子伏
^{11}C	20.3	β^+	0.97
^{13}N	10	β^+	1.20
^{15}O	2	β^+	1.74
^{18}F	110	β^+	0.64
^{64}Cu	762	β^+/电子俘获	0.66
^{68}Ga	68.1	β^+/电子俘获	1.90
^{76}Br	972	β^+/电子俘获	4.00
^{124}I	60192	β^+/电子俘获	2.14

二、常用的正电子分子探针

PET放射性药物的开发利用是PET显像的成功条件之一,目前可用于PET显像的放射性核素及其

三、PET分子探针研究现状和应用实例

近年来，各种数据库如基因库（www.ncbi.nlm.nih.gov/geo）、高通量肿瘤微阵列数据表达谱和生物信息学的发展，加速了人类对肿瘤标志物的发现，同时随着这些生物数据挖掘工具的可用性，使人们比以前更容易找到特异性识别的分子靶点（细胞间、细胞膜、细胞外基质等），这些已被识别的靶分子及生理变化过程包括：①血管生成；②细胞凋亡；③缺氧；④肿瘤扩散；⑤蛋白酶、受体分布及活性测定；⑥神经受体过度表达特定的分子生物标志物。

PET显像能在分子水平无创伤性测量活体细胞内的细胞生物学过程，与传统的解剖结构影像相比有着无比的优势，能够在活体内监测肿瘤不同阶段分子靶点的表达及变化。尽管 ^{18}F-FDG 是目前广泛用于临床的显像剂，占所有 PET 检查项目的 95%，但研发 PET 药物是核医学分子影像研究的热点和发展关键，已有无数的 PET 分子探针已经或正处于临床前和临床研究，总结见表 10-2-3 和表 10-2-4。

（一）糖、乙酸和磷脂代谢分子探针

1. ^{18}F-FDG 是广泛应用于临床的肿瘤糖代谢显像，^{18}F-FDG 显像原理及临床应用（见前几章内容，此处不再赘述）。

2. 氨基酸代谢 ^{11}C- 蛋氨酸（^{11}C-MET）是临床上应用最广的 PET 氨基酸代谢显像剂，因其能够在活体状态下反映氨基酸的转运、代谢和蛋白质的合成，另外其在正常脑组织中的摄取明显低于 ^{18}F-FDG，故可更好显示脑部肿瘤，主要用于脑肿瘤诊断和治疗计划制订。与 ^{18}F-FDG 比较 ^{11}C-MET 在正常脑组织中摄取低，肿瘤摄取高。在恶性程度高的脑肿瘤中，^{11}C-MET PET 显像灵敏度为 97%，低恶性肿瘤灵敏度为 61%，临床上常用于脑瘤术后或放疗后复发、坏死的鉴别诊断。^{11}C-MET 进入体内后可能通过内皮细胞膜上的转运系统转运，参与蛋白质的合成，或转化为 S- 腺苷蛋氨酸而成为甲基供体。MET 在胶质瘤中浓聚可能与肿瘤细胞蛋白合成增加、血脑屏障破坏及血管密度增加有关。^{18}F-FDG PET/CT 显像在对原发性脑胶质瘤的诊断方面主要用于分级，但由于 ^{18}F-FDG 在正常脑灰质组织中也表现为浓聚，给鉴别病灶的良恶性带来一定的困难。与 ^{18}F-FDG 相比，^{11}C-MET PET/CT 具有两大优势：肿瘤的间变坏死区对 ^{11}C-MET 摄取较 ^{18}F-FDG 明显下降；^{11}C-MET 的脑本底低，与肿瘤对比明显。因此，^{11}C-MET 对胶质瘤的检出率高，定性好，在显

表 10-2-3　常见的 PET 代谢分子探针成像原理及临床应用

分类	名称	英文缩写	PET 成像原理	临床应用
糖、乙酸和磷脂代谢	β-2-^{18}氟-2-脱氧-D-葡萄糖	^{18}F-FDG	是葡萄糖衍生物，被转运至细胞内后，在己糖激酶作用下被磷酸化成 6-磷酸-^{18}FDG（6-P-^{18}FDG），不能被进一步代谢而滞留在细胞内。	肿瘤分期、再分期，治疗疗效监测，复发和转移
	^{18}F- 氟代乙酸	^{18}F-FAC	参与细胞三羧酸循环代谢	支气管肺泡癌、部分原发性肝细胞肝癌
	^{11}C- 乙酸	^{11}C-Acetate		
	^{11}C- 胆碱	^{11}C-Choline	胆碱通过特异性转运载体进入细胞，最终代谢为磷脂酰胆碱而被整合到细胞膜上	前列腺癌、肝癌和脑肿瘤
	^{18}F- 乙基胆碱	^{18}F-FECh		
核苷酸代谢	2-^{18}氟 - 胸腺嘧啶	^{18}F-FLT	是胸腺嘧啶类似物，进入细胞内并被细胞浆内的人腺苷激酶Ⅰ磷酸化，磷酸化后的代谢产物不能进一步参与 DNA 的合成，又不能通过细胞膜返回至组织液中，就滞留于细胞内	肿瘤疗效监测
	^{18}F-（1-（20-deoxy-20-fluoro-beta-D-arabinofuranosyl）-thymine	^{18}FMAU		
氨基酸代谢	9-（4-^{18}氟 -3- 丁基羟甲基）鸟嘌呤	^{18}F-FHBG	鸟嘌呤类似物，反应核苷酸合成	检测胸腺激酶活性，用于报告基因成像
	^{11}C 标记的蛋氨酸	^{11}C-MET	反应氨基酸转运、代谢状态	肿瘤细胞代谢、放射治疗疗效监测

表 10-2-4　常见的神经递质

分类	名称	英文缩写	PET 成像原理	临床应用
神经递质代谢	6-^{18}F-L-DOPA	^{18}F-DOPA	被细胞摄取脱羧后滞留细胞内，主要反映神经内分泌瘤对 DOPA 的摄取功能	神经内分泌瘤成像
	^{11}C- 苯二氮䓬	^{11}C-FMZ	检测 γ- 氨基丁酸受体密度	癫痫灶定位诊断
	^{11}C-（R）-PK11195	^{11}C-（R）-PK11195		
	^{11}C-DAA1106	^{11}C-DAA1106		
	^{11}C-β-CIT	^{11}C-β-CIT	5-TH 受体显像	焦虑、躁狂 / 抑郁、精神病
	^{11}C-PD153035	^{11}C-PD153035	是生长因子受体酪氨酸激酶抑制剂。能够和 EGFR-TKI 竞争性结合，所以可以检测 EGFR 受体活性	检测表皮生长因子受体分布、活性，用于肿瘤治疗疗效监测
受体、酶分布和活性	^{18}F-FB-HYNIC-RGD	^{18}F-FB-HYNIC-RGD	与组织细胞整合素特异性结合，反映组织细胞整合素表达	检测整合素表达分布，用于肿瘤疗效监测
	^{18}F-FB-HYNIC-Octreotide	^{18}F-FB-HYNIC-Octreotide	与组织细胞生长抑素受体结合，反映组织细胞生长抑素受体活性、分布	检测生长抑素受体表达分布，用于肿瘤疗效监测
	16α-^{18}氟 -17β- 雌二醇	^{18}F-EBS	检测雌二醇受体分布、活性	乳腺癌分类、疗效监测
凋亡显像	^{18}F-ANNEXIN V	^{18}F-ANNEXIN V	与细胞凋亡时外翻的 PS 膜结合	凋亡成像，用于疗效监测、神经系统退行性变及心肌缺血性疾病的研究
	^{18}F-ML-10	^{18}F-ML-10	细胞膜特异性标志物	
	^{18}F-ICMT-11	^{18}F-ICMT-11	与活性的 caspase-3 特异性亲和，可对凋亡成像	
组织细胞乏氧代谢	1-（2'- 硝基 -1- 咪唑基）-3-^{18}氟 -2- 丙醇	^{18}F-FMISO	当组织细胞乏氧时，还原后的有效基团（-NO₂）不能被再氧化，与细胞内的物质不可逆结合而滞留在细胞内	检测乏氧组织细胞，预测放疗疗效

示肿瘤范围方面也优于 ^{18}F-FDG 显像。此外，用于胶质瘤诊断的还有 ^{18}F 标记的氨基酸衍生物示踪剂。^{8}F- 氟代乙酸盐（^{18}F-FAC）作为 ^{11}C- 碳标乙酸盐（^{11}C-ACE）的类似物，是一种具有潜在应用价值的 PET 显像剂，特别在诊断前列腺癌和转移性前列腺癌中显示出很好的应用前景，在诊断前列腺肿瘤方面能够取代 ^{11}C-ACE。近年有研究者利用 ^{18}F-FAC 监测肿瘤经治疗后不同的免疫激活通路（见图 10-2-1），显示了独特的应用前景。

Wang 等合成了以 ^{18}F 标记的两种氨基酸衍生物 O-（2-（^{18}F）Fluoroethyl）-L-tyrosine（L-（^{18}F）FET）和 4-Borono-2-（^{18}F）fluoro-l- phenylalanine-

fructose（L-（^{18}F）FBPA-Fr）作为胶质瘤的示踪剂，结果显示：L-（^{18}F）FET 和 L-（^{18}F）FBPA-Fr 的成像敏感性明显优于 ^{18}F-FDG，示踪剂注射 60 分钟后显示出明显的肿瘤部位浓聚和较高的肿瘤 / 脑组织对比。因此，L-（^{18}F）FET 和 L-（^{18}F）FBPA-Fr 很有可能成为优良的诊断脑肿瘤或外周肿瘤的 PET 示踪剂。

Li 等合成了 2- 脱氧 -2-（^{18}F）氟山梨醇（^{18}F-FDS），并研究其在脑内损伤部位的 PET 影像，荷 U87MG 和 GL-26 模型鼠均获得良好的肿瘤 ^{18}F-FDS PET 影像效果；同样，在 TPA 诱导的急性炎症模型中，炎症区对 ^{18}F-FDS 的摄取也增高。PET 影像和

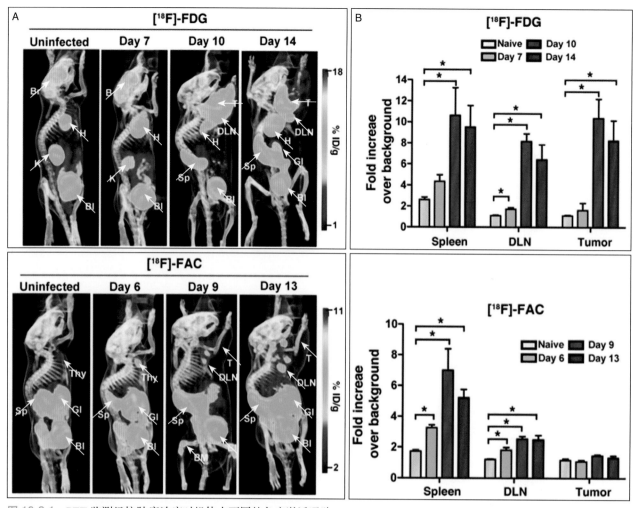

图 10-2-1　PET 监测经抗肿瘤治疗时机体内不同的免疫激活通路

肌肉内注射 MSV/MuLV 前、后 7 天、10 天和 14 天的 ^{18}F-FDG 和 ^{18}F-FAC PET 均探测机体多部位免疫激活。A.^{18}F-FDG；B.^{18}F-FAC（图片摘自：Nair-Gill E, et al, J Clin Invest,2010;120（6）:2005-2015.）。

放射自显影结果证实，该 PEG 修饰的 RGD 肽在静脉给药 1 小时获得的瘤 - 血比为 20，肿瘤 - 肌肉比为 12，肿瘤 - 肝比为 2.7，肿瘤 - 肾比为 1.2。在原位脑肿瘤模型中，尽管肿瘤摄取的绝对剂量降低，但仍然可以获得清晰的肿瘤影像。

（二）肿瘤血管生成分子探针

肿瘤血管生成（angiogenesis）是指新生血管在肿瘤现有血管基础上形成的过程，血管生成在肿瘤生长及转移中起着至关重要的作用。对肿瘤新生血管生成过程成像，可以为临床提供病变探测、药物应用筛选、治疗有效性评价和监测、疾病预后等多方面的大量重要信息，因此成为研究的热点。

整合素是细胞黏附分子家族中的一类生物大分子，由 α 和 β 两个亚基形成跨膜异二聚体。整合素 $α_vβ_3$ 是整合素家族中的重要成员，在肿瘤新生毛细血管内皮细胞上高表达，而在（正常成熟组织）静

止型非增殖内皮细胞表面不表达，并且其表达水平与肿瘤的恶性程度以及转移浸润特性紧密相关，Intergin$α_vβ_3$ 已经成为用于肿瘤靶向诊断和治疗的靶点。含精氨酸 - 甘氨酸 - 天冬氨酸（RGD）的肽片段可以与 $α_vβ_3$ 特异性结合，利用放射性核素 ^{64}Cu、^{111}In 和 ^{125}I 等标记后可以对肿瘤新生血管进行成像。多项研究采用核素标记的 RGD 肽单体或多聚体，对包括前列腺癌、黑色素瘤、乳腺癌、肺癌、骨肉瘤、卵巢癌、神经胶质瘤及胰腺癌等多种人或鼠肿瘤血管 $α_vβ_3$ 进行在体或体外成像。图 10-2-2 为利用 ^{18}F-FPRGD4 监测不同肿瘤类型中 $α_vβ_3$ 的表达情况。图 10-2-3 为临床患者的 ^{8}F-Galacto-RGD PET 显像结果。

RGD 单肽探针在体内药物生物学分布、药物代谢、肿瘤摄取率和亲和性等多个方面仍存在缺陷，众多研究者尝试多种手段进行修饰，以提高肿瘤部位摄取的靶 / 本比。Chen 等应用 ^{64}Cu 分别标记 DOTA-RGD 用于人胶质瘤大鼠模型的成像，结

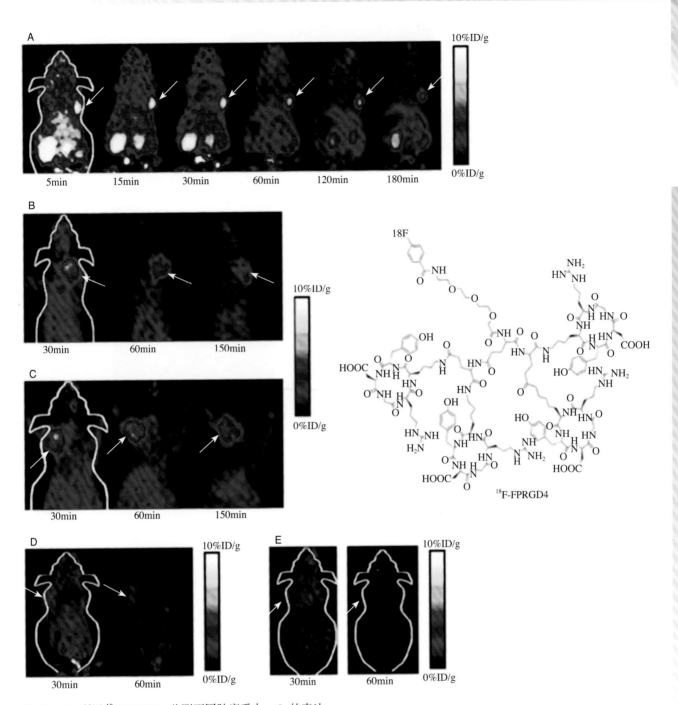

图 10-2-2　利用 ^{18}F-FPRGD4 监测不同肿瘤系中 $\alpha_v\beta_3$ 的表达
A. U87 胶质瘤鼠在注射 ^{18}F-FPRGD4 后不同时间显像；B. c-neu 荷瘤鼠在注射 ^{18}F-FPRGD4 后不同时间 PET 显像；C. MDA-MB-435 荷瘤鼠在注射 ^{18}F-FPRGD4 后不同时间 PET 显像结果；D. DU-145 荷瘤鼠；E. U87 荷瘤鼠共同注射 ^{18}F-FPRGD4 和阻滞剂量的 c（RGDyK）。箭头所示为肿瘤部位（图片摘自：Wu Z, et al. J Nucl Med, 2007,48:1536-1544.）。

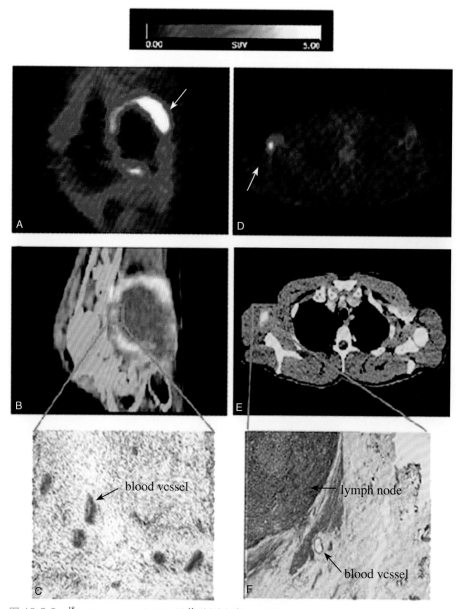

图 10-2-3　^{18}F-Galacto-RGD PET 显像监测患者 $\alpha_v\beta_3$ 表达

利用 ^{18}F-Galacto-RGD PET 显像监测软组织肉瘤患者 $\alpha_v\beta_3$ 表达。
A. 示核素浓聚在肿瘤边缘；B. 增强 CT 示核素分布在 CT 增强了的肿瘤壁，未增强部位无核素摄取；C. 利用 $\alpha_v\beta_3$ 免疫组化单抗 LM609 染色，发现深染区域主要是肿瘤血管；D. 恶性黑色素瘤同时伴右侧腋窝淋巴结转移患者，^{18}F-Galacto-RGD PET 显像发现摄取显像剂增高区域；E. 增强 CT 后示核素浓聚在淋巴结；F. 利用 $\alpha_v\beta_3$ 免疫组化单抗 LM609 染色发现染色区域为肿瘤细胞和血管（摘自：Haubner R, et al. PLoS Med,2005,2（3）:70.）。

果显示：PEG 修饰可显著改善 ^{64}Cu-DOTA-RGD 的肿瘤影像效果。天然的 intergin $\alpha_v\beta_3$ 配体在体内可能存在与 intergin $\alpha_v\beta_3$ 的多价结合位点，由此研究者们提出了 RGD 多聚化的概念。Rajopadhye 等最先利用谷氨酸连接 2 个 RGD 环肽，形成 E[c（RGDfK）]$_2$，此后不同的研究组用各种放射性核素标记此二聚体，并用于 intergin $\alpha_v\beta_3$ 阳性肿瘤的诊断和治疗。^{99m}Tc 标记的联肼尼克酰胺（HYNIC）-E[c（RGDfK）]$_2$ 与 intergin$\alpha_v\beta_3$ 的亲合力比相应的单体高 10 倍，并且在 OVCAR-3 卵巢癌肿瘤模型中，二聚体的肿瘤摄取和滞留时间明显高于单体。^{111}In 标记的 E[c（RGDfK）]$_2$ 在注射后 2 小时肿瘤摄取达到峰值，其每克组织百分注射剂量率（%ID/g）为 7.5。Wu 等合成了 ^{64}Cu 结合的 RGD 四聚体（^{64}Cu-DOTA-E（E [c（RGDfK）]$_2$）$_2$），研究其对靶向整合素 $\alpha_v\beta_3$ 阳性肿瘤 U87MG 胶质瘤的 PET 影像效果，RGD 四聚体与 RGD 单体或二聚体相比较显示出更高的整合素亲和性，而肿瘤的摄取快且高，清除较慢（30 分钟为 9.93% ID/g ± 1.05% ID/g；24 小时为 4.56% ID/g ± 0.51% ID/g）。八聚体具有比四聚体更好的亲合力和更高的肿瘤摄取。多聚体分子中的单个 RGD 模序之间距离较小，不能同时结合相邻的 $\alpha_v\beta_3$ 位点，因此随着 RGD 环肽数目的增加，其与 $\alpha_v\beta_3$ 的亲合力也随之增高。原因可能是：1 个 RGD 模序与 intergin $\alpha_v\beta_3$ 的结合使另外的 RGD 序列更加接近受体，使局部 RGD 的浓度增高，从而使多聚体被肿瘤摄取增高并且滞留时间延长。

实体肿瘤的血管通透性增加，同时肿瘤的淋巴管道回流系统受阻，导致大分子物质在肿瘤部位浓聚，即肿瘤部位的渗透增强与滞留效应（EPR）将小分子药物连接到大分子聚合物载体上，能够利用 EPR 效应有效地增加药物在肿瘤部位的浓聚，聚合物药物在肿瘤的摄取是单纯小分子药物的 10～100 倍。Mitra 等首先将聚合物药物的概念引入到放射性药物中，其研究结果显示，与单纯的 RGD 肽药物相比，水解聚马来酸酐（HPMA）-RGD 明显提高了肿瘤对放射性药物的摄取，降低了放射性药物在正常组织中的吸收（血液除外）。其次，HPMA-RGD 在肿瘤中的滞留时间延长，使其携带的放射性核素可以更加有效地杀死新生血管内皮细胞及肿瘤细胞。Abegrin™（MEDI-522 或 Vitaxin™）是人源化抗人整合素 $\alpha_v\beta_3$ 单克隆抗体，用于癌症的抗体治疗，采用 Abegrin™ 制备探针进行体内影像，可以更好地监测治疗效果及优化给药剂量。Cai 等将 Abegrin™ 与 DOTA 连接，制备了不同连接比例的 DOTA-Abegrin™ 结合物，螯合 $^{64}Cu^{2+}$ 后，采用 PET 影像研究其在小鼠荷 U87MG、MDA-MB-435、PC-3 以及 GL-26 模型中的分布，PET 影像结果显示，^{64}Cu-DOTA-Abegrin™（1000∶1）结合物在给药 71 小时后，U87MG 肿瘤中获得最高摄取（49.41% ID/g）；同时注射非标记的 Abegrin™ 可特异性地抑制 MDA-MB-435 肿瘤对 ^{64}Cu-DOTA-Abegrin™ 的摄取，证明其肿瘤靶向的特异性。采用 Abegrin™ 作为肿瘤化疗和放疗的靶向功能分子，也有利于提高对整合素 $\alpha_v\beta_3$ 阳性肿瘤的治疗效果。

尽管 RGD 类多肽放射性药物在动物实验中已经取得了一系列成果，但目前所面临的挑战是能否和如何将这些研究结果应用到临床，我国学者们在 3PRGD2 方面的研究取得了可喜的成就[8-9]，并正在进行三期临床实验，代表着国内在分子探针研发方面的进步。

（三）肿瘤乏氧代谢分子探针

乏氧是实体肿瘤普遍存在的现象，可降低放疗及化疗的治疗效果。对肿瘤组织进行乏氧显像，对肿瘤的早期诊断、治疗方案的确定及疗效预后评价具有重要意义。肿瘤 PET-CT 乏氧显像剂按显像原理的不同主要分为两大类：硝基咪唑类乏氧显像剂和非硝基咪唑类乏氧显像剂。硝基咪唑类化合物可通过弥散作用进入细胞内，在细胞内黄嘌呤氧化酶的作用下，硝基咪唑类化合物的硝基发生单电子还原，产生自由基阴离子。在正常细胞中，由于氧化硝基具有更高的电子亲合力，自由基阴离子被迅速氧化成原化合物，扩散到细胞外。当缺乏足够的氧时，自由基阴离子被进一步还原，产物与细胞内组分结合，滞留于细胞内。常见的硝基咪唑类乏氧显像剂有 ^{18}F- 氟米索硝唑（^{18}F-FMISO）、^{18}F-硝基咪唑丁二醇（^{18}F-fluoroerythronitroimidazole，^{18}F-FETNIM）、^{18}F- 硝基咪唑呋喃糖苷（^{18}F-FAZA）、^{18}F-EF1、^{18}F-EF3、^{18}F-EF5 等，其中以 ^{18}F-FMISO 临床应用最广。^{18}F-FMISO 不足之处：① ^{18}F-FMISO 具有很高的亲脂性，在肿瘤中的积聚过程慢；②靶区 / 本底比较低；③ ^{18}F-FMISO 非氧依赖代谢高。

非硝基咪唑类乏氧显像剂 Cu- 甲基缩氨基硫脲（Cu-ATSM）。同时 Cu（^{60}Cu、^{61}Cu、^{62}Cu、^{64}Cu）具有不同的物理半衰期。其标记的 ATSM 复合物具有不同的优势，使其在乏氧显像以及治疗上有更好的前景。Dehdashti 等对 19 例非小细胞肺癌患者进行了 ^{60}Cu-ATSM 乏氧显像以评价临床应用可行性，患者同时进行 ^{18}F-FDG 显像，^{60}Cu-ATSM 能够准确反映肿瘤的乏氧状况，同时发现患者肿瘤 / 纵隔 >2 的所有非小细胞肺癌（$n=5$）病例均有复发存在，而其余病例复发的可能性则较小。Eschmann 等利用 ^{18}F-FMISO 乏氧显像研究对头颈部肿瘤放疗后复发进行预测，^{18}F-FMISO 乏氧显像结果与患者随访结果完全一致。

PET-CT 是目前对肿瘤的乏氧状况进行准确探测、反复定位、定量评价的最好方法，在准确探测肺癌的乏氧状况、指导治疗方案制订与实施、评价预后及检测治疗效果等方面已经初显成效。

（四）凋亡检测分子探针

凋亡是一种由基因调控的细胞主动死亡过程，对促进机体发育、维持机体内细胞数的平衡具有重要作用。细胞凋亡异常可诱发多种疾病，如肿瘤与自身免疫性疾病等。随着对凋亡与肿瘤发生机制的深入研究发现凋亡逃逸是肿瘤特征性 "hallmarks"，也是肿瘤面对各种不利刺激因素得以永生的根本。绝大多数抗癌药物、免疫靶向药物等都是通过诱导肿瘤细胞凋亡而达到治疗目的。因此早期在体监测肿瘤治疗前后细胞凋亡的变化对肿瘤治疗方案的确定、早期疗效监测及抗肿瘤药物的开发具有重要意义。

目前细胞凋亡的检测手段分为体外检测和体内显像两种方法。虽然体外检测细胞凋亡的方法众多，但膜联蛋白V（Annexin V-FITC/PI（碘化丙啶）双染色流式细胞仪检测凋亡的方法是目前公认的最佳方法。细胞凋亡时，其表面会表达一些特征性"噬我信号"，用于标记识别和清除凋亡细胞。磷脂酰丝氨酸膜（phosphatidylserine，PS）外翻就是最普遍也是研究最透彻的一种"噬我信号"。Annexin V检测凋亡细胞的原理就是因为其能特异性结合细胞凋亡时外翻的PS膜，从而达到对凋亡细胞的检测。体内影像学检测凋亡主要有：磁共振波谱分析对凋亡定量分析、磁共振凋亡成像、荧光和生物发光凋亡成像以及高频超声凋亡成像等。但由于上述各种影像学方法在灵敏度、时间空间分辨率及组织穿透厚度问题上存在局限性，目前尚处于研究阶段，不能用于临床。而放射性核素凋亡成像是研究最早也是目前最常用的体内成像方法。以核素标记

的Annexin V及其类衍生物为代表的凋亡显像，已在临床应用中推广接受。利用 [18]F、[11]C 和 [64]Cu 标记 Annexin V 进行凋亡显像是学者研究的方向，另有学者研究了 [64]Cu 标记的靶向PS膜的天然小分子物，同样也可以对于凋亡或坏死细胞外翻的PS膜进行成像，见图10-2-4。

除了靶向PS膜的探针外，研究者同时还研究了一些靶向凋亡通路其他环节的探针，如靛红磺酰胺类似物（WC-II-89），是凋亡关键酶Caspase-3和Caspase-7的抑制剂，利用 [18]F、[11]C 标记后，可以行PET显像。这类非肽类的小分子稳定物质在成像方面有很多优势：体内生物分布与清除稳定，遗憾的是：这一凋亡探针要进入细胞内的才能结合Caspases-3，因此要进行大量临床前研究验证 ^{18}F-WC-II-89 作为PET凋亡显像剂的潜力。Nguyen QD等合成了另外一种 ^{18}F-ICMT-11 能够在极低浓度下与激活的Caspases-3特异性结合，从而可以进行凋亡成像，图10-2-5。[18]F-ML-10 是小分子量凋亡标志物，靶向凋亡细胞的细胞膜ApoSense，具体结合机制尚不明确，但研究证实该化合物只特异性结合凋亡细胞不结合活细胞的细胞膜，可以通过对凋亡细胞的细胞膜选择性结合而对凋亡过程进行早期成

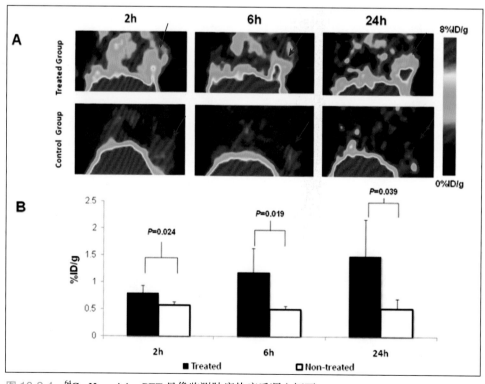

图10-2-4　[64]Cu-Hypericine PET 显像监测肿瘤热疗后凋亡坏死
BT474乳腺癌肿瘤模型，治疗组瘤内注射纳米颗粒，并用光热疗进行照射。
A.上排为治疗过肿瘤模型；下排为未治疗肿瘤；B.为在治疗后2h、6h和24h两组肿瘤模型中该显像剂摄取之间的差异（摘自：Song SL,et al. J Nucl Med, 2011,52（5）:792-799）。

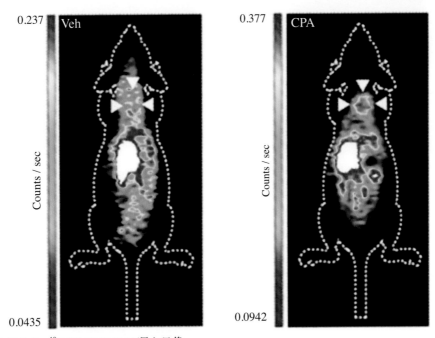

图 10-2-5　^{18}F-ICMT-11 PET 凋亡显像
38C13 荷瘤鼠在环磷酰胺 100mg/kg 化疗后，静脉注射 ^{18}F-ICMT-11 PET 显像，见化疗后肿瘤部位核素摄取明显增加（右侧肿瘤模型）（摘自：Nguyen QD. Proc Natl Acad Sci U S A:2009, 106:16375-1680.）。

像，目前已在美国进入 Ⅰ/Ⅱ 临床实验。

我国学者 Wang 等利用 ^{18}F 标记合成了突触结合蛋白 Ⅰ 的 C2A 谷胱甘肽 -S- 转移酶（（18）F-C2A-GST）并用这一探针评价了 VX₂ 肺肿瘤经紫杉醇化疗后的疗效，发现该小分子探针具有良好的应用前景。

（五）PET 肿瘤细胞增殖的探针

3'- 脱氧 -3'-^{18}F- 氟胸苷（^{18}F-FLT）是一种部分代谢的胸苷类似物，已经被临床用于对肿瘤增殖状况的诊断性评价和治疗检测。Bradbury 等采用 ^{18}F-FLT 检测基因工程小鼠荷胶质瘤，并评价其在肿瘤和正常脑组织中的药动学性质。采用 microPET 对 ^{18}F-FLT 给药后 60 分钟进行动态影像分析；^{18}F-FLT 的体内动力学采用 3 房室 4 参数模型评价。在左心室血池区划感兴趣区测定动脉输入量，通过部分容积效应进行校正分析房室模型。在给药 1 小时后脑肿瘤对 ^{18}F-FLT 的摄取显著高于正常脑组织对照（4.33% ID/g ± 0.58% ID/g 比 0.86% ID/g ± 0.22% ID/g）。通过动态分析测得的时间 - 放射性活性曲线，有效而准确地估计示踪剂的转运和代谢，该房室模型数据与测量值相符。示踪剂的滞留速率常数与测得的 ^{18}F-FLT 摄取值呈强相关性（$r = 0.85$），净 ^{18}F-FLT 摄取率与 ^{18}F-FLT 摄取呈中等相关性（$r = 0.65$）。该研究证明，采用 PET 影像为动态评价 ^{18}F-FLT 的摄取提供了一种非侵袭性评

价体内细胞增殖和定量检测新型抗增殖治疗的方法。

（六）神经受体、蛋白和配体的分子探针

1. 多巴胺 D₂ 受体　帕金森病（PD）主要是纹状体黑质多巴胺能神经元的丢失，导致纹状体多巴胺受体数目、密度和功能下降，从而导致基底神经节对丘脑和大脑皮质前部抑制性调节的增加。因此，多巴胺受体、多巴胺能神经递质和多巴胺转运蛋白显像显示出良好的应用前景。多巴胺 D₂ 受体主要分布于下丘脑、黑质、纹状体、腺垂体等，显像剂主要为：^{18}F 或 ^{11}C 标记的 N- 甲基螺环哌啶酮（^{18}F 或 ^{11}C-NMSP）、^{11}C- 雷氯必利（^{11}C-RAC）和 ^{123}I- 碘化苯酰胺（^{123}I-IBZM）等。

2. 多巴胺转运蛋白　多巴胺转运蛋白（DAT）是定位于多巴胺能神经末梢细胞膜上的单胺特异转运蛋白，它将突触间隙的多巴胺运回突触前膜以待重新利用或进一步分解，是控制脑内多巴胺水平高低的关键因素。DAT 显像直接反映 DAT 的功能和密度的变化，比突触后膜 D₂ 受体的变化更敏感、更直接，是反映多巴胺系统功能的重要指标。目前研制比较成功的 DAT 显像剂多为可卡因系列衍生物，如 [^{123}I]β-CIT、[^{123}I] FP-CIT、[^{123}I]- IPT、^{99m}Tc-TRODAT-1 和 [^{18}F]CFT 等，都已成功用于 PD 的 PET 及 SPECT 显像。纹状体多巴能突触结构示意

图，见图10-2-6，突触前侧为能对多巴胺神经元整体成像的标志物，如 [^{18}F]DOPA、[^{11}C]DTBZ、[^{123}I]FP-CIT、[^{123}I]β-CIT、[^{11}C]IPT、[^{11}C]CFT 和 [^{99m}Tc]TRODAT 都是 DAT 的显像剂；突触后侧为多巴胺 D$_2$ 受体的显像剂，如 [^{123}I]IBZM、[^{11}C]-RAC 和 [^{18}F]fallypride。

^{18}F-DOPA 是第一个用于评价突触前多巴胺能完整性的标记物。纹状体核在 90 分钟内对 ^{18}F-DOPA 的摄取反映了轴突末梢丛的密度以及纹状体芳香氨基酸脱羧酶（AADC）的活性，该脱羧酶可将 ^{18}F-DOPA 转变为 ^{18}F-dopamine，因此，^{18}F-DOPA 的纹状体内摄取反映了 PD 患者剩余多巴胺能细胞的数量。但是，在疾病的早期，由于在剩余末梢中 AADC 的补偿性上调，^{18}F-DOPA PET 可能会过低评价退行性过程。

DAT 与多巴胺具有高亲合力，其唯一表达于多巴胺能神经元的树突和轴突，因此是一种检测黑质纹状体投射的标记物。许多 PET 配体（^{11}C-CFT、^{18}F-CFT、^{18}F-FP-CIT 和 ^{11}C-RTI-32）被证实可用于检测 DAT 功能。通常，所有的 DAT 标记物显示出与 ^{18}F-DOPA 类似的 PET 影像，它们能够区分正常志愿者和早期 PD 患者，灵敏度达到 90% 左右。相比 ^{18}F-DOPA，早期 PD 患者由于剩余神经元的 DAT 相对下调，纹状体摄取 DAT 配体可能过高估计末梢密度的降低。

Ⅱ型囊泡单胺转运载体（VMAT2）在脑内唯一表达，在多巴胺神经元中负责从胞质中摄取单胺进入分泌囊泡，（^{11}C）DTBZ PET 示踪剂诊断 PD 的机制是与 VMAT2 特异性结合。Paveseand 比较 ^{18}F-DOPA、DAT 的配体 ^{11}C-methylphenidate 和（^{11}C）DTBZ 的 PET 影像结果表明，（^{11}C）DTBZ 能够最可靠地检测多巴胺能末梢的密度；但该结论有待通过病理学检查黑质细胞的数量进一步证实，Okamura 等研究了一种新型 ^{18}F 标记的四苯喹嗪衍生物 ^{18}F-（+）fluoropropyl dihydrotetrabenazine（^{18}F-AV-133），在 17 名 PD 患者及 6 名健康受试者的 PET 影像体素分析显示，PD 患者 VMAT2 在纹状体和中脑中减少，并且 ^{18}F-AV-133 在尾状核 VMAT2 的结合率与 PD 的临床严重度呈显著相关（图10-2-7）。

PET 也被广泛用于阐明 PD 相关的功能性改变，如①通过评价突触前多巴胺末梢功能障碍反映疾病的严重度；②评价 PD 高危人群的亚临床功能障碍；

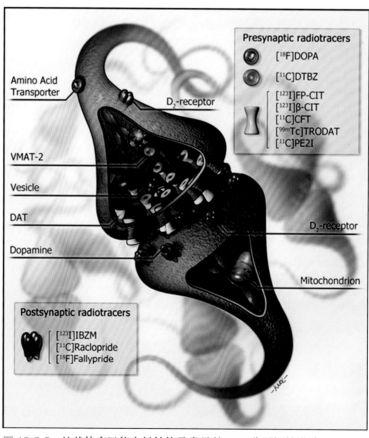

图 10-2-6　纹状体多巴能突触结构及常见的 PET 分子探针设计
（摘自：Booij J, et al. Eur J Nucl Med Mol Imaging, 2008, 35（2）:424-438.）

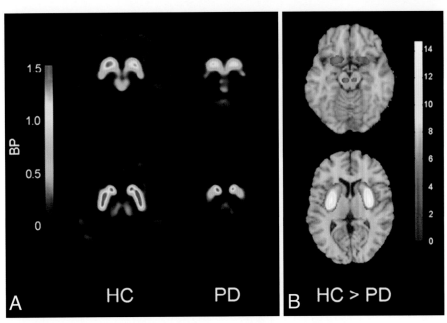

图 10-2-7　^{18}F-AV-133 在健康志愿者和 PD 患者脑部的 PET 影像比较
A. 健康志愿者（HC）和 PD 患者（PD）的脑部 PET 影像；B. 与正常志愿者比较，PD 患者的结合潜力下降区域（摘自：Okamura N, et al. J Nucl Med, 2010, 51: 223-228）。

③评价疾病的进展以及神经元保护剂的效果；④评价非多巴胺能神经传递的变化。此外，外周苯二氮 zaozi001 配体 ^{11}C-（R）-PK11195，一种活化小胶质细胞的选择性标记物，被用于 PD 患者脑部炎症的 PET 影像，有助于阐明小胶质细胞在退行性病变发展过程中的作用。

[^{18}F]-2-（1-（2-（N-（2-fluoroethyl）-N-methylamino）-naphthalen-6-yl）ethylidene）malononitrile（[^{18}F]FDDNP）能够在 AD 患者的脑部富集。另有一种均二苯乙烯衍生物—[^{18}F]BAY94-9172，临床试验中已被证明能够通过影像检测患者脑组织中的 β 淀粉斑块。此外，（E）-4-（2-（6-（2-（2-（2-18F-fluoroethoxy）ethoxy）ethoxy）pyridin-3-yl）vinyl）-N-methyl benzenamine（^{18}F-AV-45）也已经进入Ⅲ期临床试验。^{18}F-AV-45 与 Aβ 斑块的结合常数（K_d）为 3.72 nmol/L ± 0.30 nmol/L，其在健康小鼠和猴的给药初期，脑内摄取高，但快速被清除；在转基因 AD 模型鼠脑中，^{18}F-AV-45 显现出与 Aβ 斑块的高亲合力。上述试验结果证实，^{18}F-AV-45 有望用于 PET 影像检测 AD 患者脑内 Aβ 斑块。

（七）其他的 PET 分子探针

P-gp　过量表达多药耐药性（MDR1）P- 糖蛋白（P-gp）成为影响肿瘤患者化疗成功的重要屏障，并影响许多药物的药动学性质。Sharma 等研究非代谢性镓复合物（Ga-[3-ethoxy-ENBDMPI]）$^+$的细胞转运、小鼠体内分布以及 Micro-PET 影像。该 Ga^{67}/Ga^{68} 复合物可被 P-gp 识别，采用 SPECT 和 PET 技术可分别验证多药耐药肿瘤中以及血脑屏障上 P-gp 对转运的影响。

（八）前景及展望

PET 显像迅速在临床前和临床的诊断及治疗中占据了重要地位，新一代的 micro-PET 是核分子影像技术研究和开发的重要平台，也是促使实验室技术向临床应用转移的重要途径。无创伤性的 PET 分子标志物诊断放射性药物作为分子影像学的领头军，其应用领域非常广泛，而且取得了很大的发展，如氨基酸摄取、蛋白质合成、DNA 合成、细胞增殖、三羧酸循环中其他底物的代谢改变、肿瘤乏氧性、免疫活性和受体的示踪剂等；优化检测方法和量化检测指标，也是今后进一步努力的方向。随着核医学设备、核素标记技术及分子生物学与分子药理学的发展，正电子放射性药物研究开发的方向逐渐转向细胞代谢、细胞受体、细胞衰老与凋亡、核酸-基因等方面，研发一些高度特异性正电子药物并真正转化到临床，才能使 PET 真正发挥更大的作用，同时也是今后研究者所努力的目标。

重点推荐文献

[1] Pimlott SL, Sutherland A. Molecular tracers for the PET and SPECT imaging of disease[J]. Chem Soc Rev, 2011, 40(1): 149-162.

[2] Kim S, Chung JK, Im SH, et al. ^{11}C-methionine PET as a Prognostic Marker in Patients with Glioma: Comparison with 18F-FDG PET[J]. Eur J Nucl Med Mol Imaging, 2005,

32(1): 52-59.

[3] Nair-Gill E, Wiltzius SM, Wei XX, et al. PET probes for distinct metabolic pathways have different cell specificities during immune responses in mice[J]. Journal of Clinical Investigation, 2010, 120(7): 2641-2641.

第3节　MRI分子探针标记原理及其进展

一、MRI分子探针的定义及设计要求

分子水平的MRI成像建立在传统成像技术基础上，以特殊分子作为成像对象，其根本宗旨是将非特异性物理成像转为特异性分子成像，因而其评价疾病的指标更完善，更具特异性。MRI分子成像的优势在于其高分辨力、无限的穿透深度和非常良好的软组织对比，同时可获得三维解剖结构及生理信息，具有其他影像学技术不可比拟的优势。但是MRI的敏感性较低，需要通过信号扩增系统来提高其敏感性。

MRI分子成像的核心在于分子探针的选用。分子探针（molecular probe）是一种能与活体细胞内某一靶目标特异性结合，可以检测其结构、性质并能产生信号，在原位及体内实时被特定的设备监测的一种分子结构，分子探针具有扩增能力，能够在一定程度上将需要探测的信号进行放大便于成像。

根据不同成像要求有不同的分子探针。这些探针可以是基因片段，也可以是受体、配体或酶底物等小分子，或者抗体、蛋白质等大分子。

MRI分子探针需具备的因素：

1. 必须具有磁性；

2. 对靶分子具有高度特异性和亲合力；

3. 具备适度扩增的条件；

4. 能克服生物传递屏障，有效地进入靶向器官和细胞内；

5. 在细胞内聚集的量与靶分子的含量或表达量成比例；

6. 对细胞表面和细胞内相同的靶分子的结合不应该存在倾向性差异；

7. 机体不会对其产生明显免疫反应或其他不良反应；

8. 应在体内保持相对稳定，不易被分解代谢；

9. 有适宜的排泄途径。

但事实上分子探针很难同时满足以上全部要求，要得到理想化的探针是非常困难的。

二、MRI分子探针的一般结构及分类

MRI分子探针通常由两部分组成，包括亲和组件（affinity component）和信号组件（signaling component）。二者常通过连接物（如转运体）连接，转运体包括微粒（脂质体和乳剂）、纳米（如dendrimer）、病毒构建体、各种多聚体、氟碳乳剂等。转运体可携带信号组件，如顺磁性或超顺磁性金属，还可携带治疗用的药物或基因。靶向性亲和组件可直接耦联在转运体上，这些亲和组件包括抗体或抗体片段、重组蛋白、多肽、小分子多肽类似物、糖以及新近应用的核酸适体。核酸适体（aptamers，也译为核酸识体、适配体、适配子）是指从人工合成的DNA/RNA文库中筛选得到的与靶标分子具有高亲合性、高特异性结合的单链寡核苷酸，也称"化学抗体"。国内外已有一些研究小组利用核酸适体取代传统抗体，作为溶液中的分子探针或传感器识别元件研发生物医学分析新方法，发现核酸适体用于蛋白质的检测具有更高的敏感性。

目前常用的MRI分子探针可分为两类：

1. 一类是顺磁性分子探针，产生T_1阳性信号对比，以钆离子的螯合物Gd^{3+}-DTPA为代表。因为Gd^{3+}具有7个不成对电子，故具有强顺磁性，从而缩短周围水中质子的纵向弛豫时间。为了使Gd^{3+}-DTPA具有不同组织细胞的亲合力，通常再连接一个蛋白质、抗体、多聚赖氨酸或多糖等。但是Gd^{3+}-DTPA颗粒与大分子抗体、蛋白质结合后不能有效地被肾滤过、排除，长期在体内潴留产生肾纤维化

等毒副作用，加之 Gd^{3+} 的低弛豫性，被细胞摄取内化后更不易观察，需相应增加使用浓度，一定程度限制了 Gd^{3+} 螯合剂作为 MRI 分子探针的研究。磁共振 T_1 对比剂作为分子探针的另一个比较成功的例子是锰离子 Mn^{2+} 及 Mn^{3+}，锰离子本身就是一种磁共振 T_1 对比剂，它的存在会缩短与其相邻的水分子的 T_1（类似于钆离子），锰离子在生物上是钙离子的类似物，它本身就可被当做分子探针来使用。但锰离子在高浓度是有生物毒性，因此这类实验只能在动物上进行。

2. 另一类是超顺磁性分子探针，产生 T2 阴性信号对比，以超顺磁性氧化铁（superparamagnetic iron oxide，SPIO）微粒为代表。SPIO 具有磁力矩，体积小，不能被晶格方向阻止，在磁场中单个磁力矩沿着磁场自由排列，形成单个自旋，加之网络力矩至少高于顺磁自旋集合 4 个量级，于是形成了可以使周围质子出现相位差的巨大微观磁场梯度，导致质子去相位的 T2 弛豫加速，使组织 T2 加权像信号显著降低，是一种典型的 MRI 阴性对比剂。氧化铁颗粒由氧化铁晶体 FeO、Fe_3O_4、Fe_2O_3 或 $MnFe_2O_4$、$CoFe_2O_4$ 亲水性表面被覆物组成。氧化铁颗粒按直径分为两种，普通型超顺磁性氧化铁颗粒 SPIO（直径 >30nm）和超微型超顺磁性氧化铁颗粒 USPIO（直径 <30nm）。由于 USPIO 直径更小，穿透力强，更容易跨膜转运，USPIO 颗粒本身没有特异性，易被网状内皮细胞吞噬，为了达到靶向分子显影，需要在氧化铁颗粒表面修饰靶向小分子、多肽或抗体等借以逃避网状内皮细胞吞噬，使其血液半衰期延长，易于在细胞间通透移动，使之更适用于活体内细胞和分子成像。氧化铁颗粒弛豫率约为同样条件下 Gd^{3+} 的 7～10 倍，很低浓度（微克水平）即可在 MRI 上形成对比，且具有生物可降解性，铁是参与正常细胞代谢的必需物质，可参与细胞的正常代谢过程，降解后释放入正常血浆铁池。以上特点使氧化铁类对比剂更受关注，是目前较理想的磁共振示踪剂。此外，金磁微粒（GoldMag-Core shell，GoldMag）是一种新型核壳结构的超顺磁性复合微粒，其核心为 USPIO，表面包被胶体金而成，有效避免了颗粒之间的相互吸附，使 GoldMag 比 USPIO 更容易悬浮在溶液中，加大了与周围水分子的接触面积，从而使 T1、T2 效应较 USPIO 明显。目前，GoldMag 已被用于标记蛋白技术、免疫 PCR 检测以及靶向运输肿瘤治疗药物的动物实验中，但关于 GoldMag 应用于分子影像领域的磁共振信号特点

及其与 USPIO 的对照研究目前尚少见相关文献报道。

3. 非 ^{1}H-MRI 分子探针，以 ^{19}F 为代表。尽管 ^{1}H-MRI 是目前最常用的 MRI 成像方式，^{19}F-MRI 近年来也呈现出良好的应用前景。^{19}F 含有 7 个价电子，是一种 MRI 阳性对比剂，产生 T2 阳性信号对比，其具有以下优点：①旋磁比接近于 ^{1}H；②正常体内含氟成分很少，仅以骨骼及牙齿中的固态氟形式存在，故成像时只需少量的外源性 ^{19}F 即可产生明显 MRI 信号，灵敏度高，而不会被本底信号干扰；③ MRI 上 ^{19}F 阳性信号只能由含氟化合物产生，因此信号简单。但是 ^{19}F-MRI 成像时间较长，限制了其广泛的临床应用，而使用高浓度的 ^{19}F 对比剂可增加信号 - 噪声比从而可在较短成像时间内获得高分辨率的 MRI 图像。

4. 化学交换饱和转移（CEST）MRI 对比剂　目前一种新型的化学交换饱和转移（chemical exchange saturation transfer，CEST）对比剂进入了研究者的视野，因其具有选择性产生 T1 和 T2 对比及代谢显像等优点。其成像原理：由于化学交换的存在，在两种不同化学环境下的质子（$^-$NH、$^-$OH 等）会从一种物质的饱和状态（纵向矢量为 0）向另外一种转移，即所谓 ST 效应。最初使用的 CEST 类对比剂有糖类、氨基酸类、铵离子、杂环化合物等，但因其化学位移差距（Δω）较小，不能达到很好的 ST 效应，所以信号强度差。使用超顺磁性的离子如镧族元素（Ln=Pr、Nd、Eu 和 Tb）为中心，周围有可移动质子的化合物。可以有效地增加 Δω，提高信号对比。CEST 是一类阴性对比剂，与传统阴性对比剂缩短水分子的横向弛豫时间（T2 或 T2*）不同，CEST 是通过转移饱和质子达到减低水分子的信号（T1 和 T2*）的一类阴性对比剂。

CEST 的优点是研究者可以通过改变其移动的质子的数量、类型，"任意"获得新的对比刘；另外，对比前后的影像可以同时获得，只要饱和脉冲开闭即可；且 CEST 能满足使用一种对比剂即可获得两种或两种以上的对比像。但 CEST 扫描时间长、分辨力低、对磁场要求高成为制约其在体内应用及发展的瓶颈。

三、MRI 分子探针的标记方法及原理

根据磁共振分子成像探针及其作用的靶点不同

可分为：MRI 细胞示踪、MRI 免疫成像、MRI 受体成像、MRI 基因成像及其他 MRI 分子成像。

（一）MRI 细胞示踪

1. Gd^{3+} 用于细胞标记　Gd^{3+} 为顺磁性离子型阳性对比剂，可缩短组织 T1 弛豫时间，使所在组织在 T1WI 上的信号升高。

Jacobs 等首先用 Gd-DTPA 体外标记青蛙胚胎干细胞进行 MRI 成像并获得成功，证实应用 MRI 对比剂标记细胞的可行性。后来的研究证实，可应用 Gd-DTPA 标记干细胞并活体动态监测移植细胞的分布、增殖、迁移，监测小鼠脑缺血细胞移植治疗过程。有学者将 Gd-DTPA 与罗丹明结合生成的复合物标记小鼠神经干细胞移植入大鼠脑缺血区的对侧，7 天内监测到神经干细胞通过胼胝体，14 天后迁移到缺血区周围。

但是，由于 MRI 的敏感性较低，Gd^{3+} 产生的弛豫率较弱，需较高浓度（至少达 10^{-4}M）才能产生缩短 T$_1$ 的作用，并且细胞内吞入 Gd^{3+} 对比剂后的细胞毒性、生物相容性，对细胞的增殖、合成和分泌功能及对干细胞的多向分化潜能的影响如何，目前还知之甚少，需要深入研究。

2. SPIO 用于细胞标记　SPIO 属于超顺磁性阴性对比剂，可同时缩短所在组织 T1、T2 弛豫时间，以缩短 T2 弛豫时间为主，使所在组织在 T2WI 上信号减低，在 T1WI 上信号升高，是目前最常用的 MRI 细胞标记物。

SPIO 标记细胞具有以下优势：①可以明显增加 MRII 检测的敏感性；②虽然很多研究者制备 SPIO 纳米颗粒进行细胞标记，但目前有多种商用的 SPIO 试剂如 Endorem 和 Resovist 等可供选择（均被 FDA 批准为临床使用）；③ SPIO 的浓度可以很低（10^{-8}M）即可检测到，因而对细胞的潜在毒性会降低；④一定浓度的 SPIO 是安全的，可以通过生物降解的形式进入铁代谢循环。

但是像其他任何一种技术一样，SPIO 标记细胞也有不足之处，主要是标记细胞的信号丢失形成的低信号区，不能观察背景组织的结构，另外如何与伪影鉴别也是一个问题。

SPIO 选择性标记细胞的机制有以下三种：①直接胞吞作用，即将葡聚糖包被的 SPIO 直接放入培养基中，与细胞共同培养，标记细胞；②受体介导的胞吞作用，即 SPIO 与转铁蛋白共价结合，将结合后的复合物放入培养基中和细胞共同培养时，可与细胞膜上的转铁蛋白受体特异性结合，引起局部细胞膜内陷形成吞饮小泡，SPIO 进入细胞达到标记目的；③转染剂介导的胞吞作用，SPIO（带负电荷）和转染剂（带正电荷）混合后，通过静电相互作用而形成复合物，当复合物被添加到细胞培养基后，转染剂通过形成内涵体而有效地把 SPIO 运入细胞内。适用于这种目的的转染剂包括阳离子转染剂（如多聚赖氨酸）、脂质体等；④研究表明，用聚合物包被的 SPIO 或 SPIO 共价结合单克隆抗体或外源性蛋白可用来标记细胞并取得良好效果；⑤最近还有报道使用电穿孔技术标记细胞。与其他方法不同，这种方法不需要较长的孵育时间，选择合适的电压和电流时间参数就可以在很短的时间内通过电透化作用使 SPIO 进入细胞，随后对标记细胞的活性和增殖分化能力进行测试，表明这种方法并无不良影响。下面举例介绍 SPIO 标记靶细胞的方法。

（1）标记干细胞：干细胞和祖细胞领域的研究最新进展表明，这些细胞可以用来修复或替代人的缺陷和受损的机体细胞以达到治疗的目的，因此有理由相信在不久的将来，广泛的临床应用将是很有希望的。SPIO 标记干细胞后可用来示踪干细胞在体内的迁移、分化情况，并用来监测细胞移植治疗疾病的效果。

采用 SPIO 标记干细胞可用于评价心肌干细胞移植效果。菲利磁（Feridx）是以 SPIO（FeO 及 Fe$_2$O$_3$）胶体颗粒为核心，被覆右旋糖酐，直径 100nm 左右。有学者以 Feridx 成功标记心肌胚胎细胞，将 Feridx-H9c2 体外细胞继续培养及大鼠心内注射后未发现改变干细胞的形态及生长，可用于心肌干细胞移植的研究，但用于治疗缺血坏死心肌仍停留在动物实验阶段，还有待进一步深入研究。

血管内皮祖细胞（EPCs）移植防治血管内皮损伤、再狭窄及动脉粥样硬化的形成是干细胞研究重要内容，也是防治心脑血管疾病的重要研究领域。滕皋军等采用经多聚赖氨酸（Poly-L-lysine，PLL）修饰的 SPIO 标记血管内皮祖细胞并用于动脉粥样硬化斑块的靶向成像及治疗取得成功。

采用 SPIO 标记干细胞应用于神经系统中最早公布于 1992 年。国外学者用纳米氧化铁颗粒 Endorem 标记脑皮层中的胚胎及间充质干细胞，通过脑内植入到损伤对侧脑皮层或经静脉注射引入大

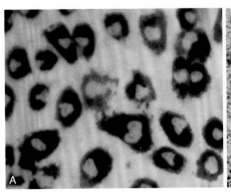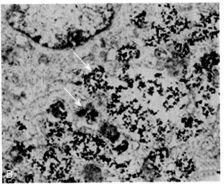

图 10-3-1　标记 SPIO-PLL 的内皮祖细胞普鲁士蓝染色及电镜检测
A. 经普鲁士蓝染色后，标记细胞质内铁颗粒呈蓝色，且 SPIO 标记率接近 100%（×400）；B. 电子显微镜下可见细胞质内的铁颗粒（白色箭头，×8 000）。

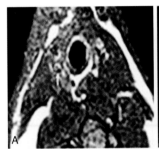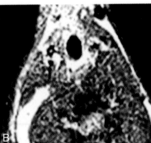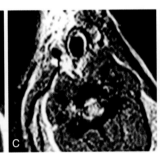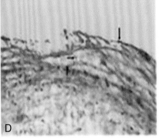

图 10-3-2　兔颈动脉粥样硬化模型
SPIO-PLL 标记的 EPCs 治疗后 1 周（A，B）右侧颈总动脉壁在 T1WI. A. 和 PDWI B. 上未显示明显信号改变；C. T2WI 上显示血管壁明显低信号区，血管腔呈"扩大样"改变（黑色箭头）；D. 对应血管病理学普鲁士蓝染色显示损伤血管内皮有蓝色颗粒表达
（摘自：Ma ZL, Teng GJ, Mai XL, et al. Inhibited atherosclerotic plaque formation by local administration of magnetically labeled endothelial progenitor cells（EPCs）in a rabbit model. Atherosclerosis，2009，205：80-86.）。

鼠脑内，在标记细胞植入后 1 周，在脑损伤皮层处 MRI 检测到显著低信号区，低信号持续 30 天仍可检测到，是通过干细胞标记来进行神经系统活体显像的成功报道。

Wang 等应用经胺修饰的表面覆盖薄层硅胶的纳米氧化铁颗粒 SPIO-SiO$_2$-NH$_2$ 标记间充质干细胞后移植入鼠脑及竖脊肌中，干细胞的多向分化潜能不受影响，其 T2WI 的低信号分布区 8~12 周后仍能在 MRI 显示。

SPIO 为评价干细胞移植及干细胞治疗提供了有效方法。此外，有学者用 ^{19}F 标记干细胞用于 MRI 成像研究。如 Ruiz-Cabello 等用 ^{19}F 的复合物（perfluoro-15-crown-5-ether，PFCE）标记神经干细胞进行体内 MRI 示踪成像，显示了良好的效果。

（2）标记肿瘤细胞　在肿瘤的研究过程中，肿瘤除表现在一般细胞增殖外，还包括瘤细胞的脱落、血液中循环、侵入淋巴管、细胞着床等一系列复杂的过程。应用 MRI 分子探针标记各种肿瘤细胞，可应用 MRI 成像来示踪肿瘤细胞，活体研究肿瘤的生长、侵袭和转移。

国内学者应用阳离子脂质体 SPIO（L-SPIO）纳米颗粒标记人子宫颈癌细胞（Hela）、人前列腺腺癌细胞（PC-3），靶细胞内吞纳米颗粒，SPIO 纳米颗粒进入癌胞质内并成团簇状分布。通过对含有纳米颗粒的癌细胞的传代培养，观察到 SPIO 纳米颗粒可以在细胞质内保留较长时间而细胞生长良好；标记 SPIO 纳米颗粒的鼠结直肠腺癌细胞（CT-26）种植于裸鼠皮下，通过 MRI 显像观察可以稳定成瘤，在肿瘤细胞示踪及活体显像的 MRI 分子影像学方面进行了研究及探讨。

（3）标记免疫细胞　通过 MRI 分子探针标记免疫细胞，我们可以在体监测免疫细胞的动态变化，确定免疫细胞何时启动免疫反应及监测感兴趣的免疫浸润情况。

有学者用 CLIO-tat 标记带有肿瘤抗原 OVA 特异性抗体 T 淋巴细胞（CD^{8+} 细胞），注射入 OVA$^+$ 的鼠黑色素瘤，MRI 活体观察到了细胞在肿瘤内的特殊动态空间分布情况，说明细胞成像技术还可以使我们更深入地了解肿瘤的生物学特性。

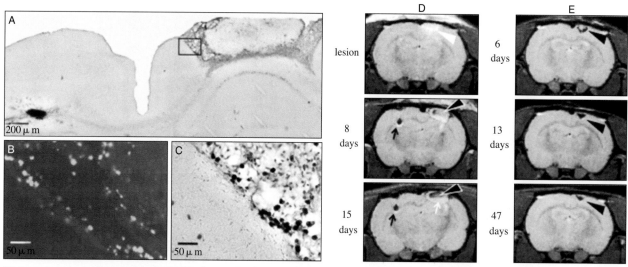

图 10-3-3 SPIO 标记的间充质干细胞（MSCs）移植入大鼠脑损伤模型

A. 标记细胞植入脑损伤对侧脑皮层后 4 周做普鲁士蓝染色，可见脑损伤区域内蓝染颗粒；B. BrdU 染色于脑损伤区域内见 BrdU 阳性的 MSCs；C. 普鲁士蓝染色可见脑损伤边缘区域蓝色颗粒；D. MRI 成像显示脑损伤及移植细胞情况：白色箭头示脑损伤后 12 小时细胞移植前的脑损伤区域，黑色箭头示标记细胞移植入脑损伤对侧皮层并呈显著低信号区，黑色三角箭头示细胞移植后 8 天标记细胞迁移至脑损伤区并呈低信号带，于 15 天时信号降低更明显；E. 标记细胞经股静脉注射后 6 天可见脑损伤区低信号带（黑色箭头），13 天低信号更明显，47 天时仍可检测到低信号（摘自：Eva Sykova Pavla Jendelovu. Magnetic resonance tracking of transplanted stem cells in rat brain and spinal cord. Neurodegenerative Dis, 2006, 3: 62-67.）。

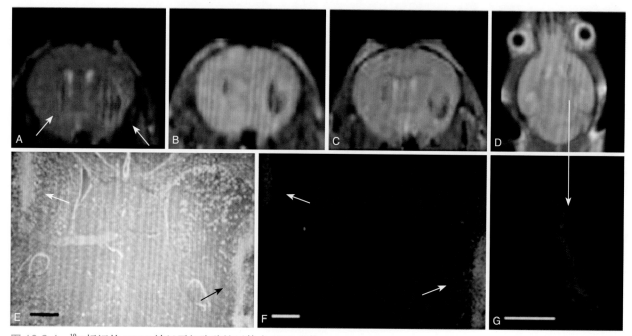

图 10-3-4 ^{19}F 标记的 C17.2 神经干细胞移植后体内 MRI 成像

A–C. PFCE 标记的细胞移植后 MRI 成像，左脑半球移植 $4×10^4$ 个标记细胞后 1 小时 A. 3 天 B. 和 7 天 C. 及右脑半球移植 $3×10^5$ 个标记细胞（白色箭头）；D. 双侧大脑半球均移植 $4×10^5$ 个标记细胞后 14 天 MRI 成像仍可显示 ^{19}F 阳性信号；E-F. 细胞移植后 7 天对应的组织学检测：光学显微镜（E）及 β- 半乳糖苷酶免疫组织化学染色（F）显示移植细胞仍存活且可合成特异性酶 β- 半乳糖苷酶；G. 对应组织学检测显示标记细胞呈罗丹明红色荧光信号

（摘自：Ruiz-Cabello J, Walczak P, Kedziorek DA, et al. In vivo "hot spot" MR imaging of neural stem cells using fluorinated nanoparticles. Magn Reson Med, 2008, 60: 1506–1511.）。

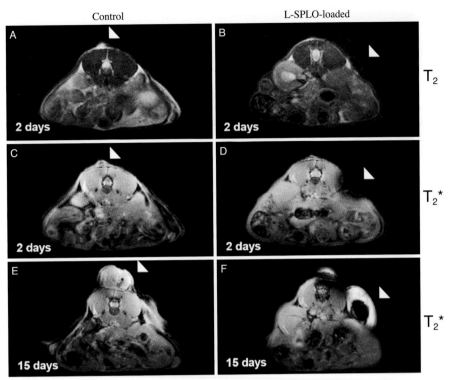

图 10-3-5　L-SPIO 标记的鼠结直肠腺癌细胞（CT-26）皮下移植后 MR 成像

标记细胞注射入 Balb/c 裸鼠真皮层，MR 成像显示细胞移植后 2 天于 T2WI（A、B）、T2*WI（C、D）及 15 天 T2*WI（E、F）上肿瘤细胞呈明显低信号，而未标记细胞移植后（A、C、E）未见明显信号改变（摘自：Huang HC, Chang PY, Chang K, et al. Formulation of novel lipid-coated magnetic nanoparticles as the probe for in vivo imaging. J Biomedical Science，2009，16：86.）。

（二）磁共振免疫成像

磁共振免疫成像（MR immunoimaging，MRII）是以顺磁性物质为示踪剂标记到抗人肿瘤单克隆抗体（McAb）上，利用 McAb 与肿瘤抗原的特异性结合，是顺磁性元素选择性浓聚于肿瘤局部而产生靶向增强，实现肿瘤定向特异性强化的一种新的成像方法，从而实现肿瘤的早期定性和定量诊断的新的无创伤成像技术。

1. Gd^{3+} 免疫成像　即借助双向络合物 DTPA 环酐作桥梁。Gd^{3+} 能与单抗或其片段连接，通过抗体与抗原的特异性结合进行免疫成像。

Matsumura 等将 Gd^{3+} 标记到抗胶质瘤全抗体，进行 MRII 研究。但 MRII 证实全抗体由于分子量大，血中清除速度慢，对肿瘤组织的渗透力弱，瘤/非瘤比小，并且容易产生人抗鼠抗体超敏反应（HAMA）。

国内许乙凯等应用 Gd-DTPA 标记 CL3 片段 F（ab）'$_2$ 并取得成功，曾先后成功实现 Gd^{3+} 标记的抗人肝癌单抗、抗人肺癌单抗和抗人结肠癌单抗的磁共振免疫成像。抗体片段分子量小，体积小，对肿瘤渗透力强，血中清除速度快，HAMA 反应发生

率明显减低。但由于 Gd-DTPA-F（ab）'$_2$ 在体内外稳定性不如 Gd-DTPA，可放出对人体有毒的游离的 Gd，此法有一定局限性。

由于 MR II 敏感性低，必须在肿瘤周围聚集一定浓度的 Gd，方可缩短 T_1 弛豫时间，达到强化效果，而提高 Gd 浓度必定会降低抗体活性，这是 MR II 面临的主要矛盾；另外对于磁共振免疫成像而言，抗体的不专一性和异源性抗体会引起超敏反应的问题仍有待于解决。

2. SPIO 免疫成像　应用共沉淀法制备氧化铁纳米颗粒，直径在 10～20nm，表面多由右旋糖苷或葡聚糖包裹，为进一步的生化操纵提供了适宜平台。应用右旋糖苷包被 SPIO 标记抗体进行探针合成的原理：抗体对比剂的制作多采用化学交连法，其主要原理为包被于 SPIO 表面的羧基右旋糖苷被氧化为醛基团，与单抗分子的氨基团产生共价结合；应用葡聚多糖包被 SPIO 标记抗体进行探针合成的原理：免疫球蛋白通过高碘酸氧化作用／硼氢化物还原作用能与葡聚多糖包被的氧化铁共价结合，通过 Schiff 基的形成作为媒介物，把单克隆抗体（mab）的胺基和葡聚糖的醇基共价连接形成 mab 磁性标

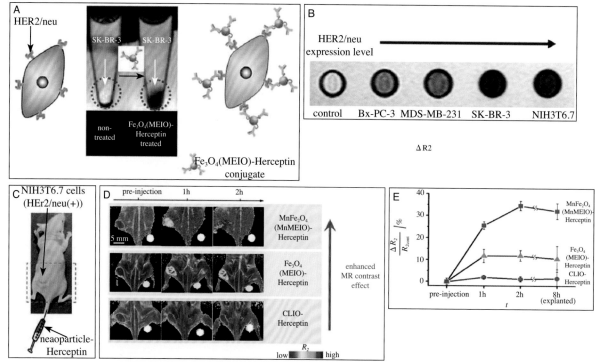

图 10-3-6　SPIO 免疫成像

A. Fe₃O₄（MEIO）-Herceptin 纳米探针体外标记 SK-BR-3 细胞后 MRI 成像，显示标记细胞信号明显降低，而未标记细胞信号未见降低；B. Fe₃O₄（MEIO）-Herceptin 纳米探针体外标记 HER2/neu 不同表达水平的细胞 MRI 成像，显示细胞表面 HER2/neu 表达越高，信号降低越明显；C ~ E. MnFe₂O₄（MnMEIO）-Herceptin 纳米探针可进行 HER2/neu 高表达的 NIH3T6.7 鼠纤维瘤内靶向 MRI 成像：尾静脉注射 MnFe₂O₄（MnMEIO）-Herceptin 探针后可靶向至 NIH3T6.7 纤维瘤部位并于 MRI 成像上呈现异常信号，且信号随时间迁移更加明显，MnFe₂O₄（MnMEIO）-Herceptin 注射组产生的 MR 信号明显强于 MEIO-Herceptin 及 CLIO-Herceptin 注射组（摘自：Jun YW, Huh YM, Choi JS, et al. Nanoscale size effect of magnetic nanocrystals and their utilization for cancer diagnosis via magnetic resonance imaging. J Am Chem Soc, 2005, 127（16）: 5732-3.

Huh YM, Jun YM, Song HT, et al. In vivo magnetic resonance detection of cancer by using multifunctional magnetic nanocrysals. J Am Chem Soc, 2005, 127, 12387-12391.

Lee JH, Huh YM, Jun YW, et al. Artificially engineered magnetic nanoparticles for ultra-sensitive molecular imaging. Nat Med, 2007, 13, 95-99）。

记复合物。如 Herceptin 为人表皮生长因子受体 2（human epidermal growth factor receptor-2，HER2/neu）的单克隆抗体，有学者采用 Fe₃O₄（MEIO）-Herceptin、MnFe₂O₄（MnMEIO）-Herceptin 及 CLIO-Herceptin 纳米探针成功应用于 HER2/neu 高表达细胞及肿瘤的靶向 MRI 显像。

目前，利用肿瘤的单克隆抗体进行免疫成像具有一定的局限性，由于肿瘤类型众多和同一种肿瘤的个体差异很大，某一种肿瘤的特异性抗原的单克隆抗体只能针对特定的肿瘤；并且在单纯的动物模型上成功地实验未必能在复杂的个体上获得相同的效果；还有 SPIO 颗粒易于被网状内皮系统吞噬，而影响其成像作用；这些都是在将来的研究中有待解决的实际问题。

（三）MRI 受体成像

MRI 受体成像是指通过顺磁性标记的配体，在受体的介导下产生特异性浓聚，达到选择性强化进而成像的目的，通过信号变化还可以推测受体的空间分布、受体密度变化和功能变化。

例如，1990 年 Weissleder 首先成功制备出标记去唾液酸胎球蛋白（asialofetuin，ASF）和阿拉伯半乳糖（arabinogalactan，AG）衣的 SPIO，成功地用于肝细胞 ASF 和 AG 受体成像，大大地提高了 SPIO 的靶肝浓度。其原理为：哺乳动物的肝细胞膜上有十分丰富的去唾液酸糖蛋白（asialoglycoprotein，ASG）受体，大约每个肝细胞有 500 000 个 ASG 结合位点，能特异性识别和清除血循环中含有半乳糖基或乳糖基的糖蛋白化合物。ASF 和 AG 对 ASG 受体具有高度的特异性和亲合力。SPIO 与 ASF 或 AG 结合后，能选择性与肝细胞表面的 ASG 结合，利用 ASF 和 AG 中富含半乳糖基团被 ASG 受体介导、专一识别的特性，大大提高了 SPIO 的靶肝浓度，有效地提高了 SPIO 的成像效果，反映肝细胞的 ASG 受体的空间分布的解剖信息的同时，又可以根据肝强化的程度，间接反映肝细胞的功能状态。由于肝炎、肝细胞再生、肝纤维化等均有 ASG 受体数目的减少或受体的功能障碍。肝癌细胞缺乏 ASG 受体，因此利用 ASG 受体介导的 SPIO，有助于对肝的疾病作出早期、准确的诊断。

另外，由于一些肿瘤细胞表面转铁蛋白受体（TfR）过度表达，当 Tf-MION 作为探针进入靶目标区后，通过 TfR 作用以 TfR-Tf-MION 的形式将 MION 转运入细胞内而实现对肿瘤的 MRI 显像。

（四）MRI 基因成像

MRI 基因表达显像是通过目的基因的标记或转染靶细胞并在靶细胞内大量扩增来放大 MRI 信号成像，MRI 信号反映了分子探针的转递与表达情况，由此可间接了解目的基因的表达，可用于基因治疗的监视与疾病的早期诊断。研究较多的报告基因可分为两类：一类为细胞内酶成像，主要有 β- 半乳糖苷酶、酪氨酸酶、胞嘧啶脱氨酶、精氨酸激酶及肌酸酐激酶等；另一类为细胞表面受体成像，主要有转铁蛋白受体成像。此外，还有人通过合成短的肽链作为连接物，来连接 MRI 对比剂和目的治疗基因。但是基因改造的方法会使细胞的增殖和分化受到影响，并且技术复杂，因此价值有限。

1. 酪氨酸酶（tyrosinase，TYE）报告基因系统　TYE 作为黑色素合成的限速酶，生理条件下特异性表达于黑色素细胞与黑色素瘤细胞。TYE 报告基因系统的基本原理是以 TYE 基因作为分子探针，通过分子生物学方法与目的基因相连并导入细胞内，随目的基因的表达而表达。TYE 基因的表达增加会引起 TYE 增加导致细胞内黑色素的增加，这时黑色素螯合的金属离子增加；T_1WI 呈高信号，通过 MR 成像可活体检测目的基因的表达情况。

2. β- 半乳糖苷酶（β-galactosidase）报告基因系统　β- 半乳糖苷酶由 β- 半乳糖苷酶基因（Lacz）编码，能催化乳糖分解为葡萄糖与半乳糖，同时，也可水解半乳糖化合物，通过阻断半乳糖与钆螯合物的内部结合位点而使钆螯合物释放出来。β- 半乳糖苷酶报告基因系统成像原理：以 Lacz 作为报告基因，通过分子生物学方法与目的基因相连并导入细胞内，随目的基因的表达而表达，引起 β- 半乳糖苷酶的增加，当靶细胞中存在较高浓度的半乳糖 - 顺磁性物质螯合物时，β- 半乳糖苷酶的水解作用会引

起游离钆等顺磁性螯合物的增加，引起弛豫时间的改变而产生了 MRI 信号，在 T_1WI 呈高信号，由此也反映了目的基因的表达情况。

3. 转铁蛋白受体（transferring receptor，TfR）基因报告系统　TfR 是一种细胞膜跨膜糖蛋白，80% 位于细胞内膜性结构上，20% 位于细胞膜上，在人体内发挥重要的转运作用，以 TfR-Tf-Fe 的形式将铁由膜外运至细胞内，实现铁的储存。TfR 基因报告系统成像原理：应用转铁蛋白受体基因标记目的基因，由于转铁蛋白受体基因表达引起细胞上转铁蛋白受体增多，应用转铁蛋白 -SPIO 作为探针，可以监测目的基因的表达情况。

（五）MRI 其他分子成像

1. 肿瘤血管显像　肿瘤血管形成对肿瘤生长、转移及侵袭起至关重要的作用，对肿瘤血管的检测是判断肿瘤形成的关键，氧化铁颗粒对肿瘤血管生成检测的研究关键在于成像目标的选择，目前研究较多的新生血管分子靶目标是 $\alpha_v\beta_3$ 整合素。整合素受体在部分恶性肿瘤及肿瘤中活跃增生的新生血管内皮细胞膜表达。成熟血管内皮细胞、未增生的内皮细胞中无表达或几乎不能被探及，含有 RGD（精氨酸 - 甘氨酸 - 天冬氨酸）序列的小分子多肽对整合素 $\alpha_v\beta_3$ 受体具有高度的选择性与亲合力，有研究利用 SPIO-RGD 与整合素 $\alpha_v\beta_3$ 受体的高度亲合力，将 RGD-USPIO 引入荷人鳞癌 HaCaT-ras-A-5RT3 及表皮癌 A431 肿瘤的裸鼠体内，应用 MR 成像来检测肿瘤新生血管形成及对抗癌治疗的疗效做出评价。

血管内皮细胞生长因子（VEGF）是另一个重要的研究肿瘤血供的标记因子，可通过抑制 VEGF 的表达以达到对肿瘤生长抑制作用，有学者以 SPIO 标记 VEGF 受体酪氨酸激酶抑制剂，通过 MRI 分子成像可以观察肿瘤血供，对抗肿瘤药物的疗效做出评价。

2. 血栓及活性动脉粥样硬化斑块显像　即应用纤维蛋白靶向的 MR 顺磁性微粒探针可敏感地检测、定位纤维蛋白，并能早期直接检出不足 500μm 的脆性斑块。Botnar 等设计了一种磁共振分子显像探针，这一探针由脂质包裹的液态氟碳微粒构成，经生物素化后，每个微粒含 50 000 个 Gd^{3+} 原子，在其外层脂质单层上加入 MPB-PE（异丙醇极性脂质），后者提供与配体结合的结合键，在活体注射时不产生或很少产生血池对比，可成功应用于不稳定斑块的磁共振分子显像。

四、多功能分子探针

在所有的分子成像模式中，没有任何一种成像方式可以完整而足够地获取所有的人体信息。如光学成像在人体尤其深部组织很难获得定量信息；MRI敏感度较低；放射性核素和超声成像分辨率低。因此多功能分子探针的使用具有互补优势，是单一亲和组件通过连接体同时连接多种信号组件而成，可同时满足多种成像模式，从而使各种成像技术得以扬长避短，实现最佳整合。同时采用≥两种报告基因以满足多种成像模式的双报告基因（或多报告基因）成像也开始崭露头角。但要将多种造影剂构建到一个纳米颗粒分子探针平台具有很大的挑战。首先制备空心纳米壳，然后根据需要装载各种造影剂和生物活性物质，并进行功能性靶向受体或抗体修饰，构建靶向多功能纳米分子探针。纳米载体材料的选择主要取决于生物活性成分的性质和治疗药物的药代动力学特征以及溶解性、电荷和尺寸等。目前研究的多重模式分子显影主要指纳米平台下的双重影像，如MRI和光学成像联合、MRI和SPECT/PET联合等。

1. MRI-核医学成像双模式影像探针　Chen等通过^{99}Tcm标记Gd-DTPA的方法制备了一种同时具有放射性核素及顺磁性物质的螯合物，初步研究了这种螯合物的生物学分布，并在SPECT及MRI下分别进行了显像研究，结果显示这种螯合物可成为一种潜在的双模式影像探针。

斯坦福分子成像项目（MIPS）近来研发出一种PET和MRI双功能氧化铁纳米探针：多聚天门冬氨酸包被的氧化铁纳米颗粒与RGD循环多肽及DOTA螯合剂相连，并标记上正电子发射的放射性核素^{64}Cu（半衰期为12.7小时），他们在动物模型上已经证实了这种探针（^{64}Cu-DTPA-IO-RGD）对肿瘤表达$\alpha_v\beta_3$整合素PET/MRI成像的适用性与有效性。

2. RI-光学成像双模式影像探针　MRI-光学成像也是提供活体分子靶向显像的一个有效方法，其结合了MRI的高空间-时间分辨率及深部组织穿透力和光学成像的高灵敏度。在为数众多的多模式影像探针中，用于MRI-光学成像的纳米粒探针可能

是又一主要的研究方向，然而，目前它们中的大部分没有实现MRI与光学成像的同时显像，这可能是因为MRI的灵敏度较低或者光学成像的组织穿透力有限。

Biodot等报道了一种新的氧化钆（gadoliniumoxide，Gd_2O_3），其可用于MRI-光学成像系统。已有报道，结晶氧化钆纳米粒比钆螯合物具有更高的弛豫率。这些纳米粒具有顺磁性氧化钆核心以及聚硅氧烷外壳，能够携带荧光染料用于光学成像，氧化钆核心比广泛使用的含钆对比剂（如Gd-DTPA）具有更好的成像特性。但是，目前MRI-光学成像的结合还需要进一步优化，MRI需要一个与剂量相关的大的对比剂数量，还要与光学成像的高灵敏度相统一。

3. MRI-CT成像双模式影像探针　Alric等报道了一种螯合了钆的金纳米粒（aurum dithiolated diethylenetriaminepentaacetic Gadolinium，Au@DTDTPA-Gd），该纳米粒用多层DTPA外壳包裹了金纳米粒，而DTPA外壳又通过二硫键螯合了钆，能表现出与剂量相关的X射线吸收性质。通过CT及MRI观察，该纳米粒能在血池中自由循环，没有观察到肺、肝及脾的蓄积。由于通过表面修饰金纳米粒可以与目的基团共价连接，因此针对Au@DTDTPA-Gd的双模式影像探针可望被开发。

五、总结与展望

分子影像技术中最关键的技术是分子探针，目前分子影像学在核医学、磁共振、光学等几个热门研究领域里，真正成熟的，能够有效应用于临床的分子探针还不多，还必须进一步加强多学科的有效合作，从基因水平来认识和研究疾病，利用先进的基因重组技术或组合化学手段，设计出更新颖、特异性更强、灵敏度更高的分子探针，在分子水平进行高质量的活体分子识别显像，这是基础研究和临床应用之同的桥梁。

（滕皋军　聂芳）

重点推荐文献

[1] Ma ZL, Teng GJ, Mai XL, et al. Inhibited atherosclerotic plaque formation by local administration of magnetically labeled endothelial progenitor cells（EPCs）in a rabbit model[J]. Atherosclerosis, 2009, 205: 80-86.

[2] Lee JH, Huh YM, Jun YW, et al. Artificially engineered magnetic nanoparticles for ultra-sensitive molecular imaging[J].

Nat Med, 2007, 13:95-99.

[3] Zhang C, Jugold M, Woenne EC, et al. Specific targeting of tumor angiogenesis by RGD-conjugated ultrasmall super-paramagnetic iron oxide particles using a clinical 1. 5T magnetic resonance scanner[J]. Cancer Res, 2007, 67: 535-562.

第4节　光学分子探针标记原理及其进展

一、光学分子成像探针的标记原理

目前常用的光学分子成像探针有荧光染料标记的探针、量子点标记的探针、可激活探针、拉曼探针和光声成像探针。

（一）荧光染料标记的探针

目前已经开发出包括羰花青染料吲哚菁绿（indocyanine green，ICG）、异硫氰酸荧光素（fluorescein isothiocyanate，FITC）、近红外花青染料（cyanine）、鲍光过敏素（pyropheophorbide）、罗丹明染料（rhodamine）和 Alexa Fluor 染料等多种荧光染料，用于合成荧光标记的光学分子成像探针（图10-4-1）。但是，大部分荧光染料都有一定的毒性，不利于临床应用，而 ICG 安全性相对较高，已经应用于人体。

（二）量子点标记的探针

半导体量子点（quantum dots，QDs）又称量子点或半导体纳米微晶体，目前文献报道主要是一种由Ⅱ~Ⅵ族或Ⅲ~Ⅴ族元素组成的，直径为2~8 nm，能够接受激光激发产生荧光的半导体纳米颗粒，特殊的结构使其具有独特的光学特性。

有机染料的荧光信号往往随着照射时间延长而很快暗下来（光褪色），而量子点则可以持续很长时间而不褪色，其荧光寿命可达有机染料分子的100倍以上，耐光漂白的稳定性也是后者的近1000倍，这一特征对于研究活细胞中生物分子之间长期的相互作用是十分重要的，也为观察耗时较长的细胞过

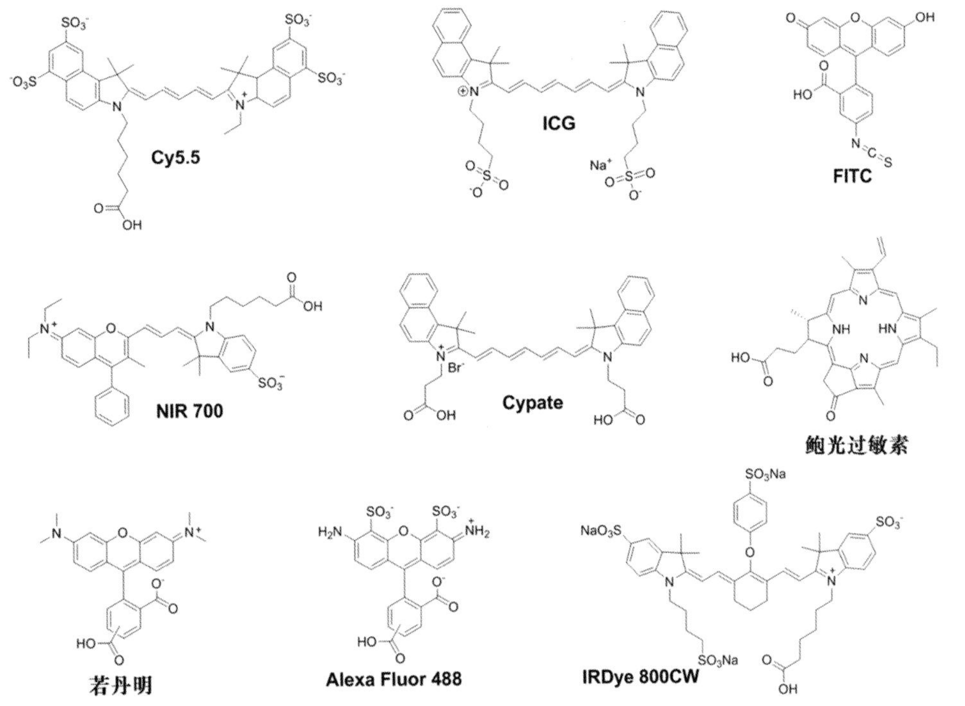

图 10-4-1　常用的荧光染料结构图

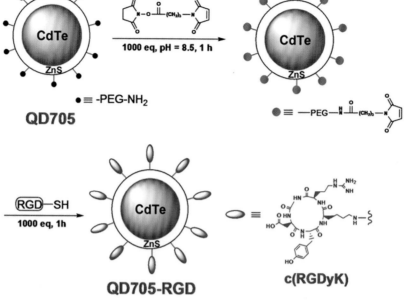

图 10-4-2　QD-RGD 结构示意图

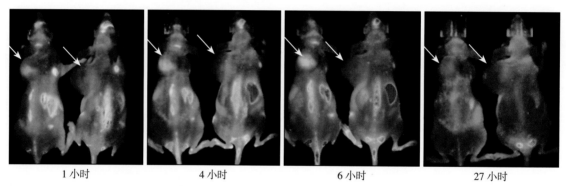

1 小时　　　　　　4 小时　　　　　　6 小时　　　　　　27 小时

图 10-4-3　QD-RGD 介导的近红外荧光分子成像

程创造了条件。

此外，不同材料及大小的纳米晶粒可提供发射峰为 0.4 ~ 2μm 的光谱范围，这样就允许同时使用不同光谱特征的量子点，而发射光谱不出现重叠或很少有重叠，使标记生物分子荧光谱的区分、识别变得容易。

Cai 等合成了直径约 705nm 的量子点，用来标记 RGD 合成近红外光学分子成像探针（图 10-4-2），并成功用于小鼠的皮下移植瘤的肿瘤血管生成成像（图 10-4-3）。

左侧鼠为实验组，右侧鼠为对照组，可见左侧鼠探针引入 1 小时后，皮下移植瘤出现荧光信号强度明显增加，直至 6 小时达到高峰，27 小时基本消失。右侧对照组则引入未标记 RGD 的量子点，显示探针引入后，肿瘤荧光信号强度一直没有增加。

（三）可激活探针

可激活探针一般用于酶激活的功能成像。它们往往含有两个以上的等同或不同的色素团，两个色素团通过酶特异性多肽接头彼此紧密相连，这类探针主要呈黑色，没有或者很少发射荧光，这主要是由于非常相近（等同色素团）或者共振能的转移（不同色素团）所造成的淬灭效应所致。多肽接头的切除，使它们的荧光团释放出来，荧光发射于是得以恢复（图 10-4-4）。

因此，可激活探针的背景信号通常很低，但造影和检测的灵敏性却高于活性探针。一些可激活探针见于本文文献和某些综述。酶靶点主要限于蛋白酶，包括组织蛋白酶、半胱氨酸天冬氨酸特异蛋白酶、基质金属蛋白酶、凝血酶、HIV 和 HSV 蛋白酶

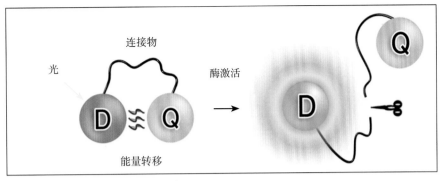

图 10-4-4　酶激活的光学探针示意图

以及尿激酶类血纤维蛋白溶酶原激活剂等。

（四）拉曼探针

　　量子点作为新一代荧光探针，近几年已成为生命科学、医学等领域新的研究热点。但量子点探针的稳定性、非特异性吸附是制约其生物医学应用的瓶颈问题，深入研究量子点的表面状态至关重要。

　　拉曼光谱（Raman spectra），是一种散射光谱。光照射到物质上发生弹性散射和非弹性散射。弹性散射的散射光是与激发光波长相同的成分，非弹性散射的散射光有比激发光波长更长的和短的成分，统称为拉曼效应。由于拉曼光谱是一种基于物质内部拉曼散射信号而建立的分析方法，由于其可提供丰富的分子结构信息和表面信息，已经成为探测纳米粒子表面及界面的有力工具。拉曼光谱成像技术是拉曼光谱分析技术的新发展，借助于现代共焦显微拉曼光谱仪器以及新型信号探测装置，它把简单的单点分析方式拓展到对一定范围内样品进行综合分析，用图像的方式显示样品的化学成分空间分布、表面物理化学性质等更多信息。Chen 等合成了

一种新的可被拉曼成像设备检测的炭纳米管 SWNT（single walled nanotubes），并用 PEG 包裹 SWNT，改善其生物相容性和血流动力学特征。随后，用该纳米管联合 ^{64}Cu 标记了 RGD 合成了 PET 和拉曼双模式成像探针 ^{64}Cu-DOTA-PEG-SWNT-RGD（图 10-4-5），并对探针的有效性和生物学分布特征进行了鉴定，初获成功（图 10-4-6 和图 10-4-7）。

（五）光声成像探针

　　光声成像（photoacoustic imaging）技术结合了组织纯光学成像和组织纯声学成像的优点，可得到高对比度和高分辨率的重建图像，且具有无副作用的优点，为生物组织的无损检测技术提供了一种重要检测手段，正逐步成为生物组织无损检测领域的一个新的研究热点。

　　用时变的光束照射吸收体时，吸收体因受热膨胀而产生超声波，这种现象称为光声效应，产生的超声波称为光声信号（图 10-4-8）。对生物组织的光声成像，是采用"光吸收 - 诱导光声信号 - 超声波检测 - 图像重建"过程进行成像。

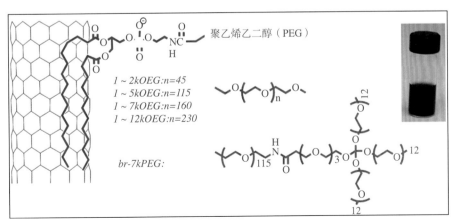

聚乙烯乙二醇（PEG）

1 ~ 2kOEG:n=45
1 ~ 5kOEG:n=115
1 ~ 7kOEG:n=160
1 ~ 12kOEG:n=230

br-7kPEG:

图 10-4-5　拉曼成像探针 SWNT-RGD 示意图

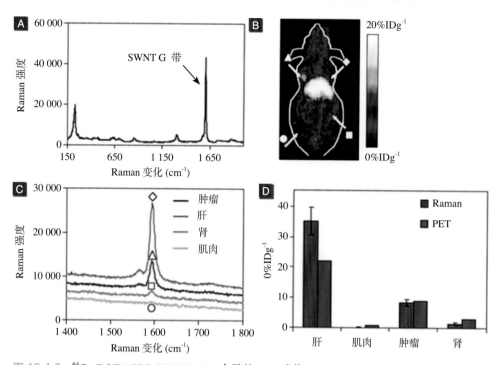

图 10-4-6 ^{64}Cu-DOTA-PEG-SWNT-RGD 介导的 PET 成像
A. 探针的拉曼频移图谱，探针的发射的拉曼波峰在 1650nm；B. PET 图像显示探针在小鼠体内的全身分布图，放射性活性从强到弱为肝、肿瘤、肾，肌肉的放射性浓聚很少；C. 探针在不同器官分布的拉曼强度示意图；D. 拉曼成像和 PET 成像的探针量化示意图，显示探针在小鼠体内的全身分布特征。

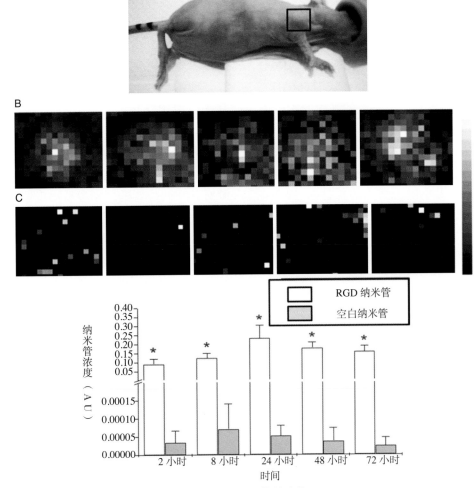

图 10-4-7　^{64}Cu-DOTA-PEG-SWNT-RGD 介导的拉曼成像

A. 利用可见光对肿瘤进行拉曼成像定位；B. 实验组在注射了 ^{64}Cu-DOTA-PEG-SWNT-RGD 探针后 2 小时、8 小时、24 小时、48 小时、72 小时的拉曼成像，显示探针注射后，肿瘤区拉曼强度明显增加；C. 对照组在注射了 ^{64}Cu-DOTA-PEG-SWNT 之后 2 小时、8 小时、24 小时、48 小时、72 小时的拉曼成像，显示肿瘤区拉曼强度增加不明显。

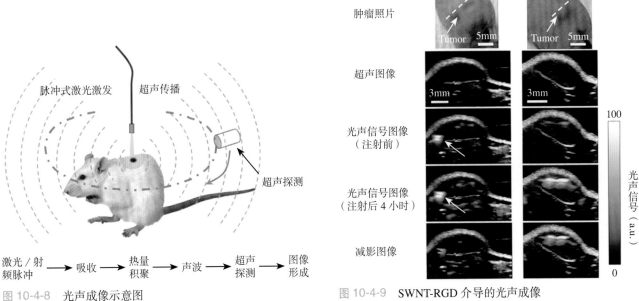

图 10-4-8　光声成像示意图

图 10-4-9　SWNT-RGD 介导的光声成像

研究发现，一些纳米碳管是绝佳的声光成像对比剂（contrast agents）。实验发现将对比剂经由静脉注射至罹癌的小鼠，环肽纳米碳管产生的声光信号是对照组的8倍。De la Zerda A等人应用声光成像对比剂SWNT（single walled nanotubes）标记RGD合成了肿瘤血管生成分子成像探针（SWNT-RGD），成功应用光声成像技术对荷瘤小鼠的肿瘤血管生成进行了分子成像（图10-4-9）。

左侧为对照组小鼠，引入的探针是未结合RGD的SWNT，光声成像显示肿瘤没有出现明显的强回声；右侧为实验组小鼠，引入的探针是SWNT-RGD，光声成像显示肿瘤出现明显的强回声。

二、光学分子成像探针的研究进展

活体光学（生物光子）成像 [in vivo optical（biophotonic）imaging] 是将活体组织中分子与光子作用时释放的光学信号进行收集、整合，通过一系列的数据处理后转化成直观的图像。

光学成像对光信号的要求较为宽泛，从红外线到紫外线都满足要求，量子力学跨度很大，约为1.55～4.13eV，波长范围300～800nm，这个范围内的光子均可与组织中的单个分子相互作用，实现能量的转换。

光子的能量可以转换成以下4种能量形式：光、化学能、机械能或内能。光以电磁波的形式，可发生投射、反射、折射、散射或被吸收。紫外线通常在与组织表面的作用过程中被吸收，另外紫外线容易产生光致电离作用。可见光与分子作用时也容易被吸收，但近红外光线很少发生能量转化，具有良好的穿透性。因此，利用超敏感的光学探测设备，能够获取光能在混杂介质中被吸收和转化的信息，主要是通过对透射光子进行探测，或者通过监测波长与相位的变化探测散射光子来实现的。通过分析处理这些信息，可对成像靶点进行三维立体定位。

目前，光学成像的发展速度非常快，已普遍应用于活体肿瘤模型研究中。光学成像常被认为是能够替代传统成像模式（如MRI、CT与核医学）的新型成像方法，其原因在于光学成像具有低耗和便于操作的优点，光学成像设备的敏感性较高，无放射性损伤，仅需较低剂量的探针，探针可重复引入，另外光学分子成像生物分析研究所取得的结果（如荧光显微镜）与宏观活体成像取得的结果直接相关。

这些优势使得光学成像能够对肿瘤模型进行快速成像研究和治疗药物疗效监测。光学分子成像在实验研究中的另一个优势在于多功能探针的研发。这些研究将图像分辨率和数据定量分析水平推向了新的高度。然而，关于分子探针在活体组织中的光学传导特性的研究需要综合多个相关学科的知识。光学分子成像探针必须具备的条件是：生物相容性好，可注射引入并可被光学成像设备探测到。

光学分子成像最大的挑战就是穿透力低和光在组织内的吸收和散射，对距离组织表面较远的光源对其空间位置的判断容易出现偏差。但荧光成像的准确性高，而且可根据不同的成像要求选择合适的探针，对体内异常组织的位置和类型进行研究。光学分子成像探针分为内源性探针（endogenous optical imaging probes）和外源性探针。内源性探针包括染料、辅因子和荧光蛋白等。在合成外源性探针的时候，有大量不同类型的备选荧光染料，包括有机荧光染料和无机纳米粒子，几乎涵盖了所有的光学理化特征。

（一）内源性探针

1. 吸光 - 非激发型光学探针（light-absorbing, nonemitting optical imaging probes）

活体生物内大多数有色分子中都含有发色团，如共轭 π 系统（含单双键重复序列）和金属复合物（周围电子可吸收光子并发生能级跃迁，达到激发态）。

哺乳动物组织中的脱氧血红蛋白、氧合血红蛋白和黑色素是有效的光子吸收染料，吸收了绝大部分可见光子。

（1）血红蛋白：血红蛋白含有二价卟啉铁的四聚体蛋白，是光学成像中的最典型的金属发色基团。血红蛋白的存在提示有血流灌注（可源于肿瘤血管生成）或者异常出血（可源于肿瘤血管结构不完整），因此，可通过探测血红蛋白来探查肿瘤。

氧合血红蛋白和脱氧血红蛋白可通过近红外光谱分析仪进行探测。可用于监测分娩过程中胎儿大脑和横纹肌中氧合作用的变化情况。应用近红外光谱进行脑功能成像则是基于血容量变化与血液含氧量变化间存在线性关系，即当局部血流量增加时，氧合血红蛋白和脱氧血红蛋白的浓度将发生变化。在760～830nm这个波谱范围，血容量的改变可引起强烈的光子吸收，这些光子吸收几乎完全来自于血液中的血红蛋白。

应用近红外荧光成像进行脑血流量的评估，可获得很高的时间分辨率，但空间分辨率却相对较低。而近年来光声成像技术的发展明显提高了组织中发色基团的可探查效率，该技术可利用多个波长范围的光子吸收进行光学成像。光声成像的原理是探测由组织局部光能沉积而激发出的广谱超声波。超声波较光子而言不易发生散射，因此可用于探查几毫米深的强吸收化合物。光声显微镜主要是利用584nm这一波长进行成像，在这一波长上，两种血红蛋白均会产生摩尔消光作用。目前，光声显微镜可对周围型肿瘤内的血管生成和黑色素进行显微镜水平的探查，探查深度可达3mm。另外，光声成像技术还具有活体肿瘤断层成像的潜力。如有学者在乳腺癌脑转移模型上，利用氧合血红蛋白与脱氧血红蛋白的光谱差别，通过光声成像对肿瘤的乏氧情况进行无创性的评估。

（2）黑色素：（又叫真黑素、褐黑素）是复合的低聚物，是无定形物质，由黑色素细胞与黑色素瘤细胞合成分泌。通过基因表达成像可监测黑色素的形成过程，报告基因采用的是酪氨酸酶基因，其表达产物是黑色素。然而，仅针对上述色素进行成像的敏感性较低，不足以实现对黑色素瘤的探查和诊断，除非是应用分光镜模式的光声成像，通过监测近红外线与色素分子的相互作用来实现。与血红蛋白不同的是，黑色素可吸收近红外线，因此能够满足皮下黑色素瘤的成像并提供足以满足诊断要求的对比效果。

2. 内源性荧光探针 细胞代谢过程中往往需要某些具有荧光特性的分子参与，这些分子可发射不同波长的荧光。内源性发色基团可产生所谓的自体荧光，自体荧光的产生与色氨酸和细胞器内的辅酶有关，如烟酰胺腺嘌呤二核苷酸磷酸（NADPH）和黄素腺嘌呤二核苷酸（FAD）。正常细胞中色氨酸的自体荧光强度要比在肿瘤细胞中的更为强烈。细胞外基质中弹性蛋白与胶原蛋白也会发射自体荧光，其分子基础是糖基化作用和氧化作用。这些自然状态下的组织中蛋白的修饰作用量子产率很高。自体荧光分析可在在组织表面，尤其是表皮层进行。在癌症（原位癌）早期，内源性荧光物质的数量和分布将出现多种变化，而自体荧光分析有助于对这些变化进行评估。

（二）外源性探针

细胞本身不存在外源性光学成像探针，需要人为地将其引入到肿瘤细胞中。外源性光学分子成像探针主要是通过生物或者化学方法获得的。

1. 荧光蛋白和生物发光蛋白 对于荧光蛋白和生物发光蛋白，一般通过应用编码该蛋白的cDNA序列的表达载体可将蛋白整合到体内，利用这一原理将发光蛋白编码序列引入到动物胚囊中，就制备了携带报告基因的转基因动物。大多数外源性光学探针都是发光性的。任何物质中处于激发态的电子向基态跃迁时都会产生发光现象，荧光则是发光现象的一个特例。实际上荧光与发光具有本质的区别。荧光需要激发光激发后才能产生，而化学发光的能量则是由机体中的化学作用提供的。活体内的化学发光现象就是生物发光。需要指出的是，生物发光蛋白目前已经应用于临床前的肿瘤基础研究。但由于发光蛋白及其转运载体都具有抗原性，限制了其进一步的临床应用。

（1）荧光蛋白：荧光蛋白可以在活体细胞和组织中稳定表达。因此，荧光蛋白的标记技术已经成为活体细胞示踪的新方法。

荧光蛋白作为水通道和荧光酶作用产物的受体存在于刺胞动物中。换言之，荧光蛋白是自然界的生物发光共振能量转移（BRET）中的重要元件。在生物发光共振能量转移中，荧光酶发射的光子被荧光蛋白吸收并将其激活，最终发射出红光。BRET是指一个发光或荧光供体和一个荧光受体（如绿色荧光蛋白的突变体GFP）之间会发生能量转移。

荧光蛋白的发光时不需要外源性底物和辅因子，但在氨基酸氧化过程中需要有氧的参与。大多数荧光蛋白都是多聚体，如增强型绿色荧光蛋白形成弱性二聚体，而红色荧光蛋白则是四聚体。增强型绿色荧光蛋白普遍应用于肿瘤学研究中。增强型荧光蛋白报告基因可在活体对基因表达水平进行监测。

EGFP合成分为多个步骤：苯丙氨酸在高于37℃时可突变为亮氨酸，在哺乳动物中190个沉默基团改变了表达状态；丝氨酸突变为苏氨酸，激发波长峰值变为488nm。由此产生的蛋白质大约是野生型蛋白两倍亮度。活体内的荧光蛋白表达可实现活体内基因表达监测和蛋白定位。这是由于EGFP具有独立的功能域，且附近功能基团不产生干扰。但是红色荧光蛋白可发生多聚化且成熟过程缓慢，所以上述合成方法在此并不适用。好在这些问题可应用诱变的方法——化解：使红色荧光蛋白突变体中的几个带正电荷的 N 端氨基酸移位。

（2）生物发光蛋白：利用光子计数设备或 CCD 图像传感器，通过测量生物发光发射的光子数，可对外源性的标记蛋白进行定量分析，这种方法敏感性极高，可在体外实现单细胞成像。同样，由于哺乳动物的生物发光成像的背景噪声极低，可在体内探测到数量极少的荧光素酶阳性细胞。有实验在大鼠腹膜腔中注射不同数量的荧光素酶阳性的宫颈癌细胞，研究证实利用生物发光成像能够探测数量在 1 000 个的荧光素酶阳性细胞。萤火虫荧光素酶（61kD）和海肾荧光素酶都是单体蛋白质，不需要翻译后对酶活性进行加工。

与荧光蛋白不同，荧光素酶无需翻译后的成熟过程，刚刚翻译产生的蛋白就具有很强的催化功能。萤火虫荧光素酶的化学发光范围在 550～570nm，磕头虫的红移荧光素酶的最大发射光谱是 635nm。当使用磕头虫荧光素酶突变剂时，红移荧光素酶的发射光谱出现双峰，供双报告物检测。但是，Renilla 和萤火虫荧光素酶双重检测系统应用起来更加方便，因为酶可以直接和底物发生反应。甲壳虫荧光素在 ATP、Mg^{2+} 和氧气存在的情况下，由甲壳虫荧光素酶催化，进一步氧化成氧化型荧光素并释放光子，该过程由 luciferyl-AMP 介导。萤火虫荧光酶在活体内有良好的动力学特性，该动力学特征依赖于体内辅酶 A 的浓度。野生型海肾荧光素酶（RLuc）及改良的突变型海肾荧光素酶可释放蓝光，最大波长 480nm。以荧光素酶作为肿瘤标记物主要用于肿瘤细胞的无创性成像研究中，研究证实其检查结果与高分辨率 MRI 测得的肿瘤体积有着明显的相关性。由于荧光素酶成熟周期短，在细胞内存留的时间短（在哺乳动物细胞中，从翻译到降解大约 3 小时），因此，近年来，荧光成像在转基因模型的细胞增殖动力学研究中及活体进行启动子功能分析中都有应用。在活体内探测生物发光光源的深度是很困难的，由于无法在浑浊介质中对可见光子的传播。但是，不同类型的荧光素酶的发射波谱不同，据此可通过应用色谱成像检测荧光素酶实现光源深度的检测，并具有很好的前景。

（3）蛋白质传感器为基础的光学成像探针：活体检测信号转导途径的改变有可能通过蛋白质磷酸化成像来实现。就磷酸化蛋白质的数量、磷酸化发生的概率和磷酸化/脱磷酸作用的多样性而言，对蛋白质磷酸化过程进行成像是一个难题。有学者用一段肽段连接物将荧光蛋白对和劈裂报告物连接在一起，该肽段在胰岛素受体激酶的磷酸化作用下可发生构象改变，并产生共振能量转移或荧光信号强度改变。但这种情况下产生的荧光信号强度仅能达到成像饱和荧光信号强度的 5%～10%，因此不足以产生稳定的荧光图像。因此，有人通过劈裂报告蛋白的修饰和改造来获得更强的蛋白传感器，方法是采用有功能的蛋白片段而不是具有完整的结构的蛋白（firefly 和 RLucs）。这些报告片段可用于成像细胞核受体或细胞内的蛋白质 - 蛋白质相互作用。这种成像最初是采用内蛋白驱动的途径实现的。内蛋白（DnaE）是 DNA 多聚酶Ⅲ 的催化亚单位。应用内蛋白驱动的蛋白质剪接需要全长的细胞核受体（如雄激素受体）RLuc 裂片和 DnaE 裂片（蛋白质剪接元件）。该报告系统包括：①C 末端包含 DnaE 片段和萤火虫荧光素酶融合蛋白的受体；②N 末端含有 DnaE 片段和 RLuc 融合蛋白的胞核内组件。这两个融合蛋白在彼此分离的时候没有荧光活性。在配体的作用下（双氢睾酮），受体易位进入细胞核，在细胞核内，两个 DnaE 片段相遇，在其剪接点就会发生相互作用致使蛋白质剪接复合，结果导致萤火虫荧光素酶和其底物 RLuc 相遇，产生生物发光。

2. 基于有机荧光染料的光学分子成像探针

（1）不同荧光染料的性质：荧光探针的光物理特性是光学分子成像的核心，主要包括典型的荧光吸收波长和荧光发射波长、荧光量子产率和潜在的光动力学特征。目前最常应用于疾病诊断的天然的有机荧光染料包括：聚甲炔染料（羰花青）、四吡咯（比咯紫质、二氢卟酚、菌绿素）、稀土金属螯合物（稀土族元素和铕络合物）夹氧杂蒽染料，包括二羟基荧烷、罗丹明等。为了根据临床应用或实验研究目的，选择合适的探针，必须考虑到荧光基团的基本性质。图 10-4-10 为几种常用的有机荧光染料的吸收和荧光发射光谱以及这些荧光染料的生色基团的化学结构式。

花青染料是当前在生物学成像领域应用最多、用途最广的荧光染料，由于花青染料的发射波谱覆盖从可见光到近红外区域，因此既可以用于浅表部位成像，也可以用于深部位成像。花青染料的荧光寿命很短（1 纳秒），高的摩尔消光系数，中等的荧光量子产率，其缺点是化学性质不稳定和光漂白作用。

由于四吡咯发色团（如比咯紫质、二氢卟酚、

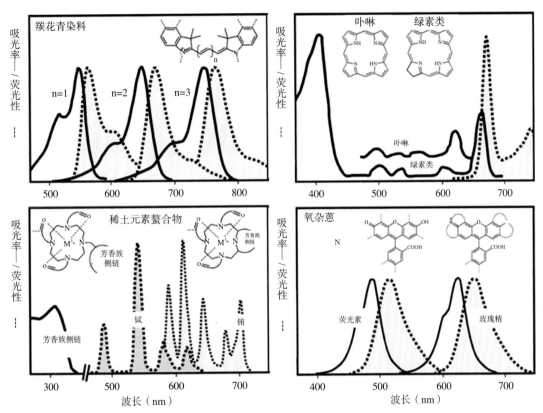

图 10-4-10　几种常用的有机荧光染料的吸收和荧光发射光谱
花青染料、四吡咯、夹氧杂蒽、稀土元素螯合物的生色基团的典型吸收和荧光发射光谱，以及这些生色基团的化学结构式。

苯佐他明、菌绿素和酞菁）在三联体激发态结构的时候，能够产生单线态氧并产生细胞毒性作用，因此可用于光动力（学）疗法。有关光动力学治疗的内容超出了本章的范围，但是很多四吡咯具有红移吸收的特点，并具有合理的荧光发射波谱（荧光寿命 10 纳秒），可用于疾病诊断研究。

稀土元素螯合物，尤其是铽和铕，有长达毫秒级的荧光寿命，荧光产生于金属离子在分子内接受的来自邻近芳香基团的激发能量，随着芳香基团的不同，稀土元素螯合物具有不同的短激发波长（从紫外到近红外），因此最初用于表面激发。

夹氧杂蒽染料，包括罗丹明和荧光素衍生物，是生物分析的基本工具，由于具有很高的荧光量子产率（接近 100%），因此在荧光显微镜和其他细胞分析方面极具优势。但是，由于将夹氧杂蒽染料的功能基团结构特性调整到近红外区，所以该类染料很少用于活体光学分子成像中。花青染料由于具有近红外区吸收特性，因此是目前最常用的活体光学分子成像的染料，可将花青染料进行结构修饰，包括与靶向分子抗体、蛋白、肽段、小分子或者可激活的酶结构相连接合成探针，使其符合光学分子成

像探针的化学和药理学需求。接下来主要介绍非特异性荧光染料（被动靶向）、靶向性探针（蛋白结构表达报告物）和可激活系统（蛋白功能报告物）。

非特异性荧光染料（被动靶向）：应用非特异性对比剂获得基于组织形态学和生理学特性的对比增强，是包括 X 线、CT、MR 成像在内的常规临床影像学增强扫描的基本原理，该原理可以扩展到光学检查。

羰花青染料吲哚花青绿（ICG，吸收范围 780～800nm），是唯一应用于临床的近红外荧光染料；20 世纪 60 年代初就被用作诊断性药物，因其具有肝吸收速度快、血半衰期短（10 分钟）的特点，所以可用于评价肝功能和心排血量。到了 20 世纪 90 年代，人们又发现其可作为影像对比剂。

ICG 作为一种近红外荧光成像对比剂，现已用于动物和患者身上的肿瘤检测，同时 ICG 作为一种常用的荧光染料，还在眼科学血管疾病的荧光血管造影术中有广泛的应用。

新型吲哚三羰花青染料与血浆蛋白的结合力低，且具有很强的亲水性，因此这样吲哚三羰花青在血液循环和组织内的停留时间增加，这对于长时

间的光学成像非常重要（如乳腺光学成像或术中成像）。典型的新型吲哚三羰花青染料包括 SIDAG 染料和 TSC 染料。SIDAG 染料是一种双葡萄糖胺的羰花青衍生物，TSC 染料是一种四磺酸盐化的羰花青衍生物。这两种染料均已有肿瘤检测（吸收波谱为 750nm、发射波谱 >780nm）的潜力。还可用类似的方法修饰羰花青染料合成类似的新型吲哚三羰花青染料，如用糖（如半乳糖或者多价繁枝体状）修饰近红外羰花青染料。

含有磺酸盐和羧酸基团结构的近红外花青染料 IRDye78-CA，已经应用于心肌血流灌注的术中成像研究。

夹氧杂蒽染料的荧光素是少数获得临床批准应用的染料之一，现今已成为临床成像中应用最广的荧光染料，常规应用于眼科荧光造影术检查中。

以上几种非特异性荧光染料的化学结构式见图 10-4-11。

将荧光染料（如花青染料或荧光素）连接到不同分子量的甲氧基（聚乙烯）乙二醇（MPEGs）上，或是连接到生物大分子（如转铁蛋白或人血清蛋白），可明显增加在血中的循环时间，肿瘤对染料的摄取也显著增加。基于肿瘤或炎症过程中的血管渗透性较正常组织内的血管通透性大，因此可利用

该探针在活体获得病变区的对比增强。

（2）特异性荧光染料（主动靶向）

① 基于配体肽段的荧光分子探针：靶向特异性的光学分子成像的前提，就是利用小分子量肽段配体作为载体，用荧光染料进行标记，合成靶向特异性的光学分子成像探针。已经可以利用低分子量的肽配体作为运载工具传递荧光基团，制作靶向特异性光学探针。研究表明，许多疾病会特异性高表达具有不同调节功能的受体，尤其是 G 蛋白耦联受体，并有相应的配体通过与受体特异性结合起到重要的调节作用，常见的配体包括：生长激素抑制素（SST）、血管活性肠肽（VIP）或是铃蟾肽等。可以用影像学标志物标记配体，利用配体 - 受体特异性结合的特性，实现疾病的靶向特异性分子成像。

如有学者合成 SST 的类似物奥曲肽并进行优化，使其具有更好的药理学特性，利用放射性核素或者荧光染料进行标记，合成了一大类奥曲肽类的分子成像探针，其中包括吲哚三羰花青 - 奥曲肽（indotricarbocyanine-octreotate，ITCC- octreotate）。离体或活体分子成像实验研究证实，该类探针可通过受体介导内化进入细胞，为疾病的研究提供更加丰富的生化数据。

再如铃蟾素（肽）是可以与对铃蟾肽受体特异

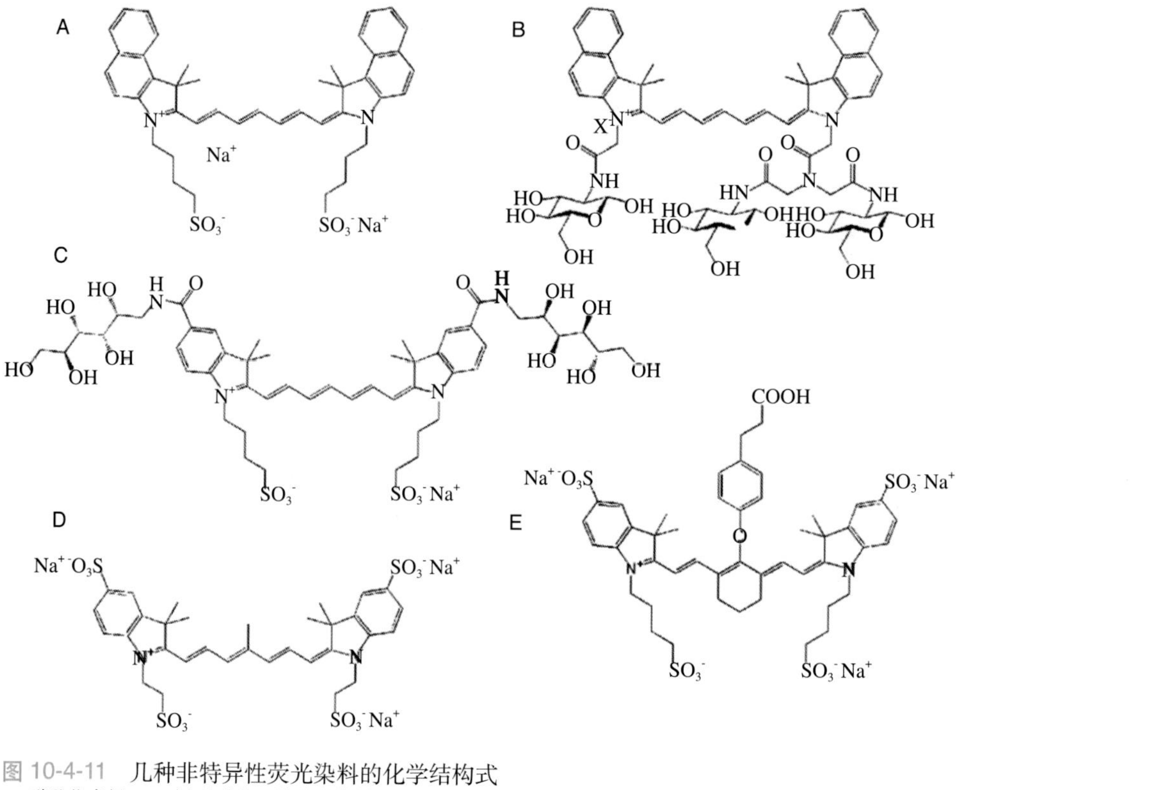

图 10-4-11　几种非特异性荧光染料的化学结构式
A. 吲哚花青绿；B. 新型吲哚三羰花青染料；C. SIDAG；D .TSC；E. IRDye78-CA。

性结合的靶向复合物，铃蟾肽受体在许多肿瘤细胞表面高表达，通过花青染料标记铃蟾素（肽）可合成铃蟾肽受体靶向性分子成像探针，对肿瘤的发生、发展和转移的分子过程进行活体研究。另外，一些细胞黏附分子，特别是整合素蛋白 $\alpha_v\beta_3$ 和 $\alpha_v\beta_5$ 已被确认为肿瘤血管生成的标记物。大家熟知的含有 RGD 模序的肽配体可作为 $\alpha_v\beta_3$ 的靶向结合分子，利用影像学标志物标记 RGD 可实现新生血管的靶向特异性的分子成像。利用近红外荧光染料 Cy5.5 标记 RGD 短肽合成光学分子成像探针 Cy5.5-RGD 肽，该探针与 $\alpha_v\beta_3$ 的结合可被自由肽特异性地阻断，表明该探针与靶点是特异性结合。

图 10-4-12 所示为受体靶向肽荧光标记物的化学结构式，表 10-4-1 对基于小分子配体肽段的靶向性荧光分子探针进行了总结。

通过荧光染料标记肽配体合成荧光分子探针轭合物的优势包括：合成方法相对简单，合成的探针结构稳定，无免疫原性，有良好的药代动力学特征，血浆清除速度快并且背景荧光较低。

② 基于抗体和配体蛋白的荧光分子探针：随着生物技术的不断进展，产生了基于大分子抗体或基因工程化抗体（如抗体片段、双体或小体）的一大类靶向特异性光学分子成像探针。Folli 等（1994）和 Ballou 等（1995）首先用花青染料标记抗体合成了光学成像探针。随后 Neri 和他同事们对该技术做了进一步改进，首先合成了对癌胚纤维蛋白亚型（ED-B 纤维结合素）有特殊的亲合力的单链抗体片段，并用 Cy7 or Cy5.5 标记该片段合成探针。活体引入该探针后，在荷瘤鼠上可活体观察到 ED-B 纤维结合素的高表达。

表 10-4-1　靶向性荧光探针

靶向载体	靶点	染料	疾病
生长激素抑制素	G- 蛋白耦联受体	青色素、罗丹明、荧光素	肿瘤
铃蟾肽	G- 蛋白耦联受体	青色素、荧光素	肿瘤
肠 - 血管紧张素	G- 蛋白耦联受体	青色素	肿瘤
RGD	整合蛋白（$\alpha_v\beta_3$）	青色素	肿瘤
膜联蛋白 A5	凋亡细胞	青色素	肿瘤、转移瘤、动脉粥样硬化
内皮他丁	内皮细胞	青色素	肿瘤
EGF	肿瘤细胞葡萄糖受体	青色素	肿瘤
抗 -ED-B 纤维连接蛋白单链抗体	基质蛋白 ED-B 纤维连接蛋白	青色素	肿瘤、动脉粥样硬化、眼部疾病
多种单克隆抗体（IgM、IgG）	多种细胞靶点	青色素	肿瘤、炎症
双磷酸盐类 - 氨羟二磷酸二钠 / 胺丁羟磷酸盐	羟磷灰石	青色素、荧光素	肿瘤（乳腺癌）、微小钙化、骨骼疾病
叶酸	叶酸受体	青色素	肿瘤、风湿性关节炎
维生素 B	细胞转运蛋白	青色素	肿瘤 前哨淋巴结转移
胆固醇脂质	低密度脂蛋白受体	青色素、氯	肿瘤
PSMA 配体	PSMA	青色素	肿瘤（前列腺癌）
孕酮受体拮抗剂（米非司酮）	孕酮受体	荧光素	肿瘤
葡萄糖衍生物	葡萄糖转运蛋白	青色素、氯	肿瘤
噁嗪染料	β- 淀粉斑块	噁嗪染料	阿尔摩茨海默病

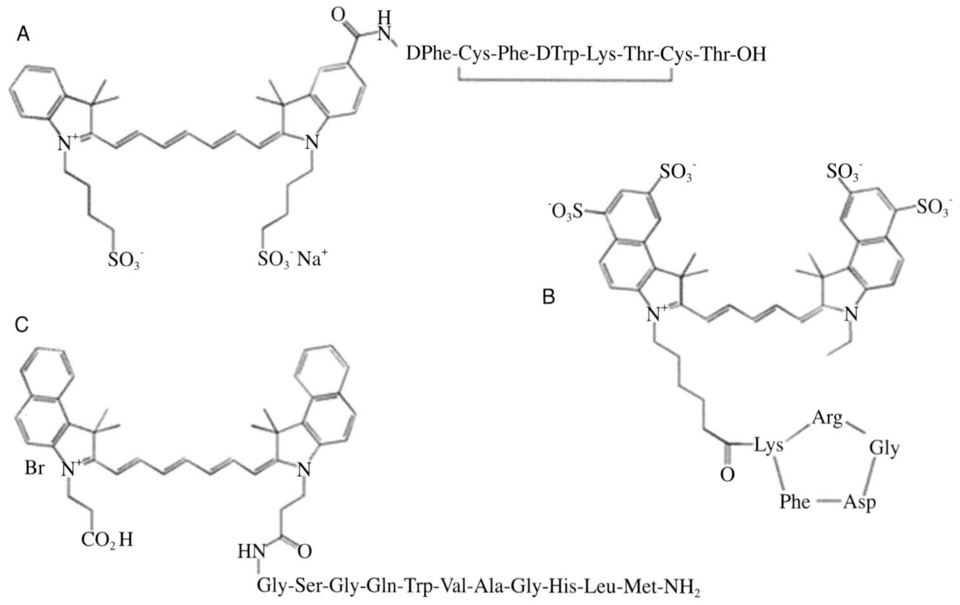

图 10-4-12　受体靶向肽荧光标记物的化学结构式
A. 吲哚三羰花青 - 奥曲肽；B.cy5.5-RGD 肽；C. 铃蟾素（肽）类似物。

Petrovsky 利用近红外荧光染料标记细胞凋亡的标志物膜联蛋白 V 合成了可活体监测细胞凋亡过程的分子成像探针，用来评估肿瘤对化学治疗的反应。研究中也发现基于大分子抗体和配体蛋白的荧光分子探针有以下的缺陷：如果荧光染料恰好结合在蛋白或者抗体的活性功能基团，则该蛋白或抗体的功能将大部分丧失。

其他基于大分子抗体和配体蛋白的荧光分子探针有：花青染料标记的表皮生长因子（ECG）、内皮他丁和对内皮细胞表达的糖蛋白具有靶向性的 IgM 抗体，后者可用于炎症和淋巴结的光学成像，见表 10-4-1。

③ 基于小分子配体的荧光分子探针：利用小分子配体作为载体，通过荧光分子标记合成光学分子成像探针，即使影像学标志物较载体体积大，探针也能够与靶点特异性地结合并相互作用。目前已经合成多种这样的探针，并经过活体实验证实是有效的。

叶酸受体在增殖细胞和活化的巨噬细胞中过度表达，有学者用花青染料 Cy5.5 或 NIR2 标记叶酸的衍生物，并成功用于类风湿关节炎的早期探测。

用 Cy5 标记维生素 B₁₂ 可用于淋巴系统的分子成像。葡萄糖载体（GLUTs）在增殖细胞表面高表达，其主要作用是促进碳水化合物的细胞内化作用。¹⁸F 标记的 2- 氟脱氧葡萄糖（FDG）诊断肿瘤正是基于这个机制。还有学者用近红外羰花青染料

标记葡萄糖胺合成光学分子成像探针，通过引入过量的葡萄糖可将这些探针与靶点的结合阻断。这表明 ¹⁸F-FDG 的近红外探针的作用是通过葡萄糖载体实现的。

肿瘤内的微小钙化也是分子成像的靶点之一。乳腺癌病灶内经常出现微小钙化，对鉴别诊断有重要意义。二磷酸盐（如氨羟二磷酸二钠或阿伦磷酸盐）是羟基磷灰石的配体，是一种标志微钙化形成的重要物质。有学者利用花青染料或荧光素标记二磷酸盐合成探针，利用光学分子成像成功地监测到乳腺癌病灶内的成骨细胞的活性。

（3）可激活的探针和生物合成探针

①酶激活的探针：荧光激发过程包括荧光物质从不发射荧光的淬火态激活到经激发后能发射荧光的自由态的过程。光学成像具有独特的通过改变探针周围的化学环境来控制荧光产出量的特性。Weissleder 设计合成了具有非常精密结构的聚合载体，一般为聚赖氨酸 / 聚乙二醇的聚合物，并用大量花青染料标记聚合载体合成了多功能的酶激活探针。花青染料采用的是 Cy5.5，其激发 / 发射波长为 680nm/710nm。像这样直接将荧光染料连接起来或者用可裂解的肽段将荧光染料连接起来，使得相邻荧光染料处于适当的距离，就可引起荧光淬灭（图 10-4-13 所示）。通过释放荧光染料，除掉相邻荧光染料之间的淬灭作用，荧光染料就会发出荧光，探针也就从淬灭态转化到了自由态。一般是通过将荧

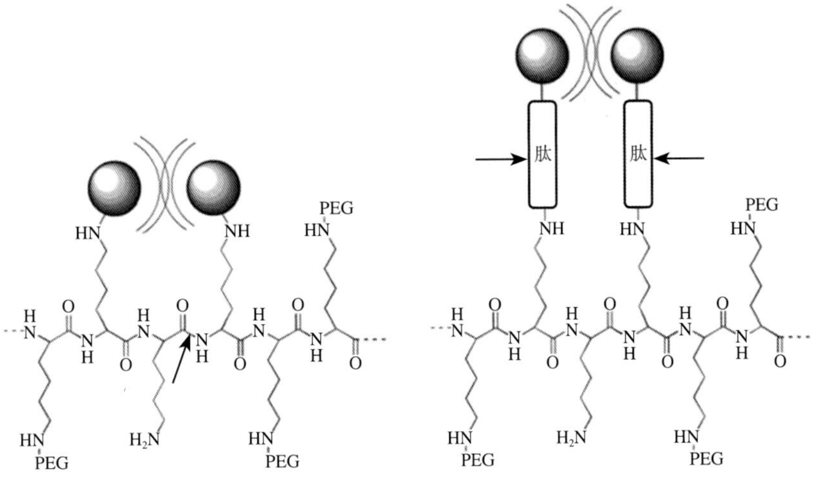

底物：	酶：	
多熔素	组织蛋白酶	(Welssleder et al.1990)
		(Tung et al.2002)
		(Marten et al.2002)
		(Bremer et al.2002)

底物：	酶：	
PLGVRG	MMP 2	(Bremer et al.2001)
GGSGRSANA	uPA	(Law et al.2004)
G-dF-Pip-RSG	Thrombin	(Jaffer et al.2002)
GWEHDGK	Caspase-1	(Messerli et al.2004)

图 10-4-13　可激活探针的活化位点

光染料片段以单体的形式从聚赖氨酸骨架中分离出来，或通过蛋白水解酶的裂解作用将连接与相邻荧光染料之间的肽段裂解来实现的。目前，酶激活探针已经广泛用于多种疾病的研究当中，包括肿瘤、动脉粥样硬化、类风湿关节炎和血栓等，并用于检测疾病治疗干预下，酶活性的变化情况。近年来酶激活探针的相关研究不断取得突破性进展，最有代表性的是合成了简化的二聚体探针，一般是通过可被酶裂解的肽段将两个自淬灭的花青染料（如可被MMP-7裂解的探针）或者一个荧光染料和一个淬灭物（如可被细胞凋亡蛋白酶裂解的探针）连接在一起。这两种探针被激活后，荧光增加的幅度约4倍，而上述提到的聚合载质探针可达100倍。

Backbone-cleavable 可劈裂开的主链聚赖氨酸（乙烯乙二醇）接枝聚合物（左）和底物衍生的肽接枝聚合物（右）。球茎代表荧光基团（如cy5.5），从聚合体上裂开之后会发出荧光。箭头指示切割位点。

②生物合成的前体5-ALA：5-氨基酮戊酸（5-ALA）已经是一种成熟的分子成像探针。生物合成的5-ALA本身并不是一种荧光前体，而是亚铁血红素前驱物质，经由血色素代谢过程，细胞会将5-ALA代谢成原紫质环IX（PP IX），PP IX为光感应物质，在特殊蓝光激发下会产生红色荧光。通过口服或者静脉注射5-ALA（PP IX）会堆积于肿瘤细胞，经由蓝光手术显微镜照射后，肿瘤细胞会呈现红色荧光。

5-氨基酮戊酸（ALA）是应用最为普遍的外源性探针前体。每个原卟啉IX分子含有8个5-氨基酮戊酸。可通过口服或局部注射的方式向肿瘤细胞内引入5-氨基酮戊酸及其乙基酯。原卟啉IX在405nm波长（蓝光）的激发光作用下可以发光。原卟啉具有光敏感性，将原卟啉合成四吡咯可被用于恶性肿瘤成像和治疗。部分用于肿瘤治疗的ALA试剂已经进入到临床试验阶段。

除了5-ALA之外，还有几种类似的前体结构具有这种特殊的荧光特性。这些前体物质在设计合成时，其目的主要是增加药物的生物药效率、药物摄取动力学参数和光治疗的疗效。含有不同长度烷基侧链的烷基酯、乙二醇酯和氨基酸轭合物经过酯酶裂解后可转化成自由的5-ALA。使用同等剂量的这类前体，产生PPIX的效率可较生物合成的5-ALA增加30~150倍。

3.基于无机纳米粒子的光学分子成像探针

（1）量子点或半导体纳米晶体：量子点（quantum dots，QDs）又可称为半导体纳米晶体（semiconductor nanocrystal），是一种由 II~VI 族或 III~V 族元素组成的纳米颗粒（表10-4-2），目前研究较多的主要是CdE（E=S、Se、Te）。从20世纪70年代末起，量子点就引起了物理学家、化学家、电子工程学家的广泛关注。

从尺寸上看，量子点是介于分子和体相材料之

表10-4-2　Ⅱ~Ⅵ族或Ⅲ~Ⅴ族元素组成的量子点

Group	Quantum dots
Ⅱ~Ⅵ	MgS、MgSe、MgTe、CaS、CaSe、CaTe、SrS、SrSe、SrTe、BaS、BaSe、BaTe、ZnS、ZnSe、ZnTe、CdS、CdSe、CdTe、HgS、HgSe
Ⅲ~Ⅴ	GaAs、InGaAs、InAs

间的一种物质状态，但这绝不是这三者的唯一区别，无论从物理或是化学性质方面，量子点都显示出了独特的性质，而且这些性质都是和粒子尺寸密切相关的，这为人们提供了除调整材料的化学组成和结构之外的一种全新的控制材料性质的方式。量子点的独特性质来源于其结构上的两个特点：一是空间限域作用，材料尺寸的减小使得电子波函数在空间上的传播受到限制；二是表面原子的比例大大增加，导致表面结构对物性的影响越来越显著。

（2）量子点的独特性质表现为：

1）量子尺寸效应：在纳米尺度范围内，半导体纳米晶体随着其粒径的减小，会呈现量子化效应，显示出与块体不同的光学和电学性质。当粒子尺寸下降到某一值时，金属费米能级附近的电子能级由准连续能级变为离散能级，纳米半导体微粒存在不连续的最高被占据分子轨道和最低未被占据的分子轨道能级，能隙变宽，这些现象称为量子尺寸效应。能带理论表明，在高温或宏观尺寸情况下金属费米能级附近的电子能级一般是连续的，即对于宏观物体，其包含无限个原子（即导电电子数 $N \to \infty$），由式 $\delta = 4/3(E_F/N) \propto V^1$ 可知能级间距 $\delta \to 0$；而对于导电电子数目有限的纳米微粒，所包含原子数目有限，N值很小，这就导致 δ 有一定的值，即能级间距发生分裂，能级是离散的。任何一种材料，都存在一个临界晶体大小限制，小于该临界尺寸的晶体的光学和电学性质会产生巨大变化。与金属导体、绝缘体和范德华晶体相比，半导体纳米晶体带宽较大，受量子尺寸效应的影响非常明显，当颗粒在纳米级时显示出特殊的光学特征。

量子点的体积大小严格控制着它的光吸收和发光特征。晶体颗粒越小，比表面积越大，分布于表面的原子就越多，而表面光激发的正电子或负电子受钝化表面的束缚作用就越大，其表面束缚能就越

高，吸收的光能也越高，即存在量子尺寸效应，从而使其吸收带蓝移，荧光发射峰也相应蓝移。通常当半导体纳米粒子尺寸与其激子玻尔半径相近时，随着粒子尺寸的减小，半导体粒子的有效带隙增加，其相应的吸收光谱和荧光光谱发生蓝移。一些纳米半导体粒子，如CdS、CdSe、ZnO等所呈现的量子尺寸效应可用下列公式来描述：

$$E^*(R) = Eg + h^2\pi^2/[2R^2(1/m_e + 1/m_h)] - 1.8e^2/\varepsilon R$$

$$(10-1)$$

式（1-1）中，$E^*(R)$ 为激发态能量，其大小与粒径有关；Eg为半导体块材的能隙；h为Planck常数；me和mh分别为电子和空穴的有效质量；ε 为介电常数；R为纳米粒子尺寸。第二项为量子限域能，第三项为电子空穴对库仑的作用力。由上式可以看出：随着粒子半径的减少，其吸收光谱通常发生蓝移。

2）表面效应：量子点的表面状态对其性质有重要的有时甚至是决定性的影响，这就叫做表面效应。由于在固体表面晶体的周期性缺失，导致表面原子处于不饱和的成键状态，因此表面原子和晶体内部原子的物理和化学性质有着极大的差异。对于球形粒子来说，其表面原子与内部原子的比例和 R^3 成反比，表面原子随粒径减小的急剧增加导致了粒子中不饱和配位原子的增多，表面能相应升高。不饱和配位原子直接导致大量表面缺陷，形成很多复杂的表面态能级，这些表面能级往往称为电子和空穴的复合中心，造成荧光的淬灭或新的表面态发射，从而影响量子点的光学性能。另一方面，高的表面能和大量缺陷中心使得粒子表面具有很高的化学活性，可以充当氧化还原反应的中心，因此使得量子点在光催化、化学催化等领域显示出重要的应用前景。

3）小尺寸效应：当量子点的尺寸与光波波长、德布罗意波长以及超导态的相干长度或透射深度等物理特征尺寸相当或更小时、晶体周期性的边界条件将被破坏；非晶态纳米微粒的颗粒表面层附近原子密度减小，导致声、光、电、磁、热、力学等特性呈现新的小尺寸效应。如金属纳米微粒的光吸收显著增加而失去其金属光泽；颗粒减小时磁的有序态转变为无序态；块状金的熔点是1337K，当金纳米颗粒的尺寸在2nm时，其熔点变为600K，而纳米银粉的熔点可以降低至373K。

4）宏观量子隧道效应：微观粒子具有贯穿势

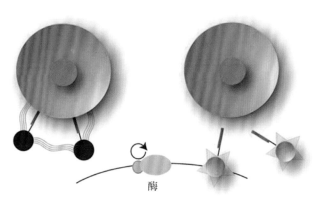

图 10-4-14　纳米粒子为基础的探针

垒的能力称为隧道效应。近年来，人们发现一些宏观量，如微颗粒的磁化强度，量子相干器件中的磁通量等亦具有隧道效应，称为宏观的量子隧道效应。宏观量子隧道效应的研究对基础研究及实用都有着重要意义。它限定了磁带，磁盘进行信息储存的时间极限。隧道效应、量子尺寸效应将会是未来微电子器件的基础，或者它确立了现存微电子器件进一步微型化的极限。

（3）多模式探针：荧光基团可与纳米颗粒结合形成淬灭性探针，如超顺磁性氧化铁颗粒（表10-4-2）。Josephson 等将氧化铁纳米粒子与荧光基团（Cy5.5）耦合成对。纳米颗粒表面包裹一层胺化的交联葡聚糖，并通过蛋白酶敏感性（抗蛋白酶性）肽将 Cy5.5 与其相连（图 10-4-14）。有趣的是，研究者发现当 Cy5.5/ 纳米颗粒的比率达到 0.14 时便产生明显的淬灭作用，这表明氧化铁颗粒与荧光基团的组合增强了淬灭效果。随后发现，当纳米颗粒与多重荧光基团结合（荧光基团 / 纳米颗粒比率达 1.19 时）后将会进一步加强淬灭反应。荧光基团与邻近的磁性纳米颗粒淬灭反应原因可能是由于荧光基团与粒子间发生非辐射性能量转移或由于二者之间的振动所导致。Josephson 等人应用这类探针，在 MRI 和近红外荧光反射成像（fluorescence reflectance imaging，FRI）双模式下成功地对鼠淋巴结进行了成像。Schellenberger 等将该探针加以修饰，在这种磁共振 - 光学双模式探针表面添加了膜连蛋白 V 并进行了细胞凋亡成像。而后 Dubertret 等人发现，胶体金颗粒也可有效淬灭荧光基团。

通过肽定位架能将功能性的纳米粒子连接到荧光染料上。荧光染料与铁芯发生相互作用是淬灭的基础，或者与相邻荧光染料间发生荧光共振能量转移为基础的淬灭。荧光染料对应的酶的释放使荧

光信号明显增加。多价探针可用于多模式成像，如 MR 和光学成像。在临床实践中，可以同时实施高分辨率的荧光成像结合非侵袭性磁共振成像，如手术中的定位。

多模式探针具有广阔的临床应用前景，如磁共振 - 光学双模式探针，用于术前进行无创性 MRI 检查，术中进行荧光反射成像。

（三）智能探针

分子成像的目的是在分子靶点获得高信噪比（signal-to-noise ratios，SNRs）的图像。在光学分子成像过程中，研究人员通过多种途径设计出可激活的荧光探针用以达到这一目的，如可被蛋白酶降解激活的探针。该类探针在自然状态下处于淬灭状态，经过一系列化学作用，如荧光共振能量转移（fluorescence resonance energy transfer，FRET）等去淬灭反应，产生荧光信号。FRET 是一种自然现象，荧光基团可将能量转移到附近的一个分子上，从而使核外电子回到基态。

近些年来，在分子成像领域中，人们开发了多种可激活探针（又称为智能探针），最为典型的智能探针是通过与酶（如蛋白酶）的相互作用产生强烈的荧光，其原理是应用了荧光基团的淬灭作用（图10-4-15）。FRET 便是淬灭的一种方式。当具备一定的温度，高氧气浓度，或是在盐溶液中，当分子或卤素化合物与金属离子聚集和相互作用时便能发生淬灭现象。

光学探针要求具有极佳的蛋白酶水解活性。这些探针有多聚左旋赖氨酸的主链骨架和多重甲基 - 聚乙烯乙二醇侧链。在骨架上附着大约 12 ~ 14 个荧光基团，是在自然状态下产生 FRET 的基础序列。b 图显示蛋白溶解主链导致荧光素酶的释放后，荧光信号逐渐增强。

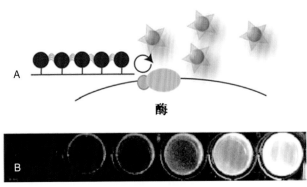

图 10-4-15　第一代大分子蛋白酶敏感型探针

1. 大分子蛋白酶敏感型探针　理想的智能探针在去淬灭之前不产生任何信号，当与靶点结合并发生作用后会产生强烈的荧光信号。

在实际应用中，1999 年 Weissleder 等首次提及智能型探针，指出智能型探针会在与靶点结合时，与体内蛋白酶相互作用，从而发生构象变化而产生荧光。这类探针以多聚赖氨酸为主链，以乙二醇为侧链，分子量约为 450～500 kD。邻近主链上连接 12～14 个菁类染料（Cy5.5），Cy5.5 在空间立体结构上相互靠近，构成了荧光共振能量转移的基础。在自然状态下，探针不发荧光，当酶切修饰后，便会产生强烈荧光。抑制实验表明，检测这类蛋白酶的光学探针主要被溶酶体半胱氨酸和丝氨酸蛋白酶激活（如 cathepsin-B）。智能型光学探针的特异性取决于连接物，连接荧光基团与载体的链通常由肽类构成，因此针对不同的酶设计不同的多肽连接物就可以设计不同的荧光探针。以基质金属蛋白酶 2（MMP-2）靶向性探针为例，通过化学方法将"-Gly-

Pro-Leu-Gly-Val-Arg-Gly-Lys-"短肽段嵌入到主链与荧光基团之间，且这条肽段与 MMP-2 具有高亲和性。当探针与 MMP-2 结合时，荧光基团发生去淬灭作用而发出强荧光。相反，若对照组中的连接物是一段杂序的肽段"-Gly-Val-Arg-Leu-Gly-Pro-Gly-Lys-"，则不能与 MMP-2 特异性结合，因此无法产生荧光。

在疾病的发生发展过程中，无论癌变还是炎症或是心血管疾病，蛋白酶的作用都是最为重要的环节。有关文献报道，在肿瘤的发生、发展、转移的过程中，组织蛋白酶、基质金属蛋白酶等都参与级联酶促过程，反应最终导致细胞外基质被不断消化溶解，为转移性肿瘤细胞浸润创造了条件。实际上，临床数据表明肿瘤蛋白酶含量与临床表现具有相关性。因此，上述的智慧型探针已经应用到一系列包括移植瘤和自发性肿瘤在内的不同的肿瘤模型的研究中（图 10-4-16、图 10-4-17）。在种植瘤和自生瘤模型研究中，应用组织基质蛋白酶探针和荧光反射

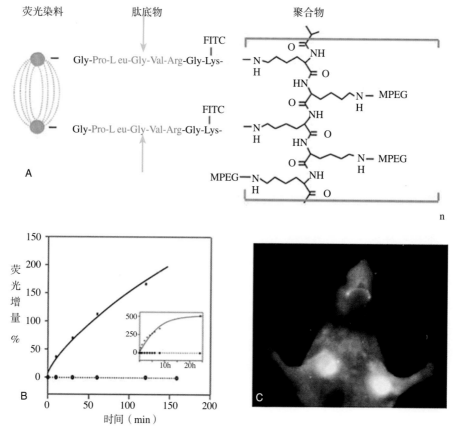

图 10-4-16　第二代大分子蛋白酶检测探针

基质金属蛋白酶（MMP）成像。图中显示的是对第一代智能探针进一步修饰。A. 荧光染料与主链通过肽共轭，由于肽段与 MMP-2 的高亲和性而发生酶解断裂。B. 当特异性探针与相应的酶进行共同孵育后，MMP 探针发出强烈的荧光信号，而包含非特异性肽序列的探针仍然保持淬灭状态，没有荧光信号产生。C. 通过这种方法可以清晰地显示过表达 MMP-2 的肿瘤。

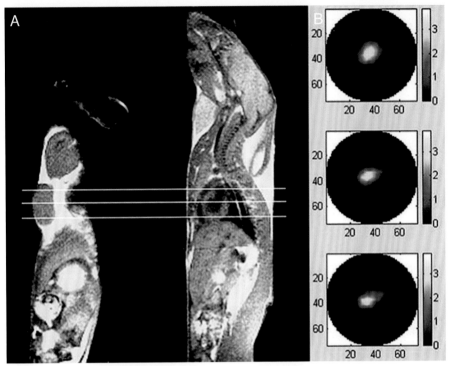

图 10-4-17 应用组织蛋白酶敏感型探针在活体内检测肿瘤
在自发的乳腺癌注入组织蛋白酶敏感的光学探针，然后进行荧光介导断层成像（FMT）。A. 在相应矢状位 MR 图像显示的水平上采集 FMT 图像；B. 轴位 FMT 显示，肿瘤区域内注射光学探针后，肿瘤区显示出强烈的荧光信号。

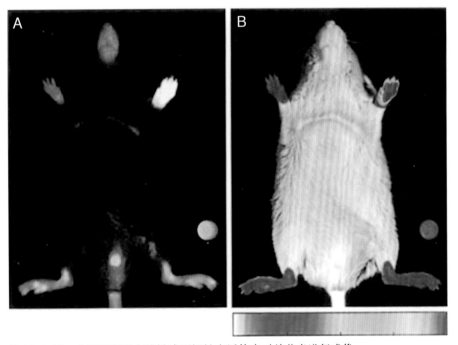

图 10-4-18 应用组织蛋白酶敏感型探针在活体内对关节炎进行成像
A. 探针注射后 24 小时，对鼠的右爪上由胶原蛋白诱导的关节炎进行近红外荧光（NIRF）成像所得到的原始图像。患肢出现明显的强荧光信号；B. 小鼠彩色编码 NIRF 图像和白光图像的融合图像。右下肢注射 Cy5.5 染料（16nmol/ml）作为标准化对照。

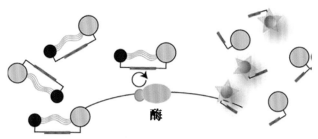

图 10-4-19　小分子的蛋白酶敏感型探针
小蛋白酶传导探针的设计方法是在酶底物（红色短线）的侧面连接两个荧光基团或者是一个荧光基团和一个特异性匹配的淬灭分子（灰色圆点）。淬灭分子通过 FRET 吸收荧光基团的能量而且不发射出光子。探针通过酶解作用导致去淬灭化，随即荧光信号增加。

成像（FRI）或荧光介导的断层成像（FMT）技术可对微小结节进行成像。MMP 靶向性探针可对蛋白酶抑制剂的治疗效果进行无创性监测。相关实验数据表明，智能型探针可用于非侵袭性地评估肿瘤的临床分级。在机体内，蛋白酶的表达是无处不在的，这便意味着智能型探针同样可适用于炎症反应成像及治疗疗效的评估（图 10-4-18）。

2. 小分子蛋白酶敏感型探针　小分子的蛋白酶敏感型探针同样会经历酶类转化过程。小分子蛋白酶敏感型探针由一个酶作用物与其两端的两个荧光基团，或一个荧光基团和一个淬灭剂构成，两端的基团相邻并可通过 FRET 作用消除荧光（图 10-4-19）。

淬灭剂与荧光基团间通过可被半胱氨酸蛋白酶裂解的九肽进行耦合，用于在离体状态下探测半胱天冬酶（一种细胞凋亡的标志物）的活性。在设计 MMP 探针时候，同样可以应用另一类肽段作为耦合的桥梁，而且这类肽段必须与 MMPs 具有高亲和性。如将淬灭剂（NIRQ$_{820}$）与 Cy5.5 通过 MMP-7 酶作用底物耦合，将探针同 MMP-7 孵育后发生去淬灭化，荧光信号增强了 7 倍，而与 MMP-9 共同孵育的探针由于缺乏酶和底物的特异性作用，探针未发生去淬灭化，因此荧光信号无变化，从而证明了这一探针系统的特异性。Bullok 及其同事研制了一种可穿过细胞膜的小分子探针，可以检测到细胞内的半胱天冬酶活性。这种分子探针以具有细胞膜渗透性的 Tat 肽段为骨架，以半胱天冬酶活性亲和肽段（DEVD）为耦合物，两端结合了淬灭剂（QSY 21）和荧光基团（Alexa Fluor 647）。自然状态下探针保持淬灭状态，当探针与半胱天冬酶（特别是 Caspase 3 和 Caspase 7）共同孵育后，探针发生去淬灭化。细胞实验证实在穿膜肽的作用下，探针可以进入细胞内并在特异性酶的作用下，使荧光

基团去淬灭，从而发出荧光。

Law 研发了一种可与蛋白激酶 A（protein kinase A，PKA）特异性结合的小分子探针。这类探针以特异性肽段（LRRRRFAFC）为骨架，结合两种荧光基团（FAMS 和 TAMRA）。在与 PKA 作用前，两种荧光基团因疏水作用形成基态二聚体分子，这类二聚体具有荧光淬灭效应（淬灭率达 93% 以上）。当加入 PKA 后，探针与半胱氨酸 199 的硫氢基通过二硫化物交换机制发挥作用，导致 FAMS 释放并产生荧光信号放大效应。充当抑制子的残余的肽段则与酶发生共价结合。

虽然离体实验中这些小分子探针成像效果良好，但在活体内，由于探针的快速清除，它们可能很难在靶点形成有效的积累。

3. 寡核苷酸敏感型探针　小分子寡核苷酸敏感性探针可用来监测体内基因表达的情况。Tyagi 等设计的探针包含三部分：①"吸收"荧光基团，这种荧光基团对单色光源具有强烈的光吸收性并且吸收波长范围广；②可以发射所需颜色光的荧光基团；③淬灭子（图 10-4-20）。在缺乏互补的核苷酸靶点时，探针保持淬灭状态，一旦出现靶点，通过荧光能量共振作用，"吸收"荧光基团吸收的能量转移到发射荧光基团，发射荧光基团发出特定波长的荧光，而且只有与靶点结合后，这部分荧光才被释放出来。

Metelev 等研发了一种类似发夹型的寡核苷酸敏感型探针，探针两端是两个菁染料（如 Cy5.5），可与寡核苷酸序列（如 NF-κB）结合发生去淬灭效应。这类探针可用于体外基因分析，最终有望用于活体基因分型。然而，活体应用过程中存在着复杂的递呈屏障，导致迄今为止尚未见到活体应用的报道。

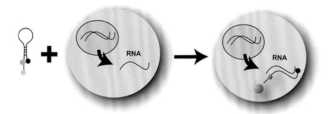

图 10-4-20　寡核苷酸敏感型探针
这些寡核苷酸配对两个荧光染料或者一个吸收荧光基团、一个发射荧光基团及一个非荧光的淬灭物。如果不存在对应的核苷酸靶点，那么探针是黑的。这是因为探针的发夹结构与淬灭剂（或第二种荧光基团）紧邻（左侧）。然而如果存在靶点，那么探针发卡结构开放并且与寡义核苷酸杂交，引起荧光色素和淬灭剂／第二荧光体的空间结构分离，因此能探测到荧光信号（右侧）。

（申宝忠　卜丽红）

重点推荐文献

[1] Marcel BJ, Mario M, Peter G, et al. Semiconductor nanocrystal as fluorescent biological labels[J]. Science. 1998, 281, 2013-2016.

[2] Chan WCW, Nie SM. Quantum dot bioconjugates for ultrasensitive nonisotropic detection[J]. Science, 1998, 281, 2016-2018.

[3] Lakowicz JR. Principle of fluorescence spectroscopy. 2nd ed. New York: Kluwer Academic Plenum Publishers, 1999.

第5节　超声分子探针标记原理及成像检测技术

一、超声分子影像原理及由来

随着"超声分子影像"概念的提出，超声分子成像成为当前医学影像学研究的热点之一。超声分子成像技术是指将目的分子特异性抗体或配体连接到超声造影剂表面构筑靶向超声造影剂，使超声造影剂主动结合到靶标组织，观察靶组织在分子或细胞水平的特异性显像，反映病变组织在分子水平上的变化（图10-5-1）。至今，超声分子成像技术已经成为医学分子影像学领域中重要组成部分，是超声影像技术与现代分子生物学相互交叉、相互渗透而产生的一门新兴学科。

自1968年Gramiak发现微气泡可进行超声造影以来，超声造影剂得到快速的发展，尤其是随着在血液中溶解度小、弥散度低的氟碳类气体引入超声造影剂，使造影剂在血流中的存活时间从几分钟延长到几十分钟，极大地提高了其在临床上的应用范围，被称为是超声成像技术的第三次革命。

随着超声造影微泡制备技术的不断革新，以及分子生物学和病理学的快速发展，靶向超声造影剂的制备也在近几年得到了巨大的进步，超声分子显像逐渐成为现实。超声分子影像跟其他分子影像手段（如PET、MRI、光学）相比，具有成本低和便携可移动、实时无辐射等优点。经静脉注入带有特定配体的靶向微泡造影剂，微泡在体内通过配体与受体结合，选择性聚集并较长时间停留于靶组织或靶器官，检测这些微泡的信号而产生分子水平的显影，极大提高了超声对疾病的早期诊断能力，或将成为超声成像技术的第四次革命。

超声分子影像的快速发展离不开靶向超声造影剂的研究开发以及配套相关成像技术的发展，下面将概述超声造影剂的发展历程、超声造影剂的分类及制备技术，靶向超声造影剂的靶向策略及制备技术，以及针对靶向黏附微泡的新型超声成像技术。

二、超声造影剂及其成像检测

（一）超声造影剂的发展历程及分类

超声造影剂（ultrasound contrast agents，UCA）的起源可以追溯到1968年，Gramiak等在心脏内注入盐水后在主动脉根部得到了云状回声对比效果。经过40余年的发展，超声造影剂的制备工艺不断更新发展，可更好地服务于临床应用。如表10-5-1所示，超声造影剂的发展历程经历了第一代、第二代、第三代的经验积累，目前已经迈入第四代超声造影剂阶段，即靶向超声造影剂。

第一代造影剂是自由空气气泡。20世纪80年代，临床上多采用如手摇生理盐水、双氧水等产生自由微泡，其尺寸相对较大且不均匀，不能通过肺部毛细血管，易产生气栓，且极不稳定，存活时间短。第二代超声造影剂是包膜的空气微泡。1984年美国的Feinstein等首先成功使用声振法可稳定重复地制备白蛋白包裹的空气微泡，使粒径相对稳定且大小可以通过肺循环进行左心造影，包膜空气微

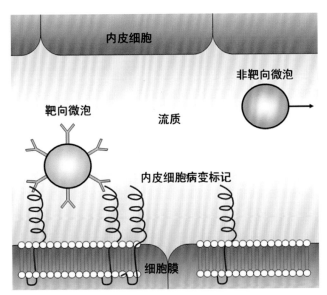

图10-5-1　超声分子影像原理图

表 10-5-1　超声造影剂的发展过程

	造影剂类型	特点
第一代	自由空气微泡	存活时间短，微泡不能通过肺循环，重复性差
第二代	包膜的空气微泡	存活时间短，成功通过肺循环，可重复性好
第三代	包膜低溶解性弥散度气体微泡	存活时间长，能通过肺循环，重复性良好
第四代	携带有抗体、药物或基因微泡	具有普通造影剂功能，还具有靶向或治疗作用

泡开启了超声造影剂的第二个时代，大大提高了微泡的存活时间，典型例子是 Albunex® 和 Levovist®。第三代超声造影剂是包裹低溶解度低弥散度气体如氟碳或氟硫气体的包膜造影剂，代表有 Sonovue™、Definity®、Optison®、Echogen® 等，这类气体的引入使微泡的存活时间、稳定性和有效性都有了极大的提高，目前已经在临床得到了广泛的应用。第三代超声造影微泡按壳膜的化学成分可分为：①人血白蛋白（Optison™），温度敏感容易失活，且存在免疫源的问题，性质不稳定；②磷脂微泡造影剂（Sonovue™、Definity），具有使用安全、稳定性好、造影效果好、易于靶向修饰、可用于药物或基因的载体等优势；③可降解高分子微泡造影剂，其外壳为可生物降解的高分子聚合物如聚乳酸（PLA）及其聚乳酸-乙醇酸共聚物（PLGA），能根据需要设计不同的声学特性，改变其降解速度和持续时间。如 Schering 公司研制的 SHU563A、Acusphere 公司的 AI-700，对压力的耐受性好，通过化学合成手段易于靶向修饰，并且是良好的药物控释载体，可以实现诊断治疗一体化，但需要较高的声学输出才能引起微泡的非线性共振；④表面活性剂，如用 Span60 和 Tween80 复合制备的微泡，微泡稳定性不好，使用相对较少。第四代造影剂微泡，即靶向超声造影剂，是携带有靶向配体可以靶向成像或药物、基因等具有治疗作用的造影剂。利用靶向超声造影剂与靶标组织的特异性结合，就可以在疾病发生的早期在分子或细胞水平对靶组织进行特异性显像，从而反映病变组织在分子水平上的变化。

（二）超声造影剂制备技术

1. 常规制备技术　声振法、机械振荡法、冷冻干燥法是目前最常用的制备超声造影剂微泡的方法。

声振法是制备超声造影剂最常用的一种方法。它是利用超声波振荡时产生的高频变换的正负声压，其中的负声压使存在于造影剂制备液中的气体膨胀形成微小气泡，此时，制备液中的脂质或白蛋白、表面活性剂、多聚体等趁机包裹微小气泡形成稳定的造影剂微泡。声振法有一定的局限性，如：①探头式声振仪的工艺参数，包括功率、探头在液体中的位置、深度等，不易控制，工艺重现性受到一定影响；②声振过程很难做到无菌操作，并存在重金属污染的可能，给造影剂的质量控制、制备工艺增加了一定难度；③声振过程中产生较多的热量，使体系温度上升，对脂质的活性，尤其在制备携带有配体、药物或基因的造影剂时，对配体、药物或基因的活性产生很大的影响。

机械振荡法是利用高频机械振荡时，制备液中各点受力的时相不同而产生不同的正负压力，其中的负压可使存在于制备液中的气体形成微小气泡。频率越高，正负压力的变换越快，负压的时间越短，气体膨胀越小，形成的气泡就越小；振幅越小，产生的负压越小，相同时间情况下，由负压产生的气体膨胀越小，形成的气泡越小。由于制备超声造影剂需要形成较小的微泡，因此，制备超声造影剂的机械振荡装置需要较高的频率、较低的振幅。机械振荡法存在的缺点是：①造影剂微泡粒径大小不能够精确控制；②微泡粒径分布比较宽，声学特性不稳定，微泡中均含有一定数量大于 10 μm 的微泡，这些大微泡可能会造成局部血管的堵塞或者破裂，使得超声造影剂的使用潜存一定的风险；③形成微泡的外壳厚度不均匀。

冷冻干燥法是制备高分子包膜造影剂和磷脂微泡的常用方法，高分子材料为外壳的微泡一般通过双乳化溶剂挥发法制备得到内部是水核的微球，然后预冻将水核冻结成冰，再利用真空冷冻干燥将冰核升华成水蒸气形成空心的微泡。也有将磷脂成分及其缓冲液和冻干保护剂的脂质体进行冻干，得到疏松多孔的结构，使用前充入生理盐水水化手摇得到微泡，Sonovue™ 就是冻干粉末，填充一定量的六氟化硫气体得到的剂型。

其他文献还报道有不对称多孔玻璃膜（shirasu

porous glass）、多孔陶瓷膜乳化法来制备尺寸相对均一的乳滴，进一步制备高分子微泡。喷雾干燥法通过喷雾干燥油包水的乳液，油相如二氯甲烷中一般溶解有成膜的材料如聚乳酸（PLA）或其共聚物（PLGA）等，水相中溶解有易挥发的盐如碳酸氢铵，然后通过收集过滤冷冻干燥得到冻干粉，AI-700 就是用这种方法制备的。

2. 基于微流控芯片的匀尺寸微泡制备新技术

传统的制备方法，如声振法、机械振荡法具有产量高、成本低的特点，但对微泡尺寸及均匀性的控制能力较低。随着微机械加工（MEMS）技术的发展，微流控芯片的制作日臻成熟，出现了两类基于微流控芯片的超声造影剂的制备装置——含有流动聚焦单元的装置和 T 型单元的装置。与传统的造影剂制备方法相比，利用这两类装置制备的微泡粒径大小可控，具有高度的单分散性。图 10-5-2 为一种四通道的微流控芯片制备微泡的原理示意图和用微流控流动聚焦方法制备得到的匀尺寸的微泡光学显微镜图。

Ganan-Calvo 等首先用流动聚焦法在毛细管制备单分散性的气体微泡，微泡的形成过程可以分为三个阶段：①气流进入孔中并延伸到出口通道。此阶段，位于孔中的气流宽度 W 不变；②气流宽度 W 逐渐变小。由于气流进入孔中限制了液体向出口流动，导致在孔的上游及孔中的静水压力增加，从而"挤压"气流使之变细；③气流由于 Rayleigh-Plateau 不稳定性断裂，气泡脱落释放，气流缩回孔的上游，然后开始重复上述过程。

在目前可查询的文献报道中，上述几种结构中具有微喷嘴结构的流动聚焦单元制备出的微泡直径是最小的（< 5μm），Kanaka Hettiarachchi 等对微泡产生机理做了简要分析。Esra Talu 等利用该结构

制备稳定性长达几个月的脂质体微泡。微泡融合、分解、奥斯特瓦尔德熟化（Ostwald ripening）是引起微泡尺寸分布不稳定性的主要因素，微泡形成之后在相互接触之前要经过一段时间达到最终的稳定尺寸。

利用微流控芯片制备大小可控微泡得到越来越多的研究，但是微泡的形成机理仍然有争议，不同的实验条件（如毛细数、韦伯数、通道截面形状及几何尺寸等），微泡的形成机理是不同的，而且只有部分现象得到合理的解释，同时也存在一些问题亟待解决，如提高产率、稳定存储时间、制备液利用率等，都需要进一步的研究。有文献通过设计多通道的微流控芯片系统，通过大规模集成技术提高微泡的产率。

3. 微泡声学原理　超声微泡造影剂一般是由白蛋白或脂类等外壳以及包含其中的气体组成，其平均直径通常达到几个微米的数量级，外壳的厚度可以从 10 ~ 200nm 不等。超声微泡造影剂与超声声场的作用极其复杂。微泡造影剂具有极强的声反射，一方面是因为微泡中气体与环境液体之间声阻抗（取决于密度和压缩系数）的巨大差异，另一方面也因为微泡在谐振频率附近所产生的谐振现象。如果超声激励的声场强度达到足够高的水平，微泡的振动会表现出非线性效应，并发射出谐波分量。

（1）微泡的线性特性　一般来说，超声微泡造影剂的平均直径远小于超声波的波长（1.5 ~ 15MHz 超声波的波长为 1 ~ 0.1mm），所以声场中静止的微泡可以近似看作一个点状的散射体。利用波恩近似，De Jong 对比了直径均为 1μm 的气泡和小铁球在水中的散射截面（Scattering cross-section），发现气泡的散射截面是小铁球的 100 万倍，这种巨大的差异并非取决于密度，而是因为气泡极强的可压缩性。根

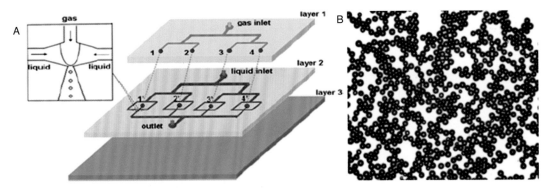

图 10-5-2　基于微流控芯片的匀尺寸微泡制备
A. 四通道的微流控芯片示意图与 B. 流动聚焦方法制得的均匀微泡。

据瑞利散射模型，单个微泡的散射截面δ可表示为：

$$\delta = \frac{4\pi}{9} k^4 r^6 \left\{ \left(\frac{\kappa_s - \kappa}{\kappa} \right)^2 + \frac{1}{3} \left(\frac{3(\rho_s - \rho)}{2\rho_s + \rho} \right)^2 \right\}$$

（10-2）

式中γ是微泡半径，κ是频率，κ_s和κ分别是微泡和周围介质的可压缩性，ρ_s和ρ分别是微泡及周围介质的密度。由上式可以看出，散射截面与微泡半径的六次方和频率的四次方成正比。

当受到激励时，液体中的微泡会随着声波的压缩（正压）和稀疏（负压）半周期而发生有规律的收缩与膨胀。在适当的频率下，随着声场强度的增大，微泡会产生谐振。包膜微泡的谐振频率可表示成为：

$$f_0 \approx \frac{1}{2\pi r} \sqrt{\frac{3\gamma}{\rho} \left(P_0 + \frac{\pi}{3\gamma} \frac{S_e}{\gamma} \right)}$$

（10-3）

式中γ为绝热理想气体常数，P_0为室温下液体压力，S_e为膜的弹性参数，定义为$S_e = 8\pi E \frac{r_0 - r_i}{1 - v}$，其中E为弹性模量，v为泊松比，$r_i$和$r_0$分别为包膜的内径和外径。

由此可见，微泡谐振频率随半径的增大而降低。通常情况下，临床医用超声的频率为1～10MHz，恰好覆盖了微米量级微泡的谐振频率。处于谐振率上的微泡的散射截面可以达到其几何截面的100倍以上，对超声波的吸收和散射都达到最大，表现出来就像一个有活性的声源，因此微泡超声造影剂在临床医用超声下有非常理想的成像效果。

（2）微泡的非线性特性　在较低声压下，微泡的振动幅度较小，近似为线性振动。当声场中声压幅度达到一定高度时，微泡的膨胀与收缩开始出现不对称，收缩明显滞后于膨胀，这时微泡产生非线性振动，并发射出相对于基波频率的非线性谐波成分，如二次谐波、高次谐波、次谐波、超谐波等。微泡非线性振动所产生的频率响应与微泡的直径、外壳厚度、激励波形、声压、频率等因素有关，理想条件下可通过改良的Rayleigh-Plesset方程近似求解。

4.微泡超声探测成像方法　传统的超声成像系统发射和接收所用的频率带宽相同，称为基波成像，微泡造影剂可以利用基波成像模式来检测。但当有

组织存在时，由于微泡信号和组织信号在时域和频域上的混叠，而基波成像的信号处理过程没有对组织和微泡散射的声信号进行区分，因此检测灵敏度较低，尤其在小血管中微泡数量较少时，基波成像模式更是显得无能为力。

微泡在超声激励下的振动幅度、相位以及振动速率相对于声压和频率都是非线性的，而组织对超声的散射相对于微泡对超声的散射是一种较线性的方式。微泡和组织的散射回波信号具有相当大的差异，包含丰富的频率成分（f、2f、3f…、（1/2）f、（3/2）f、（5/2）f…），可通过信号处理的方法提取微泡独特的信号特征进行微泡造影剂的成像检测。

二次及高次谐波成像：谐波成像依赖于微泡在成像频率下振动所产生的二次谐波或高次谐波成分。由于微泡产生的二次及高次谐波相对于基波具有更高的频率，这种成像方法的一个显著优势是成像分辨率较高。然而，其局限性是组织在不大的声压条件下也会产生二次谐波，干扰微泡的检测，限制了造影剂组织比（CTRcontrast-to-tissue ratio），虽然高次谐波成像可显著提高CTR，不过对于探头带宽的要求较高，而且高次谐波衰减大，信号相对较弱。

次谐波成像：当微泡群受到超声激励时，部分微泡会散射原激励信号频率一半的信号成分，称之为次谐波。有两种形式的次谐波信号：一种是微泡在其固有谐振频率的超声激励下所产生的次谐波信号，另一种是微泡在2倍谐振频率的超声激励下所产生的次谐波信号，这两种机制都会使微泡产生激励信号频率一半的信号成分。而组织在超声激励下不会产生次谐波信号，因此这种成像模式可以获得相对于基波成像更好的CTR，但次谐波成像降低了成像分辨率。

超谐波成像：微泡发生非线性振动时，除了能产生激励信号频率一半的信号成分，还能产生激励信号频率3/2，5/2，7/2倍的信号成分，称为超谐波信号。超谐波成像相对于基波成像具有较高的CTR，而且由于频率较高，因此成像分辨率也更好。其缺点是要求探头有较大的带宽，超谐波信号也相对较弱。

瞬态成像：微泡在低频超声（如2MHz）激励下会产生瞬态响应，向外散射高频（10～50MHz）非线性信号。利用这种特性可以对微泡进行成像检测，称为瞬态成像。其优点是能获得较高的CTR，

而且由于发生非线性瞬态响应时微泡的高频溢出信号很强，因此信噪比也很高。

相位倒置成像：相位倒置成像是一种通过依次发射两个具有一定时间延迟且相位相反的脉冲信号进行成像的技术。线性散射子对初始脉冲和倒置脉冲的反射相似，信号叠加时因相位相反而抵消掉，而非线性散射子对不同相位的脉冲有不同的响应，因此接收信号的叠加不会抵消。由于组织近似线性散射，而微泡造影剂是非线性散射，因此这种成像技术可以抑制组织信号而突出微泡信号，但会牺牲一定的成像帧速。

三、靶向微泡的制备技术

靶向微泡超声造影剂需达到以下要求：①微泡能够流经靶位；②微泡有足够稳定时间以便在靶位循环和积聚；③结合到靶位上的微泡应在超声检查过程中能保持稳定；④微泡与靶位的结合应牢固，不能在血流作用下分开；⑤靶位显像的造影剂用量应少，最好是毫克级或更少；⑥可以很快实现靶位与背景的高对比率。

（一）配体的选择

对超声分子影像来说，其核心是超声分子探针构造和设计，包含配体的选择，配体的链接，即如何选择合适的特异性配体，如何将合适的配体连接到超声造影剂表面，让其通过血液循环特异性地聚积于靶组织。配体的种类包括抗体、抗体 Fab 段、3～10 个氨基酸的短肽、多糖等。

由于微泡造影剂的尺寸原因，微泡不能流出血液循环外，仅能在血池中循环，微泡的靶向仅能考虑血管内皮细胞上表达因子。幸运的是，在很多病变过程中，都有内皮细胞的参与，由于内皮细胞处于血管的最内层，直接与血液接触，靶向微泡无须跨过内皮屏障即可到达靶位，内皮细胞是超声靶向微泡最好的靶点，选择与内皮细胞上特异表达的受体相对应的抗体作为配体，具有天然的优势。

一般选择对应于内皮细胞表达分子的抗体，或者其抗体的功能片段。血管内皮细胞表达的因子主要分为这几大类：

①整合素家族，整合素（intergrin）系有 α、β两条链经共价键连接而成的异二聚体跨膜蛋白。目前已知至少有 25 种 α 亚单位，11 种 β 亚单位，相互连接构成 20 多种不同的整合素分子。其中研究最多的是 $\alpha_V\beta_3$ 整合素。越来越多的证据表明，整合素家族在血管生成和发育的调控中起着关键性的作用。在体外，抗 $\alpha_V\beta_3$ 和 $\alpha_V\beta_3$ 的抗体及合成的含 RGD 序列的多肽，都会影响种植在纤维蛋白凝胶中鼠动脉微循环血管的萌生及内皮带的形成，而且在体内用于结合 $\alpha_V\beta_3$ 的抗体和环状的 RGD 三肽，都会阻碍由细胞因子和人实体瘤诱导的血管生成。此外，整合素分子在炎症的信息传递中起着重要作用，如它可传导信号，诱导基因的合成增加与炎症相关蛋白的表达。

②选择素家族，选择素家族各成员胞膜外区结构相似，由 C- 型凝聚素（CL）的结构域、表皮生长因子（EGF）结构域和补体控制蛋白（CCP）结构域组成。其中 CL 结构域为选择素结合配体部位。选择素有 L- 选择素（L-selectin）、P- 选择素（P-selectin）、E- 选择素（E-selectin）三个成员，因最初发现表达在白细胞、血小板和血管内皮细胞上而得名。

③免疫球蛋白家族，（immunoglobulin superfamily, IgSF）具有与 Ig 相似的结构特征，主要包括 ICAM-1、ICAM-2、PECAM-1 等。

内皮细胞表面都会特异性地表达这些因子，可用来进行靶向微泡的黏附，未黏附的微泡很快随循环系统和呼吸排出体外，检测黏附的微泡信号，就得到了内皮细胞因子的表达分布图。靶向黏附的效果与靶向微泡本身的性质（生物分布、配体密度、配体受体的亲合力、专一性等）以及微泡的流变力学如微泡在血液流场中的分布、血流的剪切力等有很大关系。

除了以内皮细胞为靶点外，激活的血小板表面表达高密度的血小板糖蛋白 Ⅱb/Ⅲa 受体，能促进血小板的聚集和血栓形成。能与血栓选择性结合的配体有多种，如肽或含有 RGD 基序的仿肽类物质均可以选择性地与激活的血小板表面的 Ⅱb/Ⅲa 受体结合，在脂膜超声造影剂微泡的外壳连接上识别血栓表面血小板或纤维蛋白成分的配体，使之达到与血栓高效结合的目的。

使用抗体做配体的优缺点都比较明显。作为首选配体进行可行性研究，抗体还是有很多优点。①抗体抗原的配合很广泛，选择很多；②一般来说，抗体和抗原的相互结合力很高；③抗体可以通过放射性或者荧光物质标记做对比研究；④抗体可以用来进行夹层式的免疫测定。采用抗体做配体的不足之处有以下几点：①采用鼠源的单克隆抗体，即使是使用 Fab- 片断，也可能导致不必要的免疫反应，而人源抗体的广泛使用还需要时间；②抗体体积都比较大，而配合位点只占整个抗体 10% ~ 20%；③抗体的储存不稳定，并且可能在微泡的制备过程中失活。

与抗体相比，采用低分子量具有配体功能的氨基酸序列短肽如 RGD 或其他活性分子如叶酸等作为配体更有优势，一方面容易耐受微泡制备过程中存在的剧烈机械作用，另一方面其分子小靶向活性大。

（二）配体的链接技术

靶向配体（targeting ligand）或其混合物与微泡造影剂的外壳结合有赖于微泡的化学组成。制备靶向超声造影剂的关键是将靶向配体连接到微泡上，连接方式有以下 4 种。

直接连接法：又称为共价的被动吸附、静电吸附法。微泡本身不带活性基团，在不添加任何其他化学成分的情况下通过其自身离子键、物理吸附等方法将靶向配体或配体混合物直接连接到微泡成分上。此法制备靶向超声造影剂的过程简单，不需改变造影剂的制备过程，仅在制备完成以后，根据微囊材料的化学组成和配体的性质调节溶液的 pH 值、离子强度、温度等将靶向配体吸附到微囊表面。缺点是得到的靶向超声造影剂稳定性不强，极易受到溶液物理性质改变的影响，有研究表明体内寻靶效果不佳。

耦联剂连接法：耦联剂两端带有不同性质的基团，又叫双异官能团试剂，它的分子中一部分基团可与有机分子的特定基团反应，另一部分基团可与另一种有机分子表面的吸附水反应，形成牢固的黏合。耦联剂本身不属于微泡的构成成分，它可以是有机物、脂质、聚合物或蛋白。为了结合到微泡上，耦联剂可以在微泡制备前加入到含有其他外壳成分的水相中。耦联剂连接法有两种方式：一种是先将配体共价结合到耦联剂上，微泡形成后这些配体和耦联剂就镶嵌于壁上；另一种是先将耦联剂嵌入囊中，微泡形成后再结合配体。许多蛋白分子在高温和超声条件下失活，且成本昂贵，因此后一种方式应用较多。交联法的原理也是如此，用多功能试剂进行蛋白之间的交联，在分子和多功能试剂之间形成共价键，得到三向的交联网架结构，除了分子之间发生交联外，还存在一定的分子内交联。此法的缺点是靶向片段结合率不高，且多功能试剂的选择范围有限。

桥连剂结合的方法：又称共价结合法，与耦联剂连接法的区别是此法首先引入必要的化学基团对桥连剂进行结构修饰形成功能基团，而桥连剂本身属于微泡的构成成分，微泡形成后激活功能基团，然后与配体结合。通常研究中选用较多的配体有 5 种，即抗体、糖类化合物、维生素、蛋白和多肽。如先制备亲水端带有羧基或其他的配体衍生物，然后与水相中其他的磷脂或表面活性剂成分混合，制成含羧基或其他的配体衍生物的微泡。利用碳化二亚胺激活微泡表面的羧基或其他配体衍生物后就可与抗体结合。该方法对合成基团的条件要求高，需要有强的化学技术力量做后盾，但其产物靶向性稳定、化学基团选择范围广泛易得，根据自己需要引入不同的基团制备过程同普通超声造影剂等优势让此法成为现今研究的热点。

非吸附性非共价键键结的免疫化学固定：此法不同于上述三种方法，而是通过一种非共价非吸附性固定抗原抗体的方法，如生物素和抗生物蛋白抗体（biotin-avidin system）就是这种方法。生物素亲和素复合物已经成为靶向超声造影剂成分合成中非常有用的中介物，其原理是：①亲和素和生物素之间非常强的亲合力，使在极性条件下可保证稳定连接；②可以将生物素连接到许多探针或配体上，将其生物素化，而不改变它们的生物活性和生理特性。生物素是动物体内广泛分布的一种小分子，可人工合成，其酯键可与抗原、抗体、酶及核酸的氨基、羧基或糖基共价结合，并达到很高的活性比，即一个大分子上可以连接多个生物素分子。生物素与这些大分子结合后并不影响后者的活性。结合于抗体分子上的生物素，可与多个亲和素结合，从而产生多级放大效应。

这种方法是实验室最常用的也最容易掌握的技术，生物素和抗生物素蛋白链菌素 biotin-streptavidin 系统最大的优点是各种生物素（酰）化的配体具有很高的灵活性，并且生物素和抗生物素蛋白链菌素的高亲合力，可以牢固地连接在带有抗生物素蛋白链菌素的微泡上。由于抗生物素蛋白链菌素多次使用有引起人体过敏的危险，这种方法不适合应用于临床，但在生物医学研究中有各种广泛的应用。

（三）配体链接的其他注意事项

靶向配体（targeting ligand）或其混合物与造影剂微泡的外壳结合。至于是在微泡形成之前或之后相结合，则有赖于微泡的化学组成。如蛋白质包裹的微泡外壳上有许多初级氨基组，这些氨基组有助于配体与微泡的共价结合。一种方法是首先将配体与成壳物质的锚残基（anchor residue）共价结合；另一种方法是首先将锚残基与微泡外壳结合，待微泡外壳蛋白质组合完成后，再将配体共价结合到外壳上。连接方法的选择主要由配体的性质决定。如单克隆抗体不能耐受微泡的制备过程，但糖类配体、寡肽或仿肽类物质则能耐受微泡制备的过程。

模仿选择素和配体的相互作用，在锚基分子和配体之间连接一个柔韧的聚合物长臂如聚乙二醇，大约10nm或者更长，如图10-5-3所示，有助于配体分子和微泡的靶受体之间的结合；在增加配体的活动空间的同时可增加微泡上配体的数量，可以形成更多的配体受体对，微泡和靶器官之间结合更牢固；另外，微泡有了细胞伪足一样的长链，在血流中速度有所降低，延长微泡经过靶位的时间，增加配合的概率。

在配体与微泡的连接过程中易被忽略的是，不是所有的成壳物质都参与了外壳的形成，只有一少部分成壳材料参与了微泡外壳的形成，大部分还在溶液中。因此，如果简单地将活化配体加入到溶液中，溶液中的未形成微泡材料的反应活性相对自由度大，更容易和配体优先反应，从而导致配体与微泡外壳的连接率降低。另外，从微泡和溶液中清除未发生共价结合的配体（或配体残基复合物）也是必要的步骤，否则，这些游离的配体将会首先与体内的靶器官结合，进而阻断携带有配体的微泡与靶器官的结合。这也是直接制备法得到的靶向效率比较低的原因之一，因此，必须在溶液状态下纯化微泡，去除游离状态的配体。

微泡漂浮法是一种简单的纯化方法。含有气体的微泡比周围水性介质轻很多，它们可漂浮并聚集在混合物的最上层，漂浮速率跟微泡的尺寸有关，用缓冲溶液多次漂浮清洗可以从微泡中除掉所有没有配合的材料。另一个值得注意的问题是，目前的超声造影剂都采用氟烷气体而非空气，当暴露在标准大气压或空气饱和状态下的溶液中时，这些混悬液中的气体易被空气置换，致使其含量明显改变。

（四）靶向微泡造影剂的应用

普通微泡超声造影剂作为血液示踪剂进行血流的检测，不能用于分子影像。超声分子影像需要选择性地黏附在特定的靶向位点的微泡，一般有两种策略，表面上修饰特异性配体使微泡具有主动靶向性；无配体的微泡依靠本身的物理化学性质被动地黏附在靶向位点，称为被动靶向，被动靶向不存在分子特异性，严格说不是分子影像，而是功能成像。虽然超声分子影像还未被允许应用于临床，但两种策略在动物疾病模型上都已经得到了验证。

主动靶向的微泡由于微泡的尺寸（1～5μm），没有巨噬细胞的吞噬作用不能从血管系统中出来而局限在血管内的区域。被吞噬的微泡能否通过巨噬细胞的迁移作用穿过血管的内皮进入周围的组织还没有得到充分验证。但血管中内皮细胞确实给超声分子成像很多指示如局部组织、器官和整个生物体各种生物信息的交换信息（如炎症反应和免疫应答）。

根据微泡的形态和注射剂量，稳定的微泡在静脉注射微泡之后10～20分钟左右就被网状内皮系统清除出循环系统。在靶向微泡存在的情况下，自由的微泡很快被清理出心血管系统，而剩余微泡的信号就是特异性黏附微泡的信号。这个生理特性使得特异性靶向微泡注射之后几分钟就能得到的高信噪比靶向微泡信号。

多种分子可作为主动靶向的靶点，肿瘤新血管的生成过程、刺激和抑制因子分子作用的详细过程已经阐述过很多。一系列著名的标记分子，尤其是

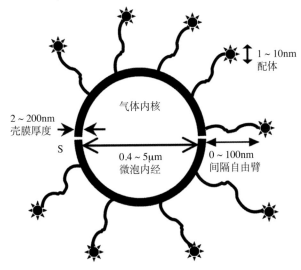

图 10-5-3　靶向微泡示意图

1～10nm 配体

气体内核

2～200nm 壳膜厚度

S

0.4～5μm 微泡内经

0～100nm 间隔自由臂

胚后期表达在肿瘤血管内皮或者周围基质组织的，可以作为超声造影剂进行分子成像诊断肿瘤潜在靶点。在发炎过程中，多种选择素和黏附分子在内皮细胞表面上的表达上调，参与免疫防卫过程（吸引激活白细胞），可以通过在微泡的表面黏附相应的抗体应用在分子成像上。血管内皮受伤，引起血小板的快速激活和聚集，最终形成血栓。血小板的激活导致了血小板膜上的受体复合体和糖蛋白（GP）Ⅱb/Ⅲa的暴露，可以和纤维蛋白原和溶血酶结合。在临床试验的前期实验中用来检测肿瘤的新血管生成、炎症反应、血栓等。

主动靶向的应用说明，用特异性的超声造影分子实现血管内分子可视化是可行的，用这些血管内靶向超声造影剂，能够对它们表达进行定性。

（五）靶向微泡的局限性及最新进展

1.微泡的黏附的局限性　虽然目前靶向微泡在各种实验条件下的应用都已得到了验证，但仍然有很大的局限。首先，在某些情况下，靶向造影成像的信噪比相对较低。为了改变这一点，就要增加靶向和非靶向组织对靶向微泡黏附的差异：①通过挑选合适的配体和特别的分子作为目标；②改变微泡的结构，减少非特异性的黏附；③增强靶向造影剂的稳定性。其次，增加靶向微泡对目标的黏附能力，需要足够数量的微泡黏附在靶点来产生足够强的超声信号进行分子成像，有限数量的微泡可能会形成伪像。

血流中的微泡黏附　微泡造影剂在血管里面的行为会影响它的靶向成像的效率。很多研究报道微泡在体内流变行为跟体内的红细胞相似，倾向于分布在血流的中心，这个特点满足了作为血液示踪剂的造影要求，但是靶向分子影像要求微泡与内皮细胞或相关细胞表面上的靶向受体相遇并结合，微泡优先移动到血流的中心会使靶向微泡和潜在受体的结合概率减小。这个行为与微泡的大小、结构、可压缩性以及血管和血流的特征都有关系。靶向微泡往血流的中心移动主要发生在大血管内，而不一定发生在小血管或者微循环的分支内。

微泡键合结构：靶向微泡在血管内的存留需要快速的黏附键合，配体和受体键合的能力取决于分子的接触时间、键合力以及化学键固有的反应动力学性质。一个配体对的反应动力学一般用正负反应常数表示，它们的比（Kon/Koff）等于键合分离常

数 KD。体外流体式实验研究表明微泡黏附的效率取决于液体的流速和靶点密度。要想得到稳定的超声分子影像造影剂，很有必要选择一个在各种流动及靶向条件下都具有很好反应动力学（K_{on} 快 K_{off} 慢）的配体。

微泡的结合力：配体受体对抗血流冲击的能力对微泡的靶向存留也很重要。一旦靶向微泡接触到内皮细胞并结合在上面，就要承受血流的冲击力。这个力分布于靶向微泡的结合部位，使结合不稳定，作用于靶向配体的力的大小与流体的剪切力和微泡的粒径呈正比，可导致已经结合的微泡和内皮细胞很快解离。体外的实验研究发现，相当比例黏附的微泡在很温和的剪切流作用下持续的时间不到10秒。

信号的量化及表达：选择性靶向已在多种超声造影剂和多种动物模型上得到了广泛的验证，然而，用这种技术测量得到的参数的价值却并没有体现出来。大部分时候，用图像处理软件线下测量得到二维感兴趣区域的图像增强的均值，以分贝为单位或者用图像平均亮度显示出来。由于在体外实验中每毫升几千个微泡的浓度范围内，微泡的造影强度是线性的，所以增强图像强度就需要增加声场中微泡的浓度。由于血管和靶向表达的复杂性，将黏附微泡的数量与疾病的严重程度关联起来变得很困难。其他因素如血液的流速、血管的形状等影响微泡的黏附，但体外实验已经证明微泡的存留量与靶点的密度成正比。因此超声造影剂微泡的信号至少描述了靶向组织的血管的一些特征。

根据血流大小缩放血流中靶向微泡的信号是一种有效剔除不同组织中血流变化影响的方法。对超声分子影像在微循环中的应用研究发现，相对较大的成像体积（如几个立方毫米），血流动力学和解剖结构多样性的影响可能会被忽略掉。对非均质的结构，如骨骼肌和实质性器官，对靶向组织区域的多次多视场成像可以提高诊断的精确度。

因为靶向的超声信号依赖于对微泡在血管上的黏附，靶向超声微泡的信号不能直接用来检测分子表达（如单位内皮表面积的分子数）。另外，很多已发表的研究表明，超声分子影像对严重疾病模型、疾病严重程度相关的分子表达的细微变化的检测并不是非常有效。但随着微泡的检测策略和靶向策略的快速发展，将极大地提高超声分子影像的灵敏度，仍是非常有前景的影像技术。

2. 靶向造影微泡的最新进展

增强捕获效率：通过配体增加微泡的黏附是增强超声分子影像信噪比的一种方式，如上文所述，大多数超声分子影像研究用单克隆抗体作为靶向配体。抗体具有高度的特异性及有效性，但对靶向微泡的黏附来说它的动力学性质还不够理想。在对炎症的成像中，源自白细胞黏附分子的配体因具有出色的黏附性质，具有非常好的应用前景。白细胞对内皮细胞的选择性黏附是一个复杂的生理过程，部分是由特异的糖基化黏附分子介导的。这些配体独特的动力学和机械性质使其在剪切流体条件下具有快速键合的能力，非常适合用于超声分子影像。

从白细胞黏附分子 P- 选择素糖蛋白配体 -1（PSGL-1）衍生出的糖基化的肽配体具有介导微泡黏附到 P- 选择素上的能力，已经有人在细胞流动腔中对其进行了研究。在这个体系中，糖基化肽配体介导的微泡黏附 P- 选择素的效率比 P- 选择素抗体本身高了 3 ~ 5 倍，并且随着液体剪切力的增大而增强。含糖基化肽的微泡黏附的稳定性与靶点的密度有关，只有 P- 选择素的密度较高时才能牢固黏附。

双靶向或者多靶向：抗体和多糖复合物对选择素不同的黏附能力使人想到了一种新型的双靶向策略。配体（如 sLex）和其他一些糖复合物在高速的血流条件下具有出色的黏附选择素的能力。然而在较低的靶点密度时，微泡没有牢固地黏附在靶细胞表面产生不稳定的滚动现象。与此相反，很多抗体作为配体时产生牢固的黏附，而在流体从低速到高速的变化时黏附减少，微泡快速流过靶点表面。双靶向情况下，糖复合物用来使微泡高效率的黏附在靶点表面，接下来产生的微泡滚动使它的移速度减小到足以让抗体产生牢固的黏附。该双靶向策略已经在体外和体内进行了实验，带有选择素靶向的糖基化肽和抗选择素抗体的双靶向微泡增强了在高流速和低靶点密度时对 P- 选择素的黏附能力。

Weller 和同事采用类似的策略，研究了多靶向的情况。多靶向应用两种或者多种不同的配体靶向靶点疾病区域的不同分子标记物。假设多种配体具有协同作用共同提高微泡的黏附效率，并产生更大的特异性。白细胞黏附的过程显示了类似的情况，只有当选择素和整合素配体同时出现时才能发生白细胞的滞留。在体外用 sLex 和抗 ICAM-1 抗体同时制备的磷脂多靶向微泡，比单独用任何一个配体的靶向性都要强。最近，用多靶向微泡用来对老鼠粥样

硬化斑块进行成像，研究发现，连接上 sLex 和抗 VCAM-1 抗体的多靶向微泡造影剂，在大血管快速血流中的斑块区域发生了明显聚集。

声辐射力增强黏附性　用声辐射力来增强微泡上的配体和受体的相互作用，进而增加靶向造影剂滞留的方法是非常有前景的。声辐射力产生于声场中的物体，对高度可压缩性的微泡产生的声辐射力比周围组织和血液成分大几个数量级。一阶辐射力对血管中的造影剂施加一个使微泡远离探头方向的力，结果就是声场中的微泡沿着声束方向被推到探头对面的血管壁上，使配体和受体的相互作用机会大大增加。在一个成像装置中，在对目标区域成像之前首先用成像探头产生声辐射力使微泡聚集。该技术可以使靶向微泡滞留量高出一个数量级，然而这种提高主要局限于在大血管内，而在通常条件下大血管内微泡和内皮细胞相互作用比较小。

增加微泡的表面积：微泡外壳力学性质的改变也是增加微泡靶向效率的一种机制。对微泡的悬浮液进行很小的加压能引起包裹的气体向外泄漏，微泡产生多余的表面积，多余的表面积可使微泡变形能力增加，从而可以增加大量配体对的形成。用活体显微镜观察到这种方法制备的微泡比不可变形的球形微泡的靶向黏附效率提高了 2 倍多。

单分散尺寸均一的微泡：目前制备磷脂外壳微泡造影剂的方法包括声振法和机械震荡法，得到的是宽粒径分布的微泡。因为微泡的共振频率与其尺寸大小直接相关，现有的超声成像系统的带宽有限，一般的临床超声系统在谐波模式下只能检测到宽分散粒径分布中的很小部分微泡。对一般的超声成像，因为注射微泡的数量大，有足够多合适粒径的微泡可以检测到，成像不是太大的问题。然而靶向超声分子影像，只有很小数量的靶向微泡黏附在病变部位，如果这有限数量微泡的粒径大小还很宽，超声系统仅能检测到更少数量的微泡，将严重影响超声分子成像的灵敏度和可靠性。所以如果微泡的粒径分布是均一的且共振频率在超声探头的范围内，将大大提高分子成像的有效性和灵敏度。另外，不同尺寸的微泡在体内具有不同的黏附性质，相似大小的微泡也许有助于对感兴趣区域的成像研究。Hettiarachchi 和 Talu 等已经实现了单分散磷脂包裹造影剂微泡的制备，可使其共振频率落在超声成像探头的带宽范围内，提高几倍的探测灵敏度。

超声分子影像未来的发展方向：靶向超声微泡

造影剂的研发促进了超声分子影像学的发展，近年来的研究虽然取得了一定的研究成果，但仍没有靶向超声造影剂应用于临床，其中存在的一些问题有待深入研究：①超声靶向微泡的靶向性能由于涉及多学科特别是化学、免疫学知识，需要多学科交叉才有可能制备出可应用于临床的靶向分子探针；②要实现血管外的靶向，需重视稳定性更好的纳米级超声造影剂的研发，如高分子材料超声造影剂、液态氟碳纳米粒；③增加连接在微泡表面的靶分子的"臂"长度，有利于微泡高浓度地聚集于靶点；④对超声微泡进行修饰，使其具有同时增强其他成像模式的能力，以实现多种影像模式的优势互补；⑤进一步优化超声造影剂的载药、载基因的能力，以实现实在显像的同时进行治疗。

随着分子生物学、超声医学以及与其他影像技术的进一步结合与发展，有必要在这一领域进行更加深入、严谨的研究，使超声分子探针真正具有"一探针多模态"的功能，即利用一种超声分子探针同时实现增强超声显像以及其他影像方式显像的目的，并经过图像融合技术将各种分子影像学的优点相结合，使超声分子影像学得到更好的发展。

四、靶向微泡的超声探测与成像技术

目前，临床超声系统还没有专门为超声分子影像设计的成像模式。超声分子影像一个最主要的挑战是注入人体的靶向造影剂只有极少一部分到达病变位置，而且实际应用中区分靶向微泡和自由微泡非常困难。许多早期的超声分子成像研究利用微泡造影剂聚集在靶区位点的这几分钟的停留时间，通过施加微泡"破坏"脉冲前后的回波信号相减来提取靶向微泡造影剂的信号。在这段有限的时间内，靶向黏附的微泡造影剂可能会降解，从而导致信号灵敏度的降低，而且这种方法需要离线分析，无法实时成像，灵活性较差。Zhao 等证实了离体条件下利用黏附微泡造影剂相对于自由微泡造影剂散射信号的独特性，用信号处理的方法可以实现准实时的靶向微泡分子成像。这种不需要"破坏-相减"等处理过程的靶向微泡成像方法将会是超声分子影像实现临床应用的关键。

（郑海荣　钱明　严飞）

重点推荐文献

[1] Dayton PA, Rychak JJ. Molecular ultrasound imaging using microbubble contrast agents[J]. Frontiers in Bioscience, 2007, 12: 5124-5142.

[2] Rychak JJ, Klibanov AL, Ley KF, Hossack JA. Enhanced targeting of ultrasound contrast agents using acoustic radiation force[J]. Ultrasound in Medicine and Biology, 2007, 33(7): 1132-1139.

[3] Zhao S, Kruse D, Ferrara K, Dayton PA. Selective imaging of adherent targeted ultrasound contrast agents[J]. Physics in Medicine and Biology, 2007, 52: 2055-2072.

主要参考文献

[1] Song SL, Xiong CY, Zhou M, Wei Lu, et al. microPET Imaging of Tumor Damage Induced by Photothermal Ablation Therapy with 64Cu-Bis-DOTA-Hypericin[J]. J Nucl Med, 2011, 52(5): 792-799.

[2] Wang F, Fang W, Zhang MR, Zhao M, et al. Evaluation of chemotherapy response in VX2 rabbit lung cancer with 18F-labeled C2A domain of synaptotagmin I[J]. J Nucl Med, 2011, 52(4): 592-599.

[3] Okamura N, Villemagne VL, Drago J, et al. In Vivo Measurement of Vesicular Monoamine Transporter Type 2 Density in Parkinson Disease with F-18-AV-133[J]. J Nucl Med, 2010, 51: 223-228.

[4] Chen IY, Greve JM, Gheysens O, et al. Comparison of optical bioluminescence reporter gene and superparamagnetic iron oxide MR contrast agent as cell markers for noninvasive imaging of cardiac cell transplantation[J]. Mol Imaging Biol, 2009, 11: 178-187.

[5] Norman AB, Thomas SR, Pratt RG, et al. Magnetic resonance imaging of neural transplants in rat brain using a superparamagnetic contrast agent[J]. Brain Res, 1992, 594: 279-283.

[6] Wang HH, Wang YX, Leung KC, et al. Durable mesenchymal stem cell labelling by using polyhedral superparamagnetic iron oxide nanoparticles[J]. Chemistry, 2009, 15: 12417-12425.

[7] Kirchr MF, Allport JR, Graves EE, et al. In Vivo High Resolution Three-dimensional Imaging of Antigen-specific Cytotoxic T-lymphocyte Trafticking to Tumors[J]. Cancer Res, 2003, 639(20): 6838-6846.

[8] Matsumura A, Shibata Y, Nakagawa K, et al. MRI contrast enhancement by Gd-DTPA-monoclonal antibody in 9L glioma rats[J]. Acta Neurochir Suppl(Wien), 1994, 60: 356-358.

[9] Weissleder R, Reimer P, el al. MR receptor imaging: Ultrasmall iron oxide particles targeted toasialogly loprotein receptors[J]. AJR, 1990, 155(6): 1161-1167.

[10] Reichardt W, Hu-Lowe D, Torres D, et al. Imaging of VEGF receptor kinase inhibitor-induced antiangiogenic effects in drug-resistant human adenocarcinoma model[J]. Neoplasia, 2005, 7: 847-853.

[11] Botnar RM, Buecker A, Wiethoff AJ, et al. In vivo magnetic resonance imaging of coronary thrombosis using a fibrin-binding molecular magnetic resonance contrast agent[J]. Circulation, 2004, 110(11): 1463-1466.

[12] Chen Y, Ding ZL, Huang ZW, et al. Preparation and in vivo evaluation of 99Tcm-DTPA-Gd for possible multimodal imaging use[J]. Eur J Nud Mol Imaging, 2009, 36(suppl2): S242.

[13] Lee HY, Li Z, Chen K, et al. PET/MRI dual-modality tumor imaging using arginine-glycine-aspartic(RGD)-conjugated radiolabeled iron oxide nanoparticles[J]. J Nucl Med, 2008, 49: 1371-1379.

[14] Bridot JL, Faure AC, Laurent S. et al. Hybrid gadolinium oxide nanoparticles: multimodal contrast agents for in vivo imaging[J]. J Am Chem Soc, 2007, 129(16): 5076-5084.

[15] Alric C, Serduc R, Mandon C, et al. Gold nanoparticles designed for combining dual modality imaging and radiotherapy[J]. Gold Bulletin, 2008, 41(2): 90-97.

[16] Robert EB, Smith AM, Shuming N. Quantum dots in biology and medicine[J]. Physica E, 2004, 25: 1-12.

[17] Dubertret B, Skourides P, Albert L, et al. In vivo imaging of quantum dots encapsulated in phospholipid micelles[J]. Science, 2002, 298: 1759-1762.

[18] Pinaud F, King D, Moore HP, et al. Bioactivation and cell targeting of semiconductor CdSe/ZnS nanocrystals with phytochelatin-related peptides[J]. J Am Chem Soc, 2004, 126: 6115-6123.

[19] Kruse DE, Ferrara KW. A new imaging strategy using wideband transient response of ultrasound contrast agents[J]. IEEE Trans Ultrason Ferroelec Freq Contr, 2005, 52: 1320-1329.

[20] Rychak JJ, Lindner JR, Ley K, Klibanov AL. Deformable gas-filled microbubbles targeted to P-selectin[J]. J Control Release, 2006, 114: 288-299.

[21] Weller GE, Villanueva FS, Tom EM, Wagner WR. Targeted ultrasound contrast agents: in vitro assessment of endothelial dysfunction and multi-targeting to ICAM-1 and sialyl Lewisx[J]. Biotechnol Bioeng, 2005, 92: 780-788.

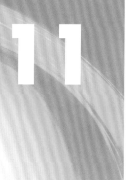

分子影像设备及其进展

第1节　PET 显像设备及其进展

一、PET 简介

　　PET 全称是正电子发射型计算机断层扫描仪（postron emission tomography），它能够准确地定量探测正电子核素的分布，是重要的核医学显像设备之一。

　　PET/CT 一体机的出现将解剖影像与功能影像结合在一起，使图像中既有分子代谢信息，又有解剖定位，极大地促进了分子影像的发展。PET 探测的核素是正电子衰变核素，此类核素多为 C、N、O、F 等组成生物结构的分子，容易标记在各种生物活性物质上进行示踪研究，因此 PET 是非常重要的分子影像设备。本章将介绍 PET 的原理、结构和进展。

二、PET 的结构和原理

　　1. 符合探测　PET 并不是探测正电子衰变产生的正电子，而是探测其湮灭辐射产生的射线。正电子产生后在组织中行进不到 1mm 的距离便会和一个负电子结合，质量消失并产生一对方向相反，能量均为 511keV 的光子，这称为湮灭辐射。与单光子核素探测采用的铅机械准直不同，由于湮灭辐射产生的射线都是成对产生的，PET 使用的是电子准直。即如果 PET 的两个探测器探测到同时间到达的两个光子，就可以推定在两个探测位置的连线上发生了一次正电子衰变（湮灭辐射）。探测并记录在两个位置同时到达的信号，不符合条件的信号被剔除，称为符合探测。PET 就是通过对湮灭辐射信号的记录、储存、校正和重建来反映正电子核素标记探针的分布。

　　在符合探测系统中，探测到的符合信号分为 3种：真符合、随机符合和散射符合（图 11-1-1）。

　　真符合是探测到的两个光子来自一个湮灭辐射且未经散射、反映线（LOR）记录的，是正确的湮灭辐射位置。随机符合是互不相干的两个湮灭辐射的光子碰巧在一个时间窗内被探测到，LOR 将记录一个虚假的湮灭辐射。计数率的增高会增加随机符合，减小符合探测时间窗将降低随机符合。散射符合虽然是探测到来自一个湮灭辐射的光子，但其中一个光子经散射改变了方向，此时 LOR 记录的湮灭

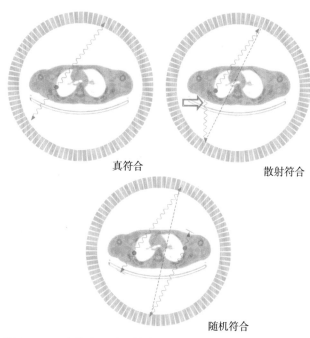

图 11-1-1　真符合、随机符合和散射符合

辐射位置将发生改变。提高探测器的能量分辨率有助于降低散射符合。

2. PET 的结构　灵敏度和分辨率是 PET 的关键指标，它们在很大程度上取决于探测器所使用的晶体类型。

PET 由探测器、数据处理系统、图像显示系统和检查床组成。PET 采用的是多探测器结构，多个探头成环状排列构成单环或多环结构。现代 PET 均为多环结构以增大视野，轴向视野一般为 15 ~ 22cm，横断视野直径可达 70cm。如果病灶的靶本比足够高，PET 可以探测到 6mm 左右的病灶。报道的最小可探测病灶为 2 ~ 3mm。

灵敏度和分辨率是 PET 的关键指标，它们在很大程度上取决于探测器所使用的晶体类型。

（1）晶体：闪烁晶体位于探测器的最前面，它能吸收外来射线能量使原子、分子电离和激发，退激时发出荧光光子，光子被光电倍增管探测并放大，变成电信号。对于 PET 而言，使用的闪烁晶体有 4 个关键特性：对 511keV 光子的阻止能力、余辉时间、光输出量和内在能量分辨率。阻止能力是光子在晶体中行进并将能量全部传递给晶体的平均距离。阻止能力越强，探测灵敏度越高。余辉时间是晶体传递两个独立信号的最小时间。较小的余辉时间可增加计数率并减低随机符合事件。光输出量增加可增强信号强度，提高能量分辨率。能量分辨率的提

高则有助于防止散射线的进入。表 11-1-1 列出了各种晶体的相关特性。

NaI（Tl）晶体的光输出量很高，使其具备很好能量和空间分辨率，但余辉时间过长使探测死时间长，随机符合高。密度低又使其阻止能力降低，不适合 PET 探测。BGO 晶体虽然时间特性和光输出量上不及 NaI（Tl）晶体，但其密度大，停止特性好使其探测灵敏度较高。LSO 有着与 BGO 相似的停止特性，但光输出量较高，受内在特性的影响，其能量分辨率不及 NaI（Tl）。另外，由于其材料本身带有放射性，可在 126 ~ 154keV 能窗被探测到，影响低能量段使用，但对 PET 的高能窗和符合探测影响不大。GSO 虽然停止特性和光输出量略低于 LSO，但能量分辨率高，光输出量均匀。

在 20 世纪 90 年代，几乎所有 PET 均选择 BGO 作为晶体，而今 BGO 已被 LSO 等更加快速、光产额高、对 511keV 光子吸收更好的晶体所取代，特别是在飞行时间探测系统中。

（2）飞行时间技术：传统的符合探测技术是设定一个符合时间窗，通常为 5ns，在此时间范围内探测到的两个光子被视为来自一个湮灭辐射，从而推定辐射发生于两个探测点的连线（LOR）上（图 11-1-2）。它无法确定辐射发生在此连线的哪个点上，需要进行反投影或迭代重建。

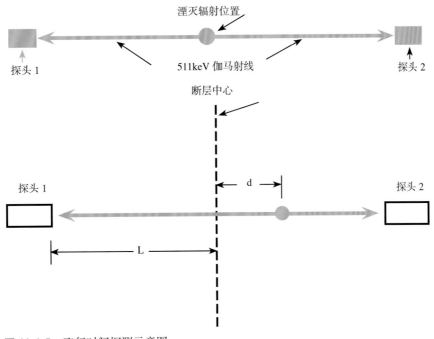

图 11-1-2　飞行时间探测示意图

表 11-1-1　PET 使用晶体的相关性能

晶体材料	发光度（个光子/MeV）	余辉时间	光子产率（个光子/ns/MeV）	时间分辨率	能量分辨率（%）	衰减长度（cm）
BGO	700	60	12	3ns（实验室）	12	1.1
	7500	300	25	6ns（PET）		
总计	8200		37			
BaF2	1800	0.8	2250	<200ps（实验室）	10	2.3
	10000	630	16	500ps（PET）		
总计	11800		2266			
CsF	2500	2.9	862	400ps（实验室）	20	2.7
				500ps（PET）		
GSO	10000	43	232	965ps（实验室）	9	1.5
		14.4				
LSO	25000	37	676	225ps（实验室）	10	1.2
				1.2ns（PET）		
LuAP	5800	11	524	360ps（实验室）	8	1.1
	2500	28	104			
	1200	835	1			
总计	9500		629			
LaCl3:Ce	50000	20	2500	（218ps）*	3	2.9
LaBr3:5%Ce	60000	15	4000	260ps（实验室）	3	2.2
				315ps（PET）		
LaBr3:10%Ce	56000	16	3500	（103ps）	3	2.2
LaBr3:20%Ce	55000	17	3235	（94ps）	3	2.2
LaBr3:30%Ce	55000	18	3056	（69ps）	3	2.2
CeBr3	68000	17	4000	（129ps）	3	2.2
LuI3:Ce	100000	23	4348	（125ps）	4	1.8

*括号内数字为理论值 [摘自：Mose WW et al. Nuclear Instruments and Methods in Physics Research, 2007,（580）:919-924。]

飞行时间探测除应用符合时间窗外，还记录两个光子到达的时间差Δt。如图11-1-3所示，假定辐射发生点距中心点的距离为d，距探头1距离 D_1=L+d，距探头2距离 D_2=L-d。光子以光速c运行，那么到达探头1的时间 $T_1=D_1/c$，到达探头2的时间 $T_2=D_2/c$。

$$\Delta t = T_1 - T_2 = \frac{D_1 - D_2}{c} = \frac{2d}{c}$$

如果探测系统是理想的，通过Δt即可确定辐射点，无需进行重建。但现在的探测系统都达不到如此高的时间分辨率，从而造成定位的不确定性。例如在一个时间分辨率为600ps的系统，这种不确定性为9cm。目前的TOF重建是以这种不确定性为基础，仅考虑不确定性之内的数据，对超出不确定范围的数据点不予采用，这就大大降低了图像噪声，提高了信噪比（图11-1-3）。理论上TOF对信噪比的提高为 $\sqrt{D/\Delta d}$，其中D为病人直径，Δd为不确定性范围。首个商用TOF系统使用LYSO晶体，时间分别率为600ps，Δd为9cm。对于正常体重病人可提高近一倍的信噪比，对体型较大病人更为明显。最近报道使用更加快速LaBr3Ce晶体的TOF系统，时间

分辨率可提高到310～350ps。TOF技术自20世纪80年代就已提出，但当时没有满足要求的足够快速的探测器，直到近期快速晶体出现，才得以实际应用。

（3）光电倍增管：PET晶体通过光导与光电倍增管相连，通过光电倍增管将光信号放大转换为电脉冲信号由计算机记录和处理。光电倍增管内除光电阴极和阳极外，两极间还放置多个瓦形倍增电极。使用时相邻两倍增电极间均加有电压用来加速电子。光电阴极受光照后释放出光电子，在电场作用下射向第一倍增电极，引起电子的二次发射，激发出更多的电子，然后在电场作用下飞向下一个倍增电极，又激发出更多的电子。如此电子数不断倍增，阳极最后收集到的电子可增加104～108倍。

（4）PET探测器技术的发展：PET的TOF探测技术，特别是PET-MRI技术要求更加快速且与MRI磁场无相互干扰的探测器，除采用更加快速的晶体外，还采用了如雪崩光电二极管（APD）等光电元件。目前用于PET探测器的光电元件及特性列表如下（表11-1-2）。

从表11-1-2性能比较来看，传统的晶体加PMT的探测器仍然具有性能和成本上的优势，但与MRI的兼容性较差，无法将两种设备紧密结合在一起。

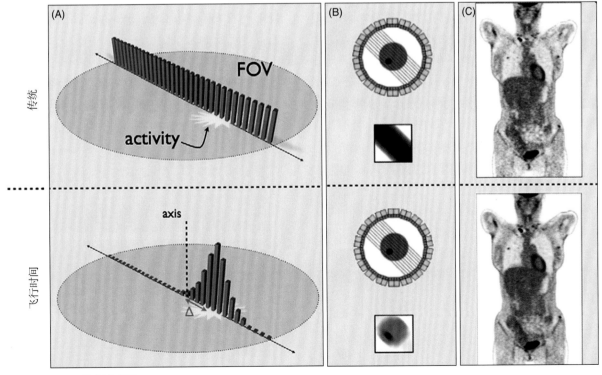

图 11-1-3　TOF 重建示意图
上图为普通符合探测，重建包括所有LOR上的点。下图为TOF，重建只考虑不确定范围之内的点，图像信噪比大大提高。A.为LOR的数据透射范围；B.为重建正弦图；C.为重建后图像（摘自 Lonsdale MN et al. European Journal of Radiology,2010,73:452-460）。

表 11-1-2　目前报道的 PET 探测器光电元件特点

特性	光电倍增管 PMT	雪崩光电二极管 APD	微型光电倍增管 SiPMT	碲锌镉 CZT，碲化镉 CdTe
一般	是当今世界少数几个还不能被完全替代使用的电子管	以硅或锗为材料制成的半导体光电探测器件	盖革模式的 APD 阵列，时间分辨率和能量分辨率俱佳，但正处于发展中	是一类本身可以发生光电效应的晶体材料，以之制造的光电器件，可以在室温状态下直接将 X 射线和伽马射线的光子变为电子
大小	直径 10～52mm	5mm×5mm，较小	较小	较小
增益	$10^6 \sim 10^7$	$10^2 \sim 10^3$	$10^5 \sim 10^6$	$10^2 \sim 10^3$
噪声	低	中等	低	低
能量分辨率	-10%	-13%	-10%	-4%
时间分辨率	-0.5ns	-1ns	-0.5ns	-7ns
MRI 兼容性	差	好	好	好
TOF 功能	有	无	有	无
成本	低	中等	高	高

APD 器件虽然在性能上相比其他半导体光电探测器件不算超群，但其发展和应用已较成熟，MRI 兼容性好，价格中等，目前已承担了发展同机融合 PET-MRI 的任务。如果要兼容 TOF 功能，那么只有 SiPMT 的时间分辨率较好，具备 TOF 采集的潜力。

3. 2D 与 3D 采集　2D 采集时探头环与环之间放置隔栅，隔栅由铅或钨等屏蔽材料制成，目的是防止错环符合事件的发生。在 2D 采集时，只允许相对及相邻环之间发生符合事件。3D 采集收进环间隔栅，系统会记录探测器之间任何组合的符合事件（图 11-1-4）。

2D 采集时，由于隔栅的存在使随机符合和散射符合的计数较小，图像信噪比高，轴向视野的均匀度也较好。这样图像校正和重建就变得较为简单，定量处理也较为准确。缺点是灵敏度低，采集时间长。3D 采集时，由于没有隔栅，随机符合和散射符合的计数较大，轴向视野的均匀度差，图像校正和重建复杂，定量精度差。但具有灵敏度高，节约采集时间的优点。

4. 衰减校正　虽然湮灭辐射产生的光子能量较高，为 511keV，还是有相当部分的来自身体中央的射线由于被组织衰减而不能到达探头。PET 需要对这些衰减掉的光子进行校正。如果是单独 PET，往往采用自带透射校正源的办法，即采用与 511keV 能量相似的发射源，如 68Ge，绕患者旋转 1 周进行一次透射扫描，求出每个反应线（LOR）上的衰减系数。再将此系数代入正弦图，在数据重建前进行校正。这种校正方法费时，噪声高，且受病人已注射的放射性影响。在 PET/CT 机上，多采用 CT 扫描图像进行衰减校正。CT 图像本身就是透射扫描图像，可以很容易地求出每条 LOR 对射线的衰减值。但 CT 扫描 X 线

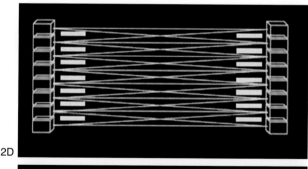

2D

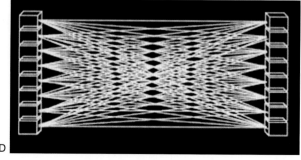

3D

图 11-1-4　2D 与 3D 采集示意图

的能量仅为 70-100keV，远低于 511keV，组织对高能和低能射线的衰减系数是不同的，不能直接用 CT 的衰减系数去校正 PET 的衰减。解决办法是将 CT 图像按组织密度进行分割（如空气、软组织和骨），然后再分段使用方程将低能射线的衰减系数换算成高能射线衰减系数对 PET 图像进行校正。

5. PET 的图像重建　图像重建算法主要包括滤波反投影法（filtered back-projection，FBP）和迭代法。在 FBP 中，将某一角度下的 Ramp 滤波和低通窗滤波后的投影数据，按其投影方向的反向，向回投射得到一个二维分布。该方法的优点是操作简便，易于临床实现，但是抗噪声能力差。迭代法是从一幅假设的初始图像出发，采用逐步逼近的方法，将理论投影值同实际测量投影值进行比较，寻找最优解。在 PET 中常用的迭代法包括最大似然法（maximum likelihood expectation-maximization，MLEM）和 OSEM（有序子集最大似然法，ordered subset expectation maximization）算法。迭代法最大的缺点是计算量大，计算速度慢。OSEM 是近年来发展完善的快速迭代重建算法，它具有空间分辨好、抗噪能力强、速度快于其他迭代法等优点，已在新型的核医学断层影像设备中广为应用。也是目前在 PET 临床中主要的实用的迭代算法。

三、PET/CT

PET 采集所得到的图像是显示分子代谢特征的图像，缺乏解剖信息往往使判断病灶的精确定位和边界遇到困难，限制了其作用的发挥。PET/CT 是一种将 CT 和 PET 有机地融合在一起的显像仪器，它的原理是在一个机架的前部安装 CT 成像装置，后部安装 PET 成像装置。病人检查时，检查床首先进入 CT 视野进行 CT 扫描，获得 CT 图像后检查床移动到 PET 视野，进行 PET 显像。用 CT 图像对 PET 采集数据进行散射和衰减校正后，重建出 PET 断层图像，再将 CT 图像和 PET 图像融合到一起。由于进行 CT 和 PET 采集时病人体位不变，且两种检查间隔时间非常短，所以 CT 的解剖图像和 PET 的功能代谢图像可以通过软件精确地融合在一起。这种精确融合的图像解决了 PET 显像解剖位置定位不清和 CT 检查缺乏代谢信息的矛盾，两种检查方法间相互取长补短，密切结合，其意义远远大于单独进行的 PET 和 CT 检查（图 11-1-5）。

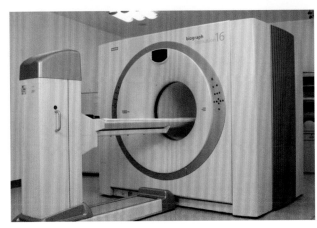
图 11-1-5　西门子公司 Biograph 16 PET/CT

1998 年 PET/CT 的原型机在美国安装运行，2000 年出现商用 PET/CT 机，至今全世界已装机 5000 余台，70% 以上的临床上在使用的 PET 是 PET/CT。由于无法制造出可同时探测 CT 40 ~ 140KeV 射线和 PET 511keV 射线的探测器，目前 PET 和 CT 系统仍然无法真正地整合在一起，PET 和 CT 图像不是在同一时刻、采集相同时间得到的，会出现一定的融合误差。在模型上，该误差基本可控制在 0.5mm 以内。对于病人，由于两次采集间会存在呼吸运动和体位移动差异，融合误差可能会更大。另外，采用 CT 进行衰减校正，其能量也与正电子产生的 511keV 的能量有较大差异。这些均有可能在实际应用中造成误差。

PET/CT 中的 CT 系统采用的是扇形束滑环结构的多排螺旋 CT，初期为肿瘤研究设计的 CT 为单排、2 排或 4 排。随着 CT 设备的发展，目前已有 64 和 128 排 CT 与 PET 的融合机型，可以方便地进行心脏成像。与 CT 不同的是，PET/CT 中的 CT 机架无法倾斜。

四、PET 显像设备的最新进展

1. 使用快速的探测器和 3D 重建系统　近年来 PET 的探测器已由 BGO 晶体转为采用更加快速的 LSO 或 LYSO，加上 3D 采集重建技术，可将灵敏度提高近 5 倍。完成一个全身采集的时间缩短为 15 分钟。

2. PET/MRI 融合技术　随着 PET/CT 融合机型的成功，人们逐渐把目光转向 PET/MRI 融合技术。虽然 CT 能够提供丰富的解剖信息，但都是基于组织或对比剂对射线的衰减。与其相比，MRI 有许多显示组织甚至代谢细节的方式，但其对代谢探针探测的灵敏度远低于PET，将包含两种信息的图像进行融合对了解局部组织的结构和代谢具有重要意义。借助高场超导MRI的高分辨率和PET的高灵敏度，可以实现解剖结构显像和功能成像的互补，同时实现MRI的功能成像与PET的功能成像的强强联合和交叉验证。由于MRI无电磁辐射，受检者的辐射剂量也会大为降低。

由于目前PET探测器上的光电倍增管（PMT）在MRI的强磁场环境中无法正常工作，并对磁场产生影响，将两种仪器真正融合尚有赖于PET探测器设计技术的发展和改进。目前，PET/MRI的设备分为3种模式：异室布置PET-MRI系统、同室布置PET-MRI系统和同机融合PET-MRI系统。

异室布置PET-MRI系统是两套独立的、布置在两个不同扫描室内的PET（或PET-CT系统）和MRI。在两套系统之间，有一套公用患者运送和支持系统将它们连接起来以保证病人体位在两次检查间不发生位移，检查图像通过软件融合。两年前国内已在无锡亿人医院安装了这样的系统。

同室布置PET-MRI系统，PET和MRI布置在同一扫描室，要求扫描室同时具有MRI扫描室的射频屏蔽性能、磁屏蔽性能和PET扫描室的放射防护屏蔽性能。基于光电倍增管探测器和常规电子学系统的PET机架一般需要置于MRI磁场的0.5高斯线以外，以保证两套系统能够互不干扰地正常运行（图11-1-6）。目前采用这种结构的飞利浦公司Gemini TF PET/MR已投入商业运行，它将Gemini TF PET与Achieva 3.0T MR融合在一起。

同机融合PET-MRI系统是MRI系统与PET系统的同机和同中心复合设计，可实现PET和MRI同步扫描。同机融合PET-MRI系统以超导MRI为基础进行复合设计，PET系统出内置于磁体腔内的PET探测器环系统和设置在磁体外部安全区域的电

子学系统及连接两者的电缆组成。因此，MRI磁体腔的直径越大，其所能容纳的内置PET探测器系统的有效内径也就越大。目前西门子公司推出的全身扫描型Biograph mMR采用LSO晶体和APD（雪崩光电二极管）器件构成与MRI兼容的PET探测器环，并将其内置于直径为70cm的大孔径Verio 3T超导MRI的磁体腔内，实现了MRI系统与PET系统的同机融合（图11-1-7）。

3.基于MRI图像的衰减校正　PET/MRI没有附带透射衰减校正源，对PET图像的衰减校正是通过MRI图像来实现的，具体是通过对MRI图像进行分割、按不同组织类型指派衰减系数、计算衰减校正因数等途径实现。由于目前PET/MR应用较少，这种衰减校正的准确性尚未见报道。

4.PET/MRI存在的问题　目前PET/MRI尚处于试验阶段，存在的问题并没有得到彻底地解决，归纳起来主要有以下两方面：①PET和MRI探测器的相互影响：PET探测器会影响MRI磁场的梯度和均匀性，同时MRI的磁场也会影响PET探测器的稳定。也要同时考虑检查床的材质对射线的衰减和磁场影响。②MRI图像不是密度图像，使用它进行PET衰减校正的准确性也需进一步实践验证。

五、总结和展望

PET是重要的分子功能影像设备，它能灵敏地探测正电子衰变探针的全身分布，尤其是近10年来

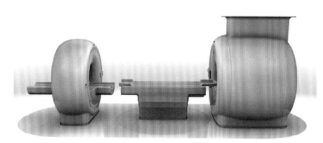

图11-1-6　飞利浦Gemini TF PET/MR

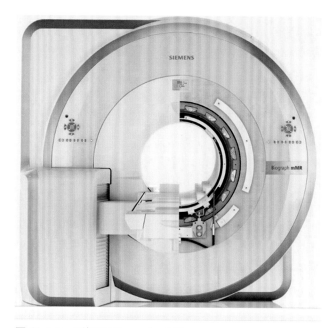

图11-1-7　西门子Biograph mMR

PET 和 CT 融合显像设备 PET/CT 的出现,使功能和解剖影像融合在一起,极大地拓展了 PET 的应用。目前装备的机型已绝大部分为 PET/CT,极少再有单独的 PET 装备。在 PET 探测器方面,各厂家均倾向于使用 LSO、GSO 等更加快速、灵敏度高的晶体和新型光电倍增管,极大地缩短了采集时间。飞行时间技术的应用有效地提高了 PET 图像的信噪比。这些技术的应用使 PET 获得了更高的灵敏度、分辨率和更加准确的定量分析结果。图像融合方面,PET/MRI 的出现使原来的功能、解剖影像融合进一步发展为多种功能影像的融合。我们可以同时获得同一组织的多种分子代谢信息,如 PET 探针的代谢与 MRI 弥散功能、PET 血流灌注与 MRI BOLD 等。这将极大地推动活体分子功能影像的研究和临床应用。

(孙晓光)

重点推荐文献

[1] Lonsdale MN, Beyer T. Dual-modality PET/CT instrumentation—Today and tomorrow[J]. European Journal of Radiology, 2010, 73: 452-460.
[2] Mose WW. Recent advances and future advances in time-of-flight PET[J]. Nuclear Instruments and Methods in Physics Research, 2007, 580: 919-924.
[3] Herzog H, Pietrzyk U, Shah NJ, et al. The current state, challenges and perspectives of MR-PET[J]. NeuroImage, 2010, 49: 2072-2082.

第 2 节 分子影像 MR 设备及其进展

分子影像学是在活体内对靶向分子和生物过程进行非侵害、定量、可重复的成像,其成像的基本手段为核医学成像技术、光学成像技术、磁共振成像技术和超声成像技术。成像的基本方法是通过具有分子特异性的显像物质即分子显像探针,以受体、离子通道、酶、抗原及特异结合蛋白、核酸等为研究对象进行成像。

磁共振在分子影像中的优势在于高空间和时间分辨率,可同时获得三维解剖结构及生理、病理、代谢、血流灌注等信息。传统的 MRI 是以组织的多种物理、生理特性作为成像对比的依据,分子水平的 MRI 是建立在上述传统成像技术基础上,以在 MRI 图像上可显像的特殊分子作为成像标记物,对这些分子在体内进行定位。因此,磁共振设备的进展对于其在分子影像中的应用至关重要。

20 世纪 70 年代被引入医学领域,40 余年的时间里 MRI 得到迅速发展,不管是临床用 MRI 机还是 MRI 显微成像(MicroMRI),成像技术和硬件设备都不断更新。成像技术方面,多通道、多采集单元、并行采集等技术的出现使成像速度明显加快。MRI 硬件设备的发展主要在主磁场、梯度系统及射频系统等方面。

临床 MRI 机方面,高场以 3.0T 设备趋于普及与实用化,3.0T 设备在 2000 年 RSNA 设备展览上作为 MRI 发展热点之一提出。目前在市场上可能提供 3.0T 设备的厂家有 GE、西门子和飞利浦等。3.0T 设备应用体线圈采集的图像已具有极好的信噪比和分辨率,明显优于 1.5T 设备的图像质量。

另外,7.0 及 9.4T 也开始用于人,但还未经过 FDA 批准。7.0T 的磁体已可工业生产,现有的样机梯度场强可实现 50mT/m、SR200 63cm ID 有效屏蔽和 100mT/m、SR500 38cmID 有效屏蔽的可移动梯度。具有双通道射频系统,可升级为 70 ~ 300MHz 的 8 通道系统。8 个通道 500MHz 的接收系统,可升级为 32 个通道。另外,Dinesh 等人将 9.4TMRI 用于人的头部的 MRI 及 MRS。

临床中,场 MRI 方面,常规(非开放式)的 0.5T 的机型已经退出市场。在 3.0T 设备趋于普及的背景下,1.0T 的 MRI 设备由于几乎具有 1.5T 设备的大多数功能及更好的性能 / 价格比,有望将来取代 1.5T 的设备与 3.0T 或更高场强的设备匹配配置。

此外,由于临床中对 MRI 的需求,发展开放式磁体也成为 MRI 发展的一个趋势。自 2000 年 RSNA 上推出中场超导 MRI 设备以来,几家具有此类设备的公司均已有自己的设备市售(GE 0.7T、飞利浦 0.6T、日立 0.7T、西门子 1.0T)。而低场开放式设备中 0.35T 者也有超导型设备(东芝,GE)。随着高、中场设备的技术不断移植到低场开放型设备,低场设备的功能与图像质量也不断改善,是为 MRI 设备中具有较好的性能 / 价格比的主流机型。此外,像 GE

公司设计的 0.5T 双磁体开放式设备仍有一定市场，另有一家较小的公司也有类似的机型展出。一些公司对"开放式"的概念提出了更新，即短磁体型（紧凑型）设备，如飞利浦的 1.5T（原马可尼产品）磁体仅 140cm 长，另一些不同场强的专用磁体长度也很短，这些磁体若能进一步缩短，则已类似于 CT 的扫描架的宽度，从实际意义上也当属于"开放型"设备。

梯度系统方面，梯度磁场与切换率的提升是各种类型 MRI 设备在允许的条件范围内不断改进的方向之一。2001 年，可实用的双梯度技术出现，即梯度场与切换率分别由两个梯度线圈决定，两个梯度可据视野（FOV）不同自动切换，FOV 超过一定范围时自动改用大线圈。多梯度线圈系统中双梯度线圈整合了大梯度线圈覆盖范围大及小梯度线圈梯度迁率高的优点。

MicroMRI 能基于磁共振现象产生显微镜水平的 MRI 信号图像。与临床应用型 MRI 机比较，它的扫描孔径小（一般直径 <40cm），磁场强度高，可达到 21.1T，梯度场强高，范围通常达（200～10 000）mT/m 及其以上，发射线圈敏感，脉冲序列更有效，三维成像设计更优越。这样，大大提高了空间分辨率及信噪比，各向同性分辨力在活体可达到 50μm 及其以下，在离体组织达到 10μm 甚至更小，但由于编码容积数据的范围较大，需多次积累以提高信噪比，故检查时间较长。

MicroMRI 设备的改进主要是主磁体磁场的增加，通过提高磁场强度从而获得更高灵敏度、更高对比度和更高信噪比，MicroMR 磁场大小的增加从 4.7T、7.0T、9.4T、11.7T、14.1T、17.6T 到 21.1T。

MicroMR 磁体有水平式及直立式之分，其中水平式目前最高场强为 14.1T，垂直式为 21.1T，而从孔径方面看，9.4T 及其以下场强的孔径最大为 30cm，11.7T 的孔径仅为 16cm，大于 11.7T 场强的 MRI 孔径更小，如 21.1T 的孔径为 10.5cm。

MicroMRI 不同磁场应用于分子影像学的例子如下：Jing Zou 等利用 4.7T MRI 对小鼠内耳进行成像，突出了 4.7T MRI 对微小的小鼠内耳结构的显示能力。Chih-Liang Chin 等采用 7.0T MRI 在 USPIO 的介导下对大鼠脑多发性硬化模型进行成像，进一步揭示了多发性硬化疾病的病理生理。Albrecht Stroh 等在小鼠脑缺血模型上借助 7.0T MRI 示踪 VSOP（very small superparamagnetic iron-oxide particles）标记的单核细胞，证实了高分辨力的 7.0T MRI 可用于体内注射单核细胞的示踪。Felix Scholtesa 等在 9.4T MRI 上对脊髓损伤的大鼠进行成像，证实 9.4T MRI 可以对大鼠脊髓损伤进行精确定位。Fanny Noury 等则同样在 9.4T MRI 下对兔子椎间盘进行成像，对椎间盘退化病的 MRI 方法进行了改进。Daniel Kalthoff 等利用 11.7T MRI 对大鼠静息态脑进行 fMRI，在有效降低生理学噪声的前提下对大鼠脑连接进行了分析。Vladimír Mlynárik 等利用 14.1T MRI 对大鼠头部行 MRS，证实了 14.1T MRS 可以对大鼠脑内生化进行准确分析。Sergio Li Calzi 等利用 17.6T MRI 对少量标记 MIONs（monocrystalline iron oxide nanoparticles）的干细胞进行示踪，证实了 17.6T MRI 可以对少量干细胞进行精确定位。M.Pham 等采用 17.6T MRI 对原发性凝血因子 12 缺乏的小鼠进行成像，从而对脑中风的发病进一步研究。Martin J. Schmidt 等在 17.6T MRI 上对牛胎儿进行成像，证实了 17.6T MR 对牛胚胎发育监测的准确性。

目前最大的磁场来自美国国家高磁场实验室，最近 R.Fu 等及 Victor D.Schepkin 等采用孔径 10.5cm，21.1T MRI 对大小鼠进行了 Na 及 H 的成像，并做出了波谱分析，证实了 21.1T MRI 提高了空间分辨力及敏感性。

其中目前国内场强最高的是 7.0T，最大孔径为 30cm，型号为 Bruker BioSpec 70/30 USR；其他参数为杂散场轴位 3m，其他方向 2m，磁体长 1.45m，直径为 1.655m，梯度场强为 670mT/m，切换率为 650T/m/s，除了 H 质子外还可对 P 和 C 进行分析。（图 11-2-1 至图 11-2-7 为该仪器的成像实例）。

另外，在梯度场强及射频系统方面，通过不断提高梯度场强及磁场切换率和提升射频接收通道及线圈单元数量以获取更快的成像速度及更高的灵敏度和信噪比。

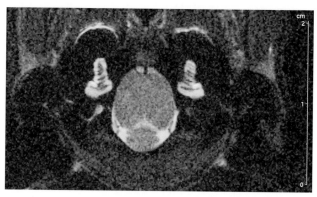

图 11-2-1　Bruker70/30 Biospec 所采集豚鼠双侧耳蜗的图像

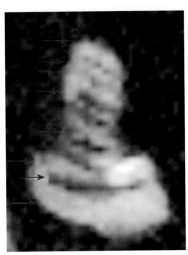

图 11-2-2　Bruker70/30 Biospec 所采集豚鼠左侧耳蜗放大后的图像

箭头从上往下依次为蜗顶，第四回，第三回，第二回，前庭阶，中阶及鼓阶。

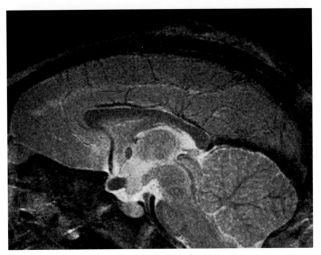

图 11-2-3　Bruker70/30 Biospec 所采集的恒河猴脑部图像

图中箭头所示为猴脑的静脉。

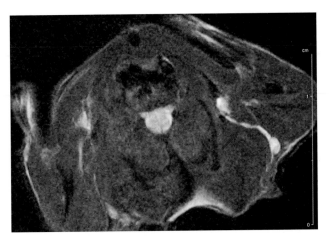

图 11-2-4　小鼠肿瘤转移模型

细箭头所指为淋巴结，其中粗箭头所示为淋巴管。

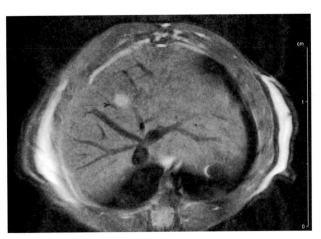

图 11-2-5　小鼠原发肝癌模型

箭头所示高信号为肝癌结节。

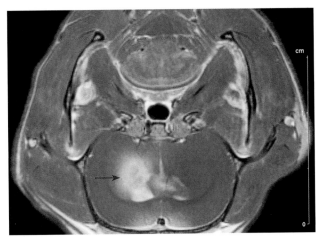

图 11-2-6　大鼠脑胶质瘤模型

箭头所示增强信号为肿瘤区。

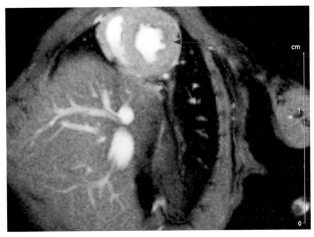

图 11-2-7　正常小鼠心脏成像

箭头所指低信号为冠状动脉。

目前 MRI 成像主要采用活体活性元素中氢质子，因为 +H 的磁矩最大，同时其在活体内的含量最多。但其他质子的成像也逐渐用于研究当中。如美国国家高磁场实验室基于 Na 质子对大小鼠进行成像，Yael Rosen 等人将基于 Na 质子成像用于人体的器官。

（邵发宝　滕皋军　夏睿）

重点推荐文献

[1] Fu R, Brey WW, Shetty K, et al. Ultra-wide bore 900 MHz high-resolution NMR at the National High Magnetic Field Laboratory[J]. Journal of Magnetic Resonance, 2005, 177: 1-8.

[2] Schepkin VD, Brey WW, Gor'kov PL, et al. Initial in vivo rodent sodium and proton MR imaging at 21.1 T[J]. Magnetic Resonance Imaging, 2010, 28: 400-407.

[3] Deelchand DK, Van de Moortele PF, Adriany G, et al. In vivo 1H NMR spectroscopy of the human brain at 9.4 T: Initial results[J]. Journal of Magnetic Resonance, 2010, 206: 74-80.

第3节　光学显像设备及其进展

一、概述

光学分子成像技术是研究小动物模型的最重要的工具，在疾病的发病机制、新药研发和疗效评估等方面的应用显示了优势。光学分子成像因其监测灵敏、成像迅速，且可同时观测多分子事件、无放射性危害等优点，是分子成像研究中应用最广的一种分子成像方法。

可见光成像技术作为一种标准化的成像工具的历史已经有几个世纪了，研究对象的可视化一直是科学家们的首选。显微镜和望远镜已经帮助我们探索过我们之前未曾了解的微观和宏观世界。生物医学研究中荧光显微镜的发明已经实现了单细胞的成像。新型光学成像技术的出现，克服了光线发散的局限，能够进行高分辨率成像，包括对线粒体的管状结构成像等。荧光显微镜的出现同时也加速了荧光标记和荧光探针技术的发展。生物荧光和荧光蛋白的发现让生物学家对产生这些物质的细胞进行分析，如分析这些光学活性标记物对基因表达成像。

与其他类型的对比剂相比，光学探针有许多优势：不仅可以像放射性对比剂或磁共振探针能靶向受体，有些能被酶的裂解所激活（可激活探针），而且这些细胞本身可以产生具有发光对比剂特性的生物发光的酶类或荧光蛋白。目前，经过程序化处理的荧光蛋白能够发射远红外区的荧光，在活体研究中有着广泛的应用。

然而，虽然光学分子成像存在着这些优势，它本身也存在许多不足：与放射学对比剂相比，荧光分子更大，相对来说不是很稳定（受光漂白现象的影响），同时存在不同程度的细胞毒性。另外，光线在生物组织传播会有很高的弥散；可见光会在一定范围内散射。通常来说基于荧光的成像技术并不能应用于活体，因为散射作用只能用于表浅区域，不能量化，难于日常应用，这也是光学断层成像研究的初衷。

在过去的几年中，光学成像小动物全身成像技术已经吸引了越来越多的注意，有大量的光学高特异性探针应用于体外实验，对这些探针用于活体有很大帮助。光学成像提供了一种体外实验向活体实验转变的可靠方式。这些技术大多数是二维成像。计算机技术和数学模型的进展使得光学断层成像（三维成像）成为可能。

1. 光学设备的组成　任何一种光学成像设备都需要 3 个主要的组成部分：光源产生需要的信号、过滤消除背景信号和光子探测器获得需要的信号。

光源的分类一般依据它们的发射光谱、发射能量和它们发射脉冲或调频的能力。光源主要有 3 类：高压弧光灯、发光二极管和激光。

对光学系统的信噪比起决定作用的是滤光器的使用。光学信号通常很微弱，最大的问题是激发光的消除。由于其波长接近发射光，并且在同一时间，由于有限的量子产量和有限的立体角，激发光信号很强。现如今，大部分使用的滤光器是以吸收、干扰或是散射为基础的。

光子探测器特有的性质有：探测通道的数目（单通道或是多通道）、动力学（数字化信号通常用比特表示）、敏感性和时间分辨率。

2. 光学显像技术　目前，活体动物体内光学成像（optical in vivo imaging）主要采用生物发光

（bioluminescence）与荧光（fluorescence）两种技术。

二、生物发光成像设备及其进展

生物发光是用荧光素酶基因标记细胞或 DNA。目前应用较多的报告基因是萤火虫荧光素酶（firefly luciferase）基因，其基因表达产物萤火虫荧光素酶可以和从体外导入的萤火虫素（luciferin）发生反应而发出近红外荧光，并可被 CCD 相机捕获。

光学成像系统进行活体分子成像的最大障碍就是需要克服光线的散射和吸收，这是限制光线穿透组织的主要原因。为了降低光线的散射和吸收，方法之一是应用背部皮肤视窗（dorsal skinfold chamber，DSC）模型。背部皮肤视窗模型的相关研究始于 1940 年，为了判断感兴趣的皮瓣移植是否存活，用荧光物质对组织中的蛋白进行标记，用表面回波荧光显微镜进行观察。目前，应用 DSC 的方法已经大大改进，多光子激光显微镜能够对更深的组织进行检测，且有更高的分辨率，同时降低了光毒性。与传统的表面回波荧光显微镜比较，该技术对观察目标的三维结构的分辨率有了明显提高，可用于监测肿瘤的生长、血管发生和免疫细胞的迁移。然而，应用 DSC 结合荧光显微镜的方法视野相对小，不能对全身成像，因此，不能对肿瘤的转移和淋巴细胞的迁移进行评价。随着光学成像技术的发展，已经有许多新型生物发光成像系统问世。

（一）生物发光成像系统组成

1. CCD 镜头　选择适当的 CCD 镜头，对于体内可见光成像是非常重要的。选用的 CCD 镜头对于波长大于 600nm 的光必须具有非常高的灵敏度和量子效率，而且由于需要探测的光源在皮下几厘米处，其噪声信号要尽可能的小。

2. 成像暗箱　成像暗箱屏蔽宇宙射线及一切光源，可以使暗箱内部保持完全黑暗，CCD 所检测的光线完全由被检动物体内发出，避免外界环境的光污染；

3. 软件系统　软件系统负责仪器控制和图像分析。

生物发光成像系统中最关键的组成部分就是敏感的探测器，即 CCD 相机。生物发光成像技术随着背部薄化、背照射冷 CCD 技术的产生而产生，并随着 CCD 技术的发展而发展。由于具有更高量子效率

CCD 相机的问世，使活体生物发光技术具有更高的灵敏度，可以方便地应用到肿瘤学、基因表达和药物开发等各方面。

目前有两种 CCD 机用于生物发光的检测：强化 CCD（intensified CCD）机和背部薄化、背照射冷 CCD（back-thinned，back-illuminated，cooled CCD）机。根据光学成像原理，在可见光波段，波长越长越容易穿过组织。荧光素酶与底物作用发出的光，波长在 600nm 左右，为了检测到几厘米厚的光源，CCD 机必须在波长大于 600nm 的波段具有很高的灵敏度和量子效率以及最低的噪音。强化光子计数 CCD 机对于生物发光的应用来说，是大众化的选择，高捕获成像的强化 CCD 机在很低噪音的情况下可以检测到单个光子。然而这些 CCD 机需要频繁的装备 bialkali 光阴极，且只有很低的量子效率，在 450nm 波段处的量子效率只有 10% ~ 15%，而在 650nm 波段处降为 1%，同时又碰到热噪音和冷却的难题，很难得到大的检测面积。背照射冷 CCD 技术使得活体生物发光和荧光成像技术得以实现，科学家们有机会直接监控活体生物体内的细胞活动和基因行为。新型制冷技术可以使 CCD 机的温度达到-120℃，这样的温度可以使背照射冷 CCD 机的暗电流减少到可忽略不计的水平，减少了热噪声的影响（达到了最小的噪声底线），信噪比明显提高，检测的特异性也很强。此外，更高的空间解析度是背照射冷 CCD 相机的另一优势。

（二）生物发光成像过程

典型的成像过程是：成像目标（如小鼠）经过麻醉后放到成像暗箱平台，待软件控制平台升降到一个合适的视野，自动开启照明灯拍摄第一次背景图；下一步，自动关闭照明灯，在没有外界光源的条件下拍摄由小鼠体内发出的光，即为生物发光成像。与第一次的背景图叠加后可以清楚地显示动物体内光源的位置，完成成像操作。之后，软件完成图像分析过程。使用者可以方便地选取感兴趣区域进行测量和数据处理及保存工作。当选定需要测量的区域后，软件可以计算出此区域发出的光子数，获得实验数据。

三、荧光成像设备及其进展

荧光技术一般采用荧光报告基团（如 GFP、

RFP、dyes、Cyt 等）标记细胞或 DNA。目前应用较多的报告基因是绿色荧光蛋白（green fluorescent protein，GFP）基因，其表达后产生的绿色荧光蛋白，在体外激发光激发下发出荧光，也可被 CCD 相机捕获。

因为普通荧光的穿透能力比较弱，且光波在生物组织内的传输过程中会同时受到吸收和散射的影响产生衰减，因此有些学者对波长在近红外区域间的荧光更感兴趣。近红外荧光成像不涉及报告基因，它的成像探针包括非特异性荧光探针（如 dyes）和特异性荧光探针（如 Cyt）。近红外荧光成像就是以合适的荧光探针作为标记物，用特定波长的红光激发荧光染料，使其发出波长长于激发光的近红外荧光，应用近红外线光学成像设备进行检测。该技术在肿瘤检测、基因表达、蛋白质分子检测和药物受体定位等方面有着很大的应用潜力。

目前应用于近红外线光学成像的设备很多，包括光学相干层析成像（optical coherence tomography，OCT）、激光斑点成像（laser speckle imaging）、偏振光成像（polarization imaging）、反射荧光成像（fluorescence reflectance imaging，FRI）、弥散光成像（diffuse optical tomography，DOT）、荧光共振成像（fluorescence resonance imaging）、荧光介导的分子断层成像（fluorescence molecular tomography，FMT）等。

许多新型的成像技术正在探索之中，它们与传统的可见光成像有着显著的差别。

现在最为常用的近红外线活体荧光成像方法主要有以下 3 种。第一种是使用共聚焦显微镜或多光子显微镜对皮肤表面或表皮下 0.5mm 以内的荧光信号进行采集。这种成像方法已用于活体生物学的研究，达到了细胞水平或亚细胞水平。第二种是荧光反射成像（fluorescence reflectance imaging，FRI），是对体表较大范围的荧光成像，它的特点是能够进行活体实时成像，操作简单、方便。第三种是荧光介导的分子断层成像（fluorescence-mediated molecular tomography，FMT），这是一种新的成像技术，也是目前最为先进的成像技术。它通过对活体生物深层组织荧光探针分布的重建，进行分子功能的研究。

（一）光学相干层析成像（OCT 成像）

光学相干层析成像（OCT）系统一般是由光学显微镜和低相干干涉仪组成的，其工作原理类似于超声成像，只不过采用的是光波而不是声波，利用低相干干涉原理排除多次散射光的信号，以直进或近似直进光子（ballistic or snake photons），利用组织回传的反射与逆向散射的信号，产生与解剖结构有关的结构影像。OCT 应用红外线成像手段对观测对象进行二维成像，并结合了低相干干涉和共聚焦显微测量的特点，因此能非侵入性地对活体内部的结构与生理功能进行可视化观察。荧光诱导设备应用激光或白炽光作为光源激发组织，由于不同组织荧光特性的不同，肿瘤组织和正常组织的荧光特性也是不同的。光线还可诱发一些其他的反应，如电生理电位的不同等。活体的光学显微镜能够在紫外线的波段观察组织细胞水平上的微血管发生。

光学成像中光子的路径是相当随机的，光穿透组织时会发生折射和反射现象。OCT 是专注于一小段范围内的反射光作为信号来源的，产生这种短脉冲和记录这种短暂的时间间隔是很困难的，而且，当发光细胞深藏于组织内部时，反射信号和源信号不能区分。OCT 成像系统应用了一种可对光源的波长进行滤过的装置（滤波器），并能发射出两束光线。其中一束光线作用于一定深度的内部反射装置，记录光脉冲从光源到反射装置的过程，是针对组织的点增益；另一束是作用于角落反射装置。在成像过程中，角落反射装置来回移动，使得来源不同的深度信号被采集，角落反射装置收集信号开始之后，采集组织信号的核心装置启动。

因为 OCT 成像时所应用的波长范围很窄，所以该系统的图像空间分辨率可达 $10\mu m$，与日常使用的 CT 和 MR 成像相比要精密得多。如果采用宽波长的滤波器滤过激光光源，图像的分辨率可提高到 $2 \sim 5\mu m$。利用降低像素的办法，能够缩短图像的采集时间，加快容积成像。

尽管 OCT 成像深度仅达 4mm，但足以实现对组织表面体细胞的直接观察而无需细胞染色，为组织学和细胞学研究提供了一种新的方法。例如，可对高度怀疑肿瘤区的表面细胞进行非侵袭性的排查（图 11-3-1，图 11-3-2）。OCT 成像可对实验动物进行活体、动态、连续地观察而不需要处死动物，为生物学的研究提供了一个理想的工作平台。OCT 成像系统具有高灵敏的分辨率，能提供细致的二维和三维图像信息，是进行小血管和神经组织生理学研究的理想工具，也会为显微外科手术提供快速的反

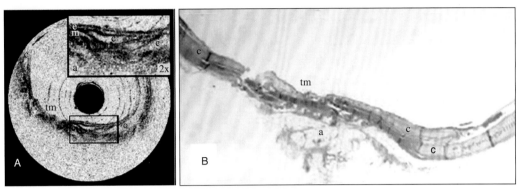

图 11-3-1　OCT 活体家兔气管成像
A. 清晰可见气管壁的结构，包括上皮组织（e）、黏膜基质（tm）、软骨组织（c）、脂肪组织（a）；B. 对应结构的组织学染色（HE 染色）。

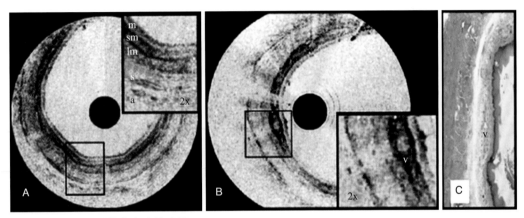

图 11-3-2　OCT 活体家兔食管成像
A. 可清晰看见食管壁的结构，包括黏膜层（m）、黏膜下层（sm）、内肌层（lm）、外肌层（om）、浆膜层（s）和脂肪及血管等组织；B. 可见食管黏膜下层内的血管（v）；C. 对应结构的组织学染色（HE 染色）。

馈信息。展望 OCT 成像技术的未来，OCT 成像系统发展的主要方向将集中在以下几个方面：进一步加快图像的采集速度和提高成像的分辨率；实现 OCT 系统和其他成像手段的联合，例如 OCT 多普勒系统的研发。

（二）荧光反射成像（FRI 成像）

FRI 技术是通过激发组织表面或接近表面的荧光素（探针）使之产生荧光，在靶定的波长范围内对荧光进行成像。主要用于对组织蛋白酶、金属蛋白酶及其他一些酶类的研究，也有一些科学家应用该技术对受体进行成像。

应用于小鼠的近红外 FRI 成像系统由 4 部分组成：①一个激发光源；②一间控制小鼠活动的成像室；③一套记录发射光子数目的设备；④一台控制成像获得和存储的计算机（图 11-3-3）。

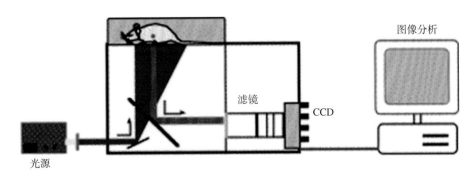

图 11-3-3　近红外 FRI 成像系统

FRI 的突出的特点是可以快速地成像和操作简单，可以对荧光信号进行三维重建，而不足之处就是该技术对深度的依赖性较强，根据实验的种类和选择波长的不同，成像深度可达 5～8mm。成像深度受限制的原因并不是因为激发光穿透能力的问题。激发光线完全能够穿透几厘米厚的组织，特别是应用近红外线，可穿透很深的疏松组织。而是反射的光线不能透过组织从体表发射出来，这才是 FRI 成像受深度限制的主要原因。另外，在近红外和可见光范围内组织散射光的存在也是成像深度受限的原因之一，而且 FRI 成像获得的图像是多个层面叠加起来的。因此，即使是没有表面荧光物质的干扰，精确测定深层组织内的荧光素的多少和浓度也存在一定困难。

（三）FMT 成像（荧光介导的分子断层成像）

FMT 成像是利用衍射断层成像的原理，利用多点发射，搜集穿透组织的射线产生断层图像（透视法）。FMT 致力于对分子荧光探针的浓度进行分析、重建的方法来进行容积成像和三维成像，以达到对分子功能进行成像的目的。FMT 是一种新型的成像技术，它基于对具有靶向特异性分子荧光探针成像，通过捕获荧光探针的发射光进行容积重建。该成像技术类似于 CT、X 线成像的原则，但是 FMT 的理论基础是光子和组织的相互作用。图 11-3-4 展示了 FMT 的成像原理。单个的点光源照射组织，光子将按图中的区域进行分配，激发组织内的荧光染料（a）。在每个光子照射区域内，荧光染料作为二次光源，发出更长波长的射线，射线的能量取决于荧光染料的位置。激发光和发射光都在表面应用合适的过滤光栅多点收集。光源然后在组织边界周围旋转，有效地在不同的方向照射组织内的荧光染料（b）。依据光子的密度信息进行三维重建（c）。（d）图所示圆柱形为小鼠 FMT 成像系统的光学核心，激发线路（蓝色）和收集线路（黑色）规则地排列在光学成像核心周围，作为激发和收集的光学元件。目前，FMT 成像系统对小动物成像的空间分辨率达到 1～2mm，成像深度为几个厘米。（e）图显示当信号衰减一个数量级时，NIR 射线在不同组织的透过能力。荧光染料以对数方式衰减时也可检测到。可对达 7～14cm 深度的组织成像。

还有科学家应用模拟或虚拟荧光成像的方法进

行扫描检查。可想而知，应用荧光分子探针进行断层扫描将为组织功能成像和基因表达的成像提供强有力的证据支持。研究证实，通过利用 FMT 断层成像系统检测三萜氰染料在肿瘤组织的聚集，来开展对人体乳腺癌相关课题的研究是可行的。目前，多采用不同波长的激发光和发射光进行断层成像，相应的活体荧光成像对比剂和荧光分子探针的种类也很多。

医学影像技术在过去的二十多年已取得了巨大的进步，然而直到分子影像学的出现使活体动物体内成像成为可能，才实现了对肿瘤或其他疾病的最早期信息的活体、直观监测。例如对肿瘤的生长、侵袭、转移过程的活体、动态观察；对肿瘤及部分神经系统的病变、心血管疾病、免疫系统疾病进行早期诊断并评价疗效；同时还加速了相关药物的研发过程，提高患者的临床治愈率，降低死亡率。

FMT 成像作为光学分子成像中最重要的检查方法，在上述研究中具有很大应用潜力和发展空间。

FMT 分子成像需具备以下几个条件：①能结合多种基因序列的靶向性强的荧光分子探针；②小型

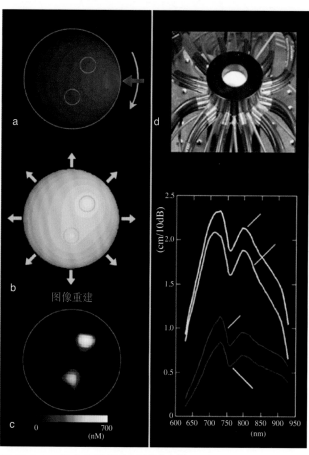

图 11-3-4　荧光介导的分子断层成像

化成像分辨率高的成像设备；③建立稳定的、精确的活体成像动物模型。活体 FMT 成像是一种更为精确的计算方法，引入活性荧光探针的方法降低了非特异性背景荧光的干扰，所以不要求背景校正，而且可直接从实验动物的组织中测定参数。

　　FMT 与 FRI 相比有很大的优势：①成像的组织更深。FMT 可对组织内几厘米深度的感兴趣区进行成像，因此，研究已经不再局限于组织表面。最近的研究发现，NIRF 信号可以穿透 15cm 的乳腺组织或肺组织，而在成人脑组织中的传播也可以超过 5cm，可对较大的器官进行成像。②FMT 可对近红外荧光探针进行定量研究。③应用荧光淬灭的近红外荧光探针有高度的分子特异性和非常高的信号产出率。④应用多功能的近红外线荧光探针可对不同的分子事件中的靶点同时成像。另外，FMT 成像提供了一种非常敏感的光子检查技术，相对于 PET、MR 成像来说，造价低，体积小，安全无电离辐射，成像质量更好，图像分辨率明显高于 PET 成像。图 11-3-5 为分别应用 FMT 和 PET 对裸鼠脑组织内神经胶质瘤进行活体成像的对比研究。左图为应用 NIRF 智慧探针的 NIRF 成像，在脑内可见一个圆形的高荧光信号（箭头所指），与周围界限清晰。右图为 PET 成像，肿瘤组织内的信号较弱（箭头所指），边界不很清楚。由图中可见 NIRF 成像与 PET 成像相比有更高的空间分辨率。而且分子探针的活性稳定，一些小型的实验室也可开展相关研究。

　　有理由相信，FMT 成像是可以在人体成像中实现的。研究证实，应用近红外的吸收／发射光子模式在人类的活体组织中进行的研究发现，分散光束对深层组织的定位和质检功能良好。应用分光断层成像可对人类乳腺组织进行成像，由于该成像是基于对乳腺血管内的外源性发光物质（荧光探针）和内源性发光物质（人类乳腺组织血管中有高浓度的血红蛋白）的探测基础之上的，所以分光断层成像对乳腺的深层组织成像效果很好。此外，也有 FMT 用于脑的血流动力学研究的报道。最近，Weissleder 等人在乳腺和肺组织荧光成像的研究中，应用近红外荧光染料标记肿瘤组织相似物，其成像范围的直径超过 15cm，在脑和肌肉组织的研究中，成像范围的直径超过 6cm。以上研究结果证实：FMT 不仅可以用于活体动物的研究，对人类疾病的活体研究也是可行的。

　　另外，一些机构正在研究以激光或滤波光源的形式，利用可见光或紫外线作为光源激发组织，诱导荧光，照亮感兴趣区的组织表面。美国食品及药品监督管理局（FDA）新近资助了一项新型荧光成像系统的开发，即荧光支气管镜（lung imaging fluorescence endoscope，LIFE），这是一种经过改进的支气管镜。激光发射器射出一束蓝光（442nm）照亮支气管壁的组织，肿瘤区呈现红棕色，而正常组织呈现绿色。与可见光支气管镜相比，LIFE 增强了支气管镜检查的敏感性和特异性，更容易发现微小的肿瘤病灶，并可以发现传统的支气管镜误认为是正常组织的潜伏期肿瘤。

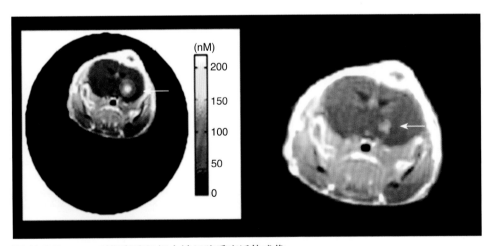

图 11-3-5　FMT 对裸鼠脑组织内神经胶质瘤活体成像

第4节　超声显像设备及其进展

一、高频超声系统发展历程

常规医学临床超声影像设备的超声探头的工作频率都在 3～10MHz，低频率扫描的优点是传播深度较大，但缺点是空间分辨率低，大约为 1mm。为了改善空间分辨率，一种有效的方法就是增加超声探头的频率。轴向分辨率由脉冲时间或脉冲带宽决定。对于有一定数量周期的脉冲，增加频率将会减小其波长，因此减小了脉冲持续时间，提高了分辨率。

在 20 世纪 80 年代中期，人们应用新的换能器材料制造出了适合于高频超声成像的高频成像探头，工作频率在 20～100MHz。这些高频超声探头可以提供更高的空间分辨率。当超声频率增加到 50MHz 时，轴向分辨率和横向分辨率分别为 20μm 和 100μm，然而付出的代价是衰减会增加，穿透深度下降。在 50MHz 时，对于大多数组织其传播深度限制在 4～5mm。

工作频率高于 20MHz 的超声系统主要用于眼科、皮肤科和小型动物成像。在高频超声系统诞生的初期，高频超声成像装置通常以扇扫或线性机械扫描单阵元超声换能器来获得图像，图像采集的帧频受到一定的限制。随着高频超声换能器加工技术的日益完善，目前市场已经出现线阵多阵元超声换能器，图像采集帧频得到大大地提高，功能模块也得到了极大地丰富。下文主要从高频超声系统、高频超声换能器以及高频超声成像的应用等方面来进行阐述。

二、高频超声系统

（一）机械扫描式单阵元高频超声系统

机械扫描式单阵元高频超声系统，是通过机械扫描一个单阵元超声换能器来获取超声图像。其中，单阵元超声换能器由压电陶瓷（PZT）、聚偏二氟乙烯材料（PVDF）或者（PVDF-TrFE）构成。其结构框图如图 11-4-1 所示，与 B 超扫描仪类似，主要由超声换能器、位置控制系统、电子系统、数据采集和图像处理系统组成。单阵元超声换能器在步进电机的驱动下在扫描区域内不断往返扫描，超声换能器发射超声波并接收不同位置反射回来的超声回波信号，最终形成二维的 B-mode 超声图像。换能器的位移控制系统的精度必须达到微米量级。模数转换器（ADC）的 8 位采样频率要高于 200MHz。

现在临床普遍使用的眼科高频超声成像系统大多都是通过机械扫描式单阵元探头成像的，通常被用于检查眼前节和眼后节的内部结构。临床上的另外一个应用领域是皮肤科，可用于诊断各种皮肤疾病和皮肤烧伤。另外，机械扫描式单阵元高频超声成像系统也被广泛用于临床动物实验研究，包括斑马鱼、小鼠、大鼠、兔子等。

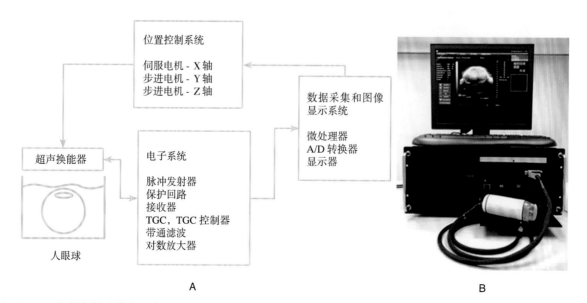

图 11-4-1　A.机械扫描式单阵元高频超声系统工作原理图；B.台湾中强光电公司开发的高频超声系统 Panoview β1500

虽然与传统临床超声影像相比较，机械扫描式单阵元高频超声成像的清晰度显著提高，但是单阵元机械扫描也存在一些固有的缺点。其中，最主要的不足在于成像的帧频受到极大的局限。即使在机械扫描角度很小的情况下，帧频也仅能达到 40 帧 / 秒，还不能满足小动物心脏成像的要求。因为小动物的心跳频率为 4～6 次 / 秒，远远高于正常人体心跳频率的 1～2 次 / 秒。机械扫描单阵元超声换能器还有其他的缺点。由于单阵元超声换能器聚焦深度固定，意味着超声成像的空间分辨率只在一个狭小的区域达到最佳，而只要离开这个区域，成像质量将显著降低。同时，机械扫描不仅会限制成像帧频，而且可能会引起病人的不适甚至产生更加严重的后果。

（二）线阵高频超声系统

开发高频线性阵列超声系统是解决上述问题的有效途径。线性阵列系统利用电子扫描来形成一个切面图像，从而可以极大地提高成像的帧频。而且，可以操控和动态聚焦超声束来提高成像空间分辨率和图像质量。最后，由于不需要机械移动超声换能器，所以对病人造成危害的可能性大大地减小了。

加工线性阵列高频超声换能器主要存在 3 个挑战：阵元间隙小、电（声）阻抗不匹配大、阵元间串扰大。在线性阵列和线性相控阵的设计时，为了可以较好地减小旁瓣，相邻两个阵元中心的间距必须要分别小于 1λ 和（1/2）λ。这就意味着在超声换

能器的中心频率为 30MHz 时，阵元中心间距必须小于 50μm。为了保证线性阵列超声换能器具有很好的灵敏性，阵元间隙越小越好，给现有的切割加工机器提出了很大的难题。令人困扰的是，即使是寻找到一种合适的间隙填充材料，随着阵元间间隙的减小，阵元间的串扰依然会随着增加。同样值得注意的是线性相控阵的阵元大小需要谨慎选取来达到一个较大的扫描角。

目前关于 20～50MHz 的线性阵列超声换能器的制造比较热门。压电复合材料被广泛使用以提高灵敏度和带宽。目前市场上仅有加拿大 Visualsonics 公司推出的最新型号的高分辨小动物超声影像系统 Vevo2100 属于线阵高频超声系统。图 11-4-2 所示为一个中心频率为 30MHz 线性阵列超声换能器。线阵探头的阵元通过激光切割 PZT 材料而形成，图 11-4-2 A 所示为线性阵列的扫描电子显微镜图。线性阵列的内部结构如图 11-4-2 B 所示，包括匹配层、地电极、压电陶瓷、阵元电极、软性电路和吸声衬垫。图 11-4-2 C 为 Visualsonics 公司生产的线阵高频超声换能器实物图，图 11-4-2 D 为 Visualsonics 公司生产的 Vevo2100 系统实物图。目前，Vevo2100 已经可以配备最高频率达 70MHz 的线阵探头（最低 9MHz），除了具备基本的高分辨率二维 B 超功能以外，还提供脉冲多普勒、M- 超成像、组织多普勒、彩色多普勒、弹性成像、造影成像、谐波成像、三维成像等功能模块，相比较于单阵元高频超声系统，

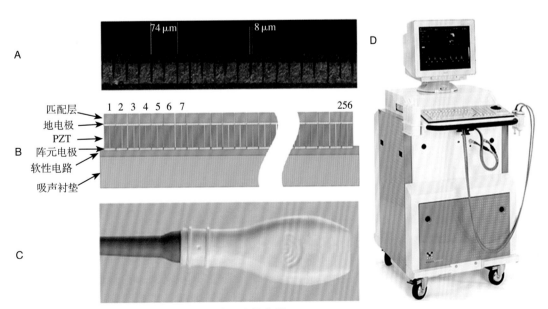

图 11-4-2　中心频率为 30MHz 的高频线阵超声换能器

A. 激光切割压电陶瓷的扫描电子显微镜图 ；B. 高频超声换能器的内部结构，包括匹配层、地电极、压电陶瓷、阵元电极、软性电路和吸声衬垫 ；C.30MHz 高频超声换能器实物图 ；D. 加拿大 Visualsonics 公司 Vevo2100 高频超声成像系统。

性能得到了极大地提升。

三、高频超声系统应用简介

（一）眼科

高频超声成像对于观察眼前节很有用，包括观察角膜、监控角膜移植和诊断肿瘤、青光眼等。传统超声影像、CT、MRI无法清晰地观察到眼前节的微细结构，包括房角的关闭情况，角膜和前房的厚度，虹膜、睫状突、睫状冠、角膜缘、巩膜突、脉络膜的形态及病灶。

直至20世纪90年代，光学显微镜仍然是检查眼前节的标准设备。虽然通过光学显微镜可以观察到眼睛表面的精细结构，但却无法获取眼睛表面以下几个毫米的结构信息，而这部分影像信息正是临床诊断所最关注的。临床眼科检查所面临的难题给高频超声成像提供了用武之地，利用高频超声对眼睛进行观察最早报道于1989年。在1994年德国的卡尔蔡司公司推出了世界上第一款高频超声眼睛扫描仪，其超声换能器的工作频率为50MHz，其轴向分辨率可高达50μm，横向分辨率为100μm。这一分辨率达到了低倍光学显微镜的水平，非常适合眼前节范围组织的检查。

高频超声成像的清晰度近似于组织切片，使得以前只有通过创伤检查才能发现的信息在活体即可无创获得。目前，高频超声成像在眼科被用于角膜、虹膜和前、后深度测量，前房角测量及其形态观察，睫状体、脉络膜脱离的诊断，并可了解脱落范围、脉虹膜上腔积液量。图11-4-3所示为80MHz的高频超声系统对眼睛的成像，B超图像可以清晰分辨出晶状体、睫状体、巩膜、虹膜和角膜的结构信息。高频超声成像能精确揭示角膜、巩膜穿通伤的位置及大小和房角有无后退，有无虹膜根部断离、晶状

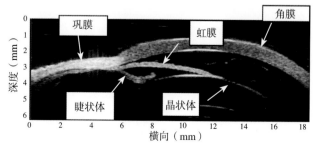

　图11-4-3　80MHz高频超声对眼睛成像

体脱位，前节异物的部位和大小等。高频超声成像在对闭角型青光眼、色素型青光眼的诊断和指导治疗方面能发挥极好的作用；对角膜浑浊者，高频超声成像可以检测普通光学仪器不能看到的虹膜、瞳孔及晶状体情况，可作为角膜移植术前的常规检查之一。此外，高频超声成像在眼前节囊肿和实质性肿瘤（虹膜囊肿、巩膜葡萄肿、虹膜痣、黑色素瘤）的诊断和鉴别诊断方面显示了很高的临床价值。

（二）皮肤科

超声医学影像应用于皮肤检查已经有三十几年的时间了，20世纪70年代后期人们首次利用脉冲超声来检测皮肤的厚度，而高频超声成像应用皮肤病也已经有十几年的时间。通常情况下频率在40MHz到50MHz的超声波可以穿透整个皮肤层，提供高分辨率的皮肤肿瘤图像，并精确测量皮肤厚度。除了测量皮肤层的厚度（表皮、真皮），高频超声在肿瘤分期和边界识别、动态分析肿瘤药物治疗的疗效、研究传染性皮肤病（牛皮癣）、皮肤老化和伤口愈合等方面有很大的潜力。

而工作频率更高（80～100MHz）的超声系统可以在黑色素瘤的早期检测到前兆，并且可以测量到表皮和真皮层的厚度，而三维超声的出现为检测恶性皮肤型肿瘤提供了新的手段。皮肤黑色素瘤是一种较为常见的癌症，其发病率和死亡率在全球范围内正在逐步上升，但即使是经验较为丰富的外科医生对于皮肤黑色素瘤的检测通常很难。肿瘤的深度和厚度被认为是检测黑色素瘤最重要的依据，早在20世纪80年代，人们就尝试利用超声影像来测量黑色素瘤的深度和厚度，但是早期超声系统有限的空间分辨率几乎不可能提供准确的检测数据。Turnbull的研究结果证明，50MHz的高频超声获取的黑色素瘤超声图像与组织切片很好地吻合。而且高频超声可以被用于其他皮肤类肿瘤（皮肤基底细胞癌）的检测。

（三）微创导管及内镜

1. 血管内超声成像　血管内超声技术（intravascular ultrasound，IVUS）诞生于20世纪末，它利用安装在导管顶端的微型超声换能器，在血管内发射和接收高频超声信号，实时显示血管的截面图像，清晰地显示管壁结构的厚度、管腔大小和形状等，精确地测量血管管腔径及截面积，甚至可以辨认钙化、纤

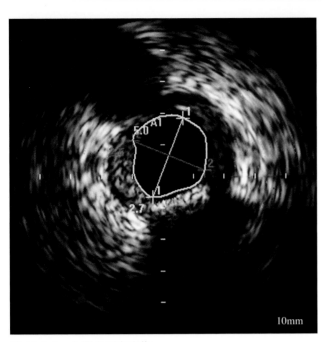

图 11-4-4　血管内超声成像

维化和脂质池等病变，发现冠状造影不能显示的血管早期病变。在动脉硬化或动脉发炎的临床研究中，IVUS 导管利用快速旋转的单阵元换能器或阵列构型形成血管壁横截面的图像，如图 11-4-4 所示。

　　与传统的医用超声探头相比，血管内超声探头最显著的特点是个头小，最小的探头直径只有 1.2mm，最大的也不超过 3mm。微型超声探头由相控阵型环状排列的多晶体换能器组成，它能够生成 360° 血管截面图像。通过导丝引导，将导管通过静脉造口放入血管中，微型超声探头就固定在导管的顶端。微型超声探头轮廓光滑，易于插入，血管损伤可能性也很小。

　　传统上常用的 IVUS 换能器有机械旋转型和相控阵型两种。机械旋转型是通过导管的马达驱动轴旋转而获取图像，如果换能器位于弯曲的血管段，则可能会由于驱动轴旋转的不均匀而产生图像变形。相控阵型由环状排列的多阵元相控阵换能器组成，不但可显示血管的灰阶实时图像，而且还可以提供冠状动脉内的血流信息。但它的单图像分辨率较机械型换能器稍差，而且在导管周边存在超声盲区。目前已开发并利用 cMUT 技术制造出了一种既可进行低频前视（forward-viewing）C 模式成像扫描，又可进行高频侧视（side-viewing）B 模式成像的双模式导管内超声换能器。

　　2.血管内超声、光学相干层析双模成像 IVUS-OCT

　　IVUS 的一个缺点就是其空间分辨率有限，取决于超声换能器的工作频率。尤其是用于检测动脉斑块时，相比较于其他成像方法，IVUS 在空间分辨率方面的劣势立刻显现出来。可以通过更高频的超声换能器进行成像来提高空间分辨率，但是超声波的穿透深度会随之减小。

　　不同于 IVUS，光学相干层析（OCT）是一种实时、无创、高分辨率的光学三维成像技术。其成像分辨率比 IVUS 要小 1 到 2 个数量级。鉴于其对浅表组织优异的成像分辨率，血管内 OCT 被用于检测易损斑块的结构。但是，血管内 OCT 也有两个不足。其一，OCT 的成像深度只有 1～2 mm，从而无法对血管及斑块的厚度及内部结构进行全面的成像。其二，OCT 需要在成像时通过注射生理盐水来冲走光学成像区域的血液，从而消除血液对光的散射。

　　因此，最近国外的研究组提出了一种针对血管内成像的 IVUS-OCT 复合探头，具有优异空间分辨率的 OCT 可以对血管内的斑块进行精确成像，IVUS 则可提供完整的血管壁成像。研究表明，IVUS 和 OCT 这两种技术在检测纤维性斑块、纤维钙化斑块时具有很好的一致性。针对薄纤维帽易损斑块时，大量临床实验表明 IVUS 或 OCT 无法单独进行精确分辨，而两者结合则可以对薄纤维帽易损斑块进行较好地检测。

　　3.血管内超声、血管内光声成像双模成像 IVUS-IVPA

　　当用脉冲激光照射生物组织时，组织中的吸收体吸收电磁波能量引起温升，温升导致组织热膨胀而产生压力波（超声波），这就是光声效应。光声波将穿过组织向外传播，通过放置在吸收体周围的超声换能器去探测各个方向的光声压，采用一定的算法进行图像重建，就可以得到组织的光吸收分布图像，这就是光声成像的基本原理。目前已经有人将光声探头集成到血管内导管上，提出了血管内光声成像技术（IVPA）。IVPA 的空间分辨率与 IVUS 大体相当，其探测深度大约为几个毫米，因此可以对表皮的新生血管进行成像，而新生血管与动脉粥样硬化斑块的形成密切相关。

　　IVPA 与 OCT 相比，优势是通过选择近红外光作激发光源，血液对光的吸收很低从而光穿透能力较强，所以 IVPA 可以在血液环境内工作，无需利用生理盐水进行冲洗。同样重要的是，可以利用

IVPA 的多波长及光谱特性来检测斑块的成分及确定其易损和危险性。另外，IVPA 技术还可以利用对光有高吸收率的物质作为造影剂，例如金纳米粒子或金纳米棒。

（四）临床前小动物超声成像

众所周知，整体动物模型具有分子细胞等离体模型不可代替的作用，在众多的动物模型中，小鼠是最常使用的，主要在于小鼠与人类的基因序列相似性高（大于 96%），并且容易操作与大量饲养。随之而来的问题就是需要能进行高通量（high throughout）快速分析的新方法或是新技术进行新药物化合物的筛选。在众多的方法中，活体影像系统正越来越成为重要的手段。超声系统，属于综合影像平台。相较于其他影像系统，高频超声波具有低花费，快速筛检及高分辨率等优点。而且它可以同时提供解剖信息、功能成像信息及分子成像信息等。

在心血管研究方面，Apo-E 基因敲除小鼠常被用来建立小鼠动脉粥样硬化斑块模型，高频超声成像在动物模型构建评价和药物治疗效果评估方面很有用，研究已证明，高频超声成像是一种有效的长期无创监测血管的内膜中膜厚度以及斑块的大小和生长情况的手段，其成像结果与生理切片结果能很好地吻合。高频超声还被用来研究小鼠心脏肥大、心肌炎、舒张期功能障碍、霍 - 奥二氏综合征、肺动脉高血压症、心肌梗死等的病理及演化机制。

同时，在肿瘤研究方面，高频超声成像可以检测到小鼠肿瘤模型中的肿瘤新生血管，动态观察药物治疗的疗效。皮肤黑色素瘤的高死亡率引起了医学界极大的重视。人们通过建立动物模型来研究黑色素瘤的生长因素和机理，以及研发治疗的药物。工作频率在 50 ~ 60MHz 的超声系统已经被用于测量小鼠皮肤黑色素瘤的尺寸、体积，并监测其生长情况。高频超声测得到肿瘤尺寸与解剖结果能够极好地吻合，而且相较于解剖，高频超声可以在几天时间内实时监测肿瘤的生长情况，从而可以定量分析肿瘤的生长特征。而通过高频超声的 3D 成像，可以精确获取肿瘤的体积以及形态特征，肿瘤的形态有望成为检测黑色素瘤的一种新的诊断标准。文献报道中，高频超声成像已经被大量应用于膀胱癌、乳腺癌、胆囊肿瘤、肝癌、淋巴瘤、皮肤黑色素瘤、卵巢癌、胰腺癌、前列腺癌、扁平上皮癌、皮下肺癌、甲状腺癌的动物模型研究中，可见高频超声成像在肿瘤研究方面应用之广泛。

在发育生物学及胚胎学研究方面，高频超声表现也很突出。利用高频超声多普勒可以检测鸡胚胎在不同的生长阶段其心脏血流情况。由于其实时、快速、高分辨的优势，高频超声可被用于研究小鼠卵巢中胚胎的发育生长、新生小鼠的心血管发育、小鼠心脏发育、小鼠子宫功能、小鼠孕期心脏功能等。

（郑海荣　钱　明）

重点推荐文献

[1] Lockwood GR, Turnbull DH, Christopher DA, Foster FS. Beyond 30MHz, Applications of high-frequency ultrasound imaging[J]. IEEE Engineering in Medicine and Biology Magazine, 1996, 15(6): 60-71.

[2] Shung K, Cannata J, Zhou Q, et al. High frequency ultrasound: a new frontier for ultrasound[J]. Conf Proc IEEE Eng Med Biol Soc, 2009, 1953-1955.

[3] Verlohren S, Niehoff M, Hering L, et al. Uterine vascular function in a transgenic preeclampsia rat model[J]. Hypertension, 2008, 51(2): 547-553.

主要参考文献

[1] Rosen Y, Lenkinski RE. Sodium MRI of a human transplanted kidney[J]. Academic Radiology, 2009, 16(7): 886-889.

[2] Li Calzi S, Kent DL, Chang KH, et al. Labeling of stem cells with monocrystalline iron oxide for tracking and localization by magnetic resonance imaging[J]. Microvascular Research, 2009, 78: 132-139.

[3] Kalthoff D, Seehafer JU, Po C, et al. Functional connectivity in the rat at 11.7 T: Impact of physiological noise in resting state fMRI[J]. Neuroimage, 2011, 54(4): 2828-289.

[4] Foster FS, Mehi J, Lukacs M, Hirson D, et al. A New 15–50 MHz array-based micro-ultrasound scanner for preclinical imaging [J], Ultrasound in Medicine & Biology, 2009, 35 (10): 1700-1708.

[5] Olive KP, Jacobetz MA, Davidson CJ, et al. Inhibition of Hedgehog signaling enhances delivery of chemotherapy in a mouse model of pancreatic cancer [J]. Science, 2009, 324(5933): 1457-1461.

[6] Zhang W, Zhu J, Efferson CL, et al. Inhibition of tumor growth progression by antiandrogens and mTOR inhibitor in a Ptendeficient mouse model of prostate cancer [J]. Cancer

Research, 2009, 69(18): 7466-7472.

[7] Jugold M, Palmowski M, Huppert J, et al. Volumetric high-frequency Doppler ultrasound enables the assessment of early antiangiogenic therapy effects on tumor xenografts in nude mice [J]. European Radiology, 2008, 18(4): 753-758.

[8] Shaked Y, Ciarrocchi A, Franco M, et al. Therapy-induced acute recruitment of circulating endothelial progenitor cells to tumors [J]. Science, 2006, 313(5794): 1785-1787.

12

MR 分子影像技术应用研究进展

第 1 节　基因显像

一、概述

在基因治疗中，监测内源性基因表达也是很必要的，可充分显示治疗基因的靶组织特性。利用分子成像技术对活体动物内源性基因的转录调控及表达进行成像将是一种更直接的方法，便于理解正常及与癌症相关的生物学过程。近期的一些实验已经成功地证明，在活体内可以用报告基因对内源性基因表达进行间接监测，其中以对 P53 基因表达的监测最为典型。

应用报告基因表达成像，通过选用适宜的报告基因和报告探针，可以得到关于基因治疗的珍贵信息，进而可以对很多以前难于解答的问题进行定量和定性的分析。应用报告基因表达成像不仅可以在生物化学水平检测基因治疗的基本作用，还可以辅助评估治疗效果；而且可以作为一种无创性的定量方法，监控随着时间的推移基因表达的位置、强度以及持续性，帮助我们更好地理解载体的生物学以及药理学性质，促进基因治疗的临床应用与未来的发展。

磁共振报告基因通过改变磁共振对比度进行成像。目前采用的实验方法包括：①通过限制性内切酶消化去除阻碍水（质子）交换的某些功能基团，这类报告基因有 β- 半乳糖苷酶报告基因系统等；②使某种细胞表面膜受体通过表达并与特殊磁共振对比剂结合，如通过特殊细胞膜受体与超顺磁性纳米铁颗粒（SPIO）结合成像；③在细胞内导入与铁代谢相关的基因使其蛋白高表达，这类是目前研究较多的报告基因，包括酪氨酸酶（tyrosinae）、

转铁蛋白受体（transferrin receptor）和铁蛋白（ferritin）基因等。磁共振报告基因的研究已经有 10 多年历史，但该领域的研究仍然处于早期阶段，而能真正进入临床应用的尚无。这主要是由于目前使用的磁共振报告基因本身具有一定缺陷，如它的检测敏感性低，有的报告基因作用需要提供额外的反应底物，有些报告基因对于信号改变反应迟缓等。尽管如此，磁共振报告基因在细胞示踪、评价基因治疗和干细胞治疗疗效、观察蛋白质与蛋白质相互作用以及观察特殊代谢活性等方面具有非常重要作用。另外，磁共振报告基因在成像的同时，还可以得到组织解剖和功能方面的信息，新型磁共振报告基因的研究已经成为一个非常活跃、发展迅速的科学研究领域（表 12-1-1）。

二、酪氨酸激酶报告基因系统

黑色素可由各种细胞产生，其合成受酪氨酸酶（tyrosinase，TYE）基因调控，它是一种阴性的金属螯合物，与顺磁性的金属（主要是铁）螯合可引起 MR 弛豫率的增加。因而运用一种包含人 TYE 基因的表达载体，通过其对黑色素生成的诱导而使黑色素作为 MR 影像的一种检测基因表达的内源性对比剂，可以无创地直接显示基因表达。

人体黑色 [Mel（b）] 和浅棕色 [Mel（1）] 是黑色素细胞产生的两种黑色素，即真黑素和褪黑素，其生成发生在特殊的细胞器，称为黑色素小体。黑色素的生物合成是一个由 TYE 催化体内酪氨酸（tyrosine，Tyr）羟化而启动的一系列生化反应过

表 12-1-1　已有的磁共振报告基因首次报道年代及被引用和重复情况

报告基因名称	年[a]	引用情况[b]	是否被重复[c]
肌酸激酶（creatine kinase）	1990	62	是
酪氨酸酶（tyrosinase）	1997	72	否
转铁蛋白受体（TfR）	2000	255	否
半乳糖苷酶（galactosidase）	2000	289	否
铁蛋白（ferritin）	2005	37	是

a：首次报道的年代；b：截至 2006 年 7 月的引用情况；c：被另外的两个以上研究小组重复（本表格根据 Assaf A. Gilad 等。NMR Biomed，2007，20:275-290. 论文改编）

程。体内 Tyr 首先在 TYE 催化下生成 3，4- 二羟基苯丙氨酸（Dopa），Dopa 再进一步在 TYE 催化下氧化为多巴醌，多巴醌经过多聚化反应及与无机离子、还原剂、硫醇、氨基化合物、生物大分了的一系列反应过程生成无色多巴色素，无色多巴色素极不稳定，可被另一分子多巴醌迅速氧化成多巴色素，多巴色素由多巴色素异构酶催化转变为 DDHI-CA，并进一步脱羧生成 DHI，DHI 由 TYE 催化被氧化为吲哚 -5,6- 醌（IndOu）。IndOu 是真黑素形成的前体，但其他中间体都可以自身或与醌醇结合产生真黑素。从 Tyr 到多巴醌以后的反应中有半胱氨酸（Cys）参与，产生 5-Cys- 多巴和 5-Cys- 多巴醌，后者关环、脱羧变成苯肼噻嗪的衍生物，最后可形成褐黑素。

　　酪氨酸激酶（TYE）在黑色素合成中催化两个基本反应，为黑色素合成的限速酶，生理条件下特异性表达于黑色素细胞与黑色素瘤细胞。酪氨酸酶基因的生理代谢特点也基本清楚，酪氨酸酶基因表达生成酪氨酸酶，酪氨酸酶催化酪氨酸产生多巴胺的羟化作用和多巴胺到多巴醌的氧化作用这两个基本反应，从而控制黑色素的合成。人体黑色素细胞中 TYE 水平及活性与黑色素合成量呈正相关。人 *TYE* 基因位于 11 号染色体的 11q24 区，含有 5 个外显子和 4 个内含子，跨度为 65 kb。作为一种铜结合金属酶，TYE 兼有加氧酶和氧化酶双重功能，新合成的 TYE 无催化活性，和 1 个相对分子量 30 000 的 melci 蛋白结合，可形成异源二聚体复合物，引入铜离子可使该复合物分离释放出活性 TYE。TYE 表达有组织特异性，并且受多种激素和环境因素的影响。*TYE* 基因家族的 gp75 蛋白基因表达 TYE 相关蛋白 1（TRP-1），其作用与 TYE 相似，但催化活性较弱。TRP-lmRNA 只在含有真黑素的细胞中

出现，表明 TRP-1 在真黑素生成过程中具有重要作用，推测其可能对黑色素合成早期阶段的 TYE 催化活性有调节作用。多巴色素异构酶基因表达 TYE 相关蛋白 2（TRP-2）H，其功能是催化多巴色素转变为 DHICA，具有加速黑色素生成作用，并且控制着 DHICA ／ DHI 的比例。Maeda 等通过人体 Mel（b）和 Mel（1）细胞研究黑色素的表达、活性及黑色素小体蛋白对黑色素产生的影响，结果表明，Mel（b）和 Mel（1）细胞中的黑色素可形成真黑素及褐黑素，Mel（b）包含的量更大。尽管两种细胞在外表上不同，但其 MRI 信号强度比率相似。与 Mel（1）相比，Mel（b）细胞中的 TYE 活性和 TYE 相关蛋白（TRP-1）更高，但多巴色素互变异构酶的活性和 6H5MICA 的数量减低。在两种细胞中 DHICA 转换的活性及儿茶酚 -O- 甲基转移酶的活性无显著性差异，DHICA 转换的活性和 TRP-1 的数量无相关性。这些结果说明，两种人类黑色素细胞系中的黑色素的差异源于影响黑色素结构和活性的 TYE、TRP-1 和 DCT 活性和表达的不同。

　　黑色素为带大量阴离子的互相交连的异型聚合物，且带有稳定数量的自由基，因而它对各种金属离子具有高亲合力，可吸附细胞外液和细胞内的金属离子，尤其是铁离子，可达到其自身重量的 35%。由于其对铁离子的结合能力而在成像中显示为特征性高信号，信号强度还可反映其结合量的大小。各种合成黑色素的螯合金属能力的变化反映了黑色素结构的非均质性，提示黑色素对金属的结合力是在一复合条件的作用下，确定并形成黑色素的最终的结构（类型和结合位点）及其复杂结构的稳定性。当黑色素对细胞内的游离的金属进行清除时，可能对细胞具有保护功能，而且是形成 T1WI 上高

信号的原因。此外不同类型的合成的黑色素的金属螯合力和弛豫率的不同，进一步反映了黑色素结构的不同和其螯合金属的复杂性。

TYE报告基因系统是以TYE基因作为报告基因，通过分子生物学方法导入细胞内。TYE基因的表达增加会产生大量TYE，后者催化合成大量黑色素，这时黑色素螯合的金属离子增加，通过MRI成像可活体检测与TYE基因相连的目的基因的表达情况。也可以通过合成的黑色素利用MRI进行成像，分析黑色素螯合金属的能力和MRI弛豫率的关系进一步对疾病模型进行定量研究。研究表明，溶液的MRI弛豫率的形成来自两个方面：相对强的"内部空间"弛豫率，产生于溶剂中的水分子与溶解物进行长时间的结合而形成的一个可识别的化学复合体；相对弱的"外部空间"弛豫率，产生于水分子的邻近扩散，但未形成化学复合体。对于溶液中的顺磁性复合体，内部空间的弛豫占优势，而且依赖于金属和水分子结合位点的数目和复合体回旋的相关性的时间。尽管顺磁性离子和大分子螯合物之间形成的螯合复合体降低了金属与水分子内部交换领域的协同位点的数目，但由于螯合后降低了金属回旋的相关性的时间，而造成弛豫率的全面增加。因此，顺磁性金属铁离子与黑色素结合时，引起弛豫率的增加，表现为T1WI中特征性的高信号；而且黑色素与金属螯合有更高的弛豫率，可能是由于在铁原子中，与氢氧化物配位体结合的水分子中氢质子的快速交换所致。Atlas和Premkumar分别通过动物实验和临床研究及组织病理对照进一步证实，恶性黑色素瘤在MRI上表现为弛豫时间的增加，T1值缩短及STIR序列中的低信号区与黑色素含量的增加相关，而与铁含量增加、具电子顺磁性的金属阳离子、肿瘤坏死的量和范围、肿瘤细胞类型及组织水含量无关。

体外报告基因诱导人类细胞时，可监视转基因细胞在体内的寿命或确定融合蛋白的表达、表达的水平及其分布情况，检测表达的持续时间及转染的状况。MRI的报告基因无需组织样本，自然和人工合成的黑色素与许多金属离子多有很高的螯合力，最突出的一个特点为螯合后造成MRI T1弛豫率的增加而易于被MRI影像检测到。已证实黑色素与顺磁性的金属结合可形成T1WI特征性的高信号而显示出需要检测的区域，因此运用TYE基因作MRI报告基因的黑色素系统特别适用于MRI成像，可

以避免用分子探针作用于底物，而其他模型系统则是必需的。在黑色素的细胞中，黑色素主要储存在特异性黑色素小体的泡状体中，黑色素小体为特殊的溶酶体，LAMP-1染色为阳性。最近研究表明，在不含黑色素的细胞、鼠成纤维细胞及肝癌细胞HepG2中，借助于重组的TYE基因，在高尔基体中短暂表达后转运至溶酶体，可以将人工合成的黑色素成功转染，诱导入不含黑色素的细胞中。Enochs在实验中将构建编码TYE基因的cDNA序列克隆入包含治疗基因的cDNA序列的表达载体，由于信息被编码入同一个质粒，治疗基因和TYE报告基因可同时表达。当TYE基因诱导黑色素产生后，MRI可用来检测黑色素细胞对顺磁性金属螯合而造成的T1值缩短，由于转染细胞的信号强度与TYE报告基因的表达直接相关，从而高信号区可以反映报告基因的表达。新近的研究中将含TYE基因完全cDNA的pcD-NA3Tyr质粒转染到HepG2细胞，并在其中表达生成黑色素，亦造成MRI中T1值的缩短，且T1WI信号强度的变化与转染质粒量成正相关，进一步显示TYE基因是一种较理想的评价基因表达的MRI报告基因。

目前的研究表明，MRI可以显示TYE基因转染后的基因表达，TYE作为MRI的报告基因是可行的，但是MRI评价靶器官基因的转染仍需进一步地探讨。通过MRI检测合成的黑色素的方法有其优越性，一是MRI图像的清晰度较SPECT和PET高，有可能于动物或人体上获得清晰的解剖结构图像；二是黑色素在MRI成像上的特点与大多数组织不同，在T1WI表现为高信号，适用的范围很大。但此报告基因系统仍有需要完善。首先，理论上MRI影像的报告基因应该更小些，目前构建的编码TYE基因序列较大，将来需要构建包含TYE基因活性的最小的蛋白序列，以便易于加入常用的载体系统。其次，目前TYE基因的诱导水平相对低，若得以达到成像的目的，充分显示基因表达的水平，仍需大量的研究。最后，证据显示黑色素在细胞质体达到一定的浓度后具有细胞毒性，因而需要构建嵌合体TYE蛋白而且定位于细胞膜外，形成细胞外黑色素的增加而降低细胞毒性。总之，确定新合成的黑色素确切的细胞内的位置（细胞溶质或溶酶体）及其细胞毒性，以及对基因治疗的影响仍需进行更多的定量研究，这些问题的解决仍需分子生物学与医学影像技术的不断发展。

三、β-半乳糖苷酶报告基因系统

β-半乳糖苷酶，又称乳糖酶，广泛存在于各种动物、植物及微生物中。对此酶的最初应用是利用其水解乳糖的性质来降低乳制品的乳糖含量。随着生物技术的发展，对编码此酶的基因结构有了一定的了解，利用其反应作用机制，使得β-半乳糖苷酶不仅在食品工业中的用途越来越广泛，而且在生物技术领域如基因工程、酶工程、蛋白质工程、分子成像等方面都发挥着重要作用，并广泛应用于化学、医学研究等领域。

β-半乳糖苷酶作为报告基因在基础研究中已得到广泛的应用，例如，以β-半乳糖苷酶的产生作为颜色筛选标记的载体，进行基因表达、药物筛选的检测，简化了筛选程序，提高了灵敏度。首先构建一种载体（这类载体系统包括M13噬菌体、pUC质粒系统等），载体中含有抗生素抗性基因（如 *Ampr* 基因），而外源片段上不带该基因，故转化受体菌后只有带有抗性基因阳性表达的转化子才能在含有Amp的LB平板上存活下来；而只带有自身环化的外源片段的转化子则不能存活。此为初步的抗性筛选。

载体上带有β-半乳糖苷酶基因（lacZ）的调控序列和β-半乳糖苷酶N端146个氨基酸的编码序列。这个编码区中插入了一个多克隆位点，但没有破坏lacZ的阅读框架，不影响其正常功能。受体菌株带有β-半乳糖苷酶C端部分序列的编码信息。在各自独立的情况下，载体和受体菌编码的β-半乳糖苷酶的片段都没有酶活性。但在载体和受体菌融为一体时可形成具有酶活性的蛋白质。这种lacZ基因上缺失近操纵基因区段的突变体与带有完整的近操纵基因区段的β-半乳糖苷酶阴性突变体之间实现互补的现象叫α-互补。由α-互补产生的Lac+细菌较易识别，它在生色底物X-gal（5-溴-4氯-3-吲哚-β-D-半乳糖苷）存在下被IPTG（异丙基硫代-β-D-半乳糖苷）诱导形成蓝色菌落。当外源片段插入到载体质粒的多克隆位点上后会导致读码框架改变，表达蛋白失活，产生的氨基酸片段失去α-互补能力，因此在同样条件下含重组质粒的转化子在生色诱导培养基上只能形成白色菌落。在麦康凯培养基上，α-互补产生的Lac+细菌由于含β-半乳糖苷酶，能分解培养基中的乳糖，产生乳酸，使pH下降，因而产生红色菌落，而当外源片段插入后，

失去α-互补能力，因而不产生β-半乳糖苷酶，无法分解培养基中的乳糖，菌落呈白色。由此可将重组质粒与自身环化的载体DNA分开。此为α-互补现象筛选。

在基础研究中应用的显色反应筛选方法比较简单，而且β-半乳糖苷酶的合成需要诱导。实验中还要应用诱导剂-IPTG（异丙基硫代-β-D-半乳糖苷），作用底物是X-gal（5-溴-4-氯-3-吲哚-β-D-半乳糖苷）。通常是将X-gal和IPTG混合后，涂布在固体平板的表面，进行细胞、细菌等体外实验。

β-半乳糖苷酶作为分子成像的报告基因是利用了其基本作用原理，结合分子成像探针，进行活体基因表达成像。在MR分子成像中，应用β-半乳糖苷酶作为报告基因开发了EgadMe分子探针，它由钆的不配对电子组成，周围由1个化学箍环的"盒子"封闭，以阻止其与水分子反应。箍环上有1个糖分子作为"盒盖"。

EgadMe的分子结构大致可分为3个部分（图12-1-1）：1个正三价的钆（gadolinium）离子，1个由4个氮杂环十二烷组成的超级环（tetraazacyclododecane）以及1个与含氮超级环相连的吡喃半乳糖基（galactopyranosyl）。游离的钆离子有9个可与水分子络合的配位点。与钆离子络合的水分子受钆离子中未配对电子的影响，T1会降低。而这种由钆离子引起的T1降低的效应还可以通过络合水与游离水之间的快速交换传递到更远的地方。在EgadMe的分子结构中，含氮超级环就像一个盒子，将钆离子包在其中。并且它还能与钆离子螯合，生成非常稳定的螯合物，螯合作用占据了钆离子与水络合的9个配位点中的8个。吡喃半乳糖基在EgadMe的分子结构中则像一个盒盖，它从与含氮超级环相反的方向上扣在了钆离子的第9个配位点上，将其掩盖。由于EgadMe分子中钆离子的所有的配位点都已被占据，所以它本身与水络合的能力非常低。当β-半乳糖苷酶存在时，EgadMe分子中吡喃半乳糖基与含氮超级环相连的化学键可被β-半乳糖苷酶切断，在吡喃半乳糖基被切掉后，钆离子的第9个配位点就被暴露了出来，并能与水分子络合，钆的不配对电子就与氢质子作用，使得β-半乳糖苷酶有活性的区域MR T1WI信号明显增强。

β-半乳糖苷酶报告基因系统成像原理：以Lacz作为报告基因，通过基因工程方法与目的基因相连并导入细胞内，表达后引起β-半乳糖苷酶的增强，

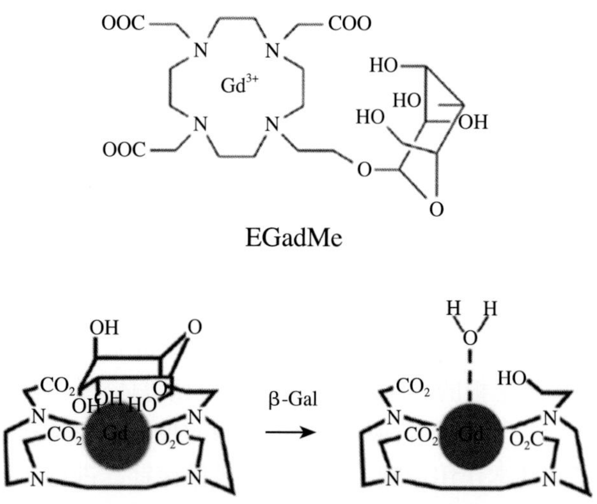

EGadMe

图 12-1-1　正常的 EgadMe 及被 β- 半乳糖苷酶切去吡喃半乳糖基后的分子结构示意图

当靶细胞中存在较高浓度的 EgadMe 分子探针，β-半乳糖苷酶的水解作用会引起游离钆等顺磁性螯合物的增加，引起弛豫时间的改变而产生了 MRI 信号，由此也反映了目的基因的表达情况。

四、转铁蛋白受体报告基因系统

（一）转铁蛋白受体的结构、分布和功能

转铁蛋白受体（transferrin receptor，TfR）是一种位于细胞膜的跨膜糖蛋白，80% 位于细胞内膜性结构上，20% 位于细胞膜上，在脊椎动物所有巨核细胞中均有表达，尤其在肿瘤细胞及快速分裂等代谢旺盛需要大量铁的组织。

TfR 单体的有序排列使 TfR 四级结构呈蝴蝶状。TfR 单体含 760 氨基酸，结合一个转铁蛋白（transferrin，Tf），这样一个 TfR 可结合两个 Tf。TfR 能够根据 pH 变化改变构象，并将构象变化转换为对 Tf 结合力的强弱，进而影响 TfR 与脱铁 Tf、Fe-Tf 及 Tf 与 Fe^{3+} 的结合力。

TfR 的主要功能是实现 Fe 自细胞外向细胞内的转运。血液中的 Fe 均以与 Tf 结合的形式运输。在需要 Fe 的组织内，Tf-Fe 与细胞膜表面的 TfR 特异性结合，形成 TfR-Tf-Fe 复合体，引起细胞膜的内陷，进而形成内饮泡，通过胞饮作用（receptor-mediated endocytosis，RME）将复合体转运至细胞内。在胞内经过复杂的耗能过程致 pH 下降，当 pH

降到 5.0 时，复合体与 Fe 分离，TfR-Tf 再返回细胞表面，然后在细胞外 pH 环境下 Tf 再与 TfR 分离而进入组织间液（血液）。研究证实，TfR 的整个循环过程大约需要 12 分钟。这种借助于 TfR 以受体介导的 RME 是 Fe 跨膜运输的主要方式。Fe 是不易进入细胞内的大分子物质，而 TfR 是其得以进入细胞内的良好载体。TfR 还有其他功能，如与细胞的生长和增殖有关。研究发现，大部分肿瘤细胞 TfR 的表达水平明显增高，表现在细胞膜 TfR 的增多和血液中 TfR 浓度的增加。

（二）TfR 报告基因系统成像原理

应用转铁蛋白受体基因作为报告基因，用基因工程方法转导入靶细胞，由于转铁蛋白受体基因表达引起细胞上转铁蛋白受体增多，通过引入相应探针，可以监测靶细胞及目的基因的表达情况。

（三）TfR 报告基因的报告探针合成

1. Tf-MION 探针　Tf-MION 探针应用较多，它是由 Tf 和 MION 连接而成，其连接的方法已很成熟，在常规实验室即可完成，这里不做详细介绍。由于合成条件的不同，形成的 Tf-MION 的大小也不相同。Tf-MION 的细胞摄取与 Tf-Fe 的摄取相似。Tf-MION 以 TfR 介导的细胞摄取符合受体 - 配体结合的特点，具有特异性。细胞内 Tf-MION 对 TfR 表达调控短期内无影响，有研究证实，细胞内的 Tf-MION 蓄积并不参与调控 TfR 的表达，这就避免了由于细胞内 MION 的大量蓄积，通过负反馈调节，使 TfR 下调。但 MION 生物学降解后的代谢产物 Fe 最终将进入"铁调节池"，参与细胞 TfR 表达的调控，此代谢周期一般为 12 天。

2. 抗 TfR Ab-MION 探针　抗 TfR Ab-MION 探针是抗 TfR 抗体与 MION 连接的复合物。与 Tf-MION 探针相比，由于抗体制备过程相对复杂，Ab-MION 探针应用较少（图 12-1-2）。

转铁蛋白受体介导的基因表达成像。在受体作为影像标记基因的研究中，研究最多的就是转铁蛋白受体，转染有转铁蛋白受体基因的细胞表面转铁蛋白受体过度表达，转铁蛋白与葡聚糖包裹的单晶体氧化铁（MION）结合后形成铁化合物，这种化合物可以通过转铁蛋白受体特异地进入细胞内，使转铁蛋白受体（TfR）表达越多的细胞内铁浓度越高。这样，在 MRI 上可显示转铁蛋白受体编码基因

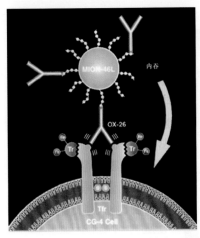

图 12-1-2　转铁蛋白受体单抗 - 氧化铁粒子结构的内化

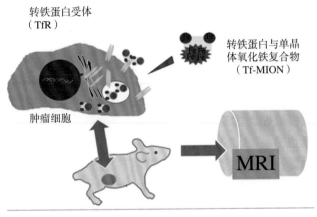

图 12-1-3　TfR 介导的 MR 成像原理

的表达及调控情况，同样这种方法也可应用于活体状态的转基因成像（图 12-1-3）。

人转铁蛋白受体（human transferrin receptor，HTfR）的表达受细胞增殖的调节。恶性肿瘤细胞表面 TfR 的超量表达提示人转铁蛋白（Tf）作为抗肿瘤导向药物载体的可能性。转铁蛋白受体近来也被认为是化疗或基因治疗的靶点，因为：它在许多肿瘤过表达；在肿瘤检测方面的潜在应用价值；可以通过磁共振成像检测基因表达。分子影像学家希望通过探测转铁蛋白受体来早期发现肿瘤。目前的研究还处于试验阶段。在 Moore 的试验中，他们应用了基因工程修饰过的 9L 胶质瘤细胞系，这种细胞系可以稳定地表达 3 种转铁蛋白受体，Tf-MION（单晶体氧化铁）通过 TfR 特异性地进入细胞内，转染 HTfR 水平高的细胞与那些转染水平低或没转染 HTfR 细胞相比，MRI 信号强度具有显著的区别。使 TfR 表达越多的细胞内铁浓度越高，MRI 信号强度变化越明显，因此，根据 MRI 上信号的强弱的变

化即可推断 TfR 编码基因的表达情况。

然而，由于应用的氧化铁剂量相对过高，从而需要用改良的 MRI 探针来监测在体（in vivo）基因表达的变化。Hogemann 与 Weissleder 等介绍了一种用于 MRI 探测技术新的成像探针和改良的受体黏合物（binding）。带有交联（cross-linked）右旋糖苷包被（dextran coat）的氧化铁纳米粒子通过连接分子 N- 琥珀酰胺 3-（2- 二硫吡啶）丙酸盐 [N-succinimidyl 3-（2-pyridyldithio）propionate（SPDP）] 与转铁蛋白结合生成 Tf-S-S-CLIO。通过伴随希夫碱（Schiff's base，即伯胺与醛或酮形成的缩合产物）减少的右旋糖苷包被的氧化激活作用（oxidative activation）而产生的 Tf-MION 和 Tf-CLIO（cross-linked iron oxide），通过这种改良的分子成像探针对于细胞的基因表达 MRI 成像要比原来强 16 倍。这种新型的 MRI 探针会充分地增加体内探测的敏感性，增加少数细胞内基因诱导的转铁蛋白受体表达，还能显著地减少目前临床成像应用的氧化铁的成像剂量（大于 100mg/kg）。

Weissleder 等利用胶质肉瘤细胞被表达质粒中含有基因工程化的转铁蛋白受体（ETR）的 cDNA 稳定转染，过度表达使转铁蛋白受体蛋白质水平增加，导致细胞对超顺磁性单晶氧化铁纳米颗粒与转铁蛋白的结合物（Tf-MION）的结合与摄取明显增加，之后在裸鼠腹部两侧分别植入转染的 ETR 阳性细胞和对照转染的 ETR 阴性细胞，在植入后的第 10 ～ 14 天将 Tf-MION 注入裸鼠体内，具有 ETR 阳性的肿瘤和对照 ETR 阴性肿瘤的裸鼠活体 MRI 显示，ETR 阳性肿瘤处 Tf-MION 的摄取明显增加，提示有 ETR 基因的表达（1、18、20）。这一研究为 MRI 受体基因表达成像的可行性提供了依据（图 12-1-4）。

在最近几年，干细胞和母细胞在治疗上的应用已经得到了众多人的关注。与目前在动物模型上的应用不同，在给患者引入治疗细胞时，需要有能够非侵袭性地监控细胞在组织物中生物分布状态的技术。在众多不同的成像方式中，磁共振成像既有近细胞（25 ～ 50μm）的分辨率，也有对整体成像的能力。为了能够被观察，细胞必须被一种细胞内的示踪分子所标记，而这种示踪分子则能被 MRI 成像探查到。现在，这种方法已经可使大量的超顺磁性氧化铁粒子进入细胞，并可通过 MRI 成像进行活体探测。这是根据在髓鞘异常的中枢神经系统里移植磁

被基因工程修饰过的转铁蛋白受体（ETR）转染的鼠皮下 9L 肿瘤

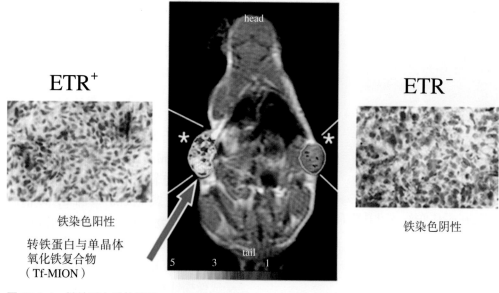

ETR$^+$

铁染色阳性

转铁蛋白与单晶体
氧化铁复合物
（Tf-MION）

ETR$^-$

铁染色阴性

图 12-1-4　转铁蛋白受体用于 MR 基因表达成像

性标记的少突胶质母细胞（神经干细胞起源的）得到的。移植后的细胞在活体内可被跟随至少 6 周，可有包括髓磷脂形成的好的组织病理学关系。由于 MRI 磁性标记细胞的示踪可行，预期这项技术最后可能成为监控临床（干）细胞移植方法效力的一件重要工具。

利用转铁蛋白受体作为报告基因进行分子成像还有一个优势就是，作为分子探针重要组成部分的超顺磁性纳米粒子有更高的敏感性，尤其是铁剂，理论上能被体内再循环的可生物降解的铁，例如，USPIO 可被肝库普弗细胞所分解，随着后来的重新使用和结合进入正常铁血池以及红细胞。正常成年人的身体包含大约 4g 铁，而每次进行诊断的探针剂量很小，并可以经过正常的途径被机体排出，增加了生物安全性。

五、肌酸激酶报告基因系统

肌酸激酶是一种 ATP 转移酶，存在于脑和肌肉内，而在肝、肾、胰腺中没有分布。肌酸激酶可催化其底物产生磷酸肌酸（Pcr），磷酸肌酸可用 ^{31}P-MRS 进行检测，Pcr 波峰在 0.3ppm 处。

以肌酸激酶基因作为报告基因，用基因工程方法转导入靶细胞，表达产物为肌酸激酶，肌酸激酶可催化其底物产生磷酸肌酸（Pcr），通过 ^{31}P-MRS

就可以监测靶细胞的活动和目的基因的表达情况。

六、铁蛋白报告基因系统

铁蛋白广泛存在于动物细胞中，它与转铁蛋白、转铁蛋白受体等共同作用，维持细胞内铁稳态。在人体内，铁蛋白的主要功能是储存机体中过剩的铁，避免产生铁的中毒。当细胞需要时，它将铁释放出来，用于生物合成含铁的蛋白质和酶类。铁蛋白外形结构呈球形，由蛋白壳和铁核两部分组成。蛋白壳由 24 个亚基组成高度对称的空腔结构，铁蛋白由两类亚基组成（H 亚基和 L 亚基），两种亚基的结构和功能不同。H 亚基含有大量的酸性氨基酸，形成铁氧化的中心。L 亚基的主要功能是促进铁的水解和核形成。铁蛋白储存铁时，H 和 L 亚基相互作用，完成铁蛋白储存和释放铁的功能。24 个亚单位组成的脱铁蛋白可以最多储存 4 500 个铁原子。铁核是由氢氧化铁分子和磷酸盐分子组成的非均匀的结晶铁。铁蛋白在体内的表达可以摄取组织中过多的铁。导致细胞内铁离子的浓度下降，引起细胞代偿性的增加对细胞外铁的摄取量。铁蛋白将摄取的铁储存在脱铁蛋白中心的空腔中，形成一种超顺磁性的氧化铁颗粒，即水合氧化铁，此结构导致了细胞内、外场强的不均性，使 T2 弛豫时间缩短。各种因素导致的 MRI 表达量的变化均可引起 MRI 信号改变，但铁蛋白在不同的组织中结合铁的能力是不同的，而且这种差异依赖于其结合铁离子的形式是在正常条件下还是在铁负荷条件下。有学者通过研究内源性铁蛋白在肝癌细胞中的表达与磁共振弛豫率的关系，发现铁蛋白表达水平与磁共振细胞成像信号强度呈负相关。大量体内、外研究表明，铁蛋白的表达可以缩短 MRI 的 T2 时间弛豫，但不同组织内铁蛋白表达量的差异和不同场强以及铁的负荷条件等都会影响铁蛋白所导致的 MRI 信号强度。

组织中铁蛋白表达的增加可以导致 MRI 的横向弛豫时间的增加，使 T2 值缩短，并且在相应的 MR 成像上表现为低信号区。因此，铁蛋白可以作为一种较为理想的 MRI 内源性对比剂。

铁蛋白基因作内源性报告基因的几种方式：①铁蛋白 H 链转染细胞：根据铁蛋白的 H 链可以贮藏细胞内的铁，在 MR 成像中增加横向弛豫时间的特性，Cohen 等构建了鼠铁蛋白 H 链的双向表达病毒载体转染鼠的胶质瘤 C6 细胞，通过体内外 MRI 的成像实验，观察到由于鼠铁蛋白 H 链的稳定表达所引起的 T2 值的减低，并同时通过组织病理学的方法证明了细胞内铁蛋白 H 链的表达和铁的增加；②铁蛋白 H 链和 I 链共转染细胞：基于铁蛋白的 H 链和 I 链有着互相协调的作用，Genove 等构建了包含有铁蛋白 H 链和 I 链基因表达的腺病毒载体，并将 H 链和 I 链腺病毒载体按 1 : 1 的比例转染 A549 细胞内。经过体外细胞培养，发现表达铁蛋白的 A549 细胞对铁的摄取量显著增加，在 MRI 的成像中横向弛豫率也相应增加。噻唑蓝分析法（MTT 法）和葡萄糖 -6- 磷酸脱氢酶分析法（G6PD 法）证明铁蛋白的表达没有影响休外细胞增殖。在活体实验中，将腺病毒作为载体的重组体原位接种到鼠的大脑实质内，铁蛋白稳定表达之后，在 MRI 的成像中其产生了有效持久的对比效应。③转铁蛋白受体和铁蛋白 H 链共转染细胞：为了更好地诱导转染基因的适量表达和尽可能减少由转染基因过度表达所导致的细胞的毒性，Deans 等将含有转铁蛋白受体和铁蛋白 H 链的 pZeoSV2 质粒通过电穿孔术转染到小鼠的神经干细胞中，观察 7.0T 的 MR 成像中在相应的区域出现 T2WI 的低信号区。

2005 年 美 国 学 者 Genove G 等 在 Nature Medicine 上 发 表 了 题 为：A new transgene reporter for in vivo magnetic resonance imaging 的论文，同年以色列学者 Cohen B 等在 Neoplasia 上发表论文：Ferritin as an endogenous MRI reporter for noninvasive imaging of gene expression in C6 glioma tumors。两个独立研究小组几乎同时报道了铁蛋白用做磁共振报告基因，证实铁蛋白基因作为磁共振报告基因可以进行细胞和活体成像。两年后，Cohen 等在 Nature Medicine 上又报道了他们在利用铁蛋白重链基因质粒构建的转基因小鼠的肝、子宫和内皮细胞中，通过磁共振检测到了铁蛋白重链基因的高表达。虽然两个研究小组都证实了铁蛋白基因作为磁共振报告基因，但他们使用的实验方法略有不同。

Genove 等人分别构建了含有人类铁蛋白基因重链和轻链完整序列的腺病毒载体，首先将两种载体共转导人肺癌细胞株 A549 进行体外实验，然后再接种小鼠大脑的纹状体进行活体研究。对转导 120 小时后的 A549 细胞进行磁共振扫描，结果发现，如果细胞培养基只是提供 2% 的胎牛血清作为铁离子来源，细胞 1/T2 改变不大；如果培养基中加入了枸橼酸铁铵（ferric ammonium citrate，FAC）作为额外铁离子来源，则会大大增加 1/T2，比对照组细胞增加 2.5 倍。这一现象说明，转导铁蛋白基因的细胞内脱铁铁蛋白增加明显，具有大量捕获细胞外铁离子的能力。铁蛋白报告基因对于磁共振弛豫时间的改变通常认为包括两个方面，一是细胞内铁蛋白浓度的增加，二是由于铁蛋白核内铁离子的增加。将两种腺病毒载体接种于小鼠纹状体，分别在 5、11 和 39 天进行磁共振扫描，从接种后的第 5 天就能观察到转导处的细胞 T2 和 T2* 明显改变。

Cohen 等构建了鼠铁蛋白重链基因质粒，转染小鼠胶质瘤 C6 细胞进行体外和活体实验。运用 4.7T 场强磁共振检测出悬浮在 0.2ml 琼脂糖中的 2.5×10^5 高表达铁蛋白重链基因的 C6 细胞，证明铁蛋白重链作为磁共振报告基因可以检测出较低浓度的细胞，具有一定敏感性。将转染铁蛋白重链基因质粒的 C6 细胞接种于裸鼠皮下，磁共振扫描实验组和对照组，其 R_2 值存在明显差异性。Cohen 等还在随后的实验中利用转基因技术培育了表达铁蛋白重链的转基因小鼠，利用磁共振在血管内皮细胞和子宫部位检测出高表达的铁蛋白。

两个独立研究小组的实验结果显示，铁蛋白基因转染细胞后，对于细胞的生长没有明显影响，不产生其他毒性作用。利用铁蛋白重链基因转染细胞，或者重链和轻链基因同时转染细胞都可以通过磁共振扫描检测到高表达的信号。为了提高铁蛋白在磁共振扫描时的信号强度，一些研究小组正在利用突变的铁蛋白轻链基因转染细胞，已经取得一定效果。

铁蛋白磁共振报告基因在基因治疗以及其他研究方面可能具有一定的应用前景。

基因治疗：MRI报告基因的应用有助于监测治疗基因的准确导入，通过评价报告基因的表达可间接评价治疗基因表达的位置、幅度及持续时间等信息，无疑在人类基因治疗效果的监控及评价方面有明显优势。铁蛋白报告基因在基因治疗中有两方面的应用可能：①铁蛋白报告基因本身作为治疗基因。许多研究表明，肝细胞的缺血再灌注损伤主要是由于大量氧自由基的释放所导致的肝细胞的损伤、凋亡、坏死和后来的炎症反应。②游离的铁离子通过Fenton反应促进自由基 OH^- 的形成，而铁蛋白能够摄取细胞内游离的 Fe^{2+} 并可以将其氧化成 Fe^{3+}，进而减少游离的 Fe^{2+} 参与自由基的生成过程，减弱了自由基生成的级联反应。

铁蛋白报告基因和其他治疗基因的耦合。通过耦合作用，铁蛋白的报告基因可以动态地监测腺病毒、反转录病毒、慢病毒所携带的治疗基因，通过对治疗基因载体的位点、转基因表达的程度和持续时间成像，定量地监测治疗基因载体的靶向性和转导的有效性。

内源性基因表达的成像：将铁蛋白基因和靶基因共同转染细胞，构建稳定表达的细胞株，通过一系列体外实验观察靶基因对细胞生物学特性的影响，再将转染的细胞接种动物，磁共振追踪细胞在体内的情况，进一步了解活体情况下基因表达的部位和功能。研究显示，利用MRI可以监测由四环素（TET）调控的增强绿色荧光蛋白（EGFP）基因和铁蛋白标记的流感病毒血凝素的基因表达。双报告基因构建体的应用为内源性基因提供了表达多模式活体成像的机会，有利于监控和评价靶基因的表达在疾病中的作用，比较不同影像技术所获得的图像，综合分析靶基因表达的部位和功能。

（郜发宝）

重点推荐文献

[1] Ward KM, Aletras AH, Balaban RS. A new class of contrast agents for MRI based on proton chemical exchange dependent saturation transfer(CEST)[J]. J Magn Reson, 2000, 143: 79-87.

[2] Gallagher FA, Kettunen MI, Brindle KM. Biomedical applications of Hyperpolarized ^{13}C Magnetic Resonance Imaging[J]. Prog Nucl Mag Res Sp, 2009, 55(4): 285-295.

[3] Yoo B, Pagel MD. An overview of responsive MRI contrast agents for molecular imaging[J]. Fron Biosci, 2008, 13: 1733-1752.

第2节　肿瘤MR分子影像学研究进展

分子影像学（molecular imaging）是在活体状态下，对细胞、分子水平的生物过程进行可视化、特征化、定量化的一门新兴学科。分子影像学的兴起是基于分子生物学及细胞生物技术的进步、基因工程动物模型的成功建立、新型对比剂及探针的应用、小动物影像设备的发展。无论是在基础性研究中还是在临床诊断及治疗中，分子影像学都已经开始广泛地渗透及应用于生物医学的各个研究领域。

分子影像学根据成像设备、成像技术的不同分为核医学分子成像、光学分子成像、磁共振分子成像、超声分子成像及CT分子成像。核素成像是在分子影像应用最早、也最多，其原理是用放射性标记物对标记基因进行标记，并借助正电子发射计算机体层摄影术（positron emission tomography，PET）或单光子发射计算机体层摄影术（single photon emission computed tomography，SPECT）进行探测与显像，反映靶目标特定的生理活动。光学成像目前主要应用于体外小动物实验中，成像主要依赖荧光效应；通过吸收和反射生物荧光束，进行活体基因表达成像，方法主要有扩散光学成像、多光子成像、近红外线荧光成像、活体内显微镜等方法。

MRI的空间分辨率高于SPECT，可在高分辨率地显示组织解剖结构的同时对于深部组织的分子影像学特征进行精细、准确的定位、定量分析，在分子影像学应用中具有其他影像学技术不可比拟的优越性，是最理想的分子影像学分析技术。目前磁共振分子成像的手段包括特异性的分子探针的应用、报告基因成像等。磁共振分子影像技术主要可分为两类，即以非水分子为成像对象的分子影像技术和以水分子为成像对象的分子影像技术（以非水分子为成像对象的分子影像主要是指化学位移成像）。

磁共振分子影像（magnetic resonance molecular imaging）可以①在活体状态下无创地反映特异的分子、细胞水平的生物过程，如基因的表达、大分子的相互作用（如蛋白质之间的相互作用）；②监控近乎同时发生的分子事件；③追踪细胞的行径；④将药物及基因治疗可视化；⑤将药物的疗效在细胞、分子水平成像；⑥在分子病理水平估计疾病的进展；⑦可以对动物或患者由实验性的、进行性的、环境性的、治疗性的因素引起在基因水平上的改变，进行快速的、可重复的、定量的监控。目前磁共振分子成像在心血管系统、肿瘤、神经系统等研究中得到广泛应用，其在肿瘤的研究中占有重要的地位，在肿瘤临床应用中亦有独特价值。

肿瘤（tumor）是机体在各种致瘤因素作用下，局部组织的某一个细胞在基因水平上失去对其生长的正常调控，导致其克隆性异常增生而形成的新生物（neoplasm）。肿瘤最重要的生物学特性是局部浸润和远处转移，并且是导致患者死亡的主要原因，其分子机制、临床早期诊断、及时治疗是医学研究的热点问题。磁共振分子影像在肿瘤研究中应用包括：肿瘤受体成像、肿瘤酶成像、肿瘤免疫成像、肿瘤凋亡成像、肿瘤基因成像、肿瘤血管生成成像、肿瘤细胞在体内生物学行为研究和肿瘤干细胞可视化等。

一、MR 肿瘤血管生成成像

肿瘤生长和转移依赖于血管生成。大量的临床和动物试验证明，如果没有新生血管形成来供应营养，肿瘤在达到 1 ~ 2mm 的直径或厚度后将不再增大。因此评价肿瘤血管新生并采取早期干预具有重要的临床意义，抑制肿瘤血管形成已成为肿瘤治疗的一个重要途径，并且有望成为治愈癌症中的有力武器。

肿瘤血管形成过程中某些血管新生相关的因子 / 受体水平上调，将对比剂与一些抗体 / 多肽联接后，可与这些因子 / 受体特异性结合，从而使新生血管、高表达的因子成像。MRI 分子影像在活体评估血管生成可以将肿瘤新生血管与原有宿主血管分开，定量分析新生血管的结构、功能、分布情况，还可确定血管生成抑制因子及刺激因子在时间及空间上的

分布，并对其进行长期、无创伤的监测，并且这种特异性对比剂经过修饰后可转变成具有治疗性的物质，这样就使治疗和诊断合二为一。目前用于分子成像的分子靶主要有整合素、血管内皮生长因子及其受体、内皮抑素、纤维粘连蛋白、蛋白酶等。

整合素是一个内皮细胞膜蛋白家族，它是一种跨膜黏附受体，作为含有精氨酸 - 甘氨酸 - 天冬氨酸多肽的细胞外基质蛋白的黏附受体，能够控制肿瘤血管内皮细胞的增殖和存活。$\alpha_v\beta_3$ 受体是整合素家族中的一种，在肿瘤血管形成过程中起重要作用。它在正常细胞内几乎不表达，在平滑肌细胞上也是仅有少量表达，在肿瘤毛细血管和肿瘤细胞均高表达，所以 $\alpha_v\beta_3$ 可以作为分子成像的特异靶点和肿瘤治疗潜在的靶点。目前，结合 $\alpha_v\beta_3$ 特异性抗体、$\alpha_v\beta_3$ 特异的 RGD 多肽的分子影像探针已经广泛用于肿瘤血管新生的研究中。Winter 等将靶向 $\alpha_v\beta_3$ 的磁共振探针（纳米颗粒）经静脉注射到新西兰兔 VX-2 肿瘤动物模型的后肢，得到与组织学相一致的肿瘤新生血管的图像，都是不均匀分布在肿瘤外周，邻近血管的外膜内及肿瘤与肌肉交界处。有作者采用多聚体小囊泡（polymerized vesicles, PVs）联接靶向性单克隆抗体（AbPVs），将 $\alpha_v\beta_3$ 整合素的抗体 LM609 作为配体，通过生物素、亲和素作为桥梁，合成抗体耦联的顺磁性多聚脂质体，经过兔 VX_2 腺癌模型活体成像，显示肿瘤血管生成区的增强效果明显高于对照组。

血管内皮生长因子是一种功能强大且能产生多种生物学效应的细胞因子。它能够通过旁分泌的形式促进内皮细胞增殖、迁移，诱导血管形成，促进肿瘤持续生长，还能够提高血管通透性促进肿瘤的转移。有实验证明，VEGF 能够抑制肿瘤细胞的凋亡。总之，VEGF 与肿瘤的生长、转移有密切的关系。研究证明，在病理状态下，VEGF 表达水平要比生理状态下高很多，如缺血、实体肿瘤。因此 VEGF 是研究血管新生的很好的靶分子，同时，VEGF 特异性抗体可以显著抑制肿瘤的生长，因此也是肿瘤靶向治疗的理想分子靶。有学者用白蛋白标记的 Gd-DTPA（直径 6nm）与超小微粒的超顺磁性氧化铁（直径 30nm）的 MRI 对比剂成功地监测了乳腺癌血管内皮生长因子受体酪氨酸酶抑制剂抗血管治疗反应，同时还可以监测肿瘤血管的通透性。

二、MR 分子影像对肿瘤细胞在体内生物学行为的研究

肿瘤细胞不仅从形态、代谢、结构、功能上与正常组织不同，其生物学行为也与正常组织明显不同。肿瘤细胞的生长为单克隆性增生，具有相对的自主性，常通过多种途径扩散到其他部位，发生远处转移。常见的转移途径有淋巴道转移（lymphatic metastasis）、血道转移（hematogeneous metastasis）、种植性转移（transcoelomic metastasis）。常规的影像手段及其他技术方法很难在活体内对肿瘤细胞的生物学行为进行研究，磁共振分子影像可以通过磁纳米颗粒细胞标记法或报告基因的方法对肿瘤细胞标记，并对其示踪，研究肿瘤细胞的生长、转移等生物学特性，并结合分子生物学、免疫组织化学等技术手段对肿瘤细胞生长、转移的分子机制进行研究。我们通过对 LOVO 细胞进行磁标记，成功地建立了裸鼠结直肠癌淋巴道转移模型，并在第 8 天观察到肿瘤细胞从种植原位转移到周围淋巴结，通过结合分子生物学、免疫组织化学等技术手段发现肿瘤淋巴道转移与肿瘤淋巴管新生密切相关。

三、MR 在肿瘤基因显像及基因治疗中的应用

MR 基因显像技术应用于肿瘤基因显像的原理是引入的能够分解或结合顺磁性物质的基因或酶进行成像，显示肿瘤的基因表达水平。其标记基因编码产物主要包括：转铁蛋白受体、酪氨酸酶、β- 半乳糖苷酶、胞嘧啶脱氨酶、精氨酸激酶、肌酸酐激酶。

转铁蛋白受体（TfR）在多种肿瘤细胞表面过度表达，其在肿瘤早期诊断与基因治疗方面具有潜在价值。将表达转铁蛋白受体的肿瘤细胞种植在裸鼠皮下，然后将转铁蛋白与单晶体氧化铁纳米颗粒（monocrystalline iron oxide nanoparticles，MION）形成的化合物（Tf-MION）注射入鼠体，用来探测 TfR。注入探针后 24 小时，进行肿瘤 MRI 成像，实验组与对照组显示的信号强度明显不同。在 MRI 分子成像中，还将 TfR 基因导入靶细胞，在靶细胞内高水平表达 TfR，再将细胞外的顺磁性铁分子（如含铁蛋白）转运到细胞内，增加靶细胞的顺磁性，使靶细胞的 T1 和 T2 弛豫时间变短，在 T1 加权像呈现较高信号，从而获得靶细胞的特异性 MRI 成

像。还可将抗 TfR 抗体（anti-TfR Ab）-MION 作为探针注入静脉，进入靶目标区后，通过与 TfR 特异识别，改变 T1、T2 弛豫时间进行成像。Moore 等通过应用抗 TfR 抗体（anti-TfR Ab）-MION 探针对 10 只转 TfR 基因小鼠胶质肉瘤模型研究表明，MRI 图像信号改变反映了细胞 TfR 的表达水平。而 Buhe 等用 anti-TfR Ab-MION 探针对少枝胶质细胞前体进行研究，MRI 成功地显示了其移动。

另外，MRI 分子影像还可应用靶向探针对过表达的癌基因显像。Heckl 等用对 c-myc mRNA 特异性的 PNA 结合钆化合物及跨膜载体组成复合物为对比剂显示前列腺癌动物模型，DunningR3327 型前列腺癌细胞内 c-myc mRNA 表达水平明显增高。

近年来，在肿瘤基因治疗的动物实验中，肿瘤的根除率及动物的存活率均有所提高。但在人体肿瘤基因治疗中，结果并不理想。产生这种差异的原因可能有：转染基因未能有效地整合到肿瘤细胞基因组中、转染基因的表达水平不高和表达持续时间过短等。分子影像能够通过无创的手段对基因表达的水平、分布及持续时间等进行实时监测，为上述问题的解决提供了广阔的思路。MRI 可在基因治疗中监测目的基因的转染及表达情况，通过检测标记基因的转染、表达从而引起的信号改变来反映目的基因的转染及表达情况，进而对基因治疗进行实时监控。在酪氨酸激酶–黑色素系统中，酪氨酸激酶是催化合成黑色素的关键酶，黑色素能与铁高效结合，使 MRI 的 T1 弛豫时间缩短，T1WI 信号提高。MRI 信号的改变可反映酪氨酸激酶基因的转移与表达情况，据此可将酪氨酸激酶基因作为标记基因应用于基因治疗中。另外，利用黑色素及其前体的细胞毒作用，可将酪氨酸激酶基因直接作为治疗基因应用于基因治疗。Weissleder 等构建了腺病毒人酪氨酸激酶基因高效真核表达载体 pcMNAtyr，继而转染非黑色素形成细胞，使该细胞能合成黑色素，实验证明，这种转染细胞内重建病毒表达越多，酪氨酸激酶越多，黑色素及结合的二价铁离子也越多，MRI 的 T1WI 信号越高。除此之外，MRI 分子影像还可应用特异的探针耦联目的基因来用于基因治疗的监控。Kayyem 等合成了一种耦联多聚赖氨酸的特殊配体分子，它一端连接目的治疗基因，另一端与 MRI 对比剂相连，这种配体分子可与细胞表面受体或抗原特异性结合，把所连接的目的基因、MRI 对比剂同时导入特定细胞，这样通过 MRI 的强化程

度可以直接判断目的基因的转染情况，不需要另外再连接标记基因。

四、MR分子影像对肿瘤细胞凋亡的显像

细胞凋亡，是指生物体内一种生理性的程序性细胞死亡过程，是细胞死亡的一种特殊方式，是细胞针对所处环境因素的特定改变而产生的应答。肿瘤就是一种正常信号途径（signal pathways）的失控所导致的疾病。细胞凋亡是一个严密完整的程序过程，在复杂的多基因调控下进行。细胞凋亡相关的基因有Fas / FasL基因、TRAIL基因、p53基因、bcl-2家族以及caspases家族等。细胞凋亡是一个耗能过程，在形态学上表现为核固缩、染色质有控裂解、凋亡小体形成。并且在凋亡早期，细胞膜内侧的磷脂酰丝氨酸（phosphatidylserine，PS）迁移至脂双层外侧。其分子机制包括钙由内质网流至胞浆；内源性核酸内切酶活化，裂解DNA，形成180~200bp或其整数倍的片断，最终形成凋亡小体而被邻近细胞吞噬。

细胞凋亡分子显像可以在活体内直接评价促肿瘤细胞凋亡治疗疗效、预测肿瘤对促细胞凋亡治疗的敏感性，确立其适应证，指导个体化治疗；监测肿瘤发展进程等。目前用于细胞凋亡分子显像的显像标志物（imaging biomarker）有PS、caspases（如caspase-1、caspase-3）、P53等，分子特异性探针的构建均靶向这些标志物。有学者发现annexin V（磷脂结合蛋白V）具有与位于凋亡细胞胞膜脂质外层的PS结合的特性。annexin V是一种36ku的蛋白质，对外化PS有高度亲合力。另外，可以与外化PS结合用于无创性检测凋亡的还有突触结合蛋白I（synaptotagmin I）的C_2结构域等。

Zhao等利用突触结合蛋白I（synaptotagmin I）的第1个C_2结构域能与凋亡细胞胞膜结合的特性，将C_2结构域与顺磁性氧化铁颗粒（SPIO）结合，制备成MRI探针。SPIO可以缩短T2*值。体外实验显示，C_2-SPIO能与凋亡细胞特异性结合；结合有C_2-SPIO的凋亡细胞在T2*序列上呈明显低信号。在EL4淋巴瘤模型上，应用化疗药物诱导肿瘤细胞凋亡。静脉注射C_2-SPIO后，荷瘤鼠肿瘤局部持续信号减低，而对照组则无此表现。扫描后进行组织病理学对照研究显示，肿瘤C_2-SPIO区域T2WI上的信号强度改变程度与对应部位的凋亡细胞数量相对较多相关。研究结果表明，应用MRI（9.4T）设备进行C_2-SPIO对比剂增强扫描检测细胞凋亡是可行的。类似地，应用annexin V与CLIO或者SPIO交联而成的纳米颗粒，作为MRI对比剂，也被用来无创地检测细胞凋亡。

总之，今后MRI的发展，将从传统的非特异性物理、生理特性成像深入到特异性细胞分子水平成像，肿瘤评价指标也将从传统MRI的大小形态、解剖部位、信号强度等深入到酶、受体、功能性指标等。发现癌前病变的异常分子，肿瘤生长动力学、肿瘤血管生成的生长因素、肿瘤细胞标记物或基因改变等多方面来评估肿瘤及进行分级、分期，使对肿瘤的评价更完善，更具特异性。相信随着MRI分子水平成像的不断深入，分子生物学理论技术的不断进步，在肿瘤的早期发现、精确定位、准确定性、定量、疗效监测、尤其是基因治疗的早期效能评价等多方面，MRI将大有作为。

（郜发宝　刘　婷）

第3节　MRI心血管分子影像技术新进展

传统的MRI是以物理、生理特性作为成像对比依据。分子水平MRI成像是建立在上述传统成像技术基础上，以特殊分子作为成像依据，其目的是将非特异性物理成像转化为特异性分子成像，使其评价疾病的指标更完善、更具特异性。MRI分子成像可在活体完整的微循环下研究病理机制，在基因治疗后表型改变前评价基因治疗的早期效能，并可提供三维信息，比传统的组织学检查更立体、更快速。MR分子影像学是运用影像学手段显示组织水平、

细胞和亚细胞水平的特定分子，反映活体状态下分子水平变化，并对其生物学行为在影像方面进行定性和定量研究的科学。MRI分子影像学优点：①可将基因表达和生物信号传递等复杂的过程变成直观图像，能更好地在分子水平上了解疾病的发生机制及特征；②能够早期发现疾病的分子变异及病理改变过程；③可在活体上连续观察药物或基因治疗的机制和效果。

用于心血管分子影像研究的MRI扫描仪的应

用条件：目前，临床使用最多的是场强为 1.5～3.0T 的 MRI 扫描仪，它们具有新的成像序列，强大的后处理技术以及稳定的成像参数，已经很成熟地应用于临床的心血管系统。然而，从形态学成像的角度，更高场强的 MRI 与之相比则更具有它独到的优势。

早期用于小动物心脏的 MRI 扫描仪是临床的场强为 1.5T 的 MRI 扫描仪，现在随着信噪比（SNR）、分辨率的提高和扫描时间的缩短，大多数研究使用高场强的 MRI 扫描仪，它的硬件成像系统包括高场强、小孔径、能够迅速增加时间和提高梯度的梯度系统，以及低射频线圈。特别是，很多研究已经实现了场强为 4.7～11.7T 的过渡。曾有一篇令人印象深刻的研究，是使用场强为 17.6T 的 MRI 扫描仪获得在体成像研究。提高场强最大的优势就是通过提高 SNR，进一步提高空间分辨率和缩短扫描时间。为了想要得到高的空间分辨率，即使是使用高场强的 MRI 扫描仪也往往需要长的扫描时间（＞45min）。为了减少扫描时间，相位-系列接收线圈和平行接收的方法已经被研发并适用于小动物系统，可以将扫描时间缩短在 3 分钟之内以便更好地评价心功能。然而，因为磁场强度的过高，将会导致图像伪影的增加和减少图像的对比度。梯度系统可以迅速提高时间和高的磁场强度，因此在小动物的成像中发挥着重要的作用。

MRI 系统必须具备强的和快速转换的梯度线圈。而用于小动物的分子成像系统则更需要超快的梯度线圈（梯度强度约为 450mT/m；突然转向率约为 3500mT/m/ms），因此在空间分辨率约为 200μm 时应提高时间分辨率约为 3～4ms。

在实验的过程中，被试的小动物自身的解剖及心率问题导致图像信噪比下降，一直是 MRI 扫描技术所面临的挑战。合理使用射频线圈的大小（通常直径为 25～35mm）也会进一步提高信噪比。大鼠血管的特点，例如胸主动脉平均管腔的直径为 1～2mm，血管壁的厚度为 50～100μm。在长轴位上管腔直径约为 7mm，心率基本上在 400～600bpm。在后处理量化评价心功能的结果时，就会出现 SNR 和对比噪声比（CNR）的部分缺失。为了弥补这些缺失，将需要使用无线电频率线圈和用于临床检查腕关节、颈动脉或是其他的微型线圈。视觉的 SNR 的范围依赖于线圈的直径，因此使用无线电线圈以适合被测组织的距离和大小。目前，无线电频率线圈由大部分 MRI 的卖家以及特异性 MRI 设备公司研制。

在 MRI 扫描的过程当中，被试小动物的麻醉通常是用注射麻醉法或是吸入异氟烷的方法。然而，认真选择麻醉的剂量非常重要，剂量的改变将直接影响到血管内血流动力学的变化。血流动力学的改变可以依赖于性别、动物的状态。我们最常用于小鼠的轻度麻醉剂量应该在吸入 1.0%～1.25% 异氟烷可以达到较为稳定的麻醉状态或心脏灌注成像。由于麻醉的原因，受试对象的中心体温将会降低。紧密监测被试动物的体温并调节其温度，保持在大概 37℃。使用一种反馈系统测量体温，该系统包含有一个 MRI 兼容的直肠探针。被试的温度也应该通过水或者其他循环系统，最好将温度控制在 36～37℃。

另外，还值得注意的是在被试扫描的过程中，应该通过 MRI 的兼容系统，全程监测被试的心电、温度以及呼吸。与 ECG 为基础的门控方法不同的

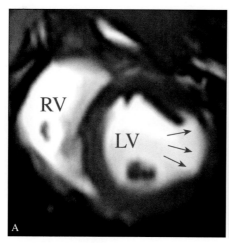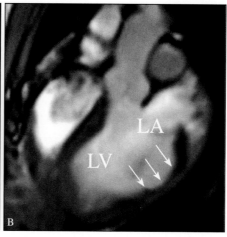

图 12-3-1　心肌电影示
左心室壁明显较周围正常心肌厚度变薄 [如两腔心短轴（红色箭头所示）及长轴 B(白色箭头所示）]。

是，建立与心跳同步的自我门控方法或是以听诊器为基础的听觉的方法。ECG 信号太弱或是梯度场受影响的情况下，上述方法则显得更为有意义。还可用 MRI 卖家提供的充气枕头来更精确地补偿呼吸运动伪影。尽管小动物的气管插管操作过程中具有很大的挑战性，但是它能够有效地减少因为肺部造成的干扰伪影。

静脉注入小鼠对比剂的最大耐受剂量为 40mmol/kg（为人用推荐剂量的 40~80 倍）。而且最大外周血管注入剂量不能超过 10ml/kg 动物的体重。

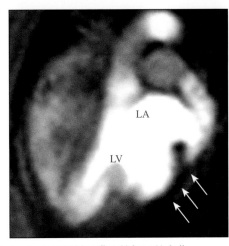

图 12-3-2　注入造影剂后灌注缺损区的变化
心肌首过灌注显示明显的灌注缺损区，呈显著的低信号（白色箭头所示区）。

一、MRI 在心血管成像研究中的应用技术

尽管人们早已认识到 MRI 可作为无创性诊断心脏病的工具，但直到近些年才广泛应用于临床。关于 MRI 诊断能力的研究已不再是热点，而是注重有无这样的设备和专业技能的探讨。心脏 MRI 必须处理好心脏和呼吸运动，以获得高空间和时间分辨力，从而能够准确、可重复地进行临床检测。

黑血成像技术：目前，在心血管成像应用较为成熟的 MRI 扫描序列中，显示心室和心包的结构异常比较敏感的自旋回波黑血成像技术，是心脏和血管自旋回波成像的标准技术，能使得管腔内呈现低信号，从而更好地显示血管壁。

心脏电影技术：心脏电影成像是心脏 MR 功能性成像的基础。在心脏 MR 成像的早期，使用扰相梯度回波脉冲序列（spoiled GRE）可获取心电门控电影和速度成像。每个心动周期多时间点的单相位编码都需要心电门控（ECG）。如 128 个相位编码步骤至少需 128 个心动周期，约 2 分钟。实际上，呼吸运动的人工伪影至少需要 2 次刺激控制，因此每次采集图像时间约为 4 分钟。直到 20 世纪末，随着稳态技术的应用，带有扰相梯度回波的屏气 MRI 电影成像序列一直作为心脏功能成像方面的标准。

心肌标记：心肌标记是指应用跨越心脏的饱和格栅或系列饱和线的一种技术。心肌收缩所致的这些线的变形是可监测的。心脏标记与电影成像组合可提供室壁运动的补充信息，目前通常采用 GRE 读出的屏气方法采集。

冠状动脉成像：由于心脏及呼吸运动伪影的干扰，以及冠脉自身的解剖结构，使得 MRI 冠脉成像有一定的难度。依靠屏气和呼吸门控 SSFP 技术的

MRI 冠状动脉血管造影技术，可清晰地显示高 SNR 的血液和心肌对比的冠状动脉影像。

时间飞跃（TOF）法 MRA：各种各样的血管成像方法已经出现，包括时间飞跃（TOF）法、动脉旋转标记（ASL）和 MRI 血管内增强（MRA）的方法。然而 TOF MRA 是一种最常用的血管成像的方法，已经成功地应用于颈部血管或是颅内血管的临床前期或是临床期的病例中。

MRI 心肌灌注成像也是评价心肌功能很重要的一个扫描序列。MRI 心肌灌注成像与心肌活力评价对冠心病心肌灌注、存活心肌的检测是近年心血管 MRI 研究的热点之一。在检测急慢性心肌缺血性损伤方面：心脏电影扫描观察室壁运动；心肌首过灌注可显示毛细血管水平心肌血流状态（图 12-3-3）；延迟增强扫描可预测存活心肌及心功能恢复，通常延迟强化主要应用于梗死部位的测量、分析、校正，以及梗死部位在同一层面及不同序列之间的比较（图 12-3-4）；药物负荷磁共振成像电影（MRI-cine）及灌注成像有助于检测隐性冠心病及心肌血流储备。在小鼠的心脏研究试验中，由于小鼠的心率过快，使得灌注成像应用于小鼠具有一定的挑战性。然而，动脉的旋转标记（用影响层面中水的流速代替血液的流速）已经成功应用于小鼠。事实上，正是因为小鼠过快的心率，这个技术相比较人而言，更适用于小鼠的心脏。这个方法已经用于评价模型鼠的遗传亚型以及研究心梗小鼠的心肌灌注情况。对于小鼠心梗模型，注入对比剂之后可以通过使用 MRI 反转恢复序列直接成像梗死部位。MRI 用于小鼠还有一个很大的优势，在使用造影剂时，注入很小的剂

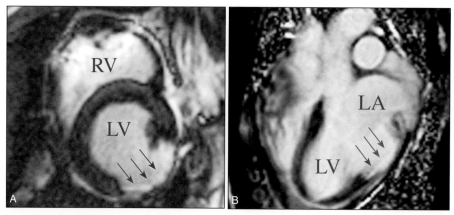

图 12-3-3　延期增强后心梗区的变化
上述心梗所在区域显示明显的高信号强化区（两腔心短轴 A 及长轴 B：红色箭头所示）。

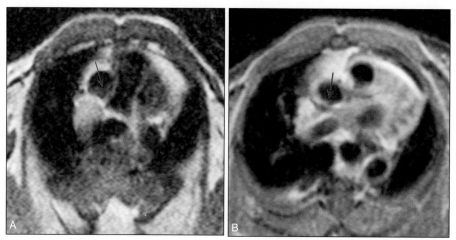

图 12-3-4　Apo-e 转基因敲除小鼠
升主动脉根部血管内下壁不光整，边缘毛糙，管腔内见稍低信号斑块影（A 红色箭头所示），增强
后升主动脉根部血管内下壁较上缘血管壁强化且管壁明显增厚（B 红色箭头所示）。

量的对比剂，在体就可以获得预期想要的很高的浓度。例如，靶向心肌瘢痕组织中胶原和靶向交联铁氧颗粒进行细胞凋亡成像的分子影像对比剂。在使用 Cu 离子治疗猪心梗模型的扫描中，我们在动态首过心肌灌注成像及心肌延迟强化成像中清晰地看到了灌注缺损区、延迟强化区域。

二、MR 心血管分子成像

心血管分子影像，尤其是对心脏的研究，在很长一段时间内只是拘泥于以核医学为基础的影像手段。然而，越来越多的成像模式应用于小动物的研究，加快了新的成像标记和新药的发展，与此同时也提高了我们对病理生理过程的进一步认识。对于小动物的成像技术的进一步发展研究，实现了医学研究从实验室到临床应用的跨度。

动脉粥样硬化是一种以动脉内膜中充满脂质的巨噬细胞沉积为特征的炎性疾病。随着炎症的加重，将会促进动脉粥样硬化斑块的破裂，血管内血栓形成堵塞血管，甚至引起死亡。现在实用的影像学技术大多用于证实血管腔内狭窄的程度、血管壁的厚度以及斑块的体积，不能完全定性斑块的成分。在这些技术中，CT 及 MRI 因能评价血管壁的结构、鉴别动脉粥样硬化的性质，如钙化斑块、软斑块等而成为最有希望的技术，可以提供其形态学及重塑反映的信息，而且能够对斑块大小及质地进行系列评估，监控治疗效果。MRI 还可以评价冠状动脉斑块的不同成分及稳定性，且可对冠状动脉闭塞后心肌存活的状况进行功能评价。但所检测的斑块，即使是软斑块，实际上也不是早期的病变。

因此，如果确定了某一疾病中起关键作用的特异性的分子靶不仅意味着可以通过影像学手段活体显示其表达情况，更重要的是可以进行靶向治疗，并通过影像学手段实时监测靶向治疗的效果。在动脉粥样硬化病变的形成中，诸多的分子事件参与了其形成与进展。例如，炎性细胞，尤其是巨噬细胞不仅介导了早期动脉粥样硬化的形成，而且也是斑块破裂的主要因素，因其能产生金属基质蛋白酶（MMP）从而降解纤维帽中的基质蛋白；其分泌的细胞因子干扰素γ抑制血管平滑肌细胞的增殖和胶原的合成，白介素 -1β 和肿瘤坏死因子α 也对血管平滑肌细胞有毒性；激活的巨噬细胞也直接导致血管平滑肌细胞死亡。因此，巨噬细胞可作为成像的靶目标。由于纤维帽的破裂可以引起内皮下大量的脂质和胶原暴露到血循环中，导致血循环中的血小板及凝血酶原激活。因此其中任何一个分子都有可能成为成像的靶分子，比如纤维帽中的 MMP、激活的血小板以及凝血酶原。此外，在动脉粥样硬化病变中还观察到大量的巨噬细胞及血管平滑肌细胞凋亡、血管滋养层的血管生成，对这些病理过程的靶向也证实能够早期显示动脉粥样硬化病变。

单核细胞 / 巨噬细胞：单核细胞衍生的巨噬细胞能够产生细胞因子、活性氧簇，失去稳定性的蛋白酶。巨噬细胞与斑块的早期增殖及破裂的全过程有着密切的联系，而且可以用来区分高危病变。另外，斑块内巨噬细胞的特异性不仅可以用来判定高位病变，也可通过调整巨噬细胞对斑块进行药物治疗。因此，直接成像巨噬细胞可作为一种评价动脉粥样硬化中炎性过程的方法。而在临床实践中，磁共振纳米颗粒（MNPs）或超小超顺磁性氧化铁颗粒（SPIO）（直径 30nm，半衰期为 30 小时）在检测动脉粥样硬化斑块内巨噬细胞中发挥着十分重要的作用。随着 MNPs 的循环，斑块内巨噬细胞（以及其他炎性细胞）吞噬纳米颗粒，致使 T2 加权像产生明显的低信号。受试者于静脉注入 24～36 小时后再次进行磁共振检查，其成像特点更典型。这是利用 MRI 进行巨噬细胞成像的基本原理。研究者首先获得了增强前的颈动脉 MR 影像，在注射了氧化铁微粒后的 24～48 小时，动脉粥样硬化斑块中的炎性区域与基线影像相比出现强化。组织病理学证实斑块 MR 信号丢失处有铁的局灶性沉积。这些研究提示，利用氧化铁微粒进行的巨噬细胞成像可作为评价动脉粥样硬化斑块稳定性的一种方法。

通过人为的治疗动脉粥样硬化，以此借助 MNP来评估炎症的变化。早期的临床预实验证明，采用

磁共振检测斑块中的 MNP 的量，发现同样经过 12 周治疗的高剂量抑制剂治疗组明显较低剂量组减少。采用上述方法检测斑块内血栓，也得到了同样的结果。另一个最新的研究表明，增强的 MNP MRI 可以用来评价新型的 P38 细胞分裂素活化蛋白激酶（P38 MAPK）抑制因子 SB-239063，在动脉粥样硬化中的抗炎反应。有高胆固醇血的 ApoE-/- 鼠易于产生粥样斑块，在体 MR 检测 T2* 加权像显示斑块内摄入了高浓度的 MNP，几乎被 P38 MAPK 抑制因子废除。然而，组织病理学分析显示，SB-239063 组与对照组斑块巨噬细胞成分没有明显差异。但是 SB-239063 组的氧化铁沉积较对照组减少，说明 P38 MAPK 抑制因子可以降低巨噬细胞的吞噬活动。这种反差是因为巨噬细胞含有一种新型的含钆的免疫胶束靶向巨噬细胞清道夫受体，因此，一些靶向于巨噬细胞清道夫受体的探针从理论上讲也有可能用于巨噬细胞的成像。

活化的内皮细胞（activated endothelial cells）：激活的内皮细胞可以促进促炎症反应表面标志的表达，以此帮助恢复白细胞的循环，从而促进斑块的进展。血管细胞黏附因子 -1（VCAM-1）在病变的早期就可以出现。尽管靶向内皮细胞有一定的挑战性，但是已经找到一些新型的方法来克服这些困难。尤其是两种向内型 MNP 已经合成，用来使用 MR 在体探测动脉粥样硬化斑块的 VCAM-1。早期的动脉粥样硬化形成过程中，E- 选择蛋白过度表达于激活的内皮细胞，使用超顺磁性和荧光受体联合抗 E- 选择单核细胞克隆抗体，靶向受体。

蛋白溶解酶（proteases）：炎症的蛋白酶可以促进细胞外基质蛋白消化，斑块的重塑，纤维帽的降解和板块失去稳定性以及破裂。因此蛋白溶解酶可以作为分子影像的靶向目标。Lancelot 等人研究了一种新型的钆对比剂（P947）用来在体检测基质金属蛋白酶（MMP）的存在。P947 是一种结合了光谱 MMP 抑制因子的钆螯合剂，可以在离体抑制 MMP-1、MMP-2、MMP-3、MMP-8、MMP-9 和 MMP-13。在体检测注入了 P947 的 ApoE-/- 鼠，发现与注入了 G-DOTC（gadolinium-tetraazacyclododecanetetraacetic acid）的对照组比较，主动脉斑块明显不均匀吸收 P947，同时产生了强的和长时间的对比增强效应。后者主要集中在纤维帽和斑块的肩部，而不是脂质的核心。P947 有助于无创性地测定炎性高危斑块。

髓过氧化物酶 MPO：人动脉粥样硬化中大量的

中性粒细胞和巨噬细胞能分泌髓过氧化物酶MPO，MPO消耗过氧化氢，产生次氯酸，导致斑块侵蚀与破裂；此外，MPO分泌的一些具有高度生物活性的分子，如氯、酪氨酸残基及醛等参与低密度脂蛋白的共价修饰，参与了斑块早期泡沫细胞的形成。MPO作为MRI成像的靶目标已经体外研究证实。研究者证实，Gd-DOTA及5-羟色胺共价共轭组成的MRI可激活对比剂在人中性粒细胞MPO出现时能大量聚集，导致弛豫率增加70%~100%。但这一结果仍有待在活体进一步验证。

血管生成成像：病理学研究显示，不稳定性斑块中的新生血管较稳定性斑块明显增多，且主要分布于斑块的肩部和基底部，提示新生血管与斑块的不稳定性明显相关，可作为衡量斑块稳定性的一个指标。利用生长因子以及编码生长因子的基因进行血管生成的治疗性调控也是治疗冠状动脉及外周动脉闭塞性疾病的有希望的方法。因而用影像学方法研究新生血管，从而评价斑块的稳定性及血管生成治疗的效果成为研究方向之一。新生的血管内皮可分泌很多特异性分子，如$\alpha_v\beta_3$整合素，其在大多数正常细胞，包括静止的内皮细胞中分布相对有限，但在诸如缺血组织及肿瘤新生血管内激活的内皮细胞中明显上调，可作为血管生成成像的分子靶。这些分子可与许多已知的肽序列，如LM609、精氨酸-甘氨酸-天冬氨酸（arginine-glycine-aspartate，RGD）等特异结合。$\alpha_v\beta_3$整合素可作为包含RGD肽的细胞外基质蛋白的黏附受体，两者可特异性结合，因此将其与顺磁性物质共价结合后可特异性靶向新生血管内皮所表达的$\alpha_v\beta_3$整合素，通过显示其分布与程度可评价血管生成的程度。

$\alpha_v\beta_3$整合素是目前研究最集中的评价血管生成的分子靶，利用各种影像学技术均可评价其分布与程度，从而无创性成像血管生成及评价治疗性血管生成的效果。利用靶向$\alpha_v\beta_3$整合素的顺磁性微粒可在1.5T MRI上显示动脉粥样硬化病变中的血管生成，与组织学结果有高度的一致性。这些分子影像学技术能够成像血管生成的分子标记，评价血管生成某一特殊而具体的方面，增加对血管生成及其治疗过程的理解。但目前血管生成的分子影像学研究中仍存在许多高难度的问题，如影像学设备固有的缺陷、血管生成分子机制的复杂性难以用单一的分子标记进行准确评价等。

凝血过程成像：动脉粥样硬化斑块破裂后急性血栓形成是引起不稳定性心绞痛、心肌梗死、一过性脑缺血发作及中风的原因。活体无创性检测这些早期血栓有助于临床早期进行溶栓治疗，从而挽救濒死组织，最大限度地恢复心、脑功能；也有助于更深刻地理解血栓形成的机制。

血栓过程的靶向目标主要有纤维蛋白、血小板及凝血因子。有学者利用靶向纤维蛋白的顺磁性MRI对比剂进行血栓的MRI成像。这一对比剂由脂质包裹的液态氟碳微粒构成，半衰期长，可携带高剂量的钆对比剂，其在活体注射时不产生或很少产生血池对比，当与纤维蛋白特异结合后可在靶向部位结合并聚集，改变其局部磁场，产生明显的T1对比效应，从而可在MRI上检测到其信号改变。研究发现，靶向纤维蛋白的顺磁性MRI对比剂可敏感地检测与定位纤维蛋白，并能早期直接检出不足500μm的脆性斑块。Botnar等还利用靶向纤维蛋白的MRI探针（EP-1873），在斑块破裂及血栓形成的兔动脉粥样硬化模型中活体无创性检测急性和亚急性血栓，与组织学结果有很好的相关性。新近利用靶向纤维蛋白的特异性MRI对比剂（EP-2104R）也可显示冠状动脉、心脏以及肺动脉血栓，进一步证实了靶向纤维蛋白的MRI对比剂的价值。例如，一种靶向纤维蛋白的肽链与钆结合，并用于无创性血栓显像。同样的肽也可以与^{64}Cu-DOTA结合，构成了一种双模态分子影像探针，通过PET与MRI研究，提高在体动脉粥样硬化斑块检出率。

MRI心血管成像的其他应用：除上述应用于动脉粥样硬化斑块的检查外，心脏MRI尚可以通过显示心肌壁及室间隔厚度、信号变化、心肌顺应性及室壁运动，诊断心肌病。通过显示心脏大血管及房室解剖位置关系，协助诊断各种先心病，尤其是复杂畸形，减少反复插管造影的损伤，部分取代造影检查。MRI尚可显示瓣膜病变，瓣膜反流及心包病变。MRI可无创立体显示大血管病变的形态、范围、性质，为手术方案的制订提供依据。同时，MRI分子成像可以实时有效地标记、示踪细胞和监测药物的治疗效果。

三、前景与展望

利用磁共振现象产生的显微镜水平的MRI信号图像，具有较高的分辨率，已达纳米级，接近显微镜的分辨率，故称磁共振显微镜。在良好的标记技术下，能够区分标记移植细胞及周围组织，追踪单个细胞运动。同时，MRI在小动物成像中应用最成熟，能够进行生理和分子标记物分析。其拥有高磁场及梯度场，信噪比和空间分辨率显著提高，同时应用MRI靶对比剂，可更加拓宽MRI分子成像领域。但MRI分子影像学也有弱点，如敏感性较低、与核医学成像技术的纳克分子水平相比低几个数量级、MRI基因表达显像的扩增信号弱很多等。因此，目前MRI须解决的问题是研制灵敏分子探针、多功能分子探针，以及强大的扩增系统、改善设备，以提高其敏感性。

在临床应用中，未来的3~5年，MRI结合应用放射性核素成像及光学成像技术共同构成多模态分子影像，将主要致力于对药物治疗动脉粥样硬化疾病疗效的评估以及定位于对高危斑块的测定，以达到对疾病的早期诊断，更好地为临床治疗提供坚实的依据。

（邵发宝 张丽芝）

重点推荐文献

Franco F, Dubois SK, Peshock RM, Shohet RV. Magnetic resonance imaging accurately estimates LV mass in a transgenic mouse model of cardiac hypertrophy[J]. Am J Physiol, 1998, 274: H679-H683.

第4节　神经系统MR分子影像技术应用研究进展

分子影像学是指在活体状态下，应用影像学方法对人或动物体内的细胞和分子水平生物学过程进行成像、定性和定量研究的一门学科。它以应用分子探针为显著特点，采用多种成像手段，对体内特定靶点进行成像，从而使生命系统内部某些特定的生理或者病理过程，如基因表达、蛋白质之间相互作用、信号传导、细胞的代谢以及细胞示踪等可变为直观的图像显现出来。在分子成像的多种成像方式中，磁共振成像（MRI）具有空间分辨率、组织分辨率高的特点，已达微米级，可同时获得解剖及生理信息，这些正是核医学、光学、超声成像等技术的劣势。MRI的缺点在于敏感性较低，只能达到μmol水平，与PET相比，低了数个数量级，因此磁共振分子成像目前尚处于基础与临床前阶段。

磁共振成像最早起源于对神经系统疾病的应用。神经系统，特别是中枢神经系统成像时不会受到运动伪影的干扰，磁共振又具有极高的组织和空间分辨率，获得的图像非常清晰，因而神经系统磁共振分子成像的研究具有优势。近年来神经系统的功能磁共振成像（fMRI）成为研究的热点，并取得了快速的发展和丰硕的成果，尽管就fMRI是否属于分子影像学范畴仍存在争议，但fMRI也是描述活体分子水平的变化，应将其归属于"广义分子成像"。那么，除此之外，磁共振分子影像学在神经系统的主要应用就是活体内细胞示踪。这一应用开始于20纪90年代初，磁共振能够长期、无创地监测移植细胞在体的迁移过程。

一、细胞磁性标记的方法

细胞磁性标记物分为阳性对比剂和阴性对比剂。阳性对比剂包括钆和锰，阴性对比剂是超顺磁性氧化铁纳米颗粒（SPIO）。

（一）阴性对比剂

SPIO是目前最常用的细胞标记物，可以影响局部磁场均匀性，同时产生磁化率效应（susceptibility effect），从而加速共振质子的失相位，使T2弛豫时间显著缩短。其基本结构多以葡聚糖等包裹氧化铁颗粒而成，根据颗粒大小可分为两类：①超顺磁性氧化铁颗粒（SPIO）：直径40~400nm不等。由Fe_3O_4和Fe_2O_3组成，外包碳氧葡聚糖，氧化铁核心由若干个单晶体构成，常用的是AMI-25（商品名为Feridex）。②超微型超顺磁性氧化铁颗粒（ultrasmall superparamagnetc iron oxides，USPIO）：最大直径不超过30nm，如AMI-227（Ferumoxtran）平均直径只有4~6nm。科学家们一直致力于研究高效率的无损伤性的用SPIO颗粒标记干细胞的方法，总结各种方法，它主要通过以下3种机制选择性标记干细胞：

1. 直接胞吞作用　将被葡聚糖包被的SPIO直接放入培养基中，与用于移植的细胞共同培养，标记细胞。

2. 受体介导的胞吞作用　超顺磁性氧化铁颗粒与转铁蛋白共价结合，结合后的复合物放入培养基中和干细胞共同培养。它首先和干细胞细胞膜上的转铁蛋白受体特异性结合，引起局部细胞膜内陷，进而形成内饮泡，将受体 - 转铁蛋白 - 氧化铁颗粒转运入细胞内，受体与转铁蛋白 - 氧化铁颗粒分离后，返回细胞膜，而将转铁蛋白 - 氧化铁颗粒留在细胞内。

3. 转染试剂转染后介导的胞吞作用

①阳离子物质转染后介导的胞吞作用：常用的转染试剂有多聚左旋赖氨酸（PLL）、硫酸鱼精蛋白等。通过静电相互作用，带负电荷的 SPIO 与带正电荷的转染试剂结合形成复合物刺激干细胞膜内吞作用，从而将铁颗粒转运至细胞内。

②脂质体介导的胞吞作用：由于带有负电荷，氧化铁颗粒能被带正电荷的脂质体包围。2 ~ 4 个脂质体与 1 个单个的对比剂分子或颗粒结合，然后这种脂质复合物与干细胞胞浆膜融合，将对比剂转运至细胞液中。第 3 种是目前应用最广的，这种标记方法简单易行且高效，标记后的细胞只要数千个就能进行 MR 成像并示踪这些细胞的迁徙。此方法为非特异性，可广泛用于各种哺乳动物（小鼠、大鼠、人）细胞的标记。Rice 等比较了不同的 SPIO 及 PLL 浓度对小鼠脂肪间充质干细胞的标记率，结果显示当增加 PLL 浓度时，细胞的活性会下降，当 PLL 浓度为 0.375μg/ml，标记率和细胞活性都很高，且 MTT 实验显示对细胞的增殖没有影响。

另外，近来有研究者采用一种新的壳聚糖（Chitosan）包被的 SPIO 标记人的骨髓间充质干细胞，与已经应用于临床的（Resovist）相比较，以 PLL（浓度为 0.750μg/ml）为转染剂、Fe 的终浓度为 50μg/ml 时，标记率为 100%，且对细胞的活性、增殖、细胞表面标记物的表达，以及干细胞成脂、成骨、成软骨的分化皆没有影响；将其移植入兔子脑梗死的对侧半球后，能观察到低信号向梗死区的迁移。而实验结果也同时显示，用碳氧葡聚糖包被的 SPIO（Resovist）标记干细胞后，对干细胞成软骨的分化有抑制作用。类似的结果也出现在另外一些报道中，尽管 Arba 等的研究将这种抑制作用归因于 PLL，他们的结果显示 SPIO 标记干细胞时，以硫酸鱼精蛋白代替 PLL 作为转染剂，不会出现干细胞成软骨分化的抑制；但是，他们却不能证实 PLL

是怎样抑制干细胞的成软骨分化的。

SPIO 标记细胞存在局限性：① SPIO 标记细胞后会产生伪影，它所显示的低信号区要大于移植细胞真实的体积。②很难与在 T2/T2* 上本身呈低信号的物质相鉴别，例如，血管、血凝块、实验操作（进针的孔道）、出血。因而限制了阴性对比剂在部分领域的应用，部分研究者也开始转向于阳性对比剂标记细胞的研究。

（二）阳性对比剂

阳性对比剂明显缩短 T1 时间，在 T1WI 上产生增强效果。传统的 Gd^{3+} 离子对比剂 MRI 检查的阈值浓度较高（微摩尔级）及其血浆半衰期短无法应用在分子 MRI 中。几种新型的 Gd^{3+} 对比剂的出现，如钆与白蛋白的螯合物（MS-325）、钆与脂蛋白纳米颗粒及钆与脂质体纳米颗粒，不仅使血浆半衰期延长而且产生更长的弛豫时间，近来应用在新生血管形成及干细胞显像的活体研究中。Shyu 等使用 Effectene（一种非脂质体的脂类转染剂）作为转染剂，用标准的钆对比剂 Gd-DTPA（钆 - 二乙三胺五醋酸）标记人的骨髓间充质干细胞，用 3.0T MRI 示踪其在 SD 大鼠脑中风模型中的迁移，他们观察到移植在脑内不同位置的细胞产生的高信号向梗死周边的迁移，有的甚至越过中线。分光光度仪检测到这种标记方法的标记率为 90% ± 3%，台盼蓝染色显示标记后对细胞的活性没有影响，标记后的细胞长期培养未见异常，Gd-DTPA 在细胞内存在直到 28 天。在他们的研究中，高信号的体积与移植的干细胞的体积是相符的。但是，在同等条件下钆的磁像率只有铁的 1/10 ~ 1/7，因此，需要更高的浓度才能在 MRI 下形成对比。

锰是另一种顺磁性的阳性对比剂。与钆不同的是，锰更容易在细胞内积聚，因而锰增强磁共振成像结果与细胞密度相关。近来，锰越来越多地用于研究神经元的活性，监测神经通路；研究动物疾病模型神经元连接；监测脂质体药物的转运。在细胞示踪方面，锰盐（$MnCl_2$）在体外有效标记了淋巴细胞，并在 24 小时内观测到了其缩短 T1 的效应。也有研究者证实，MnO 纳米颗粒可以作为 T1 造影剂，能清楚地显示身体各器官的解剖结构。另外，他们用 MnO 标记大鼠的脑胶质瘤细胞后移植入大鼠颅内，对侧移植 SPIO 标记的细胞，用 9.4T MRI 对其进行成像，在自旋回波图像上，第 1 天时

MnO 标记细胞表现为高信号，对侧 SPIO 标记细胞表现为低信号。到第 3 天时，低信号区略微变淡，高信号区消退明显，不易辨别，但在 R1-map 图像上仍清晰可见。

由于锰容易在细胞内积累，应用时应注意其细胞毒性，所以如何在尽量低的剂量下取得更好的弛豫度还是目前研究的热点。有研究显示，对于淋巴细胞，当锰的浓度小于 2mM，对于成纤维细胞和癌细胞锰浓度小于 0.8mM 时，是没有细胞毒性的。

二、细胞示踪技术在神经系统疾病中的应用

在对神经系统的研究中，用于示踪的细胞主要是胶质瘤细胞和干/组细胞。对于移植的细胞，我们需要监测其在宿主体内的存活、增殖、迁移和分布。MRI 由于具有高的组织分辨率及多参数成像等特点，且能够实时、动态、无创监测，故在细胞示踪应用方面具有优势。随着磁共振成像设备的进步，越来越高场强的磁共振扫描仪应用于细胞示踪的研究，这些磁共振扫描仪的特点是扫描孔径小，磁场强度高（可达到 17.6T），梯度场强高（可以达 200～10000mT/m），发射线圈敏感，脉冲序列更有效，三维成像设计更优越。这样大大提高了空间分辨率及信噪比，各向同性分辨率在活体可达 50μm，在离体达到 10μm 甚至更小。

胶质瘤是神经系统最常见而又最难治的恶性肿瘤，对胶质瘤细胞进行示踪，研究胶质瘤细胞的浸润及转移情况，对于指导临床治疗胶质瘤是非常有意义的。Zhang 等将 SPIO 标记后的胶质瘤细胞分别移植到大鼠颅内的尾状核区（CN 组）以及临近前连合区（AC）组，用 7.0T 磁共振对其进行动态监测，AC 组能观测到低信号的肿瘤细胞沿前连合迁移，20 天时肿瘤细胞从大脑右半球迁移到左半球，CN 组可见到肿瘤随时间不断增大，但未见其向左半球的迁移，该结果证实了 Belie 及 Pedersen 等之前的观点——胶质瘤有沿着白质迁移的趋势，同时说明了不同的解剖结构对于胶质瘤的迁移是有影响的。华西医院分子影像研究室也做了类似研究，用 7.0T 磁共振来监测大鼠胶质瘤的生物学行为，将 C6 细胞用 SPIO 标记以后，采用立体定向方法种植到大鼠右侧尾状核区，在不同的时间段对其进行磁共振扫描。T2WI 可见肿瘤内的低信号带，随着时间

的推移逐渐扩散并变淡。第 2 天 MRI 下能看到形成的肿瘤病灶，在 T1WI 呈稍高信号，与周围正常脑组织分界不清。在第 9 天的增强扫描上能清楚看到肿瘤边界。增强后肿瘤实质部分呈明显强化。T2WI 可见肿瘤周围水肿明显。

干细胞/组细胞被用于神经系统损伤及神经变性疾病治疗的细胞来源，按分化潜能的大小，干细胞大致可分为 3 种类型：①全能干细胞，这种干细胞具有形成完整个体的分化潜能，胚胎干细胞（ESCs）就属于此类；②多能干细胞，具有分化出多种细胞组织的潜能，但失去发育成完整个体的能力，如间充质干细胞（MSCs）；③专能干细胞，只能向一种类型或者密切相关的两种类型的细胞分化。干细胞是用以替代损伤细胞或死亡细胞的新生细胞的储备库。它有两个基本的特点：一是在需要的时候可以持续地增殖，二是可塑性，即多向分化潜能。神经系统疾病治疗中，骨髓间充质干细胞（BMSCs）以及神经干细胞或称神经前体细胞（NSPCs）目前研究较多。近年来许多研究表明，在一定的诱导条件下，BMSCs 及 NSPCs 在体外培养或体内移植后可分化为神经元样细胞，并可促进动物神经功能受损恢复。干细胞移植的动物实验的移植的途径主要有：立体定位直接注射法、经颈动脉灌注、经外周静脉输注以及蛛网膜下腔注射法等。研究者关心的问题就是移植入宿主体内干细胞的去向，将干细胞磁性标记后，使用高场强磁共振对其进行监测，在能够实时、长期监测细胞的同时，还能提供周围组织的信息。例如，病变大小、水肿或炎症等，这些都可能影响到移植细胞的存活，以及其对神经系统功能的修复。

有研究者将 SPIO 标记的人的 BMSCs 以及 SPIO 和 Brdu 双标的鼠 BMSCs 分别通过注射到损伤半球对侧的颅内和注射到股静脉的方法移植入大鼠脑皮质光化学损伤模型，用 4.7T 磁共振对其进行了 3～7 周的监测。移植前病变在 T2WI 上呈高信号，移植后 1 周病变出现低信号，到 2，3 周时信号更低，此时针道的低信号已基本消失。病变的低信号区与普鲁士蓝染色及抗 Brdu 染色结果相符。通过 GFP 标记及 PCR 检测人的 DNA 的方法证明了病变区有人的 BMSCs 存在。在移植后 28 天，有约 3% 迁移到病变区的 BMSCs 表达神经元核心蛋白，病变区未见 GFAP 阳性细胞。Ke 等的研究将恒河猴的 BMSCs 诱导培养为神经干细胞 BMSCs-D-NSCs 后

标记上 SPIO 及 PKH67，自体移植入恒河猴颅内。1.5T 磁共振下能看到移植细胞表现为低信号，持续到第 8 周，组织学染色表现绿色荧光及普鲁士蓝阳性细胞与该区域相符。移植的细胞表现为成熟的形态，且能分化为神经元。

干细胞除用来直接治疗中枢神经系统的疾病外，还常常用作携带药物或基因的载体。Walton 等从患有Ⅳ型黏多糖沉积（mucopolysaccharidosis Ⅶ）的乳狗嗅球获得 NSCs，扩增培养后转导入人的 β- 葡萄糖苷酸酶基因，标记 SPIO 后移植到患有 MPS Ⅶ（缺乏 β- 葡萄糖苷酸酶）小狗左侧尾状核区，在 4.7T 磁共振下观察到移植区呈低信号，免疫组化发现低信号区有 β- 葡萄糖苷酸酶的表达。

脂肪干细胞是存在于脂肪组织的间充质干细胞，有研究证明，脂肪干细胞在体外能分化为具有神经元及神经胶质细胞特性的细胞，能表达神经元及神经胶质细胞蛋白。脂肪干细胞易获取，可以通过脂肪抽吸术或脂肪切除术获得，在体外培养可稳定扩增，不易衰老，且不受伦理学限制，具有良好的应用前景。华西分子影像研究室正在进行脂肪干细胞治疗脑梗死的研究，将 SPIO 标记的脂肪干细胞，采用立体定向方法移植到大鼠中动脉栓塞模型的梗死周边区。在 T2WI 上观察移植细胞的迁移情况，并进行 DTI 扫描，期望能见到神经纤维的重建。

三、其他成像方式的应用

同其他系统一样，神经系统也可以利用特异性磁性分子探针对受体、抗原、其他蛋白质及基因表达进行磁共振成像。McAteer 等对血管内皮细胞黏附分子 1（VCAM-1）做了磁共振分子成像研究。VCAM-1 在正常的脑血管内皮非常规表达，在内皮细胞被激活后会表达上调。VCAM-1 及其配体整合素 $\alpha_4\beta_1$ 参与了多发性硬化的病理过程，当选择性地拮抗整合素 $\alpha_4\beta_1$ 的 α_4 亚基，能够大大降低多发性硬化的临床复发率。通过对 VCAM-1 进行成像，能够识别病理过程的早期阶段，指导特异性的治疗。他们先在小鼠左半球脑灰质注入 1ng IL-1β

以激活内皮细胞，约 3 个小时左右后尾静脉注入抗 VCAM-1 单克隆抗体连接直径 1μm 氧化铁微粒（VCAM-MPIO），用 7.0T 磁共振 T2*W 3D 梯度回波序列扫描。结果大脑左半球弥漫分布着低信号区，而对侧半球及尾静脉注入 IG-MPIO 的对照组未见低信号区，免疫组化显示 MPIO 存在于血管的内层。

四、问题与展望

以上研究表明，磁共振分子成像对于神经系统疾病，特别是细胞治疗的研究是非常有价值的，将磁性标记的干细胞移植入宿主体内，用高场强磁共振监测其在宿主体内的迁移、分布，以及功能的修复作用，对今后细胞治疗的临床应用具有指导作用，也为细胞示踪技术从基础研究向临床研究的转化提供依据。尽管利用 MRI 方法进行细胞示踪是目前研究干细胞移植的首选方法，但是，MRI 分子影像学研究仍处于初始阶段，仍然有许多问题需要解决。我们知道，磁共振分子成像一般采用高场强磁共振扫描仪，才能达到对分辨率的要求，但使用高场强磁共振，由于编码容积数据范围较大，需增加累加次数以提高信噪比，故检查时间较长；而且由于场强高，梯度强，相对应的磁敏感伪影和运动伪影的消除就变得很困难，有时甚至无法克服。还有由于细胞代谢和干细胞分裂分化，磁性标记物会被逐渐稀释，标记细胞的磁敏感效应逐渐消失，接近未标记细胞、正常或损伤组织，这时将如何监测干细胞的迁移情况？目前，只是观察到干细胞可以迁移到损伤脑组织处并存活，但如何利用 MRI 设备或其他方式无创伤地进一步监测干细胞在病变部位的分化情况？如何对待检测细胞及移植细胞精确定量？如何消除造影剂本身的伪影？虽然有诸多问题的存在，但我们相信，随着对干细胞研究的深入，干细胞标记技术的日益成熟，以及 MRI 成像技术的迅速发展，这些问题终将得以解决。

（郜发宝　廖继春）

重点推荐文献

申宝忠. 分子影像学. 第2版, 北京: 人民卫生出版社, 2010.

第 5 节　MRS 在分子影像中的应用

磁共振波谱（MRS）技术是一种利用磁共振现象和化学位移作用，进行系列特定原子核及其他化合物定量分析的方法。MRS 技术是随磁共振成像（MRI）发展起来的，唯一无创性检测人体生理和生化代谢的新方法。MRS 所提供的临床诊断信息靠其他方法及临床实验均无法获得。MRI 和 MRS 是磁共振在医学领域应用的两个方面，虽然基本原理类似，但二者存在着重要区别。MRI 主要显示组织器官结构的改变，而 MRS 主要提供生物体内化学成分的资料信息。由于代谢异常通常早于形态结构的变化，^{1}H-MRS 可以检测到 MRI 不能显示的异常，可以提供很有价值的补充信息。

MRS 主要原理在于化学位移，它使蛋白质的不同质子间、三磷酸腺苷（ATP）中的不同磷酸盐间、代谢中间产物的不同碳原子间均可测出不同的波谱。化学位移产生的 MRI 频率差异很小，信息差异也很微弱，为最大限度地利用这些微小差异，外磁场（B_0）必须十分均匀。一般而言，MRS 检出的信号比氢原子 MRI 获得的信号弱得多，因此 MRS 实验必须多次重复，使计算机记忆系统内接受的叠加信号达到能检出的水平，同时克服噪声干扰。

活体 MRS 分析是测定活体内某一特定组织区域化学成分的无损伤技术，是 MRI 和 MRS 相结合的产物，通过 MRI 选定感兴趣区，然后用 MRS 测定该区域的特定化学信息。活体 MRS 检测的空间定位技术主要有深部分辨表面线圈波谱分析法（DRESS）、活体图像选择波谱分析法（ISIS）、激励回波探测法（STEAM）、点分辨波谱法（PRESS）、化学位移成像（CSI）等。

目前用于 MRS 测定的原子核有氢（^{1}H）、磷（^{31}P）、碳（^{13}C）、氟（^{19}F）、氮（^{14}N、^{15}N）、钠（^{23}Na）、钾（^{39}K）等。但用于临床研究的主要是氢和磷。在临床上，MRS 主要应用于脑部、心脏、骨骼肌和肝等方面，本节主要讨论 ^{1}H-MRS 在肿瘤及 ^{31}P-MRS 在心肌的应用。

（一）^{31}P-MRS 用于心肌

^{31}P-MRS 能够无创和连续地检测高能磷酸盐，包括磷酸肌酸（PCr）、三磷酸腺苷（ATP）和细胞内 pH 值。^{31}P-MRS 对于解释人类心肌代谢变化具有很大潜力，随着 MRS 技术的改进和研究的进展，心肌 MRS 技术将有更广泛的临床应用。

在扩张型心肌病研究中发现：病人的心肌普遍变薄，左心室射血分数下降，平均为 33%；心肌细胞磷酸肌酸 / 三磷酸腺苷（PCr/ATP）和 pi 值下降，无机磷 / 磷酸肌酸（Pi/PCr）上升。

在心肌梗死（MI）的病人，心肌组织细胞的高能磷酸盐并无全部耗竭，与正常对照组结果显示，心肌组织磷酸肌酸 / 三磷酸腺苷（PCr/β-ATP）比值降低，无机磷酸盐 / 磷酸肌酸（Pi/PCr）的比值升高，接受经皮冠状动脉腔内成形术（PTCA）和冠状动脉内溶栓治疗后，心肌组织 PCr/β-ATP 比值升高，Pi/PCr 比值降低。

心肌能量代谢与缺血时间有关，通过心脏离体实验发现：磷酸肌酸（PCr）迅速下降。离体 2 ~ 3 小时后，PCr 降至零水平。直到离体 6 小时，三磷酸腺苷（ATP）水平逐渐耗竭。而 ATP 持续到心脏离体 4 ~ 6 小时后耗竭。当 PCr 未耗竭时，ATP 仍保持在基本正常水平范围。

（二）^{1}H-MRS 用于脑部肿瘤

^{1}H-MRS 主要能够观察：N-乙酰天冬氨酸（NAA）、含胆碱化合物（Cho）、肌酸 + 磷酸肌酸（Cr+PCr）等产物。^{1}H-MRS 在肿瘤中应用较为广泛，包括脑部肿瘤、乳腺癌、前列腺癌、肝癌等。本节主要对前两类肿瘤进行分析。

对 60 例经病理证实的脑肿瘤患者行单体素波谱（SVS）结果显示，与正常侧相比，脑肿瘤均有 NAA 下降，Cho 升高（$P<0.05$）。不同肿瘤间 Cho/Cr 无明显差异，NAA/Cr 和 NAA/Cho 具有统计学差异（$P<0.05$）。lip 仅出现于高级别胶质瘤及转移瘤中。认为氢质子磁共振波谱（^{1}H-MRS）可以为脑肿瘤诊断与鉴别诊断、胶质瘤的组织学分级提供可靠信息。

马红等也证实，颅内肿瘤采用 ^{1}H-MRS 的 Cho/Cr、NA/Cr、Lac/Cr、Lipid/Cr 代谢物比值结合常规 MRI 对颅内肿瘤诊断及对胶质瘤进行无创性分级是可行的。

胶质瘤是脑内最常见的原发肿瘤，典型的 ^{1}H-MRS 表现为 Cho 明显升高，NAA 明显下降，Cr 中度下降，恶性度高的胶质瘤可见 Lac（乳酸）、Lip（脂质）。但有些肿瘤或病变常规 MRI 表现与不典型胶质瘤相似，^{1}H-MRS 提供的补充信息结合常规 MRI 有利于鉴别。

临床表现隐匿的单发脑转移瘤与较高级别胶质瘤影像学表现相似，MRI 平扫及增强扫描甚至灌注成像很难将二者鉴别。^{1}H-MRS 有助于鉴别。单发脑转移瘤测不到 NAA、Cr，而 Cho 明显增高。若瘤内有 Cr、MI（肌醇）提示胶质瘤，否则考虑转移瘤。高耸 Lip 是转移瘤较突出的特点，甚至有人认为无 Lip 信号可排除转移瘤的可能。

许多学者认为所谓"肿瘤"周边区（即异常强化区周围并在 T2WI 呈高信号区）的波谱对于肿瘤之间的鉴别比肿瘤实体的波谱价值大。胶质瘤的侵袭特性决定了"肿瘤"周边区（一般 2cm 范围内）仍有肿瘤细胞生长，呈病理性波谱表现，而转移瘤无此特点。

当胶质瘤位于周边靠近硬膜而又无明显囊变坏死时或脑膜瘤位于脑室内而信号特点又不典型时，二者不易区分。脑膜瘤的特征主要为 Cho 增高，NAA 缺乏，Cr 降低，Ala（丙氨酸）、Glu（谷氨酸）及 Gln（谷氨酰胺）增高，后三者代谢物的变化是脑膜瘤较为特征的表现，可以与其他肿瘤进行鉴别。另有研究发现，脑膜瘤中的 Ala/Cr、Cho/Cr、Glu-Gln/Cr、Tau（牛磺酸）/Cr 和 Lac/Cr 都较胶质瘤高，其差异有统计学意义（$P<0.05$）。

淋巴瘤有时与无明显坏死囊变的实性胶质瘤在常规 MRI 较难鉴别，由于淋巴瘤也是侵袭性生长，在"肿瘤"周边区仍可测得异常波谱，但肿瘤实质区可有更高 Lip 峰，而 Cr 明显降低，且 Cho/Cr 比所有级别的胶质瘤都高。

脑脓肿也可呈较厚不均匀的环状强化，甚至可见壁结节，故常规 MRI 检查易与坏死囊变脑肿瘤（主要是胶质瘤和转移瘤）混淆，^{1}H-MRS 可探测到乙酸盐、琥珀酸和多种氨基酸（主要是缬氨酸、亮氨酸、丙氨酸），具有较高的特异性。但相当一部分脑脓肿病例中探测不到上述特征性的氨基酸峰，尤其是抗生素治疗后的病例，有研究发现 Cho/Cr-n（正常侧 Cr）相对值在两类病变间无重叠，结合常规 MRI 表现，对于颅内环状强化病变 Cho/Cr-n 相对值 <1.53 强烈支持非肿瘤病变脑脓肿的可能，而相对值 >1.53 则强烈支持肿瘤性病变胶质瘤或脑转移瘤的可能。

高级别脑胶质瘤与孤立脑转移瘤两种肿瘤 T1WI 多表现为等低信号，T2WI 呈不均匀高信号，

伴有不同程度强化和瘤周水肿，而二者 ^{1}H-MRS 均表现为 NAA/Cho、NAA/Cr 下降，Cho/Cr 升高，但二者差异无统计学意义，中央坏死区的 NAA/Cho、NAA/Cr 差异有统计学意义，但 Cho/Cr 差异无统计学意义，瘤周水肿区 NAA/Cho、Cho/Cr 差异有统计学意义，但 NAA/Cr 差异无统计学意义。

中枢神经细胞瘤虽属少见的颅内肿瘤，但常规 MRI 常不易与胶质瘤区别，^{1}H-MRS 可鉴别，其特点是 Cho 增高，NAA 减低，并出现 Ala、Gly（甘氨酸）。Chuang 等认为 Gly 的出现有助于该病的诊断，但 Cly 缺乏也不能排除该诊断。

脑肿瘤患者放疗后复发与放射性坏死的鉴别诊断，复发 20 例的 ^{1}H-MRS 表现为 Cho 峰上升，NAA 波下降，乳酸和脂质波升高；坏死 15 例，^{1}H-MRS 表现为 Cho、NAA、肌酸波降低，且两组比较均有统计学差异。

36 例皮层区脑梗死与 9 例胶质瘤鉴别，二者与健侧脑组织相比，前者 NAA、Cr 下降（$P<0.01$），Cho 升高（$P<0.05$），NAA/Cho 下降（$P<0.01$），脑梗死病例急性期 NAA、Cho、Cr、NAA/Cho 与健侧相比均下降（$P<0.01$），Lac 峰较高，亚急性期后各波均下降，慢性期各波全部消失在背景噪声中。

除了临床病例外，于同刚等在动物实验上证实，C6 胶质瘤模型不同区域的 MRS 改变：Cho/Cr、Cho/NAA 在肿瘤区域、瘤周区域、对侧正常区域间存在显著统计学差异；NAA/Cr 在肿瘤区域与瘤周区域、对侧正常区域间有统计学差异；Lip0.9/Cr 在肿瘤区域与瘤周区域、对侧正常区域有显著统计学差异；Glx/Cr 在肿瘤区域与对侧正常区域有显著统计学差异。

1. ^{1}H-MRS 在脑胶质瘤侵袭性研究中的应用　脑胶质瘤呈侵袭性生长，无包膜形成，肿瘤与脑组织之间无明确分界。脑胶质瘤的侵袭机制目前主要涉及以下 3 个方面：①肿瘤血管的新生；②瘤周细胞外基质的降解；③肿瘤细胞的黏附与迁移，其中各种因素又存在复杂的相互作用。传统影像学应用 T_1 加权增强扫描的病灶强化区域作为肿瘤的边界。此方法基于病灶的血脑屏障受到严重破坏的情况，但脑胶质瘤浸润的邻近组织通常不强化。因此，传统影像学对肿瘤侵袭性的判定有一定的局限性。Adamson 等的研究表明，由于肿瘤解剖形状大小及代谢范围不同，^{1}H-MRS 在确定肿瘤边界和定量分析肿瘤向瘤周侵犯程度上要比常规 MRI 准确。当

Cho 浓度高出正常组织标准差 2 倍，NAA 浓度低于正常脑组织标准差的 50% 时，病理标本上 100% 可见有肿瘤侵犯。Stadlbauer 等对 10 例脑胶质瘤病人行 ¹H-MRS，发现肿瘤周围区域 NAA 与肿瘤的侵袭程度及肿瘤细胞的数目呈负相关；Cho/Cr 与肿瘤的侵袭程度及肿瘤细胞的数目呈正相关；并且 NAA 的绝对浓度对于检测低级胶质瘤的侵袭程度较 Cho 更为理想。

2. ¹H-MRS 对胶质瘤进行分级　2D¹H-MRS、3D¹H-MRS 可较全面反映肿瘤内部、周边及对侧正常对照组织的代谢情况，有助于胶质瘤的分级。许多文献报道，随着胶质瘤恶性度的提高 NAA 呈下降趋势，Cho 呈上升趋势，并出现异常增高的 Lac、Lip。较多研究发现，NAA/Cho、Cho/Cr 比值反映肿瘤的级别较稳定，可对肿瘤恶性度进行分级。Spampinato 等认为，Cho/Cr 临界值 2.33 在鉴别低级与间变性少突胶质瘤准确性很高。Tong Z 认为用水作内对照稳定可靠，NAA/Cho、NAA/H₂O 能进行星形细胞瘤的分级，差异有统计学意义（$P<0.01$）。有人把 Cho/NAA 残差 z 积分用于星形细胞瘤分级。z 积分主要反映 NAA 低含量区域 Cho 的含量，Zmax 积分在Ⅲ级星形细胞瘤与Ⅰ、Ⅱ级星形细胞瘤间具有鉴别意义。

全红认为，Cho/NAA 的 z 分数在肿瘤的初期发展阶段会随级别的升高而增加，但随着肿瘤的进一步发展（如出现坏死）会降低，即Ⅳ级胶质瘤的 z 分数反而会低于Ⅲ级。所以，仅凭 z 分数区分胶质瘤的级别是不够的。而 Lac 的出现与肿瘤的级别密切相关。在坏死的情况下，Lac 峰会明显高于 Cho 峰（即 Lac/Cho>1），而显著性坏死的出现是区分Ⅳ级与Ⅱ、Ⅲ级胶质瘤的敏感指标。但 Lac 对胶质瘤分级的价值分歧很大。因为 Lac 波升高提示糖酵解过程增加，肿瘤代谢本身糖酵解水平高、缺少血液灌注、转移机制异常都会使其升高，所以掺杂因素较多使其反映病理级别的可靠性降低。

Castillo 等认为，MI 的水平对于术前脑肿瘤的分级有重要意义，MI/Cr 与肿瘤恶性程度呈负相关。随着肿瘤级别的增高，MI/Cr 降低。Howe 等认为，Gly 随胶质瘤恶性程度升高而增高。但也有相反结论者。Cr 相对于其他代谢物较稳定，但在很多病变中仍有变化，Carvalho Neto 等研究发现高级别胶质瘤 Cr 降低较明显，取正常侧 Cr 作对照更客观反映肿瘤级别。Min-NAA/Cr（n）与肿瘤级别呈负相关，

Min-NAA/Cr（n）是肿瘤分级的有效指标，尤其是在 Cho/Cr 比率没有明显增高的病例中。

另外，季倩等研究表明，各级别胶质瘤间 NAA/Cr 无明显差异，Cho/Cr 和 NAA/Cho 具有高度统计学差异（$P<0.01$）。

¹H-MRS 脑部肿瘤除了在胶质瘤中应用外，¹H-MRS 对脑星形细胞瘤的诊断也有一定的作用。另外，在转移瘤方面，何江波等证实单发肺癌脑转移瘤：肿瘤实质部分 Cho 峰多降低，Cr 峰降低，肿瘤组织与瘤周水肿区及正常脑实质的代谢比率（Cho/Cr）有差异性。曹代荣等则在 6 例颅脑原发恶性淋巴瘤中发现：Cho 明显升高，Cr 及 NAA 消失或明显降低，出现高耸的 Lip 峰，4 例可见 Lac 峰。另外有研究在回顾分析 7 例颅内血管外皮细胞瘤发现：4 例 MRS 均表现为 Cho 明显升高及明显高耸 Lip 峰，NAA 明显降低或消失；2 例 MI 峰明显增高，未见 Ala 峰和 G lx 峰。在脑膜瘤方面，¹H-MRS 扫描 43 例中出现明确诊断意义波峰 36 例（83.72%），均不存在明显 NAA 峰；Cho 峰降 2 例（5.56%），明显升高 23 例（63.89%）；8 例出现 Lac 峰。另外在脑星形细胞肿瘤 ¹H-MRS 代谢物含量的变化及其与微血管密度（MVD）间的相关性研究中发现，星形细胞瘤高低级别组间 Cho/Cr、Cho/NAA 和 MVD 差异有统计学意义（$P<0.01$）。低级别组脑星形细胞肿瘤 5 例出现 Lac 峰，无 Lip 峰；高级别组 21 例出现 Lac 峰，11 例出现 Lip 峰。Lac/Cr 比值 MVD 计数间均存在正相关关系（$r=0.64$）。

（三）¹H-MRS 用于乳腺癌

乳腺癌是女性常见病之一，严重危害妇女身体健康。影像学检查对乳腺癌的检出和诊断具有重要价值。动态增强磁共振成像（DCE-MRI）对病变血流动力学研究在国内外都已处于较成熟阶段，但部分良恶性病变的增强表现有重叠，因此 DCE-MRI 对病变的定性诊断仍有一定困难。乳腺组织富含 MRS 可测的氢质子且具有高磁场敏感性，故 ¹H-MRS 在乳腺肿瘤中的诊断作用越来越受到重视。

乳腺 ¹H-MRS 主要检测组织中胆碱（Cho）复合物含量，峰值位置在 3.2ppm，包括磷酸甘油胆碱、磷酸胆碱和磷脂酰胆碱。当正常乳腺上皮细胞发生恶变时，乳腺上皮细胞的卵磷脂代谢发生改变，胆碱激酶活性增加以及磷脂酶 C 介导的分解代谢增加，导致磷酸胆碱增加、磷酸胆碱/磷酸甘油胆碱

比值升高等。因此，可以对胆碱及其代谢产物含量变化进行 ^{1}H-MRS 分析，并以此来鉴别乳腺肿瘤良恶性。

当 DCE-MRI 在鉴别良恶性肿瘤有困难时，结合 ^{1}H-MRS 有助于诊断。曾有文献报道，对于乳腺癌，单独使用平扫 MRI 确诊率为 81.0%，平扫及增强 MRI 确诊率为 92.9%，结合 MRS 的确诊率达 97.6%。

Bartella 等对 56 例乳腺疾病病人（57 个病灶）进行 ^{1}H-MRS 研究发现，所有乳腺癌病灶中均检测到胆碱峰，另有 3 个良性病灶也出现了胆碱峰，^{1}H-MRS 的敏感度和特异度分别是 100% 和 88%，并指出 MRS 和 MRI 联合应用可提高活检的阳性预测值。Stanwell 等认为，根据 ^{1}H-MRS 的 3.2ppm 处复合胆碱峰诊断乳腺病变的敏感度 80%，特异度为 86%，并指出胆碱峰并非乳腺恶性肿瘤特异表现，部分无症状志愿者及哺乳期女性也可出现 Cho 峰。Katz-Brull 等的研究显示，以 3.2ppm 处检测到胆碱复合物作为诊断标准，在 20 例小于 40 岁的年轻女性组中，敏感度和特异度分别可达 100%。

经研究发现，已发生转移的腋窝淋巴结的乳腺癌胆碱水平明显升高，因此，在一定程度上乳腺 ^{1}H-MRS 可诊断腋窝淋巴结有无转移。Yeung 等用 ^{1}H-MRS 研究腋窝淋巴结，并与细针活检标本结果比较，它的敏感度、特异度和准确度分别为 82%、100% 和 90%。Seenu 等证实应用 MRS 监测乳腺癌腋窝淋巴结的生化改变，能够监测到常规组织病理学所不能发现的转移灶。

最初的乳腺 ^{1}H-MRS 研究主要集中于对乳腺良

恶性病变中胆碱的定性检测，而且场强多为 1.5T。目前，已开始应用 4.0T 高场强 MRI 设备对乳腺病变进行波谱研究。

在手术病理证实的乳腺癌 20 例及良性肿瘤 18 例中，20 例乳腺癌，MRS 检查 11 例出现胆碱峰。18 例良性肿瘤中，MRS 检查 3 例出现胆碱峰。胆碱峰诊断乳腺癌的敏感性 55.0%，特异性 83.3%，准确性 68.4%；但与 DCE-MRI 的时间信号强度曲线两者相结合时，诊断的敏感性 100%，特异性 66.7%，准确性 84.2%。由于病灶本身和技术等因素，胆碱峰单独诊断乳腺癌的敏感性较低，但联合时间信号强度曲线表现可提高乳腺癌诊断的敏感性和准确性。

姜蕾等证实，应用乳腺肿瘤中复合胆碱浓度来鉴别乳腺肿瘤的良恶性是可行的，对于病灶短径大于 1cm 的肿瘤有较高的敏感性和特异性。

目前，对部分乳腺癌病人多采用新辅助化疗方法（NACT），有利于手术及改善预后。Jagannathan 等对 67 例浸润性导管癌病人行 3～6 周新辅助化疗后，应用 ^{1}H-MRS 研究发现，治疗前 78% 的乳腺癌病人观察到胆碱峰，接受新辅助化疗后 89% 的病人出现胆碱峰的降低或消失。认为胆碱水平的变化可能是检测乳腺癌对新辅助化疗反应的颇具价值的指标，这说明 ^{1}H-MRS 可监测治疗效果。

在分子影像学中，随着仪器的改进及技术的更新，MRS 将进一步发挥其在研究细胞及分子中的作用。

（郜发宝）

重点推荐文献

Burtscher IM, Stahlberg F, Holtas s, et al. Proton(1H)MR spectroscopy for routine diagnostic evaluation of brain lesion[J]. Acta Radiol, 1997, 38(6): 95.

主要参考文献

[1] Gilad AA, McMahon MT, Walczak P, et al. Artificial reporter gene providing MRI contrast based on proton exchange[J]. Nat Biotech, 2007, 25: 217-219.

[2] Berthault P, Huber G, Desvaux H. Biosensing using laser-polarized xenon NMR/MRI[J]. Prog Nucl Mag Res Sp, 2009, 55: 35-60.

[3] Weissleder R, Mahmood U. Molecular imaging[J]. Radiology, 2001, 219(2): 316-333.

[4] Janet C, Miller, Homer H, Pien. Dushyant salumi et al imaging angiogenesis; applications and potential for drug development [J]. Journal of the National Cancer Institute, 2005, 97: 172-187.

[5] Gilson WD, Kraitchman DL. Cardiac magnetic resonance imaging in small rodents using clinical 1.5 T and 3.0 T scanners[J]. Methods, 2007, 43(1): 35-45.

[6] Schneider JE, Lanz T, Barnes H, et al. Ultra-fast and accurate assessment of cardiac function in rats using accelerated MRI at 9.4 Tesla[J]. Magn Reson Med, 2008, 59(3): 636-641.

[7] Zuurbier CJ, Emons VM, Ince C. Hemodynamics of anesthetics, fluid support, and strain. Am J Physiol Heart Circ Physiol, 2010, 282(6): H2099-H1624.

[8] Arbab AS, Yocum GT, Kalish H, et al. Efficient magnetic cell labeling with prot amine sulfat e complexed to ferumoxides for cellular MRI[J]. Blood, 2004, 104: 1217-1223.

[9] Rice HE, Hsu EW, Sheng HX, et al. Superparamagnetic Iron Oxide Labeling and Transplantation of Adipose-Derived Stem Cells in Middle Cerebral Artery Occlusion-Injured Mice. Molecular Imaging, AJR, 2007, 188: 1101-1108.

[10] Reddy AM, Kwak BK, Shim HJ, et al. In vivo Tracking of Mesenchymal Stem Cells Labeled with a Novel Chitosan-coated Superparamagnetic Iron Oxide Nanoparticles using 3.0T MRI[J]. J Korean Med Sci, 2010, 25: 211-219.

[11] Hazany S, Hesselink JR, Healy JF, et al. Utilization of glutamate/creatine ratios for proton spectroscopic diagnosis of meningiomas[J]. Neuroradiology, 2007, 49(2): 121-127.

[12] Spampinato MV, Smith JK, Kwock L, et al. Cerebral blood volume measurements and proton MR spectroscopy in grading of oligodendroglial tumors[J]. AJR Am J Roentgenol, 2007, 188(1): 204-212.

[13] Tong ZY, Toshiaki Y, Wang YJ. Proton magnetic resonance spectroscopy of normal human brain and glioma: A quantitative in vivo study[J]. Chin Med J, 2005, 118: 1251-1257.

[14] Carvalho Neto A, Gasparetto EL, Bruck I, et al. Subependymal giant cell astrocytoma with high choline/creatine ratio on proton MR spectroscopy[J]. Arq Neurop- siquiatr, 2006, 64(3): 877-880.

[15] Seenu V, Pavan Kumar MN, Sharma U, et al. Potential of magnetic resonance spectroscopy to detect metastasis in axillary lymph nodes in breast cancer[J]. Magn Reson Imaging, 2005, 23(10): 1005-1010.

[16] Stadlbauer A, Nimsky C, Buslei R, et al. Proton magnetic resonance spectroscopic imaging in the border zone of gliomas: correlation of metabolic and histological changes at low tumor infiltration-initial results[J]. Invest Radiol, 2007, 42(4): 218-223.

13 超声分子成像技术应用研究进展

分子成像的目的在于阐明机体疾病的细胞及分子水平的情况。炎症、血管生成和血栓形成是许多疾病的核心病理过程，引起血管腔内的分子表型发生变化。因此，通过超声造影剂与这些表型发生变化的分子特异性的靶向结合，借助超声造影将这些特定的基因或蛋白显像，从而达到对多种疾病，如动脉粥样硬化、移植排斥反应及肿瘤的诊断。

第1节 血管炎症超声分子成像及治疗

一、介绍

炎症的病理生理过程为炎症反应启动后产生一连串分子信号，导致白细胞向炎症病灶趋化、聚集。炎症靶向超声微泡的靶向目标是炎症发生时血管内激活的白细胞或表达增加的相关血管内皮细胞黏附分子，如P-选择素（P-selectin）、细胞间黏附因子1（Intercellular adhesion molecule 1, ICAM-1）等。经静脉注射后的靶向超声微泡可以与激活的白细胞或血管内皮上的特异黏附分子受体进行高效的靶向性结合，并较长时间滞留于该炎性组织，从而实现其分子水平显影，定量评价该部位炎症的发生范围及严重程度。此外，由于炎症发生和发展的病理生理过程都在血液循环中进行，而微泡也存在于血液循环内，因此，炎症也是采用靶向微泡造影剂观察的最佳病变区。

二、成像应用

（一）动脉粥样硬化

目前认为动脉粥样硬化主要是在血管内皮细胞损伤的基础上发生的一系列炎症反应。它受多种致病因素影响，诸如感染、氧化修饰低密度脂蛋白、高血压等导致血管内皮缺血、缺氧和氧化应激，造成内皮细胞功能紊乱。动脉粥样硬化病变的早期是内皮细胞上黏附分子的表达变化。黏附分子特别是血管黏附分子-1（Vascular cell adhesion molecule 1, VCAM-1），将吸引单核白细胞黏附在内皮组织上随后迁移至内膜，启动动脉血管壁上的炎症效应。促使细胞干扰素（Interferon, IFN）、肿瘤坏死因子（Tumor necrosis factor, TNF）、白介素（Interleukin, IL）-1、IL-6及IL-8等因子的释放以及各种细胞因子刺激基质金属蛋白酶（Matrix metal proteinase, MMPs）的分泌，如MMP-2、MMP-9等，进一步激活血管内皮细胞，最终导致炎症的发生。动脉内皮损伤引起内皮细胞表面黏附性改变，表达黏附分子，促进单核细胞黏附，这些反应只是动脉粥样硬化形成的始动环节。之后单核细胞迁移进入内皮下层，转化为巨噬细胞，摄取脂质转化为泡沫细胞，并向淋巴细胞提供抗原，触发局部免疫反应，促进平滑肌细胞表型转化和增殖，形成纤维斑块。

在正常生理状态下，细胞黏附分子在内皮细胞上表达量很低，心肌缺血或血管炎症都可使血管黏附因子在血管壁上表达提高。因此，这些血管黏附因子的表达上调在血管炎性事件发生后可作为超声靶向分子影像对血管炎症进行诊断。

动脉粥样硬化的超声分子成像最重要的是选择

合适的靶向位点以及制备靶向探针，以保证准确、特异地显示斑块特征，区分稳定与不稳定型斑块。目前，研究较多的靶点是靶向动脉粥样硬化形成中起重要作用的各种细胞因子受体。细胞因子在动脉粥样硬化的发生发展中起着重要作用，并与许多细胞（如淋巴细胞、单核细胞、巨噬细胞、内皮细胞、平滑肌细胞和心肌细胞等）的功能活化有关。这些细胞表达分泌一系列细胞因子如 IL-1、TNF-α、巨噬细胞移动抑制因子（Macrophage migration inhibitory factor，MIF）、ICAM-1、VCAM-1 和 P 选择素等。

VCAM-1 在动脉粥样硬化病变早期主要促使单核细胞向内皮黏附，而单核细胞、T 淋巴细胞与血管内皮细胞发生黏附代表着动脉粥样硬化形成早期炎症的开始。VCAM-1 早期表达促进血管内皮的损伤，在进展期主要促进单核细胞迁移入内皮下层。Lindner 等在 2007 年设计靶向微泡能靶向结合血管壁上的 VCAM-1，用超声造影实时显示血管内 VCAM-1 的表达量，为血管炎性的判定提供了一个有效的手段。

Sakai 等发现在易病变区中，内皮细胞上 P- 选择素的表达要早于巨噬细胞和 T 细胞的浸润。这个发现说明 P- 选择素在动脉粥样硬化形成的早期阶段起着重要的作用。他们利用超声靶向微泡定向追踪 P- 选择素，实时监测 P- 选择素在血管中的表达量，证实可以检测动脉的早期硬化症状。

E- 选择素是选择素家族的一员，是在炎症过程中最初出现的黏附分子。有报道显示，冠状动脉粥样硬化性心脏病患者血清可溶性 E- 选择素表达增加，E- 选择素可能参与了冠状动脉粥样硬化的形成。有研究表明，利用超声分子成像靶向追踪 E- 选择素，检测 E- 选择素在血管内皮细胞中的表达量，评价血管的炎性，从而可以帮助判定斑块的易损程度。

除了对血管黏附因子的靶向成像，还有针对动脉血管的炎性细胞成像，可分为靶向巨噬细胞和清道夫受体的显像。其中就斑块易损性研究来说，对巨噬细胞的靶向研究是最早的。已经证实，超声分子成像可识别巨噬细胞对斑块进行分类，将来可对巨噬细胞密度进行量化，从而判定血管的炎症特性。

（二）心血管

针对血管内皮细胞在炎症发生时高表达的整合素类分子或者白细胞表达的分子，通过对普通超声微泡进行特殊处理，在其表面装配具有"炎症"靶向性的特异配体（如肽链、单克隆抗体），可构建靶向这些分子的主动性靶向超声微泡造影剂，用以评估炎症过程。靶向超声微泡根据其靶向配体结合方法的不同又可以分为两种：共价结合配体的靶向超声微泡与非共价结合配体的靶向超声微泡。

通过离子键、物理吸附、耦联剂或桥连剂介导连接等方法可以将某些炎症靶向配体共价结合于普通超声微泡表面，从而构建成主动性靶向超声微泡。结合特异配体的主动性靶向超声微泡能够与炎性组织或器官中血管内皮细胞上表达的特定受体分子进行有效特异的靶向结合从而实现炎性组织分子水平的超声显像。

Villanueva 等采用直接共价结合法将抗 ICAM-1 单抗连接于脂质微泡表面，体外研究发现，该主动性靶向超声微泡能够与激活的冠状动脉内皮细胞上表达增加的 ICAM-1 特异结合。

国内学者李馨等采用直接共价结合法，通过耦联剂将抗 ICAM-1 单抗连接于白蛋白微泡外壳，构建了主动性靶向动脉粥样硬化斑块的超声微泡，并证实该微泡可实现对兔腹主动脉内膜及粥样斑块的有效靶向显影，使超声诊断的敏感性显著提高。

非共价结合配体的主动性靶向超声微泡的构建多采用"抗生物素蛋白/生物素复合体"结合系统来实现靶向配体与超声微泡的连接。抗生物素蛋白对生物素有高度的亲合力，可以在生理条件下与生物素迅速形成稳定的"抗生物素蛋白/生物素复合体"，并可大大延缓单核巨噬细胞系统对微泡的清除，另外抗生物素蛋白具有 4 个独立的生物素结合位点，可极大地提高带生物素配体的结合效率。因此，"抗生物素蛋白/生物素复合体"介导的配体非共价结合法是目前靶向超声分子成像研究领域构建主动性靶向超声微泡时最常用的配体连接方法。多项实验研究结果显示，采用"抗生物素蛋白/生物素复合体"非共价结合配体构建的主动性靶向超声微泡能有效评价炎性组织的分子学图像。

Weller 等采用上述非共价结合法构建了连接有抗 ICAM-1 单抗的主动性靶向超声微泡，并将该微泡应用于大鼠心脏移植术后的急性排斥反应模型，结果表明，这种抗炎症黏附因子的主动性靶向超声微泡对炎性组织具有较高检出率。他们的体外研究也发现，装配有抗 ICAM-1 单抗的主动性靶向超声微泡能与炎症的血管内皮细胞特异结合，且其结合能力与炎症水平呈线性相关。

　　Lindner 等采用上述"抗生物素蛋白 / 生物素复合体"介导抗 P- 选择素单抗与脂质微泡的连接，成功构建了"炎症"的主动性靶向超声微泡，并应用在体荧光显微镜显示了该微泡与鼠"炎症"（TNF-α 预处理）提睾肌血管内皮细胞结合的效率是对照组的 4 倍，此外，他们还应用该主动性靶向超声微泡成功评价了缺血再灌注损伤的肾组织炎症。另外，Hamilton 等研究发现，尽管血流剪切应力可降低靶向超声微泡与靶分子的有效结合能力，采用"抗生物素蛋白 / 生物素复合体"结合相应配体的主动性靶向超声微泡仍能够与这些大血管内皮的动脉粥样硬化灶上大量表达的血管内皮细胞黏附分子有效结合从而实现靶向超声分子成像。国内学者采用生物素 - 亲和素 - 生物素桥连技术，构建携带抗 P- 选择素单抗靶向超声微泡造影剂，将其用于小鼠骨骼肌缺血 - 再灌注损伤（Ischemia-reperfusion injury，I-R）研究，结果显示，靶向微泡处理组的声强度值明显高于对照组，证实可用于评价微血管炎症或相关的血管内皮反应。

三、治疗

（一）传统药物治疗

　　当微泡聚集于炎症灶时，给予超声照射破坏微泡使抗炎药物在局部释放，可提高局部基因或药物浓度，进而增强疗效，同时减少全身用药的副反应。运用对炎症部位具有靶向作用的微泡，不仅能无创地评价血管内皮炎症的程度，还可利用微泡携带抗炎药物滞留于炎症灶以达到治疗目的。在关注微泡治疗炎症效果的同时，选择适宜的超声能量也是非常重要的。Lindner 等采用不同能量的超声脉冲持续作用于被白细胞吞噬的微泡，结果显示，超声压强越大，对微泡的破坏作用越大。但是，当超声能量达到 1600kPa 时，微泡破裂的同时，还会造成白细胞膜破坏，故不宜使用过强的超声能量。

　　微泡作为外源性"空化核"引入人体后，由于微泡超声仅需要平均声强不高的超声脉冲，故可避免高强度超声治疗剂量，在实现靶向治疗的同时对周围正常组织损伤较轻。在相同的超声辐照条件下，随着微泡浓度增大，超声的空化效应相应增强，对炎症细胞的杀伤力也明显增强。超声可通过空化

效应和热效应诱导细胞凋亡或增强炎症细胞对化疗的敏感性。Nakamurar 等用组蛋白去乙酰化酶抑制剂——曲古柳菌素 A（Trichostatin A）联合微泡观察了对关节炎的疗效研究，结果表明，与单纯曲古柳菌素 A 药物相比，超声联合微泡大大增强曲古柳菌素 A 的疗效。

（二）基因治疗

　　近年来，超声 / 微泡造影剂应用于基因治疗，得到了迅速的发展。目的基因通过表面黏附或内部包裹的方式与微泡造影剂结合后，通过静脉或局部注射到靶细胞或组织，给予一定条件的超声照射，可明显提高体内局部组织、细胞的基因转染和表达。

　　作为基因的载体。微泡增强目的基因在靶细胞内的转染和表达的可能机制为：①超声介导微泡破坏可产生声孔效应，使基因和药物载体易于跨越内膜屏障；②微泡的超声"空化阈值"低，其作为空化核经超声作用可发生空化破坏，使微泡内的基因、药物以及结合有基因和药物易于跨越内膜屏障；③微泡空化过程中产生的冲击波，可增加细胞的通透性；④微泡的声阻与组织和体液的声阻明显不同，利用微泡增加声能的吸收率可产生局部的治疗效应。冉海涛等研究发现，超声 / 微泡造影剂作用于体外培养的血管平滑肌细胞，可见细胞膜表面出现直径多为 1～2μm 的不规则小孔，有的小孔周边细胞膜呈"弹坑样"或"火山口样"改变，继续培养 24 小时后再进行扫描电镜观察，与对照组细胞比较无明显差异，亦未见小孔样结构改变。

　　微泡破裂导致的空化效应可增加生物屏障的通透性，并且基因能够从微泡中释放出来以较高的浓度进入组织细胞内，实现并增强基因的转染和表达。Rahim 等研究发现超声可提高细胞膜的通透性。在合理控制超声辐照的条件下，既能使膜通透性可逆性增加，又不致使细胞明显受损。虽然空化效应和机械效应均可影响细胞膜的通透性，但 Unger 等认为超声提高细胞膜通透性主要源于空化效应。液体中存在的微小气泡称为"空化核"，空化核随超声振动迅速发生收缩、闭合、破裂的过程即"超声空化"（Ultrasonic cavitation），液体产生空化所需的最低声压或声强辐值为"空化阈值"。根据气泡不同的动力学行为可将空化分为稳态空化（Stable cavitation）和瞬态空化（Transient cavitation）。微气泡能发生破坏作用主要是由超声的瞬态空化效应引起。

影响超声 / 微泡造影剂介导基因转染的因素很多，如微泡外壳的不同成分和不同的微泡造影剂类型。Watanabe 等比较了 Levovist、YM454 和 MRX-815H 三种微泡造影剂在超声介导基因转染人前列腺癌细胞系（PC3）时的增强作用。结果显示，有脂质外壳的造影剂（YM454、MRX-815H）促进超声介导基因转染的作用强于无脂质外壳的造影剂（Levovist），在超声作用时促进自由基形成的造影剂的次序是 YM454 强于 MRX-815H 强于 Levovist。表明脂质外壳包裹的造影剂的增强作用优于无脂质外壳包裹的造影剂。Wang 等用携带荧光素基因的质粒与不同的造影剂混合，比较 Sonovue、Optison 和 Levovist 三种造影剂的转染效率。结果 Sonovue 和 Optison 均能显著增加转染效率，而且 Sonovue 随超声强度增加转染提高。一些学者的研究亦表明，不同的微泡浓度和不同的超声波物理参数也会对转染效率产生影响。邓鑫等用超声微泡介导 EGFP 质粒转染视网膜母细胞的实验研究表明，当微泡浓度为 10%，超声声强为 $0.5W/cm^2$ 和 $0.75W/cm^2$ 时，其转染率明显高于微泡浓度分别为 1%、20%、30%，声强分别为 $0.25W/cm^2$、$1.0W/cm^2$、$1.25W/cm^2$ 的实验组，说明不同微泡浓度和超声声强会对转染效率产生一定的影响。

1996 年 Lawrie 等首次报道了体表超声联合微泡对比剂靶向介导反义寡核苷酸转染。1997 年 Bao 等运用超声联合白蛋白包裹的微气泡增强荧光素酶在体外大鼠细胞中的转染。此后，大量的研究证实了超声介导的微泡破坏在体内外基因转染的有效性。展现出其良好的应用前景，使靶向基因转染成为可能。Liu 等将反义寡脱氧核苷酸（ODN）与微泡对比剂 PESDA 结合后经静脉注入，用 20kHz 的连续超声波辐照猪颈动脉后发现，颈动脉壁摄取 ODN 的量明显增加。他们认为，微泡对比剂可作为基因治疗的载体和空化核，能增强治疗基因在靶细胞内的转染率和表达量。Manome 等进行了心脏基因转移的研究，采用带正电荷磷脂外壳的全氟丁烷微泡，结合氯霉素乙酰转移酶基因。经外周静脉注入对比剂，用 1.4MHz 的探头对实验动物心脏进行照射，照射声压为 1.7MPa。在实验后 48 小时切取动物心脏，分析氯霉素乙酰转移酶基因表达情况。在接受了超声照射的区域，心肌氯霉素乙酰转移酶基因表达水平增高；而未经超声照射的区域，心肌氯霉素乙酰转移酶基因表达水平较低。

目前用于基因治疗的基因，许多与正常组织仅有量的差异，因而基因治疗的靶向性关系到基因治疗能否应用于临床实践。Akowuah 等提出应用空化作用和声孔效应可实现局部组织的基因转移。微泡借助超声作用可以作为一种靶向治疗基因的载体，用于特定部位的基因治疗。微泡对比剂可以结合或包裹基因，使含有治疗基因的微泡能够与靶组织细胞受体特异结合的配体连接，进一步增强基因转移的靶向性，这种整合后的载体经静脉注射到靶组织后，在超声能量的作用下发生空化作用，定向释放内部包裹的基因或药物。同时，微泡破裂时可产生具有驱动力量的冲击波，促使释放出来的目的基因进入宿主细胞，使局部浓度大大提高，既能有效治疗疾病，又不致因目的基因导入而影响正常细胞、组织的生理功能，达到靶向治疗的目的。Shohet 等 [36] 将 1ml β- 半乳糖苷酶基因重组腺病毒（AdCMV-13-Ga1）与 1ml 微泡对比剂在 4℃下混合 2 小时。经分离得到黏附基因的微泡。经鼠颈动脉注入后，以发射频率 1.3MHz、接收频率 2.6MHz、机械指数为 1.5 的超声波照射鼠心脏部位以破坏微泡。4 天后处死小鼠，检测 β- 半乳糖苷酶表达量。结果显示，实验组心肌蓝染，β- 半乳糖苷酶活性较对照组增加 10 倍。心室前壁 50% 心肌细胞可见转染基因表达。该研究进一步利用携带质粒 DNA 的微泡进行实验，在常规超声照射条件下，质粒 DNA 在心肌表达明显增强，而肝、骨骼肌等无超声照射部位未见质粒 DNA 表达增强。NG 等通过超声微泡介导由多西环素（Doxycycline）控制的 Smad7 基因转染肾炎的大鼠模型，聚合酶链反应（Polymerase chain reaction，PCR）和免疫组织染色证实，Smad7 基因在肾中的表达严格受到多西环素的控制。进一步检测表明，微泡在超声条件下介导 Smad7 基因的表达大大降低了 IL-1β 和 TNF-α 的产生，并显著抑制了肾炎的发生。这些实验表明，通过超声照射破坏微泡可以使含治疗基因的载体定向到达靶组织，在特定部位高水平地表达基因，从而达到基因治疗的目的。但是这样的技术受到许多因素的制约。如细胞类型、靶细胞表面抗原水平和环境因素等，还需要在整体条件下提高微泡的靶向性、安全性。

第 2 节　血栓超声分子成像及治疗

一、介绍

最新研究显示了靶向超声微泡在血栓形成或血栓栓塞分子成像和靶向溶栓治疗方面一些十分广阔的应用前景，靶向超声微泡不仅可以提高检测血栓的特异性和敏感性，而且同时可以靶向治疗血栓。

血栓形成过程中血小板的黏附、活化，以及纤维蛋白原介导血小板间的大量聚集在血栓形成过程中起着关键的作用。而活化的血小板膜表面高表达一些糖蛋白整合素受体，如糖蛋白 GP Ⅱ b/ Ⅲ a 整合素受体等。因此，靶向血栓微泡的构建策略就是将能特异性识别纤维蛋白原或活化血小板表达的受体的配体（肽类、抗体等）连接在微泡表面，从而制备出特异性靶向血栓的超声造影剂，实现血栓的靶向分子成像。

二、成像应用

目前，主要有两种方法可以实现对血栓的靶向分子成像。一种方法是通过超声微泡造影剂靶向与血栓中纤维蛋白原纤维蛋白结合实现血栓靶向分子成像，另一种方法是通过靶向超声微泡与血小板表达的糖蛋白受体结合而使血栓靶向分子成像。Lanza 等采用了亲和素 - 生物素桥接的方式，将生物素化的抗纤维蛋白的抗体结合在脂质外壳上构建了血栓靶向的超声造影剂。结果显示，在体外和体内对犬血栓都能显著增强血栓的回声强度，提高了血栓检测的敏感性和特异性。

Hamilton 等将兔抗人纤维蛋白原抗体连接到微泡外壳上，并建立了兔左心室血栓动物模型进行动物体内实验研究，结果也同样显示了靶向血栓微泡能够与血栓特异性结合，增强了血栓的超声信号强度，且随着靶向微泡浓度的增加，超声显像更加明显。

此外，Unger 等报道了靶向超声造影剂 MRX408，其脂质微泡表面结合有与血小板糖蛋白 GPIIb/ Ⅲ a 受体具有强亲合力的特异性寡肽，显微镜下观察发现该靶向微泡可特异性地与人的血凝块结合，与非靶向微泡相比可显著提高血凝块的超声显像。Schumann 等将一个原型制作的 GP Ⅱ b/ Ⅲ a 受体的配体连接在微泡脂膜上构建了与活化血小板结合的超声微泡，体外与血小板静态结合实验研究中显示了该靶向微泡与活化血小板具有较高的亲合力；在其体外建立的流动脉模型以及体内提睾肌小动脉和小静脉血栓模型都同样增强了血栓的回声强度，表明了该靶向微泡与血栓具有较高的特异性结合能力。Alonso 等通过利用治疗药物阿昔单抗作为靶向微泡制备的配体，成功制备了靶向血栓微泡并且显示了能够显著增强血栓的回声强度，实现血栓的靶向分子成像。夏红梅等将 6- 氨基肽通过交联法连接在自制白蛋白造影剂上制备了靶向血栓造影剂，体外实验显示能够与人的新鲜血凝块高效特异结合。

三、治疗

自 1976 年 Trubestein 首次使用血管内高频超声溶解血栓获得成功后，利用超声进行溶栓治疗受到了广泛关注。20 世纪 80 年代有人提出使用微泡与超声联合溶栓，但直到 1995 年 Porter 才进行了真正有实际意义的微泡联合超声助溶的实验。Van 等研究表明，微泡可顺利通过肺循环并迅速聚集于血栓发生部位，增强血栓与周围组织的显像对比度，而且不引起实验动物血流动力学的改变。其机制可能是：当微泡存在时，超声在局部产生的空化效应被大大加强，微泡在声场中破坏时产生的空化效应能形成轴流，后者可致血栓表面机械损伤，增加纤维蛋白暴露于纤维蛋白溶解因子的概率，达到血栓溶解。Wei 等的研究结果支持了这一解释，并表明当使用的超声频率接近微泡的振动频率时，溶栓的效果最好。其理论依据是当两者的频率相近时，可引起微泡的共振，从而导致更多微泡的大量破裂。此后有研究结果表明，不仅微泡联合超声照射可获得优于单纯超声辐照的溶栓效果，而且在体内外实验中，以微泡＋超声＋溶栓药联合应用可获得更好的溶栓效果。后者在溶栓效果以及安全性方面，都是单用其中一种或联用任意两种手段所不能比拟的。溶栓药物被置于双层微泡的内层与外层之间，在其表面结合能识别纤维素或血凝块成分的配体即可使这些携药微泡到达靶位点，再用超声照射引起微泡破裂，释放出药物，从而使血栓软化、溶解。George 等的研究表明，轻度低温条件下（33℃）超声波（120kHz、3.5W/cm^2）合并溶栓剂组织型纤维蛋白溶酶原激活物（Tissue plasminogen activator, tPA）可显著增强近期与远期的溶栓效果，较单独应用微泡有更好的临床治疗效果，为降低低频高能超声助溶远期复发率提供了一条新的途径。

此外，新近 Topcuogh 等发现，正常气压下组织内氧含量过高可显著提高超声波与 tPA 的联合溶栓效果，这可能与氧含量升高提高局部氧分压从而增加声场中的空化核有关。靶向血栓超声微泡携带上溶栓治疗药物可以实现靶向结合血栓并有溶栓效果，若再在体表加以一定条件的超声作用，利用其空化效应可加速血栓的溶解。这比超声与治疗药物联合应用或单独使用药物溶栓效果更好、更快，并且能大大减少所需的溶栓药物的剂量，减轻或避免出血等常见的不良反应。Culp 等实验结果显示，通过联合应用低频超声（1MHz，2.0W/cm^2）和靶向血小板的超声造影剂能够加速猪颅内血栓栓塞的再通，从而说明在没有溶栓药物的作用下超声联合靶向微泡也有溶栓作用。Hagisawa 等利用携 RGD 肽的全氟碳微泡联合外部应用超声（27kHz）对兔髂股动脉

栓塞模型进行血栓溶解的评价，结果与对照组超声联合非靶向微泡相比，靶向微泡联合应用超声照射明显提高了阻塞血管的再通率并使血流再灌注的时间缩短将近一半。将一种能与血小板 GP Ⅱ b/ Ⅲ a 特异性结合的寡肽连接在微泡上制备出靶向血栓微泡。在外部超声（800kHz）的作用下，不管是动脉还是静脉应用该靶向微泡后都能加速兔颈总动脉血栓的溶解，而对照组的非靶向微泡却没有这种溶栓作用。Suchkova 研究表明，通过联合应用靶向血栓微泡，tPA 以及超声显著增加了血栓的溶解，特别是在超声照射后 15 分钟溶栓效果最明显。超声联合靶向微泡造影剂的溶栓作用是由于在超声的空化效应作用下血栓表面产生机械损伤，从而增加溶栓药物与血栓的结合位点，进而增强了溶栓药物对血栓的作用，达到加速血栓溶解的目的。另外，靶向血栓微泡能与血栓特异性结合，提高局部药物浓度，从而增强溶栓效果。溶栓治疗已经成为超声微泡药物运载系统最有前景的应用方向。

第 3 节　血管生成超声分子成像及治疗

一、介绍

新生血管内皮细胞表达大量的整合素、生长因子受体和黏附分子受体家族，它们不仅是化疗药物的靶向位点，同时也是靶向微泡的作用位点。血管新生的靶点可用于对肿瘤的新生血管或缺血组织行促血管新生治疗后的情况进行观察和监测。

二、成像应用

（一）肿瘤

肿瘤生长必须要有丰富的氧和营养物质的供应，为了达到这个要求，肿瘤组织需要有丰富的血供，导致促血管生成因子与抑制血管生成因子之间的平衡被打破。这样，供应肿瘤营养的血管大量生成，使肿瘤迅速生长。肿瘤促血管生成标记物的表达与肿瘤的分期、转移、复发和存活率具有相关性，利用对标记物的追踪显影，可为肿瘤生物学特性的认识及其诊断和预后的评估提供重要信息。血管生成的内皮标记物有生长因子受体和整合素家族，在微泡表面装上能主动趋向生长因子受体和整合素家族

受体的配体，微泡将通过受体—配体的作用与肿瘤的血管内皮特异结合，从而实现肿瘤的靶向分子成像。Korpanty 等将白蛋白与一定量的亲和素混合后，制备成白蛋白超声造影剂，继而以此超声造影剂连接上生物素化的抗体 / 配体，成功制备了能与肿瘤血管新生内皮细胞靶向的微泡。

Ellegala 等用靶向造影剂研究了肿瘤早期血管生成的情况。在造影剂的表面结合了抑血小板凝集素（echistatin），该凝集素可与新生血管内皮上表达的 $\alpha_v\beta_3$ 整合素（Integrin）进行靶向结合。实验结果显示，随着肿瘤的增大，在肿瘤微血管床上停留的靶向微泡数量增多，探测到的超声信号增强，且在 $\alpha_v\beta_3$ 整合素表达最活跃的肿瘤周边信号最强。Lindner 等通过给大鼠皮下注射由肿瘤分泌的胶状物质，建模 10 天后，通过静脉注入表面耦联单克隆抗体或抑血小板凝集素分子的脂质体超声微泡，通过活体显微镜发现微泡量与新生血管数密切相关，证明肿瘤组织中的微泡结合数量与血管生成标记物的表达程度具有相关性。此外，Klibanov 等的研究显示，局部微泡的浓度可用超声信号的强弱代表，进一步支持 Ellegala 等实验的结论，即超声信号强度反映了 $\alpha_v\beta_3$ 整合素的表达强弱及微血管密度。

转化生长因子的受体（CD105）是与增生相关的低氧诱导性蛋白质，在血管生成内皮细胞中高表达。假如能将多肽和单克隆抗体连接到微泡上，可设想靶向超声造影剂用于血管内皮生长因子（Vascular endothelial growth factor，VEGF）、成纤维细胞生长因子（Fibroblast growth factors，FGF）及金属蛋白酶组织抑制剂的酪氨酸激酶受体成像。Willmann 等在小鼠体内建立肿瘤血管生成模型，将微泡连接于 VEGF 受体 -2（Vascular endothelial growth factor receptor 2）及整合蛋白 $\alpha_v\beta_3$，制成双靶向超声造影剂用于超声分子显像中，结果表明，具有双靶向性的超声微泡造影剂能使人卵巢癌移植瘤小鼠模型增强显影。

单克隆抗体修饰的超声微泡造影剂体积过大，只能结合于肿瘤血管内的靶点上，不易穿过血管内皮细胞，限制了超声分子影像学实现血管外肿瘤的应用。有学者认为，位点靶向超声造影剂的敏感性和特异性较血池造影剂高，故近年来直接针对肿瘤细胞的靶向超声成像研究成为热点。Wheatley 等通过共价连接将 Gly-Arg-Gly-Asp-Ser（GRGDS）配体与多聚体造影剂结合，其可以靶向结合人乳腺癌细胞，而并不与正常乳腺细胞结合。

在肿瘤细胞表达的众多受体中，研究发现叶酸受体在肿瘤表面表达程度最高，肿瘤细胞摄取叶酸的能力非常强，而正常组织中叶酸受体的表达高度保守或几乎不能被探及。同时，叶酸受体具有显著的内在属性优点，成为研究肿瘤超声分子成像的一种理想靶标。伍星等成功制备出耦连叶酸的靶向超声微泡造影剂，该造影剂在体外对高表达叶酸受体的卵巢癌 SKOV3 细胞具有较强的特异性亲合力。国内有学者将声诺维连接上人促绒毛膜性腺激素抗体，靶向显影绒毛膜癌。在研究中发现，当造影剂均一性好、表面光滑时，所连接抗体的量相对较多，且粒径相对越小，与抗体的结合率也越高，与抗体连接的稳定性也相应增加，靶向显影效果也更佳。这一发现突破了先前超声造影剂仅针对肿瘤血管显影而缺乏组织特异性的局限性。此外，纳米技术的出现，为连接了特异性配体的纳米造影剂穿透肿瘤血管扩大的内皮间隙与肿瘤细胞特异性结合显像提供了基础。Wheatley 等研制的内含全氟丙烷的纳米级微泡平均粒径为 380 ~ 780nm，而其中平均粒径为 450nm 和 690nm 的微泡最大增强效果分别达

到了 25.5dB 与 27.0dB。肿瘤血管内皮间隙容许小于 700nm 的颗粒通过，但是利用超声空化效应和微泡的增强效应可以使肿瘤血管壁瞬间产生间隙，使微泡中携带的药物或者纳米颗粒透过血管壁进入到周围组织中，因此，纳米技术在超声造影上的应用，必将推动超声分子影像学的发展。

肿瘤通过新生血管来增加血液供应，以满足肿瘤迅速生长的需要。已有研究以整合素 $\alpha_v\beta_3$、$\alpha_5\beta_1$ 生长因子 VEGF 及 VEGFR-2 等分子为靶点实现了对肿瘤或新生血管区域的良好显影。Willmann 等将携带抗 VEGFR-2 单抗的脂质微泡用于评价肿瘤血管新生，在成功复制大鼠胶质瘤和小鼠血管肉瘤模型的基础上，注入靶向和非靶向超声微泡，观察到在两种不同的肿瘤模型中靶向微泡的信号均明显强于非靶向微泡。

此外，Rychak 等也在这方面进行了有益的探索，他们发现携带抗 VEGFR-2 单抗的靶向微泡与人黑色素瘤新生血管内皮细胞的结合要明显高于非靶向微泡，靶向微泡的信号强度约为非靶向微泡的 2 倍，初步实现了肿瘤血管的靶向显影。Weller 等将结合有 Arg-Arg-Leu（RRL）序列的脂质微泡在前列腺肿瘤模型上分别注入携带有 RRL 序列的靶向微泡，结果发现，携带有 RRL 序列的靶向微泡的信号强度约为非靶向微泡的 10 倍。但目前该靶向微泡的靶标分子尚未明确。此外，有学者使用靶向超声微泡造影剂行肿瘤特异性显像，结合定量容积超声扫描技术，评价治疗肿瘤的疗效。

（二）心血管

国外有学者建立动脉粥样硬化的体外模型和动物模型后，将携带有单克隆抗体细胞黏附分子 1（Intercellular adhesion molecule-1，ICAM-1）的微泡造影剂注射到血管中，发现有大量微泡黏附在血管内膜表面，超声检查显示粥样斑块的显影增强。李馨等建立了动脉粥样硬化的兔模型，分别使用普通、靶向造影剂行腹主动脉超声造影或同时应用两种造影剂进行造影，以视频密度法评价两种造影剂对动脉内膜、粥样斑块的造影增强效应，并用免疫组织化学染色检测白蛋白微泡在靶组织中的分布情况，结果显示，携带 CD54 单抗造影剂对粥样硬化动脉内膜及斑块有靶向显影价值，可提高超声诊断的敏感性。

三、治疗

（一）传统药物治疗

利用超声微泡造影剂转运基因或药物治疗肿瘤的设想，来源于20年前关于脂质体运送抗肿瘤药物的研究。由于直径在30～120nm的脂质体是维持肿瘤微血管内皮完整性的成分之一，因此，在脂质体表面结合抗肿瘤相关抗原的单克隆抗体或细胞毒性因子后，便可形成对肿瘤组织有特异性的免疫脂质体。然而，尽管尝试了各种方法，由于过度的肝摄取，使得免疫脂质体在活体动物中的应用一直十分局限。与脂质体携带抗肿瘤药物相比，微泡造影剂携带治疗基因和抗肿瘤药物则更具优势。采用微泡运送细胞毒药物或基因，并在超声介导下破坏微泡，使其在局部释放，可提高局部药物或基因的浓度，同时降低药物在肝摄取及全身的毒副作用。并且可通过改变超声仪器各个参数的设置，控制药物释放速度，进行实时监控，减少药物或基因破坏，节约用量。随着超声造影剂的不断发展和制备技术的日趋成熟，微泡造影剂的载体功能和靶向释放作用在肿瘤治疗领域展现出很好的应用前景，有望在非创伤性肿瘤治疗方面占有一席之地，受到了业界的极大关注。

内膜屏障是限制药物或基因靶向治疗成功的重要影响因素。Juferroans等发现，超声微泡作用于大鼠H9c2细胞后，细胞膜对钙离子通透性增加，诱导快速的局部细胞膜超极化，使细胞膜通透性短暂增高，这一现象将有利于细胞内吞作用，提高对大分子物质的摄取。采用微泡造影剂运载细胞

毒性药物，在特定空间（靶区）和一定能量超声辐照破坏微泡，产生的休克波使细胞产生声孔，周围靶细胞（包括血管内皮细胞及组织细胞）细胞间隙增宽，利于微泡所携带的抗肿瘤药物通过破裂的微血管和内皮细胞间隙到达靶区局部释放，增加靶组织药物浓度，从而可在极低的血药浓度下获得较高的肿瘤细胞内化疗药物浓度，大大降低化疗药物的毒副作用，达到提高治疗效率的目的。Yan等将LyP-1（Lymphatics-specific peptide）肿瘤靶向肽通过亲和素 - 生物素桥连接于包裹紫杉醇药物的超声微泡表面，所制备的靶向载药微泡能特异性地与乳腺癌 MDA-MB-231 细胞结合（图 13-3-1），超声辐照击碎微泡释放紫杉醇药物24小时后，显著增强紫杉醇的细胞杀伤活性。

近年来，以血管为靶目标治疗肿瘤即行血管栓塞、切断肿瘤新生血管生成的"肿瘤饥饿疗法"（栓塞疗法）是继手术、化疗及放疗后发展起来的一种新的肿瘤治疗方案，特别是不能手术切除和术后复发肿瘤患者的首选方案。但是，由于器械和操作手法的限制，此疗法只能作用于较大管径的血管，对直接营养肿瘤的大量滋养血管则往往束手无策。最近，有学者直接应用超声介导微泡促使肿瘤滋养血管破裂而引起肿瘤消退。其机制可能为微泡造影剂在肿瘤内被超声破坏后，致肿瘤及其周围组织中的微小血管管壁破损，激活内源或外源性凝血机制，诱发肿瘤新生血管的血栓形成，从而切断作用区域内肿瘤血液供应途径，使肿瘤坏死。这有可能为恶性肿瘤治疗提供一种无需加入基因或药物，只用超声破坏微泡的更简便、无创、有效的方法（图 13-3-2）。

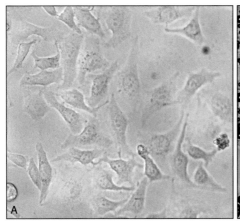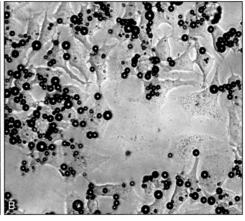

图 13-3-1　耦连 LyP-1 肿瘤靶向肽与乳腺癌 MDA-MB-231 细胞的靶向结合
A. 非靶向微泡不能与乳腺癌 MDA-MB-231 细胞结合；B. 耦连 LyP-1 肿瘤靶向肽的微泡大量结合在乳腺癌 MDA-MB-231 细胞的表面。

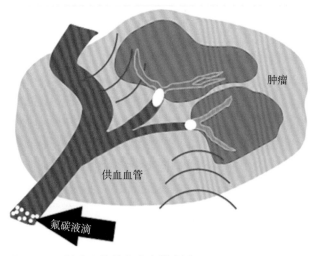

图 13-3-2　肿瘤血管栓塞疗法模式图

郑元义等通过超声微泡造影剂对兔 VTu2 肿瘤的研究发现，高机械指数诊断超声加微泡能够引起肿瘤血管明显的生物学效应，在电镜下可见肿瘤新生毛细血管明显的超微结构破坏，包括线粒体肿胀、髓样变及胞质空化等改变。有学者认为，微泡造影剂在低频低功率超声辐照下介导的血管内皮层的破坏，引起血管内血栓形成活化，这种作用可以限制某些特定部位的血流，应用到阻断恶性肿瘤组织的血供。吴巍等首次报道采用低功率治疗性超声联合 Levovist 造影剂在实验家兔肝中使照射区近 90% 的微血管栓塞。瞿光林等发现，超声辐照微泡可显著抑制 H22 肝癌移植瘤的生长，其机制可能为超声辐照微泡在损伤血管内皮细胞的同时，也损伤了表达于血管内皮细胞上的生长因子受体和黏附分子受体，导致肿瘤血管生成能力下降。此外，由于阻断了血供，降低了肿瘤 VEGF 的合成与分泌，破坏并减少肿瘤血管再生。

（二）基因治疗

当前，基因治疗被认为是治愈肿瘤的新希望。外源基因在细胞和组织内的有效转染和表达是基因治疗成功与否的关键，而细胞膜通透性的改变是基因转染的前提。近年来大量研究表明，微泡造影剂可降低超声的空化阈值，增强超声的空化效应，从而促进质粒 DNA 进入细胞内，明显提高基因的转染率。Guo 等用编码低密度脂蛋白受体和荧光素的质粒 DNA 进行体外培养的肝细胞基因转染实验，发现超声联合微泡可以显著提高外源性低密度脂蛋白受体基因的表达。Miller 等在对荷瘤小鼠瘤内注入质粒 DNA 的同时注射微泡造影剂，超声辐照肿瘤，相比对照组，治疗组质粒的表达增加了 34 倍且肿瘤停止生长，而对照组肿瘤体积增长了 2.8 倍。Haag 等在裸小鼠前列腺癌移植瘤模型上注射载入雄激素受体反义寡核苷酸的微泡，经超声辐照肿瘤后发现前列腺癌细胞中雄激素受体表达明显降低，肿瘤的生长受到抑制。若微泡的破坏和药物释放在血管中进行，药物将被血流稀释，难以达到药物的高浓度聚集。如果在高浓度结合或包裹有药物或目的基因的微泡上连接能与肿瘤特异性抗原结合的配体，那么将进一步提高药物或基因的靶向性。Ellegala 等将抗 $\alpha_V\beta_3$ 抗体连接到脂质微泡表面，在大鼠脑胶质瘤模型中注入靶向微泡。在活体显微镜下发现靶向微泡更多地聚集在肿瘤微血管内，而非靶向微泡则无此现象。Champeneri 等实验证实，结合了质粒 DNA 的微泡，利用表面的配体可以结合在靶表面的受体上。但是在高速血流状态下，靶向微泡不能特异性与血管内靶点结合，而接受超声辐照的微泡可以在血管靶表面聚集成层。当声压为 122kPa，微泡浓度为 0.25×10^6/ml ~ 75×10^6/ml 时，靶向 P 选择素蛋白的脂质微泡在血管壁的黏附聚集提高了 60 倍，这说明使用低频低强度超声可以将微泡推向血管壁，增加微泡的靶向聚集，这一机制可以在高速血流的血管内实现靶向微泡运输。当微泡接近靶血管壁，通过高频超声破坏微泡，使得药物释放和沉积。微泡与内皮标记分子（如肿瘤血管发生分子）的选择性结合可使微泡选择性聚集在感兴趣区域，微泡不随血流前进，超声照射微泡聚集区，可以使携带药物的微泡发挥靶向性治疗的作用。

第 4 节　功能性超声造影剂微泡的多模影像

超声造影剂微泡由于可以增强超声波散射、提高超声图像对比度，达到造影成像的目的，得到了广泛的研究。为了进一步提高临床诊断的准确度，超声可以与其他成像方式结合，如磁共振或荧光成像。这种多模态成像方式可以通过在微泡中载入磁性或半导体纳米颗粒实现。例如，Yang 等通过声振法制备出包裹 Fe_3O_4 纳米颗粒的双层微泡（图 13-4-1）并进行了体外、体内实验，与未包裹 Fe_3O_4 纳米颗粒的微泡相比，包裹 Fe_3O_4 纳米颗粒的微泡具有更高的背向散射信号，有较好的超声图像对比度。通过对小鼠肝的活体 MRI 实验，发现包裹 Fe_3O_4 纳米颗粒的微泡具有较长的 MRI 成像持续时间，并增强 MRI 信号强度；Jai ll Park 等利用微流控芯片制备载有纳米颗粒（如 Fe_3O_4、Au、SiO_2 包膜 CdSe/ZnS 颗粒）的微泡（图 13-4-2），该法步骤简单、省时，通过体外实验发现与 Yang 等相似的实验结果。Hengte Ke 等用逐步吸附的方式制备包裹 CdTe 量子点的微泡，通过体外实验及兔子右肾活体实验，证明该包裹量子点的微泡不仅仍保持超声造影剂的特性，而且经超声破碎微泡释放量子点可用于荧光成像。

这些研究显示，载有功能性纳米粒子的微泡可用于多模态成像，如超声—荧光成像、超声—磁共振成像。这种造影剂用于多种成像诊断方式还处于实验室研究阶段，我们期待它们在临床上的应用。

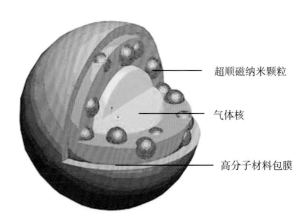

图 13-4-1　包裹纳米颗粒微泡结构示意图
该结构为：由聚乳酸（PLA）包裹 N2 核作为内层膜，疏水性的纳米颗粒分散在 PLA 膜中，外层膜由聚乙烯醇（PVA）构成。

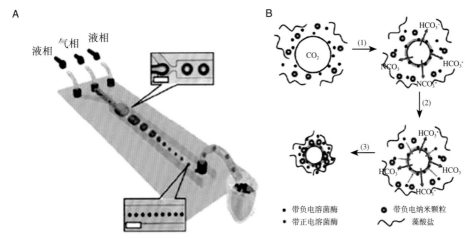

图 13-4-2　利用微流控方法制备纳米颗粒修饰的微泡
A. 微流控芯片反应器示意图；B. 纳米颗粒修饰微泡的形成过程。

（郑海荣　钱　明　严　飞）

重点推荐文献

[1] Weller GE, Fat E, Csikari MM, et a1. Ultrasound imaging of acute cardiac transplant ection with microbubbles targeted to intercellular adhesion molecule-1[J]. Circulation, 2003, 108(2): 218-224.

[2] van WA, Bouakaz A, Bernard B, et a1. Controlled drug delivery with ulttsound and gas microbubbles [J]. Journal of Controlled Release, 2005, 101: 389-391.

[3] Park J I, Jagadeesan D, Williams R, et al. Microbubbles

loaded with nanoparticles: a route to multiple imaging

modalities [J]. ACS Nano, 2010, 4(11): 6579-6586.

主要参考文献

[1] Klibanov AL, Rychak JJ, Yang WC, et a1. Targeted ultrasoundcontrast agent for molecular imaging of inflammation in high shear flow[J]. Contrast Media & Molecular Imaging, 2006, 1(6): 259-266.

[2] Willmann JK, Paulmurugan R, Chen K, et a1. US imagingof tumor angiogenesis with microbubbles targeted to vaseular endothelial growth factor receptor type 2 in mice[J]. Radiology, 2008, 246(2): 508.

[3] Yan F, Li X, Jin Q, et al. Therapeutic ultrasonic microbubbles carrying paclitaxel and LyP-1 peptide: preparation, characterization and application to ultrasound-assisted chemotherapy in breast cancer cells[J]. Ultrasound in Medicine & Biology, 2011, 37(5): 768-79.

光学分子成像技术应用研究进展

目前，光学成像的发展速度非常快，已普遍应用于活体肿瘤模型研究中。光学成像常被认为是能够替代传统成像模式（如 MRI、CT 与核医学）的新型成像方法，其原因在于光学成像具有低耗和便于操作的优点，光学成像设备的敏感性较高，无放射性损伤，仅需较低剂量的探针，探针可重复引入，另外光学分子成像生物分析研究所取得的结果（如荧光显微镜）与宏观活体成像取得的结果直接相关。更重要的是，光学成像既可以进行体外成像（ex-vivo），也可以进行活体成像（in-vivo），是目前小动物实验研究不可多得的技术和方法。这些优势使得光学成像能够对肿瘤模型进行快速成像研究和治疗药物疗效监测。光学分子成像在实验研究中的另一个优势在于多功能探针的研发。这些研究将图像分辨率和数据定量分析水平推向了新的高度。然而，关于分子探针在活体组织中的光学传导特性的研究需要综合多个相关学科的知识。光学分子成像探针必须具备的条件是：生物相容性好，可注射引入并可被光学成像设备探测到。

光学分子成像最大的挑战就是穿透力低和光在组织内的吸收和散射，对距离组织表面较远的光源对其空间位置的判断容易出现偏差。但荧光成像的准确性高，而且可根据不同的成像要求选择合适的探针，对体内异常组织的位置和类型进行研究。光学分子成像探针分为内源性探针（endogenous optical imaging probes）和外源性探针。内源性探针包括染料、辅因子和荧光蛋白等。在合成外源性探针的时候，有大量不同类型的备选荧光染料，包括有机荧光染料和无机纳米粒子，几乎涵盖了所有的光学理化特征。

第 1 节　基因显像及其治疗

一、绿色荧光蛋白成像

绿色荧光蛋白（green fluorescent protein，GFP）已经作为标记工具在生物科学中使用，通过 DNA 技术，研究人员现在能够将 GFP 和其他感兴趣但却不可见的蛋白联系起来。荧光标记使观察蛋白的运动、位置以及蛋白之间相互作用成为一种可能。2008 年来自日本和美国的三位科学家因为对 GFP 研究的贡献，共同获得了诺贝尔化学奖。1962 年 Osamu Shimomura 从一种水母身上分离出绿色荧光蛋白（GFP），这种水母体内含有一种生物发光蛋白质——aequorin。随后，1994 年哥伦比亚大学的 Martin Chalfie 成功地让 GFP 基因在大肠埃希菌和线虫上表达成功。这个实验证明从水母上分离出来的 GFP 基因可以在其他物种上表达，为 GFP 在生物学研究上的使用奠定了基础。钱永健等对 GFP 进行改造，利用定点突变改造出来增强型绿色荧光蛋白（enhanced green fluorescent protein，EGFP），不仅提高了荧光强度，更重要的可以在普通的荧光显微镜观察到，而且光谱单一，不会和其他荧光染料的光谱发生干扰。随后，他又研制出不同颜色的荧光蛋白，如蓝色（BFP）和黄色（YFP）的荧光蛋白。通过不同颜色的荧光蛋白标记，可以同时在同一个细胞或组织内标记多种蛋白或结构，或者是在研究中把 GFP 标记蛋白与其他荧光化合物同时使用，然后根据活体内的荧光颜色变化，判断生物活动进程。

应用荧光蛋白成像获得成功，应满足以下几个基本的要求。第一，荧光蛋白在选择的系统中没有毒性而且有效表达，荧光信号提供可靠的监测和成像信息，信号明亮程度远远高于自发荧光信号；第二，荧光蛋白在实验过程中应该具有足够的光学稳定性；第三，如果荧光蛋白和另一种感兴趣的蛋白融合，荧光蛋白不容易寡聚体化；第四，荧光蛋白对环境影响不敏感，对环境变化敏感会使实验结果的定量解释混淆；最后，在多重标记实验中，多种荧光蛋白在激发和发射通道设置中要使干扰最小化。

（一）GFP 光学分子成像原理

1994 年，Chalfic 等从研究维多利亚水母（aequorea victoria）发光现象中分离纯化出绿色荧光蛋白（green fluorescent protein，GFP）基因，由于其荧光稳定、检测方便、对活细胞无伤害等优点，已被作为一种标记基因（marker gene）广泛应用到生物学的各个领域。目前，转染绿色荧光蛋白的肿瘤细胞可直接用于显示肿瘤的侵袭转移，尤其是显示微小侵袭灶及单个细胞的侵袭，为揭示肿瘤细胞的侵袭转移规律提供了简便、直观、有效的工具。

在荧光蛋白中 GFP 是非常独特的一个，它是一个由 238 个氨基酸残基组成的单链多肽，分子量为 270 000。GFP 的一级序列已由 cDNA 序列推导出来，1974 年得到 GFP 的结晶；1988 年报道了其衍射图谱；1996 年解出了 GFP 的立体结构，即由两个相当规则的内含一个 α- 螺旋和外面包围 11 条 β 桶状结构（β-barrel）组成的二聚体。β- 折叠形成桶状结构的外围，桶状结构和位于其末端的短 α- 螺旋以及环状结构一起组成一个致密的结构域，发色团位于螺旋中部。

1. 发色团的结构　发色团本身是个对羟基 - 苯亚甲基 - 咪唑啉酮（图 14-1-1），由 65 ~ 67 位的氨基酸残基（丝氨酸 - 脱水酪氨酸 - 甘氨酸，Ser-Tyr-Gly）通过自身环化和氧化形成，为一个稳定的环状三肽结构。环化残基主链组成了咪唑啉酮环，多肽的主链在图中显示为红色。尽管在其他蛋白质中也可发现相同的氨基酸序列，但其并非蛋白质的环化，也非酪氨酸氧化，更非生色基团。这就暗示组成生色基团的趋势并非三肽的内部特性。

2. 发色团的生物合成　图 14-1-2 是发色团的生物合成图。其中 R1 代表残基 1-64，R2 代表残基 68-238，其主要步骤为：第一步，Gly67 氨基亲质子性地结合到 Ser65 的羰基上（左上），然后脱掉水分子形成咪唑啉酮环（右上）；第二步，Tyr66 的 α 碳 -β 碳键氧化放出一个大基团（下方）。该合成图是基于以下观测：重组 GFP（如在 E.coli）表达不需要来自 A. victoria 的特殊酶来形成荧光团。如果可溶性 GFP 在大肠埃希菌厌氧条件下表达，它就不发荧光，否则它就不能和变性 SDS 凝胶上的天然 GFP 区别开来。进入空气后，即使在非常稀释的裂解液中厌氧表达的 GFP 也会逐渐产生荧光。

3. GFP 的三维结构

（1）β- 罩结构：Yang 等人描述了重组野生型 A. victoria GFP 的晶体结构（图 14-1-3），精度达到 0.19nm。Ormö 等人研究 A. victoria GFP S65T 变种的晶体结构精度也达到 0.19nm。

GFP 是一种典型的新型蛋白折叠，Tang 等人称之为 β- 罩结构。从外表看 11 条反向平行的 β 丝状体（绿色）组成一个非常紧凑的圆柱体。β 结构内部是一个 α- 螺旋（深蓝色），GFP 螺旋中心是发色团（红色），罩的边缘还有一些短的螺旋片段（淡蓝色）。该圆柱体直径 3nm，高度 4nm。发色团位于分子中心的紧凑单结构域可以解释许多 GFP 的特性，

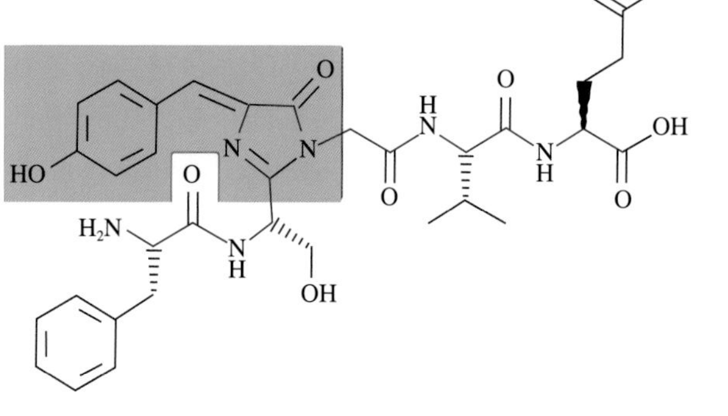

图 14-1-1　GFP 发色团的化学结构

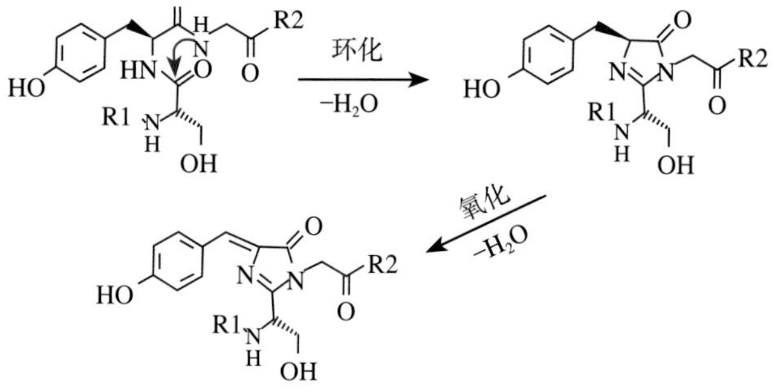

图 14-1-2　发色团的生物合成

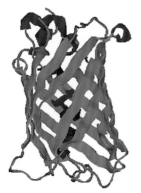

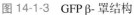

图 14-1-3　GFP β- 罩结构

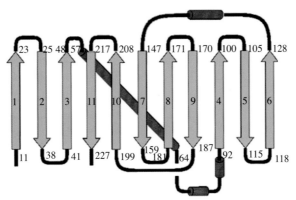

图 14-1-4　GFP 拓扑折叠结构

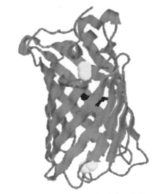

图 14-1-5　Cysteins 半胱氨酸结构

例如，GFP 性质稳定，只有在 6M 盐酸胍盐 90℃下或 4<pH<12 才会变性；去掉一个 N- 末端或从 C- 末端上去掉 7 个以上的氨基酸会彻底丧失荧光，该蛋白质也没有了完整荧光团的特征吸收光谱，即使"β"的一点点缺失都不能形成 β- 罩结构；GFP 可以被融合到另一个蛋白质的 C- 末端或 N- 末端等。

（2）拓扑折叠：图 14-1-4 显示了折叠的拓扑图，红色的 α- 螺旋从后面与绿色的 β 条带结成环。同时显示了二级结构始端和末端的残基数量。

Ormö 等人也发现了 S65T 变种的相同拓扑结构，在 N- 末端有一个附加的短 α- 螺旋，在第 6 和第 7β 条带之间是一个环而不是 α- 螺旋，他们认为二级结构并没有精确的始端和末端。这些不同观点可能使用了不同的算法检测二级结构。

（3）Cysteins 半胱氨酸：两个半胱氨酸（黄色），一个 Cys48 在 β 条带 3 上，另一个 Cys70 在内螺旋中，它们没有形成二硫键。Cys48 可能会部分溶解，而 Cys70 被埋在蛋白质的核心（图 14-1-5）。

（4）色氨酸荧光：GFP 有一个单体色氨酸 Trp 57（蓝色），离发色团（红色）有 1.3 ~ 1.5nm 的距离，二者之间被苯丙氨酸 Phe 64 和 Phe 46 隔开。环型系统的长轴几乎与发色团的长轴平行（图 14-1-6），因此从色氨酸到发色团可以发生有效的能量转移，这就解释了为什么看不到色氨酸发射荧光。

（5）发色团的环境：发色团几乎在圆柱体的中心得到保护，不能被大量溶解，酶也不太可能进入催化它的形成。这就更加强调了自动催化发色团形成的假说。发色团平面与圆柱体大致对称垂直。Ormö 等人在发色团的一边发现了一个大腔，但不对大量溶剂开放，可能充满了水。

4. GFP 的衍生物　近年来，用聚合酶链反应（polymerase chain reaction，PCR）和羟胺突变等方法产生 GFP 突变型，在一定的波长下发出黄色光。如生色团中酚盐阴离子后加一个芳香环的变种 GFP，虽然 529nm 处荧光呈绿色，但在拖尾峰更长的波长处却产生黄色荧光，因此被命名为黄色荧光蛋白（yellow fluorescent protein，YFP）；而在 Y66HGFP 变种的生色团中加入一个咪唑基可发射蓝色荧光，称其为蓝色荧光蛋白（blue fluorescent protein，BFP）；双突变体 Y66H/Y145F 能在 381nm 光的激发下产生 455nm 的蓝光，故称之为蓝色荧光蛋白（BFP）。此外，这种蓝光还能进一步激发 GFP 产生绿色荧光，这种现象称之为荧光共振能量转移（fluorescence resonant energy transferring，FRET）。利用 FRET 不仅可以研究蛋白之间及细胞器之间的

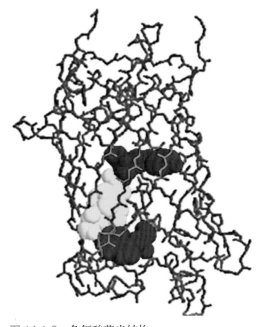

图 14-1-6　色氨酸荧光结构

相互作用，还可以检测到蛋白亚基间的相互接近。红移型绿色荧光蛋白（red-hifted green-fluorescent protein，RSGFP）由组成 GFP 氨基酸序列中第 64～69 残基依次突变而形成，其一个突变体 RSGFP4 也具有单一激发光谱（490nm），但其荧光强度较野生型绿色荧光蛋白（wild-type green-fluorescent protein，WTGFP）高 4 倍。在 RSGFP4 基础上进一步改造，可得新型突变体——红色荧光蛋白（red fluorescent protein，RFP）。利用 HFP 和 RFP 标记不同的蛋白质就很容易在荧光显微镜下将它们区别开来，也可用此特点对细胞内不同细胞器进行标记来研究其相互作用。此外 RFP 和 BFP 之间亦可发生 FRET 现象，因此，为不同蛋白之间的相互作用研究开辟了更为广阔的视野。

（二）生物体内 GFP 的发光

1. 生物体内 GFP 的发光原理　一些能发出荧光的腔肠动物，如 aequorea victoria 水母或 renilla reniformis 海参都能发出绿色荧光。刺激 A. victoria 水母可以发出绿光，然而当从 A. victoria 水母发光细胞中提纯钙触发光蛋白——水母蛋白时，发出的是蓝光而不是绿光。1994 年，Chalfic 等从研究维多利亚水母（aequorea victoria）发光现象中分离纯化出绿色荧光蛋白（green fluorescent protein，GFP）。研究发现，GFP 是作为能量转移的接受者，分别接受了来自于水母 A. victoria 和海参 R. reniformis 体内的 Ca^{2+} 激活的光蛋白能量，发出可见绿光。水母发光蛋白是一个 21.4kD 的脱辅基蛋白质、分子氧和咪唑化合物的复合体。当水母发光蛋白被 Ca^{2+} 激发，它就会催化咪唑化合物氧化，即变成了激发态，回到基态（浅褐色）时，纯化的水母发光蛋白发出 470nm 的蓝光。活体下能量由咪唑化合物转移到 GFP，GFP 作为次级荧光蛋白吸收了来自受激水母蛋白的能量，发出可见绿光。

Administrator victoria 水母的生物发光机制见图 14-1-7。

2. GFP 报告基因成像中 GFP 的发光原理　GFP 表达后折叠环化，在氧存在下，由第 65～67 位的氨基酸残基（Ser-Tyr-Gly）环化，形成发色团，因而它无需再加任何酶和底物，在紫外线或蓝光激发下就能发出荧光，且不像其他荧光素那样荧光容易淬灭。在 450～490nm 蓝光激发下，GFP 荧光至少能保持 10 分钟以上。GFP 受激发后，其发光团内部发生的 Förster 循环是发光的基础。

3. Förster 循环　GFP 是第一个已知的蛋白质核心内 Förster 循环的例子（图 14-1-8）。

根据 Tyr66 在氢氧根形式（图 14-1-8 左上）或酚盐形式（图 14-1-8 左下），荧光团的吸收峰分别在 395nm 或 470nm，而且酚类在激发态时比在基态时酸性更强，假设激发态荧光团（图 14-1-8 右上）变成激发态酚盐（图 14-1-8 右下）唯一的荧光物就会发出 509nm 的绿光。结果一个循环形成：荧光团吸收一个光子，丢失一个质子，再发出一个光子，最后接纳一个质子回到初始状态。

4. GFP 激发和荧光发射光谱　变性 GFP 不发荧光，其吸收光谱与天然 GFP 也明显不同。这一点提示，发色团与其周围环境间的非共价键交互作用对光谱特性影响很大，荧光由氨基酸介导，对 GFP 三级结构中的发色团关闭。

来自 A. victoria 的天然 GFP（蓝色）激发光谱有两个激发峰 395nm 和 470nm。荧光发射光谱在 509nm 处有一峰值，540nm 处有一肩峰。产生于大肠埃希菌的重组 A. victoria-GFP 与天然 GFP 有相同的光谱特性；而 R. reniformis-GFP 的激发光谱却不同，但吸收光谱一致。细胞外 pH 升到 10，A. victoria-GFP 的吸收峰不会受明显影响，恰在变形临

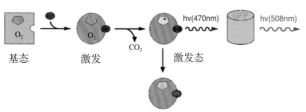

　图 14-1-7　A.victoria 水母的生物发光

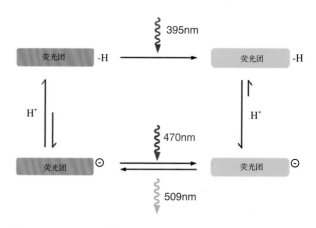

图 14-1-8　Förster 循环

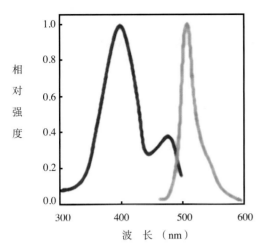

相对强度

波 长（nm）

图 14-1-9　GFP 激发和荧光发射光谱

界值下（图 14-1-9）。

（三）GFP 荧光探针的特性

GFP 及其突变体具有独特而鲜明的特点：①荧光产生无需借助任何反应底物，且性质稳定、荧光保持时间较长；②GFP 分子量小，蛋白性质极为稳定，转染细胞后，对细胞无毒性作用；③易于耐受高温等处理，无光漂白作用，用甲醛固定和石蜡包埋不影响其荧光特性；④能够在异源细胞中稳定表达，无需辅助因子或共反应因子加入即可在紫外线或蓝光激发下发射荧光，而以往的荧光探针多使用荧光素酶（luciferase），荧光检测需加辅助因子，且操作繁琐，价格昂贵；⑤便于进行活细胞的实时观察，利用 GFP 发荧光的特性检测极为方便，普通荧光显微镜即可检测，应用激光共聚焦显微镜效果更佳，还可用流式细胞仪对 GFP 阳性细胞进行筛选，以获得高表达目的基因的细胞株，而对细胞无伤害作用。

GFP 在哺乳动物细胞系，尤其在肿瘤细胞中高表达，为示踪肿瘤细胞定位、归宿提供了直观而有效的工具。

例如，传统的病毒感染检测及定位研究主要采用组织印渍法、放射性核酸探针法或将报告基因引入病毒基因组作为标记等，但这些方法均必须在分析前对组织进行固定等处理，因而阻止了感染过程的继续。新型报告分子 GFP 克服了上述缺点，可用其对生活状态下的细胞进行实时、非破坏性地跟踪，观察病原微生物对宿主的感染轨迹，从而研究病原微生物与宿主细胞之间相互作用关系。Cesper 将 GFP 基因插入烟草花叶病毒（tobamo virus，TMV）的基因组中，感染该病毒的烟草叶片在紫外线下可

观察到绿色荧光区域。

（四）GFP 报告基因的特性

作为光学分子成像最常用的报告基因——绿色荧光蛋白基因，是一类存在于包括水母、水螅和珊瑚等腔肠动物体内的生物发光蛋白基因。水母的 GFP 基因是目前唯一已被克隆的 GFP 基因，其表达产物 GFP 荧光很稳定。GFP 基因序列短，分子量小，不影响目的基因的表达及目的蛋白的结构和功能，GFP 的存在不影响融合蛋白的活性，对抗原或抗体的标记效率为 100%。当受到紫外线或蓝光激发时，可自发地发射内部绿色荧光，易于观察，因此 GFP 基因适合作为报告基因来研究基因的表达、调控、细胞分化及蛋白质在生物体内的定位和转运等，尤其应用在肿瘤研究方面，它有如下优点：

（1）GFP 荧光特性相对稳定：只有在过热（> 65℃）、过酸（pH < 4）、过碱（pH > 13）或其他变性剂（如胍基盐酸）存在的条件下，GFP 才会变性，荧光消失。一旦恢复中性 pH 环境，或是除去变性剂，荧光就可恢复并具有和原来一致的发射光谱。而且在很大 pH 范围内（7 ~ 12.2）的吸收、发射光谱也是相同的。即使在用甲醛或戊二醛固定的细胞中，GFP 的荧光也不受影响，适于与其他荧光试剂同时进行双标实验。

（2）GFP 检测方便：用荧光显微镜或肉眼就可以观察到，且可进行活体观察。

（3）GFP 基因无种属特异性，也没有细胞种类和位置的限制：Chalfie 等用 PCR 方法扩增 GFP cDNA 后，克隆到原核表达载体上，转化大肠埃希菌，经活性诱导物诱导后，在紫外线照射下转化细菌发出绿色荧光。

（4）GFP 对受体细胞基本无毒害：Sheen 证实在玉米转 GFP 基因植株中，即使 GFP 在细胞中的表达量很高时，对细胞也不会产生明显毒害。

（5）不受假阳性干扰：由于其他生物本身不含有 GFP，因此不会出现假阳性结果，GFP 作为分子探针可以代替荧光染料，避免由于染料扩散造成的定位不准，使结果真实可靠。

（6）GFP 是一种稳定的、可溶性蛋白，对光稳定，发色团是其蛋白质一级序列所固有的。

（五）GFP 在分子成像中的应用概况

源于水母等海洋无脊椎动物的绿色荧光蛋白是

一种极具潜力的标记物，在受到紫外线或蓝光激发时可高效发射清晰可见的绿光，且荧光性质稳定。与现有的标记物相比，GFP 具有无可比拟的优势，因而自 GFP 被发现以来，一直作为一个监测完整细胞和组织内基因表达及蛋白定位的理想标记物，广泛应用于转基因动物的研究、融合标记、基因治疗、蛋白在活细胞内功能定位及迁移变化、病原菌侵入活细胞的分子过程研究等。这表明 GFP 是一类能在现代细胞生物学和分子生物学研究与临床检测中发挥重要作用的较理想的基因表达标记物。

1. GFP 在研究肿瘤生长、侵袭和转移中的应用　Hoffman 等人研究出一种应用表达绿色荧光蛋白的肿瘤细胞来观察小鼠肿瘤转移的模型，这一发现使实时观测肿瘤的生长、转移和药物的作用成为了可能。通过建立稳定表达 GFP 的肿瘤细胞系，单细胞水平的肿瘤灶和转移灶都能发现，特别是拓宽了肿瘤活体研究的领域。在这种荧光成像的帮助下，包括结肠癌、前列腺癌、乳腺癌、神经系统肿瘤、肝癌、肿瘤淋巴结、肺癌、膀胱癌、骨肿瘤以及其他类型的肿瘤都能进行成像，通过定量的荧光检测技术可以全身成像。GFP 荧光成像技术也可以用来研究肿瘤血管的生成。

肿瘤转移除表现在一般细胞增殖外，还包括瘤细胞的脱落、血液中循环、侵入淋巴管、细胞着床等一系列复杂的过程。目前，对肿瘤的侵袭和转移机制，尤其是早期肿瘤形成过程缺乏足够的认识。肿瘤侵袭在体实验，要求具有灵敏性高、稳定性好、可靠性强的报告基因，对瘤细胞进行标记，以便能在正常细胞中识别少量甚至单个瘤细胞。以往用 β-半乳糖苷酶（Lac-Z）转染肿瘤细胞示踪瘤细胞，或者用抗肿瘤细胞特异性抗原抗体进行免疫组化分析，操作复杂程序繁琐。

Chrishi 等将 HGFP-S56T 转染 CHO-KI 瘤细胞，经过腹腔接种、静脉注射建立的人工转移模型，可示踪瘤细胞的浸润、运行及组织内定位的全过程，且荧光基因稳定表达，实验结果表明，GFP 可作为肿瘤侵袭性研究的良好示踪标记基因。

2. GFP 在研究肿瘤血管生成中的应用　光学分子成像也被应用于肿瘤血管生成方面的研究。Hoffman 等应用 GFP 标记肿瘤细胞建立的多种理想的活细胞标记动物模型，来反映体内肿瘤生长时微血管形成的实际过程。

3. GFP 在基因治疗中的应用　在基因治疗中，常需要挑选高表达目的基因的克隆，以往通常使用酶联免疫吸附法（ELISA）、Western-Blot 等方法来检测目的基因的表达水平，挑选高表达目的基因的克隆。

将 GFP 或其突变体基因与目的基因融合后转入细胞中，当其表达时即可通过流式细胞仪在生理状态下筛选或分选出荧光细胞，从而获得表达目的基因的靶细胞，该细胞可以用于细胞移植介导的基因治疗，亦可用于进一步培养和研究。目前已有用流式细胞仪快速、高效分析并分选表达 GFP 的造血干细胞的报道。GFP 在研究肿瘤的基因治疗及定位定量显示肿瘤细胞目的基因的表达中有广泛的用途，其中自杀基因治疗近年来在肿瘤细胞治疗策略中备受青睐。其原理是用 GFP 基因与目的基因转染肿瘤细胞，使无毒性前体药物转变为毒性产物而杀死肿瘤细胞，利用 GFP 的荧光特性，可定量检测和分析载体的转染表达效率。

（六）GFP 光学分子成像的优缺点

以 GFP 为代表的荧光成像，操作相对简便，无需底物，且产生的荧光表达时间长，但其波长有限，无法穿透深部组织。除此之外，GFP 没用信号放大作用，它不能像酶一样能通过加工无数的底物分子而将信号放大，这是其应用受到限制的主要原因。另外，有报道在实验中出现 GFP 诱导的免疫源性反应。

（七）展望

目前对 GFP 的荧光机制及应用已有了许多了解，但对 GFP 的研究领域仍面临许多空白和挑战。例如：GFP 是如何折叠成桶状结构的？突变是如何影响发色团的？如何提高 GFP 荧光检测的敏感性？如何区分 GFP 转染的肿瘤细胞和含有 GFP 的吞噬细胞？相信随着对 GFP 的生物化学特性、发光机制及生物安全性等研究的不断深入，理化特性更稳定、荧光更强、更持久以及更安全的新型突变体将不断涌现出来，这必将为 GFP 的应用开辟更广阔的前景。

尽管目前荧光蛋白的发展已经给研究者一个没能预料到的高效的各种选择，但是仍有许多领域有待提高。未来，更亮、光学特性更稳定的单体蛋白（monomeric proteins）将用于更精细的成像研究，效率备增的单体光致敏蛋白能增加融合蛋白的光学标记能力。应用荧光共振能量转移（FRET）的方法，通过工程化的蓝色—黄色荧光蛋白（CFP-YFP）能在同样的细胞内对几种生化活动成像，荧光蛋白的光谱也在不断拓宽，这将提高对较厚组织和小动物全身成像效率和敏感性。应用这些原则，研究者能选择适于他们需要的荧光蛋白。

单体荧光蛋白目前光谱比较广，应用单体荧光蛋白多重标记单细胞内融合蛋白有着诱人的前景。多种荧光基团间部分光谱会出现叠加现象，虽然多种荧光基团的区别要符合线性不混合系统的要求，但是即使出现光谱重叠，在同一体系区分3~4种荧光基团还是可行的。使用推荐的不同滤镜片能将蓝色、黄色、橙色和红色同时成像，而且干扰做到最小化。通过光谱的分离过滤，能同时成像蓝色、橙色和远红外荧光蛋白。

未来在细胞生物学领域，GFP的研究有望在以下几个方面取得新突破：①细胞工程方面：以GFP为标记，经过活体转染、离体分离分选（in vivo transgene and in vitro separating and sorting cells, ITISC）法快速、高效地获得基因修饰的原代靶细胞；②环境保护方面：如污水处理中"绿色菌"的应用；③肿瘤学方面：用于癌细胞的生长、复制、浸润、转移等研究。未来的分子影像学的成功依赖于这些成像技术的紧密结合，双报告探针技术（如复合光学和MRI成像探针）很好地实现了两种成像技术的优势互补，这种技术需要成像理论和分子生物学与细胞生物学之间更为密切的联系。原位移植瘤动物模型和转基因动物是光学分子成像研究的重点。非侵袭性的成像方式可以辅助这些研究，对体内特异性受到抑制的内源性基因和特异性的信号传导通路成像，以及包括蛋白—蛋白之间相互作用在内的成像研究。这些信息将对监视细胞的异常活动，或确定特异的药物作用靶点，或研究特异的信号传导通路都是非常有意义的。

二、生物发光成像

生物发光成像是应用探测荧光物质发出的荧光来进行的，与荧光成像相比，二者都存在荧光物质的电子从激发态到基态跃迁而发出光能的过程，但二者的主要区别在于电子是如何达到激发态的。在荧光过程中，激发电子的能量来自于光谱中的近红外线、可见光、紫外线等的电磁辐射；而在生物发光中，激发电子的能量是由化学反应的热能提供的。

目前，生物发光成像的主要代表就是荧光素酶（luciferase）报告基因成像。

（一）荧光素酶

荧光素酶是一类能够催化不同底物（如荧光素或腔肠素）发生氧化，并发射出荧光的酶。最常用的荧光素酶报告基因包括：细菌荧光素酶、萤火虫荧光素酶、花虫荧光素酶等基因。细菌荧光素酶是一种耐热的二聚体蛋白，这就限制了细菌荧光素酶基因作为报告基因在哺乳动物细胞中的应用。最近发现花虫荧光素酶能够催化可穿透细胞膜的腔肠素氧化，所以作为报告基因它主要用于检测完整的活细胞，但在哺乳动物细胞中没有内源活性。在众多的荧光素酶中，只有一种亚类作为报告基因，就是最常用的活体发冷光的基因——虫荧光素酶基因。虫荧光素酶基因是从北美萤火虫（photinus pyralis）中提取的。这种荧光素酶基因编码550个氨基酸的蛋白质，在其原始的结构中，产生的发射谱线的波峰是560nm和一个重要的600nm的波峰。另外一种经常在哺乳动物细胞表达中应用的是Renilla荧光素酶，在细胞培养中，这种酶能调控萤火虫荧光素酶的表达。因为底物不同，这两种酶可以通过生化特性的不同加以区分。研究证实，尽管虫荧光素酶和Renilla荧光素酶活体发光的动力学原理不同，但这两种荧光素酶同时标记细胞是可以较容易实现的。Renilla荧光素酶能发射蓝光，峰值是480nm，这在一定程度上限制了它在活体成像中的应用。

（二）荧光素酶催化底物产生荧光的原理

荧光素酶是一种以ATP为必需底物，以荧光素为反应底物，将化学能转变成光能的生物催化剂。荧光素酶催化发射荧光的数值与ATP和荧光素酶的量成比例。其作用机制如下：

$$\text{荧光素} + ATP + O_2 \xrightarrow{\text{荧光素酶}} \text{氧化荧光素} + AMP + PPi + CO_2 + h\nu \quad Mg^{2+}$$

上述特性决定了荧光素酶与ATP能构成很好的生物传感器。

最常用的荧光素酶报告基因为萤火虫荧光素酶，简称虫荧光素酶。因其敏感性高、线性范围宽、波长较长，现在已经成为哺乳动物细胞中最常用的报告基因（图14-1-10），但其成像时为了降低背景噪声，需要低温（低于-180℃）条件，而且需要动物长时间制动。

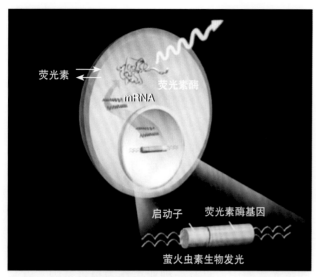

图 14-1-10　荧光素酶报告基因表达机制

（三）荧光素酶报告基因成像原理

将外源基因转入细胞是目前研究基因编码产物功能和基因表达调控的基本方法。生物发光成像的原理是：将荧光素酶基因整合到细胞染色体 DNA 上以表达荧光素酶，当外源（腹腔或静脉注射）给予其底物荧光素（luciferin）时，即可在几分钟内产生发光现象，应用相应的光学设备捕捉这种荧光就可实现生物发光成像。荧光素酶必须在 ATP 及氧存在的条件下，才能催化荧光素的氧化反应，因此只有在活细胞内才会产生发光现象，而且光的强度与标记细胞的数目线性相关。在观察细菌时，报告基因由编码荧光素酶的基因和编码荧光素酶底物合成酶的基因联合组成，带有这种操纵子的细菌会持续发光，不需要外源性底物。

荧光素酶基因成像也可在活体动物（如小鼠）上实现。标记细胞的方法基本上是应用分子生物学基因工程技术，将荧光素酶的基因插到预期观察的细胞染色体内，通过单克隆细胞技术的筛选，培养出能稳定表达荧光素酶的细胞株。将此细胞株引入小鼠体内后，注射荧光素酶的底物——荧光素（约 280 道尔顿的小分子）进行观测。荧光素脂溶性非常好，很容易透过血——脑脊液屏障。注射一次荧光素能保持小鼠体内荧光素酶标记的细胞发光 30～45 分钟。每次荧光素酶催化反应只产生一个光子，这是肉眼无法观察到的，而用一个高度灵敏的制冷 CCD 相机及特别设计的成像暗箱和成像软件，就可以观测并记录到这些光子。

（四）荧光素酶报告基因成像的应用概况

通过活体生物发光成像可以对治疗基因是否成功地转入实验动物体内及确切的表达时间进行实时、无创地观察。

生物发光成像主要应用荧光素酶基因作为报告基因。荧光素酶是一种以 ATP 为必需底物，以荧光素为反应底物，将化学能转变成光能的生物催化剂。萤火虫荧光素酶基因是最常用的荧光素酶报告基因，具有敏感性高、线性范围宽、波长较长等特点，现在已经成为哺乳动物细胞中最常用的报告基因。

将 luciferase 基因整合到实验鼠染色体中，以 HIV 调控基因进行调控，只要基因转录被激活发出光子，就可以通过光学成像设备进行成像。该技术作为监测基因表达的一种手段，应用领域众多，如内源基因调控、异种移植瘤表达等。

把转 luciferase 报告基因的 B16-FO 细胞移植小鼠皮下，然后注射底物二甲基硫氧化物（DMSO），通过生物发光成像（BLI）系统可清晰地观察到发出的荧光。这种成像方法可应用于肿瘤细胞分布和生长动力学成像，或用于基因表达产物的空间分布成像。

第2节 肿 瘤

一、肿瘤间质的光学分子成像

肿瘤（tumor）由实质和间质两部分组成。肿瘤实质是肿瘤细胞的总称，是肿瘤的主要成分。肿瘤的间质是由细胞外基质、间充质细胞、炎症细胞及由血管、淋巴管和神经组成的网状结构组成。传统观点认为肿瘤间质结构在肿瘤的发展过程中起一定的限制作用，但近年来的研究成果彻底颠覆了这一观点，认为肿瘤细胞通过直接的物理接触或间接的生长因子作用于肿瘤间质，将间质由"静止"状态激活为"激活"状态，从而起到加速肿瘤迁移、侵袭、残存和增殖的作用。肿瘤细胞通过自分泌和旁分泌各种生长因子和蛋白酶与肿瘤细胞外间质的相互作用，结果导致细胞外基质不断重塑。基于对这一双向作用机制的深入理解，发现了许多新的肿瘤潜在的治疗靶点，当前迫切需要能够活体、直观、无创地检测肿瘤实质和间质相互作用的方法。肿瘤间质的分子成像主要包括细胞外间质成像和淋巴管成像以及肿瘤血管成像，细胞外间质分子成像主要包括肿瘤细胞—细胞外基质相互作用成像、蛋白酶活性成像和细胞外基质结构的成像。

（一）蛋白酶活性成像

许多蛋白酶参与了肿瘤细胞基底膜和细胞外基质的降解和重构过程，对癌细胞的侵袭、转移和血管生成有很大的促进作用。如前所述，肿瘤细胞通过生长因子及其受体、细胞因子、各种酶，尤其是基质金属蛋白酶激活肿瘤细胞外基质来起到促进肿瘤发展的作用的。基质金属蛋白酶，例如基质金属蛋白酶2在许多种肿瘤细胞表面高表达，与肿瘤的侵袭性和患者预后不良密切相关。因此对肿瘤中酶的活性进行活体成像是研究蛋白酶在肿瘤的进展和治疗中所起的作用最关键的步骤。

最初，研究人员利用近红外光学成像来探测肿瘤模型中的蛋白酶的活性。这些探针是基于距离相近的荧光集团相互淬灭的原理，只有在酶将探针裂解后，荧光集团从载体上释放出来，才能探测到荧光信号。有人应用这种方法检测乳腺癌肿瘤模型中基质金属蛋白酶2的活性，并对组织蛋白酶B敏感性探针进行近红外荧光成像研究。最近的研究证明，与分化良好的肿瘤相比，组织蛋白酶B活性高的高

侵袭转移瘤的荧光信号更强。

溶酶体是一种携带多种蛋白酶（包括自溶素）的细胞器，在肿瘤的转移和侵袭中起重要的作用。有人开发出一种6'-O-氨基葡萄糖标记的荧光探针，该探针由于糖基化水平很高，可特异性地集聚于溶酶体蛋白中，因此可用于无创性的光学分子成像，用于研究溶酶体运输在乳腺癌侵袭和转移中的作用。研究还表明，肿瘤的酸性环境是造成肿瘤内溶酶体的运输发生显著的异常的主要原因。

（二）肿瘤相关淋巴管的分子成像

淋巴道转移是人类肿瘤转移的重要途径之一，因此在淋巴结中发现癌灶是预后不良的重要因素。以前的观点认为，肿瘤的淋巴道转移是通过在肿瘤周围已有的淋巴管发生的。但是最近的研究表明，肿瘤可以诱导淋巴管新生，这些新生淋巴管可以促进肿瘤的淋巴道转移。相对于肿瘤的血管生成（angiogenesis）而言，肿瘤的淋巴管生成（lymphangiogenesis）是一个长期被忽视的问题，其主要原因就在于没有发现用来鉴别新生淋巴管的特异的标志物。尽管人们常可观察到在肿瘤周围基质中有扩大淋巴管并经常穿入肿瘤实质，但一直不清楚这些扩大的淋巴管是肿瘤发生前局部早已存在的还是肿瘤发生后新生成的。研究还证实，肿瘤内缺少有功能的淋巴管，其原因可能是由于肿瘤内间质压力较高，且肿瘤内淋巴管的结构和功能与肿瘤周边组织的淋巴管不同。近来的研究证明，肿瘤细胞可以通过表达淋巴管生成的调控因子VEGF-C和VEGF-D等诱导淋巴管生成，并促进肿瘤细胞的淋巴道转移。

近年来，高度特异性的淋巴组织靶向性分子成像探针的研制技术进展很快，为淋巴管的研究开辟了一个新领域，使在活体明确新生的淋巴管的生成过程成为可能。这些高特异性的标记物包括podoplanin、Prox-1、LYVE-1和VEGFR-3等。Prox-1是同源异型盒转录因子基因产物，与胚胎淋巴管芽的生长，内皮细胞的表型改变紧密相关，是淋巴管发育不可缺少的因子。淋巴管内皮特异性透明质酸受体（lymphatic vessel endothelial hyaluronan receptor，LYVE-1）是一种特异性较高的淋巴管内皮特异性受体。研究发现两种标志着肿瘤淋巴管生成相关的因子——VEGF-C和VEGF-D，它们都属

于血管内皮生长因子家族。最近许多研究都表明，肿瘤 VEGF-C 表达水平与肿瘤淋巴结转移具有明显的相关性。虽然人们早就认识到肿瘤相关淋巴管与肿瘤细胞转移密切相关，但对其在转移诸多环节中的具体作用仍存在争议，这就迫切需要一种新型成像技术，用来在活体内对肿瘤相关淋巴管的生成过程和功能进行动态成像。随着分子成像技术的不断发展，尤其是磁共振等先进的成像设备的不断出现，以及新的分子成像探针的设计合成，分子影像学利用其自身优势填补了这一研究方法上的空缺，并且逐渐改变了我们对淋巴管生成和肿瘤细胞淋巴管转移机制方面的认识。若想实现对淋巴管转移灶进行早期发现、诊断和早期治疗，就必须通过活体成像对正常淋巴组织和肿瘤组织的淋巴管进行鉴别。

　　某些恶性肿瘤，例如乳腺癌，由于其淋巴引流方向较为明确，因此较容易判断前哨淋巴结，并确定淋巴结转移的顺序。所谓的前哨淋巴结就是癌症转移最先浸润的一个或一组淋巴结。近年来研发出多种可用于观察液体和生物大分子在肿瘤细胞外间质（包括细胞外间隙和淋巴管）传输的方法，其中包括显微淋巴管造影，该方法通过注射荧光标记的大分子，这些生物大分子随后进入肿瘤间质，流经淋巴管引流到淋巴结，并被淋巴结内的巨噬细胞吞噬，通过成像设备可观测到淋巴结内的荧光图像。这些技术还包括荧光漂白后荧光染料再分布/恢复技术（fluorescence redistribution/recovery after photobleaching，FRAP），是将荧光染料与靶向分子进行共轭连接，探针在感兴趣区发生荧光漂白，通过示踪那些弥散进入荧光漂白区域的染料荧光的恢复来实现荧光漂白成像。在一项类似研究中，学者建立了小鼠尾部的肉瘤移植瘤模型，合成异硫氰酸荧光素标记的葡聚糖（fluorescein isothiocyanate-labeled dextran，FITC-dextran）作为低能量活体淋巴管造影的光学分子成像探针。在注射后发现，鼠尾肿瘤区出现荧光漂白现象。结合活体铁蛋白溶液淋巴管造影术和免疫组织化学检测的结果，证实了这一假说的成立，即实体肿瘤内缺乏有功能的淋巴管，而瘤周环绕大量增粗的淋巴管，是肿瘤细胞转移的重要途径。在另一项研究中，研究人员建立了类似的肿瘤模型，结合荧光显微成像，研究人员发现：肿瘤间质流体通过其流动作用引导并推进肿瘤淋巴管生成过程。

　　随着 VEGF-C 和 VEGF-D 的发现，人们对正常

组织中淋巴管重构机制的认识逐渐深入，但肿瘤组织内淋巴管重构的机制尚未明了。近期有学者利用多光子激光扫描显微镜（MPLSM）对肿瘤深层淋巴管进行了成像，结果表明，弥补了传统活体显微镜检查在成像深度和光毒性方面的不足。本研究还实现了对单细胞的三维成像，并对白细胞与血管内皮细胞的相互作用进行了直接成像，其时间分辨率可达到亚秒级。近期也有学者应用 MPLSM，对基因工程化 VEGF-C 过度表达的鼠肿瘤模型的淋巴系统功能进行了高分辨率的成像并初获成功。尽管研究证实，VEGF-C 对肿瘤淋巴管生成和肿瘤转移有很大的促进作用，但是淋巴管造影、荧光显微镜成像和 MPLSM 结果均表明，肿瘤组织缺乏功能化的瘤内淋巴管。人乳腺癌原位移植瘤模型的荧光显微镜结果捕捉到了肿瘤细胞先侵袭淋巴管系统，再进入到被膜下窦，最终进入到淋巴结实质的过程。IFP 测量结果表明，IFP 介导了这一肿瘤细胞淋巴结转移的过程。

二、肿瘤血管生成的光学成像

　　许多实验模型及临床病理研究均证实，实体肿瘤的生长是血管依赖性的。肿瘤生长至 2~3mm³，细胞数在 10^7 个左右时，则必须依赖于肿瘤新生血管的形成。肿瘤血管生成的活跃程度对肿瘤组织病理分级、放射治疗方案制订以及预后判断都有重要的价值。

　　临床上，已有多种传统影像学技术应用于评价肿瘤血管功能。如 MRI、CT 灌注成像判断肿瘤内血流动力学特征；^{15}O 标记水 PET 脑血流灌注成像；微球增强彩色 Doppler 超声血管成像等。这些技术通过提供血流量、血容量和血管通透性等信息，间接反映血管的功能特征。但是它们并不是真正意义上的血管成像，不能真实反映血管、尤其是肿瘤血管生成的实际情况，存在缺乏量化指标，不能早期诊断肿瘤、判断药物生物学效应等缺点。

　　近年来，肿瘤血管分子成像成为肿瘤影像学发展的热点。肿瘤血管生成是肿瘤细胞、血管内皮细胞与其微环境通过肿瘤血管生成因子而发生相互作用的结果，是一个由多因子共同参与的、多步骤的复杂过程。由于肿瘤血管生成过程中，受到多种蛋白分子的调控，某些蛋白分子表达发生上调，这就为血管分子成像提供了相应的靶点和研究方向。

在血管生成阶段，新生血管依赖以前存在的血管扩展而形成，内皮细胞（endothelial cell，EC）必须通过细胞—细胞外基质（extracellular matrix，ECM）的黏附作用侵入血管周围间质，又通过细胞—细胞的黏附作用促进新生微血管的形成。整合素是介导细胞与ECM、细胞间黏附作用的主要因子，在肿瘤新生血管形成过程中起着不可缺少的作用，其中以 $\alpha_v\beta_3$ 整合素与肿瘤血管生成的关系最为密切，它和血管内皮生长因子（vascular endothelial growth factor，VEGF）受体一样被认为是肿瘤新生血管的一种特异性标记，在肿瘤血管生成研究中具有重要价值。鉴于肿瘤血管生成过程中这些特征性物质水平的上调，如果将影像对比剂与特征性物质的特异性配体连接后，可望对肿瘤血管生成进行靶向研究。这种成像技术的优点是可将新生血管与原有宿主血管分开，定量分析新生血管的结构和功能情况，还可以确定血管生成抑制因子及刺激因子在时间及空间上的分布，并对其进行长期、无创的监测。此外，这种特异性影像对比剂经过修饰后还可转变成具有治疗性的物质，这样就使治疗和诊断合二为一。

（一）基于 $\alpha_v\beta_3$ 整合素受体及其配体RGD肽的肿瘤血管生成的分子成像

整合素 $\alpha_v\beta_3$ 属细胞黏附受体，由 α、β 两条链通过非共价键连接而形成的异二聚体跨膜糖蛋白质，广泛地表达于肿瘤组织新生血管内皮细胞及部分肿瘤细胞膜上，而在成熟血管内皮细胞和绝大多数正常组织中不表达或极少量表达。血管内皮细胞表面的整合素在肿瘤血管生成过程中，对细胞的迁移和存活具有调制作用；在肿瘤转移过程中，肿瘤细胞表面的整合素还具有促进细胞侵入和穿过血管的作用。整合素 $\alpha_v\beta_3$ 是整合素家族中重要的成员，在肿瘤新生毛细血管内皮细胞上呈高表达，而在正常成熟组织的静止型非增殖内皮细胞表面不表达。整合素 $\alpha_v\beta_3$ 的配体——RGD肽，是一类含有精氨酸-甘氨酸-天冬氨酸（Arg-Gly-Asp）序列的短肽，广泛存在于生物体内，其中ECM和血液中的黏附蛋白是人体中最常见的含RGD序列的蛋白质，主要包括纤维蛋白（fibrinogen，Fg）、层粘连蛋白（vitronectin，Vn）、胶原（collagen）等。RGD肽作为整合素与其配体相互作用的识别位点，介导细胞与ECM及细胞间的黏附作用。因此，整合素 $\alpha_v\beta_3$

受体通过与相应配体RGD肽特异结合介导肿瘤细胞黏附和移行，在肿瘤生长、浸润、转移特别是肿瘤诱导的血管生成过程中发挥重要作用。

根据整合素 $\alpha_v\beta_3$ 受体及其配体RGD肽在肿瘤血管生成过程中所起的关键作用，研究者们先后设计出含有RGD序列的小分子多肽，用于靶向肿瘤新生血管整合素 $\alpha_v\beta_3$ 受体进行分子成像研究。

由于组织对荧光的高吸收及散射效应，曾限制了光学成像在组织成像中的应用。然而，近年来，近红外荧光成像（near infrared fluorescence，NIFR）的应用解决了这一难题。各种生物活性分子对于近红外光（700~900nm）的吸收率均很低，因此荧光的组织穿透性高，易于探测接收。光学成像目前也成了肿瘤血管成像中一种重要的技术手段。

Chen 等利用 Cy5.5 花青染料与 RGD 肽连接（RGD-Cy5.5），人胶质瘤大鼠皮下模型注射后进行荧光成像。结果显示，注射后30分钟至24小时，肿瘤与周围背景荧光间的差异显著，可清晰显示其边界，于2小时肿瘤荧光摄取率达到峰值，而周围正常组织摄取及清除均较快。经测定 RGD-Cy5.5 与 $\alpha_v\beta_3$ 间具有中等程度的亲合性。由于 Cy5.5 染料的组织穿透性略低，该研究仅能对皮下接种的肿瘤进行光学成像。同时，由于花青染料能非特异性沉积于肿瘤组织，进入血管周围间隙，因此，该对比剂并非高度特异性的分子探针。

目前，多种纳米颗粒（图14-2-1）分子探针用于整合素 $\alpha_v\beta_3$ 的成像。纳米颗粒与RGD肽连接后，能特异地与血管内皮细胞上的整合素 $\alpha_v\beta_3$ 结合，进行肿瘤血管生成的成像。纳米颗粒的分子成像还具有多种优势：①一个纳米颗粒可结合数百基至更多的影像标记物，极大地提高了成像信号；②纳米颗粒分子探针可结合多种不同的成像标记物，因此可一次性完成多种影像技术的成像；③借助纳米颗粒各种生物屏障的穿透作用，可以提高靶向结合的有效性。

单壁碳纳米管（single-wall carbon nanotubes，SWNTs）是目前在分子成像领域中应用较多的生物材料（图14-2-2）。RGD肽与SWNTs连接制备的分子探针，能够高亲合、高特异性地与 $\alpha_v\beta_3$ 结合，其每克组织注射剂量百分比最高可达到15% ID/g，并且具有相对较长的循环半衰期及较低的网状内皮系统（RES）摄取率。放射性标记的纳米颗粒探针还可以定量地测量肿瘤靶向结合的有效性以及探针药物的药物动力学特征。

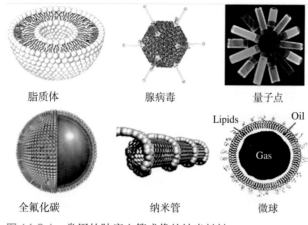

图 14-2-1　常用的肿瘤血管成像的纳米材料

（脂质体　腺病毒　量子点　全氟化碳　纳米管　微球）

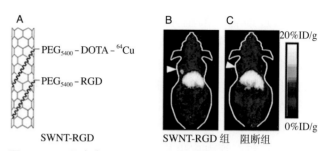

图 14-2-2　整合素 $\alpha_v\beta_3$ 靶向 SWNTs 纳米管
A. 靶向 SWNTs 纳米管示意图；B. PET 二维图像。荷 U87MG 人胶质瘤裸鼠注射 RGD-SWNTs 8 小时 PET 成像；C. 注射 RGD 肽阻断后 PET 成像显示肿瘤放射性摄取明显减少。

量子点（quantum dots，QDs）是一种无机荧光半导体纳米材料，具有多种重要的光学性质，如高量子产量、较宽的吸收光谱和较窄的发射光谱等。有研究利用 RGD 肽结合的 QDs 进行近红外成像显示了与 $\alpha_v\beta_3$ 结合的高特异性和亲合性。同时，QDs 分子直径较大，有效地防止了血管外渗漏，因此可以仅对血管内皮上的 $\alpha_v\beta_3$ 进行显影。但是基于量子点的成像，由于潜在毒性作用、药物分子尺寸相对较大、循环半衰期较短等缺点，还需进一步研究和改进才能应用于临床。

（二）基于 VEGF 及其受体 VEGFR 的肿瘤血管生成的分子成像

血管内皮生长因子（vascular endothelial growth factor，VEGF）及其受体信号通路在血管的发生（angiogensis）、淋巴管的形成（lymphogenesis）和血管的生成（vasculogenesis）过程中都具有重要的作用。VEGF 及其受体在病理性血管生成中过表达，可以成为治疗和诊断有前景的靶点。

VEGF 具有增加微小静脉通透性、促进血管内皮细胞分裂增殖、增加细胞内钙聚集和诱导血管形成等作用。目前认为 VEGF 在血管生成过程中处于核心地位，是已知活性最强、专属性最高的血管生成因子，在肿瘤生长的各个环节中起着重要作用。其他血管生成因子大都通过增强 VEGF 的表达产生血管生成的作用。VEGF 亦称血管通透性因子（vascular permeability factor，VPF），是由正常细胞或肿瘤细胞产生的分子量为 34～45kD 的二聚体糖蛋白。VEGF 能特异地结合血管内皮细胞的相应受体，通过旁分泌机制刺激内皮细胞的增生、移位和结构

形成，在体内、体外都能促进血管内皮细胞的增殖。此外它还具有增加血管通透性的作用，促进包括纤维蛋白原在内的血浆蛋白的渗出，使大分子物质和肿瘤细胞更易穿过血管壁进入到血液中。因此，VEGF 对肿瘤血管性间质的产生具有重要的生物学作用。VEGF 家族包括多种同源蛋白：VEGF-A、VEGF-B、VEGF-C、VEGF-D、VEGF-E、VEGF-F 和胎盘生长因子，各种 VEGF 蛋白具有相似的生物学作用，其中 VEGF-A 在血管生成过程中最为重要。VEGF-A 包括 $VEGF_{121}$ 和 $VEGF_{165}$ 等 5 种亚型，不同亚型间生物学性质各有不同。VEGFs 可以与 3 种特异性的受体（VEGFRs）结合：VEGFR-1、VEGFR-2 和 VEGFR-3，前二者主要在血管内皮细胞和造血细胞表面表达，后者表达于淋巴管内皮细胞。VEGFR 与相应 VEGF 结合后均可表现酪氨酸蛋白激酶活性，介导信号的传导过程。

多项临床研究显示，肿瘤预后与 VEGF 表达呈相关性，高表达肿瘤往往预后更差。目前，临床已应用抗 VEGF-A 的单克隆抗体药物（bevacizumab，贝伐单抗）进行肿瘤的抗血管治疗，其机制是阻断 VEGF 在肿瘤血管生成过程中的调节作用。因此对 VEGF/VEGFR 进行靶向分子成像，能对抗肿瘤血管生成治疗疗效进行评价，提高肿瘤治疗的合理性和针对性。

常用的光学成像技术有荧光成像和生物发光成像。光学成像具有多功能、高敏感性、成像过程相对简单等特点，尽管受到空间分辨率和组织探测深度等限制，目前还是较多地应用于小型实验动物的全身成像研究中。而近红外光学成像在荷肿瘤动物光学成像中应用较广泛。

有研究采用单链 VEGF 与花青染料 Cy5.5 结合制备光学对比剂 scVEGF/Cy，对鼠 4T₁ 和人 MDA-MB-231 乳腺肿瘤进行近红外成像。研究首先采用生物发光成像技术（BLI）确定肿瘤边界，之后用灭活 VEGF/Cy 进行荧光成像，结果显示，BLI 确定的肿瘤范围内未见有肿瘤药物摄取；而用活性的 scVEGF/Cy 进行成像，可见局部选择性的摄取作用。如注射 scVEGF/Cy 时同时注射 10 倍剂量的 scVEGF 拮抗，则成像的信号明显减弱。以上结果也证实成像过程中 VEGF 受体结合的重要作用（图14-2-3）。但是，研究同时发现，通过 BLI 成像和荧光成像两种方法确定的肿瘤边界并不一致（图14-2-4）。笔者分析原因：BLI 成像依赖于肿瘤荧光素的摄取及代谢，其成像的范围并不一定与肿瘤的组织学边界一致；而肿瘤组织会导致周围正常组织血管结构发生改变，可能是导致 scVEGF/Cy 在肿瘤边界之外摄取的原因。同时，未与 scVEGF 结合的花青染料可以非特异性地沉积于肿瘤内，因此，对于这类荧光染料在特异性的血管成像中的作用还需进一步研究。

三、肿瘤细胞凋亡成像

细胞凋亡（apoptosis），或程序性细胞死亡（programmed cell death，PCD），是一个自然、有序、耗能的过程，可导致细胞死亡而不引起炎症反应。它不仅与胚胎发育、个体形成、器官细胞动态平衡有关，还与肿瘤发生关系密切。对细胞凋亡机

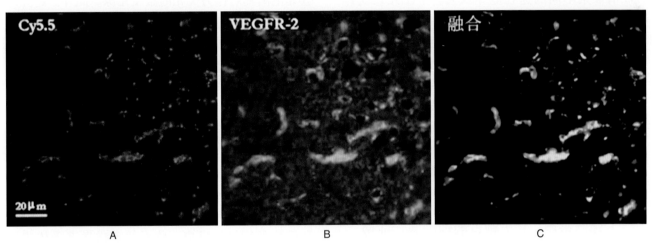

图 14-2-3　VEGFR 靶向荧光分子成像
A. scVEGF/Cy 荧光成像（Cy5.5）；B. VEGFR-2 免疫荧光染色；C. 两者的融合图像，显示两者定位一致。

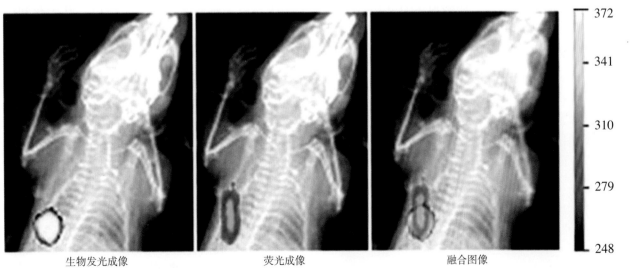

生物发光成像　　　　　荧光成像　　　　　融合图像

图 14-2-4　荷 4T1 瘤小鼠注射 scVEGF/Cy 后光学成像
生物发光成像（BLI）、荧光成像（Fluorescence）和两种成像的融合图像（Merge）。

制的广泛研究发现了一系列控制凋亡发生的家族蛋白和凋亡效应蛋白分子。研究发现，有些抑癌基因的过量表达可诱导细胞发生凋亡，而与细胞生存相关的癌基因的激活则可抑制凋亡，细胞凋亡异常和肿瘤的发生发展有着密切的关系。

基于凋亡细胞的独特形态学特征和生物化学特征，可以用不同的成像方法将凋亡细胞与活细胞和坏死细胞区别开来。本节重点介绍两种凋亡特异性靶点的分子成像技术。

（一）半胱天冬酶为靶点的细胞凋亡成像

凋亡的启动一般由蛋白水解酶激活，包括天冬氨酸特异性半胱氨酸蛋白酶（Caspase，又称半胱天冬酶）的活化等。Caspase被认为是细胞凋亡的中心环节和执行者（图14-2-5）。

有3条不同的途径能导致凋亡：①死亡受体的活化；②生长因子的退化；③由于DNA损害导致P53诱导的凋亡。第2条路径中细胞色素C是从线粒体中释放出来的，并且受到Bcl-2蛋白质家族调控。当与关键酶半胱天冬酶Caspase3有关的Caspase级联活化时，将自动导致细胞死亡。Caspase3是一个重要的成像靶点。

光学成像的荧光探针也可以探测Caspase3的活性。当Caspase3抑制剂存在时，可观察到荧光信号强度显著降低。

（二）膜联蛋白-Ⅴ为靶点的细胞凋亡成像

细胞膜组分的变化发生在凋亡的开始，以磷脂酰丝氨酸（phosphatidylserine，PS）突然表达为标志。而磷脂酰丝氨酸在一般情况下只在膜内小叶（leaflet）和膜外小叶中出现。在凋亡期PS持续表达，也使它成为分子成像的目标。膜联蛋白Ⅴ（Annexin Ⅴ）是一种磷脂结合蛋白，具有与位于凋亡细胞胞膜脂质外层的磷脂酰丝氨酸（PS）结合的特性，有高亲合力（KCL=7nmol/L）。在凋亡的终末阶段期，细胞内磷脂酰丝氨酸（PS）在细胞表面上表达并且可由Annexin Ⅴ（对磷脂酰丝氨酸有高亲和性分子）进行标记。

研究证实，Annexin Ⅴ和近红外线荧光染料形成的分子探针并没有使整个化合物的分子量显著增大，对膜黏连蛋白Ⅴ的性质几乎没有影响，保持了膜黏连蛋白Ⅴ的高亲合力和特异性。应用近红外线荧光成像活体观察肿瘤凋亡有以下几个优势：①相对可见光成像，近红外线有更高的透射率，可观察更深层的组织；②激发荧光产生的散射光干扰低；③非电离辐射作为荧光的激发光源。此外，近红外线荧光成像可对同一实验动物多次成像，且成像结果可靠。通过对有活性的荧光染料Annexin Ⅴ分子探针的检测，可以提供对肿瘤细胞凋亡水平的半定量试验数据，对凋亡的过程进行评价。

四、肿瘤受体光学成像

肿瘤受体成像（receptor imaging）就是以肿瘤细胞表面特异性或过度表达的受体为靶点，以受体对应的配体或配体结合物为载体，利用受体和配体的特异性反应，将对比剂递送至受体表达阳性肿瘤细胞的一种成像方法。受体介导的分子成像尤其适用于肿瘤成像的研究，这主要是因为：①受体是位于细胞表面的跨膜蛋白，其生化和生理性质因细胞环境而异。在肿瘤细胞或恶性分化细胞的表面，受体常常过度表达或出现分化，这种特殊受体可以成为肿瘤成像的靶点。②受体和配体的结合具有特异性好、亲合力强和生物效应明显等优点，可以明显提高成像的效果，降低对比剂的用量；③受体介导的靶向探针可以特异性地将对比剂递送至肿瘤细胞，减少对正常细胞的损伤，降低毒副作用。

目前，核医学、MR、US及光学分子成像方法都可进行肿瘤受体成像。

光学分子成像应用荧光物质作为对比剂。除传统有机荧光染料外，量子点（quantum dots，QDs）大小在2～6nm的范围内，同核苷酸或蛋白质的尺

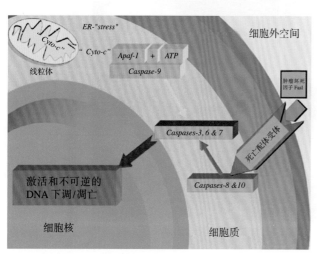

　图14-2-5　凋亡的生物化学机制

寸相当，受到越来越多的关注和重视。与有机荧光分子相比，量子点具有许多特别的光学特性：

（1）量子点被激发后可得到波长范围宽且光谱可调的荧光。不同粒径、不同组成的量子点所激发的荧光都不一样。不同大小的 QDs 发的荧光波长可涵盖整个可见光谱。

（2）可用单一光源激发。不同大小的量子点可以由同一波长的光激发，这将给生物学研究带来很大的方便。

（3）量子点具有较大的斯托克位移和狭窄对称的荧光谱峰，半高峰宽常常只有 40nm 或更小。这样就允许同时使用不同光谱特征的量子点，而且发射光谱不出现交叠，或只有很少部分交叠，使标记生物分子荧光谱的区分、识别变得很容易。但是同时使用不同的有机荧光分子就会出现发射光谱交叠的现象。

（4）量子点比有机荧光分子稳定，可以反复多次激发，记录生物大分子在一段时间内的相互作用，制成一个活的"电影"，而不像有机荧光分子那样容易发生荧光漂白，这给考察生物大分子的活动情况提供了便利，因此量子点在生物医学中有广泛的应用前景。目前已经合成许多光学分子探针对肿瘤表面受体进行成像。

（一）叶酸受体成像

与叶酸分子耦联荧光配体通过叶酸受体的特异性作用进入肿瘤细胞，就会在肿瘤组织与邻近正常细胞之间形成强度的对比，与放射成像技术相比，这种荧光成像法无创伤性，也不会使患者遭受粒子辐射。

荧光素（fluorescein）作为常见的荧光染料，具有量子产率高、光稳定性好等优点。Lu 等研究发现，将荧光素与叶酸进行耦联，形成的 folate-fluorescein 复合物能够用于靶向性肿瘤组织的光学成像。实验证明，待皮下移植叶酸受体阳性肿瘤细胞 M109 和 L1210 小鼠模型的肿瘤组织长到 200mm^3 左右，静脉注射 folate-fluorescein 复合物后采用激光照射观察荷瘤小鼠。结果发现，肿瘤组织的荧光强度明显高于邻近正常组织；但如果同时注射等量的叶酸，则肿瘤组织的荧光消失，表明肿瘤组织对 folate-fluorescein 的摄取完全依赖于叶酸受体的介导。进一步的研究表明，虽然某些区域的荧光强度稍有波动，但是在成像期间甚至于 1 小时

内，所有肿瘤组织的荧光强度较大几乎看不到明显的衰减。为了更有效地评价受体亲合力对肿瘤靶向性荧光成像的影响，采用分子结构相似但对受体亲合力较小的甲氨蝶呤复合物荧光素（methotrexate-fluorescein）和没有受体亲合力的氨基荧光素（amino-fluorescein）进行对照实验。结果显示，与 folate-fluorescein 相比，注射 methotrexate-fluorescein 或 amino-fluorescein 的荷瘤小鼠模型肿瘤组织内的荧光强度与自体荧光之间没有明显差异，而在正常组织内三种荧光物质只显示自体荧光。因此，荧光素标记的叶酸复合物可以用于肿瘤组织的特异靶向性光学成像。

另一类在生物大分子荧光标记方面应用较多的是以多次甲基菁为代表的菁染料（cyanine dyes, Cy）。Cy 标记的显影剂近红外荧光染料的发射波长为 700～1200nm，在该范围内生物分子自身荧光较弱，可避免背景干扰而获得较高的分析灵敏度。按甲基的数目可分为 Cy3 至 Cy7，具有较好的生物相容性和化学键合能力。

NIR2（Cy3）就是一种能够标记叶酸受体的近红外荧光染料。研究发现，在耦联剂作用下，将叶酸分子与亚乙氧基二乙胺相连，通过其氨基结构再与近红外荧光染料 NIR2（Cy3）的琥珀酰亚胺酯结构反应，即可得到复合物 NIR2-folate。其最大激发波长 λex 和最大发射波长 λem 分别为 665nm 和 686nm。Tung 等用叶酸、1, 6-（二乙氧基）二乙胺（EDBEA）和 NIR2 制备了一种叶酸耦联近红外染料的 folate-EDBEA-NIR2。该复合物的吸收峰在 665nm，荧光峰在 682nm。细胞实验显示，该复合物对叶酸受体阳性的卵巢癌 OVCAR3 细胞有良好的成像作用，而叶酸受体阴性的人肺癌 A549 细胞则不能成像。活体实验中，待皮下移植叶酸受体阳性肿瘤细胞 KB 和 HT1080 小鼠模型的肿瘤组织长到 4.1mm 左右，静脉注射复合物于 1、4、24 和 48 小时采用激光照射观察荷瘤小鼠。结果发现，与非靶向性的荧光染料相比，NIR2-folate 在肿瘤组织的荧光强度明显高于邻近正常组织；与 KB 细胞相比，荷 HT1080 肿瘤小鼠的荧光强度相对较弱，这与 HT1080 肿瘤细胞内叶酸受体表达相对较少有关。不过，同时注射过量约 600 倍的叶酸，肿瘤组织的荧光显著降低，但并没有完全熄灭，估计与叶酸在血液中的生物半衰期较短有关。

还有一类在荧光标记方面研究较新的是量子点。

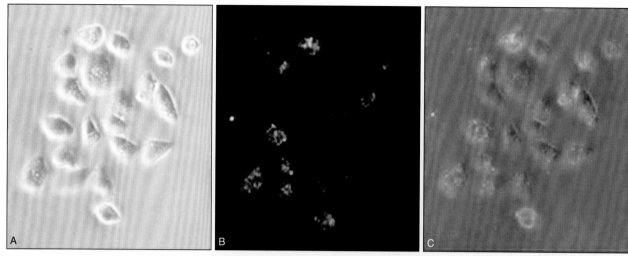

图 14-2-6　FA-PEG-QDs 与叶酸受体表达阳性的 KB 细胞共孵育后的共聚焦显微图像

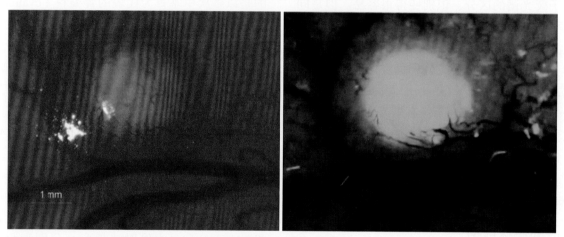

图 14-2-7　somatostatin 荧光探针对结肠癌移植瘤小鼠的靶向成像

虽然其具有极好的细胞荧光成像特性，但缺点是量子点在体内会被网状内皮系统吞噬，或有一定的毒性，在组织特异性、稳定性和循环时间方面也有待改善，而将其制成叶酸 - 量子点复合物，可在一定程度上克服上述缺点。Song 等将叶酸 - 量子点复合物 FA-PEG-QDs 和叶酸受体阳性的人口腔上皮癌 KB 细胞和叶酸受体阴性的 A549 细胞共孵育，再通过共聚焦深度扫描，结果发现，叶酸受体阳性的 KB 细胞对 FA-PEG-QDs 具有明显的吞噬作用（图 14-2-6）。在用荷 J6456 肿瘤小鼠进行的试验中也发现，叶酸 - 量子点复合物对受试动物的肿瘤部位定位准确，成像清晰。随着量子点在生物医学中应用的日渐广泛，预计会有更多不同荧光效应的量子点被制成叶酸复合物，用于肿瘤诊断。

（二）生长激素抑制素受体成像

有学者应用近红外荧光染料 Cyanine Dye 合成 SSTR 靶向的分子探针，应用于荷 RIN38 高表达的 SSTR2 肿瘤裸鼠模型并获得了满意的成像。Kostenich 等则设计了一种新型的 somatostatin 荧光探针，在过表达 SSTR 的人 HT-29 结肠癌移植瘤小鼠中获得了满意的靶向成像效果（图 14-2-7）。

五、肿瘤术中成像

（一）术中光学导航成像系统

术中导航系统分很多种类型，包括机臂型、磁场型以及光学型。光学类型的导航系统就是装备了一个近红外照相机，根据三角测量原理并结合指针探针位置信息进行导航，同时，和术中超声成像一样，导航也需要在术前获得解剖结构的信息，从而达到在术中进行实时显示、精确定位的目的（图 14-2-8）。光学导航成像系统由于其精密度高以及操

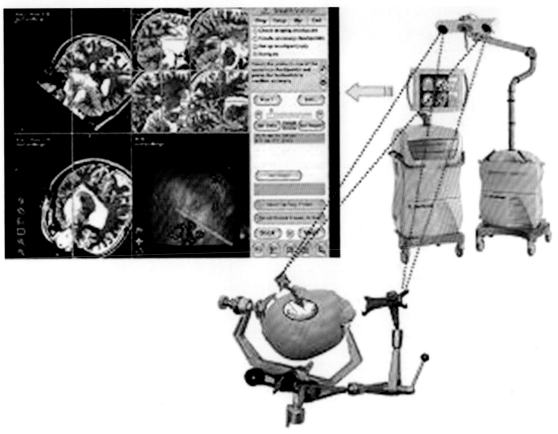

图 14-2-8　光学导航系统应用于神经外科手术图

作简单的特点已经步入临床应用之中。

（二）术中荧光成像

　　体内荧光成像技术是利用一架灵敏的照相机，检测活的整体内部荧光团的荧光发射情况，从而获得清晰的图像。为了克服活组织的光子衰减，通常优先选取近红外区（NIR）的长波发射荧光团，包括广泛应用的小分子菁青染料。NIR 探针的数目最近随着有机、无机和生物荧光纳米颗粒的采用而不断增加。在体内荧光成像领域，成像策略和报道基因技术方面的最新进展包括一些改善探针特异性和亲和性的新技术以及调制和放大高灵敏靶点区域信号的新方法。其他方面的进展还包括旨在获得高分辨率、多峰形性和基于荧光寿命的体内荧光成像技术等。

　　1. 近红外光动力诊断技术　肿瘤组织与正常组织之间清晰的边界是肿瘤手术实时成像的理想状态，尤其是对于判断切除后是否有肿瘤组织残余极为重要，开发针对肿瘤敏感特异的实时术中成像系统对于完全切除肿瘤极为有利，能够减少手术肿瘤的残余，降低肿瘤术后复发的机会。荧光成像技术则能

够更加精确地判断肿瘤病变的边界、浸润范围以及是否有转移病变出现。于是研究者们开发了用于术中荧光成像的近红外光动力诊断技术（intraoperative photodynamic diagnosis，PDD），应用于肿瘤术中成像以及指导手术治疗。

　　为了能够在术中更加精确地确定肿瘤边界以及周围正常组织，在这项术中成像技术中，一种荧光染料底物需要事先通过静脉注射入血管中，荧光染料能够通过血液循环进入肿瘤，也能够通过肿瘤破坏的血—脑脊液屏障渗透于脑肿瘤组织中，从而使术者观察到肿瘤病变内所发出的荧光，区别肿瘤组织及正常组织。因此，外科医生就可以在术中导航系统的导引下，结合荧光成像图对肿瘤病灶进行最大程度的切除。

　　临床应用的荧光染料也有很多，靛青绿（indocyanine green，ICG）是一种近红外荧光染料，已经通过了美国 FDA（Food and Drug Administration）认证，可以用于心脏和循环系统以及肝功能的诊断中。近来许多研究报道基于 ICG 的术中荧光成像用于探查胃癌以及乳腺癌的哨兵淋巴结。

　　对于前哨淋巴结的精确判断有利于不同肿瘤的

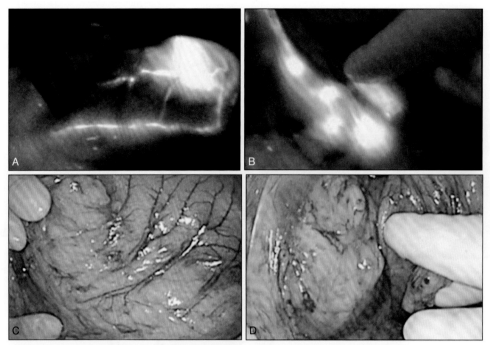

图 14-2-9   ICG 近红外荧光成像
能够清晰地显示由肿瘤病变发出的通向转移淋巴结的淋巴管，并且能够显示出可见光下 ICG 不能够显示
出的病变淋巴结。A 和 B .ICG 近红外荧光成像；C 和 D 为可见光下 ICG 成像。

诊断以及术中是否实行淋巴结清除术的判断。近年来 Kitai 等一项临床前的研究，利用 ICG 成像来介导胃癌手术中对于前哨淋巴结选择性活检。一些研究者还对 ICG 荧光成像和其他的常规成像技术进行了对比研究，充分证实了 ICG 荧光成像技术在术中的应用价值（图 14-2-9）。

Susan L. Troyan 等也将近红外荧光成像系统应用于临床乳腺癌哨兵淋巴结的检测中。在这项研究中，研究者们设计了一个全新的近红外荧光成像系统，并在 9 名乳腺癌患者中进行了初步研究，近红外荧光成像结果同时与 ^{99}Tc 淋巴结成像进行对比，结果表明，全新的近红外荧光成像系统能够在外科手术中提供高敏感度、高分辨率的实时导航成像图，近红外荧光成像系统对于 9 个阳性淋巴结进行了诊断，结果同 ^{99}Tc 成像结果（图 14-2-10）。

还有些研究者在不经意中发现在那些利用 ICG 进行术前检查肝功能的患者中，靛青绿（ICG）会在肝细胞癌（hepatocellular carcinoma，HCC）病灶中存留许多天，并且能够发出很强的荧光信号。于是有研究者研发了一种全新的 ICG 荧光成像技术用于 HCC 的可视化，这一技术简单、安全并且极其有效。在这一项研究中，10 名患者在进行肝手术前 1～8 天（平均 4.8 天）通过静脉注射 ICG（0.5mg/kg），在手术当天，剖腹探查后，先利用术中超声

扫描（intraoperative ultrasonography，IOUS），然后利用已经商品化的近红外成像设备（near infrared camera system，PDE；Hamamatsu Photonics K.K. Hamamatsu，日本）进行术中近红外荧光成像，激发 ICG 波长为 780nm，滤过波长为 820nm。研究发现 10 个主要病灶显示出明亮的荧光信号（图 14-2-11），很容易被 PDE 探测到，而且这 10 个主要病灶经术后病理证实为肝细胞癌。这些病变的直径平均 33.5mm（范围 22～45mm），部分病灶在利用其他术中探查技术没有被探查到，包括 IOUS。而 PDE 却能够很清晰地显示（图 14-2-11）。目前这一技术已经广泛地用于冠状动脉搭桥术、神经外科手术。这种 ICG 近红外荧光成像技术安全、最小限度地实现无创化，而且便携，同时能够实时地进行近红外荧光成像。通过静脉施予 ICG，进行常规肝手术前功能检测，可以获得病变为高信号，背景为低信号的反差明显的荧光图像，从而更有利于术者对于病变进行观察，最大限度地切除病变，并且针对那些应用 IOUS 在术前及术中能够发现的病变，这种技术更有利于术者确定肿瘤蔓延的程度以及新发的结节病变。

其他的一些荧光染料例如荧光素钠（fluorescein sodium）、5- 氨 基 酮 戊 酸（5-aminolevulinic acid，5-ALA）以及基于 5-ALA 的生物化合物 Pp IX 等也

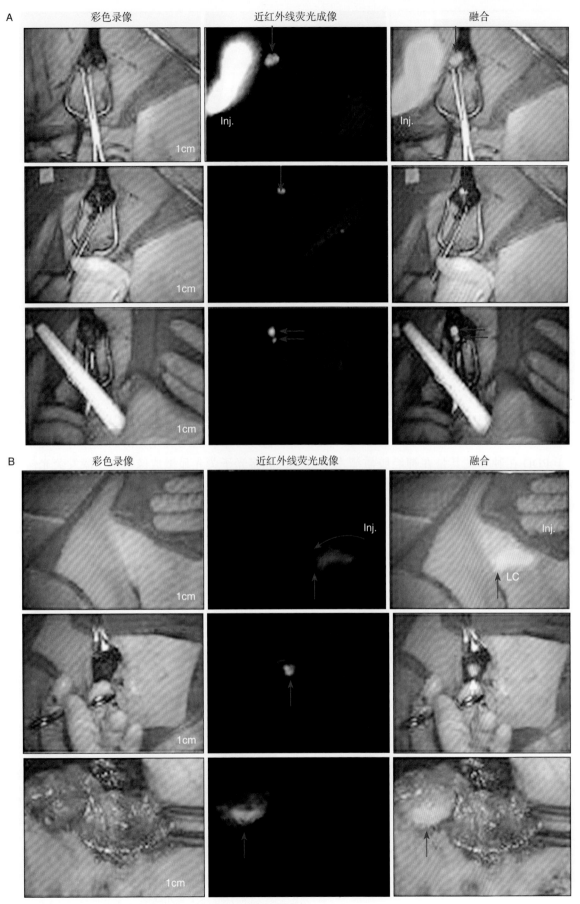

图 14-2-10 女性乳腺癌前哨淋巴结近红外荧光成像图
A.显示 4 个阳性淋巴结；B.单个淋巴结显示。

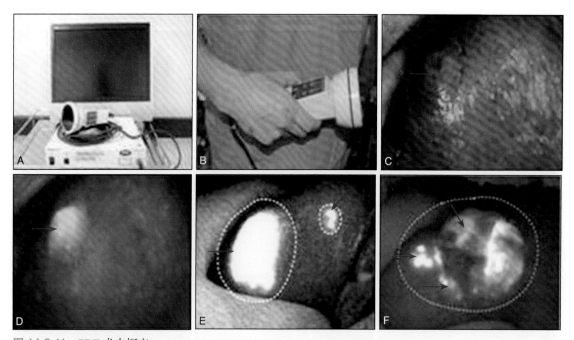

图 14-2-11 PDE 术中探查
A. 近红外荧光成像系统 PDE B. 术中实时监测 C. HCC 病变可见光图像 D. 术中 ICG 荧光成像技术图像，HCC 病变显示明亮的信号（箭头所示）E，F. 近红外荧光成像图像在显示原发病灶的同时显示新发病灶。

广泛地应用于临床术中的荧光成像（图 14-2-12，图 14-2-13）。

由于 PDD 在肿瘤尤其是在神经胶质瘤术中应用的特异性，以及随着荧光染料的不断开发和应用，敏感的光学传感器和探针例如纳米粒子、荧光蛋白、近红外荧光分子等被大大的开发，荧光成像越来越被临床所接受。随着技术的不断发展应用，基于荧光染料标记的抗体能够特异性的靶向肿瘤特异表达的抗原，真正意义上的术中荧光分子成像将有希望不再局限于动物研究，而真正地应用于临床。

2. 荧光寿命成像 因光波在散射介质中传播时波长发生变化，以荧光成像为主的新的成像技术相继发展起来。当激励光子发生非弹性散射时，就会产生荧光、磷光及 raman 散射等。荧光的光谱分布、量子产率、荧光寿命等可以用作产生成像对比度的物理参量。利用荧光光谱的成像有单光子、双光子和多光子荧光显微成像。基于激发荧光信号与自发荧光信号在光谱段的重叠，为了减少自发荧光的干扰，有研究者将时间门和荧光光谱成像结合起来。利用荧光的时间特性或荧光寿命进行成像是荧光成像的另一个方向，是一种功能成像方法，在医学成像中发挥很大作用。

相比于生物组织自体荧光技术，尽管后者能够提供由于病理条件改变或治疗后出现治疗反应在内

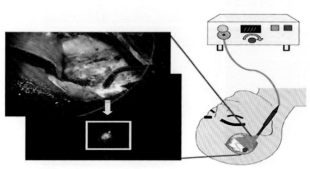

图 14-2-12 荧光介导成像
利用 Pp IX 荧光染料进行的脑胶质瘤切除术 Pp XI 发出紫红色光。

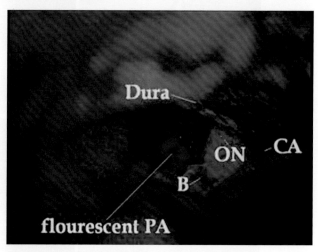

图 14-2-13 术中荧光成像
fluorescent PA 为发出荧光的垂体腺瘤，（ON）为视神经，颈动脉（CA）和大脑（B）图像。

的化学变化，如：内在信号组成、代谢和形态学等变化，并且目前已经被确认为是一种有力的研究工具，具有高特异性和高灵敏度，自体荧光技术的研究成果据报道也已经用于诊断包括口腔癌、子宫颈癌、脑瘤在内的多种癌症。然而，目前的自体荧光诊断技术仍面临很对问题，包括频谱、强度等参数难于分析，以及源自发射光谱、组织内部结构不规则等因素所造成内源性荧光照度不均匀等问题。但是，荧光寿命成像（fluorescence lifetime imaging microscopy，FLIM）与光强度测量不同。

荧光寿命是指分子在单线激发态所平均停留的时间。荧光物质的荧光寿命不仅与自身的结构而且与其所处微环境的极性、黏度等条件有关，因此通过荧光寿命测定可以直接了解所研究体系发生的变化。荧光现象多发生在纳秒级，这正好是分子运动所发生的时间尺度，因此利用荧光技术可以"看"到许多复杂的分子间作用过程。此外，固有荧光衰减提供了一种与众不同的方式——荧光光谱重叠，因此可用于监测细胞代谢产生的波动以及周围环境产生的波动。它对探针局部浓度的依赖性小，从固有特性看，只要有光吸收和散射，它就能"大显身手"，因此，荧光寿命成像技术是一个很有前途的诊断成像模式并且能够利用图像引导介入治疗。

在过去几十年，FLIM 已被广泛用于生物学、生物物理学和生物化学研究，但很少出现在体外以及组织活体检查，目前涉及 FLIM 成像在人体应用仅见于以内镜为载体的疾病诊断技术中，例如支气管镜。但是，随着研究的不断深入，近来，有些学者通过发展三维荧光寿命扫描成像以及用 NIR 肽探针对肿瘤异种移植进行成像的途径，开始研究在活的小动物中利用整体 FLIM 的问题。Yinghua Sun 等研究组将这一技术应用于口腔癌的诊断之中。该实验小组设计了一个结构紧凑的临床兼容型荧光寿命成像显微镜系统，拟将该系统用于疾病诊断和手术过程中在体内验证，并利用仓鼠口腔癌模型进行了实验研究，如图 14-2-14 所示。结果表明，这种便携式 FLIM 技术具备能够在体诊断口腔癌的能力，能够区分恶性组织以及正常黏膜组织，同时参考强度信息和寿命信息使 FLIM 成为一种有效的方法定性生物系统内的特性内源性荧光团。可用于外科手术中对肿瘤病变进行光学、成像以及肿瘤的无创筛查。

3. 光学相干断层成像　据最近的研究，光学相干断层扫描（OCT）被作为一个高分辨率成像技术用于乳腺肿瘤术中成像，其获得的实时显微图像可达 2mm 的深度。在一个基于 20 例临床分析研究结果中，研究者根据 OCT 图像对乳房肿瘤进行切除，并与相应的组织学结果进行对比分析，结果显示，OCT 确定 11 例阳性病变，9 例阴性病变；基于病理结果证明为 9 例阳性病变，9 例阴性病变，2 例假阳性病变，无假阴性病变出现。因此 OCT 的敏感性为 100%，特异性为 82%。本研究证明，OCT 能够用于乳腺癌术中成像，并且具备实时，高分辨率的优势，能够精确地评价乳腺癌病变的边界。通过提供表皮下 1~2mm 深度微米刻度的分辨率、OCT 为术者提供实时的视觉补偿信息，提高了阳性病变的切除率，降低了肿瘤残留机会，为保乳手术提供依据。图 14-2-15 和图 14-2-16 为 OCT 图像和 HE 染色切片对比图。

（申宝忠　卜丽红）

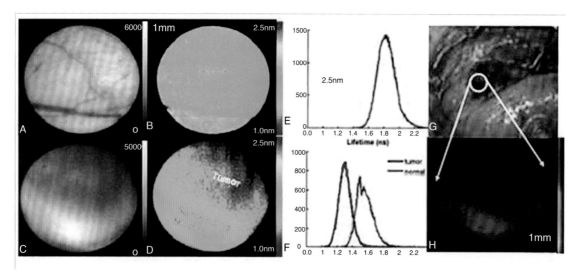

图 14-2-14　仓鼠脸颊内活体荧光图像

正常颊囊黏膜：（A）强度成像图（B）寿命成像图，（E）寿命直方图。癌原位与周围组织的：（C）强度的形象，（D）（F）寿命成像图，其直方图（G）可见光下彩色图（H）强度加权成像图。两个直方图地区是指荧光选择区域以及荧光强度，每个区域覆盖面积约为肿瘤和正常黏膜为中央区的 60%～80%。

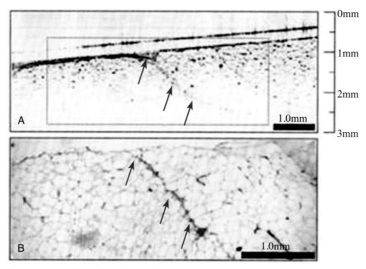

图 14-2-15　阴性病变边界的确定

OCT 图（A）和 HE 染色病理切片图（B）术中实时 OCT 成像获得图像很好地对应手术石蜡包埋组织学切片。箭头所指为乳腺内微脉管系统。

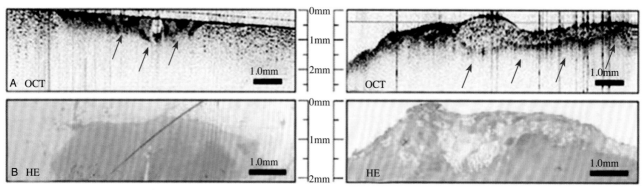

图 14-2-16　OCT 图像

显示阳性肿瘤边界（A，C）；HE 染色病理切片图（B，D）箭头所指为肿瘤病变。

重点推荐文献

[1] Niemeyer CM. Nanoparticles, proteins, and nucleic acids: biotechnology meets materials science[J]. Angew Chem Int Ed, 2001, 40: 4128-4158.
[2] Brus LE. Quantum crystallites and nonlinear optics[J]. Appl Phys A, 1991, 53: 465-474.
[3] Halperin W P. Quantum size effects in metal particles[J]. Rev of Modern Phys, 1986, 58: 532.

主要参考文献

[1] Wang Y. Nonlinear optical properties of nanometer sized semiconductor clusters[J]. Acc Chem Res, 1991, 24: 133-139.
[2] Wang Y. Local field effect in small semiconductor clusters and particles[J]. J Phys Chem, 1991, 95: 1119-1124.
[3] Bawendi MG, Steigerwald ML, Brus LE. The quantum mechanics of larger semiconductor clusters ("quantum dots")[J]. Annu Rev Phys Chem, 1990, 41: 477-496.

15 分子影像在新药研究中的应用

第1节 概 述

随着科学技术的不断进步，许多疑难杂症已经被人类彻底征服，但新的疾病也不断涌现，再加上机体对某些药物的抗药性等因素，对新药物的研发是严肃而紧迫的课题。新药物不仅要满足疾病预防、诊断和治疗的目的，还应该在靶点选择性、效应强度或者安全性、有效性等方面优于目前的药物，同时还应具有更好的药代动力学特征，给药更为方便，副作用更小。

药物研发具有周期长、风险大、资本投入高的特点。有关文献指出，在美国，药物研发的平均周期为14.2年，进行临床前试验的10 000种化合物中只有5种能进入到后续的临床试验，而最终只有1种能够通过FDA认证并获得上市批准。近年来虽然在不断地加大投资，但新药研制的速率并没有明显提高。据统计表明，仅从1991~2001年的10年间，单种药物研制成本的投入增长了约2.5倍，从3.18亿美元增长到8.02亿美元，按照这样的增长率估算，到2013年单种新药的研制将投入19亿美元的成本。即便如此，全球每年仍只有2~3种的新药问世。同时，新药一旦研发成功将获得颇为丰厚的收益，但如果失败了，将前功尽弃，血本无归。

目前我国的制药主要以仿制和外包为主，大部分技术创新和专利来源于美国等发达国家，每年都有大量的经费用于进口价格昂贵的医药产品。但在全球制药行业中，随着中国药品研发技术的日益提高，中国正成为世界药业研发最重要的外包市场之一。近年来，跨国企业为了降低研发成本，向低成本市场转移研发环节。这被称为新药研发外包（contract research organization，CRO），即包括新药产品开发、临床前试验及临床试验、数据管理、新药申请等技术服务，几乎涵盖了新药研发的整个过程。

然而业内人士分析认为，虽然中国研发外包高歌猛进会给中国药企的发展带来很高的经济效益，但是长期来看，这对国内的新药研发局面却并不乐观。国家发改委发布的《2006年生物产业发展情况及2007年政策建议》显示，国内新药研发缓慢，并提到：发达国家跨国制药企业在强化知识产权保护的同时，向我国转移研发环节的步伐明显加快；外资通过合作、收购、兼并等合法的资本运作手段，攫取我国即将成熟的科研成果。总的来说，中国在药物研发中面临的关键问题是：能否在研发外包的过程中积累真正的自主创新能力。这就需要从新药研发的技术手段着手，推陈出新，切实地探索出一套符合中国国情的新药研发方法。

目前，在药物研发的过程中，寻找合适的目标标记物，借以观测药物在体内的作用并作为临床终点的替代品至关重要。如何通过基因表达或新陈代谢的改变等结果确定标记物的安全和药效是一个需要深入探讨和研究的课题。传统的组织切片或者体液抽样，只能获得特定时间和位置点的抽样信息，而且对于肿瘤等各向异性组织极易出错；相比之下，通过成像的方法，不仅可以快速准确地获得信息，而且可以实现活体检测，具有较高的空间和时间分辨率。一般的解剖成像如X线、CT主要检测形态学改变；超声可反映物理参数在不同组织界面的变化或者血流情况，但无法获得物理形态改变前的分子异常。

近些年出现的分子影像学则是利用特异性的分

子探针，观测特定细胞、基因和分子的表达过程，追踪靶目标，从分子病理水平评估疾病发展。尤其在药物开发方面，分子影像学可以在体外直接定量测定所标记的药物或化合物在活体内的分布，从细胞、分子的层面观测生理或病理变化，具有无创伤、实时、活体、高特异性、高灵敏度以及高分辨率等优点，有利于候选药物的早期筛选，及时中止不必要的实验过程，有效地降低开发成本，缩短开发周期、提高开发效率，从而为药物研发的模式带来革命性变革。

第 2 节　新药研发的不同过程与分子成像

具体而言，药物的研发主要包括靶物表达确认、先导化合物（lead compound）筛选、临床前实验、临床实验、FDA 批准 5 个阶段。分子影像学可在其中多个阶段发挥重要作用。由于动物实验比离体细胞更接近真实情况，且人类基因组的破译及转基因动物的培育成功可以为多种疾病和病理过程提供模型基础，所以目前的临床前药物试验一般是在活体小动物身上进行的。本节将围绕几个药物研发的关键阶段，重点对分子成像在其中的应用作介绍（表 15-2-1）。

在药物的研究过程中，我们必须解决以下几个问题 ①监测药物的生物分布；②监测药物与靶点的结合情况即特异性；③研究药物在活体内的药效学，观察药物是否能达到特定的生物效果；④监测药物在实验动物体内的药代动力学，判断药物的代谢速率是否合适。只有这些问题在动物模型上得到满意的解决，药物才有可能进入临床研究。

表 15-2-1　药物研发的不同阶段及研究内容

药物研发过程	靶点表达确认	先导化合物筛选	临床前研究	临床研究			FDA
				I 期	II 期	III 期	
所需时间（年）	3.8			8.6			1.8
实验人群	细胞生化分析		动物试验	20～80 例健康志愿者	100～300 例病患志愿者	1000～3000 例病患志愿者	
实验目的	验证靶点是否识别特异的靶点起作用	从候选药物中筛选先导化合物成分并进行优化	评定药物安全性和生物活性	确定药物安全性和剂量	评估药物有效性，寻找副作用	验证药物有效性，检测长期使用的不良反应	过程审核/批准
成功率	10 000 种药物化合物			5 种进入临床试验			批准 1 种

目前关于生物药物的分布或基因的活体药物动力学的研究主要依靠对大量的、离体的实验结果的分析，例如先通过活检或尸检取得标本，然后再通过 PCR、原位杂交、免疫组织化学等方法进行分析。这些方法既无法从分子水平真实地、完整地反映新药在疾病治疗过程中的作用，又需要在不同的时间点处死实验动物来测定血药浓度，费时耗财。因此，迫切需要一种方法能活体监测药物作用靶点和感兴趣药物在体内转运的情况及其亲合力、药物毒副作用、给药途径、药物剂量学和药物疗效等。分子影像学，尤其是小动物 PET 能够很好地解决这些问题，加快药物先导化合物的进程；提供定量动力学、体内药代动力学和药效学数据；监测药物治疗效果，加速药物的开发和研究进程。药效的体内测定是传统药效检测的一个瓶颈，分子成像的应用有助于新药品开发中的药物动力学和动态学分析，促进药品的早期开发，即在表型变化发生之前对早期、客观的标记物进行研究。因为利用该技术可以跟踪药物对患者体内细胞产生的直接作用，从而使得研究人员在几天之内而不是几个月就能知道某种药物是否有效。

早在 1999 年，哈佛大学的 Weissleder 等就提出了分子影像学的概念，它以体内特定分子作为成像对比度，在真实、完整的人或动物体内，通过图像直接显示细胞或分子水平的生理和病理过程，架起了分子生物学与临床医学的桥梁。

分子影像学的优势主要体现在以下几点：第一，将基因表达、生物信号传递等复杂的过程变成直观的图像，使人们能更好地在分子水平上了解疾病的发生机制及特征；第二，能够发现疾病早期的分子变异及病理改变过程；第三，可在活体上连续观察药物或基因治疗的机制和效果，快速准确无损地获得人体分子的三维图像。

分子成像技术主要有3大类：①放射性核素成像，如正电子发射型计算机断层成像（positron emission computed tomography，PET）；②磁共振成像，如MRI；③光学成像，如自发荧光断层成像、激光荧光分子断层成像。在药物开发和药理学研究中，放射性核素成像通过正电子放射性核素（^{18}F，^{11}C，^{15}O）标记药物，观察药物在活体中的分布和代谢，或测量生理性刺激及病理学过程中药物分布与代谢的变化，从而为药物剂量、作用部位及可能发生的毒副作用等作出前瞻性判断。还可以观察药物之间或者药物与营养物质、受体及酶之间的相互作用；磁共振成像可以进行多参数成像，同时获得结构和功能信息，其应用主要体现在基因表达与基因治疗的评估、定量测定肿瘤血管生成、脑组织和神经系统疾病以及活体细胞、分子水平的功能性改变等方面；光学成像技术主要通过生物发光或激发荧光，观测活体内肿瘤的生长转移和特定基因的表达等生物学过程，对微小病灶的检测灵敏度较高，并且没有放射性，可以记录同一实验对象在不同时间点的数据，尤其可以对荧光蛋白和荧光素酶双重标记的药物进行体外检测。

近年来，专门用于小动物的成像装置陆续出现，大大促进了新药的开发、应用进程。这些小动物成像设备是在传统的影像学设备基础上发展起来的，除具备传统影像设备的优点外，尚具有以下主要的特点和优点：

①体积小，结构紧凑，超高空间分辨率，可对小动物进行更加精确的分子成像；②价格较低，需要安装场地的面积较小，研究单位能够承受。此外，小动物成像已经成功用于动物基因治疗和基因表达监测的研究。转基因动物价格昂贵，而小动物成像可对同一只转基因动物反复进行分子成像研究，大

大节约了实验动物的数量和费用。小动物分子成像为动物实验和临床研究提供了桥梁，因为动物成像实验结果可外推到人体。利用小动物分子成像，可以直接获取药物在各个组织内定量的动态的"药动学"和"药效学"参数，从分子水平得到靶器官的功能信息，这是传统成像技术所不具备的。它用于新药的研究与开发，可大大缩短新药开发的周期（一般6～10年），从而推动新药研制的步伐。

一、靶点表达物的确认

靶点表达物的确认是要验证靶物是否到达并识别了特异性靶点，是否正常发挥了调控病变的作用，靶物可以是单个基因、蛋白质或者其他分子，多数是以细胞为基础的体外生化分析。分子成像技术是理想的药物靶点表达物筛选技术平台。在这方面，分子影像学提供了强有力的工具。它不仅可以借助探针药物研究药物作用的靶器官、靶部位，而且可以深入到与药物发生作用的受体、蛋白、生物因子、基因等分子层面的直接成像。借助标记药物能在靶部位聚集的特征，对药物作用靶点进行定位，深入药物的生物靶向性研究，指导先导化合物的修饰和改造。另外，通过对已知受体或离子通道与药物特异性结合的情况进行构效的研究，可将分子成像探针用于靶点特异性结合药物的筛选。同时，借助计算机辅助药物设计的新方法，将可以大大增加药物筛选的准确性和特异性。

例如：利用分子影像学中的受体成像技术，可预先对药物作用靶点上的受体进行定量示踪，实现对单一受体进行大量的化合物筛选，大大加快了筛选药物先导化合物的进程；还可通过研究药物对疾病相关基因表达的影响，利用基因成像来筛选药物；利用凋亡成像，了解某些疾病的病理过程，在此基础上开发出促进或抑制凋亡的药物等。还可以借助前面介绍的分子成像技术及相应的分子探针（如^{11}C/^{18}F标记的PET对比剂、荧光蛋白、磁性颗粒等），不仅可以判断靶物在生物组织中是否存在，而且可以定量观测它们在空间和时间中的分布。

报告基因技术也是了解基因表达和调控的有力工具。它通过把转录控制元件剪接到报告基因，可以直观地"报道"细胞内与基因表达有关的信号级联，具有敏感性高、方便可靠且适用于大规模检测等优点，在放射性核素、磁共振和光学成像中都有

应用；此外，还可以通过同一报告基因与不同目标基因的结合，同时观测多种药物成分。由于报告基因的活性可以在培养的活细胞中保持几个星期甚至更长的时间，因此可以对药物的副作用及耐药性进行长期观察。但需要注意的是，如果报告基因与靶基因的相关表达链发生断裂，也可能导致错误的结果。作为目前药物研发中应用最广的技术之一，PET 可以观测细胞内葡萄糖、氨基酸和脂肪等物质的代谢过程，获得药物吸收、分布、转运、排泄等多方面的信息，具有定量性好、灵敏度高、示踪方便等优点。在肿瘤血管增生中，为了验证药物对血管内皮生长因子受体（vascular endothelial growth factor receptor，VEGFR）的抑制作用，导入成像探针 ^{64}Cu-VEGF，使其直接与 VEGFR 结合，通过 PET 成像技术，可以定量观测到 VEGFR 的存在。

由于靶物确认阶段需要较高的检测灵敏度，再加上 MRI 信号强度与标记物浓度呈非线性关系，对物理参数的绝对定量也存在困难，因此 MRI 技术在这一阶段应用相对较少。

光学技术在靶物确认阶段的应用由来已久，尤其在传统的组织切片和细胞样品分析中。近年来，随着荧光蛋白标记物的出现，荧光共聚焦扫描显微镜凭借高分辨率、快速光切片等优点，获得了科学家和医务工作者的青睐。通过绿色荧光蛋白（green fluorescent protein，GFP）选择性标记 GTP bound Ras 或者 Rapl，科学家们获得了内皮生长因子 EGF 激励下两种 GTP 酶 RAS 和 RAP 的实时位置信息。荧光共振能量转移（fluorescence resonance energy translation，FRET）和荧光寿命成像（fluorescence lifetime imaging，FLIM）是近几年出现的新技术，与双光子激发系统相结合，可以检测活细胞中药物和 DNA 的相互作用，如 Lang 等发现了低密度脂蛋白受体相关蛋白（LRP）是 BACE 1 酶的一种新型底物；流式细胞仪是另一项广泛用于靶物确认的成像技术，可以在 1 秒内获得 10 万个细胞的多参数信息，已经被成功地应用于肿瘤细胞表面受体的确认中。应用近红外染料 Cy5.5 标记的抗体片段与 ED-B 纤维连接蛋白具有高度的亲和性，可以检测血管增生的发生。

二、药物先导化合物的筛选

一旦药物靶点确定，接下来的工作就要进行药

物先导化合物的筛选。其中高通量选通技术（high throughput screening，HTS）自 20 世纪 80 年代出现以后，就成为药物早期开发中不可缺少的重要手段。HTS 技术以分子和细胞水平的实验方法为基础，以微板为载体，通过建立分子或细胞的药物模型，直接观察药物对受体、酶或者离子通道等的影响，获知药物对细胞生长增殖的综合作用。通过快速灵敏的检测仪器采集实验结果数据，并用计算机对实验数据进行分析处理，同一时间可以对数以千万的样品进行检测；但是，由于高通量筛选所采用的主要是分子、细胞水平的体外实验模型，不能充分反映药物的全面药理作用，而且也与在体结果有差异，因此需要通过成像技术，尤其是分子成像技术在这方面进行优势互补。

分子成像可以在基于细胞或者实验动物的样本上进行，尤其是光学分子成像，因其较高的灵敏度、高输出通量和低成本等特点，已经被用于反转录因子 p53 和缺氧诱导因子（HIF）的筛选中。Kung 等通过生物自发光成像，发现了一种 p300 的抑制因子，可以在体外培养基和体内移植瘤的环境下，减弱缺氧诱导因子的转录，具有活体内抗肿瘤的效果。

蛋白质分离技术，是在探针的氨基和羧基片段上分别连接两种蛋白质，通过它们的相互作用产生成像信号。Paulmurugan 等利用 Renilla 分离片段和荧光素酶探针，观测不同配体和受体之间的相互作用，由于信号通过酶反应得到了放大，可以很方便地从培养基阶段移植到小动物试验。类似的技术见于激发荧光共振能量转移（FRET）和自发荧光共振能量转移（bioluminescence resonance energy translation，BRET）。在 FRET 中，供体和受体都是荧光分子；而在 BRET 中，生物发光分子作为供体，荧光分子作为受体。由于 FRET 和 BRET 的信号均取决于供体、受体之间的距离，因此可以实时准确地反映两者之间的作用。与 FRET 相比，BRET 不需外部光源激励，具有较高的灵敏度和较低的背景噪声。

三、临床前实验

临床前实验的目的是为了检验药物成分的安全性，观察药物在体内的药理、毒理作用及药效学、动物药代动力学等方面的特性。由于意义重大，需通过大量的在体实验并经过长时期观测来验证。

分子成像技术在这一阶段的优势无可替代。分子成像技术在这方面的应用有两种方法——直接法和间接法。

1. 直接法　用影像学对比剂（多为正电子发射体）直接标记药物，观察活体中的药物分布和代谢或测量生理性刺激及病理学过程中药物分布与代谢的变化，从而对药物试用剂量、作用部位、可能发生的毒副作用等作出前瞻性判断。若用的是不同位置标记的药物，还可以判断其代谢反应的类型以及是何种代谢产物，观察药物与其他药物、营养物质、受体、酶等物质的相互作用。

2. 间接法　若某药物标记困难、无合适对比剂或费用太昂贵，则可引入合适的分子成像探针，观察药物对分子探针的影响，间接推断药物的作用。通过计算出分子探针的作用参数，可对活体组织中的生理生化过程作出定量的分析，如血流量、pH、能量代谢、蛋白质合成、脂肪酸代谢、神经递质合成速度、受体密度及其与配体结合的选择性和动力学等。在药理学研究中则可以测试药物对上述生理生化过程的影响。

在研究内容方面，应用分子成像技术可以在开发药物的药理学、毒理学、药效学及药代动力学方面发挥作用。

（1）药理学：药物的药理学作用研究主要包括：药物与酶、受体的相互作用；药物对组织小区能量代谢的影响；药物对区域血流速度的影响等内容。

分子成像的受体成像、酶成像等方法，应用影像学对比剂标记药物，可动态、直观地研究药物与酶、受体的相互作用情况，利用功能影像学的灌注等方法还可监测药物对区域血流速度的影响。

（2）药效评价：由于分子成像能以非侵入性的方式追踪和定量细胞代谢、细胞分裂增生、血流的动态分布、受体的表达与分布、神经传导物质的转运体功能以及某些特定疾病的病理变化，直接在活体实验动物或动物模型上对药物分子进行动态、连续、重复地观察，所以是真正的活体评价。分子成像使进一步微观评价药效、在治疗过程中检测药物效果、为临床提供最佳的治疗方案和筛选最有效治疗药物成为可能。目前，该药效评价方面的研究主要集中在肿瘤诊断与治疗中。例如在肿瘤病例中，可通过监测特异性更强的癌前病变分子的异常及细胞生长动力学、血管生长因子、肿瘤细胞标记物、基因等的改变来对肿瘤的部位和侵袭、转移等指标进行评价，这种成像手段可在肿瘤的表型产生之前进行靶向药物药效的评估。

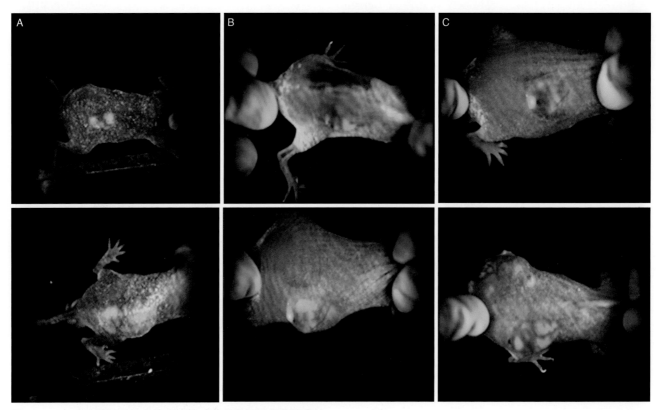

图 15-2-1　GFP 裸鼠移植瘤模型活体动态观察抗肿瘤药物疗效

例如利用 GFP 裸鼠移植瘤模型可动态监测基因治疗抗肿瘤疗效。从图 15-2-1 可以看出，治疗组（上）肿瘤细胞转基因治疗后，肿瘤细胞生长缓慢，表现为荧光团块体积增长小；而对照组肿瘤生长迅速，表现为荧光团体积不断增大，由此证实基因治疗疗效确切。

（3）药物代谢动力学：药物代谢动力学主要研究药物在机体内的组织分布、是否穿越血 - 脑脊液屏障、是否有器官特异性，计算药物代谢的速率、血药浓度及血浆与组织中药物含量比值等。

分子成像的代谢成像（主要是 PET 代谢成像）是利用病变或其他靶组织或细胞所特有的代谢特点，通过放射性核素标记的代谢先导化合物对其进行定位。因此，用小剂量标记的治疗药物可以研究药物的释放、药物在体内的吸收代谢途径和对代谢产物作用位点进行跟踪和定位。例如，将放射性核素标记的药物注射入生物体内，利用 PET 和 SPECT 分子成像技术对该药物的分布进行探测，测定药物在生物体内的分布、药物定位和与受体结合率等，实时监测药物在体内代谢的全过程。

另外，通过分子成像还可以研究药物可能产生的组织损伤情况，即实现对药物毒理学的研究。

从分子影像学技术应用的角度上讲，在药物开发的临床前研究中，PET、MRI 及光学成像进行小动物活体成像已得到广泛应用。

PET 用于小型啮齿类动物、犬类以及哺乳类动物实验中，例如日本的科研人员将 PET 用于猴，观测标记有 F18 的新型治疗痴呆药物 FK960，有效地证实了 FK960 可以穿过血—脑脊液屏障到达大脑的特定部位，为制订适合的临床剂量提供了有力参考。

磁共振成像无损伤，不需使用对比剂，能得到多方向（横断、冠状、矢状面等）和多参数的结构和功能信息，在中枢神经系统疾病如卒中、多发性硬化以及心血管疾病等方面都有应用。2000 年，Sipkins 等通过 MRI 观测患自身免疫性脑炎的活体小鼠大脑中白细胞黏附分子的表达，并证实了抗体共轭结合的顺磁性质粒（ALPLs）可以作为血管内皮疾病的成像剂。Chen 等科学家对多巴胺转运体拮抗剂注入后的动物脑部 MRI 图像进行分析，发现相关区域有显著的信号增强，与 ^{11}C-PET 显示的结果具有良好的相关性。

在光学方面，通过荧光素酶或 GFP/RFP 标记的肿瘤细胞，在小鼠的皮下接种，造成皮下肿瘤模

型，给予特定的药物后，观察肿瘤细胞的生长和变化，可以观察到 100 个左右的细胞。Ventura 等利用荧光分子断层成像技术（fluorescence molecular tomography，FMT），通过细胞和在体动物成像，研究 p53 对软组织肉瘤的抑制机制。Montet 等同样利用 FMT 观测抗新生血管药物作用前后小鼠体内肿瘤血管体积的变化。

四、临床实验

由于药物的反应存在种属差异性，一些动物实验中安全有效的药物，对人体可能药效不好或者不能耐受，只有正确而成功的临床实验才能及时有效地发现真正造福于人类的好药。由于 PET（或 PET/CT）分子成像、磁共振功能成像及超声分子成像在靶向治疗中的应用已经成功地进入临床，使得分子成像在临床药理学研究中的应用成为可能。临床药理学主要是监测药物治疗的全过程，提供机体的动态信息，并对比治疗前后疾病的状况，研究药物摄取的组织特异性与药物活性间的关系等。例如，利用分子成像研究肿瘤治疗前后的大小、代谢等情况的变化，可实时、连续地监测疗效，对于临床药物疗效的判定具有重大的意义。

在代谢动力学研究中，PET 可以有两种应用：一种是用放射性核素直接标记药物；另一种是特定位点的占位性观测，即放射性核素标记的 PET 示踪剂与候选药物竞争性地与靶目标结合，从而确定药物与病灶的特异性。PET 应用于临床 I 阶段可以有效地排除 40% 的不合格药物，在后期则可以为给药方案提供参考。例如，通过 2 小时的 PET 观测，科研人员观察到了 ^{18}F 标记的氟康唑（fluconazole）在人体心肝脾肺等不同器官的浓度，得出结论：400 mg/d 的药量对于尿道炎、肝脾念珠菌病的治疗远远不够，尤其对于免疫力较差的患者需要加大服药频率或单次剂量。MRI 成像可以选择不同的参数成像，获得丰富的信息。通过 MRI 发现 p53 的恢复可以引发活体肿瘤的衰退。研究人员观测到人体的正常和病变肝组织对去唾液酸糖蛋白受体介导的超磁性对比剂具有特异性吸收现象。近年来，MRI 在心血管疾病、动脉硬化以及心脏干细胞治疗等方面也有相关的研究报道。

在光学成像方面，有学者在 2004 年依据 Sindbis 病毒对癌细胞表面超量表达的 LAMR 予以

识别的机制，以荧光素酶基因分别标记病毒和癌细胞，观察了标记的病毒在体内对癌细胞的靶向识别和特异性杀伤；另有研究者则是通过生物自发光成像以及蛋白质互补技术研究 HIF-1 alpha 和 pVHL 的羟基化作用，对于阐明抗肿瘤增生药物的机制具有重要意义。

此外，将不同的成像模式相结合，例如 PET-CT 或 PET-MRI，在结构、功能以及分子水平上同时获取活体中生物分子在形态学、生理学以及新陈代谢方面的信息。有人利用 PET 和自发荧光双标记的探针。对一种以前列腺癌为靶向的人类 T 淋巴细胞修饰体进行了研究。

在药物研发中究竟选择哪种成像模式取决于研究的具体问题，各种方法在技术上是互补的。PET 的突出优点是可以对分子靶向药物进行评估，最早在对比剂注入 24 小时后就可观测到发生的生理变化，而且 ^{18}F-FDG PET 的某些指数与疾病的治愈率存在正相关，可以判断放射治疗的适宜人群。但是 PET 也有缺点，例如常见的对比剂 FDG 不仅会在肿瘤部位富集，还会在非肿瘤细胞集聚，这将对正常信号造成干扰；另外，PET 的空间分辨率不够高、时间分辨率受放射性核素半衰期的限制，需要回旋加速器产生质子，设备的使用和维护均较贵；与此相比，MRI 成像具有较高的空间分辨率和软组织对比度，并且其本身的多参数性质允许非侵入性地获得包括组织结构、器官功能、代谢甚至特定靶点细胞的信息，这对于疾病的早期诊断和药物治疗都有很大的意义。但由于磁性颗粒相对较大，在有些情形下难以穿过血 - 脑脊液屏障；MR 波谱法在灵敏度方面也显得有些不足。光学分子成像灵敏度较好，但解剖定位不精准，穿透力有限。在靶物确认和药物先导化合物筛选阶段，荧光显微镜及相关技术应用广泛；在临床前的小动物实验阶段，一些宏观或断层成像方式如生物自发光反射成像和荧光分子断层成像则显示出越来越大的优势。

分子成像的优势在于可实时地观测活体细胞或分子的活性，它的发展很大程度上依赖于分子探针的研制，而药物的研发是一项融合了多项技术的浩大工程，目前仍有不少难题有待突破，要求科研机构、制药公司以及相关政府机关通力合作。当然，我们也看到，随着科学技术的飞速发展，放射性核素、光学、磁共振等成像模式都在向着便于操作、数据快速获取和实时分析等方向发展，这些都将加速分子成像向临床药物研发的应用。可以预见，随着细胞分子生物学以及图像处理技术的发展，再加上转基因动物、新型分子药物探针的出现，分子成像必将在新药开发、药效及药代动力学研究以及临床评估等方面发挥更大更广泛的作用。

总之，我国药学科学的发展正处在由仿制向创新战略转移的重要历史时期，药学研究的重心随之转移到以加强新药研究与开发为中心的轨道上。开发研制新药将是今后相当一个时期内我国药学科学研究的主攻方向，是一项重要而艰巨的任务。目前我国药学事业所面临的严峻形势和任务的艰巨性要求新药研究与开发工作首先要着重加强药物的筛选，加强追踪可供开发的有效候补物质的开源性基础研究工作。随着分子影像学的迅速发展，分子成像在新药研究中的应用也必将日益广泛。

第 3 节　放射性核素分子成像

放射性核素分子成像的发展主要依赖于现代分子生物学技术、示踪技术和放射性核素检测仪器的发展与进步。近年来，放射性核素分子成像技术在药物研究方面已取得了很大发展。如放射性核素示踪技术在基因工程药物（主要是多肽蛋白质类药物）药代动力学研究，稳定性放射性核素示踪结合气相色谱 - 质谱（GC-MS）技术在药物代谢、药代动力学研究中得到广泛的应用。广义来说，受体、抗体、多肽、放射性药物等都是放射性核素分子成像的重要研究对象。标记、仪器、计算机、防护、超微量分析、放射自显影、PET 等都是放射性核素分子成像所需要的技术手段和研究创新药物必不可少的工具。

一、基本原理

放射性核素分子成像技术即放射性核素示踪技术，包括放射性核素示踪技术和稳定性放射性核素示踪技术。放射性核素示踪技术是利用放射性核素及其标记化合物作为对比剂，研究对比剂在生物体系或外界环境中运动规律的核技术。以放射性核素为对比剂的示踪技术称为放射性核素示踪技术，以稳定性放射性核素为对比剂的示踪技术称为稳定性放射性核素示踪技术。两者原理相同只是检测方法不同，各有利弊，但放射性核素示踪技术有检测简便和灵敏度高的优点，在放射性核素示踪技术中应用较多。在药物研究中，放射性核素示踪技术主要用于药物浓度和药物代谢动力学研究，也可用于药物药效的评价。放射性核素分子成像技术用于药物研究，最重要的是标记药物的制备，常用的放射性核素为 ^3H、^{14}C、^{35}S、^{11}C 及 ^{18}F 等，常用的稳定性放射性核素为 ^2H、^{13}C 及 ^{15}N 等，所用的标记方法分为放射性核素标记法和非放射性核素标记法。放射性核素标记法主要有放射性核素交换法、化学合成法及生物合成法，该法所获得的标记物分子结构及其化学性质均不发生变化，大多数放射性核素标记药物均采用该法。^3H 和 ^2H 标记化合物常用放射性核素交换法，该法操作简便，但不易获得定位标记；化学合成法是制备定位标记化合物最常用的方法，^{14}C、^{35}S、^{11}C、^{13}C 及 ^{15}N 等常采用该法标记，在药物代谢动力学特别是代谢产物的鉴定研究方面非常重要；生物合成法可以获得化学合成法难以制备的活性标记化合物，但该法不能定位标记。非放射性核素标记法所获得的标记物分子结构发生了变化，但其化学性质一般不会发生明显的变化，^{125}I 标记的多肽蛋白质药物和 ^{18}F 标记的正电子药物常采用该法，该法易获得定位标记。放射性核素示踪技术在药物研究中的应用，常用的放射性核素示踪技术有体内放射性核素标记示踪技术、体外放射分析技术、放射自显影技术及放射性核素成像技术等。近年来，体内放射性核素标记示踪技术和体外放射免疫分析技术已成为研究多肽蛋白质类药物较常用的方法。研究多肽蛋白质类药物药代动力学的方法主要有生物检定法、免疫学方法和放射性核素示踪法。生物检定法因能鉴定母药及其活性代谢物，反映药物生物活性，应为首选方法。但该法不能鉴定全部代谢物，特异性较差，灵敏度不高，数据变异较大，操作较复杂费时，应用受到限制，故需选用其他方法作为补充。免疫学方法主要有酶联免疫吸附分析法（ELISA）和放射免疫分析法（RIA），ELISA 有重复性好、自动化程度高及无放射性损伤等优点，应用相当广泛，但其灵敏度不如 RIA 法，所以 RIA 仍广泛应用于化学药物和多肽蛋白质类药物药代动力学研究。

二、常用技术

（一）体外放射分析技术

体外放射分析技术是指在体外实验条件下，以特异性结合反应为共同的生物学基础，以结合反应动力学规律为共同的方法学基础，并以放射性测量技术为共同的定量手段，对生物活性物质进行超微量分析的总称。它具有灵敏度高、特异性强、精密度高、应用面广、方法简便等优点，是放射性核素分子成像中重要技术之一。应用于药物研究的体外放射分析技术主要有 RIA 与免疫放射分析法（IRMA）及放射受体分析法（RRA）与受体放射分析法（RBA）。RIA 和 IRMA 是以抗原与抗体间的免疫反应为基础的分析技术。其中以 RIA 最为常用，是一种迅速、灵敏、经济和适于批量处理的方法，是研究药物特别是多肽蛋白质类药物药代动力学的重要方法，尤其适用于人体药代动力学研究。RIA 用于化学药物药代动力学研究时，对比剂必须制成标记人工免疫原，即标记药物以共价键形式和载体蛋白质结合形成人工免疫原。RIA 已广泛用于药物血药浓度和药代动力学参数的测定，例如用 ^{125}I 地高辛放射免疫试剂盒可方便地测定地高辛在正常人体内药代动力学参数；用 ^3H 标记山梨糖化多肽建立的 RIA 法可以进行药代动力学和体内分布研究。近来，Kurosaki 等采用 ^{125}I 标记重组人类似胰岛素生长因子建立了 RIA 法进行药代动力学研究，取得了较好结果。RIA 的主要缺点是：存在放射生物效应；不能同时测定原型药物和代谢产物；易受内源性物质的干扰；对于多肽蛋白质药物，尚不能准确分析多肽蛋白质的结构，不能区别蛋白质的活性形式与无活性形式，蛋白质部分降解后也有可能使蛋白质与抗体相互作用发生变化甚至使之消失。RRA 和 RBA 是以配体与受体间结合反应为基础的分析技术。RBA 主要用于检测受体本身的最大可结合容量、解离常数值及激动剂与拮抗剂对结合反应的影响；RRA 主要用于受体抗体的检测及激动剂和拮抗剂对受体功能的影响，已很少用于配体本身的检测。在药物研究中以 RBA 应用较多，主要用于阐明药物作用机制、设计筛选新药、测定血药浓度及指导临床合理用药，是研究新药和寻找天然或合成新药的最重要手段之一，已成为体外筛选活性药物特别是神经、精神性活性药物的一种重要工具。RBA 的主要缺点是受体标本结构易发生变化；标记配体中的放射性核素脱落和衰变易造成配体结构改变；灵敏度不如放射免疫分析法。

（二）体内放射性核素标记示踪技术

体内放射性核素标记示踪技术是指在整体条件下进行体内示踪实验，追踪药物在体内的转运过程的动态规律，已广泛应用于化学合成药物与天然药物（中草药有效成分）的药代动力学及药效学研究，如用氚气曝射法制成标记红古豆醇，可以用来研究红古豆醇在小鼠体内血药浓度动力学、组织分布及排泄等。特别引人注目的是其近年来体内放射性核素标记示踪技术在多肽蛋白质药物药代动力学研究方面的应用，它是通过在目标多肽蛋白质药物上标记放射性核素，从而鉴别目标蛋白质和内源性多肽蛋白质，进行药代动力学研究，但它必须结合色谱或电泳等法才能识别原型与降解代谢物。本法灵敏度高，是研究药物特别是活性多肽蛋白质药物临床前药代动力学的主要手段之一，可获得血药浓度变化动力学、分布、代谢和排泄等的全面资料.但不能进行人体药代动力学研究。体内放射性核素标记示踪技术应用于多肽蛋白质药物研究，通常有两种方法。一种是内标法，即将含有 ^3H、^{14}C 或 ^{35}S 等的氨基酸Ⅲ，加入生产细胞或合成体系标记在目标蛋白质上，包括生物合成法和半合成法，该法相对复杂限制了其应用。另一种是外标法，常用化学法将 ^{125}I 连接于多肽蛋白质分子上。该法常用的标记方法有氯胺 T 法和 Iodogen 法，后一方法由于操作简单、标记率高、反应温和、对多肽蛋白质生物活性和免疫原性影响较小，是较为理想的方法。比活度、放射化学纯度及生物活性是衡量标记是否成功的 3 个主要因素。高纯度的标记蛋白质是研究药代动力学的前提，放化纯度必须高于 95%，常用的测定方法有电泳法、柱色谱法、三氯醋酸（TCA）法和高效液相色谱法（HPLC）等。^{125}I 标记多肽蛋白质的生物活性是碘标记法令人担忧和受到批评的主要问题之一，引入非蛋白质结构的碘原子很可能会影响蛋白质的三级结构、生物活性乃至代谢过程，因此用放射性碘标记法进行药代动力学研究时应尽可能提供标记蛋白质生物活性的资料，生物活性的测定方法有生物检定法和受体分析法等。原型药物的鉴定是放射性核素标记法中要解决的关键问题。多肽蛋白质药物在体内会发生降解或被机体利用，总放射

性的测定不能代表原型药物，因此必须结合其他方法来解决。酸沉淀（TCA）是一种粗略的解决方法，TCA 法可将含标记蛋白质的血浆或尿液分为含标记蛋白质的沉淀部分（主要为原型药物）和降解代谢物的酸可溶部分，测定沉淀部分的放射性可以反映多肽蛋白质药物的含量，可靠地发现生物降解的程度，明显优于总放射性的测定。该法操作简单、灵敏度、重现性和精密度高，是值得采用的辅助方法。Zioncheck 等用本法研究了重组人转移生长因子 β_1 的药代动力学，并与 ELISA 法进行了比较，两者结果基本一致。唐刚华等建立了 TCA 法测定 NGF 和 EGF 的血药浓度，以进一步研究其药代动力学。此法最大的缺点是 TCA 有可能将多肽蛋白质类药物降解代谢物中的较大分子片段沉淀出，影响本法的可靠性。聚丙烯酰胺凝胶电泳法（SDS-PAGE）是分离和定量分析蛋白质的常用方法，有较高的分辨率和灵敏度，此法设备简单、成本低廉、操作简单，可用来分离和鉴定原型药物及其代谢物，提高了方法的可靠性，是值得推广的较好方法，它的缺点是不能检测到小分子水溶性降解代谢物。近来，国内研究者应用此法研究了 NGF 的药代动力学。HPLC 法是分离纯化分析蛋白质有效方法之一，此法特异性高，分辨率好，可以同时测定原型药物及其代谢物，大大地提高了方法的可靠性，是值得采用的方法。但此法灵敏度不如单纯放射性核素法，重现性较差、价格昂贵、操作也较麻烦。Liu 等用本法研究了重组人粒细胞集落刺激因子（rhG CSF）药代动力学，分布相半衰期为 0.25～0.33 小时，消除相半衰期为 3.2～4.6 小时，达峰时间为（0.59±0.25）小时，生物利用度为 1.0。由于上述各法均不完善，实际应用时应选择两种方法作对照。

（三）放射自显影技术

放射自显影（ARG）技术是根据放射性核素示踪原理和射线能使感光材料感光的特性，探测放射性核素或其标记化合物在生物组织中分布状态的一种显影技术。ARG 技术有定位准确、灵敏度和分辨率高、操作简便、可供定量和双放射性核素示踪研究等优点，已广泛应用于近代生物医药学研究中。此法最大缺点是有放射性，需要防护。ARG 技术在药理学中的应用占有十分重要的地位。ARG 技术将要追踪的药物用放射性核素标记后，经不同途径将示踪物引入体内或做离体掺入等方法，探求

其体内吸收、分布、代谢及排泄等动态过程中的规律，阐明药物的作用机制，为合理用药提供实验数据，并可使其研究达到亚细胞水平及分子水平，以图像形式表达其生理功能。受体放射自显影技术为药物研究提供了一种重要手段，是放射自显影技术的新进展，它是采用放射性核素标记受体的特异性配体作为探针，用自显影技术来显示受体分布部位（精确定位）和分布量（定量研究）的技术，广泛用于研究受体理论、中枢神经结构与功能关系、某些疾病的病因、某些药物作用部位和机制以及新药的合成设计和筛选等领域。例如，苯甲酰胺类化合物AIBZM 是多巴胺受体的配体，用 ^{125}I-AIBZM 进行大鼠脑放射自显影，结果发现，^{125}I-AIBZM 浓集在纹状体和嗅结节，显影结果与体内分布实验结果相符合。近年来，受体放射自显影技术应用于神经受体的研究和配有计算机定量放射自显影仪的研制成功，为 ARG 技术在药物研究方面展现了更广阔的前景。

（四）放射性核素成像技术

放射性核素成像技术的基本原理是放射性核素的示踪作用。放射性核素成像技术包括照相机成像技术和发射型计算机断层成像（ECT）技术，后者又分为单光子发射型计算机断层成像（SPECT）技术和正电子发射型计算机断层成像（PET）技术两类。ECT 是放射性核素成像仪器的进一步发展，它继承了照相机的优点和功能，并赋予了 X 线 CT 的断层原理，因而受到核医学界的重视。

（五）PET 技术

随着 PET 技术的迅速发展。其空间分辨率和定量能力远高于 SPECT，在药物研究及开发的价值正越来越受到重视。正电子放射性核素可以动态、连续、无创伤地观察药物在体内的吸收、分布、排泄、代谢、靶器官浓集、生理及生化反应、药效和毒性作用等一系列事件，及时发现问题。这是常规技术难以做到的。利用 PET 技术。能在体外直接定量测定发射正电子放射性核素所标记的药物或化合物在活体内的分布和变化，直接定量获取药物在人体或实验动物体的分布、变化、生物利用度、疗效和不良反应等重要信息，因此，可用于研究药物的药理学和药代动力学。在新药研究开发领域，利用 PET 技术可获取许多重要信息，具有重要的利用价值。

PET 技术是一种新的研究药物的生物学行为、疗效和毒性的强有力的科学工具，在药物的发现及开发过程中的各阶段，PET 都有潜在的应用价值。近年来，在临床 PET 基础上发展起来的小动物专用微型 PET（micro-PET），它除了具有 PET 共有的特性外，又有结构紧凑、体积小、空间分辨率更高的特点，使得在新药研究开发早期，就可利用微型 PET 技术进行活体动物实验研究，从而对药物筛选节省经费有重要意义。另外，随着新一代高分辨率小动物专用微型 PET 的出现，也使得纵向动物研究和转基因动物研究成为可能。PET 已用于动物和人体药代动力学研究，特别是用于中枢神经系统药物和肿瘤药物的药代动力学研究。如抗癌药物 5- 氟尿嘧啶（5-Fu）的药代动力学研究。此外，PET 技术也是评价抗肿瘤药物、抗神经精神病药物、抗心血管病药物、药物毒性与副作用的重要手段。PET 也是研究药物作用机制和评价药物疗效的重要工具。此外，PET 还可直接用于正在使用的临床药物，研究它们的生物利用度，了解它们的作用机制，甚至可改变它们的用途，因此，PET 技术在临床药物的研究和开发中具有广阔的应用前景，鉴于此，美国 FDA 已正式推荐将药物在人体中的 PET 信息作为新药开发的一项研究内容。随着现代生物学、分子遗传学的发展，药物研究也进入了 21 世纪以基因为基础的药物发现和开发时期。放射性核素分子成像技术是分子生物学的最基本、最重要的手段，它为我们提供基因的存在、表达、分布、正常与异常分子组成的信息，使基因药物发现与开发变得更加快捷和方便。放射性核素示踪技术虽有辐射生物效应的缺点，但其灵敏度极高，因此，仍广泛应用于药物特别是基因工程类药物的药代动力学研究。可以说。当前是核医学即将突飞猛进的关键时期，放射性核素分子成像技术的发展必将加速创新药物研究的步伐。

三、应用概况

（一）质谱联用技术在药物研究中的应用

气相色谱质谱联用（GC-MS）技术将气相色谱（GC）极强的分辨能力与质谱（MS）高灵敏高特异检测能力结合起来，只要化合物本身或经合适的衍生化后能气化且稳定地通过柱子即能使用本法测定，它在药物转运代谢研究中起着极重要的作用。若将稳定放射性核素示踪技术与 GC-MS 技术结合，应用稳定放射性核素标记药物在体内代谢转化为含稳定放射性核素标记的代谢物，根据其在质谱图上出现的特征性放射性核素峰群或"质量漂移"现象很容易识别和鉴定原型药物极其复杂的代谢物，两者结合如虎添翼，在药物代谢产物鉴定和药代动力学参数研究中得到广泛应用，在天然产物有效成分的转运代谢研究中也发挥越来越大的作用。稳定性放射性核素示踪结合 GC-MS 不仅可以应用于临床前研究，而且可以应用于临床研究。

1. 药物代谢动力学研究

（1）体内示踪法：将稳定放射性核素标记和非标记药物引入体内，应用稳定放射性核素稀释结合 GC-MS 技术测定经给药一定时间后的血药浓度，进行药代动力学研究。本法根据其给药途径可分为 4 类：① 经两种方法同时给药，进行药代动力学及生物利用度的比较；② 经同一途径给予两种或更多种配方的药物后作生物利用度比较；③ 稳态脉冲标记，即连续数天给非标记药物后，一次给标记药物，测定标记和非标记药物的浓度；④交叉给药后进行生物利用度比较。前两类方法属于同时给药法，第 3 类方法属于分次给药法，这 3 类给药法受试者本身在任何一方面都能作为自身对照，不需像第 4 类方法在几周内再完成交叉试验，同时也可达到测定药物浓度，分析工作量减半。第 4 类方法为交叉给药法，能在同一化合物的其他异构体存在的情况下定量测定该物质各种异构体浓度，给研究体内的代谢和分布现象提供了宽广的应用机会。在这 4 类方法中，第 1 类方法应用最为广泛。

（2）体外示踪法：应用于药代动力学研究的体外示踪法分两种：以标记药物作内标，测定非标记药物含量的放射性核素正稀释法和以非标记药物为内标，测定标记药物含量的放射性核素反稀释法。体外放射性核素稀释示踪法常规分析步骤为取一定量的待测样品，如血浆、尿液或组织等，准确加入一定量的已知丰度的内标。测非标记药物时用标记内标，测标记药物时用非标记内标或另一标记内标，采用合适方法使内标与标本混匀，达到稀释平衡。将待测成分从混合物中提取分离出，用 GC-MS 测离子强度，建立标准曲线，由标准曲线求待测药物浓度。Palmer 等用氘标 tolterodine 作内标，用 GC-MS 测定血浆、血清和尿中 tolterodine 及其代谢物的浓度。本法测定浓度范围为 0.5 ~ 50 mg/ ml，

批内、批间 RSD 为 87% ~ 110%，精密度大于 90%，适于药代动力学研究；胡雅儿等用放射性核素反稀释法结合 GC-MS 测定了人血清中 ^{13}C- 美沙西含量；唐刚华等分别以 ^{13}N 和氘标记中药川芎有效成分川芎哚为内标，用放射性核素正稀释法结合 GCMS 测定了川芎哚在大鼠体内药代动力学参数。

2. 药物代谢产物的识别与鉴定　稳定性放射性核素示踪结合 GC-MS 技术可以方便地寻找出体液中药物的代谢产物。放射性核素峰群技术是识别体内药物及其代谢产物常用的测试手段。放射性核素峰群技术是由 Knapp 等于 70 年代提出的，其基本原理是将标记药物与相应的非标记药物以一定比例混匀，该混合物在体内经代谢转化为代谢物时，也将包括标记代谢物与非标记代谢物，其比例与原型药物基本一致。因此，在分析代谢产物时，应着重寻找标记代谢物与非标记代谢物的比例与原药基本相同的成分。标记代谢物与非标记代谢物分子的 m／z 有一定差别，在质谱图上表现为两个相邻的分子离子峰或碎片离子峰（各带 M +1；M +2），其离子强度接近，容易鉴别。这些峰的组合称为放射性核素峰群。若标记药物质量数比相应的非标记药物质量数只增加 1，就会在质谱图上出现质量呈一定规律向上"漂移"现象，即"质量漂移"技术，这样可以很方便地鉴别代谢物。也可以将非标记药物与标记药物分别引入体内，标记代谢产物在质谱图上同样可表现为放射性核素峰群或质量漂移现象，比较其质谱图即可鉴别代谢产物。近来，Tang 等应用放射性核素峰群技术和质量漂移技术测定了大鼠尿中川芎哚的代谢产物，得到了同样的代谢物。

3. 其他稳定放射性核素示踪结合 GC-MS 技术　还可以用于药物代谢途径及放射性核素效应等方面的研究。如用氘标记方法结合 GC-MS 可以阐明环磷酰胺的代谢途径；用氘标记非那西汀，由于放射性核素效应的存在，可使非那西汀按不同途径进行代谢，从而可解释其产生毒性反应的原因。又如 Benchekroun 等研究了氘放射性核素效应对咖啡因代谢的影响；姜国辉等研究了氘代川芎嗪对川芎嗪药理作用的影响。

（二）稳定性放射性核素示踪结合高效液相色谱

质谱联用或高效液相色谱，串联质谱联用在药物研究中的应用，GC-MS 技术不适于分析不易气

化、热稳定性差的大分子化合物，在此基础上发展出一种高效液相色谱质谱联用（HPLC-MS）或高效液相色谱串联质谱联用（HPLC-MS-MS）分析技术。高效液相色谱（HPLC）是液相样品，样品不受挥发性的影响，特别适于分析不易气化、容易分解的大分子样品，这是 GC-MS 技术无法胜任的。因而，其优点是对样品的适用范围更为广泛，对于生物医药学等方面的应用有着更为广阔的前景。近来，HPLC-MS-MS 技术的使用，不仅兼有 HPLC-MS 技术的优点，而且大大加速样品分析速度，特别适合对分析速度要求较高的生物样品及临床药物样品的测定。利用 HPLC 的分辨能力、MS 的定性和放射性核素定量技术，可以简便、灵敏、特异地进行药物学研究。但是 HPLC 与质谱仪的接口较复杂，有些技术问题尚需进一步研究。

HPLC-MS 或 HPLC-MS-MS 技术应用于药物研究的原理与 GC-MS 技术类似，近几年来，已用于药物代谢动力学、药物代谢产物的识别与鉴定及药物代谢途径等方面的应用研究。

放射性核素示踪技术虽有辐射生物效应的缺点，但其灵敏度极高，所以仍广泛应用于药物特别是多肽蛋白质类药物药代动力学研究，RIA 仍继续应用于临床药代动力学研究。近年来，SPECT 和 PET 等核医学成像技术得到飞速发展，特别是 PET 和组成人体元素短半衰期放射性核素标记技术的发展，PET 技术在新药（包括中药）设计与研究及药物药效动力学与药代动力学研究方面，显示出独特的优越性，使直接在人体进行药物药效动力学与药代动力学研究成为可能。此外，随着现代分析技术、放射性核素比率质谱仪、HPLC-MS 及 HPLC-MS-MS 的发展，稳定性核素示踪与放射性核素比率质谱仪联用技术为临床前和临床药代动力学研究提供了简便、快速、价廉的方法；稳定性放射性核素示踪与 HPLC-MS 或 HPLC-MS-MS 技术结合，将进一步拓宽稳定性核素示踪技术应用范围；近年来，随着表面线圈技术的发展，稳定性放射性核素示踪与磁共振波谱成像技术结合将成为可能，这样，为研究药物代谢提供了非放射性的成像技术。目前，国外研究者认为，稳定放射性核素示踪技术将有可能大大减少临床 I 和 II 期药物研究费用和受试者的人数，稳定放射性核素示踪技术可望成为药物研究极其重要的工具。

第 4 节　光学分子成像

光学分子成像主要包括生物发光（biolumines-cence）和荧光（fluorescence）两种技术。生物发光是用荧光素酶（luciferase）基因标记细胞或 DNA，而荧光技术则采用荧光报告基团（GFP、RFP、Cyt 及 dyes 等）进行标记。利用灵敏的光学成像仪器，让研究人员能够直接监控活体生物体内的细胞活动和基因行为。通过这种方法，可以观测活体动物体内药物与肿瘤作用的靶点、药物干预对肿瘤的生长及转移的抑制、药物对某些特定基因的表达生物学过程的影响等。传统的动物实验方法需要在不同的时间点处死实验动物以获得数据，得到多个时间点的实验结果。相比之下，光学分子成像通过对同一组实验对象在不同时间点进行记录，跟踪同一观察目标（标记细胞及基因）的移动及变化，所得的数据更加真实可信，大大地节约了新药开发的成本，缩短了周期。另外，这一技术对肿瘤微小转移灶的检测灵敏度极高，不涉及放射性物质和方法，非常安全。因其操作非常简单、所得结果直观、灵敏度高等特点，在刚刚发展起来的几年时间内，已广泛应用于生命科学、医学研究及药物开发等方面。

一、基本原理

（一）标记原理

哺乳动物生物发光，是将 Fluc 基因整合到细胞染色体 DNA 上以表达荧光素酶，当外源（腹腔或静脉注射）给予其底物荧光素（luciferin），即可在几分钟内产生发光现象。这种酶在 ATP 及氧气存在条件下，催化荧光素的氧化反应才可以发光，因此只有在活细胞内才会产生发光现象，并且光的强度与标记细胞的数目线性相关。对于细菌，lux 操纵子由编码荧光素酶的基因和编码荧光素酶底物合成酶的基因组成，带有这种操纵子的细菌会持续发光，不需要外源性底物。

基因、细胞和活体动物都可被荧光素酶基因标记。标记细胞的方法基本上是通过分子生物学克隆技术，将荧光素酶的基因插到预期观察的细胞的染色体内，通过单克隆细胞技术的筛选，培养出能稳定表达荧光素酶的细胞株。目前，常用的细胞株基本上都已标记好，在药物开发中应用非常简便、实用，大大缩减了建模周期。将标记好的细胞注入小鼠体内后，观测前需要注射荧光素酶的底物——荧光素，为约280Da的小分子。荧光素脂溶性非常好，很容易透过血-脑脊液屏障。注射一次荧光素能保持小鼠体内荧光素酶标记的细胞发光30~45分钟。每次荧光素酶催化反应只产生一个光子，这是肉眼无法观察到的，应用一个高度灵敏的制冷CCD相机及特别设计的成像暗箱和成像软件，可观测并记录到这些光子，进行定量分析。

（二）光学原理

光在哺乳动物组织内传播时会被散射和吸收，光子遇到细胞膜和细胞质时会发生折射现象，而且不同类型的细胞和组织吸收光子的特性并不一样。在偏红光区域，大量的光可以穿过组织和皮肤而被检测到。利用灵敏的活体成像系统最少可以看到皮下的500个细胞，当然，由于发光源在鼠体内深度的不同可看到的最少细胞数是不同的。在相同的深度情况下，检测到的发光强度和细胞的数量具有非常好的线性关系。可见光体内成像技术的基本原理在于光可以穿透实验动物的组织并且可由仪器量化检测到的光强度，同时反映出细胞的数量。

（三）荧光成像功能

荧光发光是通过激发光激发荧光基团到达高能量状态，而后产生发射光。常用的有绿色荧光蛋白（GFP）、红色荧光蛋白DsRed及其他荧光报告基团，标记方法与体外荧光成像相似。荧光成像具有费用低廉和操作简单等优点。同生物发光在动物体内的穿透性相似，红光的穿透性在体内比蓝绿光的穿透性要好得多，近红外荧光为观测生理指标的最佳选择。

虽然荧光信号远远强于生物发光，但非特异性荧光产生的背景噪音使其信噪比远远低于生物发光。虽然许多公司采用不同的技术分离背景光，但是受到荧光特性的限制，很难完全消除背景噪音。这些背景噪音造成荧光成像的灵敏度较低。目前大部分药物开发还是应用生物发光的方法来研究活体动物体内成像。但是，荧光成像有其方便、便宜、直观、

标记靶点多样和易于被大多数研究人员接受的优点，在一些植物分子生物学研究和观察小分子体内代谢方面也得到应用。对于具体不同的研究，可根据两者的特点以及实验要求，选择合适的方法。最近许多文献报道的实验中，利用绿色荧光蛋白和荧光素酶对细胞或动物进行双重标记，用成熟的荧光成像技术做体外检测，进行药物靶向性研究；然后利用生物发光技术做动物体内检测，进行活体动物体内定量研究，取得了较好的效果。

二、应用概况

通过活体动物体内成像系统，可以观测到癌症的发展进程以及药物治疗所产生的反应，并可用于构建转基因动物疾病模型，观测治疗对目的基因的影响。具体应用如下：

（一）药物作用疗效观察

应用活体动物体内光学成像技术可以直接快速地测量各种肿瘤模型中肿瘤的生长和转移，并可对肿瘤治疗中癌细胞的变化进行实时观测和评估。活体生物发光成像能够无创伤地定量检测小鼠整体的原位瘤、转移瘤及自发瘤。生物发光成像技术提高了检测的灵敏度，即使微小的转移灶也能被检测到（可以检测到体内 10^2 个细胞的微转移）。

为研究目的基因是在何时、何种刺激下表达，将荧光素酶基因插入目的基因启动子的下游，并稳定整合于实验动物染色体中，形成转基因动物模型。利用其表达产生的荧光素酶与底物作用产生生物发光，反映目的基因的表达情况，从而实现对目的基因的研究。可用于观察中药诱导特定基因表达或关闭。

研究者根据研究目的，将靶基因、靶细胞、病毒及细菌进行荧光素酶标记，同时转入动物体内形成所需的疾病模型，包括肿瘤、免疫系统疾病、感染疾病等。可提供靶基因在体内的实时表达和对候选药物的准确反应，还可以用来评估候选药物和其他化合物的毒性。为药物在疾病中的作用机制及效用提供研究方法。

（二）应用活体成像技术进行中药的疗效观察的优势

1. 从动物水平进行了疗效观察，避免由于体内微环境不同而导致的疗效差别。

2.通过定量分析的结果直接、快速地给出疗效判定，有利于剂量的及时调整。

3.适于药代动力学模型的探索。

4.治疗药物配伍的优化。通过给予不同的配伍，利用活体成像的优势，方便地观察不同配伍的复方的疗效差别。

5.剂量、服药时间、剂型的优化。

（三）空心光纤活体光学成像药物靶点筛选等方面的应用

空心光纤光学成像是利用介入技术将光学纤维探头伸入体内，接近实验感兴趣区，进行成像，避免了皮肤等组织对荧光的吸收，提高了光学成像的敏感性，在药物作用机制、药物靶点鉴别和靶点确定方面已开展应用。

与传统移植瘤模型光学成像相比，空心光纤光学成像有自身的优势：缩短评价时间，减少药物化合物消耗，在一种鼠中评价多种细胞系的能力，能够从空心光纤提纯可回收的肿瘤细胞，进行细胞生存力分析、流式细胞计数和（或）蛋白印迹分析等后继研究。但是这种成像方式必须进行微创的介入手术，对于残存组织的成像缺乏一定的灵活性。

空心光纤光学成像的靶点确认在药物中的主要作用是在加速药物前体在活体中的评估进程，研究在体外作用于一种靶点的药物前体复合物是否也能在活体内结合到相应靶点上。光学分子成像可以在活体动物中可视化特异性分子靶点，并且确定靶点的药物活动。结合光学成像的活体内空心光纤分析能够使我们更快地评价药物作用的靶点，分析药物作用的机制。

例如，转录因子核因子（NF-κB）在肿瘤发展和进展中起着很重要的作用。NF-κB 和与其活动有关的信号通路成为肿瘤治疗和干预的靶点。为了对 NF-κB 可以在空心光纤模型中进行光学成像，对携带 MAT B Ⅲ - NF-κB -Luc 细胞的空心光纤的裸鼠静脉注射肿瘤坏死因子（TNF-α）。注射 TNF-α后，NF-κB 报告细胞的生物发光在 8 小时内增加了6倍，NF-κB 的活动在 24 小时后显著降低。这项研究证明了空心光纤内的肿瘤细胞的光学成像可以作为一种评价药物在 NF-κB 通路活动的工具。

通过形态学表现，已经证实在空心光纤周围形成微血管，在空心光纤模型中长期监测肿瘤生长的介质可以提供抗肿瘤活动的附加的和有帮助的信息。

第 5 节　MR 分子成像

一、概述

利用磁共振分子成像的方法找出具有药效潜能的先导化合物是在药物研发过程中一个关键的步骤。筛选出的先导化合物，可作为下一步以药理化学及结构为基础的理性药物设计法最佳化的根据。磁共振波谱成像（MRS）作为磁共振分子成像技术之一，是高通量（high throughput）药物筛检（drug screening）的一个重要的工具。自从 1996 年 Abbott 实验室发表"利用磁共振法探讨结构及活性相关性"（structure-activity relationship，SAR by MRI）方法来开发先导化合物后，其他多种新的 MRI 药物筛检方法陆续地被提出。本节介绍几种常用的 MRI 成像筛检方法。

二、基本原理

蛋白质在水溶液中，翻转慢（slow tumbling），

弛豫（relaxation）快，核子欧豪效应，又称核欧沃豪斯效应（nuclear overhauser effect，NOE）为负值（绝对值大），扩散慢。而小配体，翻转快，弛豫慢，NOE 为正值（绝对值小），扩散快。当配体（ligand）短暂地结合至蛋白质上时，它拥有复合物的动作特性（与蛋白质类似），这些特性在配体从复合物上脱离下来后，经由化学交换过程转而传到游离的配体上，因而造成游离态配体的 MRI 性质的改变（图 15-5-1）。这些 MRI 性质的改变，是 MRI 筛检配体是否与蛋白质有交互作用的辨识依据。此外蛋白质与配体有交互作用的部位（活性部位），也会有 MRI 性质的改变（例如化学位移），这也是 MRI 筛检上的另一重要辨识依据。以下简介数种 MRI 在药物筛检上常用的方法。

三、大分子的 MRS 筛检法

这一类的筛检方法，主要是检测蛋白质 MR 波

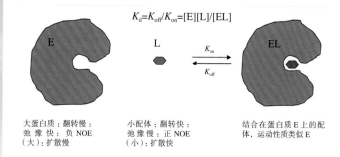

$$K_d = K_{off}/K_{on} = [E][L]/[EL]$$

E　　　　L　　　K_{on}　　EL
　　　　　　　　　$\overrightarrow{}$
　　　　　　　　　$\overleftarrow{}$
　　　　　　　　　K_{off}

大蛋白质：翻转慢：　　小配体：翻转快　　　结合在蛋白质 E 上的配
弛豫 快：负 NOE　　　弛豫慢：正 NOE　　　体，运动性质类似 E
（大）：扩散慢　　　　（小）：扩散快

图 15-5-1　MRS 进行大分子筛选的原理

谱在加入配体后的改变，来筛检出与蛋白质有交互作用的配体。

（一）利用磁共振法探讨结构及活性关联性（SAR by MRI）

SAR by MRI（structure-activity relationship by MRI）是利用蛋白质化学位移的改变来筛检低亲合力的配体片段，另外再由结构上的信息利用片段-连接法（linked fragment approach）将片段连接在一起成单一配体分子，以增强配体结合的亲合力。图 15-5-1 给出了该方法的原理图，共有五个步骤：步骤一，从有机小分子药品库中筛选出可以与蛋白质结合的配体。结合与否则看蛋白质（标有 ^{15}N 放射性核素）二维 ^1H-^{15}N HSQC 波谱，在加配体的前后有无改变。如果有两个以上共振线的 ^1H-^{15}N 均值化学位移变化 $\Delta\delta > 0.1ppm$，则视为改变。配体与蛋白质的结合常数（binding constant），则可自加入不同配体浓度所造成化学位移的改变来求出。一旦早期的先导化合物被筛检出，其与蛋白质的结合常数也会被求出，以用来进一步增强对此结合部分亲合力的依据（步骤二）。接下来（步骤三），第二个具亲合力的配体，则在第一个改良后配体的存在下筛检出。步骤四则是测试第二个先导化合物的类似物，以找出亲合力更高的配体。步骤五：一旦这两个先导物片段（lead fragment）被鉴定出，它们在与蛋白质的三元复合物（ternary complex）上的位置及方向，则由 MRI［isotope-filtered NOESY（4）］或 X线方法解出。最后，基于此结构信息，将两片段以化学合成法连接起来，以合成出最后的高亲合力配体。利用此方法，Abbott 实验室成功地连接两个各自离合常数（kd）只有 2μmol/L 及 100μmol/L 的配体，而开发一个对 FKBP 离合常数只有 19nmol/L 高亲合力的配体。

筛检速度上方面，在一根样品管内，他们一次加 10 个化合物与蛋白质混合（最终浓度：蛋白质 0.3mmol/L，化合物各 1mmol/L），所以每一个 15N-HSQC 波谱筛检 10 个化合物，如果蛋白质的 15N-HSQC 上没有变化，表示这 10 个化合物都不与蛋白质起交互作用，如果 HSQC 上有足够的变化，这 10 个化合物则会被进一步的筛检。在 500MHz MR 上，此样品浓度，每一个二维 15N -HSQC 图谱约花 10 分钟搜集，在自动样品更换器（automatic sample changer）的操作下，一天可以筛检 1000 个化合物。目前在低温探头（cryogenic probe）研发出来后（灵敏度可增加 2～4 倍，检测时间为 1/16～1/4），所需要蛋白质与化合物混合物的浓度降低了几成。如在每一样品管中，加入 100 个化合物与蛋白质混合（最终浓度：蛋白质 0.05mmol/L，化合物各 0.05mmol/L），Abbott 实验室在一天内可筛检 10 000 个化合物。在 0.05mmol/L 蛋白质的浓度下，离合常数高于 0.15mmol/L 的配体方可被检测到，如此降低了检测率（hit rate），也降低了混合物分辨（deconvolution of mixtures）的需求。利用 SAR by MR，Abbott 实验室开发出多种其他传统快速筛检法无法鉴定出的先导化合物：stromelysin（IC50 15nM）、E2. human papilloma viruses（HPVs，IC50 10μmol/L）、Erm methyltransferase（Ki<10μM）、urokinase（IC5010μmol/L）、adenosine kinase（IC50 10nmol/L）、LFA-1/ICAM-1（40nmol/L）。

此方法的优点是小分子的背景信号会因 ^{15}N 的编辑（editing）而被消除，配体结合到蛋白质的部位可以同时在筛检过程中得知。且结合强度测量（binding assay）简易，不需要另外发展功能性的检测或是知道蛋白质的功能。其缺点为需要准备 ^{15}N 标注的蛋白质，需要知道蛋白质骨架上的个别残基（residue）上 ^1H 及 ^{15}N 的 MRI 化学位移，也需要知道蛋白质的结构。

（二）灵敏度的改进

TROSY（及 CRINEPT）的技术开发、高磁场 MRI 波谱仪的开发（现今已有 900MHz 的波谱仪）、残余耦合（residual dipolar coupling）以及放射性核素标注技术的进步，突破了分子量在蛋白质骨架循序判定以及结构上的限制。现在已经可以循序判定一个 82kD 的蛋白质以及其总体性的折叠结构（global fold）。在高磁场以及巨分子量的条件下，TROSY 的灵敏度以及解析度都较 HSQC 高，TROSY 对其碳上标注有 ^2H 的蛋白质的效果更大。例如，一个 70kD 的蛋白质（SARS-CoV Nucleocapsid 核壳蛋白质二聚体）（80%-^2H，^{15}N 标记）在 4℃（相当 ~130kD），800MHz ^1H，^{15}N-HSQC 及 ^1H，^{15}N-TROSY 的谱线有所不同。在 4℃下，因温度的降低以及水的黏滞度提高，使得一个 70kD 的巨分子翻转速度类似一个在 25℃的 130kD 巨分子。两波谱相互比较下，可以清楚看到 TROSY 比 HSQC 灵敏度高很多。TROSY 也改进了波谱的解析度。

此外，利用 ^1H，^{13}C-HSQC 可以放宽蛋白质分子量大小在信号检测上的限制。尤其应用在只有 Val、Leu、Ile-^{15}N、^{13}C、^2H- 标注但 methyl-protonated 的蛋白质上（而其余残基则无 ^{15}N，^{13}C 标注）。这主要是利用甲基（methyl）上 ^{13}C 优异的弛豫特性。蛋白质上如只有 valine、leucine、isoleucine 3 个残基的甲基是 -$^{13}CH_3$ 标注，其他的碳都是碳 -12 且其上的氢原子以氘取代（-$^{12}C^2H$，-$^{12}C^2H_2$，-$^{12}C^2H_3$），这将大大地简化了波谱的复杂度。另外因为甲基上有 3 个质子，并且无单键 ^{13}C-^{13}C 耦合作用，故此特殊标注蛋白质的 ^1H，^{13}C-HSQC 灵敏度原则上是 ^1H，^{15}N-HSQC 的 3 倍。^{13}C（methyl）/U-^{15}N，^2H-maltose binding protein（50μM）在 800MHz 上的 ^1H，^{13}C-HSQC，及 ^1H，^{15}N-TROSY 波谱相比较，可以得出：基于 ^{13}C 方法的灵敏度比用 ^{15}N 的方法高出很多。

四、小分子的 MRS 筛检法

（一）一般原理

交换现象（exchange phenomena）：配体与受体的结合是动态的，配体可交替存在于束缚态及游离态而呈现化学交换的现象。从下面的化学平衡式（1）来看，如果交换速率比两配体态化学位移的差值（频率单位）慢，就会观测到两个不同的信号（各来自束缚态的配体及游离态的配体），此为"缓慢交换过程"（slow exchange）。如果交换速率比两各自化学位移的差值快，就会观测到单一的信号，其化学位移则是束缚态配体化学位移与游离态配体化学位移的加权平均值，此为"快速交换过程"（fast exchange）。

$$[E]+[L] \xrightarrow{K_{on}} [EL] \text{ 或者 } [E]+[L] \xleftarrow{K_{off}} [EL]......（1）$$

配体的解离常数越小，表示其亲合力越高。如果 $Kd > 10^{-5}$ M，配体的交换过程通常是在所谓的"快速交换范围"（fast exchange limit），如果 $Kd < 10^{-8}$ M，配体的交换过程通常是在所谓的"缓慢交换范围"（slow exchange limit），如果 Kd 在 $10^{-6} \sim 10^{-7}$ M，配体的交换过程是在所谓的"中速交换范围"（intermediate exchange limit）。

观测配体信号的 MR 筛检方法，其设计方法都是基于配体在"快速交换过程"的限制下考量。在信号检测上：

$$Q_{obs} = Q_{bound} * [EL]/[L_{total}] + Q_{free} * （1-[EL]/[L_{total}]）......（2）$$

其中 Q_{obs} 为所检测到的物理化学量值，Q_{bound} 为束缚态配体的物理化学量值，Q_{free} 为游离态配体的物理化学量值，$[EL]/[L_{total}]$ 为束缚态配体的浓度分率，（$1-[EL]/[L_{total}]$）则为游离态配体的浓度分率。通过观测配体信号来筛检药物的方法，不受蛋白质分子量大小的限制，也不需要放射性核素标定的蛋白质。

（二）简介数种常用的筛检方法。

1. 横向弛豫筛检法 小分子在水溶液中转动快速（fast tumbling），其转动关联时间 τm 短（rotational correlation time τm 是同一点转动一圈所需要的时间），横向弛豫（transverse relaxation）速度 R2 慢。而大分子在水溶液中转动慢，其 τm 长，因此造成横向弛豫速度 R2 增快。由于 MRI 信号的线宽等于 R2/π，因此，大分子的 MRI 信号线较小分子为宽。与蛋白质有交互作用的配体，因其部分时间是巨分子复合体的一部分，使得其平均横向弛豫速度增快，造成其信号线加宽（蛋白质的分子量越大，此加宽的程度越大）。与蛋白质没有交互作用的配体其信号线宽不受影响。在"配体混合物"波谱与"配体混合物 + 蛋白质"波谱相减后的差异波谱（difference spectrum）上，与蛋白质有交互作用的配体波谱线，在差异波谱上会有差异信号出现，而与蛋白质没有交互作用的配体波谱线则无差异信号。

2. 横向弛豫搭配电子自旋标注筛检法 横向弛豫搭配电子自旋标注（transverse relaxation with spin labels）筛检法的提出者专称此方法为 SLAPSTIC 方法（spin labels attached to protein side chains as a

tool to identify interaction compound）。此方法除利用上述的原理外，再利用未配对电子来增加横向弛豫的速度。基本上在靠近蛋白质活性带的某些残基（例 lysine）的支链上以共价键的方式连上含有未配对的电子自旋标注（spin label）分子（例如 TEMPO）。因为自旋 - 自旋弛豫速度（spin-spin relaxation rate）与两自旋的磁旋比 γ（gyromagnetic ratio）乘积成正比，而未配对电子的磁旋比是质子磁旋比的 658 倍，因此靠近（<15 ~ 20 Å）未配对电子的质子，其横向弛豫会被大大地加快，信号线宽会大大地变宽（信号变弱）。在稀释的水溶液中，因只有分子间有交互作用才能将相互间的距离缩短至此范围内（<15 ~ 20 Å）。当配体结合在带有未配对电子自旋标注的蛋白质时，配体的 MRI 共振线会变宽及变弱。因此本方法可用来筛检与蛋白质有交互作用的配体。如果在信号检测前加上一段 spin lock，弱信号则会变得更弱，或是消失，因而提高筛检上的辨认度。此方法的灵敏度相当高，只需要 1 ~ 50 μmol/L 的蛋白质浓度（纯 T1ρ 法需要量的 1/10 至 1/100，SAR-MRI 1H，15N-HSQC 法需要量的 1/1000 ~ 1/100）及 50 μmol/L 的低配体浓度。低配体浓度的需求使得此法可筛检更广泛的配体。

3. 移动性扩散筛检法　移动性扩散（translational diffusion）也可以被用来检测复合物的形成。对于一半径为 r 的圆球，在黏滞系数为 η 的溶液中，其移动性扩散系数为 D，可由 Stokes-Einstein 公式求出：

$$D=KT/6\pi\eta r$$

其中 K 是 Boltzmann 常数，T 是绝对温度。

小分子在溶液中移动扩散快，其 D 值大约是巨大分子 D 值的 10 倍左右。在快速交换的限制下，所观察到的移动性扩散系数 Dobs 是束缚态及游离态的摩尔（mole）移动性扩散系数几何平均总和：

$$Dobs= D_{bound}*[EL]/[L_{total}] + D_{free}*(1-[EL]/[L_{total}])$$

其中 D_{bound} 及 D_{free} 是束缚态配体及游离态配体的移动性扩散系数。

在配体筛检上，并不定量地求出移动性扩散系数的值，而只做定性上的分析。与蛋白质有交互作用的配体，将较无交互作用的配体扩散慢，因此在扩散编辑（diffusion editing）的实验下损失较多的信号强度。在细心的实验设计下，可在差异波谱上只看到与蛋白质有交互作用的配体信号。然而此方法在 MRI 筛检上有相当大的限制，其灵敏度较低，且移动性扩散系数的差并不大（一个 65 kD 的蛋白

质，其 D 值只有 sucrose D 值的 1/7）。

4. 传输核子欧豪效应（转至未受到观察，TRNOE）筛检法

核子欧豪效应（核 Overhauser 效应）系利用磁耦交互作用，经由空间短距离传递能量。小分子配体在溶液中翻转快（τm 小），交互弛豫速率（交叉弛豫率）慢，其未受到观察的值小或近于零，而且是正值。而大分子翻转缓慢，交互弛豫速度快，其未受到观察的绝对值大，但是为负值（图 15-5-2）。当小分子配体结合到大蛋白质上后，受束缚的配体具有大的反作用力。在快速交换下（快速交换作用），大蛋白质的未受到观察在从蛋白质上解离下来后，会传到游离配体上（图 15-5-2）。因此如图 15-5-3 所示，蛋白质和配体混合物的 NOESY 等波谱和游离配体单独 NOESY 等波谱会有很大差异，因此可由游离配体的波谱上研究蛋白质 - 束缚态配体的结构。

蛋白质翻转慢，小配体翻转快，蛋白质 / 配体复合物翻转慢，未受到观察为负值。

在图 15-5-3 中，图 A 是一个分子量 0.8 kD 的配体 hexadienoyl coenzyme A（HD-CoA）的 NOESY 等波谱（150 ms mixing time），波谱上几乎看不见任何未受到观察的交叉峰。反之，图 B 显示 37 : 1 的 HD-CoA : crotonase（分子量 180 kD 的）混合物的 NOESY 等波谱（150ms mixing time），图中游离态的 HD-CoA 波谱上所看到的等 NOEs 是束缚态的 HD-CoA 下产生，因此束缚态下 HD-CoA 的结构也可被解出。"传输核子欧豪效应"所观测到配体分子内的 NOE（NOEobs）可由下式表示：

$$NOEobs= NOE_{bound}*([EL]/[L_{tol}])* + NOE_{free}*(1-[EL]/[L_{tol}])$$

其中 NOE_{bound} 是束缚配体的 NOE，$[EL]/[L_{tol}]$ 是束缚配体的摩尔分比，NOE_{free} 是游离配体的未受到观察（NOE，$(1-[EL]/[L_{tol}])$ 是游离配体的摩尔分比。在游离配体与束缚配体的交换成平衡状态下，

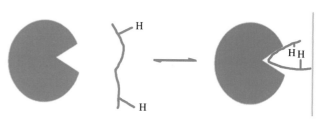

图 15-5-2　NOE 与分子大小的关系图

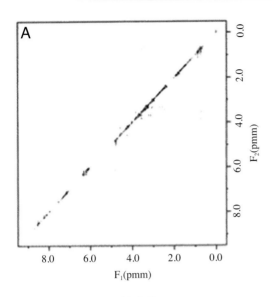
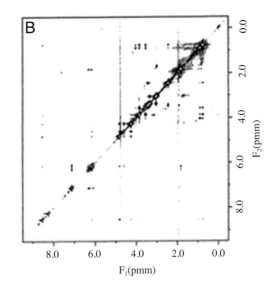

图 15-5-3　HD-CoA 的 NOESY 等波谱
A.HD-CoA 的 NOESY 等波谱（NOE 混合时间 150 毫秒），基本上 NOE 交叉峰；B. 比例为 37 : 1 的高清辅酶 A : crotonase 的 NOESY 等波谱（NOE 混合时间 150 毫秒），图中受束缚的 HD-CoA 其未受到观察的表现在游离的 HD-CoA 谱上。

与蛋白质有交互作用的配体，NOEs 大部分是来自束缚的配体。而与蛋白质无交互作用的配体，NOEs 纯粹是游离配体等 NOEs 的总和。在筛检上，与蛋白质有交互作用的配体，在 NOESY 波谱上 NOEs 会变大，而且改变符号，而与蛋白质无交互作用的配体，NOEs 则依旧小，符号也不改变。因此传输核子欧豪效应可用来筛检药物。

5. 核子欧豪效应抽取筛检法　核子欧豪效应抽取（NOE pumping）筛检法将 NOE 从受体（receptor）转移至束缚配体（bound ligand）上，再经由化学交换转移到游离配体（free ligand）上。首先，它使用扩散过滤器（diffusion filter）将配体的信号消减，然后再接上一个 NOE 的混合时段（NOE mixing period）。在 NOE 混合时段，NOEs 首先由受体传到相互作用的配体上，然后再经由化学交换的过程转移到游离的配体上。使用长的未受到观察混合时段，可以一方面减弱无交互作用的配体信号（因为弛豫的缘故），另一方面与蛋白质有相互作用的配体，其信号将因等 NOEs 从蛋白质方面抽取过来（NOE pumping）而增强。此法的优点为没有分子量大小的限制，而且蛋白质不需要以放射性核素标定。假信号（false positive）可以被消灭。其缺点则是灵敏度低。

6. 反向核子欧豪效应抽取筛检法　反向核子欧豪效应抽取（reverse NOE pumping）筛检法主要是用来改良上述方法的低灵敏度。上述方法是

将等 NOE 从蛋白质转到束缚配体上，而本方法是将等 NOE 从束缚配体转到蛋白质上。在图 15-5-4（上）中蛋白质的信号首先以一 T_2 的过滤器消除，由束缚配体传来的 NOE 则在接下来的 NOE 混合期（mixing time，τm）衍生出来。图 15-5-4（下）的基准波谱（reference spectrum）则是纯粹测量弛豫的量。在图 15-5-4（上）中配体的信号可能会因弛豫（没有作用的配体）或弛豫及 NOE pumping 而衰退。这些损失掉的信号可以用图 15-5-4（下）中的基准波谱测量出。两个图谱相减则可以看出和蛋白质有相互作用的配体的信号。与蛋白质没有相互作用的配体信号则不会在差异图谱差异（difference spectrum）部分中出现。

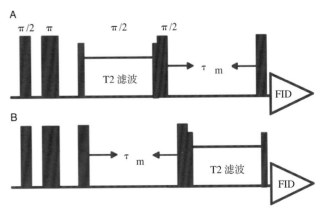

图 15-5-4　反向 NOE 抽取实验
A. 反向未受到观察抽取的脉冲序列（pulse sequence）；B. 基准波谱（reference spectrum）的脉冲序列。

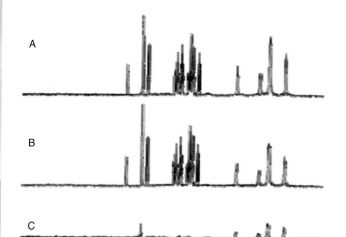

图 15-5-5　反向 NOE 抽取实验波谱
A.l mM octanoic acid，l mmol/L glucose 及 20 mM HAS 的基准波谱；B.反向未受到观察抽水的图谱；C.两图谱相减后的图谱（抗体）。

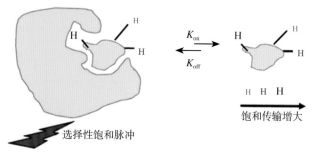

图 15-5-6　磁性饱和传输实验示意图
越靠近蛋白质活性中心的配体氢原子磁性饱和传输越大。

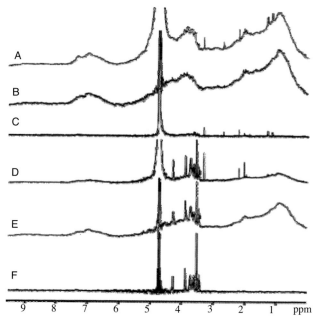

图 15-5-7　蛋白质 lectinRCA120（50μmol/L）与配体的饱和转移实验

在图 15-5-5C 中可看出，只有 octanoic acid 会和 HAS 相互作用，而葡萄糖不会。这两个图谱是用交叉搜集（interleave）的方式来搜集信号，以减少相减的背景噪音（可因温度变化、仪器不稳定等因素引起）：A 搜集一次后，搜集 B 一次，再循环搜集 A 及 B 各一次，直到搜集满所要的次数为止。

7. 磁性饱和传输筛检法　磁性饱和传输（saturation transfer）筛检法，如图 15-5-6 表示，选择性地将蛋白质的某些信号以无线电波照射，使得局部磁性饱和后，这些磁性饱和作用将因自旋扩散（spin diffusion）而传输到整个蛋白质以及结合在蛋白质上的配体，而在束缚配体上的"磁性饱和作用"（saturation effect），也会因为化学交换而转移到游离的配体上，因此造成游离配体信号的削减。与蛋白质越靠近的质子因饱和转移所受到的削减越大，因此本方法除了筛检有作用的配体外，还可以知道束缚配体的哪一部位较靠近蛋白质的活性中心，这样的信息可以用来改善配体结构，以增加它与蛋白质交互作用的强度。

在图 15-5-7 中，A 是一个 120 kD 的蛋白质 lectinRCA120（50μmol/L）的 MRI 图谱，其中尖窄的信号是来自低分子量的杂质。此图谱的选择性饱和位置是在没有信号处，因此没有任何饱和效应。图 15-5-7B 是磁性饱和传输差异波谱（saturation transfer difference，STD MRI 波谱），这个图谱是磁性饱和照射选择在 –2 ppm（整个蛋白质都因自旋扩散而达磁性饱和）及 30 ppm 处的（A）两波

谱（无饱和效果）相减的结果。由图 B 可见到杂质不会与蛋白质相互作用。图 C 是图 A 一个方法中加一个 30ms 的 T1ρ 过滤器（filter）所得的波谱，所有宽广的蛋白质信号都因此 T1ρ 过滤器而不见，只剩下狭窄的杂质信号。图 D 是 40μM 的蛋白质 RCA120 加上 1.2MM 的 β- GalOMe（没有 T1ρ 过滤器）。图 E 是 D 混合物的磁共振波谱，看到的 β-GalOMe 信号，表示它和蛋白质有交互作用。图 F 是图 E 中加上 T1ρ 过滤器以去掉蛋白质的背景信号，现在的信号是只有与蛋白质有交互作用的配体而来的。此方法的限制性是只能运用在配体快速交换（快速交换）的系统上。其优点是可以提供束缚配体的交互作用细节。

8. WaterLOGSY 筛检法　WaterLOGSY（water-ligand observed via gradient spectroscopy）实验与上述的磁性饱和传输实验类似，这两个实验都是利

用选择性的脉冲将受体 - 配体的复合体加上标注（tag），不过 WaterLOGSY 是借由选择性扰动水的磁性（magnetization）而间接地来标注复合体，而磁性饱和传输实验的标注则是直接扰动受体的磁性。WaterLOGSY 所要的磁性转移路径为水→蛋白质受体→配体，且利用束缚配体及游离配体与水交互弛豫（cross relaxation）相反的速度符号（一负一正）作为筛检的判断依据。目前最好的方法是利用所谓的锁眼，ePHOGSY 实验：选择性地将水的磁性反相（将水的磁性逆转 180°），之后再接以一长时间的混合期，让水的反相磁性传递。水的反向磁性可经由以下 3 个不同的方式（图 15-5-8 所示）传递到束缚的配体上：①活性区的束缚水与束缚配体的间直接的交互弛豫。因为束缚水停在蛋白质上的时间比蛋白质转动关联时间（rotational correlation time）还长，所以束缚水–束缚配体时间的交互弛豫是负的；②蛋白质活性区的可交换的（exchangeable）羟基经由与水之间的化学交换而取得水的反向磁性，继而与束缚配体产生负的交互弛豫；③远处被反转的 NH/ OH 的磁性（其反向磁性由水交换得来）经由快速自旋扩散，将反向磁性传到蛋白质活性区的质子上，继而与束缚配体产生负的交互弛豫。这些负的交互弛豫会在束缚配体自蛋白质上脱落后，继而传递到游离配体上。另一方面，与蛋白质没有交互作用的配体也会与水有交互弛豫，水的反向磁性由图 15-5-8 中的传导方式传递，继而与游离配体产生交互弛豫，不过因为小分子配体翻转快速，所以与水的交互弛豫是正的。与蛋白质有交互作用的配体，其游离配体除此正交互弛豫外，另外再自束缚配体上取得量值大很多的负交互弛豫，所以最终的交互弛豫为负。与水交互弛豫符号的不同（一负一正），造成与蛋白质有交互作用的配体和无交互作用

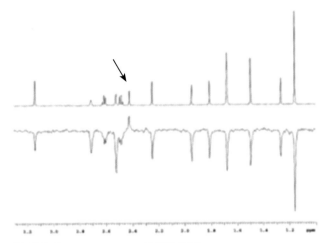

图 15-5-9　WaterLOGSY 的筛检实例

的配体，在 WaterLOGSY 波谱上的信号相反，所以在筛检上易于分辨。图 15-5-9 的上图是 10 个不同小分子混合物的波谱（基准波谱），下图是混有蛋白质 cdkz 的 WaterLOGSY 波谱，正向信号是来自唯一与蛋白质有交互作用的配体，其他与此蛋白质没有交互作用的小分子都以负向信号出现。

水分子以圆圈表示，与蛋白质有交互作用的配体以蓝色不规则形表示，而与蛋白质没有交互作用的配体以灰色三角形表示。水被激发后（垂直箭头表示），其被激发的磁性可经由图示中的几种不同方式传递。传导过程中的化学交换过程以双箭头表示。水分子→蛋白质→束缚配体的传导方式以阿拉伯数字 1、2、3 加以标示。水分子→游离配体的传导以阿拉伯数字 4 标示。

箭头标示的正向信号是来自唯一与蛋白质有交互作用的配体。其他与此蛋白质没有交互作用的小分子都以负向信号出现。

因为复合物上可交换的质子及可交换的束缚水很多，故由水传来的磁性的量很大，因此本方法的优点是灵敏度很高。此方法的另一优点是背景噪音低，其背景噪音借脉冲性磁场梯度（pulsed field gradient）而消除。此方法的缺点是当全部配体与全部蛋白质相比的比例高时，它无法检测亲合力很低的配体，不过药物筛检的重点是检测高亲合力配体，故此缺点并不造成筛检上的问题。以磁共振检测配体的方法，来筛检药物的弱点是，它无法检测高亲合力的配体（解离速度慢）。解决此问题的方法是，做竞争性结合实验（competition binding）：对蛋白质的亲合力比基准配体（已知亲合力）更高的配体来取代束缚的基准配体，而使束缚的基准配体

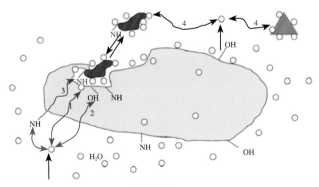

图 15-5-8　WaterLOGSY 原理图

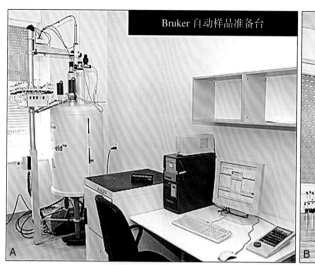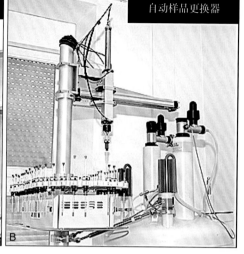

图 15-5-10　Bruker 的自动样品准备台及自动样品更换器
A 自动样品准备台；B 自动样品更换器。

的信号消失。竞争性的 WaterLOGSY（competition WaterLOGSY，C‑WaterLOGSY）便可用来检测高亲合力的配体。

五、新药研发对磁共振硬件的需求及改进

1. 自动样品更换器及自动化检测软件是高流量药物筛检的必备设备。Bruker 和 Varian 等公司产品都有此配备。图 15-5-10 为布鲁克自动样品准备台及自动样品更换器的例图。

2. 低温探头以液氦气降低磁共振线圈及前置放大器的温度后，其背景噪声会大大地降低，测得的信号灵敏度也因而提高 2 ~ 4 倍，检测时间缩短为 1/16 ~ 1/4，或是所需样品浓度降低到 1/4 ~ 1/2 倍。Bruker 研发销售的低温探头为 CryoProbe，而 Varian 则专称其低温探头为 CryoProbe 的探头。Bruker 低温探头，分别装置在 500 兆赫、600 兆赫及 800 兆赫的波谱仪，其各自灵敏度与旧室温探头相比较如图 15-5-11 所示。

六、前景展望

先导化合物的筛检是药物研发关键的一步。磁共振已被证明为最有效及高流量的药物筛检法。它能提供最完整及深入的化学及结构信息，为理性药物设计的基础。而且 MRS 法不需预处理样品、不需放射性核素标记、所有代谢物可同时被测得以及

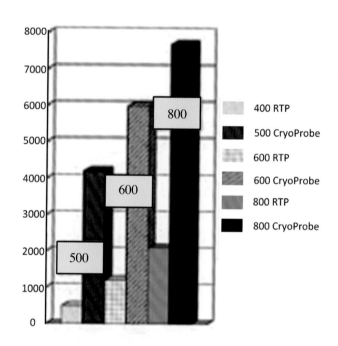

- 400 RTP
- 500 CryoProbe
- 600 RTP
- 600 CryoProbe
- 800 RTP
- 800 CryoProbe

图 15-5-11　高磁场液态磁共振核心低温探头（CryoProbe）与室温探头（简标为 RTP）的灵敏度（S / N）的比较（由 0.1% 乙苯标准样品测出）。

可跟踪药物的体内转化、有准确可重复等优点。然而磁共振筛检法并非目前药物筛检最普遍的方法。原因是目前尚有三个障碍：一是分辨率不够高，信号变宽或重叠，造成结构类似的化合物不易识别；二是灵敏度不够高，对体内的药物浓度要求较高，另外为获得较好的信噪比，虽可将表面线圈加大，但这可使观察的信号不仅来自肿瘤组织，也会来自正常组织，使特异性削弱。三是准确地定量测定比

较困难，目前进行体内定量研究的药物还只限于含氟和锂的化合物。从以上进行的药物代谢研究可看出，磁共振波谱方法在进行药物代谢研究中确有其独特之处，目前由于仪器灵敏度的限制，首先选择用剂量较大的药物，或有氟或磷原子的药物，或在药物分子中引入氟原子、^{13}C 原子等，都可利用 MRS 进行药物代谢研究。从方法学考虑，体外的体液测定和细胞灌注法测定较易于掌握，且体外测定的方便性，不仅有助于我国缺少高分辨磁共振仪器的医院与有此种仪器的研究单位进行合作研究，还有助于丰富目前我国药物代谢研究的手段，提高研究水平。体内测定需有可放入动物及人体的宽腔仪器才可进行，而目前我国尚缺少条件，因此可先从体外或体液开始，逐步过渡到体内研究。目前我国生物核磁技术的应用在生物学、药物学及医学等领域还刚刚起步，军事医学科学院已建立了用 P 谱进行大鼠体内监测研究的技术和体液 ^{1}H 谱测定的技术，并开展了一系列研究工作；我们则建立了体外悬浮细胞和灌注细胞的测试方法，开展了有关药物对人早幼粒白血病 HL-60 和 NB-4 细胞作用的研究等；这些均为用 NMRS 方法进行药物代谢的研究创造了很好的条件。我们相信，只要我国科学工作者在这一领域继续努力，在不久的将来，用 NMRS 进行药物代谢的研究不仅可成为常规的研究方法，在我国新药研究中发挥出重要的作用，也一定会使我国在这一领域的研究水平赶上目前世界的研究水平。

（申宝忠　卜丽红）

重点推荐文献

[1] Shuker SB, Hajduk PJ, Meadows RP, et al. Discovering high-affinity ligands for proteins: SAR by NMR[J]. Science, 1996, 274: 1531-1534.

[2] Hajduk PJ, Gerfin T, Boehlen JM, et al. High-throughput nuclear magnetic resonance-based screening[J]. J Med Chem, 1999, 42: 2315-2317.

[3] Chen A, Shapiro MJ. NOE pumping: A novel NMR technique for identification of compounds with binding affinity to macromolecules[J]. J Am Chem Soc, 1998, 120: 10258-10259.

主要参考文献

[1] Jahnke W, Rudisser S, Zurini M. Spin label enhanced NMR screening[J]. J Am Chem Soc, 2001, 123: 3149-3150.

[2] Mayer M. Group epitope mapping by saturation transfer difference NMR to identify segments of a ligand in direct contact with a protein receptor[J]. J Am Chem Soc, 2001, 123: 6108-6117.

[3] Dalvit C, Fasolini M, Flocco M, et al. NMR-based screening with competition water-ligand observed via gradient spectroscopy experiments: detection of high-affinity ligands[J]. J Med Chem, 2002, 45: 2610-2614.

中英文专业词汇索引

附　录

图目录

表目录